中华医学百科全书

公共卫生学

妇幼保健学

国家出版基金项目
NATIONAL PUBLICATION FOUNDATION

中国协和医科大学出版社

U0212241

图书在版编目（CIP）数据

妇幼保健学／王临虹主编 . —北京：中国协和医科大学出版社，2018.1
（中华医学百科全书）
ISBN 978-7-5679-0826-0

Ⅰ . ①妇… Ⅱ . ①王… Ⅲ . ①妇幼保健 Ⅳ . ① R17

中国版本图书馆 CIP 数据核字 (2017) 第 117311 号

中华医学百科全书·妇幼保健学

主　　编：王临虹

编　　审：郭亦超

责任编辑：王　霞

出版发行：**中国协和医科大学出版社**
　　　　　（北京东单三条九号　邮编 100730　电话 010-6526 0431）

网　　址：www.pumcp.com

经　　销：新华书店总店北京发行所

印　　刷：北京雅昌艺术印刷有限公司

开　　本：889×1230　1/16 开

印　　张：23.25

字　　数：580 千字

版　　次：2018 年 1 月第 1 版

印　　次：2018 年 1 月第 1 次印刷

定　　价：270.00 元

ISBN 978-7-5679-0826-0

（凡购本书，如有缺页、倒页、脱页及其他质量问题，由本社发行部调换）

《中华医学百科全书》编纂委员会

总顾问　吴阶平　韩启德　桑国卫

总指导　陈　竺

总主编　刘德培

副总主编　曹雪涛　李立明　曾益新

编纂委员（以姓氏笔画为序）

B·吉格木德	丁　洁	丁　樱	丁安伟	于中麟	于布为
于学忠	万经海	马　军	马　骁	马　静	马　融	马中立
马安宁	马建辉	马烈光	马绪臣	王　伟	王　辰	王　政
王　恒	王　硕	王　舒	王　键	王一飞	王一镗	王士贞
王卫平	王长振	王文全	王心如	王生田	王立祥	王兰兰
王汉明	王永安	王永炎	王华兰	王成锋	王延光	王旭东
王军志	王声湧	王坚成	王良录	王拥军	王茂斌	王松灵
王明荣	王明贵	王宝玺	王诗忠	王建中	王建业	王建军
王建祥	王临虹	王贵强	王美青	王晓民	王晓良	王鸿利
王维林	王琳芳	王喜军	王道全	王德文	王德群	
木塔力甫·艾力阿吉	尤启冬	戈　烽	牛　侨	毛秉智	毛常学
乌　兰	文卫平	文历阳	文爱东	方以群	尹　佳	孔北华
孔令义	孔维佳	邓文龙	邓家刚	书　亭	毋福海	艾措千
艾儒棣	石　岩	石远凯	石学敏	石建功	布仁达来	占　堆
卢志平	卢祖洵	叶　桦	叶冬青	叶常青	叶章群	申昆玲
申春悌	田景振	田嘉禾	史录文	代　涛	代华平	白春学
白慧良	丛　斌	丛亚丽	包怀恩	包金山	冯卫生	冯学山
冯希平	边旭明	边振甲	匡海学	邢小平	达万明	达庆东
成　军	成翼娟	师英强	吐尔洪·艾买尔	吕时铭	吕爱平
朱　珠	朱万孚	朱立国	朱华栋	朱宗涵	朱建平	朱晓东
朱祥成	乔延江	伍瑞昌	任　华	华　伟	伊河山·伊明
向　阳	多　杰	邬堂春	庄　辉	庄志雄	刘　平	刘　进
刘　玮	刘　蓬	刘大为	刘小林	刘中民	刘玉清	刘尔翔
刘训红	刘永锋	刘吉开	刘伏友	刘芝华	刘华平	刘华生
刘志刚	刘克良	刘更生	刘迎龙	刘建勋	刘胡波	刘树民
刘昭纯	刘俊涛	刘洪涛	刘献祥	刘嘉瀛	刘德培	闫永平

米　玛	许　媛	许腊英	那彦群	阮长耿	阮时宝	孙　宁
孙　光	孙　皎	孙　锟	孙长颢	孙少宣	孙立忠	孙则禹
孙秀梅	孙建中	孙建方	孙贵范	孙海晨	孙景工	孙颖浩
孙慕义	严世芸	苏　川	苏　旭	苏荣扎布	杜元灏	杜文东
杜治政	杜惠兰	李　龙	李　飞	李　东	李　宁	李　刚
李　丽	李　波	李　勇	李　桦	李　鲁	李　磊	李　燕
李　冀	李大魁	李云庆	李太生	李日庆	李玉珍	李世荣
李立明	李永哲	李志平	李连达	李灿东	李君文	李劲松
李其忠	李若瑜	李松林	李泽坚	李宝馨	李建勇	李映兰
李莹辉	李继承	李森恺	李曙光	杨　凯	杨　恬	杨　健
杨化新	杨文英	杨世民	杨世林	杨伟文	杨克敌	杨国山
杨宝峰	杨炳友	杨晓明	杨跃进	杨腊虎	杨瑞馥	杨慧霞
励建安	连建伟	肖　波	肖　南	肖永庆	肖海峰	肖培根
肖鲁伟	吴　东	吴　江	吴　明	吴　信	吴令英	吴立玲
吴欣娟	吴勉华	吴爱勤	吴群红	吴德沛	邱建华	邱贵兴
邱海波	邱蔚六	何　维	何　勤	何方方	何绍衡	何春涤
何裕民	余争平	余新忠	狄　文	冷希圣	汪　海	汪受传
沈　岩	沈　岳	沈　敏	沈　铿	沈卫峰	沈心亮	沈华浩
沈俊良	宋国维	张　泓	张　学	张　亮	张　强	张　霆
张　澍	张大庆	张为远	张世民	张志愿	张丽霞	张伯礼
张宏誉	张劲松	张奉春	张宝仁	张宇鹏	张建中	张建宁
张承芬	张琴明	张富强	张新庆	张潍平	张德芹	张燕生
陆　华	陆付耳	陆伟跃	陆静波	阿不都热依木·卡地尔		陈　文
陈　杰	陈　实	陈　洪	陈　琪	陈　楠	陈　薇	陈士林
陈大为	陈文祥	陈代杰	陈红风	陈尧忠	陈志南	陈志强
陈规化	陈国良	陈佩仪	陈家旭	陈智轩	陈锦秀	陈誉华
邵　蓉	邵荣光	武志昂	其仁旺其格	范　明	范炳华	林三仁
林久祥	林子强	林江涛	林曙光	杭太俊	欧阳靖宇	尚　红
果德安	明根巴雅尔	易定华	易著文	罗　力	罗　毅	罗小平
罗长坤	罗永昌	罗颂平	帕尔哈提·克力木			
帕塔尔·买合木提·吐尔根			图门巴雅尔	岳建民	金　玉	金　奇
金少鸿	金伯泉	金季玲	金征宇	金银龙	金惠铭	郁　琦
周　兵	周　林	周永学	周光炎	周灿全	周良辅	周纯武
周学东	周宗灿	周定标	周宜开	周建平	周建新	周荣斌
周福成	郑一宁	郑家伟	郑志忠	郑金福	郑法雷	郑建全
郑洪新	郎景和	房　敏	孟　群	孟庆跃	孟静岩	赵　平

赵群　赵子琴　赵中振　赵文海　赵玉沛　赵正言　赵永强
赵志河　赵彤言　赵明杰　赵明辉　赵耐青　赵继宗　赵铱民
郝模　郝小江　郝传明　郝晓柯　胡志　胡大一　胡文东
胡向军　胡国华　胡昌勤　胡晓峰　胡盛寿　胡德瑜　柯杨
查干　柏树令　柳长华　钟翠平　钟赣生　香多·李先加
段涛　段金廒　段俊国　侯一平　侯金林　侯春林　俞光岩
俞梦孙　俞景茂　饶克勤　姜小鹰　姜玉新　姜廷良　姜国华
姜柏生　姜德友　洪两　洪震　洪秀华　洪建国　祝庆余
祝蔯晨　姚永杰　姚祝军　秦川　袁文俊　袁永贵　都晓伟
晋红中　栗占国　贾波　贾建平　贾继东　夏照帆　夏慧敏
柴光军　柴家科　钱传云　钱忠直　钱家鸣　钱焕文　倪鑫
倪健　徐军　徐晨　徐永健　徐志云　徐志凯　徐克前
徐金华　徐建国　徐勇勇　徐桂华　凌文华　高妍　高晞
高志贤　高志强　高学敏　高金明　高健生　高树中　高思华
高润霖　郭岩　郭小朝　郭长江　郭巧生　郭宝林　郭海英
唐强　唐朝枢　唐德才　诸欣平　谈勇　谈献和　陶·苏和
陶广正　陶永华　陶芳标　陶建生　黄峻　黄烽　黄人健
黄叶莉　黄宇光　黄国宁　黄国英　黄跃生　黄璐琦　萧树东
梅长林　曹佳　曹广文　曹务春　曹建平　曹洪欣　曹济民
曹雪涛　曹德英　龚千锋　龚守良　龚非力　袭著革　常耀明
崔蒙　崔丽英　庾石山　康健　康廷国　康宏向　章友康
章锦才　章静波　梁显泉　梁铭会　梁繁荣　谌贻璞　屠鹏飞
隆云　绳宇　巢永烈　彭成　彭勇　彭明婷　彭晓忠
彭瑞云　彭毅志　斯拉甫·艾白　葛坚　葛立宏　董方田
蒋力生　蒋建东　蒋建利　蒋澄宇　韩晶岩　韩德民　惠延年
粟晓黎　程伟　程天民　程训佳　童培建　曾苏　曾小峰
曾正陪　曾学思　曾益新　谢宁　谢立信　蒲传强　赖西南
赖新生　詹启敏　詹思延　鲍春德　窦科峰　窦德强　赫捷
蔡威　裴国献　裴晓方　裴晓华　管柏林　廖品正　谭仁祥
谭先杰　翟所迪　熊大经　熊鸿燕　樊飞跃　樊巧玲　樊代明
樊立华　樊明文　黎源倩　颜虹　潘国宗　潘柏申　潘桂娟
薛社普　薛博瑜　魏光辉　魏丽惠　藤光生

《中华医学百科全书》学术委员会

主任委员　巴德年

副主任委员（以姓氏笔画为序）

汤钊猷　　吴孟超　　陈可冀　　贺福初

学术委员（以姓氏笔画为序）

丁鸿才	于是凤	于润江	于德泉	马　遂	王　宪	王大章
王文吉	王之虹	王正敏	王声湧	王近中	王邦康	王晓仪
王政国	王海燕	王鸿利	王琳芳	王锋鹏	王满恩	王模堂
王澍寰	王德文	王翰章	乌正赉	毛秉智	尹昭云	巴德年
邓伟吾	石一复	石中瑗	石四箴	石学敏	平其能	卢世璧
卢光琇	史俊南	皮　昕	吕　军	吕传真	朱　预	朱大年
朱元珏	朱家恺	朱晓东	仲剑平	刘　正	刘　耀	刘又宁
刘宝林（口腔）		刘宝林（公共卫生）		刘桂昌	刘敏如	刘景昌
刘新光	刘嘉瀛	刘镇宇	刘德培	江世忠	闫剑群	汤　光
汤钊猷	阮金秀	孙　燕	孙汉董	孙曼霁	纪宝华	严隽陶
苏　志	苏荣扎布	杜乐勋	李亚洁	李传胪	李仲智	李连达
李若新	李济仁	李钟铎	李舜伟	李巍然	杨　莘	杨圣辉
杨宠莹	杨瑞馥	肖文彬	肖承悰	肖培根	吴　坤	吴　蓬
吴乐山	吴永佩	吴在德	吴军正	吴观陵	吴希如	吴孟超
吴咸中	邱蔚六	何大澄	余森海	谷华运	邹学贤	汪　华
汪仕良	张乃峥	张习坦	张月琴	张世臣	张丽霞	张伯礼
张金哲	张学文	张学军	张承绪	张洪君	张致平	张博学
张朝武	张蕴惠	陆士新	陆道培	陈子江	陈文亮	陈世谦
陈可冀	陈立典	陈宁庆	陈尧忠	陈在嘉	陈君石	陈育德
陈治清	陈洪铎	陈家伟	陈家伦	陈寅卿	邵铭熙	范乐明
范茂槐	欧阳惠卿	罗才贵	罗成基	罗启芳	罗爱伦	罗慰慈
季成叶	金义成	金水高	金惠铭	周　俊	周仲瑛	周荣汉
赵云凤	胡永华	钟世镇	钟南山	段富津	侯云德	侯惠民
俞永新	俞梦孙	施侣元	姜世忠	姜庆五	恽榴红	姚天爵
姚新生	贺福初	秦伯益	贾继东	贾福星	顾美仪	顾觉奋
顾景范	夏惠明	徐文严	翁心植	栾文明	郭　定	郭子光
郭天文	唐由之	唐福林	涂永强	黄洁夫	黄璐琦	曹仁发
曹采方	曹谊林	龚幼龙	龚锦涵	盛志勇	康广盛	章魁华

梁文权　　梁德荣　　彭名炜　　董怡　　温海　　程元荣　　程书钧

程伯基　　傅民魁　　曾长青　　曾宪英　　裘雪友　　甄永苏　　褚新奇

蔡年生　　廖万清　　樊明文　　黎介寿　　薛淼　　戴行锷　　戴宝珍

戴尅戎

《中华医学百科全书》工作委员会

主任委员　郑忠伟

副主任委员　袁　钟

编审（以姓氏笔画为序）

开赛尔	司伊康	当增扎西	吕立宁	任晓黎	邬扬清	刘玉玮
孙　海	何　维	张之生	张玉森	张立峰	陈　懿	陈永生
松布尔巴图	呼素华	周　茵	郑伯承	郝胜利	胡永洁	侯澄芝
袁　钟	郭亦超	彭南燕	傅祚华	谢　阳	解江林	

编辑（以姓氏笔画为序）

于　岚	王　波	王　莹	王　颖	王　霞	王明生	尹丽品
左　谦	刘　婷	刘岩岩	孙文欣	李元君	李亚楠	杨小杰
吴桂梅	吴翠姣	沈冰冰	宋　玥	张　安	张　玮	张浩然
陈　佩	骆彩云	聂沛沛	顾良军	高青青	郭广亮	傅保娣
戴小欢	戴申倩					

工作委员　刘小培　罗　鸿　宋晓英　姜文祥　韩　鹏　汤国星　王　玲　李志北

办公室主任　左　谦　孙文欣　吴翠姣

公共卫生学

总主编

李立明　　北京大学公共卫生学院

本类学术秘书

王　波　　北京协和医学院

本卷编委会

主　编

王临虹　　中国疾病预防控制中心妇幼保健中心

副主编

赵正言　　浙江省儿童医院

编　委（以姓氏笔画为序）

王卫平　　复旦大学

王临虹　　中国疾病预防控制中心妇幼保健中心

王惠珊　　中国疾病预防控制中心妇幼保健中心

毛　萌　　华西医科大学

古桂雄　　苏州大学附属儿童医院

朱　军　　全国妇幼卫生监测办公室

江　帆　　上海交通大学

苏穗青　　北京妇幼保健院

杜玉开　　华中科技大学同济医学院公共卫生学院

李　芬　　西安交通大学第一附属医院

李丽娟　　中国疾病预防控制中心妇幼保健中心

宋　波　　中国疾病预防控制中心妇幼保健中心

赵正言　　浙江省儿童医院

赵更力　　北京大学第一医院

钱　序　　复旦大学公共卫生学院

程利南　　中国福利会国际和平妇幼保健院

熊　庆　　四川省妇幼保健院

黎海芪　　重庆医科大学

学术秘书

宋　波　　中国疾病预防控制中心妇幼保健中心

前　言

《中华医学百科全书》终于和读者朋友们见面了！

古往今来，凡政通人和、国泰民安之时代，国之重器皆为科技、文化领域的鸿篇巨制。唐代《艺文类聚》、宋代《太平御览》、明代《永乐大典》、清代《古今图书集成》等，无不彰显盛世之辉煌。新中国成立后，国家先后组织编纂了《中国大百科全书》第一版、第二版，成为我国科学文化事业繁荣发达的重要标志。医学的发展，从大医学、大卫生、大健康角度，集自然科学、人文社会科学和艺术之大成，是人类社会文明与进步的集中体现。随着经济社会快速发展，医药卫生领域科技日新月异，知识大幅更新。广大读者对医药卫生领域的知识文化需求日益增长，因此，编纂一部医药卫生领域的专业性百科全书，进一步规范医学基本概念，整理医学核心体系，传播精准医学知识，促进医学发展和人类健康的任务迫在眉睫。在党中央、国务院的亲切关怀以及国家各有关部门的大力支持下，《中华医学百科全书》应运而生。

作为当代中华民族"盛世修典"的重要工程之一，《中华医学百科全书》肩负着全面总结国内外医药卫生领域经典理论、先进知识，回顾展现我国卫生事业取得的辉煌成就，弘扬中华文明传统医药璀璨历史文化的使命。《中华医学百科全书》将成为我国科技文化发展水平的重要标志、医药卫生领域知识技术的最高"检阅"、服务千家万户的国家健康数据库和医药卫生各学科领域走向整合的平台。

肩此重任，《中华医学百科全书》的编纂力求做到两个符合：一是符合社会发展趋势。全面贯彻以人为本的科学发展观指导思想，通过普及医学知识，增强人民群众健康意识，提高人民群众健康水平，促进社会主义和谐社会构建；二是符合医学发展趋势。遵循先进的国际医学理念，以"战略前移、重心下移、模式转变、系统整合"的人口与健康科技发展战略为指导。同时，《中华医学百科全书》的编纂力求做到两个体现：一是体现科学思维模式的深刻变革，即学科交叉渗透/知识系统整合；二是体现继承发展与时俱进的精神，准确把握学科现有基础理论、基本知识、基本技能以及经典理论知识与科学思维精髓，深刻领悟学科当前面临的交叉渗透与整合转化，敏锐洞察学科未来的发展趋势与突破方向。

作为未来权威著作的"基准点"和"金标准"，《中华医学百科全书》编纂过程中，制定了严格的主编、编者遴选原则，聘请了一批在学界有相当威望、具有较高学术造诣和较强组织协调能力的专家教授（包括多位两院院士）担任大类主编和学科卷主编，确保全书的科学性与权威性。另外，还借鉴了已有百科全书的编写经验。鉴于《中华医学百科全书》的编纂过程本身带有科学研究性质，还聘请了若干科研院所的科研管理专家作为特约编审，站在科研管理的高度为全书的顺利编纂保驾护航。除了编者、编审队伍外，还制订了详尽的质量保证计划。编纂委员会和工作委员会秉持质量源于设计的理念，共同制订了一系列配套的质量控制规范性文件，建立了一套切实可行、行之有效、效率最优的编纂质量管理方案和各种情况下的处理原则及预案。

《中华医学百科全书》的编纂实行主编负责制，在统一思想下进行系统规划，保证良好的全程质量策划、质量控制、质量保证。在编写过程中，统筹协调学科内各编委、卷内条目以及学科间编委、卷间条目，努力做到科学布局、合理分工、层次分明、逻辑严谨、详略有方。在内容编排上，务求做到"全准精新"。形式"全"：学科"全"，册内条目"全"，全面展现学科面貌；内涵"全"：知识结构"全"，多方位进行条目阐释；联系整合"全"：多角度编制知识网。数据"准"：基于权威文献，引用准确数据，表述权威观点；把握"准"：审慎洞察知识内涵，准确把握取舍详略。内容"精"："一语天然万古新，豪华落尽见真淳。"内容丰富而精炼，文字简洁而规范；逻辑"精"："片言可以明百意，坐驰可以役万里。"严密说理，科学分析。知识"新"：以最新的知识积累体现时代气息；见解"新"：体现出学术水平，具有科学性、启发性和先进性。

《中华医学百科全书》之"中华"二字，意在中华之文明、中华之血脉、中华之视角，而不仅限于中华之地域。在文明交织的国际化浪潮下，中华医学汲取人类文明成果，正不断开拓视野，敞开胸怀，海纳百川般融入，润物无声状拓展。《中华医学百科全书》秉承了这样的胸襟怀抱，广泛吸收国内外华裔专家加入，力求以中华文明为纽带，牵系起所有华人专家的力量，展现出现今时代下中华医学文明之全貌。《中华医学百科全书》作为由中国政府主导，参与编纂学者多、分卷学科设置全、未来受益人口广的国家重点出版工程，得到了联合国教科文等组织的高度关注，对于中华医学的全球共享和人类的健康保健，都具有深远意义。

《中华医学百科全书》分基础医学、临床医学、中医药学、公共卫生学、军事与特种医学和药学六大类，共计144卷。由中国医学科学院/北京协和医学院牵头，联合军事医学科学院、中国中医科学院和中国疾病预防控制中心，带动全国知名院校、科研单位和医院，有多位院士和海内外数千位优秀专家参加。国内知名的医学和百科编审汇集中国协和医科大学出版社，并培养了一批热爱百科事业的中青年编辑。

回览编纂历程，犹然历历在目。几年来，《中华医学百科全书》编纂团队呕心沥血，孜孜矻矻。组织协调坚定有力，条目撰写字斟句酌，学术审查一丝不苟，手书长卷撼人心魂……在此，谨向全国医学各学科、各领域、各部门的专家、学者的积极参与以及国家各有关部门、医药卫生领域相关单位的大力支持致以崇高的敬意和衷心的感谢！

《中华医学百科全书》的编纂是一项泽被后世的创举，其牵涉医学科学众多学科及学科间交叉，有着一定的复杂性；需要体现在当前医学整合转型的新形式，有着相当的创新性；作为一项国家出版工程，有着毋庸置疑的严肃性。《中华医学百科全书》开创性和挑战性都非常强。由于编纂工作浩繁，难免存在差错与疏漏，敬请广大读者给予批评指正，以便在今后的编纂工作中不断改进和完善。

刘德培

凡　例

一、《中华医学百科全书》（以下简称《全书》）按基础医学类、临床医学类、中医药学类、公共卫生类、军事与特种医学类、药学类的不同学科分卷出版。一学科辑成一卷或数卷。

二、《全书》基本结构单元为条目，主要供读者查检，亦可系统阅读。条目标题有些是一个词，例如"活产"；有些是词组，例如"妇幼卫生管理"。

三、由于学科内容有交叉，会在不同卷设有少量同名条目。例如《环境卫生学》《妇幼保健学》都设有"出生缺陷"条目。其释文会根据不同学科的视角不同各有侧重。

四、条目标题上方加注汉语拼音，条目标题后附相应的外文。例如：

fù yòu wèi shēng
妇幼卫生（maternal and child health）

五、本卷条目按学科知识体系顺序排列。为便于读者了解学科概貌，卷首条目分类目录中条目标题按阶梯式排列，例如：

孕产期系统保健 …………………………………………………………
　孕前保健 …………………………………………………………………
　　孕前医学检查 …………………………………………………………
　　孕前保健指导 …………………………………………………………
　　孕前咨询 ………………………………………………………………
　孕早期保健 ………………………………………………………………
　孕中期保健 ………………………………………………………………
　　产前筛查 ………………………………………………………………

六、各学科都有一篇介绍本学科的概观性条目，一般作为本学科卷的首条。介绍学科大类的概观性条目，列在本大类中基础性学科卷的学科概观性条目之前。

七、条目之中设立参见系统，体现相关条目内容的联系。一个条目的内容涉及其他条目，需要其他条目的释文作为补充的，设为"参见"。所参见的本卷条目的标题在本条目释文中出现的，用蓝色楷体字印刷；所参见的本卷条目的标题未在本条目释文中出现的，在括号内用蓝色楷体字印刷该标题，另加"见"字；参见其他卷条目的，注明参见条所属学科卷名，如"参见□□□卷"或"参见□□□卷□□□□"。

八、《全书》医学名词以全国科学技术名词审定委员会审定公布的为标准。同一概念或疾病在不同学科有不同命名的，以主科所定名词为准。字数较多，释文中拟用简称的名词，每个条目中第一次出现时使用全称，并括注简称，例如：甲型病毒性肝炎（简称甲肝）。个别众所周知的名词直接使用简称、缩写，例如：B超。药物名称参照《中华人民共和国药典》2015年版和《国家基本药物目录》2012年版。

九、《全书》量和单位的使用以国家标准GB 3100~3102—1993《量和单位》为准。援引古籍或外文时维持原有单位不变。必要时括注与法定计量单位的换算。

十、《全书》数字用法以国家标准GB/T 15835—2011《出版物上数字用法》为准。

十一、正文之后设有内容索引和条目标题索引。内容索引供读者按照汉语拼音字母顺序查检条目和条目之中隐含的知识主题。条目标题索引分为条目标题汉字笔画索引和条目外文标题索引，条目标题汉字笔画索引供读者按照汉字笔画顺序查检条目，条目外文标题索引供读者按照外文字母顺序查检条目。

十二、部分学科卷根据需要设有附录，列载本学科有关的重要文献资料。

目　录

fùyòu bǎojiànxué

妇幼保健学（science of women and children's health care）

针对妇女和儿童生理、心理、社会特点，以保护和增进其健康为目的的综合性学科。以全生命周期理论为基础，涉及胎儿期、婴儿期、幼儿期、学龄前期和女性的青春期、婚育期、更年期和老年期等各发展阶段，针对儿童生长发育年龄特征和妇女生殖生理特征、心理发育、社会适应特点及各种影响因素，综合运用临床医学、预防医学、行为科学、社会学、心理学、卫生管理学、卫生政策学等多学科的知识和技术，保护和促进妇女儿童身心健康，提高全民族的健康水平。

简史 从 20 世纪 20 年代起，中国开始出现妇幼保健机构的雏形。但由于受当时社会制度的限制，这些机构发展缓慢，只为城市少数人服务，广大劳动人民缺医少药，产妇和婴儿死亡率都很高。新中国成立前，中国的孕产妇死亡率高达 1500/10 万，婴儿死亡率约达 200‰。新中国成立后，在党和政府的领导下，妇幼保健机构与工会、妇联等群众团体密切配合，全面开展了以孕产期保健为重点的妇幼保健工作，与此同时，妇幼保健的其他任务，如产褥期、哺乳期保健，妇女病普查、普治，子宫脱垂及尿瘘的防治，大力发展托幼机构，预防接种等工作，也都全面开展起来。

中国孕产期保健的发展，经历了普及新法接生、实行孕产期系统保健和开展围产期保健三个阶段。新中国成立初期，孕产期保健以推行新法接生为重点，大大降低了产褥感染和新生儿破伤风对母婴生命的危害，至 20 世纪 50 年代末期，新法接生基本普及，妊娠高血压综合征、胎位性难产及产后出血成为产妇死亡的主要原因，孕产期保健的重点也转向了普及产前检查预防胎位性难产，防治孕产妇主要并发症——妊娠高血压综合征及贫血为主。70 年代，各地为了进一步提高妊娠期保健质量，逐步实行从早期妊娠开始到产后 42 天，对孕产妇进行系统保健的制度，包括孕早期保健，产期检查，提高接产质量，做好产褥期保健，产后42 天健康检查等内容。70 年代末，各地采用围产医学技术和监护方法，开展了以降低围产儿死亡率和病残儿发生率为目标的围产报警，积极防治孕产妇并发症，特别是危害胎儿和新生儿的各种疾病，同时对胎儿的成长和健康进行预测和监护。与此同时，青春期、婚前期、更年期保健和优生优育，也都列为妇幼保健的工作重点，青春期教育、婚前健康检查、更年期常见病的防治也都成了妇幼保健的经常性工作。1978 年，世界卫生组织发布《阿拉木图宣言》，提出"2000 年人人享有卫生保健"的战略目标，并强调"加强初级卫生保健"是实现这一战略目标的关键措施以后，妇幼保健工作也被提到了更加重要的位置。而妇幼保健工作的开展和妇女儿童的健康状况，受社会、经济、文化、风俗习惯、环境卫生、城市化程度和妇女的社会地位等因素的影响。这些因素已逐步引起各国政府及有关方面的注意。

中国在 20 世纪 80 年代末开始，在全国城乡广泛开展了孕产期保健、高危孕产妇系统管理和儿童系统管理。积极倡导住院分娩，提高产科质量，妇女常见病的普查普治工作不断加强，如长期严重影响妇女健康的子宫脱垂等常见病基本消除或得到有效的控制。在儿童保健方面，积极倡导"四病"（小儿肺炎、腹泻、贫血、佝偻病）的综合管理，严格实施免疫规划，广泛开展了科学育儿和早期教育，婴儿死亡率和 5 岁以下儿童死亡率逐年下降。各地大力培训基层卫生人员，推广妇幼保健适宜技术，保证母婴安全。90 年代始，中国开始在部分大学中成立妇幼卫生系，建设妇幼保健学科。随着中国经济社会的快速发展，妇女地位的进一步提高，卫生系统改革的不断推进和中国政府对一系列国际健康目标实现的承诺，中国妇女儿童的健康水平有了很大的改善和提高，最为突出的是婴儿死亡率的下降。2000 年，通过广大卫生工作者和全社会的共同努力，基本完成了《九十年代中国儿童发展规划纲要》和《中国妇女发展纲要（1995～2000 年）》中确定的妇幼卫生目标。如 2000 年数据显示，妇女儿童的健康状况有了明显的改善，2000 年监测点孕产妇死亡率为 53.0/10 万，比 20 世纪 90 年代初下降近一半。婴儿死亡率和 5 岁以下儿童死亡率分别为 32.2% 和 39.7%，比 90 年代初下降近 1/3。2000～2001 年卫生部、国务院妇女儿童工作委员会和财政部在一系列母亲安全干预试点研究的基础上，在西部 12 个省（自治区、直辖市）、378 个贫困县开展了降低孕产妇死亡率和消除新生儿破伤风项目，在此后的十年中持续扩展覆盖面，增加贫困地区孕产妇的经济和医疗救助，取得了明显效果，大大改善了这些贫困边缘地区的妇幼健康水平。在一系列循证研究结果的基础上，2009 年，0～36 个月儿童健康管理服务规范、孕产妇健康管理服务规范、预防接种服务规范纳入为国家基本公共卫生服务；此外农村妇女"两癌"（宫颈癌、乳腺癌）检查、增补叶酸预防神经管缺陷、农村孕产妇住院分娩补助也纳入为重大公共卫生专项妇幼卫生项目。但是发展仍然不平衡，孕产妇死亡率、围产儿死亡率、婴儿死亡率地区差异仍很大。2011 年，国务院颁发《中国妇女发展纲要（2011～2020 年）》和《中国儿童发展纲要（2011~2020 年）》并指出：截至 2010 年，儿童健康、营养状况持续改善，婴儿、5 岁以下儿童死亡率分别从 2000 年的 32.2‰、39.7‰下降到 13.1‰、16.4‰，孕产妇死亡率从 2000 年的 53.0/10 万下降到 30.0/10 万，纳入国家免疫规划的疫苗接种率达到了 90%以上。此外，由于社会经济发展和医疗条件的差距，发展中国家与发达国家在妇幼保健方面存在着不同的问题。发展中国家孕产妇死亡率、婴儿死亡率及发病率很高，妇幼保健方面的主要问题表现在感染性疾病、营养不良、不孕及生育过密。而发达国家面临的问题是过度营养、吸烟、饮酒、药物滥用和青春期问题。

研究范围 涉及胎儿期、婴儿期、幼儿期、学龄前期和女性的青春期、生育期、节育期、更年期和老年期，研究内容包括各期的特点和保健要求，影响妇女儿童健康的生物、心理和社会环境等方面的各种高危因素；研究危害妇女儿童健康的各种常见病、多发病的分布和流行病学特征及防治措施；研究有利于提高预警和监护妇女儿童特殊疾病的适宜技术；研究促进妇女儿童身心健康的保健策略和科学管理方法。

妇女保健 妇女在不同的时期有着不同的生理特点，因此，需要接受不同的保健服务，重点是在婚育期加强对孕产保健的系统管理。同时，还要关注妇女一生各特殊生理时期的劳动保护和定期进行妇女疾病普查和普治，防治妇女常见病，多发病（见妇女保健学）。

儿童保健 儿童时期是人生的基础阶段，处在不断生长发育过程中。儿童不是成人的缩影，他们的生理特点与成人存在较大的差别，并且在儿童期各年龄阶段也有较大的差异。根据各年龄阶段的生理和心理特点，进行适当的卫生保健，促进儿童的身心发育，是开展儿童保健的主要目的。儿童保健的任务，是减少儿童发病率，降低儿童死亡率，增强儿童健康素质，提高儿童健康水平。儿童保健实行以优育为中心、优生优育并重的系统保健方法，主要内容包括散居儿童保健、集体儿童保健、儿童常见疾病预防和儿童传染性疾病预防，其目的是努力降低围产儿（又称围生儿）、新生儿、婴幼儿、学龄前儿童的发病率和死亡率（见儿童保健学）。

研究方法 妇幼保健学与其他学科的研究方法有一定的不同，它既包含了个体临床保健的研究方法，又应用群体预防的研究方法。维护和促进妇女儿童的身心健康是妇幼保健学研究的最终目的，既需要深入对象群体，通过流行病学调查、监测、研究，了解妇幼保健工作的需要、需求和服务利用情况，分析所面临的困难和问题，提出可能的解决方案，在进行政策分析之后，将政策方案进行实施和管理；同时，又需要针对个体保健的需求，不断改进保健技术、程序和有效性。根据妇幼保健学的特点，有以下几种常用的研究方法。

流行病学研究方法 妇幼保健学的研究者首先需要进行妇女儿童健康和疾病的时间、地区、不同人群分布规律及影响因素监测、观察、假设检验、分析研究以及实验研究，借以探讨病因，阐明流行规律，制订预防、控制和消灭妇女儿童疾病的对策和措施。其中的影响因素包括影响健康的所有物理、生物、社会、文化，以及行为因素。

行为科学与健康促进研究方法 妇女儿童作为弱势群体，根据健康促进理论，首先应在根本上提高他们的健康意识，因此可通过提倡一切有利的政策，建立坚强的联盟和社会支持系统，使各种社会力量、社区组织乃至整个国家都动员起来，着眼于关键人群，通过举办家长学校、孕妇学校，充分利用各种传播手段来提高妇女儿童的健康意识。同时，通过个体行为及其动机与激励相关理论研究、群体行为研究和组织行为研究，发现各类行为产生的规律，通过行为干预，改变个人、群体和组织的不良健康相关行为，倡导保健行为的推广。

社会学研究方法 通过社会调查、社会实验、社会统计等基本方法，首先对妇幼保健的社会现象和社会情况进行考察，整理、分析有关资料，可以找出影响妇幼保健的主要社会因素，或是在已有的社会理论或假设的引导下，控制某些社会因素，观察记录实验数据，最终通过统计分析定量资料得出实验结果。

发展心理学研究方法 发展心理学主要研究人类随着年龄的增长，在发展过程中的心理转变，而儿童的心理发展是其中研究较多的部分。妇幼保健学应用其中的观察、访谈、测验、实验的方法来分析儿童心理发展的特征和规律，并研究儿童发生心理障碍时的处理方式。

管理学研究方法 研究如何通过合适的计划、高效的组织、有力的协调、正确的领导和成功的控制，建立科学的管理机制，不断巩固和完善妇幼保健服务的网络建设和保健服务提供的绩效评价。

政策科学研究方法 对政策过程、实施监管与规制以及政策执行的效果进行分析和评价。在发现政策问题之后，可以提出几个可能的备选政策，对不同的政策方案进行可行性评价，并在适当的时机使备选政策提上议事日程；研究妇幼保健相关政策制定和实施过程的决定因素和相互关系；研究规制，作为卫生系统良好治理的一种手段，在政策实施过程中的有效性和反应性；评价相关政策实施的效果等。

同邻近学科的关系 主要与临床医学、预防医学、行为科学、心理学、社会学、卫生管理学等多学科有关系。

临床医学 医学科学中研究疾病的诊断、治疗和预防的各专业学科的总称。它根据患者的临床表现，从整体出发结合研究疾病的病因、发病机制和病理过程，进而确定诊断，通过治疗和预防以消除疾病、减轻患者痛苦、恢复患者健康、保护劳动力。而妇幼保健学与妇科、产科、儿科关系密切。妇女、儿童常见病、多发病的诊断治疗，以及正常或异常的生理心理发育、孕产期过程都需要临床医学的参与。

预防医学 以人群为研究对象，应用宏观与微观的技术手段，研究健康影响因素及其作用规律，阐明外界环境因素与人群健康的相互关系，制定公共卫生策略与措施，以达到预防疾病、增进健康、延长寿命、提高生命质量为目标的学科。妇幼保健学需要充分运用预防医学里的流行病学等知识，发现影响妇女儿童健康的主要影响因素，确定妇幼保健的优先领域，并根据上述研究结果制定公共卫生政策，从而促进妇女儿童的健康。

行为科学 运用自然科学的实验和观察方法，研究自然和社会环境中人的行为以及低级动物行为的学科。行为科学的应用范围几乎涉及人类活动的一切领域，形成了众多的分支学科。与妇幼保健学关系密切的学科有组织管理行为学、医疗行为学和健康行为学等。

心理学 研究人和动物心理现象发生、发展和活动规律的学科。儿童在生长发育过程中的特殊心理特征，妇女在生命各阶段的心理特点，以及影响其健康和疾病发生的心理因素，都是妇幼保健学的研究内容之一，因此妇幼保健学中也需要应用心理学理论和方法。

社会学 利用经验考察与批判分析来研究人类社会结构与活动的学科。社会学研究的重心很大一部分放在现代社会中的各种生活实态，或是当代社会如何形成演进以至今日的过程，不但注重描述现况，也不忽略社会变迁。社会学的研究对象范围广泛，小到几个人面对面的日常互动，大到全球化的社会趋势及潮流。因此妇幼保健学作为以妇女和儿童为对象的学科，往往需要对影响其群体健康的社会因素进行分析，这其中常常需要应用社会学理论和方法。

卫生管理学 以研究卫生事业发展规律、适宜的卫生政策、高效的卫生组织机构、健全的卫生保健制度、市场化的资源配置、法制化的管理手段、全新的卫生机构管理体制和运行机制等为主要内容，以加快卫生事业科学化、规范化、法制化的管理，促进卫生服务的公平与效率为目的的应用学科。

应用和有待解决的重要课题 主要有以下几个方面。

影响妇女儿童健康的社会决定因素 第六十二届世界卫生大会提出针对健康社会决定因素，采取行动以减少卫生不公平，极其重视消除与性别有关的卫生不公平；意识到全球成千上万的儿童尚未充分实现其潜力，投资于全面支持所有儿童的早期发展是实现整个生命过程中卫生平等的一个基本步骤。为保护妇女儿童的人权和合法权益，中国政府在过去每十年发展纲要的基础上，制定并发布了《中国妇女发展纲要（2011~2020年）》和《中国儿童发展纲要（2011~2020年）》。《中国妇女发展纲要（2011~2020年）》明确提出，将社会性别意识纳入法律体系和公共政策，促进妇女全面发展，促进两性和谐发展，促进妇女与经济社会同步发展。保障妇女平等享有基本医疗卫生服务，生命质量和健康水平明显提高；平等享有受教育的权利和机会，受教育程度持续提高；平等获得经济资源和参与经济发展，经济地位明显提升；平等参与国家和社会事务管理，参政水平不断提高；平等享有社会保障，社会福利水平显著提高；平等参与环境决策和管理，发展环境更为优化；保障妇女权益的法律体系更加完善，妇女的合法权益得到切实保护。《中国儿童发展纲要（2011～2020年）》明确提出，完善覆盖城乡儿童的基本医疗卫生制度，提高儿童身心健康水平；促进基本公共教育服务均等化，保障儿童享有更高质量的教育；扩大儿童福利范围，建立和完善适度普惠的儿童福利体系；提高儿童工作社会化服务水平，创建儿童友好型社会环境；完善保护儿童的法规体系和保护机制，依法保护儿童合法权益。

全生命周期理论和方法应用　妇幼保健学建立的初衷是因为育龄妇女和儿童的特殊性。随着生命全程保健理念的提出，强调个人的生活史对未来事件如婚姻、疾病等情况的影响，妇幼保健学的内容不再限于育龄妇女。青春期保健、更年期保健等议题也开始进入妇幼保健学的研究内容。亲青服务机构的设立，青少年咨询热线的接通，学校生命教育的实施，青春期保健逐步发展为伴随儿童青少年健康成长的护航舰；随着期望寿命的延长和对生活质量的更好要求，更年期营养指导、锻炼指导、骨质疏松及其他相关疾病的筛查有序开展，更年期保健从个体诊治向社区干预发展，已成为改善妇女生命质量、早期发现和有效防治妇女激素相关疾病的必要手段。妇女病普查普治由原来基于工作单位的服务发展到以社区为基础的服务，妇女乳腺癌和宫颈癌筛查纳入国家重大公共卫生专项。在生命全程保健理念的指引下，妇幼保健学的涵盖范围将不断扩大。

妇幼保健与全球卫生　20世纪80年代中期开始，中国改革开放的范围不断拓展，促使妇幼保健领域与国际组织的交流和合作越来越多，妇幼保健学与全球卫生的关系越来越为密切。全球卫生是公共卫生与国际健康的综合，以每个国家、每个个人的健康公平作为目标，强调国际合作和多学科合作，促进个人和群体健康。通过合作与交流，中国的妇幼保健工作不仅受益于国际上的经费援助和先进科学技术的引进，更重要的是引入了循证干预和科学管理的思想和方法，使中国的妇幼保健工作融入全球卫生的发展。因此，在未来的学科发展中，要进一步运用全球卫生的理论和方法为指导，加强多学科合作，同时关注个体和群体层面的预防、保健和治疗，让所有人获得公平的妇幼健康保障。

教育和科研将进入高速发展时期　科学高速发展，技术不断进步，这样的环境给妇幼保健学带来了机遇，也带来了挑战。健康知识更新快，往往对妇幼保健学的教育教学带来很多不便，需要不断更新教学内容。国际合作项目的开展加快了新理论和新方法的引入，妇幼保健相关应用型科研的开展也对实践起到了很大的促进作用。为了使妇幼保健学科向更深层次发展，需要建立多学科合作教学与研究的平台，建立应用研究、基础研究和政策研究相结合的科研模式，因此，今后的科学研究工作必须产生学科交叉的成果，形成多学科共同合作的局面，为妇幼保健学的科学研究上一个新台阶奠定坚实基础。此外，信息时代信息载体多种多样，信息量巨大，通过多种新型电子设备带来的移动医疗让健康知识传播更为深入和广泛，但是却让人群对健康知识的判断能力和处理能力产生了怀疑。电子医疗的加入，对妇幼保健学的发展提出了新的要求。

（钱 序）

fùyòu wèishēng

妇幼卫生　（maternal and child health）

以预防为主，以维护妇女儿童健康为目的，针对妇女儿童的主要健康问题，发展有效的社会机制，在政府与妇女儿童健康相关的公共政策保障下，提高公众妇幼健康教育，改善环境、建立以基层为基础、逐级管理、覆盖广泛的妇幼医疗保健系统，增进妇女儿童身心健康、预防妇女儿童常见疾病和减少死亡率。妇女、儿童约占人口总数的2/3，从生命开始（甚至在生命准备阶段）即对母婴进行的保健，其对每个人一生的健康都会产生影响。随着社会经济的发展，人民的健康意识也逐渐增强，健康需求也逐步增加，不仅要求减少疾病发生，延长寿命，还要求追求高生命质量。因此，妇幼卫生工作也越来要求以人为本，以家庭为单位，维护个人健康乃至家庭健康，从这一点上妇幼卫生被赋予了更宽泛的定义。

意义　妇女是人类的母亲，儿童是世界的未来，妇女、儿童的健康是人类生存和发展的要素。妇幼卫生工作是社会保障体系的重要组成部分，对于促进和保障社会经济发展有重要作用。妇女、儿童约占人口总数的2/3，在生殖生理、生长发育等进程中具有特殊性，属于脆弱人群，必须加以保护。妇女儿童健康水平的提高直接影响到整个人群的健康水平。孕产妇死亡率、婴儿死亡率和期望寿命是反映一个国家人民健康水平的三项主要指标。人口素质的提高有助于科技的进步，国力的增强，社会文明的高度发展，妇幼卫生工作是对发展社会生产力的一种投资。从初级卫生保健到千年发展目标，世界各国在对健康做出承诺时总是会优先考虑妇幼卫生。在中国，妇幼卫生是人民卫生事业的重要组成部分。做好妇幼卫生工作，保障妇女儿童的身心健康，关系到每个家庭的幸福，关系到整个中华民族素质的提高，关系到人口与计划生育政策的贯彻落实，关系到逐步实现工业、农业、国防和科学技术现代化。

全球妇幼卫生历史发展和现状　早期的妇幼卫生并未与成年人的医疗服务分离，而分娩并发症是妇女的主要死因，产妇的健康威胁主要在于产后出血和产后感染，主要源于分娩中的消毒不严格。直到消毒杀菌剂的引入，孕产妇死亡率才开始下降。婴幼儿死亡率很高，主要死于痢疾、腹泻、霍乱；而大年龄儿童通常死于天花、白喉、猩红热、伤寒、黄热病等传染病，直到疫苗接种的引入才开始下降。之后妇幼卫生才逐渐进入人们的视野，妇幼卫生专业机构开始成立。各国政府在开始重视妇幼卫生工作的同时，对妇女儿童的人权和妇幼卫生工作的目标和行动纲领进行了承诺。例如，1994 年国际人口与发展大会《行动纲领》，1995 年第四次世界妇女大会的《北京宣言暨行动纲领》，2000 年联合国千年发展目标等。2010 年联合国大会特别会议以"妇女健康、儿童健康：为我们共同的未来投资"为主题。全球战略还以区域承诺和努力为基础，如《马普托行动计划》、加速降低非洲孕产妇死亡率运动，以及 2010 年关于孕产妇、新生儿和儿童健康的非盟首脑会议宣言。在《经济、社会和

文化权利国际公约》、《消除对妇女一切形式歧视公约》和《儿童权利公约》等条约中，妇女和儿童健康作为一项基本人权得到了确认。

在这样的国际形势下，随着医学科学的发展和公共卫生的加强，全球妇女儿童的健康水平有了明显的提高，突出反映在以下方面：①产后出血和感染得到更好的预防和控制，孕产期并发症处理上的改进，使孕产妇死亡率有了下降。世界卫生组织 2016 年统计，1990～2015 年，全球孕产妇死亡率（即每 10 万例活产孕产妇死亡人数）每年只降低 2.3%。2000 年以后，孕产妇死亡率出现了快速下降。在 2000～2010 年，一些国家的孕产妇死亡年下降率超过 5.5%。②围产医学（围生医学）的发展，母婴系统管理的实施，产前诊断技术的发展，孕产期及新生儿监护技术的改进，使婴儿死亡率有所下降。③避孕节育技术的发展和普及，妇女能够更好地控制自己的生育，因人工流产引起的并发症已明显减少。生殖医学理论和实践的进展，试管婴儿和显微外科手术的应用，提高了不孕症的诊断和治疗水平。乳腺癌的诊断和治疗方面的进展，预防子宫颈癌普查工作的实施，降低了妇女恶性肿瘤的死亡率。对老年妇女常见的骨质疏松症有了进一步的了解，在预防和治疗方面取得了长足进步。④扩大免疫接种计划的不断推进，促进母乳喂养工作的开展，使儿童营养状况得到明显改善，患病率大幅度降低。

在贫困地区，妇幼健康水平低下仍然是普遍存在的现象和问题。在经济不发达地区，妇女社会经济地位低下，妇女受歧视严

重、再加上缺医少药，许多可以预防的孕产期并发症、合并症仍严重威胁着母亲和婴幼儿的安全。贫困同样也会导致儿童营养不良、接触环境毒物增多、增加哮喘和意外伤害的发生率；也可诱发抑郁、孤独，不利于儿童的心理发展。而在发达国家，膳食结构的不合理，高能高脂食物摄入过多，以及缺乏运动，又造成了很多新的健康问题。计划生育服务尚未完全普及，妇女非意愿妊娠也十分常见。由社会发展、人口老龄化和特殊文化背景造成的新的妇幼卫生问题都需要在新的全球环境中得到解决。

促进妇女儿童健康全球战略直接应对这一挑战。为了增进融资，加强政策，改善服务提供，全球战略提出了迫切需要采取行动的关键领域，包括：支持国家主导的卫生计划，通过增加可预见和可持续投资给予支持；综合提供卫生服务和拯救生命干预措施，使妇女儿童能够在需要时和在适当地点获得预防、治疗和护理；加强卫生系统，配备足够数量和技术熟练的卫生骨干队伍；以革新方法开展融资、产品开发和提供优质高效的卫生服务；改进监测和评估，确保所有行为者对结果负责。

此全球战略是促进全世界妇女儿童健康的一项重要举措。但是，必须把它迅速转化为具体行动和可以衡量的成果，同时所有合作伙伴也必须做出具体承诺，以加强融资，加强政策，改善服务提供。

中国妇幼卫生历史发展和现状　封建社会，广大妇女儿童普遍得不到医疗保健服务。妇女生育都由旧产婆接生，母婴常因难产、产褥热、破伤风、早产死亡；

危害儿童的天花、麻疹、白喉、结核等急性和慢性传染病连年流行。民国时期引进现代医学，开始推行新法接生和儿童体检等措施，直到 1949 年新中国成立前，医疗及经济条件所限，新法接生还不能在全国普及，产妇、婴儿死亡率颇高。1949 年，中国孕产妇死亡率为 1500/10 万，婴儿死亡率为 200‰。新中国成立后，开始大力普及新法接生，孕产妇死亡率大幅下降。同时开展妇幼卫生宣传，建立妇幼卫生机构，培训妇幼专业人员，扩大市妇幼保健院规模，防治妇女常见病、多发病，加强妇女劳动保护。20 世纪 50 年代初，政府在全国范围内开始开展儿童免疫接种工作。1982 年卫生部正式立法统一儿童免疫接种程序，有效降低了传染病的发病率。70 年代初在城乡全面推行计划生育，提供计划生育技术服务。70 年代围产医学发展后，充实了孕产期保健的内容，提高了保健服务的质量。80 年代起，为了提高婚姻质量和把好优生关，提倡婚前检查和婚前医学指导，并逐步形成制度；开始逐渐关注学校卫生等与儿童密切相关的环境改善。90 年代，生殖健康新概念的提出，要求对妇女在生命的各个阶段维护好生殖系统及其功能的完好状态；同时关注残疾儿童等特殊群体的健康需要。21 世纪初，孕前保健、新生儿疾病筛查、儿童早期综合发展，社区妇幼卫生网格化管理等新观念、新措施的提出和推广，妇幼卫生服务逐步扩展到全人群。

20 世纪 90 年代以来，中国孕产妇和儿童死亡率整体呈现持续下降的趋势。另外，中国在控制出生缺陷、降低儿童营养不良、减少低出生体重等方面也取得了显著进展。为促进基本公共卫生服务均等化，国家制定了《国家基本公共卫生服务规范（2009 年版）》，将为孕产妇提供至少 5 次妊娠期保健服务和 2 次产后访视的孕产期保健内容及儿童 3 岁前 8 次体检的儿童保健内容被纳入了基本公共卫生服务中。而主要针对严重影响妇女健康和生命的宫颈癌、乳腺癌开展的农村妇女"两癌"检查项目、对全国准备妊娠的农村妇女免费增补叶酸的农村妇女孕前孕早期补服叶酸项目，以及为全国农村孕妇提供住院分娩补助的农村孕产妇住院分娩补助项目，均被列入重大公共卫生专项，促进了妇幼卫生事业的进一步发展，促进了公共卫生服务的公平性和可及性。

中国妇幼卫生的任务　主要包括以下几个方面。

优生优育　开展优生、优育工作，提高民族健康素质。进行婚前检查，围产保健，产前诊断，优生、遗传疾病咨询和出生缺陷的监测等，预防和减少先天性、遗传性疾病。

妇女保健　①推广科学接生，实行孕产妇系统管理，做好围产期保健工作，提高孕产妇住院分娩率，提高产科质量，防治妊娠并发症，降低孕产妇和围产儿死亡率。在边远地区，少数民族地区继续普及新法接生。②积极防治妇女常见病、多发病，调查分析发病因素，制订防治措施，降低发病率，提高治愈率。③做好妇女经、孕、产、哺乳、更年期的卫生保健。协同有关部门对农村、厂矿、企业、事业单位妇女的劳动环境和劳动条件进行卫生学调查，提出劳动保护和卫生保健的建议，并督促实施。

儿童保健　①做好 7 岁以下儿童保健工作。对婴幼儿实行保健系统管理，增强儿童体质，降低新生儿、婴儿死亡率。②积极防治儿童常见病、多发病，调查分析发病因素，制订防治措施，降低发病率，提高治愈率。③做好托儿所、幼儿园卫生保健的业务指导。④推广科学育儿，提倡母乳喂养，会同有关部门做好婴幼儿早期教养工作。⑤配合卫生防疫部门，做好预防接种及传染病管理工作。

计划生育技术指导　①推广以避孕为主的综合节育措施。对育龄夫妇指导和实施安全有效的节育方法。降低人工流产、引产率。②执行《计划生育技术工作管理条例》和《节育手术常规》，提高手术质量，杜绝事故，减少和防止手术并发症，确保受术者的安全与健康。

研究　采用国内外的先进技术和经验，开展有关妇女、儿童健康、计划生育技术和优生工作的各项科学研究。

健康教育　充分利用各种宣传教育形式，普及妇幼保健、计划生育、优生、优育等科学知识，提高人民的妇幼卫生知识水平。

信息管理　加强妇幼保健、计划生育技术的信息工作，做好资料统计和分析研究。

执行单位　妇幼卫生专业机构包括妇幼（婴）保健院、所（站），妇女保健所（院），儿童保健所，计划生育技术指导所，妇产（婴）医院，儿童医院及妇幼卫生专业研究机构等。各级妇幼保健机构应承担保健、临床、科研、教学和宣传任务。基层卫生组织中也设置妇幼保健人员。

（钱 序 王临虹）

fùyòu wèishēng gōngzuò fāngzhēn

妇幼卫生工作方针 （maternal and child health working principle）

制定妇幼卫生各项具体政策的依据和原则，引领妇幼卫生领域、部门工作的全局性政策，明确在特定阶段的工作目标、工作方法及工作重点内容。妇幼卫生工作是一项有特殊功能的公共卫生工作，对妇女、儿童生命周期中不同阶段的健康及保健问题提供服务，要求保健与临床密切结合，相辅相成。妇幼卫生工作方针的制定，在妇幼卫生工作健康发展方向和满足妇女儿童日益增长的保健需求中起着引导及指南的作用。

历史沿革　在不同的历史阶段，妇幼卫生工作有着不同的任务和权重。为了使妇幼卫生工作不断适应于广大妇女儿童的健康需求，满足妇幼卫生事业健康发展的需要，中国妇幼卫生工作方针也随着多年的妇幼工作实践及工作需求不断地发展和完善。针对基层妇幼卫生工作薄弱的情况，1986 年中国首次制定的妇幼卫生工作方针为"以预防为主，指导基层为重点，保健和临床相结合"，体现了妇幼卫生工作以预防为主、防治结合的基本内涵；1990 年又将妇幼卫生工作方针进一步更改为"坚持以保健为中心，以指导基层为重点，保健与临床相结合"；1995 年提出的"坚持以保健为中心，保健与临床相结合，面向基层，面向群体"的方针，更加强调了妇幼卫生工作的"群体保健"工作思路及服务内涵；2001 年对于妇幼卫生事业是一个质的飞跃年，当年 6 月在第 308 号总理令颁发的《中华人民共和国母婴保健法实施办法》第五条中对妇幼卫生工作方针又进行了重大的修订及扩充，指出了"母婴保健工作以保健为中心，以保障生殖健康为目的，实行保健与临床相结合，面向群体，面向基层和预防为主的方针"。该工作方针明确规定了新时代妇幼卫生工作的工作目标、工作方法及工作内容，以保障生殖健康为目的的提法进一步明确了中国母婴保健工作的最终目的，不仅适应国际社会关于生殖健康的倡导和以人的健康为根本的服务理念，对于体现妇女儿童的健康权力、提高中国人群生殖健康水平、提高出生人口素质更是具有重要的意义。在《中华人民共和国母婴保健法实施办法》中把妇幼卫生工作方针转变为母婴保健工作方针，从法律的高度确定了中国现阶段的妇幼卫生工作方针，不仅体现了妇幼卫生工作方针的严肃性及重要性，而且也体现了党和政府对妇幼卫生工作的高度重视及对妇女儿童工作的殷切关怀。

特点和作用　妇幼卫生工作方针体现了每个不同历史时期的妇幼卫生工作的特点。"以保健为中心、以保障生殖健康为目的及以预防为主"的突出特点，为中国的妇女卫生事业的发展指明了工作方向，在每一个历史阶段都起到了推动妇幼保健事业不断前进的作用。新中国成立初期，为了体现妇幼卫生工作"预防为主"的指导思想，国家将推广新法接生和妇女常见病的普查普治作为当时的重点工作内容，对降低孕产妇及婴儿死亡率、提高妇女劳动保护起到了重大的作用；20 世纪 70 年代之后，"以预防为主，以基层为重点，防治结合"的工作方针对稳定妇幼保健机构建设、扩大妇幼保健工作内容及服务质量、改善妇女儿童健康质量，均起到强大的推动作用；进入 21 世纪，中国妇幼卫生工作也在新的妇幼卫生工作方针引领下不断调整工作内容和方向，以顺应社会和时代的发展及人民群众的需要，取得了丰硕的成果。中国孕产妇、婴儿及 5 岁以下儿童死亡率全面下降，妇幼卫生保健服务逐步完善，孕产期相关疾病得到有效监测及控制，妇女常见病的普查普治、计划生育等工作均取得了重大的进展。尤其是为了促进基本公共卫生服务均等化，国家加大了改革和投入力度，实施了基本公共卫生服务项目及重大公共卫生服务专项，提供基本的孕产期保健服务、为农村妇女提供住院分娩补助、孕前和孕早期增补叶酸、提供基本和规范的妊娠期检查、住院分娩、产后访视及 6 岁以下的儿童保健服务，并对农村妇女实行宫颈癌、乳腺癌等常见病检查项目，进一步促进了妇幼卫生事业的发展。

（王临虹　宋　波）

shēngzhí jiànkāng

生殖健康 （reproductive health, RH）

在身体、心理和社会的完好状态中完成生殖过程。这一概念的内涵是指人们具备生殖能力，妇女能安全地妊娠和分娩，婴儿能存活并能健康地成长；人们能够没有健康危害而实现生育调节，有安全和满意的性生活。生殖健康已从简单的生物医学的概念扩大到了社会科学的范畴，而不仅仅是生殖过程中没有疾病和紊乱。男女平等是生殖健康的基础；妇女权利和优质服务是生殖健康的核心；强调服务对象的需求、参与、选择和责任是生殖健康的特点。

生殖健康的发展，有利于人口向着良性的方向发展。借助生殖健康这一概念，很多发达国家已成功地实现了人口转变，解除了人口过快增长给经济社会发展带来的压力。在中国，自 20 世纪 90 年代将生殖健康概念引入国家人口发展领域后，已经对人口的发展产生了巨大的影响。首先，中国的计划生育工作发生了重大的转变：一是由过去强调人口指标为主要方向转变为以服务对象为中心；二是从过去单一的避孕节育服务转变为与生殖健康和妇女权利目标相结合的方向。其次，生殖保健的工作领域从避孕节育拓展到包括计划生育在内的生殖保健全程服务；工作对象从以已婚育龄妇女为主扩大到包括男性、青少年和老年人在内的多种人群。再次，中国将维护母亲安全和儿童优先原则融入到生殖健康领域，多年来致力于降低孕产妇死亡率和 5 岁以下儿童死亡率，并取得了显著成效，提前实现了千年发展目标中的目标要求。

起源与发展 生殖健康的起源最早可追溯到 19 世纪，当时发达国家的妇女提出了"生殖权利"的问题，即妇女有权决定是否生育、何时生育及怎样生育。20 世纪初，发达国家妇女团体提出应向妇女及其家庭提供高质量的生殖保健服务，使妇女能控制生育，从无计划的妊娠中解放出来。进入 60 年代后，发达国家的妇女开始考虑她们是否只能被限制在生儿育女的生物学功能上，并开始反思她们对自身的了解程度，重视现有避孕技术的安全性和有效性。到了 70 年代，妇女生殖健康方面的问题已扩展到发展中国家。一些发展中国家的妇女觉悟提高很快，纷纷成立了妇女团体，并将生殖的权力和健康列入她们关心的首要问题，敦促政府出台改革政策。

基于这一历史背景，1988 年，世界卫生组织（World Health Organization，WHO）首次启用了生殖健康的概念，认为生殖健康主要包括计划生育、妇女保健、婴幼儿保健和性传播疾病的控制四个基本要素。同年，WHO 给生殖健康下了最早的定义，认为生殖健康应该包括下内容：人们具备生殖和调节生育的能力；妇女能够安全地通过妊娠和分娩；妊娠的结果是健康的婴儿；夫妇享受和谐的性生活，不必担心非意愿妊娠和染上性传播疾病。其后，人们对于"生殖健康"概念的理解有了进一步的深入。在 1991 年召开的第七届世界人类生殖会议上，人类生殖特别规划署前主任法萨拉（Fathallah）提出了新的生殖健康概念。1994 年 4 月，WHO 将生殖健康正式定义为：在生命所有阶段的生殖相关过程中的身体、心理和社会适应的完好状态，而不仅仅是没有疾病和虚弱。同年 9 月在埃及开罗召开的国际人口与发展大会引用了该定义，并正式将生殖健康的概念、策略与行动等列入了《行动纲领》的第七章"生殖权利和生殖健康"中，明确地将"普遍享有生殖健康"作为一项发展目标，并由此成为众多国家卫生系统的重要目标。1995 年第四次世界妇女大会通过的《北京行动纲要》进一步强调了妇女的性健康以及生殖健康和生殖权利。2004 年世界卫生大会通过了一项全球生殖健康战略，重申了国际社会对于性与生殖健康的承诺，意在加快达成国际发展目标（包括实现"普遍享有生殖健康"的国际人口与发展大会目标）的进程。2006 年联合国大会表决通过的秘书长报告建议把"实现普遍获取生殖保健"的目标纳入致力于改善孕产妇健康的千年发展目标 5 之下。

主要内容 包括生殖保健和生殖权利两方面。

生殖保健 按照上述"生殖健康"的定义，生殖保健可定义为通过预防和解决生殖健康问题而促进生殖健康的各种方法、技术和服务。生殖保健包括的主要内容有：计划生育的咨询、信息、教育、交流及服务；产前保健、安全分娩及产后保健的教育与服务，特别是母乳喂养和母婴保健；不孕症的预防和适当治疗；人工流产的预防和流产后的管理；生殖道感染、性传播疾病及其他生殖健康问题的治疗；关于性行为、生殖健康及父母责任的信息、教育和咨询；计划生育的转诊服务，以及对妊娠分娩和流产并发症、不孕症、生殖道感染、乳腺癌、生殖系统癌症及性传播疾病包括人类免疫缺陷病毒（HIV）感染或获得性免疫缺陷综合征（艾滋病）的诊断和治疗等。

生殖权利 即与人们的生殖健康有关的权力和利益。1994 年 9 月国际人口与发展大会形成的《行动纲领》，系统地论述了生育权利和生殖健康的概念、目标和行动，提出了人人享有能实现性与生殖健康方面最高身心健康标准的权利，在男女平等基础上享有生殖保健的权利，妇女生殖健康和性健康的权利，生育权利和知情选择避孕方法的权利，获得相关的宣传、教育和服务的权利等。2001 年中国国务院发布的《计划生育技术服务管理条例》中，也把"保障公民的生殖健康权利"写进了总则第一条，明确了公民有依法生育的权利、知情选择避孕方法的权利、获得计划生育/生殖健康信息和教育的权利、获得适宜的计划生育技术服务的权利，以及农村夫妇享有免费获得避孕节育服务的权利等。

影响因素 涉及社会经济、文化教育、妇女地位、环境污染及卫生保健、生活方式等多方面。

计划外生育 无节制的生育造成生育过密，无疑会增加妇女患有生育相关疾病的危险性；早婚、早育的女性由于年龄过小，尚未发育成熟，难产等并发症的发病率高，死亡风险也随之增大；作为计划外妊娠最常见的补救措施之一，人工流产不可避免地会发生一些并发症，给妇女的生殖健康带来损害。

产科疾病 产科出血、妊娠高血压综合征、羊水栓塞、妊娠合并内科疾病（心脏病、肝病、肾病）、难产等是造成孕产妇死亡的主要原因。如果这些严重的产科疾病得不到合理的防治，必定会使孕产妇及围产儿死亡率居高不下。

生殖道感染和性传播性疾病 生殖道感染不仅引起女性的阴道炎、盆腔炎，导致不孕症，也可感染胎儿或新生儿，引起流产、胎儿畸形、死胎、新生儿感染等。男性生殖道感染可导致尿道炎、前列腺炎、附睾炎、睾丸炎，也会影响男性生殖能力。

环境因素 环境污染可导致死产、死胎、自然流产、新生儿死亡、出生缺陷等不良妊娠结局，妊娠并发症发生率增高，男性精子质量下降等问题，对人类的生殖健康产生严重影响。

妇女地位和权利 政治地位差，经济状况不好，缺乏文化教育及卫生保健知识，工作生活条件、环境差等因素均会导致妇女人群中生殖道感染率、孕产妇死亡率增高的危险。

监测指标 WHO 及其包括联合国人口基金在内的合作伙伴在 20 世纪末推荐了 17 个生殖健康全球监测指标，包括总和生育率、避孕现用率（任何避孕方法）、孕产妇死亡比、产前保健覆盖率、由熟练的卫生人员接生的比例、每 50 万人群中具有基本产科保健功能的机构数目、每 50 万人群中具有综合性产科保健的机构数目、围产儿死亡率、活产出生低体质量百分比、接受产前保健的孕妇梅毒血清学阳性率、育龄妇女经血红蛋白筛检的贫血发现率、由于流产引起的产科和妇科住院的百分率、有报告的妇女生殖器残毁现患率、达 2 年或 2 年以上仍试图妊娠的育龄妇女百分比、报告的男性尿道炎的发生率、15～24 岁孕妇中 H1V 阳性率、人群中了解 HIV 感染预防措施知识的比例。

2009 年 WHO 为加速千年发展目标 5b 的早日实现，对原来的 17 项生殖健康全球监测指标加以完善和扩充。新的监测指标框架包括性与生殖健康结局指标、卫生保健获取和利用指标（过程指标）及社会和环境决定因素等，涵盖领域宽泛，例如，计划生育；孕产妇健康、围产健康和新生儿健康，其中包括消除不安全流产；包括 HIV 在内的性传播感染和生殖道感染以及包括癌症在内的其他生殖疾患；性健康，包括青少年性行为和有害习俗等内容。这些指标依据其相对重要性、数据采集的可信性，以及具体国情相关性，可分为核心指标、附加指标和扩展指标。核心指标指的是所有国家都应当报告的指标，而附加指标则是一些国家根据其特殊需要、国情特征和能力（如在核心数据覆盖率高的情况下）所要报告的指标，扩展指标则是针对某些国家存在的特殊问题（如女性割礼）所要报告的指标。

（钱 序）

fùyòu bǎojiàn fúwù tǐxì

妇幼保健服务体系（maternal and child health care system）

为妇女儿童健康提供保健服务的平台。这是以妇幼保健专业机构为核心，乡村、城市社区卫生服务机构为基础，大中型综合医疗机构和相关科研教学机构为技术补充的妇幼卫生服务体系。在统一管理和协调下，充分发挥各级医疗保健机构和人员的作用，形成自下而上的三级保健网络，开展和指导妇幼群体保健工作，依法为妇女儿童提供健康教育、预防保健、孕产期保健、计划生育技术服务、妇女儿童常见病筛查及干预、妇幼卫生信息管理等公共卫生服务，是实施基层妇幼卫生保健的支持和实现"人人享有卫生保健"的组织保障。此体系的建立和完善在提高妇女儿童享有妇幼卫生服务的可及性和公平性、降低孕产妇死亡率、婴儿死亡率及 5 岁以下儿童死亡率，提高出生人口素质，实现《中国妇女发展纲要》、《中国儿童发展纲要》的目标等方面发挥了不可替代的作用，极大地促进了中国妇幼卫生事业的发展，保障了中国妇女儿童的健康。

历史沿革 自新中国成立以来，为了保障妇女儿童的健康，党和政府就开始进行妇幼保健服务体系的建设工作。为在广大地区做好妇幼卫生工作，1950 年，卫生部建立了中央妇幼保健实验院，开始开展妇女、儿童保健及建立三级妇幼保健网络等科研工作，使中国的妇幼卫生体系从无到有，逐步发展，带动了各地妇幼卫生工作的开展，各地妇幼保健组织及网络也迅速建立及健全起来。1957年，各类妇幼保健所（站）已经达到4599所，是中国有史以来最多的一年。之后由于各种原因，妇幼保健机构经历了三次撤并。通过建立以辖区为基础的妇幼保健机构和三级保健网络，将各地妇女儿童保健工作组织和管理起来，力求达到人人享有基本妇幼保健服务的目的。建立的城市及农村妇幼保健网对保障妇女儿童健康方面发挥了重大的作用，并且受到国际上的重视和推崇。中国妇幼保健机构设置以区域化建设为主，已建成覆盖全国、遍布城乡、相对完整、布局合理、分级管理的妇幼保健服务网络体系，形成了一个分层负责、各有侧重、根在基层的有机整体服务机制，为广大妇女和儿童的健康提供全面和及时服务奠定了良好的组织基础。中国长期以来所实行的孕产妇及儿童系统保健管理，以及2009年以来启动的国家基本公共卫生服务项目、重大公共卫生服务项目妇幼卫生专项等工作，均是依靠完整的妇幼保健服务网络机制实施。妇幼保健网络健全的地区，妇幼保健工作就得以更好地开展；网络不健全的地方，妇幼保健工作开展困难，难以达到广大妇女儿童服务对象的基本保健需求。

城市妇幼保健网 按照城市医院和妇幼卫生机构的技术水平、设备条件及从属关系分为三级保健网络。城市妇幼保健网始建于1953年前后的北京、上海、天津等大城市和中央卫生实验院的工作地段。例如，天津市为产科三级保健网。第一级为市总医院、市妇幼保健院等5家市级医疗保

健机构，接受二、三级保健网转诊来的异常孕产妇，每月召集例会，对下级人员进行培训，共同研究技术性问题，提出改进办法，在提高下级业务技术水平上起到了重要作用；第二级为区妇幼保健站和区级医院，接受下级机构的转诊，定期到下级机构检查工作，进行巡回门诊和示范操作，直接对下级机构进行全面的业务指导；第三级为地段预防保健站，负责本地段的妇幼保健工作，如及时掌握孕情，做好早孕登记，建立孕产期保健手册，全面了解孕产妇基本情况，进行产前检查、接生、产后访视、预防接种等工作，并进行高危筛查、转诊及高危管理工作。随着妇幼保健工作的逐步开展，特别是孕产妇保健和儿童保健工作开展，城市三级妇幼保健网逐步健全完善，各级的功能职责也各有侧重。

随着医疗卫生事业的发展及医疗机构级别与职责的统一性的要求，医疗保健机构的级别按以下原则划分：①基层街道妇幼保健站、医院或卫生院（所）、厂矿卫生保健站等社区卫生服务机构为一级机构，主要开展适宜社区开展的基本的妇女儿童系统保健工作，包括产前检查、产后访视、儿童体检等孕产妇系统管理、儿童系统管理，并负责辖区信息的收集及管理工作，接受上级妇幼保健机构的业务指导和技术支持，为社区居民以及流动人口提供安全、有效、方便、经济的妇幼卫生服务。②区妇幼保健机构、区级医院及有产科床位的厂矿职工医院为二级机构，起着妇幼保健工作承上启下的作用，负责辖区内妇幼保健服务工作的提供及组织协调、医疗保健机构的业务指导（包括妇产科服务质量分析、

孕产妇及围产儿死亡评审、妇产科专业和妇幼保健技术培训等内容），以及辖区妇幼保健信息的收集、汇总、统计分析和报表等工作。除了承担本区的妇幼卫生管理工作外，多数地区的区级妇幼保健机构还承担着大量的妇产科临床工作和妇幼保健任务，并接受辖区基层机构的转诊和会诊，与上级医疗机构保持密切联系，协调辖区内妇产科及儿科的急危重症和疑难病例转诊及会诊工作。③省、市级妇幼保健机构和医院、中央各级部属医院及医科大学的附属医院等为三级机构，主要承担辖区内妇幼卫生相关的医疗保健服务，同时接受下级及其他医疗保健机构的妇产科及儿科的危急重症和疑难病例的转诊及会诊工作。此外，还负责定期汇总、分析有关妇幼保健服务信息的相关数据，进行质量控制和评价，对影响和危害妇女和儿童健康的重点问题，组织调查和进行必要的科研工作。

农村妇幼保健网 中国以县妇幼保健院（所）为龙头、乡镇卫生院为枢纽、村卫生室为基础的三级医疗预防保健网络，成为提供妇幼卫生服务技术支持和管理的重要组织形式。从全国来看，县级妇幼保健专业机构的发展最快，新中国成立后从无到有、从少到多，承担着占总人口80%以上的农村人口中妇女和儿童保健的重任。

县级妇幼保健机构 全县妇幼保健工作指导中心，也是县-乡-村三级妇幼保健网的龙头机构，是在基层开展各项妇幼保健工作（包括各种项目工作）的中枢环节。它的主要任务是负责全县妇幼保健工作，解决疑难重症和抢救工作，培训基层妇幼卫生

人员，进行制度建设及信息的统计分析工作，并开展力所能及的科研工作。

乡镇卫生院 三级妇幼保健网的重要一环，是农村妇幼卫生工作的基础和主要力量，起着承上启下的重要作用，承担起孕产期保健、住院分娩、妇女常见病防治、儿童保健、计划免疫、计划生育等生殖健康相关服务以及妇幼卫生基础信息收集等职责。它的主要任务是负责辖区内孕产期保健管理工作，负责高危孕产妇的筛查、专册登记及管理工作，负责村级医疗保健人员技术指导和检查依法许可的村级接生员的接生质量，定期召开村、社区卫生服务站妇幼保健工作例会和专业培训，指导下级的孕产期保健工作。

村医或保健人员 农村妇幼保健网的网底，是群众性妇幼保健工作的主力军。村医或保健人员生活在群众中，直接为群众服务，是各项任务和政策的具体执行者，是所有信息的原始提供者。他们的主要任务是定期向乡（镇）卫生院、社区卫生服务中心报告本辖区孕产妇情况，动员早孕妇女去医疗保健机构进行妊娠期初查，建立《母子健康手册》。协助上级医疗保健机构进行高危孕产妇的管理；负责辖区内孕产期健康教育和产后访视，督促孕产妇按要求进行妊娠期系统检查及产后42天母子健康检查；负责儿童保健健康教育、自行或协助乡医开展儿童定期保健、生长发育监测、儿童计划免疫、常见病防治等工作；按时参加上级妇幼保健工作例会，汇报孕产妇及儿童管理工作情况等，并不断加强业务知识学习，提高专业技术水平。

（王临虹 宋 波）

fùyòu bǎojiàn jīgòu

妇幼保健机构（maternal and child health care institution）

为妇女和儿童提供公共卫生和基本医疗服务的专业机构。中国的妇幼保健机构是由政府举办、不以营利为目的的、具有公共卫生性质的公益性事业单位，是公共卫生服务体系的重要组成部分，是妇幼卫生服务网络的主体，是本行政区域妇幼卫生服务和业务指导中心，对辖区内所有开展妇幼保健相关服务的医疗卫生机构提供专业服务、业务指导及技术支持，并协助卫生行政部门进行妇幼卫生行业管理。妇幼保健机构以贯彻实施《中华人民共和国母婴保健法》《中国妇女发展纲要》和《中国儿童发展纲要》为核心，坚持"以保健为中心、以保障生殖健康为目的，实行保健和临床相结合、面向群体、面向基层和预防为主"的妇幼卫生工作方针，依法为妇女儿童提供健康教育、预防保健、计划生育技术服务、妇女儿童常见病筛查和诊治、妇幼卫生信息管理等公共卫生服务，适当开展与妇女儿童健康密切相关的基本医疗服务。上级妇幼保健机构应对下级机构进行业务培训、技术指导、服务管理等。同时，充分利用综合医疗机构妇产科、儿科和其他相关科室的技术力量为辖区妇女儿童健康服务。

中央级妇幼保健机构 全国性妇幼保健业务技术指导中心，引领及推动着中国妇幼保健工作的开展。中央级妇幼保健机构经历着长期的历史沿革。1950年，卫生部创建了中央妇幼保健实验院，内设有妇幼保健科和儿童保健科，附设妇幼卫生人员训练所、实验托儿所、资料收集统计室，通过开展人员培训和各项试点示范、科研等工作，推动了全国各地妇幼保健工作。1953年，由于机构调整，中央妇幼保健实验院解散。1958~1982年，儿科研究所在全国儿童保健工作方面担当了重要角色。

1980~1990年，为了提高妇幼卫生专业能力，培养妇幼卫生高层次人才，在当年卫生部妇幼司的领导下，教育部的支持下，在各高校陆续成立了妇幼卫生系或专业、妇幼保健中心等，如在北京医科大学成立了北京医科大学妇儿保健中心、中国妇婴保健中心。这些高校的妇幼卫生系或专业成为当年全国妇幼卫生专业发展和妇幼保健服务的重要指导单位。

为了适应妇幼卫生事业发展的需要，2002年，中国疾病预防控制中心妇幼保健中心正式成立。该中心是中国疾病预防控制中心领导下的国家级妇幼保健专业机构，为全国性妇幼卫生业务技术指导中心。其宗旨是：为卫生行政部门制定妇幼保健相关法律、法规、政策和技术规范提供科学依据和建议，指导全国妇幼保健技术服务的开展，以妇幼保健技术研究和政策研究为手段，以全面提高妇女儿童的健康水平为目的，在国家卫生计生委妇幼司（原卫生部妇幼保健与社区卫生司）的业务领导下开展与妇幼保健有关的工作。

地方各级妇幼保健机构 按照行政区划设置，地方各级妇幼保健机构分为省、市（地）、县（区）三级设置，省（市）设妇幼保健院；地（市）设妇幼保健院（所），县级设妇幼保健院（所、站）。有院、所、站三种形式，设置床位及门诊者称妇幼保健院；不设床位但开设门诊者称妇幼保健所；既不设床位、又不开展门诊业务，以深入基层开展业务技术指导的称妇幼保健站。地方各级妇幼保健机构的主要职能和工作重点是开展和指导妇幼群体保健工作，依法为妇女儿童提供健康教育、预防保健、计划生育技术服务、妇女儿童常见病筛查及干预、妇幼卫生信息管理等公共卫生服务。各级妇幼保健专业机构受同级卫生行政部门领导和上一级妇幼保健机构的业务指导。

1949年，中国仅有9所妇幼保健所，且都设在城市地区。新中国成立后妇幼保健机构有了大力发展，特别重视了农村县级妇幼保健机构的建设。最初阶段由县卫生院保健科配备妇幼保健业务人员，这些业务人员一方面承担卫生院内部分妇幼卫生工作，另一方面深入农村，推动妇幼卫生工作的全面开展。至1952年，县卫生院陆续分出了妇幼保健机构，妇幼保健机构成为独立的机构。全国妇幼保健站、所增至2379所，其中大部分为县级机构。1954年由于机构精简等原因，部分妇幼保健机构被合并，致使1954年妇幼保健站比1953年减少了107所。

1955年，卫生部颁发了《妇幼保健所组织试行简则》和《妇幼保健站组织试行简则》，之后部分被合并到县医院、防疫站的妇幼保健组织又独立出来，从而推动了妇幼保健机构的建设，妇幼保健机构的名称也得以统一和规范。到1957年时，城、乡、工矿企业的妇幼保健所、站发展到4599所，是有史以来所、站最多的一年。但此后由于1959年起的三年自然灾害以及1961年贯彻党和政府提出的"调整、巩固、充实、提高"的方针，撤销或者合并了部分条件比较差的妇幼保健所、站，1962年降至2636所，比1957年减少41%。1963年初，国民经济有所好转，为继续加强妇幼保健和开展计划生育工作，县级妇幼保健站、所得到恢复和发展。1965年妇幼保健院115所，妇幼保健站、所恢复到2795所。1966年起妇幼保健站、所经历了第三次撤并。1972年统计全国恢复的妇幼卫生专业机构数量，全国有妇幼保健站、所1005所，比1965年减少了1790所。

20世纪70年代初，中国各级卫生行政组织逐渐恢复，计划生育工作也开始开展，1971年国务院批转了卫生部、商业部、燃料化学工业部《关于做好计划生育工作的报告》，推广江苏省如东县开展计划生育、妇女病查治和集体儿童保健等工作经验；1975年在湖北省应城县召开的新法接生现场会等，都促进了妇幼保健站、所的恢复和发展。到1979年，全国共有妇幼保健院128所，儿童医院24所，妇幼保健所、站有2559所。

20世纪80年代后全国妇幼保健机构发展迅速，卫生部、劳动人事部于1986年制定了《各级妇幼保健机构编制标准（试行）》并下发。1990年时，全国妇幼保健院和妇幼保健所、站分别有328所和2820所；1999年分别有550所和2630所，省、地（市）、县三级妇幼保健人员共16.3万人。2015年全国共有妇幼保健机构达到3069所，其中省级30所、地市级330所、县区级2709所。全国妇幼保健机构卫生技术人员数有34.2万人。

2006年卫生部下发了关于印发《妇幼保健机构管理办法》的通知，提出了妇幼保健是公共卫生的一项重要内容，妇幼保健机构是公共卫生服务体系的重要组成部分，进一步明确妇幼保健机构的性质和功能定位，强调应加强妇幼保健机构的规范化管理。2016年国家卫生计生委下发了关于印发三级和二级妇幼保健院评审标准（2016年版）的通知，建立及完善了妇幼保健机构评审评价体系，促进了妇幼保健机构自身建设和管理，以便更好地履行妇幼公共卫生职能，提高妇幼保健机构整体服务水平与服务能力。

（王临虹　宋波）

àiyīng xíngdòng

爱婴行动（Baby-friendly Initiative，BFI） 世界卫生组织（World Health Organization，WHO）和联合国儿童基金会（United Nations International Children's Emergency Fund，UNICEF）开展的一项全球性运动，其目的是为婴儿母乳喂养开启良好的开端，以增加婴儿纯母乳喂养6个月和混合喂养2年以上的可能性。爱婴医院是爱婴行动的关键，主要通过实施"促进母乳喂养成功十条标准"，加强医院和产科机构实施母乳喂养的功能；杜绝在产科病房和医院内供应免费和低价的母乳代用品。爱婴行动自1991年启动以来，已有156个国家的超过20 000家医院被指定为爱婴医院。

全球爱婴行动发展里程碑

1979年，WHO/UNICEF联合在日内瓦召开"婴幼儿喂养"会议。1981年，通过《国际母乳代用品销售守则》。1989年，WHO/UNICEF联合声明"保护、促进和支持母乳喂养：产科服务的特殊职责"；联合国大会通过儿童权利公约。1990年，WHO/UNICEF宣布《因诺琴蒂宣言》（Innocenti Declaration）以保护、促进和支持母乳喂养；召开世界儿童问题首脑会议，进一步强调了母乳喂养的重要性。1991年，WHO/UNICEF启动爱婴行动。2000年，WHO就"HIV和婴儿喂养"召开专家咨询会。2001年，WHO召开纯母乳喂养的最佳持续时间咨询会，确定最佳母乳喂养持续时间约为6个月。2002年世界卫生大会上支持"婴幼儿喂养全球性战略"。2005年，为庆祝《因诺琴蒂宣言》宣布15年，发起2005婴儿和儿童喂养因诺琴蒂宣言。2007年，修订爱婴行动文件。

"爱婴医院"授予过程 在国家主管部门和协调小组、UNICEF、WHO、母乳喂养或营养和其他卫生组织，以及其他有关各方的协助下，首先在国家层面启动。在国家层面开展"爱婴医院"包括以下五步：①建立、重新启动或计划全国母乳喂养、婴幼儿喂养会议或营养权威部门，以建立或评估与爱婴医院有关的功能。②确定或重新建立国家爱婴医院目的和方法。③确定、指定或建立爱婴医院协调小组。④国家主管部门，确保爱婴医院协调小组履行职责，直接或间接地通过爱婴医院指定委员会对机构提供初步或现行的评估；协助制定培训计划和修订课程；确保2岁以下儿童的喂养状态登记到国家卫生信息系统中；制定和实施监测和评估计划。⑤爱婴医院协调小组协调机构层面的评估、重新评估和授予"爱婴医院"称号。

机构层面"爱婴医院"评估和授予过程：①机构采用"自我评价工具"并学习"国际标准"评估自己的行为。②符合自我评价中的高标准，且婴儿出生到出院前，纯母乳喂养率达到75%。③机构要求爱婴医院协调组进行外部评估，或指定爱婴医院称号授予委员会进行评估。第一步可以是当地顾问/评估者进行"预评估"以确定机构是否已经做好准备，并协助其进行改善。④机构邀请外部评估者用"医院外部评估工具"进行评估，符合"爱婴医院国际标准"，爱婴医院协调组授予该医院"WHO/UNICEF国际爱婴医院匾牌"，机构监督自己的行为和工作使其维持标准做法，3年后或国家主管部门咨询爱婴医院协调组决定的期限后，需要利用"评估工具"或"再评估工具"重新评估，机构通过重新评估，爱婴医院称号获得延伸。

促进母乳喂养成功十条标准

1989年UNICEF/WHO联合声明"保护、促进和支持母乳喂养：产科服务的特殊职责"产科机构指导方针的总结，已成为最低"爱婴医院国际标准"之一。每个为新生儿提供服务和保健的产科机构都应该：①出台书面的母乳喂养政策，并例行传达给所有医护人员。②培训所有医护人员执行这项政策所需要的技能。③告知所有的孕妇母乳喂养的益处以及如何进行母乳喂养。④帮助产妇在产后半小时内开奶（开始母乳喂养）。⑤指导产妇如何母乳喂养，以及在与婴儿分开时如何持续母乳喂养。⑥除非有医学指征，不要给新生儿母乳之外的食物和饮料。⑦实行每天24小时的母婴同室政策——让母亲和婴儿呆在一起。⑧鼓励按需哺乳。⑨不要对母乳喂养的婴儿提供人工奶头或奶嘴。⑩促进母乳喂养团队的建立，并让出院的产妇向他们求助。

《国际母乳代用品销售守则》

1981年通过。该守则的目的是通过保护和促进母乳喂养并确保适当地使用母乳代用品给婴儿提供安全、充足营养。当必须使用母乳代用品时，应在信息充分的情况下并通过适当的销售和分销手段进行。该守则的主要内容包括：①不给母乳代用品和其他产品做大众广告。②不给母亲提供免费的母乳代用品样品。③健康服务中不推广使用母乳代用品。④卫生保健系统任何部门都不接受免费或补贴性母乳喂养代用品和其他产品的馈赠。⑤没有公司人员联系或说服母亲。⑥不给卫生工作者礼物或样品。⑦产品标签上没有将人工喂养理想化的婴儿或其他图片或文字。⑧只有基于科学和事实的信息才能传达给卫生工作者。⑨人工喂养的信息应该解释母乳喂养的益处、人工喂养的成本和危险性。⑩不应给宝宝提供诸如甜炼乳等不适当的产品。

爱婴行动国际标准 对遵守"促进母乳喂养成功十条标准"的每一个步骤、《国际母乳代用品销售守则》、"爱母保健"及"HIV和婴儿喂养"进行了详尽的规定，是测量遵守以上准则程度的标准。其中，针对"促进母乳喂养成功十条标准"的每一个步骤和"国际母乳代用品销售守则"的国际标准是爱婴称号的最低标准。

爱婴行动在中国 1990年，中国卫生部就将每年的5月20日定为"母乳喂养日"，以提高医护人员和服务对象对"母乳喂养"的认识。1992年，中国政府推行全国母乳喂养政策，并开展了"爱婴行动"项目。1994年颁布的《中华人民共和国母婴保健法》，规定"医疗保健机构为产妇提供科学育儿、合理营养和母乳喂养的指导"。1995 年，根据《国际母乳代用品销售守则》，结合实际情况，卫生部与相关部门发布了《母乳代用品销售管理办法》。2002 年，卫生部颁布了《爱婴医院管理监督指南》，对爱婴医院的每一条标准进行了详尽的规定。爱婴行动开展 15 年来，中国已有 7000 多所"爱婴医院"，各级卫生行政部门根据《爱婴医院管理监督指南》每年组织有关专家对爱婴医院进行抽查和暗访，从总体上看，绝大多数爱婴医院符合母乳喂养十条标准。

（钱　序）

àiyīng yīyuàn

爱婴医院 （baby friendly hospital, BFH）

以接生一个健康和健全的婴儿为己任，同时为了妇女的健康和安全为宗旨而命名的医院。20 世纪 90 年代，在世界卫生组织和联合国儿童基金会的倡导下，发起了爱婴医院的全球运动，目的在于实施"成功哺喂母乳十大措施"。截至 2015 年，按爱婴医院标准的评审，全国 31 个省（区、市）共有 7036 所医疗机构被授予爱婴医院称号，有力地促进了政府、社会、家庭和医疗机构对母乳喂养的重视和支持。

随着妇女儿童健康需求不断增加，对爱婴爱母服务内容和方式提出了更高要求。按照中国《爱婴医院标准（2014 版）》，其内容有：①制订保护婴儿健康和安全的有关规定，并及时传达到全体医护人员。a. 建立爱婴医院领导小组和技术指导小组；b. 有本院制订的母乳喂养、新生儿安全的具体规定。②对全体医护人员进行必要的管理和技术培训。a. 每年对全体医护人员进行爱婴

医院管理和母乳喂养知识培训至少一次；b. 产科、儿科医护人员中，80% 以上人员的能够正确回答有关母乳喂养问题的 80% 以上。③将有关母乳喂养的好处及方法告诉所有的孕产妇。a. 通过多种形式向孕产妇传播母乳喂养的知识和技能；b. 孕产妇接受过母乳喂养的宣教达 100%，孕产妇能正确回答母乳喂养宣教知识要点（9 个问题中的 7 个）达 80% 以上。④帮助产妇在产后 1 小时内开始母乳喂养。a. 在生后 1 小时内，90% 以上的新生儿进行母婴皮肤接触并进行早吸吮，皮肤接触及早吸吮时间应不少于 30 分钟；b. 促进自然分娩，近 3 年非医学需要剖宫产率逐年降低。⑤指导产妇如何哺乳，以及保持良好泌乳。a. 产科、儿科/新生儿科、保健科的全体医护人员具备指导哺乳的能力；b. 产妇掌握正确的哺乳和泌乳方法达 80% 以上。⑥除母乳外，禁止给新生儿吃任何食物或饮料，除非有医学指征，即除有医学指征的新生儿外，80% 以上的新生儿出生后即开始纯母乳喂养。⑦实行 24 小时母婴同室，即除有医学指征的母婴分离外，产妇和新生儿应 24 小时在一起，每天分离的时间不超过 1 小时。⑧鼓励按需哺乳，即新生儿喂奶间隔时间和持续时间没有限制，每天有效吸吮次数应不少于 8 次（包括夜间哺乳）。⑨不要给母乳喂养的新生儿吸人工奶嘴或使用奶嘴作安慰物，即在母婴同室内，所有母乳喂养的新生儿均不使用过奶瓶、奶嘴或安慰奶嘴。⑩促进母乳喂养支持组织的建立，将出院的产妇转给这些组织，并提供后续服务。a. 帮助社区建立母乳喂养支持组织，并开展人员培训；b. 配合基

层医疗卫生机构做好产妇、婴儿出院后母婴保健服务工作；c. 爱婴医院应建立母乳喂养咨询门诊，解决在母乳喂养过程中遇到的困难和问题；d. 利用各种形式，为出院产妇提供母乳喂养支持服务。

（古桂雄）

fùyòu bǎojiàn rényuán

妇幼保健人员 （maternal and child health service provider）

提供妇女保健、计划生育技术和儿童保健服务的妇幼保健卫生技术人员。包括从事妇幼保健教学、研究、服务提供的人员。医学院校的医疗卫生专业培养妇幼保健和妇产科、儿科专业人才。高等医学院校医学、儿科、预防医学等专业在教学计划中也安排一定学时的妇幼保健教学内容。省、市、县所属中级卫生学校培养妇幼医士、助产士、保育护士等人员，为妇幼卫生战线不断输送新生力量。妇幼保健人员的在职培训由各级行政部门组织。妇幼保健医师要掌握保健、临床、有关基础医学知识及各项技术操作，掌握一门外语。妇幼医士、助产士、保育护士要掌握本专业的基本知识和基本操作。妇幼保健人员分下列三个层次：①主任医师、副主任医师、主治（主管）医师、医师。②医士、妇幼医士、助产士、护士、保育护士。③乡村医师、接生员。前两个层次为妇幼保健机构的专业技术人员。妇幼保健机构的专业技术人员须掌握母婴保健法律法规，具有法定执业资格。从事婚前保健、产前诊断和遗传病诊断、助产技术、终止妊娠和结扎手术服务的人员，必须取得相应的"母婴保健技术考核合格证书"。主任医师、副主任医师、主治（管）医师、医师、

医士，不同资质分别对理论知识、工作经验、业务能力和工作年限有相应的要求。妇幼保健机构各职位包括院（所）长、保健部（科）主任、科主任、正（副）主任医（技）师、主管（治）医（技）师、医（技）师和医（技）士。而乡村医师、接生员属于基层妇幼保健人员。

（钱 序）

jiēshēngyuán

接生员（birth attendant） 具备专门能力可以帮助妊娠妇女完成分娩过程的助产士、全科医师、产科医师、护士或其他卫生保健人员的总称。接生员在帮助产妇成功完成分娩的过程中起着非常重要的作用。他们受过与分娩相关的技术训练，掌握了管理正常（没有合并症）妊娠、分娩和产后期的紧急处理所需要的技术，以及发现及管理孕产妇和新生儿并发症并进行转诊的技术。在妊娠期，他们要与妊娠妇女及其家属建立良好的关系，共同设计孕产计划；在待产期，他们要服务于具有不同分娩经历的产妇的需求，给产妇提供生理和心理支持，营造有利于产程进展的良好环境；在分娩期，他们不仅要使产妇有满意的分娩经历，还要用知识和策略去努力减少产妇疼痛和促进自然分娩。接生员可以在产妇分娩的医院或产妇家中协助产妇分娩。中国鼓励住院分娩。对交通不便的边远、少数民族地区无住院分娩条件的，应当按照卫生部规定的相关要求实施家庭分娩。有证据表明，分娩过程中来自接生员的持续支持，将有助于缩短待产的过程、减少药物镇痛、减少阴道手术和剖宫术，以及改善新生儿出生时的阿普加评分（Apgar score）情况，而一次良性的分娩经历对妇女健康有着长远的影响。

（钱 序）

chuántǒng jiēshēngyuán

传统接生员（traditional birth attendants，TBA） 未受过正规专业训练的接生员。她们的技能多来自于自己的分娩经历，或通过向其他接生员学习，或通过有组织的短期培训学习而来，在发展中国家的初级保健服务中为当地居民提供最基本的孕产保健服务。TBA 的知识与经历在不同的地区差异很大。有些地区，TBA 只是一些经历过多次妊娠的妇女，或者只是农村中的一个普通母亲，也可能是当地传统医学的医师。她们的工作，除了接生以外，可能还包括婴儿洗澡和按摩，家庭琐事和提供产后服务。TBA 每年接生的人数从几个到 120 多个不等。一般情况下，TBA 靠声誉和口碑吸引客户，凭着经验与胆量接生。她们所用的器械可能就是居家用品，甚至不消毒。她们产前不能诊断胎位，产时不消毒或消毒不规范，产后不正确处理脐带，导致大量新生儿死于破伤风，很多产妇死于产褥热、子痫和产后大出血。为此，TBA 接生会导致很高的新生儿和孕产妇死亡率。

20 世纪 70 年代，许多发展中国家开始重视通过培训 TBA 来为孕产妇提供安全的服务，减少不必要的孕产妇和新生儿死亡。然而，经过 30 多年的实践，支持 TBA 培训的证据仍很有限和有争议，TBA 对孕产妇死亡率和新生儿死亡率的作用不确定。但对于有些孕产妇，特别是贫困边远山区的孕产妇，TBA 可能是她们唯一能获得的保健来源。马来西亚等一些国家的经验表明，在有专业助产人员的地方，TBA 可以作为妇幼保健的重要合作伙伴，作为专业孕产保健的宣传者，鼓励孕产妇从专业助产人员那里寻求分娩服务。

中国自新中国成立以来大力培训 TBA 采用新法接生，显著降低了新生儿破伤风和产妇产褥期感染的发生，但却并不能有效降低孕产妇和新生儿死亡率。为此，20 世纪 90 年代后期开始逐步转变 TBA 职能为农村妇幼保健员。转变职能后的 TBA 的职责为：①发现和登记本村的孕妇。②按照村级"孕产妇危险因素评分表"筛查高危孕产妇，将高危孕产妇名单报乡镇卫生院。③对孕妇进行基本的产前检查。④动员孕妇住院分娩或护送孕妇到乡镇卫生院分娩。⑤对产妇进行产后访视及母乳喂养指导。

（钱 序）

yǒujìnéng jiēshēng rényuán

有技能接生人员（skilled birth attendants） 受过正规的专业教育和培训，掌握了处理正常（没有合并症）妊娠、分娩和产后的技术，能识别和处理孕产妇和新生儿并发症并进行转诊的有资质的卫生专业人员。如助产士、医师或者护士。与未接受过正规训练的传统接生员是相对的。有技能的接生人员的归类在不同国家之间有很大的差异，只有在具备了必要的设备、药品和有效的转诊网络的情况下，才有可能有效降低孕产妇死亡率。尽管在妊娠期、产时和产后所有的妇女和婴儿都需要妇幼保健以确保获得最佳妊娠结局，但全球仍有 1/3 的分娩是在缺乏有技能的接生人员的援助中进行。世界卫生组织为了降低全球孕产妇死亡负担，主张"每个分娩都需要专业的护

理"。千年发展目标 5 将由有技能的接生人员辅助的分娩率作为衡量孕产妇健康改善的一个指标。历史和研究均显示，尽管所有的孕产妇和婴儿都需要保健，但产时并发症的及时处理才是至关重要的。有技能的接生人员在卫生中心或家中为母婴提供妊娠期、产时和产后的妇幼保健。为了避免死亡和残疾，越来越多的婴儿在具有卫生设施的医院或健康中心出生，在这里母亲和婴儿的并发症可以及时获得适当的救治。妊娠期，有技能的接生人员监测妊娠进展、识别并发症、提供预防措施、同孕妇及其家人一起制定分娩和应急计划，并给孕妇健康、生活方式和营养方面的建议。产时，有技能的接生人员监测产程进展、警惕并发症出现、陪伴产妇并以各种方式支持产妇，处理产时出现的各种异常情况。产后，有技能的接生人员护理母婴的范围从帮助母乳喂养到处理产后出血、感染和产后抑郁等并发症，不管婴儿是由于早产或是分娩并发症而出现什么问题，他们都会及时给予恰当的治疗，同时还会给母亲们提供产后避孕的咨询服务。随着时代的发展，有技能的接生人员还有另外一项任务，就是预防人类免疫缺陷病毒的母婴传播。

还为新生儿和婴儿提供护理。助产士的任务包括提供预防性措施、倡导自然分娩、监测母亲与婴儿并发症、提供医疗护理或其他恰当的医疗援助和实施应急处理；同时，助产士在家庭和社区的健康咨询、健康教育方面也承担着重要的任务，包括父母的产前教育和准备、可能延伸至妇女保健、生殖保健和儿童保健。助产士可在任何形式的机构从事助产工作，如家庭、社区、医院、诊所或卫生机构。最新的助产士定义是2005 年 7 月 19 日在澳大利亚布里斯班举行的国际助产士联合会（International Confederation of Midwives，ICM）理事会会议上通过的，取代了国际助产士联合会1972 年的助产士的定义和国际助产士联合会 1990 年的修正案。ICM 是一个支持、代表全球助产士的专业协会，截至 2011 年 2 月25 日，在 90 个国家有 101 个协会会员。越来越多的证据显示，扩大专业的助产护理是降低孕产妇死亡率的最好方式之一，故 ICM与联合国机构及其他合作伙伴一起工作。在中国，助产士在围产保健中发挥着重要作用，他们主要负责正常产妇的接产，协助产科医师处理难产，负责计划生育、围产期保健和妇婴卫生的宣教及技术指导。

（钱序）

zhùchǎnshì

助产士（midwife）　一类定期接受助产技术培训的、被所在国家或地区认可的、成功完成法定助产技术课程学习的、获得了注册所必需资格证书和（或）从事法律许可助产技术服务的医务人员。助产士以指导自然分娩为己任，为妊娠期、产时和产后妇女提供必要的支持、护理和建议，同时

fùyòu wèishēng guǎnlǐ

妇幼卫生管理（maternal and child health management）　依据妇幼卫生事业在卫生服务工作中总结出来的，阐明妇幼卫生事业管理与发展客观规律而进行的实践活动。它是从管理学的角度，研究妇幼卫生服务诸要素（人、财、物），在时间和空间上科学合理地进行计划、组织、领导、协

调和控制，从而达到妇幼卫生服务中高效率的具体原理和方法，并在此基础上逐步形成妇幼卫生自身管理理论和管理体系。

意义　科学总结中国妇幼卫生事业发展的历史经验，严格遵循妇幼卫生事业运行与发展的客观规律，正确应用现代管理学科学理论与方法，加强妇幼卫生服务过程中的有效管理，提高妇幼卫生管理人员的素质，保证妇幼卫生服务的可及性和可持续性的发展，推动了妇幼卫生机构的改革与发展。

发展背景　在医疗卫生事业领域中，医疗、预防、妇幼保健是并驾齐驱的三大卫生服务，妇幼卫生机构功能的特殊性是前两者所不能替代的。随着现代医学模式，即生物-心理-社会医学模式的产生、实践及发展，妇幼卫生服务的功能和作用日益突出，现已被视为弥补医疗服务与预防工作间裂痕的桥梁。因此，认真研究妇幼卫生服务的发展与卫生事业乃至整个社会经济发展的关系，及时有效地建立科学管理措施，客观上要求加强对妇幼卫生服务的宏观控制和微观管理。与此同时，由于妇幼卫生服务工作是一项涉及面广、针对性强、需要多部门多行业协调配合和全社会参与的社会系统工程，必须引入科学的管理理论和形成科学的管理体系，才能更好协调和发展妇幼卫生工作。

特点　①具有较强的针对性，包括妇女儿童、强调管理系统、注重多部门合作。②妇幼卫生工作与社会政治变化、政策导向和社会经济发展密切相关，并受到法律法规维护和保障。③妇幼卫生三级保健组织机构完善，妇幼卫生管理除了有完善的妇幼卫生

行政组织和妇幼卫生专业机构外，还建立了完善的城乡妇幼卫生三级保健网，并对行政组织和妇幼卫生业务机构制定有明确的职责和任务、严格的工作规范及规章制度。④妇幼卫生信息科学化管理程度高，中国各级妇幼卫生机构都建立有信息管理系统，每个信息管理系统都定有专人负责操作运行，各类疾病报表和资料档案功能完善。为了保证信息的有效性和可靠性，在信息系统网络的每一个环节都建立了反馈审查机制，同时还建立了监督指导和评估制度。⑤管理途径多样化，妇女和儿童均为特殊人群，在生理和心理发育过程中存在着阶段性的生理变化，由此决定了在妇幼卫生服务中管理方式的多样性及管理措施的多途径。

研究内容 ①研究和建立妇幼卫生管理的基本理论体系、管理原则、基本管理方法及其在妇幼卫生管理实践中的应用。②研究妇幼卫生资本运行机制、市场经济运行规律的关系及自我发展的机制。③研究妇幼卫生服务的需求与利用关系，医疗保健制度改革与妇幼保健经营服务的关系，以满足妇女、儿童接受妇幼卫生基本服务的途径。④妇幼卫生工作活动的过程及其有效进行的条件。⑤妇幼卫生管理机构和人员的结构及其活动方式。妇幼卫生管理的基本任务是不断提高妇幼卫生管理工作的效益、效果和效率，普及和推广现代管理知识，开展妇幼卫生管理的科学研究，引进和开发适应中国国情的管理与决策应用技术，实现妇幼卫生管理信息系统的现代化，使中国的妇幼卫生工作更好地为发展妇幼卫生事业的战略目标服务，促进中国的经济振兴和社会进步。

研究对象 ①研究国家对妇幼卫生政策与妇幼卫生服务的管理规律。②研究妇幼卫生服务运行特点及其规律。③研究妇幼卫生事业内部诸要素与卫生事业整体和社会系统间的相互作用及其规律。

管理措施 为保障和实现妇幼卫生事业的总目标，必须要采取相应的科学管理措施。主要管理措施有10类：①加强妇幼卫生事业发展与组织机构管理。②妇幼卫生人力资源管理。③妇幼卫生系统管理。④妇幼卫生信息管理。⑤妇幼卫生目标管理。⑥妇幼卫生项目管理。⑦社区妇幼卫生服务管理。⑧妇幼健康促进/健康教育。⑨妇幼卫生计划管理和区域规划管理、妇幼卫生服务市场、妇幼卫生法制管理。⑩妇幼卫生服务评价等。

(杜玉开)

fùyòu wèishēng xìnxī guǎnlǐ

妇幼卫生信息管理 （maternal and child health information management） 利用现代化技术和手段，通过妇幼卫生三级保健网收集、整理、存储、分析有关妇女和儿童健康或危险因素方面的信息，并利用所获得的完整、系统的信息，为妇幼卫生行政部门和妇幼卫生机构决策提供服务的社会活动。

意义 妇幼卫生信息管理是适应社会信息化发展的必然趋势，是妇幼保健工作和社会服务能力不可缺少的手段，也是加强妇幼保健工作的需要。妇幼卫生信息管理的目的是利用信息化手段实现妇幼保健的各项工作任务的完成，发挥妇幼卫生信息资源的作用，把信息的资源优势转化为更大的社会效益和经济效益，促进妇幼保健事业的发展，逐步实现

妇幼保健机构的妇幼保健信息化建设和综合管理。

发展背景 由于社会的发展使得妇幼卫生工作的重要性越来越凸显，妇幼卫生自身业务和管理的提升和完善也就显得越急迫。自1989年以来，中国卫生部在中国基层妇幼卫生服务与计划生育技术服务领域中与联合国儿童基金会、人口基金会等国际组织开展了长期而广泛的项目合作，推动了中国妇幼卫生事业和妇幼卫生机构建设的长足发展。通过这些合作项目实施，不仅促进了现代科学管理在妇幼卫生服务中的应用和开展，更重要的是加强和促进了妇幼卫生信息的开发应用及管理。中国各级妇幼卫生机构都建立有信息管理系统，每个信息管理系统都定有专人负责操作运行，各类疾病报表和资料档案功能完善。为了保证信息的有效性和可靠性，根据系统论的反馈方法，在信息系统网络的每一个环节上都建立了反馈审查机制，同时也建立了监督指导和评估制度，由此产生了妇幼卫生信息管理。但由于起步较晚，机制尚不够健全，妇幼保健部门每年花费在收集数据资料方面的人力、物力和财力相当巨大，其效益正在不断产生。

基本内容 妇幼卫生信息管理是以妇幼卫生管理系统为基础实现的，是妇幼卫生工作的重要组成部分，以信息技术为基础，保证妇幼卫生信息管理系统的有效运作。它主要由常规报表系统、监测系统、专项调查和评价指标四个部分组成。

常规报表系统 根据国家规定的报表制度，由妇幼卫生机构或有关医疗卫生部门，自下而上逐级上报而形成的一个信息管理

系统。它全面地、经常地提供妇女儿童健康状况和保健机构工作的主要数据，为拟定妇幼卫生工作计划，检查与总结工作提供科学依据，也给科学研究提供宝贵的线索及基础数据。常规报表系统的主要形式是妇幼卫生年报表，即7岁以下儿童保健工作年报表、孕产妇保健年报表、妇女病查治工作年报表、节育手术数量和质量年报表、婚前医学检查情况报表等五种年报表。常规报表系统由于报表的项目较少，仅限于描述性的统计分析，而不能进行深入细致的分析。

监测系统 连续地、系统地收集、分析和解释特定疾病或卫生事件的资料，据此制定、实施和评价公共卫生行动，及时向有关人员发布这些资料，由此形成的监测系统。整个监测工作的最后一环是应用这些资料来控制和预防人类疾病和损伤。妇幼卫生监测系统是监测方法在妇幼保健工作中的应用，收集有关孕产妇及儿童的疾病和死亡资料，通过分析提出干预措施，从而达到改善妇女儿童健康水平的目的。妇幼保健的监测系统有儿童死亡监测、孕产妇死亡监测、出生缺陷监测等。为确保监测系统的正常运作，在着手建立一项长期监测系统时，应尽可能地使监测系统的特异性和敏感性保持在较高水平，同时还应建立有效机制监督和评价其进展情况。对监测系统的评价应从三个方面进行：卫生事件在公共卫生中的重要性、监测系统的作用和费用，以及监测系统的质量控制指标。

专项调查 在公共卫生领域较为适合卫生工作研究中出现的新问题，特别是在发展更有效地疾病预防控制与健康促进方法中

需要以个体为基础的系统知识的研究。专项调查采用一系列方法和手段，包括关键人物访谈、专题小组讨论、选题小组与阅读文件和观察法等，以及对各种行为的直接观察。这些技术相对自由开放，适合于探索被观察者的信念和行为，从而提供可供选择的交流方式，避免因此妨碍合作和影响干预进展。对于专项调查来说，用以记录资料的方法在分析和检验时起着非常重要的作用。专项调查的记录一般有每日摘要、简要现场记录和完整现场记录三种形式。

评价指标 妇幼卫生信息管理评价是妇幼卫生信息管理与决策中不可缺少的重要环节。通过对信息的评价可以起到两个方面的作用：①可以了解妇幼卫生服务对象的健康需要及需求程度，掌握妇幼卫生资源的利用状况，从而找到妇幼卫生工作的重点，使有限的卫生资源得以充分利用。②可以及时发现妇幼卫生服务过程中出现的问题和偏差，有利于采取可行的措施，纠正偏差，使妇幼卫生工作沿着预定的目标进行。妇幼卫生信息管理评价的主要内容包括适宜程度、适当性、检查进度、评估效率、评估效率及影响六个方面。其主要类型有过程评价、总结评价两种。妇幼卫生信息管理主要的评价指标一般有四个方面：效果指标、效率指标、职责指标和条件指标。评价工作是一个积极的、支持的过程，评价重在激励、改进和规范，一般要遵循客观性、一致性、专项评价和综合评价相结合、定量和定性分析相结合、评价与指导相结合的原则。

管理措施 全面实施妇幼卫生信息管理要求各级妇幼保健机

构应建立信息管理制度，加强信息管理的质量控制。规范信息上报时间、上报流程、上报内容、质量控制要求等，定期进行数据分析工作。各类信息应保持与常规妇幼保健信息的一致性。各级妇幼卫生信息管理系统应保持工作人员相对稳定，并针对信息管理软件的操作使用、信息及时性、信息准确性、信息科学性等方面的问题，有计划定期举办妇幼卫生信息管理培训班等。

（杜玉开）

fùyòu wèishēng píngjià zhǐbiāo

妇幼卫生评价指标（assessment indicators of women and infant health）

一系列反映妇幼卫生状况及发展变化的指标。用于评价客观现实与预期目标的差距。妇幼卫生评价指标的选定既要反映妇幼卫生现状，又要满足能与联合国千年发展目标、《中国妇女发展纲要》和《中国儿童发展纲要》的目标相比较。

基本内容（要素）和作用 妇幼卫生评价指标可分为四类。

健康状况评价指标 常用指标包括孕产妇死亡率、围产儿死亡率、新生儿死亡率、婴儿死亡率、5岁以下儿童死亡率、死因构成比和顺位、发病率或患病率（如生殖道感染、孕产妇人类免疫缺陷病毒、梅毒、孕妇和儿童贫血、佝偻病、儿童低体重、生长迟缓、消瘦、龋齿）等。国际社会已将孕产妇死亡率和婴儿死亡率作为衡量一个国家或地区经济、文化、人民健康和卫生保健事业发展水平的重要指标，同时健康指标也是反映妇幼保健和服务质量的综合指标，反映出国家政府对妇女儿童营养状况、疾病预防和医疗保健服务的投入情况。孕产妇和儿童死因构成比和

顺位反映了该人群中的主要死亡原因，从而可以明确妇幼卫生保健的优先工作重点，并帮助找出导致死亡的主要原因，有针对性地制定防治措施，有效地降低死亡率。

生育状况评价指标 常用指标包括总生育率、年龄别生育率和总和生育率。总生育率反映了育龄妇女总的生育水平；而总和生育率很好地说明了妇女现在究竟生育多少孩子，是衡量生育水平最常用的指标之一。中国妇女总和生育率的变化和各个历史时期的经济形势、人口政策有很强相关性。总和生育率的变化也直接左右着人口总量的变化。

产科/儿科服务质量评价指标 常用指标包括产后出血发生率、妊娠高血压综合征发生率、产褥感染发生率、新生儿窒息发生率、早产率、低出生体重儿发生率等，这些疾病均是造成孕产妇和婴儿死亡的主要原因，对孕产妇和婴儿健康危害最大。加强孕产妇和婴儿死亡主要死因的防治工作，降低其发生率，是评价产科/儿科医疗保健服务质量的主要指标。

妇幼保健服务利用率评价指标 常用指标包括产前检查率、产后访视率、孕产妇住院分娩率、剖宫产率、孕产妇系统管理率、儿童保健系统管理率、预防接种率、婚前医学检查率、妇女病普查率等。这些指标不仅可反映出服务对象自我保健知识和意识，也可反映了医疗保健机构的服务能力和服务质量。

发展和意义 妇幼卫生评价指标是妇幼保健信息系统的核心部分，在中国主要体现在全国妇幼卫生年报信息系统和妇幼卫生监测信息系统中。前者创建于20世纪80年代初期，后者始于20世纪80年代中期。妇幼卫生年报指标内容在1995年、2000年、2007年和2010年进行了四次修改，2010年修改后的指标主要涉及孕产妇保健、七岁以下儿童保健、流动人口儿童与孕产妇健康、妇女病普查、婚前保健等情况以及计划生育技术服务数量和质量等方面约80个指标，并于90年代中期开始通过因特网上报数据。妇幼卫生监测则以出生缺陷、孕产妇死亡和5岁以下儿童死亡监测为主，《中国妇幼卫生监测工作手册（2013版）》中明确，监测点已增加至334个区（县）。

2000年9月，全球各国首脑在纽约联合国总部表决通过了联合国千年宣言。各国承诺将建立新的全球合作伙伴关系以降低极端贫穷人口比重，并设立了一系列以2015年为最后期限但也能够测量的目标和指标，即"千年发展目标"，由8个目标组成，包括消除贫穷、饥饿、疾病、文盲、环境恶化和对妇女的歧视等内容，其中两项与妇幼保健有关，即降低儿童死亡率和孕产妇死亡率，改善孕产妇保健。

中国妇幼卫生评价指标与国际社会使用的指标越来越趋于一致。来自妇幼卫生年报和监测的孕产妇死亡率、5岁以下儿童死亡率以及住院分娩率、婚前检查率、妇女病检出率等服务指标已被国家统计局、妇儿工委及相关的国际组织所采用。

随着社会经济发展，及时修改、调整、更新和完善评价指标，不仅可以了解和掌握妇女儿童的健康状态、疾病的变化趋势，还可以评估妇幼保健工作的质量，找出妇幼保健工作中的主要问题，提出优先干预领域和内容，有针对性地制定妇幼保健工作计划和策略，同时可为各级政府制定相关的妇幼卫生政策提供科学依据。

（赵更力）

yùnchǎnqī bǎojiàn fúwù zhǐbiāo
孕产期保健服务指标（indicators of maternal care service）

评价和衡量孕产期保健服务开展情况的指标。主要包括孕产期健康评价指标和孕产期保健服务过程指标两个方面，其中每个地区的人口总数、生育年龄（15～49岁）妇女数、出生率是评价和衡量其孕产期保健工作成效的基础。中国妇女儿童约占总人口的2/3，做好妇幼保健工作，对于预防和减少疾病，提高民族全人口的健康素质具有十分重要的意义。妇幼保健服务指标体系是制定妇幼保健政策、规划和计划的主要内容，是总结评价妇幼保健服务质量和效果的科学依据，是反映妇幼人群健康水平的具体指标和手段。

孕产期健康评价指标 由妊娠期保健指标、接生工作指标和产后保健工作指标三个方面构成。①妊娠期保健指标：包括妊娠期受检率、孕早期受检率、孕妇平均产前检查次数、妊娠期并发症发生率、出生体重低于2500g新生儿百分比。②接生工作指标：包括新法接生率、孕妇住院分娩率、会阴破裂率、剖宫产率、助产率，以及其他反映接产工作情况的指标（如产后出血发生率、孕产妇死亡率、孕产妇死于产科大出血的比例）。③产后保健工作指标：包括产后访视率、平均产后访视次数和产后42天检查率。

孕产期保健服务过程指标 主要由孕产期管理措施指标、孕产期管理质量指标和孕产期管理效果指标三个方面构成。①孕产期管理措施指标：用于衡量孕产期保健工作的措施落实情况和覆盖面。主要指标有妊娠期建卡（册）率、孕3个月初检率、产前检查人均次数、产后访视率、产后42天检查率、新法接生率、住院分娩率。②孕产期管理质量指标：用于衡量孕产期保健工作实施的程度和达到的水平及是否有效果，主要指标有高危孕妇发生率、子痫发生率、产后出血发生率（出血≥400ml）、产后感染发生率、手术产率（剖宫产率）、死胎率、死产率、早产发生率、新生儿体重<2500g所占比例。③孕产期管理效果指标：用于衡量孕产期保健工作是否达到目标及取得的成就，主要指标有围产儿死亡率、早期新生儿死亡率、新生儿死亡率、孕产妇死亡率、新生儿破伤风发生率。

（杜玉开）

yùnchǎnfù sǐwáng wēixiǎndù

孕产妇死亡危险度（risk of maternal death） 从妊娠开始到产后42天内因各种原因（除意外事故外）造成孕产妇死亡的危险程度。如果能够减少或消除孕产妇死亡的危险因素，就可以减少孕产妇的死亡，对预防和控制孕产妇死亡具有重要意义。孕产妇死亡危险度是国际上反映孕产期保健工作的一个重要指标，与孕产妇死亡率关系紧密。

（杜玉开）

yùnchǎnfù sǐwánglù

孕产妇死亡率（maternal mortality rate） 1年内每10万活产儿中孕产妇的死亡人数。计算方法见公式1。

孕产妇死亡率有时也可以用孕产妇死亡比指代，孕产妇死亡比是指1年内每10万个活产儿中孕产妇由于妊娠或分娩而死亡的人数，自然流产或人工流产导致

的死亡也包括在内。无论使用哪一种指标，重要的是要明确计算的分母。真正意义上的孕产妇死亡率是用孕产妇死亡人数除以育龄妇女的人数。

孕产妇死亡率是衡量一个国家和地区社会经济、文化发展的重要指标，也是反映母婴安全的重要指标。孕产妇死亡率在世界各地区间很不平衡，全世界每天约有830名妇女死于与妊娠或分娩有关的并发症。截至2015年底，约有30.3万名妇女在妊娠和分娩期间及分娩后死亡。几乎所有这些死亡都发生在发展中国家，而且大多数本来是可以预防的。因此研究和分析孕产妇死亡率和死因变化规律，提出有针对性的干预措施，有效地降低孕产妇死亡率，是妇幼保健的重要任务。

孕产妇死亡率也是中国妇幼卫生监测的一个重要监测内容，通过对孕产妇死亡的基本状况、主要死亡原因和影响因素的监测和分析，可了解和掌握中国的孕产妇死亡危险度，进一步提出降低孕产妇死亡的干预策略，为各级卫生行政部门制定改善孕产妇保健服务的方案提供可靠的依据。

（杜玉开）

chǎnqián jiǎnchálù

产前检查率（prenatal checkup rate，PCR） 平均每100名孕妇在妊娠期间接受过产前检查的人数。计算方法见公式2。

产前检查率反映了孕产妇保

健工作的必要性和普及性，也反映了妊娠期保健服务的重要性。因此，提供产前检查率越高，表明妊娠期接受保健服务的人数越多，妊娠期保健服务做得越好。

产前检查是指妊娠期对孕妇和胎儿所作的临床检查。由于胎儿的生长发育，孕妇身体各系统出现一系列相应的变化，若超越生理范围或孕妇本身患有某种疾病不能适应妊娠的改变，则孕妇和胎儿都可出现不良情况。产前检查的目的：①通过产前检查，发现孕妇身体的某些疾病，如果这些疾病不适合妊娠，可以及时终止妊娠。②经过定期检查，可以了解胎儿发育和母体的生理变化，及早发现并积极主动防治合并症（原有疾病如心脏病等）和并发症（妊娠期发生的疾病如妊娠高血压综合征），及早治疗和纠正异常（胎儿异常、胎位不正等）。③通过产前检查，孕妇可以获取有关妊娠期的生理卫生、生活和营养方面的知识，了解产前、产时、产后应注意的事项及正常分娩的常识，知情选择正确的分娩方式。④经过定期系统的产前检查，可以识别妊娠期产时和产后的不良风险，预测和评估分娩时存在风险的可能程度，帮助决定分娩的方式及地点，从而尽可能避免产时或产后的危险因素，保证母婴安全、健康发展。产前检查的时间应从确诊妊娠后开始，一般孕28周前每月一次，孕

$$孕产妇死亡率 = \frac{年内孕产妇死亡总人数}{年内活产儿数} \times 100000/10万 \qquad 公式1$$

$$产前检查率 = \frac{接受产前检查的孕妇数}{同期孕产妇总人数} \times 100\% \qquad 公式2$$

28~36 周每 2 周一次，临产前 1 个月每周一次，若有异常情况，酌情增加检查次数。

（杜玉开）

chǎnqián zhěnduànlǜ

产前诊断率 （prenatal diagnosis rate）

平均百名产妇中，在孕期接受产前诊断的人数。产前诊断主要指某地区由所属省、自治区、直辖市人民政府卫生（卫生计生）行政部门审查批准的具有产前诊断资质的医疗保健机构对胎儿进行先天性缺陷和（或）遗传性疾病诊断，包括超声诊断、细胞遗传学诊断和分子遗传学诊断（不包括只做遗传咨询者）。产前诊断率是评价孕产期保健工作质量及干预效果的重要指标。计算方法见公式 3。

（王临虹 宋 波）

yùnfù zhùyuàn fēnmiǎnlǜ

孕妇住院分娩率 （rate of women gave birth in hospital）

每 100 名孕妇中在医院住院分娩的人数。计算方法见公式 4。

孕产妇住院分娩是指孕妇住在医院完成分娩过程，其间接受医生和助产人员的护理和必要的医疗检查及监护，在帮助和指导下孕妇完成分娩，使母婴安全得到保障。住院分娩的目的是预防和处理分娩过程中发生的各种问题，是降低孕产妇死亡率和婴儿死亡率的一项重要措施。为了母亲安全、儿童健康、家庭幸福、产妇及新生儿的安全，孕妇妊娠至预产期时应到医院住院准备分娩，高危孕妇视情况提前住院观察监护，保障安全分娩。

（杜玉开）

xīnfǎ jiēshēnglǜ

新法接生率 （percentage of new-method delivery）

每 100 名出生儿接受新法接生出生的人数。计算方法见公式 5。

新法接生是指用消毒产包进行的接生。新法接生普及的标准为新法接生率在 95% 以上，新生儿破伤风发病率在 1% 以下。新法接生的好处：①预防产妇发生产褥热。接生过程中所用物品，以及接生员手臂及产妇会阴部均进行消毒，由此预防或避免病菌带入产妇生殖器官，可以有效防止产褥热及其他相关疾病的发生。②保护好会阴，防止会阴裂伤，即使裂伤也能及时缝合，并可预防子宫脱垂。③按照临产规则观察产程进展，发现问题及时处理。④严格消毒，可预防新生儿破伤风。⑤发现胎儿宫内窘迫，尽快采取措施，防止新生儿窒息。⑥产后观察能有效预防产后大出血等。

新法接生率是评价新法接生普及程度的重要指标，该指标的高低可反映妇幼保健工作的质量。中国从 1950 年开始在全国范围内推广新法接生，但由于中国人口众多，农村文化、经济相对落后，经济发展不平衡，仍有个别农村地区的破伤风发病率 >1%，提示要加强做好产妇住院分娩的措施和力度。

（杜玉开）

yùnchǎnfù xìtǒng guǎnlǐlǜ

孕产妇系统管理率 （percentage of maternal systematic management）

每 100 名孕产妇中实现了孕产妇系统管理的人数。计算方法见公式 6。

孕产妇系统管理是指从妊娠开始到产后 42 天为止，对孕产妇进行系统的检查、监护和保健指导所采取的一系列措施。孕产妇系统管理以保障母婴安全为目的，提高孕产期保健服务质量为核心，筛选高危孕产妇、促进住院分娩为重点。具体措施包括：①孕早期，不论城市农村均要求从孕早期开始保健，至少做到产前检查一次，建立保健卡，询问病史，进行全身体检和盆腔检查及必要的化验检查，筛查危险因素等。②孕中期，在城市每月检查一次，在农村至少 3 个月内要检查一次。③孕晚期，在城市，前 2 个月每 2 周检查一次，后 1 个月每周检查一次。在农村，至少每半个月检查一次，遇异常情况应增加产检次数或转至上级医疗保健机构。④产褥期，应进行三次家访（产后 1、2、4 周各一次），产后 6 周带新生儿到分娩单位或医院进行产后检查。如果产妇身体恢复情况良好，将其保健卡送管辖地区

$$\text{产前诊断率} = \frac{\text{该年该地区孕产妇接受产前诊断人数}}{\text{某年某地区产妇数}} \times 100\% \qquad \text{公式 3}$$

$$\text{孕妇住院分娩率} = \frac{\text{在医院住院分娩的孕妇人数}}{\text{同期的孕妇人数}} \times 100\% \qquad \text{公式 4}$$

$$\text{新法接生率} = \frac{\text{通过新法接生出生的婴儿数}}{\text{同时期内出生的婴儿数}} \times 100\% \qquad \text{公式 5}$$

$$\text{孕产妇系统管理率} = \frac{\text{某地某时期内实现系统管理的孕产妇人数}}{\text{某地同时期内的孕产妇人数}} \times 100\% \qquad \text{公式 6}$$

保健机构结案，小儿转当地儿童保健单位进行系统保健。通过对孕产妇进行系统管理，使孕产妇安全渡过妊娠、分娩、产褥期，早期预防孕产妇并发症和危害胎婴儿的各种疾病，以保证母婴孕产期的安全。因此，孕产妇系统管理率直接反映了对孕产妇保健工作的重视程度和保健服务的能力及质量。

（杜玉开）

yùnchǎnfù pínxuě huànbìnglǜ

孕产妇贫血患病率 （maternal anemia rate）

某地区每100名孕产妇中，在孕期和产后42天内至少一次检查发现患有贫血的产妇人数。贫血的诊断标准采用血红蛋白含量小于110g/L。孕产妇贫血患病率是评价孕产期保健工作质量及干预效果的重要指标。计算方法见公式7。

（王临虹 宋波）

chǎnhòu fǎngshìlǜ

产后访视率 （postpartum family visit rate）

每100名产妇中，产后接受家庭访视的产妇人数。计算方法见公式8。

产后访视是指妇保人员登门看望产妇，了解产妇的生理和哺乳情况，以及新生儿的健康状况，及时发现问题予以及时处理和健康指导，促进儿童的身心正常发展，有利于母亲身体恢复健康。产后访视率反映产后保健的普及性和妇幼保健服务的重视程度。具体访视内容见产后访视。

（杜玉开）

wéichǎnqī sǐwángbǐ

围产期死亡比 （perinatal mortality ratio，PMR）

某地某年内围产期死亡总数与活产总数的比值。围产期死亡比的高低直接反映了当地妇幼保健服务的质量和水平的高低，能反映在此人群中围产期死亡的原因，为妇幼保健工作提供重要方向。计算方法见公式9。围产期，又称围生期，是指时间段为妊娠28周到产后1周。在中国一般按"孕满28周，胎儿体重达到或超过1000g或身长35cm至新生儿出生后7天之内的死亡"来定义围产期死亡，因此围产期死亡包括死胎、死产及早期新生儿死亡。

（杜玉开）

wéichǎn'ér sǐwánglǜ

围产儿死亡率 （perinatal mortality rate）

胎儿体重达到或超过1000g或身长35cm，妊娠满28周至出生后7天死亡的胎儿和新生儿，与同期活产、死胎、死产总和的比值。计算方法见公式10。

围产儿死亡率可以更为细致地反映不同年龄组的婴儿死亡率，反映了围产儿的健康情况，也是衡量围产期或孕产期保健工作质量的基本指标。但是，围产儿死亡率不能直接从出生报告、死亡报告的记录中收集所需资料，必须从当地医院的产科病例记录来寻找证据。20世纪60年代以来，许多国家的婴儿死亡率有较大幅度的下降，但围产儿死亡率变化不大，原因是产科与其他有关学科还没有形成合作与协调。有医学专家认为，围产期发生的疾病比较复杂，不仅与产科、儿科有关，而且与相关的发育生物学、新生儿学、预防儿科学和营养卫生学等也密切相关。由于中国对围产期保健的重视，围产儿死亡率已有明显下降。

（杜玉开）

fùnǚ chángjiànbìng shāichá gōngzuò píngjià zhǐbiāo

妇女常见病筛查工作评价指标 （evaluation indicators of screening for women's common diseases）

反映妇女常见病在人群中患病的状况和特点、妇女常见疾病及健康状况的动态变化和防治工作的成效与问题，同时还可以评价妇女常见病筛查的工作质量和干预效果的特定指标。通过对每个地区的妇女常见病筛查工作评价指标进行分析，可以有效地发现问题，为制定适合本地区的妇女常见病的防治策略和措施提供依据。

建立评价指标体系的原则：①选择评价指标。既要考虑正效益，也必须考虑负效益的指标，只有全方位的指标，才能科学地反映评价对象的整体效果。②评价指标的含义要准确，指标与指标之间不能重复。评价指标含义

$$孕产期贫血患病率=\frac{该年该地区产妇孕产期贫血人数}{某年某地区产妇孕产期血红蛋白检测人数}\times100\% \qquad 公式7$$

$$产后访视率=\frac{该年该地区接受产后访视的产妇人数}{某年某地区活产数}\times100\% \qquad 公式8$$

$$围产期死亡比=\frac{某年围产期内的死胎+死产+7天内新生儿死亡数}{同期活产总数}\times100\% \qquad 公式9$$

$$围产儿死亡率=\frac{某年围产期内的死胎+死产+7天内新生儿死亡数}{同年同期内的死胎+死产+活产总数}\times1000\text{‰} \qquad 公式10$$

要清晰，如果不清晰，就会影响评价结果，甚至使评价无法进行或失败。③评价指标应尽可能以定量为主。而定性的指标，也要运用一些数学工具进行恰当处理，从而使得定性的指标得到量化，便于客观分析和计算机处理。

资料来源：反映人群中妇女常见病和筛查服务工作状况的基本数据资料是获得妇女常见病筛查工作评价指标的基础。指标的真实与否依赖于准确、有效的信息，而信息来源于完整、可靠的原始数据资料，高质量的数据资料才有可能转化为准确的信息及准确而真实的工作评价指标，从而起到指导妇女常见病筛查工作的作用。相反，不可靠的数据资料将会产生错误的信息，导致错误的决策。

原始资料按来源的不同可分为两大类。①日常工作记录，包括日常医疗保健机构的原始记录，如门诊、健康检查等的记录。②统计报表，它们是在日常工作记录的基础上，根据国家规定的报告制度，由医疗保健机构定期整理和统计后逐级上报的资料。统计报表有月报、季报和年报等。统计报表是定期取得系统的、全面的统计资料的主要形式。中国已制定了统一使用的妇幼卫生统计报表，其中妇女常见病筛查工作评价指标主要来源于全国妇幼卫生年报调查表。

中国妇女常见病筛查主要的工作评价指标包括妇女常见病筛查（普查）率、妇女常见病治疗率、妇女常见病治愈率、各种妇女常见病检出率、妇女常见病检查正常率、恶性肿瘤发病率、随访率、健康教育率以及个案表错、漏项率。

（王临虹 狄江丽）

fùnǚ chángjiànbìng shāichálǜ
妇女常见病筛查率（rate of screening for women's common diseases）

某地区在一定时期内应接受妇女常见病筛查的人群中实际接受筛查人数的比例。此指标是评价妇女常见病筛查工作质量及干预效果的重要指标，也是衡量妇女常见病筛查机构工作质量的指标。随着社会的发展、妇女自我意识的提高，各级政府逐渐认识到妇女常见病筛查是提高妇女生活质量和健康水平的重要措施，许多地区已将妇女常见病筛查列为政府惠民工程，为妇女提供免费检查。计算方法见公式11。

源于中国国家卫生和计划生育委员会《全国妇幼卫生调查制度》，国卫规划函〔2015〕392号附件5，其中，应查人数指该地区统计年度内按照计划应进行筛查的20~64岁户籍妇女人数，即该地区统计年度内20~64岁户籍妇女人数除以该地区要求的妇女常见病筛查周期。例如，本地区的20~64岁户籍妇女每3年接受一次筛查，则周期为3。实查人数指该地区统计年度内实际进行妇女常见病筛查的20~64岁户籍妇女人数（不包括因疾病到妇科门诊就诊的人数）。

（王临虹 狄江丽）

fùnǚ chángjiànbìng huànbìnglǜ
妇女常见病患病率（prevalence rate of women's common diseases）

某地区在一定时期内接受妇女常见病筛查的人群中检出患生殖系统疾病和乳腺疾病人数的比例。此是反映妇女健康状况的重要指标。据2015年中国卫生统计年鉴的数据显示，中国妇女常见病患病率1998~2014年无明显变化，1998年中国妇女常见病患病率为27.1%，2008年最高为29.4%，到2014年又下降为27.6%。全国妇幼卫生年报要求上报的妇女常见病主要包括阴道炎、急性宫颈炎、尖锐湿疣、子宫肌瘤、宫颈癌、乳腺癌和卵巢癌。计算方法见公式12。

源于中国国家卫生和计划生育委员会《全国妇幼卫生调查制度》，国卫规划函〔2015〕392号附件5，其中，妇女常见病患病总人数是指某地区在一定时期内接受妇女常见病筛查的人群中检出患生殖系统疾病和乳腺疾病人数。

（王临虹 狄江丽）

fùnǚ chángjiànbìng suífǎnglǜ
妇女常见病随访率（follow-up rate of women's common diseases）

妇女常见病筛查中对筛查结果为可疑或异常者实际进行随访的人数占应该随访人数的比例。对筛查结果为可疑或异常者的随访，不仅可以了解疾病诊治情况，评估治疗效果，督促筛查对象落实进一步检查、治疗的医学建议，而且可以通过研究各种疾病及恶性肿瘤的发展过程，积累资料，不断提高妇女常见病的防治水平。妇女常见病随访率可有效反映妇

$$妇女常见病筛查率 = \frac{该年该地区实查人数}{某年某地区应查人数} \times 100\% \qquad 公式11$$

$$妇女常见病患病率 = \frac{该年该地区妇女常见病患病总人数}{某年某地区实查人数} \times 100\% \qquad 公式12$$

女常见病防治的服务质量。计算方法见公式 13。

(王临虹 狄江丽)

gōngjǐng'ái jiǎnchūlǜ

宫颈癌检出率（cervical cancer detection rate）

接受宫颈癌检查的妇女中诊断为宫颈浸润癌所占的比例。该指标的使用反映了某地区宫颈浸润癌的检出情况，并可间接反映出该地区宫颈浸润癌的患病情况，可以为了解当地宫颈癌检出和患病情况以及宫颈癌筛查工作状况提供基础数据。该指标适用于已经开展宫颈癌群体筛查工作的地区，受检查质量的影响较大，检查质量越高越能反映出当地妇女宫颈癌患病的真实状况。该指标的应用可以比较同一地区在不同时间段宫颈癌检出的变化趋势，并可进行不同地区之间的比较。计算方法见公式 14。

(王临虹 宋波)

gōngjǐng'áiqiánbìngbiàn jiǎnchūlǜ

宫颈癌前病变检出率（cervical precancerouslesion detection rate）

接受宫颈癌筛查的妇女中诊断为宫颈癌前病变者所占的比例。宫颈癌前病变是宫颈组织病理检查结果为宫颈上皮内瘤变（CIN）2、CIN3 和原位腺癌的统称，此类病变具有癌变潜能，可发展为浸润癌。该指标的使用反映了某地区宫颈癌前病变的检出情况，并可间接反映出该地区宫颈癌前病变的患病情况，可以为了解当地宫颈癌前病变检出和患病情况，以及宫颈癌筛查工作状况提供基础数据。该指标适用于已经开展宫颈癌群体筛查工作的地区，受检查质量的影响较大，检查质量越高越能反映出当地真实患病状况。该指标的应用可以比较同一地区在不同时间段宫颈癌前病变检出的变化趋势，并可进行不同地区之间的比较。计算方法见公式 15。

(王临虹 宋波)

gōngjǐng'ái shāichá fùgàilǜ

宫颈癌筛查覆盖率（cervical cancer screening coverage rate）

在推荐间隔期间内接受宫颈癌筛查的妇女占某地区应检适龄妇女人群的比例。例如，某地区 3 年内接受宫颈癌检查的 35～64 岁妇女占所有 35～64 岁妇女的比例。该指标的使用反映了某地区宫颈癌检筛查工作的覆盖情况，并能为宫颈癌筛查工作状况提供基础数据，适用于已开展宫颈癌群体筛查服务的地区。世界卫生组织提出宫颈癌筛查覆盖率达到 80% 及以上是降低宫颈癌发生率和死亡率的关键因素之一。《中国妇女发展纲要（2011～2020 年）》中也提出到 2020 年"妇女常见病定期筛查率达到 80% 以上"的目标。计算方法见公式 16。

(王临虹 宋波)

rǔxiàn'ái jiǎnchūlǜ

乳腺癌检出率（breast cancer detection rate）

接受乳腺癌筛查的妇女中诊断为乳腺原位癌及浸润癌所占的比例。该指标的使用反映了某地区乳腺癌的检出情况，并可间接反映出该地区乳腺癌的患病情况，也可为乳腺癌检查工作状况提供基础数据，了解当地乳腺癌检出和患病情况，适用于已经开展乳腺癌群体筛查工作的地区，受筛查质量的影响较大，检查质量越高越能反映出当地乳腺癌患病的真实状况。该指标的应用可以比较同一地区在不同时间段乳腺癌检出的变化趋势，并可进行不同地区之间的比较。计算方法见公式 17。

(王临虹 宋波)

rǔxiàn'ái shāichá fùgàilǜ

乳腺癌筛查覆盖率（breast cancer screening coverage rate）

在推荐间隔期间内进行乳腺癌检查的妇女占目标妇女人群的比例。例如，某地区 3 年内接受乳腺癌检查的 35～64 岁妇女占所有

$$\text{妇女常见病随访率} = \frac{\text{实际随访人数}}{\text{应随访人数}} \times 100\% \qquad \text{公式13}$$

$$\text{宫颈癌检出率} = \frac{\text{该时段该地区宫颈癌检查中宫颈组织病理检查结果为浸润癌的人数}}{\text{某时段某地区接受子宫颈癌检查的人数}} \times 1/10\text{万} \qquad \text{公式14}$$

$$\text{宫颈癌前病变检出率} = \frac{\text{该时段该地区宫颈癌筛查中宫颈组织病理检查结果为CIN2、CIN3和原位腺癌的人数}}{\text{某时段某地区接受子宫颈癌筛查的人数}} \times 1/10\text{万} \qquad \text{公式15}$$

$$\text{宫颈癌筛查覆盖率} = \frac{\text{该时段该地区在推荐间隔期间实际接受宫颈癌筛查的妇女人数}}{\text{某时段某地区所有应检适龄人群数}} \times 100\% \qquad \text{公式16}$$

$$\text{乳腺癌检出率} = \frac{\text{该时段该地区乳腺癌筛查中乳腺组织病理检查结果为乳腺原位癌及浸润癌的人数}}{\text{某时段某地区接受乳腺癌筛查的人数}} \times 1/10\text{万} \qquad \text{公式17}$$

35～64 岁妇女的比例。该指标的使用反映了某地区乳腺癌检查工作的覆盖情况，能够为乳腺癌检查工作提供基础数据，适用于已开展乳腺癌群体筛查工作的地区。《中国妇女发展纲要（2011～2020年）》中提出到2020年"妇女常见病定期筛查率达到80%以上"的目标。计算方法见公式18。

(王临虹 宋波)

hūnqián bǎojiàn zhìliàng píngjià

婚前保健质量评价（quality evaluation of premarital health care）

运用统一标准，定期或不定期对婚前保健服务质量进行监督与评价，以确保医疗机构能够依法规范地开展婚前保健，不断提高工作质量以满足群众需求。《中华人民共和国母婴保健法》要求，从服务机构、人员资质，服务环境、设置，服务项目、技术以及群众满意度等多方面进行综合评价。

评价方法 ①制定科学、可行的评价方案和统一的评估表，并在此基础上征得多方面的意见和建议，力求标准统一、方法一致，符合实际工作需要。②成立由各学科专门人员组成的评价专家组，应包括妇科、外科、内科、管理等专业人员，参与评价的专家要熟悉掌握评价内容和方法。③现场评价可以采用定量和（或）定性方法，具体包括听取汇报、查看资料、现场观察、技术考核和人员访谈等。④评价过程要有婚前保健对象的参与，倾听他们的感受，以对婚前保健服务质量有客观的评价。

评价内容 包括婚前保健服务管理、婚前保健服务技术、婚前保健对象满意度及评价指标。

服务管理 ①机构资质：《中华人民共和国母婴保健法》规定，承担婚前保健服务的机构要符合如下条件，即必须首先向市级人民政府卫生行政部门提出申请，接受审批机构的调查和考核，获得"母婴保健技术服务执业许可证"及在"医疗机构执业许可证"上注明，方可开展工作。机构内应设置男、女婚前保健科室及配套的宣教、咨询、检验等辅助科室。②服务人员：配备女、男婚前医学检查医师及主检医师，还有具备专业学历及专业知识的相关人员（检验、健康教育等）。所有人员需经县级人民政府卫生行政部门许可，取得"母婴保健技术考核合格证"。所有人员要定期接受培训及考核，具有良好的医德医风，遵循"严肃、认真、亲切、守密"的工作守则；具有丰富的多学科专业知识，以及相关学科如心理学、健康教育学、社会学等的理论与技能；了解有关的法律法规，不仅是守法者，还有向群众宣传的义务；熟练掌握人际交流技巧。所有人员必须在"母婴保健技术服务执业许可证"的机构从事婚前保健服务。③服务设施：有独立的男、女、内科检查室、咨询室；具备开展婚前保健服务所需的设施（包括洗手池、器械柜、照明、温度调节、消毒、窗帘或屏风等）；有进行体格检查、检验、咨询、宣教、资料统计分析等设备；具备可利

用的健康教育材料，各种教具、避孕药具等。④服务环境：所有服务场所具有统一、整齐、显著的标示，方便服务对象就医。服务区域要设置合理，区分清洁区、半清洁区和非清洁区，保证设备清洁和器具消毒，以避免医源性感染。检查室、咨询室内，暴露面部、身体隐私部位的区域要有遮挡，保护服务对象隐私。科室间密切合作，服务流程便捷，缩短服务对象等待和检查的时间。

服务技术 ①依法设定婚前保健服务项目，提供的服务项目要基于服务对象知情选择。②医务人员能够按照规定、标准进行医学检查，同时要提供咨询和健康教育。③建立区域范围内疑难病症转诊机制，满足服务对象的需要。④制定各种确保工作质量的制度，建立各项登记、记录，定期收集信息。

满意度 了解服务对象的感受，可以客观地评价婚前保健服务。包括：①与医务人员建立并保持良好的关系，能够进行充分的交流。②就诊时有足够的咨询时间，提及的问题能得到满意的解答。③无论受教育程度、社会层次、职业和年龄如何，均享受到同样标准的服务，受到真诚、友善和理解的对待。④无论在婚前卫生咨询、婚前医学检查、婚前卫生指导过程中，均受到尊重和个人隐私的保护。⑤在接受服务过程中获得充足的信息，明确所要检查项目的目的、过程和可能的结果，能够参与到咨询过程中，并得到满意的结局。⑥能及时得到转诊服务。

评价指标 根据中国国家卫生和计划生育委员会年报要求，婚前保健机构需定期收集反映工作量及质量的数据信息。根据收

$$乳腺癌筛查覆盖率=\frac{该时段该地区在推荐间隔期间实际接受乳腺癌检查的妇女人数}{某时段某地区所有目标人群数}×100\% \qquad 公式18$$

集的信息设定评价指标，常用的婚前保健工作指标包括服务提供和服务效果两类。①服务提供指标：婚前医学检查率、婚前卫生咨询率和婚前卫生指导率。②服务效果指标：影响婚育疾病检出率、婚前保健知识知晓率等。另外，也可根据工作需要设置更多评价指标。

(苏穗青)

hūnqián yīxué jiǎnchálǜ

婚前医学检查率 (rate of premarital medical examination)

某年某地区在接受婚前医学检查的人数占同期结婚登记人数的比例。此指标是衡量婚前保健服务覆盖多少人群和群众接受程度的指标。随着社会发展，人们自我保健意识提升，逐渐认识到婚前保健是提高出生人口素质，预防传染病传播的重要关口。婚前医学检查率正在逐年提高，全国妇幼卫生年报数据表明，2015年全国婚前医学检出率达到58.1%，城市为50.0%，农村为66.3%。计算方法见公式19。

结婚登记人数：指该统计年度内本地区结婚登记人数（含初婚、再婚）。

婚前医学检查人数：指该统计年度内本地区对准备结婚的男女双方进行结婚和生育相关疾病的医学检查人数（即按照《婚前保健工作规范》要求进行了婚前医学检查的人数）。

(苏穗青)

jiǎnchū jíbìnglǜ

检出疾病率 (rate of detection diseases)

某年某地区患对婚育有影响、医学上已明确诊断的疾病人数占接受婚前医学检查人数的比例。该指标是反映婚前医学检查质量的重要指标，也是衡量婚前保健机构和服务人员技术水平的指标。计算方法见公式20。

检出疾病人数：指检出对婚育有影响、医学上已明确诊断的疾病（包括指定传染病、严重遗传病、精神病、生殖系统疾病、内科系统疾病）人数。如果一人同时检出两种或以上疾病，按一人计算。

国家卫生计生委《婚前保健情况调查表》说明指出，对检出的对婚育有影响、医学上已明确诊断的疾病，可以按要求进行分类计算，计算方法分别见公式21、公式22、公式23、公式24。

指定传染病人数：指患《中华人民共和国传染病防治法》中规定的艾滋病、淋病、梅毒以及医学上认为影响结婚和生育的其他传染病的人数。

性传播疾病人数：指指定传染病人数中的性传播疾病人数，不包括乙肝。

严重遗传性疾病人数：指由于遗传因素先天形成，患者全部或部分丧失自主生活能力，子代再现风险高，医学上认为不宜生育的疾病人数。严重遗传性疾病如先天性智力低下、特纳综合征（先天性卵巢发育不全）、克兰费尔特综合征（先天性睾丸发育不全）、真假两性畸形、成骨发育不全、双眼视网膜母细胞瘤、双眼先天性无虹膜、双眼视网膜色素变性、遗传性先天性聋哑、唐氏综合征（21三体综合征）等。

有关精神病人数：指患精神分裂症、躁狂抑郁型精神病以及其他重型精神病的人数。

生殖系统疾病人数：指患除性病外的生殖器官感染、肿瘤、畸形等疾病的人数。

内科系统疾病人数：指患对婚育有影响的内科疾病（如风湿性心脏病、糖尿病、肾病等）的人数。

对影响婚育疾病的医学意见人数：指医生向接受婚前医学检查的当事人提出医学上认为不宜结婚、不宜生育、暂缓结婚或尊重受检者意愿的医学意见人数。

(苏穗青)

$$婚前医学检查率 = \frac{该年该地婚前医学检查人数}{某年某地结婚登记人数} \times 100\% \qquad 公式19$$

$$检出疾病率 = \frac{该年该地检出疾病人数}{某年某地婚前医学检查人数} \times 100\% \qquad 公式20$$

$$指定传染病占检出疾病百分比 = \frac{该年该地指定传染病人数}{某年某地检出疾病人数} \times 100\% \qquad 公式21$$

$$性传播疾病占指定传染病百分比 = \frac{该年该地性传播疾病人数}{某年某地指定传染病人数} \times 100\% \qquad 公式22$$

$$严重遗传性疾病占检出疾病百分比 = \frac{该年该地严重遗传性疾病人数}{某年某地检出疾病人数} \times 100\% \qquad 公式23$$

$$对影响婚育疾病的医学意见人数占婚前医学检查人数百分比 = \frac{该年该地对影响婚育疾病的医学意见人数}{某年某地婚前医学检查人数} \times 100\% \qquad 公式24$$

hūnqián wèishēng zīxúnlǜ

婚前卫生咨询率（rate of premarital health counseling）

某地区在一定时期内得到婚前卫生咨询人数占结婚登记人数的比例。此指标是衡量婚前保健服务质量的重要指标。计算方法见公式25。

婚前卫生咨询人数：指婚检医师针对医学检查结果发现的异常情况以及服务对象提出的具体问题进行解答、交换意见、提供信息，帮助受检对象在知情的基础上作出适宜决定的人数。

（苏穗青）

értóng bǎojiàn píngjià zhǐbiāo

儿童保健评价指标（assessment indicator of child health care）

用于了解儿童生存、发展现状及存在的问题，获得儿童的生命健康信息，评价儿童保健工作质量、干预效果，为制定儿童卫生发展战略、规划和疾病防治提供依据。其包括生物学指标和卫生服务及管理工作指标。

生物学指标 包括生命指标、疾病指标和生长发育及营养状况指标。

生命指标 反映儿童的生存指标，按照年龄划分，如围产儿死亡率、新生儿死亡率、婴儿死亡率、1~4岁儿童死亡率、5岁以下儿童死亡率等。按照死亡原因划分，如早产儿死亡率、新生儿窒息死亡率、5岁以下肺炎死亡率、伤残调整生命年（disability-adjusted life year，DALY）等。新生儿死亡率、早产儿死亡专率、新生儿窒息死亡专率是反映早期儿童保健的综合指标。婴儿是特别脆弱的人群，不仅战争、自然灾害、疾病等因素可引起婴儿死亡率的变化，而社会经济发展状况、妇幼保健服务质量等也是重要影响因素，因此，婴儿死亡率是衡量一个国家或地区社会经济发展的重要指标。联合国儿童基金会、世界卫生组织（WHO）更重视5岁以下儿童死亡率，其能综合反映一个国家或地区的儿童营养、预防疾病、医疗保健服务投入情况，认为其为"衡量社会发展的最佳指标"。

疾病指标 发病率是某一时期内（年、季、月）特定儿童人群中发生某种疾病的新发生病例的频率（‰），如急性传染病（麻疹、痢疾、白喉、百日咳等）、急性呼吸道感染、肺炎、腹泻、新生儿破伤风等疾病的发病率。患病率为横断面调查受检儿童中某疾病的现患比例（%），是研究慢性疾病流行强度的重要指标，如儿童贫血、佝偻病、龋齿、弱视和伤残等疾病的患病率。此外，还有儿童低体重患病率、生长迟缓患病率、消瘦患病率等。

生长发育及营养状况指标 较常使用的体格生长指标有体重、身长（高）、头围、胸围、上臂围及皮褶厚度等，其中体重最能反映儿童近期的营养状况，身长（高）可反映儿童过去和长期的营养状况，参见儿童体格生长。

卫生服务及管理工作指标 反映儿童保健服务及管理工作的系统性、有效性和全面性。

常用的服务工作指标 新生儿访视率、7岁以下儿童保健服务覆盖率、3岁以下儿童系统管理率、生长发育监测率、母婴同室率、6个月内婴儿纯母乳喂养率、7~9个月婴儿辅食添加率、预防接种率（单苗全程接种率、四苗接种率）、儿童疾病就诊率、儿童疾病治疗率、家长接受儿童保健卫生宣教覆盖率。

常用的管理工作指标 ①卫生资源投入指标，如每千人口卫生技术人员数、大专（中专）及其以上卫生技术人员的比例、年内新增卫生技术人员占卫生技术人员的比例，儿童人均年保健经费投入，儿童保健人员与儿童人数比等。②卫生资源利用指标，如每日门诊量、急诊量，实际用于儿童卫生方面的经费比例、卫生必备设备使用率、卫生床位的使用率等。

评价方法 运用以上常用指标，对儿童健康状况和影响度，儿童保健服务的可及性、适宜性和利用程度进行评价。

死亡率 可按不同特征，如年龄、性别、民族、种族及病因等，分别计算死亡率，即死亡专率，计算时应注意分母必须是分子相对应的人口。对不同地区的人口死亡率进行比较时，需将死亡率进行调整（标化）后才可进行比较，以消除年龄构成不同所造成的影响。

发病率与患病率 可按不同特征，如年龄、性别、民族、种族、病因等，分别计算发病率，即发病专率。由于发病率水平受很多因素的影响，在对比不同资料时，应考虑年龄、性别等的构成，进行发病率的标化或使用发病专率。

DALY 可综合考虑各种疾病

$$婚前卫生咨询率 = \frac{该年该地婚前卫生咨询人数}{某年某地结婚登记人数} \times 100\%$$

公式25

对健康的总体影响，因为死亡率未考虑到疾病的非致命后果，而患病率未考虑到疾病所致残疾的严重程度和持续时间。健康是一个多维的概念，不但涉及死亡、残疾两大方面的结局，而每个方面又有各自度和量的不同。为全面综合评价疾病对人类造成的负担，世界银行和 WHO 于1993 年提出了评价疾病负担的综合性指标，成功应用于全球疾病负担研究，并被各个国家和地区广泛使用。DALY 是衡量健康损失情况的单位，用年数表示；是疾病死亡损失健康生命年与疾病伤残（残疾）损失健康生命年相结合的、反映生命数量和生活质量的以时间为单位的综合性指标。

生长发育评价 见儿童体格生长评价。

工作评价 卫生管理工作指标中，体现技术人员人力资源状况的指标，可结合卫生人员的年龄、文化、专业知识等情况进行分析。反映卫生资源使用情况的指标，分析时还应结合卫生技术人员的其他服务活动来进行。反映卫生人力使用情况，需结合卫生人力资源指标及儿童总人数、发病率、死亡率等指标进行综合性分析，可作为当地儿童卫生服务水平的评价指标。反映卫生经费、设备及床位实际使用情况的指标，应结合当地经济、文化等情况一起分析，以提高妇幼卫生服务的成本效益及成本效用。

应用 可进行比较分析确定重点、专项分析提供依据、纵向监测追踪服务。

比较分析确定重点 综合分析新生儿死亡率、婴儿死亡率和5 岁以下儿童死亡率，主要反映母亲孕期和产时、产后的保健情况，以及婴幼儿的生活环境和医疗保健情况的优劣。婴儿死亡率、5 岁以下儿童死亡率都不受人口构成的影响，可在不同国家、地区中进行直接比较。同时，婴儿死亡率是研究人均期望寿命的重要参考数据。对不同地区、不同对象（性别、年龄）、不同病种进行 DALY 的分布分析，可帮助确定危害严重的主要病种、重点人群和高发地区，为确定防治重点及研究重点提供重要信息依据，并可跟踪全球、一个国家或某一地区疾病负担的动态变化，监测其健康状况动态变化，评价已实施的措施、计划，测定医疗卫生干预措施的有效性，并进行成本效果分析。

专项分析提供依据 婴幼儿肺炎、腹泻、贫血、佝偻病、营养不良等疾病的发生率，已成为评价各地儿童保健工作质量的重要指标，而患病率可为医疗设施规划、估计医院床位周转、卫生设施及人力的需要量、医疗费用的投入等提供科学的依据。各项儿童保健工作指标的专项分析，了解服务供方的能力和需方的需求，有利于卫生资源的合理利用，科学地进行区域卫生规划，最大限度地使儿童的健康得以保障。

纵向监测追踪服务 通过对儿童进行定期、纵向的体格测量，观察儿童的生长速度，筛查和管理高危儿童，如早产儿、小于胎龄儿、营养不良儿等，可有效降低儿童常见病的发生率、死亡率。在诊断生长发育障碍、评价营养状况和生活环境对生长发育的影响中，提供保健咨询建议，通过健康教育手段，不断提高家长与社会的自我保健能力，促进基层的儿童保健工作质量。

（王惠珊）

chūshēngquēxiàn fāshēnglǜ
出生缺陷发生率（birth defect ratio） 某地某年每 100 名围产儿中发现有出生缺陷的人数。此是婴幼儿童疾病统计指标中最重要的选项。计算方法见公式26。

新生儿凡出生时就有外表的、内部的结构异常或功能异常，称出生缺陷，如兔唇、腭裂、先心病等为结构异常，盲、聋、哑等为功能异常。出生缺陷又称先天异常、先天畸形，包含两个方面：①出生前，由于胚胎发育或畸形引起的形态、结构、功能、代谢、精神和行为等方面的异常。②出生后，表现为肉眼可看见或辅助技术诊断的器质性、功能性的异常。根据中国出生缺陷监测和残疾儿调查结果，截至 2010 年，全国累计有近 3000 万个家庭曾生育过出生缺陷儿，约占全国家庭总数的10%。中国是出生缺陷高发的国家，据中国卫生部和中国残联发布的《减少出生缺陷和残疾行动计划》（2002～2010 年）显示，每年约有 100 万先天畸形或者有缺陷的婴儿出生，占全部出生人数的 4%～6%，已成为新生儿死亡的主要原因。中国人口基数大，出生缺陷儿总量多，每年新增出生缺陷儿总数为 90 万～100 万人。另一方面，近年来中国出生缺陷发生率不断上升。出生缺陷监测中心监测数据显示，

$$出生缺陷发生率 = \frac{某地某年围产儿中发现有出生缺陷的例数}{某地当年围产儿数（活产+死产+死胎）} \times 100\%$$ 公式26

1996～2007 年中国出生缺陷发生率从 8.77‰升至 14.79‰。

中国对出生缺陷采取"三级预防"策略：①一级预防，指进行婚前医学检查和孕前保健，包括婚前咨询和检查，了解未婚双方的健康状况，有无影响下一代健康的疾病及相应的预防措施。②二级预防，主要指孕早期保健，包括合理营养、谨慎用药，在孕早期（8～14 周）、孕中期（15～20 周）推广联合产前筛查，孕妇可以在孕 12～14 周、孕 20～22 周及 32 周左右各进行一次 B 超检查，可有 70%～80% 的出生缺陷被检测出来。③三级预防，指对新生儿筛查，开展先天性甲状腺功能减退、苯丙酮尿症、先天性听力障碍等疾病的筛查诊断和治疗，对缺陷儿童及早诊断，选择最佳的手术矫正时机，以降低缺陷儿给社会、家庭造成的经济和疾病负担。三级预防的重点是一、二级预防工作。

（杜玉开）

chūshēngquēxiàn jiǎnchūlǜ
出生缺陷检出率（detection rate of birth defect）

某地某年围产儿经产前检查发现有出生缺陷例数占同地区同年围产儿中发现有出生缺陷例数的比例。此是婴幼儿童疾病统计指标中最重要的选项。计算方法见公式 27。

（杜玉开）

dīchūshēngtǐzhòng'ér fābìnglǜ
低出生体重儿发病率（low birth weight infant rate，LBWR）

某地某年每 100 名新生婴儿中低出生体重儿所占的人数。计算方法见公式 28。

低出生体重儿是指在孕 28～42 周出生、体重低于 2500g 的新生儿，包括不足 37 孕周出生的早产儿和足月但体重小于 2500g

的小样儿。与正常足月儿相比，低体重儿由于出生时多器官的功能未成熟或发育不良，功能不健全、消化吸收能力有限、营养储备不足、生活能力较弱等问题，患病率高，病死率更高。2015 年《世界卫生统计》数据显示，低出生体重儿的死亡率为 17.67%，而体重高于 2500g 者的新生儿死亡率为 2.0%。2015 年《全国妇幼卫生信息分析报告》显示，中国早产儿的病死率为 12.7%～20.8%（全球为 10.0%）；2009 年美国学者研究显示，足月小于胎龄儿新生儿死率为男 2.5%，女 2.7%。这类婴儿通常都因器官发育不成熟，导致大多数低出生体重儿出现后天生长受限，可能为成年期的有些疾病埋下一定的隐患。因此，根据中国的国情应以预防为主，通过降低低出生体重儿的发生率来降低死亡率。临床（保健）发现，早期的营养对低出生体重儿远期的生长发育与健康状况有着至关重要的影响。临床（保健）和科研文献表明，早产儿、低出生体重儿发生传染性和感染性疾病的危险性大于足月健康的新生儿。因此加强早产儿、低出生体重儿的喂养，采取积极有效的护理措施极其重要。

（杜玉开）

zǎochǎnlǜ
早产率（premature rate）

每 100 次接生过程中早产发生的次数。计算方法见公式 29。

早产是指在满 28 孕周至 37 孕周（196～258 天）的分娩。早产期间出生体重 1000～2499g、身体各器官未发育成熟的新生儿称为早产儿。早产儿死亡原因主要是围产期窒息、颅内出血、畸形等。早产儿即使存活，亦多有神经、智力发育缺陷。因此，防止早产是降低围产儿死亡率和提高新生儿身体素质的主要措施之一。以下情况易导致早产，应引起孕妇及相关医护人员的重视：①有内科疾病、高龄或青少年孕妇、体重过轻，以及营养卫生状况不佳、胎盘异常等高危妊娠者。②接触毒品、烟酒等物质的孕产妇。③确诊有子宫颈闭锁不全的患者。④在妊娠前发现可能造成早产的子宫体异常者。⑤饮食不均衡不规律、睡眠不充足、不注意个人卫生的孕产妇。⑥妊娠期间持续用药者。⑦接受不孕症治疗的孕产妇。

（杜玉开）

yīng'ér sǐwánglǜ
婴儿死亡率（infant mortality）

某地区当年婴儿死亡数与活产数之比。以千分率表示，计算方法见公式 30。婴儿死亡数是未满

$$出生缺陷检出率=\frac{某地某年围产儿经产前检查发现有出生缺陷的例数}{某地某年围产儿中发现有出生缺陷的例数}\times100\% \quad 公式27$$

$$低出生体重儿发病率=\frac{某年某地区体重低于2500g新生儿的活产数}{同时期此地出生的活产婴儿数}\times100\% \quad 公式28$$

$$早产率=\frac{早产数}{同期接产数}\times100\% \quad 公式29$$

$$婴儿死亡率=\frac{该年该地区婴儿死亡数}{某年某地区活产数}\times1000\% \quad 公式30$$

1 岁的活产儿中的死亡数。根据妇幼卫生年报表要求，应每年度展开全面或抽样调查。

(古桂雄)

xīnshēng'ér sǐwánglǜ

新生儿死亡率 （neonatal mortality）

某地区当年新生儿（0~27 天）死亡数与活产数之比。以千分率表示，计算方法见公式 31。新生儿死亡数是出生至 28 天内（0~27 天）死亡的新生儿数，而满 28 天死亡的新生儿不计在内。根据妇幼卫生年报表要求，应每年度展开全面或抽样调查。

(古桂雄)

5 suì yǐxià értóng sǐwánglǜ

5 岁以下儿童死亡率 （mortality rate of children under 5 years of age）

某地区当年 5 岁以下儿童死亡数与活产数之比。以千分率表示，计算方法见公式 32。5 岁以下儿童死亡数指出生后至未满 5 岁的儿童死亡数。根据妇幼卫生年报表要求，应每年度展开全面或抽样调查。

(古桂雄)

6 gèyuè nèi yīng'ér mǔrǔ wèiyǎnglǜ

6 个月内婴儿母乳喂养率 （rate of breastfeeding infant under 6 months）

6 个月内母乳喂养人数与母乳喂养调查人数之比。以百分率表示，计算方法见公式 33。6 个月内母乳喂养人数为调查的 0~5 个月婴儿中过去 24 小时内（调查前 24 小时内）喂养过母乳的人数，含纯母乳喂养的人数。根据妇幼卫生年报表要求，应每年度展开全面调查。

(古桂雄)

xīnshēng'ér xiāntiānxìng jiǎzhuàngxiàn gōngnéng jiǎntuìzhèng shāichálǜ

新生儿先天性甲状腺功能减退症筛查率 （rate of screening for neonatal congenital hypothy-

roidism） 某地区某统计年度内，新生儿先天性甲状腺功能减退筛查人数与活产数之比。以百分率表示，计算方法见公式 34。新生儿先天性甲状腺功能减退症筛查人数是按照卫生部《新生儿疾病筛查管理办法》接受过先天性甲状腺功能减退症筛查的新生儿数。根据妇幼卫生年报表要求，应每年度展开全面调查。按照《中国儿童发展纲要（2011~2020 年)》的要求，到 2020 年该指标应达 80%以上。

(古桂雄)

xīnshēng'ér běnbǐngtóngniàozhèng shāichálǜ

新生儿苯丙酮尿症筛查率 （rate of screening for neonatal phenylketoneurine）

某地区某统计年度内，新生儿苯丙酮尿症筛查人数与活产数之比。以百分率表示，计算方法见公式 35。新生儿苯丙酮尿症筛查人数是按照卫生部《新生儿疾病筛查管理办法》接受过苯丙酮尿症筛

查的新生儿数。根据妇幼卫生年报表要求，应每年度展开全面调查。按照《中国儿童发展纲要（2011~2020 年)》的要求，到 2020 年该指标应达 80%以上。

(古桂雄)

xīnshēng'ér tīnglì shāichálǜ

新生儿听力筛查率 （rate of screening for neonatal hearing）

某地区某统计年度内，新生儿听力筛查人数与活产数之比。以百分率表示，计算方法见公式 36。新生儿听力筛查人数是按照卫生部《新生儿疾病筛查管理办法》接受过听力筛查的新生儿数。根据妇幼卫生年报表要求，应每年度展开全面调查。按照《中国儿童发展纲要（2011~2020 年)》的要求，到 2020 年该指标应达 60%以上。

(古桂雄)

xīnshēng'ér fǎngshìlǜ

新生儿访视率 （neonatal visit rate）

某地区某统计年度内，新生儿访视人数与活产数之比。以

$$新生儿死亡率 = \frac{该年该地区新生儿死亡数}{某年某地区活产数} \times 1000‰ \qquad 公式31$$

$$5岁以下儿童死亡率 = \frac{该年该地区5岁以下儿童死亡数}{某年某地区活产数} \times 1000‰ \qquad 公式32$$

$$6个月内婴儿母乳喂养率 = \frac{6个月内母乳喂养人数}{6个月非母乳喂养调查人数} \times 100\% \qquad 公式33$$

$$新生儿先天性甲状腺功能减退症筛查率 = \frac{该年该地区新生儿先天性甲状腺功能减退症筛查人数}{某年某地区活产数} \times 100\% \qquad 公式34$$

$$新生儿苯丙酮尿症筛查率 = \frac{该年该地区新生儿苯丙酮尿症筛查人数}{某年某地区活产数} \times 100\% \qquad 公式35$$

$$新生儿听力筛查率 = \frac{该年该地区新生儿听力筛查人数}{某年某地区活产数} \times 100\% \qquad 公式36$$

百分率表示，计算方法见公式37。新生儿访视人数是生后28天内接受1次及1次以上访视的新生儿人数。根据妇幼卫生年报表要求，应每年度展开全面调查。

（古桂雄）

3 suì yǐxià értóng xìtǒng guǎnlǐlǜ

3岁以下儿童系统管理率

（systematic administration rate of children under 3 years of age）　某地区某统计年度内，3岁以下儿童系统管理人数与当地3岁以下儿童数之比。以百分率表示，计算方法见公式38。3岁以下儿童系统管理人数是在本年度内按年龄要求接受生长监测或健康体格检查的总人数，而3岁以下儿童数是至当年9月30日不满3周岁的全部儿童数。根据妇幼卫生年报表要求，应每年度展开全面调查。按照《中国儿童发展纲要（2011～2020年）》的要求，到2020年该指标应达80%以上。

（古桂雄）

7 suì yǐxià értóng jiànkāng guǎnlǐlǜ

7岁以下儿童健康管理率

（health management rate of children under 7 years of age）　某地区某统计年度内，7岁以下儿童健康管理人数与当地7岁以下儿童数之比。以百分率表示，计算方法见公式39。7岁以下儿童健康管理人数为7岁以下儿童该统计年度内接受1次及以上健康检查的总人数。一个儿童当年如接受了多次查体，也只按1人计算；而7岁以下儿童数为至当年9月30日不满7周岁的全部儿童数。根据妇幼卫生年报表要求，应每年度展开全面调查。按照《中国儿童发展纲要（2011～2020年）》的要求，到2020年该指标应达80%以上。

（古桂雄）

5 suì yǐxià értóng zhōng-zhòngdù yíngyǎngbùliánglǜ

5岁以下儿童中重度营养不良率

（moderate and severe malnutrition rate of children under 5 years of age）　某地区某统计年度内，5岁以下儿童低体重人数与5岁以下儿童体重检查人数之比。以百分率表示，计算方法见公式40。5岁以下儿童低体重人数为参照2006年世界卫生组织标准的体重参考值，测量体重低于同年龄标准人群体重中位数减2个标准差的人数。根据妇幼卫生年报表要求，应每年度展开全面调查。按照《中国儿童发展纲要（2011～2020年）》的要求，到2020年该指标应控制到5%以下。

（古桂雄）

5 suì yǐxià értóng zhōng-zhòngdù pínxuèlǜ

5岁以下儿童中重度贫血率

（moderate and severe anemia rate among children under 5 years of age）　某地区某统计年度内，5岁以下儿童（6～59月龄）中重度贫血患病人数占5岁以下儿童血红蛋白检测人数的比例。以百分率表示，计算方法见公式41。5岁以下儿童中重度贫血患病人数，是在进行血红蛋白检测的6～59月龄儿童中，确定儿童血红蛋白检测值小于90g/L的人数。根据妇幼卫生年报表要求，应每年度展开全面调查。按照《中国儿童发展纲要（2011～2020年）》的要求，到2020年该指标应控制在12%以下。

（古桂雄）

shēngzhí jiànkāng píngjià zhǐbiāo

生殖健康评价指标

（assessment indicators of reproductive health）　监测全球生殖健康和了解国家或地区生殖健康状况及项目执行情况的指标。涵盖了生殖健康所涉及的计划生育、孕产妇保健、人类免疫缺陷病毒（艾滋病病毒，HIV）/性传播疾病/生殖道感染（reproductive tract infection，RTI）防治、不安全流产，以及性健康等方面的内容。

意义与功能　生殖健康评价指标的建立与应用可以提高人们对生殖健康的理解和重视，将中国生殖健康状况与发达或发展中国家进行比较，发现在改善卫生系统、消除普遍获取生殖健康的

$$新生儿访视率=\frac{该年该地区新生儿访视人数}{某年某地区活产数}\times100\%\qquad 公式37$$

$$3岁以下儿童系统管理率=\frac{该年该地区3岁以下儿童系统管理人数}{某年某地区3岁以下儿童数}\times100\%\qquad 公式38$$

$$7岁以下儿童健康管理率=\frac{该年该地区7岁以下儿童健康管理人数}{某年某地区7岁以下儿童数}\times100\%\qquad 公式39$$

$$5岁以下儿童中重度营养不良率=\frac{该年该地区5岁以下儿童低体重人数}{某年某地区5岁以下儿童体重检查人数}\times100\%\qquad 公式40$$

$$5岁以下儿童中重度贫血率=\frac{该年该地区6～59月龄儿童中重度贫血患病人数}{某年某地区6～59月龄儿童血红蛋白监测人数}\times100\%\qquad 公式41$$

不利因素以及积极应对生殖健康需求和风险等方面所取得的成就和存在的障碍；有利于将生殖健康纳入国家或地区的发展计划、战略或政策中。生殖健康评价指标除了可以反映国家或地区的生殖健康状况以及与不同地区或国家间的比较外，还可以用于对政策制定者、捐资者和利益相关者的倡导，可以用来评估生殖健康项目的需求和可行性、项目执行中的监测和干预效果的评价以及资源配置和策略规划等。

发展背景　1994 年 9 月国际人口与发展大会（ICPD）正式将生殖健康的概念、策略与行动列入《国际人口与发展大会行动纲领》中，提出的第一个生殖健康行动为"所有国家应尽早不迟于2015 年通过初级卫生系统致力于使各个年龄段的所有人获得生殖健康"，明确地将"普遍获取生殖健康"作为一项发展目标，并由此成为众多国家卫生系统的一个重要目标。2006 年联合国代表大会表决通过的秘书长报告就建议把"实现普遍获取生殖保健"的目标纳入致力于改善孕产妇健康的千年发展目标 5 之下，即目标5B，"到 2015 年实现普及生殖健康"。这标志着国际社会对生殖健康概念的普遍认可与接受，并将其作为人类发展优先关注的领域和共同目标。

2007 年，世界卫生组织（WHO）和联合国人口基金会（UNFPA）经协商决定推荐一套指标体系，以评价国家及其以下层面"生殖健康"方面的进展，为此成立了专门的"技术协商委员会"，提出了包括 133 个监测指标的框架，其中 109 个推荐指标，24 个建议拓展指标。此框架主要包括政策和社会决定因素、服务可及性（信息、需求和质量）、服务利用性、性与生殖健康产出/效果四个部分。涵盖了生殖健康的全部内容，并根据指标的重要性、数据采集的可信性以及具体国情，把指标划分为核心指标、附加指标和扩展指标三类。核心指标是所有国家都应当报告的指标，附加指标则是一些国家根据其特殊需求、国情特征和能力（如在核心数据覆盖率高的情况下）所要报告的指标，扩展指标则与某些国家中突出存在的特殊问题（如女性割礼）相关联。

2008 年，在 WHO 和 UNFPA 驻华代表处的资助下，中国卫生部委托北京大学妇儿保健中心与公共卫生学院，组织国内外相关领域专家 20 余人在对 133 个指标的意义和重要性达成一致的前提下，考虑到中国的具体国情和可获得性，经过充分论证，最终从133 个指标中筛选出 73 个指标，作为衡量中国国家生殖健康水平的初步评价指标体系。按照指标类型，在 73 个指标中，核心指标45 个，附加指标 28 个，没有扩展指标；按照指标值的测量类型，分为定性指标 13 个，定量指标60 个；按照框架内容，分为政策和社会决定因素指标 13 个，服务可及性指标 17 个，服务利用性指标 20 个和产出/效果评价指标23 个，并对 73 个指标的相关属性进行说明、解释或规定，形成了资料收集的操作指南。随后在2009 年完成了资料现场收集。为了解指标在国家级、省、县不同级别和不同地区的可获得性，除收集全国性资料外，还分别在东部、中部和西部三个省级及每个省中的一个县，共 6 个调查地区进行了现场收集资料，对于每个指标，要求调查人员记录获得资料的途径、指标来源的组织机构、指标来源信息描述，主要包括负责（承担）调查的机构、调查时间、调查方法、调查对象和样本量、分子、分母、指标值等。在指标收集过程中，资料提供者要对该项指标的可靠性（质量）评估；调查员要对该项指标质量和指标收集的难易程度进行判断；记录在收集指标过程中访问了哪些相关部门和知情人员及该指标收集过程中所遇到的困难等内容。最终将可反映中国生殖健康状况和成就的指标确定为 63 个，其中核心指标 40，附加指标 23；反映政策和社会决定因素的指标 13 个、服务可及性指标 10 个，服务利用性指标 18 个和产出/效果评价指标 22 个。

基本内容　63 个指标的内容或指标值，分别从计划生育、孕产妇健康、围产健康、新生儿健康、性传播疾病感染（sexually transmitted infections，STI）、RTI、性健康等各个方面反映了中国各级在"普遍获得生殖健康"方面的状况（表）。

（赵更力）

fùnǚ bǎojiànxué

妇女保健学（science of women's health care）　保护和增进妇女健康的预防医学学科。通过应用预防医学及临床医学的方法，按照生物-心理-社会医学模式，研究妇女生命周期中不同时期的生理、心理特点及其影响因素，并提出保健和干预对策，以保健为中心，群体为对象，保障和增进妇女健康水平、提高出生人口素质为目的。

简史　19 世纪之前，妇女保健主要是以妇产科学的面貌出现，到 20 世纪初才开始从群体的角度关注孕产妇死亡率。世界卫生组

表　中国实现普遍获取生殖健康的评价指标

所属部分	所属领域	名称	测量值	类型	数据来源
第一部分 政策和社会 决定因素指标	综合	性与生殖健康国家政策/战略	有/无	核心	3
		年度国家划拨生殖健康专项经费	有/无	核心	3
	计划生育	计划生育用品的年度采购计划	有/无	附加	3
	孕产妇/新生儿保健	确定了基本产前保健服务包	有/无	核心	3
		贫血检查被纳入产前保健基本服务包	有/无	核心	3
		出生医学证明	有/无	核心	3
		将避免过度使用剖宫产作为一项政策	有/无	附加	3
	RTI/STI/HIV	宫颈癌筛查政策	有/无	核心	3
		STI 控制政策	有/无	核心	3
	性健康 青少年性健康	禁止性别歧视/身体/智力残疾歧视的法律	有/无	核心	3
		强制性学校性教育	有/无	核心	3
	性暴力	法律禁止性暴力	有/无	核心	3
		防止和应对性暴力的策略或计划	有/无	核心	3
第二部分 服务可及性指标	计划生育	每50万人口拥有的计划生育服务机构数目	率	核心	3
		每50万人口拥有的能够提供计划生育服务的卫生服务机构数目	率	核心	3
		已婚妇女中计划生育方面需求未得到满足的比例	百分比	核心	—
		未婚妇女中计划生育方面需求未得到满足的比例	百分比	核心	—
	孕产妇/新生儿保健	每50万人口拥有的5所紧急产科保健中，至少有1所能提供综合性产科服务的比例	率	核心	—
		经过培训能够提供完全合法的安全流产服务的人流人员比例	百分比	附加	—
		至少知道与妊娠并发症有关的3个危险因素人群的比例	百分比	附加	2
		了解提供妊娠相关并发症服务的人群比例	百分比	附加	—
	RTI/STI/HIV	能知晓预防HIV性传播的方法的青年或危险人群的比例	百分比	核心	4
		有性传播疾病/生殖道疾病诊断、治疗和咨询的服务标准与规范的卫生机构比例	百分比	核心	—
	青少年性健康	能够提供青少年友好服务的服务点的比例	百分比	附加	—
	性暴力	为遭遇强奸/乱伦的人提供医疗、心理、法律援助的服务机构数量	百分比	附加	—
第三部分 服务利用性指标	计划生育	避孕率	率	核心	3
		已婚育龄妇女避孕率	率	核心	3
	孕产妇/新生儿保健	妊娠期至少接受5次产前保健的孕妇比例	百分比	核心	1
		接受HIV检测的产妇比例	百分比	核心	1
		做过梅毒检测的产妇比例	百分比	核心	1
		妊娠期做过贫血检测的产妇比例	百分比	核心	—
		由熟练的卫生保健人员接生比例	百分比	核心	1，3

续　表

所属部分	所属领域	名称	测量值	类型	数据来源
		孕妇住院分娩率	百分比	附加	1，3
		全部活产中剖宫产比例	百分比	核心	1
		高危妊娠的孕妇住院分娩率	百分比	核心	1
		接受过产后计划生育咨询的妇女比例	百分比	附加	2
		接受过流产后计划生育咨询的妇女比例	百分比	附加	2
		产后 6 个月母乳喂养比例	百分比	附加	1
	RTI/STI/HIV	最近一次高危性行为中使用了安全套的比例	百分比	核心	4
		初次性交时用了避孕套的比例	百分比	附加	4
		接受规范治疗的梅毒感染孕产妇的比例	百分比	附加	−
		HIV 感染孕产妇接受全程抗反转录病毒治疗比例	百分比	核心	−
		HIV 感染孕产妇所生婴儿出生时接受抗反转录病毒治疗的比例	百分比	核心	−
		接受了宫颈癌筛查的 20~64 岁妇女比例	百分比	附加	1，3
	青少年性健康	在学校已经接受过全面性与生殖健康教育的青少年比例	百分比	附加	4
第四部分产出/效果评价指标	综合	划拨给卫生事业的政府预算比例	百分比	核心	3
		划拨给性与生殖健康的政府预算比例	百分比	核心	3
	计划生育	总和生育率	率	核心	3
		青少年生育率（15~19 岁组）	率	核心	3
		过去 3~5 年，生育间隔不足 24 个月的妇女比例	百分比	附加	2
		育龄妇女不孕率	率	附加	2
	孕产妇/新生儿保健	育龄妇女贫血检出率	百分比	核心	1
		孕产妇死亡率	率	核心	3
		直接产科死亡比例	率	附加	1，3
		围产儿死亡率	率	核心	1，3
		死胎、死产率	率	核心	1
		新生儿死亡率	率	核心	1，3
		低出生体重儿发病率	率	核心	1
		新生儿破伤风发生率	率	核心	1
		出生人流比	率	附加	2
		归因于流产的孕产妇死亡的比例	百分比	核心	3
	RTI/STI/HIV	产前检查中产妇梅毒临床确诊比例	百分比	核心	1
		产前检查中产妇的 HIV 抗体阳性比例	百分比	核心	1
		15~49 岁男性尿道炎感染率	百分比	附加	−
	青少年性健康	青少年初次/上次性行为时采取避孕措施的比例	百分比	附加	4
		坚持使用安全套的性活跃未婚青少年比例	百分比	附加	−
		15 岁前有过性行为的青少年比例	百分比	附加	5

数据来源：1 为妇幼卫生年报资料，2 为全国人口和计划生育调查，3 为政策、文件和各种年鉴资料，4 为一次性调查资料，5 为小样本资料或当地资料，−表示没有获得

织（World Health Organization，WHO）在成立时即关注母亲和儿童，将"促进母亲和儿童健康和利益"列为其主要功能之一。各国政府和社会组织关注孕产妇死亡促进了发达国家孕产妇死亡状况的显著改善。同时在一些国际组织的努力下，发达国家开展的有关孕产期保健服务的模式被广泛应用于发展中国家，却没有观察到发展中国家的孕产妇死亡率有相同的大幅度下降，各国学者因此认识到妇幼健康和保健服务受很多非医学因素的影响。

1978 年 WHO 和联合国儿童基金会（United Nations International Children's Emergency Fund，UNICEF）在阿拉木图会议上提出了初级卫生保健的概念，强调社区在提高居民健康水平中的作用，包括孕产期保健在内的健康问题在一定程度上开始得到世界各国的重视。1985 年 WHO 在联合国人口基金（United Nations Population Fund，UNFPA）支持下，在发展中国家进行了基于社区的孕产妇死亡状况调查，掀起了全球范围对母亲安全、改善孕产妇保健服务的运动。1987 年 2 月 WHO、UNFPA、世界银行在内罗毕召开首届国际母亲安全会议，第一次提出"母亲安全"的倡议，倡导和动员各国政府和国际社会对妇女健康、降低孕产妇死亡和疾病给予高度重视。1990 年，虽然世界儿童首脑会议的主要目的是提高儿童生存与发展，但却将降低孕产妇死亡作为提高产前保健服务质量的监测指标。1997 年，在斯里兰卡首都科隆坡召开的国际母亲安全技术磋商会议上各国参会代表达成共识，虽然已开发出降低孕产妇死亡率的很多技术干预措施，但更重要的是提高整个卫生系统的功能，以落实长期、持续和可负担的母亲安全措施。1991 年 WHO 高级顾问马哈茂德·法萨拉（Mahmoud F. Fathallah）博士在第七届世界人类生殖会议上提出了生殖健康的新概念。1994 年 9 月在埃及开罗召开的人口与发展大会正式通过了生殖健康的定义和内涵并将其写入行动纲领中，会议同时敦促各国政府在 2015 年前实现"人人享有生殖保健服务"的行动目标。1995 年北京召开的世界妇女大会，将生殖健康列为重要主题，标志着国际社会对生殖健康的普遍认可和广泛重视。1999 年联合国大会特别会议，即国际人口与发展 5 年回顾，和 2005 年第 49 届联合国妇女地位委员会，即"北京+10"会议，分别确认了满足青少年生殖健康和性健康知识、信息需求，强调了青少年生殖健康对后代的重要性，以及坚持和重申《北京行动纲领》，顺利通过"第 49 届妇女地位委员会宣言"，使得妇女健康权利和地位得到进一步保障。20 世纪末以来，在联合国千年发展目标（Millennium Development Goals，MDG）框架下，各国都在继续关注妇女，特别是发展中国家妇女的健康，进一步推动全球妇女健康的改善。

在中国，妇女保健学发展也是从孕产保健工作开始的。19 世纪中期开始，现代医学以教会、学校和医院三位一体的方式进入中国，一批妇婴医院随之建立。这些妇婴医院的开设着眼于妇女儿童常见疾病治疗的同时将新法接生带到了中国。20 世纪 20 年代起在杨崇瑞博士的实践和带动下，中国妇幼卫生工作艰难起步。通过建立保婴事务所、招收开办接生训练班（助产学校）、倡导节制生育和优生优育等工作，很短的时间内使孕产妇死亡率大幅度下降。这个时期杨崇瑞博士撰写了简明、实用的《妇婴卫生纲要》《妇婴卫生学》等材料。新中国成立初期，妇幼与医疗、防疫一起被列为卫生工作的三大支柱。之后在经历了开辟发展、曲折变化后，中国妇幼保健工作于 20 世纪 90 年代进入了迅速发展阶段。

妇女保健工作主要从以下几个方面促进了中国妇女保健学的发展：①将妇女发展作为经济和社会发展的重要组成部分，从法律高度确定了中国妇幼保健工作方针和构建维护妇女儿童健康的法律框架。从宪法所规定的"婚姻、家庭、妇女、儿童受国家保护"，到之后的《中华人民共和国母婴保健法》《中国妇女发展纲要》《中华人民共和国妇女权益保障法》，与其他法律法规一起构建了保护妇女的法律法规体系。②从组织体系上保证了妇女保健服务的提供。中国根据国情建立了三级妇幼保健服务网络，各级妇幼保健机构有明确的职能分工与协作，这为人群提供较完善的妇女保健服务奠定了基础。③妇女保健学科建设起步和迅速发展。中华预防医学会妇幼保健学会在 1989 年分开成立了妇女保健学会。在卫生部推动下，1989 年将妇幼卫生系列入国家教委目录，并从 1991 年起在 7 所院校开设妇幼卫生专业。华嘉增和王凤兰分别于 1991 年和 1992 年主编了《妇女保健学》和《实用妇女保健手册》。同时开展了一系列科学研究，培养了一批妇幼保健骨干人才。④通过争取国际支持和开展国际合作，促进了中国妇女保健专业人员与国际同行的交流和学习。20 世纪 80 年代，WHO 在中国北京、上海分别建立了妇幼保健研究和培训合作中心，围绕业务技术和科学研究开展国际交流与合作。之后 UNICEF、WHO、UNFPA 和世界银行与中国政府在妇幼保健领域多项合作与援助中，研究与工作相互促进，对迅速改变中国老少边穷地区的妇幼保健落后面貌和推动学科发展起到了积极作用。

研究范围 现阶段妇女保健学研究涵盖妇女生命全程各个时期的健康问题，从保护女性生殖器官的女童期开始，通过生殖系统器官与功能发育的青春期、生殖系统成熟的育龄期和孕产期，直至生殖功能衰退的更年期和老年期的保健。可以从以下三个阶段来阐述妇女生命全程保健的基本内容。①女童和少女保健：女童妇科疾病的特殊性主要表现在生殖器官发育问题不仅影响将来的生育也会影响心理，外生殖器缺乏保护容易感染和受损伤，存在发育成熟或延迟的问题。常见的女童妇科疾病包括生殖器官炎症、损伤、肿瘤、发育异常和畸形、性早熟。少女期是女童经历青春期由儿童发育为成人的过渡期，主要需面对生理、独立意识发展、情绪、两性关系等问题。这个时期除需要关注营养、性发育等生理问题外，还需要重点关注心理发展和性教育。②生育期保健：这个时期妇女经历结婚、妊娠、分娩、哺乳等特殊过程，还要承担家务和社会生产双重劳动，因此婚前、新婚、孕前、妊娠期、分娩期、产褥期、新生儿、经期保健以及计划生育技术指导和常见妇科病防治都是这一时期的重要内容。③更年期和老年期保健：更年期是妇女从成年进入老年期所必需的阶段，由于经历

绝经的过程体内激素水平的变化而导致慢性疲劳、肥胖、性功能障碍、常见妇科疾病和低雌激素水平相关疾病的出现和增加。通过健康教育、提供服务、谨慎推广激素替代疗法，可以有助于妇女平稳度过更年期。妇女进入老年，全身各系统逐步走向衰退，通过做好老年保健可以维护健康、提高生活质量。老年妇女常见妇科病、低雌激素相关疾病的预防及性健康维护是老年妇女生殖保健的三大主要内容。

除了按照妇女生命全程来划分研究的领域，妇女保健学的研究还涵盖对女性生理、疾病与失调、影响妇女健康的心理、劳动、社会和环境相关因素的研究与保健，同时影响妇女保健的社会因素以及社区妇女保健、妇女保健信息管理、妇女保健组织机构和妇女保健法律法规等方面。具体来说包括：①女性一生中不同时期的生理、心理、社会特点及保健需求。②影响妇女健康的生物、心理、社会、环境等方面的各种高危因素及其与生殖健康之间的关系。③危害妇女健康的常见病、多发病的流行病学特征、早期诊断及防治措施。④有利于提高防治水平和监护质量的适宜技术。⑤妇女保健服务的监督和评价方法。⑥妇女保健服务组织的发展、运行和绩效。⑦有利于促进妇女健康的保健对策、管理办法和法规政策。

研究方法 妇女保健学的研究对象包括个体和群体两个方面。对个体主要是采取临床医学的方法来了解和满足妇女一生各阶段和特殊生理时期的保健需要和需求，对群体而言主要采取预防医学的方法来研究影响妇女健康的因素并加以干预。由于考虑到社

会因素对妇女健康和干预效果的影响及妇女保健服务体系的管理，也有使用行为科学、社会学、政策学、管理学方法的趋势。①流行病学：妇女保健学研究者首先需要针对妇女健康和疾病的时间、空间、人群分布规律及影响因素进行观察、监测，提出假设并进行检验、进行分析以及实验研究，借以阐明流行规律，探讨病因和影响因素，制定预防、控制和消灭妇女疾病、促进健康的基本的对策和措施。②社会学：由于对健康与社会因素关系的认识，人们开始更多的关注影响妇女健康的社会因素，促使了大量的社会学研究方法和理论应用到了妇女保健学研究中，从起初使用个人深入访谈、焦点组讨论、情境分析等确定妇女健康的需求，反映妇女对卫生服务利用的影响因素等，逐步扩展到了利用社会学理论解释妇女健康问题根源、提出解决的办法及开展社会干预等，为妇女保健学提供了更多的研究手段和方法，同时大大丰富了研究的内容。③政策科学：通过识别妇女保健政策需求、开发相应政策、探讨政策形成过程、筛选备选政策、分析各政策要素之间的关系、追踪政策实施的效果等，从而促进有利于妇女健康的相关社会政策的形成、实施和效果评价，推动妇女保健水平的提高。④管理科学：妇幼保健服务系统是卫生系统的有机组成部分。但由于其兼具临床和公共卫生服务的特点，因此对于其定位、运行等有别于传统的医疗或预防机构。管理科学是通过系统研究管理活动的基本规律和一般方法，在现有的条件下合理的组织和配置人、财、物等因素，来提高生产力的水平。三级妇幼保健服务网建设、

妇幼保健机构的定位、职能和效率提高等，都需要管理科学研究和实践来推动。⑤行为科学：通过研究人的行为规律有关的诸学科，如心理学、社会学、人类学、经济学、劳动经济学、生理学、哲学、医学等，来研究人或人类集合体的行为。行为科学理论和方法，特别是健康教育、健康促进和健康交流，广泛应用于妇女保健学中，主要目的在于提高妇女自我保健意识、形成良好的健康态度和行为。

同邻近学科的关系 妇女保健学是一门跨多个学科的边缘和交叉学科，与妇产科学、儿科学、护理学、儿童保健学、流行病学、计划生育学、环境卫生学、劳动卫生与职业医学、卫生管理学、卫生政策学、女性学等学科有密切的关系。在下一代的孕育和生长发育阶段，妇女作为母亲在儿童健康中也扮演了不可替代的重要角色，使得妇女保健学尤其与儿童保健学成为两个既相互独立、又密不可分的学科。

应用与有待解决的重要课题

妇女不仅在数量上占人口总数的一半，保护妇女健康也有特殊的需要和重要意义：①妇女在生殖生理等进程中具有特殊性，属于脆弱人群，需要额外加以保护。妇女体质有别于男性，由于生理结构特点和生殖系统在整个生命周期中变化复杂，容易受损和感染。②妇女在人类繁衍中扮演重要的角色，其健康直接关系到子代健康和人口素质。妇女的健康特别是孕产期健康直接关系到是否能够顺利孕育子代和婴儿的健康，很多的健康需求如果未获得及时保健和处理，不仅直接影响妇女当时的身心健康，还有可能延续到生命后期甚至影响子代。

③妇女健康反映国家的卫生和健康水平，与婴儿死亡率、人均期望寿命一样，孕产妇死亡率是国际上公认的评价社会发展、居民健康水平和医疗卫生综合效果的指标。④无论在家庭和社会中妇女都承担着重要的作用，妇女是创造文明和社会经济发展的重要力量，是重要的人力资源，其健康问题是人类文明和社会发展的基础。

未来一段时间里，母亲安全仍然是妇女保健学研究和工作者关注的重要问题。如何以服务孕产妇为中心，进一步提高婚前、孕前、围产期保健服务质量并促进其公平可及，需要开展更多的研究来指导实践。其次妇女保健学毫无疑问是生殖健康研究的重要组成部分，女性生殖健康仍是妇女保健学研究者持续关注的内容。由于生殖健康的概念含义深刻、涉及面广，已跨出传统医学上健康的范畴而成为以人为中心的社会定义，主要体现在：①从强调孕产期保健延伸到与妇女生殖相关的领域，包括性病与生殖道感染防治、性、女童/青春期、更年期和老年期保健等。②从提供医疗保健服务的角度，拓展到更多的反映妇女需求和以妇女为中心。③更多地考虑如何面向社区、深入家庭，顾及特殊人群，如农村边远贫困地区和城市流动人口等。④内容上更广泛、更深刻，把保健服务的提供、妇女地位和权利、生育质量、健康的社会性等都纳入妇女保健学研究者的视野。另外生命全程保健的理念进一步拓展了妇女保健学的涵盖范围，从妇女个人生活史的角度出发，强调生命周期的每个阶段都应该得到相应卫生保健的关注。女童、青春期、老年这些生

命阶段进一步得到了妇女保健学研究者的重视。上述变化在拓宽妇女保健学研究范畴的同时也提出了更高的要求

由于社会经济、地理历史等多方面因素的影响，各地妇女健康水平发展不平衡，不同地区、不同人群间存在较大的差距，也出现了一些新的任务和挑战，如人口流动引起的孕产保健问题、获得性免疫缺陷综合征（艾滋病）和梅毒的母婴传播、生殖道感染、少女妊娠增加、女童早熟、心理问题日益突出等。而世界卫生组织认为，营养、劳动保护、非传染性疾病、精神卫生、滥用物品（酒精、烟草、毒品）、针对妇女的暴力也是影响妇女健康的主要内容。基于社会性别、妇女权利和公平性的视角给妇女保健工作提供了新的思维方式，不论是精神卫生、劳动和职业保护，或是自女童期、青春期、育龄期、更年期到老年的妇女生命全程保健，还是针对妇女的暴力侵袭，都反映出学科研究应该以妇女为中心，基础是解决发展和权利的问题这一趋势。科学高速发展、新技术不断涌现，特别是信息爆炸所带来的信息传递及循证医学和循证卫生决策，也给妇女保健学研究提供了新的机遇。在改革开放的大背景下，在全球化和社会转型期背景下，如何针对以上问题开展研究，指导工作，都给妇女保健学研究者提出了挑战。

《中国妇女发展纲要（2011～2020 年）》在遵循积极履行国际公约、统筹现有的妇女权益保护方面的法律法规、经济社会发展全局、与上周期发展纲要合理衔接的四个原则指导下，纳入了一些新的内容，如妇女生育保障问

题、生殖健康知识的普及、乳母的贫血问题、保障妇女节育避孕的知情选择、降低剖宫产率、提高妇女的健康寿命年等，都反映了妇女保健学研究发展的趋势。妇女健康是"人人健康的必由之路"，加强妇女保健研究，维护妇女健康，是妇女保健学研究者需要持之以恒的努力方向。

（钱 序）

nǚtóngqī bǎojiàn

女童期保健（girls' health care）

对于10岁以下女性儿童提供的特殊保健服务。

女童期划分与生殖心理特点

女童期指从新生儿期后到青春早期，通常为婴儿期至10周岁的阶段。女童期一般包括婴儿期（出生后28天到1周岁之前）、幼儿期（1~2周岁）、学龄前期（3~5周岁）、学龄儿童期（6~10周岁）。

婴儿期 新生儿出生后与母体分离，血中性激素水平迅速下降。婴儿的垂体激素处于抑制状态，性激素几乎测不出。性器官处于未发育的幼稚型。外阴皮肤平滑苍白，黏膜菲薄。阴道长度2~7.5cm。阴道内pH值为8；子宫较小，颈部与体部比例为1:1，卵巢长约1cm，重约0.3g，表面光滑，皮质中无发育的卵泡，卵巢无雌激素分泌。现代性学研究认为，从心理上说，婴儿并没有形成性的意识。

幼儿期 此期性激素与内外生殖器官仍维持在抑制和静止的状态。此期中枢神经系统发育迅速，逐步发展语言能力和感知觉，产生注意和记忆，自我意识等心理活动。2岁以后，由于社会环境影响和后天的学习，已经开始了性意识的萌芽。随着年龄的增长，儿童对异性的好奇感逐渐增加，性心理逐渐发展起来。此期对异性的兴趣大多停留在解剖结构上，她们会发现自己身上有与异性不同的地方，会想到为什么，这实际上开始形成性别的认同。

学龄前期 此期女童的性激素与内外生殖器官仍是抑制与静止状态。5岁时脑的大小与重量已接近成人水平，有一定组织和自我控制能力，但想象与现实不清，有夸大倾向，模仿多，创造少，易受环境与周围因素的影响。儿童在3~4岁开始明白自己是男性或是女性，大多数4岁的儿童已经知道性别终身不可改变的性质以及性别相适应的行为方式。例如，女孩要坐着或蹲着小便，而男孩可以站立小便，男孩女孩的衣着有所不同等。此时，若是因重男轻女思想，有的父母偏爱男孩，即使生了女孩也把她当成男孩抚养，取男孩名，穿戴男孩服饰，培养男孩的行为和性格，其结果势必导致孩子的性别认同紊乱。

学龄儿童期 8岁以前，女童身体性征呈幼稚型。8岁以后开始出现性的发育，卵巢开始有了少数卵泡发育；子宫逐渐增大，宫颈开始生长，并有少量分泌活动；输卵管黏膜也有分泌作用；大阴唇逐渐发育丰满，皮肤增厚有皱纹，色素变深，但前庭区及阴道黏膜仍较薄；8~9岁时乳晕增大。10~11岁雌激素水平迅速升高。此期儿童对性有羞耻感，对性角色已有认识，能了解和学习所处的社会性别行为规范。

儿童期性心理发展的生物学基础是其自身的生理发育状况，其次则与社会环境影响和后天的学习关系极为密切。如果女童处在不受重视、受歧视环境中，甚至遭到性虐待，都将严重影响其性心理的发育和身心健康。

保健内容 女童的健康是女性生殖健康的基础，影响女童的健康除遗传先天因素外，不同的社会伦理观念、文化传统、风俗习惯、社会经济发展水平都起着十分重要的作用。中国对学龄前儿童实施"4-2-1"的体检制度，即1岁内常规保健和体格检查为4次，1~3岁每半年一次，3~6岁每年一次，加上严格的计划免疫制度，对保护儿童健康起到了很好的效果。在女童保健方面，由于其特殊的生殖生理和心理特点，需要采取一些特殊的保健措施，同时提醒其看护人员对女童进行特殊的健康教育。

培养卫生习惯 婴幼儿女童的生殖器官基本处于幼稚状态，大小阴唇未发育成熟，阴道口缺乏阴唇的保护，阴道黏膜较薄，皱襞少，容易受到创伤和感染。因此，应特别注意保持女童外阴的清洁卫生。①大小便后及时清洁外阴，小婴儿的尿布要及时更换，便后用软布温水清洗外阴，最好再涂抹少许护臀软膏。对于2~3岁开始学习独自坐便的幼女，要培养其小便后用软纸擦干尿道口周围和大便后从前往后擦拭外阴和肛门的习惯，最好能在大便后用水清洗，以免粪便残留污染内裤和外阴阴道而发生炎症。②婴幼儿特别是女童尽量不穿开裆裤，有利于避免感染外阴阴道炎症，又可以避免异物损害幼女健康，小婴儿使用棉布尿布或优质纸尿裤均可。③养成每日睡觉前清水清洗外阴的习惯，最好能洗澡淋浴，擦洗要轻柔，洗后用干净的软毛巾擦干会阴和皮肤皱褶处，洗浴用的毛巾、浴巾、脸盆、脚盆等专人专用，避免交叉感染。④内衣裤选择棉质的，尽量做到每日更换，用温和的婴儿专用洗涤剂清洗，通风处晾干；要避免穿弹力紧身的化纤内裤，以避免对外阴皮肤的刺激。⑤在集体生活和公共场所使用盥洗室、浴池和厕所时，也要指导其注意清洁卫生，避免因使用不洁公厕等原因而感染外阴阴道炎症和性传播疾病。

预防常见疾病　①外阴阴道炎症：外阴发生炎症时，除了与个人卫生习惯有关之外，还要考虑是否有阴道异物的存在，特别是对于久治不愈的阴道炎症，要指导看护人员密切观察女童的行为举止，避免女童将异物放入阴道。②骑跨伤：女童不慎跌倒骑跨在尖锐物体，或是撞到树枝、桌角等，都有可能碰伤外阴阴唇，甚至损伤处女膜。发生外阴损伤常伴有剧烈的疼痛，局部肿胀，严重者会发生休克。此时，要尽快安抚患儿，查看受伤处，及时到医院接受诊治。看护人进行外敷或者使用外用药的时候尽量避免损伤到女童的性器官。③蛲虫肠道感染：一般发生在4~5岁，出现睡觉不安稳，阴部有瘙痒症状，有可能是蛲虫的肠道感染。家长可在夜间观察女童的肛周，如见有蛲虫，可局部清除、清洗，并及时给予驱虫药物治疗。

营养　女童的营养需要碳水化合物、脂肪、蛋白质、多种维生素、铁、锌、钙、碘等。满足女童膳食中能量需要是营养的基础，合理的营养是女童生长发育的基本需要和维持健康的先决条件，营养不良或过剩都不利于女童的身心发育。监测营养情况的体格测量的指标中，身高和体重较敏感。①应定时进餐保证营养，蛋白质的供给占总热量的12%~15%，脂肪占20%~30%，

碳水化合物占50%~60%，优质蛋白质占总蛋白质的1/3~1/2，饮食结构应合理均衡，营养成分全面。②对儿童的指导应合理安排膳食，保证一定营养，开展各种营养咨询服务，培养良好的饮食习惯，避免挑食、偏食、爱吃零食习惯。③营养不良问题在农村主要是由于营养摄入不足造成的，而在城市地区，则可能与过分偏食、厌食有关。儿童期因营养过剩、饮食结构不合理而造成的单纯性肥胖的问题也越来越多。肥胖不仅不利于儿童的身心健康，而且也是成年期疾病如肥胖症、糖尿病、高血压及冠心病的危险因素。④需要加强对父母和其他看护人员的科学喂养的知识指导，合理安排儿童的饮食和生活习惯，加强体育锻炼，促进身心健康的发展。

活动　要合理地安排生活和学习，按照不同年龄有计划地系统地组织活动与体育锻炼，循序渐进，以促进身体全面发展。高强度持久的运动锻炼，可引起下丘脑、垂体功能失调，使体重下降，脂肪所占百分比下降，月经初潮延迟或月经失调等。

教育　①文化教育：20世纪80年代期间，中国12岁以上文盲占32%，其中女性文盲率是男性文盲率的2倍以上。少数民族地区和农村中，女童辍学的现象较男童更严重。提高女童的教育文化水平是提高女童保健的重要基础。②心理卫生与健康行为教育：关心女童的心理、性格、精神与人格的发展，促进女童全面协调发展十分重要。要重视独生子女家庭溺爱或某些家庭歧视女童以及父母离异家庭中的女童的心理行为问题。对女童从小培养正常、健康进取向上的精神与行为。女

童的身心健康发展有助于控制青春期少女吸毒、妊娠以及吸烟、酗酒、自杀、犯罪、性犯罪等问题。③卫生知识、性知识及性心理教育：要适时进行卫生知识教育，包括口腔卫生、用眼卫生等，以便养成良好的个人卫生习惯。一般认为应在青春期前进行性知识教育，内容首先是性道德、文明教育，对儿童和少年的性知识教育要考虑到适时与适度。她们难以理解及有不良影响的内容不宜列入。

（李　芬　张巧利）

shàonǚ qīngchūnqī bǎojiàn

少女青春期保健 （adolescent girls' health care）

针对青春期少女的生理、心理及社会特点，以及健康行为方面的问题提供的保健服务。世界卫生组织确定青春期的年龄为10~19岁。青春期是儿童发育到成人的一段快速发展时期，是一生中体格、智力和心理发育最旺盛的时期。青春期受神经内分泌变化的影响，生理、心理和行为方面发生很大变化，尤其是性器官和第二性征最为明显，至青春期结束时，躯体基本不再生长，性腺发育基本成熟，具有生殖能力。

青春期是生长发育和性成熟的快速时期，同时可以称为心理的断乳期，其身心发展错综复杂，充满矛盾，它通常比以往任何时期都容易出现身体的不适应和心理障碍，产生各种健康问题。青春期保健应针对青春期少女的生理、心理及社会特点，以及健康行为方面的问题给予指导。

青春期体格发育　女童从10~12岁开始，较男童早2年左右，身高出现生长突增，突增高峰一般在12~13岁，身高生长突增开始的早晚存在个体差异，一

般17~18岁停止生长。体重增长不像身高那样有明显的突增高峰，而是持续增长，维持时间长，在达到成年期后仍可继续增长。肌肉的发育高峰随身高生长突增高峰之后出现，但女孩体内睾酮水平低，肌肉的发育明显较男孩差。随着卵巢分泌雌激素的不断上升，女孩体内的脂肪持续增多，多聚集在臀部、腰部、大腿及胸部，逐渐形成特有的女性体型。

青春期性发育　①性激素：在儿童期，卵泡刺激素（FSH）和黄体生成素（LH）呈脉冲式分泌，昼夜无区别；青春期前睡眠中FSH脉冲式分泌血浓度升高，进入青春期后睡眠和觉醒时均有增高；LH则在青春期后开始在睡眠时增高，随着青春期的进展，LH水平在白天也呈阵发性升高。卵巢卵泡发育，分泌雌激素，以雌二醇为主，还可分泌孕激素和少量雄激素。②性器官：卵巢体积在8~10岁开始发育较快，子宫在体内内分泌激素的作用下迅速发育，子宫体变长，宫颈缩短，宫体和宫颈长度比例为2:1，子宫内膜发生周期性变化，月经来潮。大阴唇变厚，小阴唇增大，阴阜隆起，色素沉着，出现阴毛。③第二性征发育：8~13岁时乳房开始发育，平均为11岁，有较大个体差异。乳房发育半年至1年阴毛发育，阴毛出现半年至1年后腋毛发育。④月经初潮：是女性青春期发育的重要标志。月经初潮时女性卵巢未完全成熟，功能不全，所以在初潮后1~2年内月经往往不规律，初潮后一段时间内的月经为无排卵性月经。

保健目标　预防青春期少女各种疾病和伤害的发生，使青春期少女正确地了解和接受在青春期所经历的身体、心理和情感变化及健康问题，帮助青春期少女建立安全的、富有责任感的性行为，学会自我保健，养成健康的卫生习惯，为其终身的健康奠定良好的基础。

保健内容　主要包括以下内容。另外，青春期月经保健及乳房保健见相应条目。

良好的生活卫生习惯　有计划地安排学习、工作、休息、活动和锻炼等，达到劳逸结合。13~15岁每天应睡足9个小时，15岁以后需睡7~9个小时，一般需要每日保证8~9个小时的睡眠。青春期少年还应保持良好的坐、立、卧、行的姿势，以预防脊柱弯曲，注意德、智、体、美全面发展。青春期处于快速发育期，女性阴道经常有分泌物，阴道口又靠近肛门，阴道容易受污染，应特别重视会阴部卫生，不穿紧身衣裤；每晚用温水清洗外阴，清洗外阴的盆、毛巾和水要单独使用；穿棉织内裤，不穿化纤内裤；若阴道分泌物量多、有异味或血性时，及时去医院检查治疗。

合理的营养卫生　青春期处于生长发育的旺盛时期，对各种营养的需求量远远高于成年，特别是蛋白质及热量的需要量增加，对维生素及矿物质的需要也较成年人增多。营养供应不足不但使青春期开始延迟，还使青春期体格发育及性发育不充分。蛋白质是人体生长发育的基础，细胞的构成和体内某些特殊物质如激素、抗体、酶等都是以蛋白质为原料。应多食含有丰富蛋白质的食物如蛋类、奶类、瘦肉、鱼类、大豆等。青春期发育成长热量的需要比成年人高25%~50%，每日需热量9623~10 042kJ。热量的主要来源是碳水化合物，因此青春期女孩应保证足够的主食摄入。维生素也是生长发育不可缺少的，它不仅可以预防疾病，还可以提高机体免疫力。矿物质如钙、磷是造骨与牙齿发育的主要原料，因此青春期女孩应多食奶、豆制品、鱼、虾等含钙丰富的食物；铁是血红蛋白的重要成分，如果体内缺铁，就会造成缺铁性贫血。青春期少女每次月经要丢失血液约50ml，铁也随之丢失，因此青春期少女应多吃动物性食品和富含维生素C的食品，以促进铁的吸收。青春期少年体内总液体量比成年人多7.0%，每日摄入水2500ml，才能满足人体代谢的需要。

青春期少女应合理安排饮食，补充足够的热能和蛋白质，合理补充糖类、脂肪、矿物质和维生素类物质，养成良好的饮食习惯，定时三餐，少吃零食，不挑食，不偏食。不受情绪的影响暴饮、暴食，或不食，不要盲目节食减肥，重视早餐。

皮肤毛发的卫生　经常清洗皮肤，洗澡、洗脸时，水不宜过热，选用不含或少含碱性的香皂。不要用手挤压"痤疮"，不宜用油脂类化妆品。经常参加体育锻炼和按摩皮肤，适当采用冷水浴，增强皮肤的耐受力。皮肤油多、皮脂分泌旺盛者，应以清淡、富含维生素食物为主，忌刺激性食物。青春期少女尽量减少使用化妆品，睡前应将化妆品洗掉。经常洗头发和梳理头发。

用脑卫生　青春期学习繁重，提倡善于用脑、合理用脑，注意劳逸结合。在学习之后，要保证脑神经细胞的充分休息，休息的方式有睡眠和轻松愉快的娱乐活动，如可以听音乐、散步、唱歌、跳舞、弹琴等。

慎防不良习惯 青春期女孩应培养良好的生活习惯，不饮酒、不吸烟、远离毒品。

适当体育锻炼 青春期是身体发育的关键时期，须注意全面发展身体各项素质，根据不同年龄，有计划、系统地安排各种体育活动，循序渐进，以促进发育，增强体质，提高抗病能力。

常见健康问题 主要有性自慰、过早性行为及少女妊娠、性侵犯、性传播疾病及伤害等。

性自慰 一般情况下，性自慰行为对青春期少年的健康不会产生危害，但毫无节制的自慰行为也会带来一些消极影响，因此对于性自慰行为应加以节制。帮助青春期少女正确认识性自慰，合理安排日常生活，积极参加各种文体活动，养成良好的卫生保健习惯，减少各种不良的环境诱发因素。

过早性行为及少女妊娠 青春期少年发生性行为的现象越来越普遍，由于缺乏有关身体发育、性发育方面的知识、缺乏对性后果的认识，多数青春期少年的性行为具有明显的冲动性。少女妊娠多属于婚前性行为的结果，不受法律保护，处理不当可影响其终身健康和幸福。针对青春期少年的过早性行为和少女妊娠，应适时适宜地开展性教育，让他们认识过早性行为的危害，避免其发生。还应帮助青春期少年建立自信、自尊，敢于拒绝婚前性行为和任何不合理的性要求，学会保护自己。

性侵犯 对于未成年的青春期少年来说，由于正处于生长发育时期，身体各种功能、性器官以及情感都尚未发育成熟，任何性侵犯都会造成极大的心理和身体伤害。应培养青春期少女建立防范性侵犯的意识。遇到性侵犯时，不要保持沉默，要主动告诉父母，并向公安部门及法律机关报告。建立保护未成年人的综合防范措施，营造保护青春期少女，预防性侵犯的良好安全社会环境。

性传播疾病 青春期少年是性病、获得性免疫缺陷综合征（艾滋病）感染的危险人群，其性传播疾病的发病率明显增加。青春期少年性病患者常不被发现，不能获得及时有效地治疗与控制，导致性病的进一步传播。因此要大力开展健康教育，对性传播疾病/艾滋病易感人群进行监测，以期早诊断、早治疗，并对性伙伴展开追踪，减少传播。同时应教育青春期少年坚持正确的性观念并普及性伦理道德教育，使其容易获得避孕套，以达到控制性病传播的目的。

伤害 青春期少年容易受到意外伤害，造成伤残或过早死亡。伤害不仅使青春期少女本人在生理和心理上留下不良的后果，也给家庭、其他青春期少女的心理投下阴影，或有责备、怨恨、犯罪感等难以愈合的心理损伤，有时还可以导致家庭破裂和其他严重的社会后果。青春期少女和其父母及社会应做好伤害的预防工作，确保青春期少女的健康成长。

（李 芬 张巧利）

shàonǚ rènshēn

少女妊娠（teenage pregnancy）

10～19岁的女性妊娠。又称青春期妊娠。少女妊娠无论在发达国家还是发展中国家都相当普遍，而且发生率呈上升趋势，已成为当前世界普遍关注的生殖健康问题，越来越引起各国政府、教育和卫生等部门的关注。据中国人口网统计，少女妊娠人工流产的比例呈上升趋势，2006年做人工流产的少女已经达到150万人次，18岁以下少女人流约占人流总量的1/4。

发生原因 ①性知识缺乏：少女在家里和学校很少接受系统、正规的性教育，只是从同伴或报刊、影视等渠道了解一些。因此，有关性知识和观念可能是错误和片面的，由此导致很多少女对性采取轻率和不负责任的态度。②避孕知识缺乏：有许多少女妊娠是由于缺乏避孕知识和技能所造成，有些少女即使知道一些避孕知识，但常不完全，甚至是错误的。③青春期冲动：13～19岁少女要求独立，被人关爱的意识比较强，常以有男性伙伴为荣，加之缺乏正确引导而盲目发生性冲动行为而受孕。青春期少女易受色情网站的影响，逐渐萌发探索"禁区"的好奇心，产生性憧憬和性冲动导致妊娠。④社会因素：有些少女因家庭贫穷，为了求生，过早踏入社会打工养家。这类少女缺乏自尊，有自暴自弃的倾向，容易受诱惑或被骗而导致妊娠。另外，自我保护措施和拒绝技能缺乏也导致少女妊娠的发生。

危害 由于少女的生殖器官和生理功能尚未完全成熟，心理也不成熟，此期妊娠会给少女的身心健康带来很大损害。

生殖器官的损伤、感染 青春期少女的生殖道发育不成熟，过早的性交可造成处女膜严重撕裂、阴道撕裂伤而发生大出血。同时，生殖器官的损伤可能并发感染，严重者可造成婚后不孕或终生疾患。少女过早发生性行为，增加了感染性传播疾病的机会。

对身体的危害 少女一旦妊娠，主要的结局是施行人工流产术，有可能导致子宫内膜损伤、宫腔粘连、输卵管粘连或内分泌紊乱而导致不孕；可增加以后妊娠分娩的危险，如胎盘粘连、产后出血、异位妊娠等。少女妊娠后容易发生子痫、贫血、难产、产褥感染、产后大出血等并发症，以及中期引产或非法药物流产等，引起妊娠少女的死亡，成为一些国家青春期女性的主要死因之一。少女妊娠若以分娩为结局，则也给婴儿带来危害，出现早产儿、低出生体重儿、出生缺陷、精神发育迟滞和高死亡率等。

心理健康的危害　少女发生性行为，多是在紧张的状态下进行，性交过程中造成的疼痛可引起少女对性生活的恐惧，将对婚后正常的性生活造成不良影响。由于社会道德、规范反对婚前性行为，少女在发生性行为或发生妊娠后往往产生担心、懊悔、自责，心理上有沉重的负罪感，有的出现失眠、精神失常，甚至导致自杀。

预防　①正确引导：学校和家庭应当正确引导青少年，鼓励青少年树立正确的人生观、行为观，建立自尊、自强、自爱的人生信念。同时对已经妊娠的少女不能歧视，而是应该指导如何保持生殖系统健康，为今后的生活奠定良好的基础。②生殖健康教育：对青少年开展生殖健康教育，社会、学校、医疗保健人员定期向青春期少女开展生殖健康咨询活动。加强对青少年的性生理、性心理、性道德、性传播疾病和避孕知识的教育；加强对少女妊娠、人工流产后果、性传播疾病风险和危害的健康教育，为青少年提供可获得的、保密的、全面的生殖健康保健服务。③少女求助门诊：设立少女求助门诊，在少女发生妊娠的情况下，

给予正确的指导和帮助，为她们提供更多的保护身心健康的渠道，利用少女来就诊的机会，给她们灌输更多的生殖知识，包括避孕知识与方法，以减少少女妊娠的发生。

（李　芬　张巧利）

qīngchūnqī yuèjīng bǎojiàn

青春期月经保健（adolescent menstruation health）

针对青春期少女月经来潮时出现的生理、心理问题提供的保健。月经第一次来潮称为初潮，它是女孩进入青春期、性成熟过程中的一项重要标志。月经初潮年龄多在12~14岁，也有早在11~12岁，迟至15~16岁。16岁以后月经尚未来潮者应当引起重视。月经初潮早晚主要受遗传因素、营养状况、经济水平及地理环境影响，月经初潮年龄有逐渐提前趋势。青春期少女卵巢功能尚未完全建立，常在初潮后1~2年内月经不规律，不排卵。随年龄增长，月经逐渐规律，有极个别少女到25岁时月经才规律。

常见月经病　①痛经：在月经期出现痉挛性腹痛、腹坠伴腰酸或其他不适，可影响学习和工作，分为原发性与继发性。青春期痛经一般为原发性痛经，发生率为65.4%。痛经多自月经来潮后开始，最早出现在经前12小时；行经第一日疼痛最剧，持续2~3日缓解；有时伴有恶心、呕吐、腹泻、头晕、乏力等症状。严重时面色苍白、出冷汗。诊断原发性痛经要先排除盆腔器质性病变，确诊后主要是对症治疗。②功能失调性子宫出血：简称功血，青春期功血多发生于月经初潮后2年内，是由于神经内分泌调节功能不完善所引起，全身及内外生殖器官无器质性病变；多

为无排卵性功血，表现为子宫不规则出血，月经周期紊乱，经期长短不一，出血量时多时少。出血期无下腹疼痛或其他不适，出血多或时间长者常伴贫血。多数青春期功血在下丘脑-垂体-卵巢轴功能发育成熟后逐渐自行调整而痊愈，治疗原则以止血及调整周期为主。③闭经：初潮时生殖系统尚未发育成熟，初潮后还会出现短期闭经或月经紊乱，属于生理现象。环境变迁、情绪波动、寒冷刺激或过度劳累可引起闭经，若未及时进行防治，可影响健康或以后的生殖功能。正常月经的建立和维持有赖于下丘脑-垂体-卵巢轴的神经内分泌调节，以及靶器官子宫内膜对性激素的周期性反应，任何一个环节发生障碍就会出现月经失调，导致闭经。

保健内容　月经来潮时子宫内膜剥脱，血管破裂未愈，形成一个创面；宫颈口微开；阴道内正常的酸性环境因经血而冲淡，阴道抵抗力下降；加之经血本身就是一个很好的病原体培养基，同时盆腔充血等致使生殖器官局部防御机能下降，如不注意卫生就很容易感染各种致病菌。所以，应指导青春期少女在月经期注意以下几方面的保健。

保持外阴清洁　睡前用干净的温水清洗外阴，避免经血结痂。清洗外阴时，下身不要泡在水中，以免脏水进入阴道。

注意保暖　月经期身体抵抗力下降，盆腔充血，要注意保暖。避免淋雨、涉水、游泳或用冷水洗澡、洗头、洗脚，也最好不要在太潮湿的地上坐。夏天不要喝过多的冷饮，避免受寒、着凉，刺激盆腔血管收缩，引起月经减少或突然停经等其他疾病。

保持心情舒畅 在月经期间，因身体的某些不适如乳胀、腰酸、小腹坠胀、头痛而情绪烦躁，易激惹或抑郁，这些情绪波动反过来会影响月经。保持心情舒畅，自我调节情绪，可以减轻月经的不适感觉，也能防止月经失调。

注意饮食 月经期间可吃些容易消化吸收的食品，如蛋类、瘦肉、豆制品、蔬菜、水果，同时还要多喝水，增加排尿次数，以预防炎症。不吃生冷及辛辣刺激性食物，保持大便通畅，减少盆腔充血。

适当运动 月经期要注意休息，保持充足的睡眠，以增强身体抵抗力。避免剧烈的体育运动和重体力劳动。

做好月经记录 通过记录可观察月经是否规律，也便于做好经前的准备。倘若月经周期紊乱，经量过多或过少，应及时就诊，切忌滥服激素类药物，造成更严重的月经紊乱。

（李 芬 张巧利）

qīngshàonián xìng yǔ shēngzhí jiànkāng

青少年性与生殖健康（adolescent sexual and reproductive health，ASRH）

10~24 岁青少年的性行为以及生殖健康情况。青少年是各国人口的重要组成部分，占全世界人口的 20% 左右，在中国青少年约占 22.57%，即有近 300 万名。青少年时期形成的性与生殖行为将对其今后的成长、生活产生深远的影响，因此忽视青少年性与生殖健康势必带来巨大的隐患。早在 1994 年国际人口与发展大会第一次就明确提出青少年的性与生殖健康需求不同于成年人，把青少年生殖健康确定为优先关注的领域之一，迫切需要在全球开展青少年生殖健康教育与服务。大会通过的行动纲领强调"各国在国际社会的支持下，应当保护和促进青少年的生殖健康教育、信息和服务的权利，大幅度降低青少年怀孕"。联合国人口基金、世界卫生组织、联合国儿童基金会呼吁并制定了促进青少年性与生殖健康行动框架，称之为"投资未来"。因为促进青少年的生殖健康并不单纯限定于"健康"，它关系到国家的经济、社会和政治进步，是一项对未来的合理投资。

主要问题 青少年的生殖健康作为人类生殖健康的一部分，在促进家庭和社会的健康方面起着不容忽视的作用，许多国家的青少年生殖健康问题却日益显著，主要损害青少年生殖健康的危险因素有过早性行为、性传播疾病、少女妊娠、不安全流产等。

健康教育 应对青少年大力开展性与生殖健康教育，提供生殖健康信息和必要帮助，使青少年正确认识青春期身心发展变化，注意保护身体，养成卫生习惯，促进生殖健康，同时也可以培养他们具有良好的心理素质和道德修养，懂得自尊、自爱、自重、自强，具有自我控制能力，正确对待男女之间的友谊。

目标人群 ①性与生殖健康教育的第一目标人群为青少年。要根据青少年的特点和需求，开展性和生殖健康教育，提高其知识、信念和技能。②家长、老师、同伴、社会成年人等为第二目标人群，其知识水平、道德观念、价值取向、行为规则等对青少年起着潜移默化的影响。③各级领导人即决策者为第三目标人群，通过倡导第三目标人群重视和支持青少年性与生殖健康教育，创造一个有利于决策的环境，促进青少年性和生殖健康教育的持续发展。

教育内容 ①性生理教育：使青少年了解男女生殖系统的结构和功能、青春期体格发育、第二性征发育、月经初潮、月经病等，消除性的神秘感，从而使青春期少女对自己体征的发展变化做好心理准备。②性心理教育：通过性心理卫生知识的教育，培养青少年具备性的控制能力，把精力投入到学习和其他兴趣中；懂得如何与异性正常交往和培养自己对异性的正常心理反应；学会避免性刺激，正确对待各种性信息，自觉抵制淫秽书刊和影视作品。③性伦理道德教育：教育处于青春期发育阶段的青少年，在对待和处理异性关系中应遵守的伦理道德规范与行为准则。④性传播疾病预防：必须让青少年了解性传播疾病/获得性免疫缺陷综合征（艾滋病）和人工流产给健康带来的危害，懂得性传播疾病/艾滋病与人们的性观念、性行为和整个生活方式有着密切关系，如多性伴侣、淫乱、不安全的性行为等均是助长性病传播的因素。不仅要讲解性传播疾病所带来的危害，更重要的是如何采取预防措施，懂得预防性病的根本途径在于保持健康、文明、有道德的两性关系。⑤避孕知识：让他们了解受孕和避孕的原理，建立起一道心理防线，有助于防止青少年意外妊娠的发生。

除对青少年开展性与生殖健康教育外，还应设立青少年乐于接受的亲青服务机构，如亲青门诊、亲青热线等，帮助她们预防和解决困扰生殖健康的疑难问题和提供有关的咨询、保健和技术服务。

（李 芬 张巧利）

qīngchūnqī rǔfáng bǎojiàn

青春期乳房保健 (adolescent breast health)

对青春期少女的乳房进行的保健。乳房发育受营养、遗传、运动等因素影响，开始发育的早晚、快慢，发育过程的长短以及发育的程度，存在很大的个体差异。一般来说，营养较好者乳房发育较早。乳房开始发育后，乳头下方出现2~3cm的硬结，并感轻微的胀痛和触痛，随着乳房进一步增大，疼痛感消失。乳房发育8~13岁开始，平均为11岁，16~18岁胸廓和乳房发育已接近成熟。青春期乳房发育分为5期（表）。青春期少女乳房发育过程中要做好乳房保健，具体内容如下。

佩戴合适的胸罩 乳房发育时不要束胸或者穿紧身内衣。因为青少年的胸部骨骼比其他部位骨骼发育要晚些，紧身衣、束胸带会阻碍胸廓的正常发育，还可能导致乳头受压凹陷，对以后哺乳带来影响。青春期女性在乳房发育之后应适时佩戴胸罩，不仅美观且起保护乳房的作用。由于胸罩的支托，使乳腺负担均匀，减轻了进行体育运动和体力活动时乳房的上下震动，保证了乳腺的正常血液循环，避免引发各种乳腺疾病，并通过胸罩的保护，还可避免乳房受到损伤。如果不及时佩戴胸罩，长时间后可使乳房周围的韧带逐渐松弛，导致乳房下垂，不但影响美观，更重要的是下垂使乳房下部血流不畅，并且乳房一旦下垂往往难以恢复。

由于乳房发育个体差别非常大，一般认为以乳房基本定型时开始戴胸罩合适。最好选用柔软、透气、吸湿性强的棉织品胸罩，且大小应合适。尽量少穿无肩带或有钢圈的胸罩。尽量减少每天戴胸罩的时间，不宜超过12小时，睡觉时不宜戴胸罩，否则会影响血液循环，妨碍呼吸和影响睡眠深度。

加强营养和体育锻炼 乳房发育很大程度受遗传因素影响，但加强营养和体育锻炼有助于乳房发育。青春期少女应不挑食、不偏食，获得全面的营养，保证身体发育和乳房发育的需要。同时，还应重视胸部及上臂锻炼，常作扩胸运动如游泳、打球等，有利于胸廓肌肉发育，改善血液循环，从而促进乳房发育及丰满。

避免外伤 在劳动和体育运动时，要注意保护乳房，避免受到撞击伤或挤压伤。乳房发育过程中，有时可出现轻微胀痛或痒感，不要用手捏挤或搔抓。

定期乳房自查 学会自查乳房，及时发现异常至关重要，最好每月自查乳房1次。月经来潮前不主张检查乳房，因部分乳腺小叶可因充血而肿大，易被误认为肿块。自查乳房的最佳时间是在月经来潮第9~11天，此时雌激素对乳房腺体影响最小。自查时首先对镜观察两个乳房是否对称，外观和轮廓有无变化，皮肤有无异常；站立位，右手指腹以旋转或来回滑动方式检查左侧乳房，以顺时针方向由外侧开始围绕乳房检查一圈。以同样方式检查右侧乳房，但沿逆时针方向进行，注意不要用手指捏乳房。如触摸到乳房肿块要告诉父母并及时就医，青春期少女乳房肿块大多为良性病变，以乳腺小叶增生为主。

如果青春期少女乳房发育偏小，不必担忧，乳房的大小不会影响日后的性生活、生育和哺乳。在妊娠期和哺乳期乳腺明显增生，乳房增大，以适应乳汁产生和分泌的需要。

（李 芬 张巧利）

qīngshàonián yǒuhǎo fúwù

青少年友好服务 (youth-friendly services)

为青少年提供亲切、友好和优质的生殖健康咨询与服务。又称亲青服务。其理念为"以青少年需求为本"。青少年友好服务是世界卫生组织倡导发展的促进青春期生育健康的一项重要措施。1994年国际人口和发展大会强调，要"保护和促进青少年享受可以达到的最高标准的健康权利，提供适当的、特殊的、友好的和可获得的服务，有效地关注他们的生殖和性健康的需求，包括生殖健康教育、信息、咨询和健康促进策略"。2000年7月联合国安理会第21届特别会议重申了该内容，以满足青少年性与生育健康需求。上海首先在中国开展了亲青服务，2003年开设了"亲青热线"服务；同年济南市等地逐步设立"花季呵护中心"、"少女妊娠救助"，并建立了与社区的合作，转诊与会诊制度；加强与大、中、小学的联系，定期开办有关青春期健康教育讲座等。

表 乳房发育分期 (Tanner 分期)

分期	表现
Ⅰ期	发育前期仅有乳头突起
Ⅱ期	乳腺萌生期，乳头突起，乳房和乳晕呈单个小丘隆起，伴有乳晕扩大
Ⅲ期	乳房、乳晕进一步增大，二者仍在同一丘状水平面上，乳晕色素增深
Ⅳ期	乳头和乳晕突出于乳房丘面上，形成第二个小丘
Ⅴ期	成熟期，乳房更大，但乳晕与乳房在同一丘面上

服务内容　亲青服务行动的推行需得到各相关部门的共识与合作，内容包括服务人员培训、提供咨询服务和亲青门诊服务三个方面。

服务人员培训　为提供服务的人员进行必要的培训，提高他们对青少年特定的认识，即青少年不同于成人，需要采用不同的咨询方法，花费更多的时间进行耐心解释；青少年是发生危险行为的关键年龄时期；青少年是进行干预的最佳时机。

培训内容　①青少年的特点与需求，包括生理和心理变化、脆弱性/冒险性及其后果、健康教育所必需的生活技能、保健需求及生殖权利等。②与青少年沟通交流的方法，包括如何取得其信任、如何进行咨询等。③向青少年提供生殖保健服务的内容与方式，包括如何询问病史、进行体检和避孕方法指导，如何提供性传播疾病防治，以及少女妊娠、分娩、产后保健，如何处理性虐待问题等。

培训方法　采用与传统式教学不同的参与式学习和行动方法，该方法是开放的、平等的、集体参与、互动式的学习与行动方法。

提供咨询服务　主要包括以下几个方面。

咨询指导内容　涉及很多方面，主要包括：①身体发育。②手淫/自慰。③初次性生活（尤其是过早性生活），频换性伴。④避孕（预防和补救措施）。⑤终止妊娠。⑥性病和生殖道感染的防治。⑦与以上有关的心理和社会适应的问题。

咨询指导方法　为青少年提供咨询时常采用 REASSURE 模式，R，消除疑虑；E，解释；A，询问；S，支持；S，建议；U，理解；R，转诊；E，鼓励。

咨询人员　基本要求：包括基本背景，年龄、性别、语言，以往的教育、培训和经历等；个人素质：包括尊重他人、责任心、热心、自我意识、理解和接受他人、优先考虑对象的需求；基本能力：包括语言和非语言表达能力，观察、注意力的控制，思维推断等方面。

咨询场所的选择　应以咨询对象青少年为中心，以他们的需求为向导，并以他们喜欢的方式进行装饰布置。

指导要点　理解青少年面临的压力和社会变化，以及他们不断变化的态度和行为；尊重青少年的意见和想法，不能嘲笑和歧视他们；创造安全的环境，让青少年可以坦然地谈论性，对他们要有耐心，并为他们保守秘密；以愉快或娱乐的方式传递信息；对提到的可能隐藏性虐待或性侵犯的问题要警觉；强调性以外的问题的重要性，如爱情、克服羞涩、发展自尊自信等。

亲青门诊服务　根据青少年就诊的心理特点如害羞、担忧、紧张、害怕、防卫/抗拒等，为青少年服务的基本要求为私密性好（机构设置布局）、保密好（服务人员不外传信息）、尊重人（服务方式）。应遵循 ROLES，即：R—relax，通过面部表情使青少年放松；O—open up，通过温和的语言，亲切的声音使其畅谈；L—lean，身体前倾；E—eye contact，目光交流；S—smile，微笑。亲青门诊服务要能够吸引并留住年轻人；适宜、舒适并满足需求。

服务措施　使青少年得到友好服务，关键要做到以下几点：①建立亲青服务机构。②让青少年一起参与设计、实施和评估。③培训服务提供者以满足青少年的特殊需求。④鼓励社区支持和促进青少年积极的健康行为。⑤提供全面正确的性保健信息。⑥在青少年项目中结合技能培养以帮助年轻人懂得自尊、掌握对性方面的沟通技能、加强安全性行为的协商能力。由于年轻人有着不同的需求，所以服务人员需要有良好的沟通能力，以获得准确的需求信息，同时要态度真诚、实事求是、更新观念、不代替青年人做决定。

（李　芬　张巧利）

qīngchūnqī xīnlǐ bǎojiàn

青春期心理保健　（adolescent mental health）

帮助青春期少年在生活中能保持积极的情绪、愉快的心境、敏锐的智力和具有适应周围环境的行为和心理状态的保健服务。主要有以下几点。

树立正确的世界观和人生观

青少年自我意识开始成熟，已经能够自我估价、自我检查和自我监督，并且能够评价他人的行为。青少年们只有树立了正确的世界观和人生观，才能实事求是地认识自己，以科学的态度分析个人与社会现实之间的关系，能够冷静、客观、妥善处理自身或周围所发生的事情；确立了正确的人生观，才能真正懂得人生的价值，做一个对社会有益的人。个人行为与活动和人类社会实践活动就能融为一体，彼此协调。于是，青少年的行为举止便会得到社会的认可和赞许，自身也就得到了自尊和满足，感到自己是一个幸福的人，青少年的生活也就较为充实而富有活力，所有这些正是心理健康所必需的。青少年即使生活中出现挫折或不幸，也能理智对待，有勇气去战胜它们，而不致产生过度紧张的情绪，或成为沉重的心理负担而影响自己的心理健康。

培养社会适应性 进入青春期，青少年们所学的知识越来越多，接触的人和事也日益增多，生活圈子逐步地由家庭、学校向社会扩大，生活内容渐趋丰富，社会适应性问题就摆在了青少年面前。青少年们要培养自己的社会适应能力，首先就是要使自己在集体生活中不以自我为中心，事事处处关心别人，同情别人，乐意帮助别人，多参加集体活动和社会活动，在实际中学会与人交往，学会协调人际关系，提高社会适应能力，不仅要能在"生活充满阳光"的环境下处理好周围所发生的各种问题，保持良好心境，而且还需在不良的生活环境里培养自己的适应能力。

保持良好而稳定的情绪 不良情绪会使人心灰意懒、陷于消沉，学习和工作效率降低，情绪的忽高忽低不稳定，容易使人失去心理平衡，长此以往，可能因心理平衡失调而导致心理疾病。消极情绪的产生或情绪的异常变化，可以因内部的生理变化引起，但主要是由于外部的刺激带来的波动。例如，老师、家长的批评与指责，升学与就业的受挫，人际关系紧张等，都可能引起青少年心绪不宁、情绪不安。要保持良好而稳定的情绪，首先要有正确的世界观和人生观作指导，不事事患得患失、斤斤计较，而要胜不骄、败不馁；其次要加强自我修养，陶冶高尚的性格，更多地培养健康乐观的情感，尽可能防止和消除消极的情绪，学会调节控制自己那些不良的情绪状态。

注意用脑卫生 脑是人的心理器官，脑的健康是心理健康的物质基础。处于青春期的中学生，由于学业负担重，脑的负担很重。如果脑力负担过重、心理压力太大或者使用不合理，神经细胞的功能得不到恢复和补偿，就容易出现神经官能症的症状；同时，由于大脑皮层对皮下中枢的调节能力降低，还会造成自主神经紊乱和内分泌失调而产生身心疾病。因此，必须重视用脑卫生。

正确的用脑卫生一定要保证足够的睡眠。睡眠的质量、数量和规律性，对人的身心健康有特别重要的意义。睡眠不足或睡得不安稳，不仅使人头昏脑胀，精神萎靡，注意力分散，记忆力减退，学习和工作效率大大降低，而且使人心情烦躁，易激动。严重的缺乏睡眠，还会对人的智力活动及性格带来极其恶劣的影响。但睡眠过多，反而使人无精打采、记忆迟钝、反应敏感性降低。

注重健康的性心理维护 到了青少年时期，由于性功能的成熟，异性之间有着互相吸引的力量。许多青少年对性的问题开始感到神秘、害羞或惊慌失措，但也可能主动寻找性的刺激。这个时期，青少年们如果对性成熟的生理、心理变化没有一定的思想准备，可能产生紧张状态，影响心理健康；如果对性道德规范缺乏了解，性道德意识低下，加之黄色文化的影响或受坏人引诱，就可能受骗上当而误入歧途。因此，青少年们必须在老师的教育下，自觉克服性心理障碍，提高性道德认识，发展健康的性道德情感，养成良好的性道德行为习惯，具有健康的人格。

（李 芬 张巧利）

wéihūnqī bǎojiàn

围婚期保健（peri-marriage health care） 公民在准备结婚前、新婚后直至准备妊娠前这一阶段所接受的有关生殖健康的保健服务。医疗保健机构要为他们提供集医疗、保健和健康教育为一体的综合医疗保健服务。围婚保健主要包括婚前保健和新婚期保健两部分。婚前保健是从医学角度帮助准备结婚的人群认识到，某些影响婚育的疾病对婚姻及后代健康带来的不良后果，从而避免不适当的婚配、防止遗传病延续和性传播疾病及其他传染病传播，同时提供的以性保健、生育保健、避孕节育等方面知识和指导为主要内容的新婚期保健。帮助他们做好充分的生理、心理准备，顺利度过新婚期，为创建健康、和谐的家庭打下坚实的基础。对于婚后准备短期内妊娠的新婚夫妇，还要给予生育指导（见孕前保健）。

（苏穗青）

hūnqián bǎojiàn

婚前保健（premarital health care） 准备结婚的男性和女性公民在婚登前接受的生殖保健服务。婚前保健的目的是减少遗传病、传染病以及其他严重疾病对婚育的影响，增强人们的自我保健意识，提高婚姻和生活质量。按照全生命周期各阶段保健服务区分，婚前保健是介于青春期保健和孕前保健之间的保健服务，是针对婚前人群特点，并延伸到新婚期保健及准备妊娠阶段的服务。婚前保健是医疗保健机构为准备结婚的男女公民提供的具有公共卫生属性的保健服务，是公民享有健康权的体现，是建立在充分尊重公民隐私权及知情权的原则之上的服务。

意义 ①维护公民健康权利。通过婚前保健，可以发现某些可能影响婚育疾病，并获得婚育医学指导，有利于双方健康及婚后家庭生活质量的提高。②利于生育健康后代，提高对家庭、社会履行提高人口素质的责任感。通过婚前保健，能发现某些严重遗传性疾病及对后代有影响的疾病，医师将按照疾病的生物学规律，推断下一代再发风险程度及影响，从而提出避免不适当的婚配、防止遗传病延续的医学指导意见，提醒人们在准备妊娠时还要接受孕前保健的建议，对发现的传染病提供预防措施。③提高公民生殖健康水平。婚前保健能够为男女公民提供性保健、生育保健、避孕节育等方面知识，帮助做好婚育的生理和心理准备，顺利、幸福地度过新婚期，并结合其生理状况和各种社会条件，制定生育计划，为提高婚后生活质量奠定基础。

发展历程 中国婚前保健始于 20 世纪 80 年代；而全球某些国家，为避免某些疾病的蔓延或传播，在 20 世纪前半叶就向公民提出了婚前检查的相关要求。

中国婚前保健发展历程 随着社会发展，中国政府对民众生殖健康的重视，以及群众自我保健意识的增强、不断变化的需求，婚前保健日臻完善、成熟。婚前保健发展主要经历了四个不同的阶段。①第一阶段：自 20 世纪 80 年代兴起的婚前保健，以提高出生人口素质、减少严重遗传性疾病延续为目的，为即将结婚的男女公民提供医学服务，公民自愿接受婚前检查。婚前医学检查以询问病史和体格检查为主要项目。②第二阶段：1995 年 6 月 1 日，《中华人民共和国母婴保健法》颁布，首次从法律角度明确了中国公民享有婚前医学检查的权利，肯定了婚前医学检查是中国政府维护公民健康权利的有力

措施；明确了医疗保健机构应承担婚前保健服务，规定婚前保健服务主要内容为婚前医学检查、婚前卫生指导、婚前卫生咨询，提出公民在婚姻登记时要出具医疗保健机构提供的"婚前医学检查证明"的要求。1997 年卫生部出台了《婚前保健工作规范》，并于 2002 年再次修订颁布，以指导全国的婚前保健工作。在修订的规范中，将预防传染病蔓延列入主要内容，同时更加注重婚检对象的选择权利，医师提出的医学意见均以建议为前提。这一阶段，婚前保健服务在全国各地广泛开展。③第三阶段：2003 年新修订的《婚姻登记条例》出台，规定结婚登记时可不用出示由婚前医学检查机构出具的"婚前医学检查证明"，将婚前健康权利交给公民个人，婚前保健服务也由要求、必须，变更为倡导、自选的服务。公民认识和自我保健意识不强，全国婚前医学检查人数一度明显减少。妇幼卫生年报数据显示，全国婚前检查率由 2002 年的 68% 骤降至 2004 年的 2.67%。④第四阶段：针对婚前保健工作面临的困境、公民对该项服务认识的误区，卫生部于 2004 年 8 月下发了《关于免费开展婚前保健咨询和指导的通知》，要求各地医疗保健机构大力开展公众教育和宣传，为新婚人群提供免费婚前卫生咨询和指导。对于取消强制性婚检后出现的问题，各级政府相关部门及媒体给予了高度重视，2005 年 7 月 26 日由国务院妇女儿童工作委员会办公室、卫生部、民政部等七个部门共同组织了研讨会，上海、北京、广州等地区卫生管理部门以及妇幼保健机构，就公民自觉接受婚前保健的障碍、医疗保健机构如何做好婚前保健服

务等方面的问题开展了调查研究。此后，各地政府相继出台了一系列免费婚前医学检查的新政策。在出台的免费婚检项目中，结合当地威胁公民健康的主要问题，增加了免费检查项目，如在人群中获得性免疫缺陷综合征（艾滋病）疫情较高地区增加了人类免疫缺陷病毒（HIV）筛查，某些省份增加了地中海贫血的筛查等。越来越多的未婚男女意识到婚前保健的重要性，主动到医疗机构接受婚前保健，全国婚前医学检查工作也逐渐走出了低谷。

国外相关婚前保健状况 全球许多国家为保障民众的生殖健康制定了多种规定，虽然没有明确提及婚前保健这一定义性用语，但有形式各异的类似医学服务。20 世纪前半个世纪，许多阿拉伯语国家开始提倡婚前医学检查，美国在 20 世纪 30 年代也制定了强制婚前筛查的法律并付诸实施，经过半个世纪的发展，围婚保健逐步完善，已经发展到集医疗、保健和健康教育为一体的医疗服务。综合各国开展的类似婚前医学检查服务目的，基本分为几类：①为阻止遗传病延续为主的围婚保健。这类服务主要在有某一类遗传病发病率较高的国家，如在地中海贫血高发的希腊、土耳其，规定男女双方在婚姻登记前要接受地中海贫血基因筛查，如果双方均为基因携带者，可以自己决定是否结婚。②防止严重传染性疾病传播的围婚筛查服务。在美国以法律形式规定，婚前必须接受梅毒、淋病、结核病的筛查。③提供综合围婚保健服务。在匈牙利围婚保健服务延伸到围孕期即在准备妊娠前 3 个月，在此期间每一位公民可以免费接受有经验医师的指导。④围绕减少出生

缺陷发生的筛查服务。20 世纪 80 年代美国有 5 个州提供风疹血清抗体筛查；匈牙利将围孕期补充含有叶酸的多种维生素引入围孕保健预防神经管畸形。筛查方式有强制的也有自愿的。

保健内容 婚前保健是针对特定人群提供的综合性保健服务，包括婚前卫生指导（健康教育）、婚前卫生咨询以及婚前医学检查等重要内容。具体而言，每一对准备结婚的男女能够接受医务人员提供的有关结婚、生育的保健知识和信息。这一服务是公民在婚前接受的最为全面、实际的婚前健康教育。能够在婚前通过医学检查发现影响婚育的疾病，并得到医学建议。在医学检查时公民有充分的知情选择权，自行决定是否接受各项检查和依从医师提出的医学建议。公民可以就生殖健康、生殖保健、婚育等有关问题，与医务人员进行面对面的交谈和商讨。还可以根据自身的要求，向医师寻求有关婚育、避孕以及疾病等方面的帮助。

（苏穗青）

hūnqián wèishēng zhǐdǎo

婚前卫生指导（premarital health instruction）

婚前男女公民接受以生殖健康为核心的有关婚育、性及节育避孕等知识的健康教育。多数青年人是首次接受系统、全面的生殖健康教育。提供婚前卫生指导的医疗机构运用现代、先进的宣传方法和技术手段，在有限时间内将有关生殖健康、婚前保健最主要、最基本知识传授给婚前保健人群。

指导内容 以影响婚育疾病、新婚性保健等有关婚育健康问题确定健康教育内容，也可以根据地方的主要健康问题、习俗和人群需求确定健康教育重点。根据

卫生部 2002 年颁布的《婚前保健工作规范（修订）》要求，婚前卫生指导应该包括以下内容。

有关性保健和性教育 多数婚前保健对象缺乏对正常性生理的认识，医师要向他们传递包括男女性器官的解剖与功能、两性性生理活动及性心理的基础知识，帮助他们正确对待新婚期性生活中可能出现的问题。

避孕及计划生育 新婚期避孕方法选择，制定生育计划，是每一对新婚夫妇都要面临的实际问题。随着时代发展，人们的生育观也在发生变化，相当多夫妇婚后不准备立即妊娠，急需采取可靠的避孕方法。因而婚前保健对象应该了解新婚期及今后长时期的避孕知识，不同时期选择避孕方法的原则，以及各种避孕方法的禁忌证、使用方法和副作用。

孕前保健知识 婚前保健衔接着青春期保健和孕前保健，有些婚前保健对象，婚后短期内就准备妊娠，他们十分需要了解孕前保健知识。孕前保健知识包括适宜妊娠时机、环境和疾病对后代的影响等。

影响婚育疾病基本知识 提供遗传病、传染病、性传播疾病、神经精神疾病及重要脏器严重疾病对婚育影响的信息，包括近亲结婚危害，遗传病的基本遗传规律，某些严重、再发风险高的遗传病对于后代影响等最基本的遗传病相关知识。了解传染病特别是性传播疾病的预防知识，在传染病的隔离期间应暂缓结婚，否则不仅会加重病情，而且潜在传播给对方或后代的危险。了解精神病是一种对双方都有影响的疾病，在疾病未得到有效控制时结婚，不仅加重病情，而且会伤害对方，服用的药物还会造成后代

的畸形，因此，在精神病发病期间应暂缓结婚。某些重要脏器的严重疾病，可以因婚育加重病情或影响母婴健康，应慎重选择婚育等。

其他生殖健康知识 包括基本的性心理、性卫生、性技巧知识，以及孕育健康后代的知识。

指导方法 婚前卫生指导多采用大众传播和人际传播的方法，特别是人际传播方法，这是因目标人群和针对问题的特殊性所决定的。可以针对当地的经济状况，婚前保健对象的文化程度，来确定适合的指导形式。

大众传播 采用录像、电视、讲座、宣传册、张贴画等传播媒介，向不特定的多数人传递婚前保健、生殖健康信息。其特点是传播者是稳定的，内容多，传播迅速，覆盖面广，但受传者各异，没有个体的针对性，反馈不及时，在评估婚前卫生指导效果时有困难，需要有组织的进行，才能获得效果反馈。

人际传播 人与人、面对面进行信息的直接传播与交流，双方均为传播者、受传者。医务人员要结合婚前医学检查、卫生咨询等各种时机，创造条件与服务对象交流。其特点是反馈机会多而且及时，传递信息完整、有效，要求医务人员熟练掌握传播技巧。人际传播、人际交流可以使服务对象与医务人员达成共识和行为上的一致，具有心理保健作用。

制作健康教育材料 婚前卫生指导应用的健康教育材料，要适应当地经济发展水平、习俗和人群的教育程度，才能被群众认可、接受。适宜的健康教育材料应该具有下列特点：①科学性，客观、准确地传递信息，不应夸大或违背科学主观地传播，以保

证婚前保健信息的正确、科学、全面。②针对性，经过调查了解当地民众对婚前保健认识程度、可接受的传播方式和途径，用于确定健康教育内容和形式，避免无的放矢地说教。③启发性，鼓励更多的婚前保健男女参与健康教育过程，才能使健康教育传递的信息为群众接受，帮助他们提高保健意识。④直观性，卫生指导材料应是易于群众接受、可视性强，如电视、录像、网络等，宣传材料的画面应主题鲜明、突出。⑤规律性，安排健康教育知识传播，应遵循人的思维规律，由浅入深，循序渐进。⑥灵活性，针对婚前保健服务对象不同的文化、习俗、爱好来决定教育的材料和方式。

定期评价 分析婚前卫生指导效果是改进婚前卫生指导，使之更适应于群众需要的手段。需要将评价贯穿于婚前卫生指导的全过程，并吸纳婚前保健对象参与评价。通过评价及时掌握卫生指导的资料内容是否先进合理，以帮助选择最佳的指导方案；通过了解服务对象对婚前卫生指导内容的接受程度和满意程度，评价卫生指导教材以及指导方法的可行性。评价前应设计一个有针对性、可行的问卷或讨论提纲。可采用调查问卷、个人访谈、小组讨论等形式。评价常用前、后对比的方法，即指导前后，对同一对象、同一内容，在同一地点收集反映，以进行比较。

（苏穗青）

hūnqián wèishēng zīxún
婚前卫生咨询（premarital health counseling）
男女公民在婚前就生殖健康、婚育等问题，与医师进行面对面的交谈和商讨，以达到医师与婚前保健对象间心

理互助，澄清婚前保健对象的某些问题和观念。婚前卫生咨询是每一位服务对象在婚前保健时应该享有的免费服务，是个性化、保密性的服务，可以解决难于启齿的隐私问题。通过咨询可以达到服务对象与医务人员之间的双向知情，即服务对象通过咨询获得信息，对婚育做出知情选择，医务人员要了解婚前保健对象对生殖健康的认知程度，以及存在的各种问题、疑惑等。

咨询类型 根据婚前保健特点和服务对象需求，可以分为普遍性咨询和个性化咨询两种形式。①普遍性咨询：医务人员针对服务对象普遍关心、与婚育有关的疾病及生殖健康问题，结合婚前医学检查问诊主动提供的咨询服务，是所有婚前保健对象都可享有的咨询服务。②个性化咨询：患有影响婚育疾病或对婚姻有心理障碍者，可以就各种医学意见向医师咨询。个体咨询还包括，婚前保健对象针对个人或对方在生殖健康方面的疑虑，如性健康、生育保健、新婚避孕节育等问题，与医师进行面对面的交流。婚前保健机构需要提供一个良好的咨询环境和具有丰富经验的医师。婚前卫生咨询过程完全是平等相待、无强迫，对方易接受的。医师要充分尊重服务对象的意愿，从当事人的角度出发，耐心、细致地讲明科学道理，使他们对问题的解决变被动为主动。

咨询内容 婚前卫生咨询需要涉及婚前保健对象在患影响婚育疾病，以及与婚育、性生活有关的问题，具有明显的隐私性。具体包括：婚前保健对象就对方、后代、家庭等与其相关人群的健康与婚育提出问题的咨询，以及对医学意见有疑义的咨询等。

影响婚育疾病咨询 围绕遗传病、传染病、精神病及重要脏器疾病对婚育影响的咨询，占婚前卫生咨询比例最大。医务人员针对婚前保健对象患有的影响婚育疾病，告知疾病对婚育可能造成的危害，提醒婚前保健对象对自己、对方和后代的健康负责，采取切实的预防措施。

针对医学意见咨询 婚前保健对象对"暂缓结婚""不宜生育"等医学意见不理解、有异议，可以提出问题。医师首先要肯定婚前保健对象可以结婚，或可以生育，鼓励对方谈出对婚育的考虑，然后耐心讲解其患疾病对婚育可能产生的影响，特别是对婚后性生活、对方健康及某些高发遗传性疾病对后代的影响，提出应将病情告之对方建议。某些服务对象可能因为医师的建议违背自身的愿望而产生排斥态度，医师应给予尽可能多的解释，鼓励服务对象提出问题，帮助其认识到问题的严重性。

有关生殖健康咨询 婚前保健对象针对生殖健康方面的疑虑提出，如性健康、生育保健、新婚避孕节育等问题，医师给予针对性的解答。这一咨询通常在经过婚前医学检查后，未发现影响婚育疾病，服务对象需要得到有关婚姻生活、孕育等方面的指导，主动与医师交流，此类咨询涉及内容范围广泛，某些情况下还需要深入讨论，医务人员应该给予认真指导。

遗传咨询 婚前卫生咨询的重要部分，以防止遗传病患儿的出生，降低遗传病发病率，提高出生人口素质。在婚前保健时，医师与婚前保健对象就应该共同探讨双方有无遗传疾病的可能性，包括本人以及家族情况。对于可

能患有遗传疾病的服务对象，可通过遗传咨询接受医师对于本人及其家庭中有关人员的发病风险、特别是子代再发风险的估计，正确地选择婚育，避免遗传病延续。

咨询方法　要获得最佳的婚前卫生咨询效果，需要婚前保健医师熟练掌握人际交流技巧，并自如运用。常用交流技巧包括以下方面。

谈话的技巧　咨询者应力求讲普通话，或与咨询对象能够共同接受的语言，要适当重复重要的或不易理解的概念，交谈过程要及时取得反馈，了解咨询对象对交谈内容的理解程度，必要时运用图画、模型等辅助方法，帮助咨询对象理解。

非语言技巧　人际沟通的滑润剂，包括无声的动姿如面部微笑、目光、坐姿、体态、仪表、服饰等，还包括咨询过程中有声的类语言如鼻音、叹息，用以表示与对方交谈的反应。

倾听的技巧　有效地听取咨询对象讲话是咨询者亲身传播的基本技能之一。咨询者要认真耐心地倾听对方的陈述，可以不断用点头、"是""嗯"或重复关键词，表明对对方的理解，不要轻易打断对方讲话，一段时间可以总结对方陈述的要点，学会用鼓励的语言表扬对方。咨询过程中要注意观察对方的表情。

提问的技巧　恰当地提出问题，是使咨询向深层次发展的关键。最常用的提问类型有：①封闭式提问，多用于咨询的开始。例如，"你家里有遗传病患者吗""是吗"对方回答简单，"有"或"是"。②开放式提问，主要用于鼓励对方畅谈，是咨询中最常用的提问方式。例如，"你是怎么考虑的""关于婚前检查你知道多

少"，对方回答需要陈述，不是简单地回答是与不是。③探索式提问，是对提炼出的主要问题进一步提问，多用于深入了解时用。例如，"你们决定婚后暂时避孕，为什么"。④诱导性提问，咨询时应该避免的提问方式，因为诱导式提问是咨询者将希望的答案放在提问中以引导对方回答。例如，"婚后短期不要孩子，你丈夫会不同意吧"。

反馈的技巧　咨询过程中，反馈是十分重要的，咨询医师对咨询对象的认识、感受，应经常总结、归纳，充分肯定他们正确的认识，鼓励他们建立有益的健康行为。

(苏穗青)

hūnqián yīxué jiǎnchá

婚前医学检查（premarital medical examination）　对婚前男女公民运用基本的医学检查方法，进行有关严重遗传病、传染病、精神病等影响婚育疾病的初步检查。婚前医学检查不同于一般性体检，是围绕影响婚育疾病设计检查项目，针对检查出的影响婚育疾病提出医学意见并给予咨询和指导，使接受婚前医学检查的男女双方能够及早发现影响自身、对方、后代健康的疾病，及时采取预防措施，避免这些疾病给婚姻、家庭、后代带来的不幸。

检查内容及方法　婚前医学检查包括询问病史、全身体检、生殖器官检查、必要的化验及辅助检查。目的是确定有无影响结婚和生育的疾病，针对疾病对婚育的影响提出医学意见。

询问病史　医学检查的第一步，医师通过询问获得服务对象以往或现患疾病情况。①现病史：特别要询问对婚育有影响疾病的发生、发展、变化和治疗的全过

程。②既往史：既往健康情况和曾患过的主要疾病，重点是影响婚育健康的疾病，如精神病、指定传染病、性病、重要脏器的疾病等。③月经史：初潮年龄、月经周期、经期、经量、有无痛经及末次月经日期等，以发现影响婚育的妇科疾病。④既往婚育史：特别注意有无流产、死胎、早产、死产及生育过先天性病残儿史。⑤与遗传有关的家族史：以父母、祖父母、外祖父母及兄弟姐妹为主，注意家庭成员中有无遗传性疾病。如已病故要了解其死因，必要时绘制家系谱。⑥家族近亲结婚史。婚前保健对象应如实告知患病情况，配合医师对自身健康进行全面分析。

体格检查　①一般项目：包括测量血压、体重、身高、视力、辨色力等，观察身材是否特殊矮小、巨大，是否过胖或过瘦，全身皮肤的颜色、斑痕等。②全身检查：包括有无特殊面容、特殊体态、语言表达及智力状况、精神状态和行为有无失常等。常规内、外科物理检查（心、肺、肝、脾、甲状腺、淋巴结、脊柱、四肢等）。③第二性征及生殖器官检查：分别由妇科医师及泌尿科医师进行。④女性生殖器官检查：观察外阴发育及阴毛分布、大小阴唇和阴蒂发育，一般采用肛门腹部双合诊，检查子宫大小、双侧附件情况，有无包块、压痛等，以及是否有阴道纵隔等。如需要进行阴道检查，需征得被检查者同意。⑤男性生殖器检查：重点检查生殖器官的发育有否异常或肿块，以及有无尿道下裂、静脉曲张等。

辅助检查　①必要的常规检查项目：如血尿常规、梅毒筛查、转氨酶和乙肝表面抗原（HBsAg）、阴道滴虫、假丝酵母菌检查、X 线胸部摄片（透视）等。女性受检者如已妊娠，应及时告知医师，避免胸部摄片（透视）。通过这些检查，医师可初步判断服务对象是否患传染病及某些性传播疾病。②特殊检查项目：如艾滋病病毒抗体检测，淋菌培养，乙肝五项检测，肝肾功能、精液和染色体检查，妊娠试验及 B 型超声检查，乳腺、心电图、活组织病理检查，智力筛查等。医师要将检查目的、方法、可能的结果详细告知服务对象，并进行必要的解释。所有检查都应在服务对象自愿选择的基础之上。③婚前保健机构还可提供更多检查项目供服务对象根据需求自行选择。

医学意见 2002 年卫生部颁布的《婚前保健工作规范（修订）》中规定，婚前医学检查单位应向接受婚前医学检查的当事人出具"婚前医学检查证明"，并在"医学意见"栏内注明，同时对各种情况下提出的医学意见做出了规定。还提出在出具任何一种医学意见时，婚检医师应当向当事人说明情况，并进行指导。

婚检医师应该综合服务对象的医学检查结果，从有利于本人、对方以及后代健康出发，提出有关婚育的医学意见。服务对象则应认真考虑医师的建议，知情选择婚育。

未发现医学上不宜结婚的情形 经过婚前医学检查，未发现影响婚育的疾病或异常情况。这是绝大部分婚前保健对象的医学意见。

建议不宜结婚 按照《中华人民共和国婚姻法》第七条的规定，即有下列情形之一的禁止结婚：直系血亲和三代以内的旁系血亲，以及医学上认为不应当结

婚的疾病。根据这些规定，《婚前保健工作规范》将禁止结婚的情形确定为"建议不宜结婚"的医学意见，并列举了患有医学上认为不应当结婚的疾病，如一方或双方为重度、极重度智力低下，不具有婚姻意识能力；重型精神病，在发病期间有攻击行为的的。

建议暂缓结婚 发现指定传染病在传染期内、有关精神病在发病期内或其他医学上认为应暂缓结婚的疾病时，医师提出"建议暂缓结婚"医学意见。需要向受检者强调"暂缓结婚"，不是不让结婚，是为了避免因结婚造成传染病的传播，及发生精神病患者对他人的攻击行为情况而提出的建议。

建议采取医学措施，尊重受检者意愿 对于婚检发现的可能会终生传染，不在发病期的传染病患者或病原体携带者，如乙型肝炎病毒携带、艾滋病病毒感染等，在出具婚前检查医学意见时，应向受检者说明情况，提出预防、治疗及采取其他医学措施的意见，提出告知对方的建议。若受检者坚持结婚，应充分尊重受检双方的意愿，可以注明"建议采取医学措施，尊重受检者意愿"的医学意见。

建议不宜生育 发现医学上认为不宜生育的严重遗传性疾病或其他重要脏器疾病，以及医学上认为不宜生育的疾病，医师提出"建议不宜生育"的医学意见。通常情况下，患病者难于接受，多会从疾病是否对对方、后代健康影响的角度向医师询问。医师应该充分理解患病者的心情，进行耐心、详细解释。接受咨询的服务对象应该明白，若坚持妊娠一定要得到医师的指导，进行产前检查，另外有某些疾病是通过

产前检查也无法查出来的，此时需要夫妇双方权衡生育的利弊。

其他 除《婚前保健工作规范》规定的上述医学意见外，还有某些影响婚育的情况，医师可以提出建议，例如，某些遗传病（X 连锁隐性遗传，如血友病、进行性假肥大性肌营养不良等）的传递规律为女性是致病基因携带者，可将致病基因传给儿子（50% 机会发病）。即女性携带者与正常男性婚配，有可能生育男性患儿。此时，医师会建议服务对象在受孕后适时作产前诊断，以判定胎儿性别，控制生育男孩。这一情形的性别鉴定属于医学上认为有必要的鉴别。若接受婚前医学检查的男女，存在影响性生活和生育的生殖器官缺陷或疾病的情况，医师会在向双方交代病情后提出经治疗后再结婚的建议。若任何一方有某些无法矫治的严重缺陷，建议主动向对方说明情况，共同商讨知情选择婚育。某些患重要脏器严重疾病或晚期恶性肿瘤者，若结婚生育会使病情更趋恶化，甚至缩短其生命期限，应慎重考虑婚育。

对于服务对象在婚前医学检查时发现的影响婚育疾病，或可疑病症，首诊的医疗保健机构没有诊断能力或资质，应该帮助服务对象转诊到上一级或专科医疗机构进一步诊治。通常需要转诊的情况为：无法诊断和治疗的疑难病症、提出"建议不宜结婚""建议不宜生育"，以及"建议暂缓结婚"的医学建议的服务对象。服务对象应清楚知道转诊的重要性，给予积极配合。

婚前保健对象在婚前医学检查中遇到问题有权提出疑义，医师应给予明确的解答。对医师提出的医学意见有异议，可以根据

《中华人民共和国母婴保健法》第十一条"接受婚前医学检查的人员,对检查结果持有异议的,可以申请医学技术鉴定,取得医学鉴定证明"的规定,向当地医学技术鉴定委员会等机构提出技术鉴定的申请。婚前保健机构和医务人员对婚前保健对象的检查结果应予严格保密。

(苏穗青)

yǐngxiǎng hūnyù jíbìng

影响婚育疾病 (diseases affecting marriage and fertility)

对婚后男女双方的健康、后代健康以及安全生育产生影响,或因婚育使病情加重的一组疾病。根据《中华人民共和国母婴保健法》规定以及疾病分类标准,影响婚育疾病包括严重遗传性疾病、指定传染病、有关精神病,以及影响结婚和生育的心、肝、肺、肾等重要脏器疾病及生殖系统发育障碍或畸形等。

遗传病 因人体内正常的遗传物质(即染色体或基因)发生异常改变而引起的严重畸形或病变,人类发现的已达 7000 多种,通过婚前医学检查可发现与遗传有关的疾病为 1.6%,其中对婚育有严重影响的约占 0.1%。遗传性疾病与先天性疾病、家族性疾病不同。先天性疾病往往一出生就发病,而有的遗传病可能要经过几年,甚至十几年后才出现明显症状。遗传病与家族性疾病的区分在于,遗传病常有家族史,多是显性遗传病,但有些遗传病却可能根本就没有家族史,而家族性疾病则有明显的家族史,疾病可能因相同的环境因素造成。

遗传病一般不影响结婚,但可以因为致病基因的延续而影响后代健康。对患有严重遗传病者,视疾病遗传风险,提出不宜生育或控制胎儿性别的建议。①严禁近亲结婚。②有家族遗传病史、生育过遗传病患儿等高危人群,最好在准备妊娠时进行遗传咨询,若已经妊娠应进行产前诊断。③多基因遗传病者,后代患病风险率低于 10%,可以生育。④高龄孕妇易发生染色体数目异常患儿,故年龄在 35 岁以上者应作产前诊断。

传染病 《中华人民共和国传染病防治法》规定 29 种法定传染病为婚前保健主要检查的传染病病种,其中病毒性肝炎、结核病、梅毒等属于影响婚育疾病。乙型病毒性肝炎(简称乙肝)、梅毒可以通过性行为传染他人,故又称性传播疾病,也是婚前保健人群中最常见的传染病。婚前保健时,需常规进行转氨酶、乙肝表面抗原检测及梅毒筛查,通过胸部 X 线检查可以发现肺结核患者。因以上疾病都属法定的乙类传染病,具有传染性,为了双方以及后代健康,医生应该提出建议。①在传染期间暂缓结婚,经积极治疗、疾病恢复、传染性降低或消失后再考虑婚育。②到正规医疗机构接受规范、彻底治疗,特别是性传播疾病,避免私自用药或到非正规医院用药,避免因治疗不利,加重病情或重复感染。③患病期间应减少性生活,若有性生活,则要坚持使用安全套,避免传染对方。④若乙肝或乙肝病毒(HBV)携带者的对方为抗-HBV 检测结果阴性者,为避免被感染,应接种乙肝疫苗,待体内产生抗体后,再结婚为宜。⑤乙肝、梅毒、艾滋病等感染女性,应采取预防母婴传播措施,即在妊娠期进行规范治疗,产时安全助产和产后适宜喂养,以减少后代感染的风险。

精神病 可以发生攻击行为而伤害他人,以及有遗传的可能性,属于影响婚育疾病。常见严重影响婚育的精神病为精神分裂症、情感性精神障碍、癫痫性精神障碍、精神发育迟滞等。医师应该提出医学建议:①精神分裂症,若于发病期结婚,可因缺乏自主意识发生攻击行为,而威胁对方安全,建议待病情平稳 2 年以上再结婚。②情感性精神障碍者,待病情稳定至少 1 年以上结婚较妥。③精神发育迟滞,特别是重、极重度精神发育迟滞患者,其本人生活不能自理并且没有民事行为能力,也不具备结婚行为;中度精神发育迟滞患者,如对方正常且自愿可以结婚,女性患者最好不要生育。④轻度精神发育迟滞患者,可以结婚,女性患者应在医师监护下生育。⑤精神病患者服用的抗抑郁药物、抗精神药物、癫痫药有致畸作用,女性患者服药期间不宜妊娠。⑥家族中若有多个精神病患者,建议女性患者慎重考虑生育问题。⑦癫痫经过积极治疗,控制了癫痫发作及精神症状后,只要不伴有严重器质性疾病、性格障碍或智能障碍,可以结婚,但处于发作期者应暂缓结婚。

重要脏器的严重疾病 如严重的心脏病、肾病、生殖器官畸形等。疾病可能因婚育加重,或影响婚育质量。对于严重疾病,医师会建议先治疗,待病情稳定后再结婚。生殖器官畸形,也建议先矫正后再结婚。

(苏穗青)

jìnqīn jiéhūn

近亲结婚 (consanguineous marriage) 直系或三代旁系亲属之内,即具有共同祖先的两个个体之间婚配。又称近亲婚配。例

如，表兄妹结婚，因双方有一共同的外祖母（第一代），双方的母亲属姨表亲（第二代），表兄妹结合就属于近亲结婚（第三代）。《中华人民共和国婚姻法》第六条规定："直系血亲和三代以内的旁系血亲禁止结婚"，其原因在于，近亲结婚双方基因来自同一祖先，携带相同的隐性致病基因的可能性增大，遗传病的发病率升高。因此，禁止近亲结婚是降低以至消除隐性遗传病、提高人口素质的有效措施。

有血缘关系的直系血亲和三代以内的旁系血亲为近亲。直系血亲指祖（外祖）父母-父母-自己和自己-子女-孙（外孙）子女之间的关系。三代以内的旁系血亲指与自己有同一祖父母或外祖父母的非直系血亲，但在血统上同出一源的亲属，包括自己的叔、伯、姑、舅、姨、表（堂）兄弟姐妹等。近亲分代计算为共同祖父母（外祖父母）为第一代，依此类推，至本人为第三代。

每个正常人身上可能携带有几个甚至十几个有害的隐性等位基因。随机婚配的夫妇，两人之间无血缘关系，有害等位基因很少相同或相遇，不易形成隐性致病基因的纯合体（患者）。而近亲结婚双方基因来自同一祖先，携带相同的隐性致病基因的可能性很大，婚配后隐性致病基因容易在子代相遇，使后代为纯合子的概率大增，遗传病的发病率升高。临床上常见的隐性遗传病有白化病、血友病等，还有智力低下、高血压、精神分裂症、先天性心脏病、无脑儿、癫痫等多基因遗传病。另外，在近亲结婚比例较高地区，发生先天缺陷儿、流产、新生儿及婴幼儿死亡的比例也明显增高。亲属间携带相同基因的

可能性与亲属级别相关。一级亲属，指父母与子女或同胞兄妹之间，有 1/2 的基因可能相同；二级亲属，指一个人与其祖父母、外祖父母、叔、伯、姑、舅、姨之间，有 1/4 的基因可能相同；三级亲属，指一个人与其表（堂）兄弟姐妹之间，有 1/5 的基因可能相同。由此可见，级别越密切的近亲结婚，发生隐性遗传病的风险越大。需要提醒的是，若一方为近亲结婚后代，如果其家族和本人没有明显的遗传病史，与其他非近亲的配偶结婚，不属于近亲结婚，也不会发生近亲结婚带来的后果及危害。

（苏穗青）

yíchuán zīxún

遗传咨询（genetic counseling）

由医师向咨询对象解答有关孕育中的遗传疾病问题。又称遗传商谈。此是进行遗传病诊断，预防遗传病延续的重要方法。遗传咨询适用于健康特别是育龄的男女，能够确定是否可能患有遗传病、推算后代再发风险、提出医学指导意见。

目的　通过遗传咨询能够实现：①普及正确的遗传病知识，提高预防遗传病延续的意识，降低遗传病的发生率和出生率。②解除患者不必要的思想负担和认识误区，进行可行的治疗和预防，在是否生育问题上做出合理的决定，实行计划生育，防止严重遗传病延续。③帮助患者亲属或有遗传家族史者，判断遗传风险并理解处理风险的办法，对高危者进行监护。

分类　遗传咨询分为婚前咨询、产前咨询（出生咨询）和一般性咨询（再发风险咨询）。婚前咨询主要针对某些遗传病是否影响婚配和后代健康进行评测。产

前咨询主要解决的问题包括一方或双方有遗传病其后代是否异常，生育过一个遗传病患儿，再次妊娠是否生育同样患儿。一般性咨询多是有关某些遗传病对后代影响的风险有多大；某些畸形是否有遗传性；习惯性流产、不育与遗传关系；遗传病能否治疗等。在婚前、孕前、妊娠期及新生儿期，及早发现遗传病患者、高危家庭、高危孕妇并采取预防措施，是提高出生人口素质的重要措施。对于某些具有高遗传风险情况的服务对象，应该重点咨询。这些对象包括近亲结婚，确诊为遗传病或先天畸形患者及其家属，连续发生不明原因疾病的家庭成员，高龄妊娠者（大于 35 岁），以及妊娠期间羊水多、胎儿宫内发育迟缓的孕妇。

方法　包括采集家族病史、观察症状、临床检查、确定诊断、家系分析、绘制家系谱、遗传风险评估、提出医学指导意见等。

采集遗传病史　遗传咨询成功的关键。需要服务对象认真、如实地提供各种信息，配合医务人员做好家系调查。需要采集的相关信息包括：①现病史、既往病史，即目前或以往是否患遗传病或有相关的遗传病症状。②生育史，指有无分娩过染色体异常儿、先天缺陷患儿、有无多次原因不明流产、死胎、早产史，若生育过一个患儿，则需要排除如母亲妊娠期使用药物，是否接触过 X 线等影响因素。③家族史，家族中有无遗传病患者，是否近亲结婚。对发病者的直系亲属及三代旁系亲属都要问及。

观察症状　检查遗传病症状与体征。某些遗传病具有特异性的症状和体征，如唐氏综合征（先天愚型）表现为智力低下、眼

距宽、塌鼻梁、伸舌等。也有许多不同的遗传病可表现出相同或相似的特征，或者同一疾病在不同个体表现又不尽相同。一般来说，常见的可能为遗传性疾病的体征包括精神状态异常、智力低下、特异面容，五官异常，先天聋（哑），先天性视力低下，先天性眼畸形，先天性四肢、足、手畸形伴功能异常，先天性头颅畸形，小头或大头、发育迟缓、体矮、先天性骨骼畸形、四肢震颤、痉挛、麻痹、共济失调、肌张力异常、过高或过低、肌肉萎缩或假性肥大。肌肉萎缩多表现在四肢、肩胛部、腰部；假性肥大多表现在四肢、严重贫血久治无效、非感染性肝脾大、皮肤病变或颜色异常、久治无效、尿异味等。另外，某些没有明显症状，但为原发闭经或继发闭经者；第二性征不发育或两性畸形者；睾丸小伴第二性征发育不良、少精、无精者等，多不排除患遗传病的可能，需要进一步检查诊断。

临床检查 进行实验室、X线、超声、智力测验、心电图、脑电图等检查。实验室检查包括染色体、生化、基因、免疫、内分泌等。①染色体检查：主要针对染色体疾病患者、多发畸形、习惯性流产、原发闭经等。染色体检测包括外周血染色体、绒毛染色体、羊水细胞染色体。②生化检查：多针对单基因遗传病，如遗传代谢性疾病、遗传内分泌病以及性器官发育不全等。③免疫学检测：可用于检测先天免疫缺陷疾病、ABO血型不合、Rh因子等。④内分泌检查：可以检测甲状腺疾病、性器官发育不良等。⑤X线检查：可诊断遗传代谢性疾病、骨骼畸形、内脏畸形。⑥超声检查：适用于体表、内脏

畸形以及胎儿心脏检查。⑦智商测定：适用于智力低下。⑧基因检查：通过对患者的基因组DNA进行直接或间接分析，可以诊断是否患有遗传病。基因检查是对分子水平已明确改变的遗传病做出进一步诊断。

确定诊断 综合分析服务对象的病史、症状及体征、实验室检查和辅助特殊检查结果，初步判断有无遗传病，属于哪一类遗传病，胎儿有无缺陷。诊断遗传病时应考虑：①遗传病往往有家族史，例如显性遗传病，往往每代都有患者；患隐性遗传病的夫妇，可能连续出生两个同样疾病的患儿。②某些显性遗传病明显没有家族史，向上追溯几代也无同病患者，夫妇双方都正常，却生育出遗传病患儿。这是由于患儿父母的生殖细胞中遗传物质发生突变的结果，或一对隐性致病基因携带夫妇，生育了一个显性遗传病患儿。③有些病虽然有很明显的家族发病倾向，其原因可能是生活在相同的环境中一家人，因饮食中缺乏维生素A，可致多个家庭成员患夜盲症，但这类家族性疾病并不是遗传病。④有些遗传病患者虽然致病基因已经存在，但不是出生时就有明显的症状，而是经过一段时间，甚至几年或几十年才出现症状，例如，肝豆状核变性发病多在15～20岁，遗传性舞蹈病一般在30～40岁发病。

推算后代再发风险 多通过家系分析、绘制家系谱方法进行推算，是遗传咨询的核心。通过详细的家系调查，运用遗传学理论，对一个家系中成员的基因型以及基因传递规律进行分析，预测子代各种基因频率，估计风险，指导婚育，减少遗传病发生。绘

制一个详细的家系谱，可以直观地帮助分析遗传方式，推算再发风险。遗传咨询医师或婚前卫生咨询医师经过培训，一般可以绘制简单的家系谱。通过家系分析和绘制家系谱，借助相关资料，可以确定疾病的遗传方式和家族成员的基因型。各种遗传病对后代的影响不同，根据所患疾病的遗传规律，指导双方能否婚配，能否生育健康子女等。为慎重起见，对于严重遗传病的诊断、婚育意见，要经过遗传专家的指导。医务人员要将相关资料进行整理后存档，与咨询者建立随访关系，进行监护。

（苏穗青）

xīnhūnqī bǎojiàn

新婚期保健（bridal health care）

通过咨询指导、健康教育、医学检查等手段，为新婚期人群提供有关性与生殖健康的保健服务。从社会学角度来说，新婚期是指从结婚之日起至婚后1年内。此期间结为伴侣的男女双方，从心理、生理多方面处于磨合期，可能会产生各种各样的问题，针对这些问题提供的保健称之为新婚期保健。新婚期保健包括：①性生理、性心理。新婚期夫妇双方在性心理方面，处于兴奋、期待状态，女性对性交行为可能存在惧怕、羞涩等心理障碍，而男性则可能有不自信的心理障碍，亟需得到科学的性知识指导，使他们能够根据各自的健康状况、精神状态、性欲高低、性冲动出现快慢与程度的不同而逐步摸索规律，建立和谐的性生活。新婚者特别是男方要正确认识处女膜，纠正单纯以初次性交是否出血作为判断处女的唯一标志的不科学的偏见。②注意性卫生，预防泌尿生殖系统感染。新婚期特别是

女性极易发生泌尿系感染，又称"蜜月膀胱炎"，是因为女性泌尿生殖道的生理特点，加之蜜月期间过劳，造成机体抵抗力下降所致。应该养成性交前后清洗外阴等性卫生习惯，预防新婚期泌尿生殖系统感染。③避孕与生育。每个步入新婚期的夫妇，将面临避孕和（或）生育问题。婚后何时妊娠，要由夫妇双方决定。从创造良好孕育环境考虑，一般不建议婚后立即妊娠，即使打算生育，也最好避开新婚期，因为新婚期过度的劳累、频繁接触烟酒，对妊娠不利。避免新婚期妊娠要选择适合的避孕方法，应遵循高效、简便、不影响性生活、停用后短期内即可恢复生育、不影响下一代健康的原则。新婚之夜，建议选择复方口服避孕药，避孕药应在新婚的当月就开始服用。婚后短期或较长时间（1年以上）避孕，可选用复方口服避孕药以及屏障避孕法，如避孕套、外用避孕栓等。新婚期不宜采用阴道隔膜、宫颈帽、安全期避孕，未生育者采用宫内节育器应慎重。紧急避孕仅是一种临时性的措施，切不可作为婚后常规的避孕方法（见新婚期避孕）。

（苏穗青）

xīnhūnqī xìngwèishēng
新婚期性卫生（sexual hygiene of newlywed）
新婚期间的性生活卫生指导。新婚期间男女双方不仅要面临共同生活带来的磨合与适应，还需要建立和谐、健康的性关系，要正确地认识性生活中出现的生理现象，还要预防因不洁或不适当的性生活对健康带来的影响。新婚人群需要了解和掌握性卫生知识，在享受性生活欢乐时，采取必要的卫生保健措施，可以不被病原体感染或消除

被感染的担心。新婚性卫生包括科学地认识性生活中的生理情况、预防生殖泌尿系统感染、良好的性卫生习惯等多个方面。

顺利度过首次性生活　新婚夫妇欲获得满意的性生活，顺利度过首次性交，正确对待性交中出现的各种情况十分关键。最常见的是初次性交会造成女方处女膜破裂，引起不同程度的疼痛和出血，这些均属正常现象，一般应休息2~3天，待处女膜伤口愈合后再性交。新婚之夜，男子应对自己的性冲动稍加克制，切勿动作粗暴，以免给女方造成精神上的不良刺激和躯体上不应有的损伤。初次性生活的不良刺激还可能会引起女方对性交的厌恶和惧怕，甚至导致心理上的性功能障碍。在性交过程中，女方也不应完全处于被动地位，应该主动配合，在双方相互配合下顺利度过首次性生活。

科学认识处女膜　某些人将初次性生活时阴道出血症状，作为判断女方是否为处女的唯一标志，这是极不科学的。正常生理情况下，处女膜因人而异，有厚有薄，有软有硬，处女膜孔也有大有小，有松有紧，所以在性交时会出现各种不同反应，例如，有弹性而松软的处女膜在初次性交时，不一定会裂伤出血；某些女性可以因以往运动或受伤已经造成处女膜破裂，在初次性交时就不会出现出血的情况。故初次性生活时夫妇都应以科学的态度来对待处女膜问题，纠正错误看法和偏见，以免因处女膜问题引起夫妻间感情危机，甚至造成家庭悲剧。

预防泌尿生殖系统感染　新婚期最常见的泌尿生殖系统感染，是女性急性膀胱炎。在新婚期间，

特别是新婚第一个月，女方出现排尿不舒服，即尿痛、尿急、尿频等症状，有时伴有血尿、全身不适、发热，此为急性膀胱炎的典型症状。因炎症发生在新婚蜜月期间，故称"蜜月膀胱炎"、"蜜月病"。其发病原因：①生理方面，男方的包皮垢易于细菌的繁殖，而女性外阴、阴唇的皱褶较多，也是细菌生长的场所，且与肛门、尿道接近，都是可能造成感染的条件。②新婚期性生活较频繁，双方外阴反复、多次接触，加之缺乏卫生知识，不能保持外阴清洁，增加了感染的机会。③婚事操劳，身心疲惫，可使机体抵抗力下降，容易发生感染性疾病。

针对上述原因，预防"蜜月病"首先要从养成良好的卫生习惯做起，从新婚开始就应做到：①男女都要保持外阴部的清洁卫生，每次性生活前后都应当清洗外阴。②男性清洗外生殖器时，要彻底清洗包皮垢，因为包皮垢内的细菌不仅可以造成女方生殖道感染，还是诱发宫颈癌的因素之一。③女方养成在性交后排尿习惯，以减少因性交造成尿道口的污染。④女性由于外阴部的解剖特点，便后以及清洗外阴时要由前向后擦拭，以免肛门周围细菌污染阴道。⑤性生活适度，不要过于频繁。⑥避免月经期性交。一旦发现感染，出现急性膀胱炎症状，应当停止性生活，多喝开水增加尿量冲洗膀胱，在医师指导下服用抗生素彻底治疗。

掌握好性生活的频度　过度的性生活，可以造成身心疲惫，集体抵抗力下降，易引发疾病，所以在新婚期也要注意适度性生活。性生活的频度因人种、地区、社会、文化背景，以及个人的年

龄、健康和心理状态而异，不能一概而论。适度性生活，可根据性生活后双方都不感到疲乏为原则。夫妻间性要求的频度必须从爱护、体谅对方出发，进行恰当地安排。双方应在性生活实践中，选择合适的性交时机，逐步养成入睡前进行性生活的习惯，以便性交后有充分的休息时间，有利于身心健康。

预防生殖道损伤 生殖道损伤是新婚性交过程中出现的较为严重的情况，多因性交用力过猛、动作粗暴引起。女性可伤及阴道壁、结缔组织甚至伤及直肠、膀胱等邻近器官，可能发生大出血、休克、感染甚至败血症；男性可造成包皮系带损伤，也有发生阴茎折断等严重情况。出现生殖道损伤，轻者应停止性生活，重者需到医院治疗。预防生殖道损伤，需要男方在性生活时动作要温柔，女方积极配合，达成协调一致。性生活还可以发生的意外，如处女膜破裂出血过多、性交昏厥、阴道痉挛、嵌顿包茎等情况，多因为新婚夫妇缺乏对性交的正确认识，过度紧张或心理准备不足等，发生这些情况双方不要恐慌，立即暂停性交活动，及时就医，医师会针对不同情况给予处理。

预防性传播疾病 新婚期间，由于频繁的性交活动，可以使一方已患但又无明显症状的性传播疾病，如沙眼衣原体感染、梅毒、获得性免疫缺陷综合征（艾滋病）等，通过性交传染对方。预防的方法，进行婚前医学检查，及时发现性传播疾病，经治疗后再结婚。若发现本人或对方有生殖器溃疡、疱疹、阴道或尿道分泌物异常等情况时，应该避免性生活，及时就医，若有性生活应该使用安全套。如发现对方有多性伴等危险行为时，可以要求对方进行医学检查，性生活时也要使用安全套。

（苏穗青）

xīnhūnqī xìngbǎojiàn

新婚期性保健（sexual health care of newlywed） 对新婚期性生活健康所提供的保健指导。和谐、健康的性生活是夫妻感情融洽、家庭和睦的重要保证。新婚夫妇要相互尊重、互相谅解，从保护对方身心健康出发，共同营造性生活的良好氛围。为顺利度过新婚期，完成初为丈夫或妻子的角色转变创造条件。新婚期性保健包括帮助新婚夫妇了性器官生理解剖、性活动及性心理的基础知识，正确认识性生活中可能出现的各种情况。

了解男女不同的性反应。正常情况下男性和女性的性反应、性功能存在一定的差异，主要表现在：①男性性欲强于女性，男性性高潮到来早于女性，女性兴奋之前，需要一定的诱导阶段，这是男女性反应的基本差异。②男女对各种性刺激的敏感性不一致，男性对视觉刺激敏感，女性对触觉、听觉敏感。③动情部位有差异，男性最敏感部位集中在外生殖器及其附近，尤其阴茎头特别敏感；女性性敏感区分布较广，阴蒂、阴唇、阴道及其外口周围、大腿内侧、乳房、唇、舌、脸颊，甚至耳朵、颈部、腋部等。要达到和谐的性生活，夫妇双方要有意识地采取积极措施，适应男女间不同的性生理反应，促进双方尤其女性性功能的正常发挥，才能使双方在性活动时都得到满足。

掌握正常性反应周期。一次健康而完整的性功能过程，即从性欲开始被唤起直到平复，称为一个性反应周期。整个过程是性器官、神经、内分泌及全身各系统协调一致的连续生理过程，按其发展顺序分为四个阶段，即性兴奋期、性持续期、性高潮期和性消退期。在掌握了性功能过程中各个时期的特点，就可以是性活动更加和谐。

注意性生活的清洁卫生。新婚期频繁的性活动，增加了男女性器官接触，使泌尿生殖器官容易暴露于生殖道感染或性传播疾病风险之中。由于女性生殖道短宽、阴道黏膜皱褶多，易于病原体生存、繁殖的生理特点，加之新婚蜜月期间的过劳，机体抵抗力下降，极易发生泌尿系感染，称蜜月膀胱炎。注意性生活卫生，是避免新婚期泌尿生殖器官感染的重要措施，包括性交前后双方清洗外生殖器官；女性避免阴道冲洗；避免过度频繁的性生活；避免过劳等。在出现泌尿生殖道感染症状时，一定要及时到医院检查，积极彻底治疗，以免病情迁延或复发。

针对上述性生理特点，新婚夫妇需根据各自的健康状况、精神状态、性欲高低、性冲动出现快慢与程度的不同，逐步摸索性生理规律，建立相互尊重与和谐的性生活。

（苏穗青）

xīnhūnqī bìyùn

新婚期避孕（contraception of newlywed） 新婚期间采用适宜避孕方法，避免意外妊娠和计划生育。从创造良好孕育环境考虑，一般不建议婚后立即妊娠，即使打算生育也最好避开新婚期，其原因是新婚期夫妇双方会因为婚事、应酬而过度劳累，加之可能要频繁接触烟酒，这些因素都不利于妊娠。新婚夫妇可以就避孕、生育等问题主动咨询医师，以满足计划生育需要。在选择避孕方法应注意：①不影响内分泌及生育功能，停用后生育功能即能恢复。②停药后妊娠不影响后代健康。③使用方法简便易行，不影响性生活。④得到男女双方认可，并且都要学会使用，在使用过程中能相互配合、相互督促。鉴于选择方法时的要求，新婚避孕多采用的方法有复方短效口服避孕药和屏障避孕法等。

口服避孕药　复方口服避孕药避孕效果高达99%，停药后生育力即可恢复，不影响性生活，适合新婚期各种情况时使用。①适宜新婚初次性交者使用。采用复方口服避孕药避孕，应从新婚当月月经来潮后第五天开始服用，或按照服药说明服用。②对于婚后短期或1年内不准备妊娠的女性，也可选择复方口服避孕药，使用者可以自行选择使用或停用的时间，且药物在体内半衰期短，对生育力没有影响，停药后即可妊娠。

为了保证避孕药的最佳效果，使用者在用药之前要接受医师咨询，咨询内容包括：①排除避孕药的禁忌证。②了解服用避孕药后可能出现的副反应。③避孕药需每天服用，容易漏服，服药者可采取提醒按时服药的措施，如定时提醒等。④掌握漏服药后的补救措施。

屏障避孕　新婚夫妇的性生活较为规律，女性阴道变得较松弛时，可采用屏障避孕方法，包括男用避孕套和外用避孕药（避孕栓、避孕药膜、避孕胶冻），外用避孕药也称杀精剂。屏障避孕具有不影响内分泌、随时可以使用的优点。避孕套还具有避孕与预防性传播疾病的双重保护作用。

避孕套或外用避孕药的缺点：需要每次性生活都使用，新婚夫妇往往不容易坚持；避孕套需要掌握正确的使用方法；避孕药膜、栓，放置后需要等待数分钟方可性交，使用者可能因等待时间不够而避孕失败；避孕药膜若受潮或用潮湿的手指拿取药膜，都会影响药膜的避孕效果。正确掌握避孕套或外用避孕药的使用方法，同时选择安全期避孕可提高避孕效果。

紧急避孕　在1个月经周期内，偶然1次无保护性生活（避孕失败或未采取避孕措施）后，为避免意外妊娠在短期内采取的补救措施，是对常规避孕方法的一种补充。紧急避孕方法包括，无保护性交后72小时~5天内服用紧急避孕药和5天内可放置宫内节育器。新婚夫妇对使用的避孕方法掌握不好，容易发生避孕失败，紧急情况时可以服用紧急避孕药。但是紧急避孕药的避孕效果仅为75%~85%，低于常规避孕方法，且副反应发生率高，因此，若在本周期服用紧急避孕药后仍有性生活时，应采取其他可靠的避孕措施，绝对不能将紧急避孕作为常规避孕措施。

其他避孕方法　不准备生育或想长期避孕者，应选用长效、安全、简便、经济、稳定的避孕方法，可放置宫内节育器；还可根据不同阶段、不同情况，分别选择其他各种避孕方法，灵活选用。终生不宜生育的夫妇，可以选择绝育手术，也可以放置宫内节育器。

不建议采用的避孕方法

①新婚女性阴道较紧，不宜选用阴道隔膜、宫颈帽避孕方法。②新婚期双方体力消耗较大，精神上也易处于激动、紧张的状况，

易发生额外排卵，故不宜采用安全期避孕。③长效避孕针停药后生育力恢复缓慢，故不适宜婚后准备短期妊娠者。④未生育者不宜或应慎重选用放置宫内节育器。

（苏穗青）

wéichǎn bǎojiàn
围产保健（perinatal health care）
以孕产妇及胎婴儿为主体，以保障母子健康，促进二代人的生命质量为目标，运用围产医学理论、技术和方法，发展充实孕产妇系统保健的内容，围绕分娩前后为孕产妇和胎婴儿提供以生理、心理、社会适应为目标的综合保健服务。围产保健不是围产期内才开始进行的保健，至少应包括孕前、妊娠期、分娩期、产褥期的保健。

意义　围产保健对降低孕产妇和围产儿死亡率（包括胎儿、新生儿死亡），降低母婴发病率及远期致残率，提高人口健康素质有着重要的意义。围产保健是生殖健康链中一个新的子链开始的一个衍生点，因为母体从受孕开始就启动了一个新生命生殖健康链，如此一代代周而复始进行生命的繁衍。

发展背景　围产保健是围绕妊娠期、分娩期及产褥期这段有关人类生存与素质的关键时刻实施的保健。早在20世纪20年代就有人提出：从人类生命统计分析，婴儿期死亡占人口死亡的首位，而新生儿期死亡又占婴儿期死亡的40%~70%，出生1周内尤其3天内的死亡占新生儿死亡的一半以上，而死胎和死产又是1周内新生儿死亡的2倍，因此人口死亡的大部分是集中在围绕着妊娠、分娩，也即胎儿出生前后的一段时间内。社会学家及医学家认为仅用人口死亡率来反映医

学卫生水平及社会经济文化水平已远远不够。第二次世界大战后人口的减少使许多国家开始关注儿童的健康，20世纪60年代后发达国家的婴儿死亡率有了显著下降，但死胎及新生儿死亡率却相对上升，孕产妇死亡率尤其贫困国家的孕产妇死亡率还没有引起社会的重视。社会经济及医学的发展使人们关注到这一特定时期的母亲及胎儿、新生儿，迅速发展的医疗仪器如超声波、电子仪器等提供了医学发展的有力支持。70年代在此基础上形成并发展了一个新的独立的学科即围产医学，以母子为共同主体，开展了大量基础与临床研究。在80年代以后围产医学加速发展，从发达国家迅速向全世界传播，在中国围产保健三级网建立，高危妊娠筛查及管理，危及孕产妇生命的主要原因如产后出血、妊娠高血压综合征、感染等治疗渐趋规范，使孕产妇死亡率大大下降。新生儿科的建立发展，使新生儿疾病特别是呼吸系统疾病、感染性疾病、早产儿等诊治水平提高。新生儿监护病房及转运系统的建立使新生儿死亡率也有大幅度下降，产儿科的合作，促进了围产医学的发展，也推动了胎儿医学的发展，对胎儿宫内状况的监测、疾病诊断治疗，使胎儿死亡率也有了明显下降。20世纪80~90年代中期也是中国围产医学快速发展阶段，90年代后期发展处在一个平稳阶段，但21世纪生命科学的发展以及社会高需求，又促进围产医学的再次加速发展。

保健特点 围产保健不是围产期保健，而是从生命的准备阶段即受孕前的准备阶段就开始。国际上从20世纪90年代起提出生殖健康的新概念，历经从受孕准备、胚胎期、胎儿期、新生儿期、儿童期、青少年期、婚育期、更年期、老年期各生命阶段，而围产保健则是生殖健康周期中关键的一段，也是生殖健康中唯一涉及两个及以上个体和两代群体的时段，围产保健质量不仅影响到妊娠分娩及产褥期母子健康，而且还对子代的远期生命质量直接相关。

保健对象 为孕产妇及其胎婴儿，至少包括两个个体，间接对象还需包括孕产妇的家庭，需要将保健的重要性、内容、方法告诉家属，与他们配合实施对孕产妇及胎婴儿的综合服务。

保健内容 为围产保健服务对象提供健康教育、保健服务及健康指导等内容。健康教育内容主要包括孕前及妊娠期、分娩期及产褥期、新生儿期保健的重要性，各期的生理表现，各期的保健要点、心理保健、营养、运动等相关知识。保健服务要根据循证医学推荐的适宜保健及医疗要求，以人为本进行各期的保健及医疗，及早发现高危因素，进行科学管理；为孕产妇提供心理、营养、运动及自我监测、健康生活习惯及行为的指导，以及家庭对孕妇的保护与支持的指导；对不利健康因素及时给予干预，如改变不良的生活习惯与行为，心理咨询与必要治疗，生活、工作、休息、运动的合理安排；对影响某些疾病发生的潜在危险因素提供个体化指导，如对高血脂、糖耐量异常、肥胖等孕妇，给予营养、运动指导并要密切监测潜在危险因素可能引起的妊娠合并症或并发症。对于患病的人群应提供保健与医疗结合的个体化处理，同时也关注由于疾病所引起心理障碍，密切监测母子健康状况，防止急危重症的发生，一旦发生急危重症，积极救治，预防死亡及残疾。

保健方法 一是采取多学科合作，围产医学的产生和发展本身就是多学科合作的产物，围产保健中需依靠产科或保健科医生联合完成，现代围产医学已衍生产内科、产外科，未来的发展必然会有更多学科参加。二是保健与临床相结合，从孕妇角度看妊娠分娩，从胎儿角度看宫内生长发育到出生过度为新生儿，均是生理过程，但此过程漫长，为适应此过程身体各系统要发生重大的适应性变化，不能适应此过渡就会产生病变，这也是母婴发生妊娠并发症的主要原因，因此保健与临床是无法分开的。三是转变服务理念及模式，从以病为本到以人为本的转变，从以医生为主体到以服务对象为主体的转变，从单纯以生理为健康标准到生理、心理、社会适应的三维健康标准，从冷漠的服务模式到人性化的服务模式转变，从单纯机械医学到预防医学、保健医学转变。

(李丽娟)

yùnchǎnqī bǎojiàn

孕产期保健 （maternal health care） 从生命准备阶段到新生儿早期阶段，包括孕前、妊娠期、分娩期和产褥期的全程保健。孕产期保健是综合应用妇产科学、胎儿医学、新生儿学、营养学、心理学、运动医学等理论、适宜技术和方法，以孕产妇和胎婴儿为主体，以保障母子健康、促进两代人的生命质量为目标，提供生理、心理、社会多方面的综合保健服务。孕产期保健可以保护孕产妇安全和胎儿正常发育，预防并及时发现胎儿疾病和畸形，早期发现并治疗妊娠合并症及并发症，在降低孕产妇和婴儿发病率、死亡率，以及减少出生缺陷方面具有重要意义。

发展背景 在世界卫生组织（WHO）成立之前，国际上已经对母亲安全的问题给予了关注。WHO 成立时，将关注母亲和儿童列入其章程，并将努力"促进母亲和儿童的健康和利益"作为其主要功能之一。自 20 世纪 90 年代以来，维护妇女儿童应有的合法权益日益成为国际社会特殊关注的重要议题，"母亲安全、儿童优先"已形成全球发展趋势。1987 年 2 月，WHO、联合国人口基金、世界银行在肯尼亚内罗毕召开了首届国际母亲安全会议。1989 年召开的世界儿童首脑会议，将减少孕产妇死亡作为增加产前保健的监测指标。1994 年，在开罗召开的国际人口与发展大会通过的行动纲领，要求对孕产妇的基本服务包括产前及围产期护理、协助分娩和急诊护理、计划生育及新生儿护理，目的是使所有国家在 2000 年将孕产妇死亡率从 1990 年的水平降低一半，并到 2015 年再降低一半。《中国妇女发展纲要（2011～2020 年）》提出将孕产妇死亡率控制在 20/10 万以下的目标。

保健对象 孕产期保健对象包括准备妊娠的男女、妊娠的妇女及胎儿、已临产的产妇和胎婴儿、产后的产妇及新生儿。

保健内容 孕产期保健内容分为孕前保健、妊娠期保健、分娩期保健、产褥期保健。为准备妊娠的男女提供孕前保健，包括健康教育与咨询、孕前医学检查、健康状况评估和指导等；为妊娠的妇女提供保健，包括建立《母子健康手册》、产前检查、筛查危险因素、诊治妊娠合并症和并发症，以及心理、营养和卫生指导等；为已临产的产妇提供分娩期保健，包括对产妇和胎儿进行全产程监护、安全助产及对新生儿进行评估及处理；为产后的产妇及新生儿提供产褥期保健，包括为产妇及新生儿进行健康评估，提供母乳喂养、产后营养、心理、卫生及避孕指导，为新生儿进行免疫接种和新生儿疾病筛查等。中国卫生部颁布《孕前保健服务工作规范（试行）》《孕产期保健工作管理办法》和《孕产期保健工作规范》等对孕产期保健内容有明确的规定。

（李丽娟）

yùnchǎnqī xìtǒng guǎnlǐ

孕产期系统管理（antenatal and maternal systematic management）

从妊娠开始至产后 42 天，医疗保健机构对孕产妇和胎婴儿进行的定期检查、保健指导和追踪随访的服务过程。包括早孕检查、产前检查（至少 5 次）、住院分娩和产后访视等保健服务，是落实计划生育基本国策、实现优生优育的重要内容和基础工作。

意义 从妊娠到分娩至产褥期需经历 322 天左右，此过程的每一阶段都有特定的保健要求，不但需要连续性、系统性，还需要各服务单位间的协作与联系。因此需通过制定一系列的孕产妇保健管理制度和管理办法，规范孕产妇系统管理程序，建立健全妇幼保健网络，明确各级职能；并在此基础上，采取针对性的措施，督促各医疗保健机构及相关部门贯彻落实相关管理制度和管理办法，使每位孕妇自妊娠开始直至产后，均能得到相应的医疗保健服务，以提高孕产期的服务质量和各项报建指标的实现，保证妇女孕产期的安全。

孕妇在孕产期的不同阶段都需要提供系统保健服务，包括产前检查、妊娠期监测、合理营养、母乳喂养指导、咨询服务和健康促进与健康教育等服务项目，而这些服务能否定期、及时、高质量的提供和落实，需要科学的管理措施。凡在指定的医疗保健机构接受过婚前健康检查的妇女，在妊娠满 3 个月时，应到当地医疗保健机构妇幼保健科或妇产科登记，建立围产期保健卡（册），将免费享受产前检查和产后访视。在建卡的同时，进行第一次检查；妊娠第 4～7 个月，每月检查一次；妊娠第 7～9 个月，每 2 周检查一次；妊娠第 9～10 个月，每周检查一次。孕妇临近产期，应尽快到当地医疗保健机构住院分娩。产后，系统管理的医疗保健机构应派人或该机构委托就近的妇幼保健员，分别于产后 14 天、28 天，或第 3 天、7 天、14 天、28 天到产妇家中进行产后访视，发现产妇或婴儿有异常情况，应及时给予处理和治疗。通过对孕产妇进行系统管理，使其安全度过妊娠期、分娩期、产褥期，早期预防孕产妇并发症和危害胎婴儿的各种疾病，以保证母婴孕产期的安全。

特点 孕产期系统管理的特点取决于孕产妇在妊娠过程中的生理特点。应用系统论的基本理论和原理认识人的生命过程，人体发育的每一个阶段都是以前一阶段为基础，同时又影响下一阶段发育或健康状况，上一代人的健康程度可直接影响下一代人的体质。因此，运用系统论的理论和原理，结合孕产妇的生理特征及胎儿生长发育规律，根据妊娠期发展的不同阶段，认真研究影响正常妊娠的内外环境和各种生物因素及社会因素，对孕产妇实行系统管理，为在人体早期发育阶段打下良好体质基础。

基本内容 ①孕早期，对妊娠妇女做到早发现、早检查、早确诊，建立《孕产妇保健管理手册》。检查妊娠期合并症，进行优生优育，预防先天畸形。妊娠期保健指导，测体重、身高、基础血压，查尿常规、血型、血色素、肝功能，计算预产期等。②孕中期，测宫高、腹围、骨盆，听胎心，辅助B超检查，注意胎儿宫内发育情况，指导妊娠期卫生及孕妇饮食，筛出高危因素。③孕晚期，按产前检查项目详细记录先露情况，纠正胎位，预测分娩方式，发现异常情况如妊娠合并症、胎位不正等及时处理，培训孕妇产前做好自我监护，预防早产、过期妊娠。④住院分娩，分娩期严密观察产程，科学接生，提高接产质量。⑤产褥期保健与健康教育，产后访视指导孕妇配合产褥期护理，新生儿访视，指导母乳喂养及指导预防接种。

管理步骤 ①制定系统管理程序图。②建立孕产妇系统管理保健卡，及时掌握孕产妇的基本信息，尤其对新婚夫妇，经常进行保健指导，了解妊娠情况及时建立保健卡，并向上级保健机构报告，以后定期随访。③对孕产妇开展妊娠期保健健康教育，进行孕产期营养、运动、休息等相关服务的咨询指导。④督导产前检查，妇幼保健工作者根据保健卡，按时督导孕妇到所属医疗保健机构接受产前检查，根据孕产妇保健守则要求，每名孕产妇产前检查农村不少于5次，城市不少于8次，每次应做好详细记录，如发现有异常情况或可疑者，均应建立特殊档案。⑤推行住院分

娩，要求孕妇到医院住院分娩，保障母婴安全。⑥产后访视，根据孕产妇保健守则要求，对每名产妇进行不少于3次产后访视，并对访视情况做好详细记录，以及时发现问题及时处理问题。

管理措施 ①必须建立健全管理制度，上级妇幼保健人员定期下基层指导，对高危孕产妇重点识别、诊断并指导。将孕产妇系统管理制度及有关文件汇编成册，抓好孕产妇保健知识培训。②负责辖区内孕产妇系统管理的单位应按时完成孕产妇死亡、围产儿死亡、出生缺陷资料的收集、汇总、上报，每年应组织漏报调查和质量控制。③指定专人负责妇幼卫生"三网"监测工作，按时上报监测资料。④做好流动人口的系统管理，社区卫生服务机构人员应定期与计生服务站、流动人口办公室联系，尽早发现流动人口孕妇，督促建卡、定期产检和住院分娩，并做好产后访视。⑤各级卫生行政部门每半年组织一次孕产妇死亡评审和疑难病例围产儿死亡评审，分析孕产妇死亡原因，提出干预措施，提高孕产妇系统管理质量。⑥提高生育期妇女利用孕产期保健服务的能力。⑦扩大孕产妇系统保健管理覆盖率的同时，要逐步提高与改善管理质量。⑧因地制宜、因人而异地开展妇幼保健健康教育，以满足社会不同层次的保健需求。

（杜玉开）

gāowēi rènshēn guǎnlǐ

高危妊娠管理 （high risk pregnancy management，HRPM）

对高危妊娠的孕产妇进行管理。凡妊娠期和分娩期可能危害母婴健康或导致难产而增加围产期发病率和死亡率者，称为高危妊娠

（high risk pregnancy）。高危妊娠并非是单一的疾病，而是包括所有病理妊娠和异常分娩的一个综合病症，即各种妊娠合并症，如心脏病、肝病、糖尿病、甲状腺疾病、肾病、贫血、性传播疾病、阑尾炎等；各种妊娠并发症和妊娠特发性疾病，如妊娠晚期出血（前置胎盘、胎盘早剥）、母婴血型不合、羊水过多或过少、胎儿生长受限、妊娠高血压综合征、妊娠期肝内胆汁淤积症、妊娠剧吐等。

意义 具有高危妊娠因素的孕妇，称为高危孕妇。妊娠管理即对高危妊娠进行系统管理，降低高危妊娠所导致的孕产妇、胎儿或新生儿的死亡率。1997年，国际母亲安全技术磋商会在总结10年《母亲安全》项目的经验时，就围产保健中的高危管理问题进行了深入研讨，认为孕产妇本身就是一组高危人群，每次妊娠和分娩都面临着危险，利用高危评分并非降低孕产妇死亡率的有效措施，与其投入大量精力、物力去研究高危评分标准，不如努力提高医疗保健服务技术和管理水平，并强调要发现妊娠期疾病而不做高危评分，提出用疾病的表现特征筛查需要重点关注的健康问题。加强高危妊娠管理，就是提高孕产期保健水平，为国家与社会的发展所采取的一项战略性投资，将直接关系到国民素质与民族兴衰。

发展背景 高危妊娠管理是伴随围产保健的产生而形成和发展的，在妇幼保健服务中的应用始于20世纪70年代，并在世界各国和地区开展，如墨西哥、捷克均取得较好的效果。之后世界卫生组织向发展中国家推荐，于80年代初传入中国。1987年全球

启动"母婴安全"项目时，亦将加强对高危妊娠的管理纳入四大主要服务内容之一。

特点 高危妊娠的发生率受到社会经济、文教卫生、婚育特点等多因素影响，故在不同时期、不同地区之间存在着差异。综合中国 2000~2010 年的多项高危妊娠研究分析，高危妊娠的发生与发展具有一些共性特点：①高危因素在孕早、中期以异常孕产史、瘢痕子宫、妊娠合并症、双胎妊娠为主；在孕晚期，则以胎位异常、胎儿窘迫、妊娠高血压综合征、先兆早产、胎膜早破、羊水异常为主。②高危孕妇中存在单一高危因素者占绝大多数，合并两种或两种以上高危因素者较少。③高危妊娠发生率随孕周增加而升高，其中高度高危妊娠发生率及其在总的高危妊娠中所占比例也随孕周增加而升高，子痫前期与妊娠合并内科疾病在重度高危妊娠中居首，同时高危妊娠转归率随孕周增加而明显下降。④多次人工流产史和瘢痕子宫在高危妊娠中占有较大的比重，在多项统计结果中居高危因素顺位的前3位。

危险管理是一套科学的管理方法，主要内容是通过对问题的调查研究，根据大量临床保健资料的统计分析，把各种危险因素进行多指标定量比较，找出威胁人群健康的主要危险因素进行控制管理。即给予高危险者较多的保健，以减少对生命健康的威胁，并最大限度地减少危险因素，合理地调整资源，使资源与需要相适应，将有限的资源用到最需要的地方。危险管理方法，适用于各种保健。

基本内容 根据高危妊娠的发生特点和表现，需早期识别和预防各种高危因素的发生或发展，其管理的基本内容包括：①高危妊娠筛查，通过产前初诊检查和每次复诊检查，发现高危因素。②高危评分，将筛出的高危因素，对照高危评分表进行逐项评分。③登记，将评出的高危因素进行专册登记或在病历上做出"高危"标记。④建立高危孕妇随访表。⑤治疗，按病情实行分级管理和治疗。⑥分娩处理，凡是高危孕妇一律住院分娩，并重点观察和监护。

管理对象 高危妊娠几乎包括所有的病理产科，中国多将具有下列情况之一者定为高危妊娠者：①孕妇年龄小于 18 岁或大于 35 岁。②身高在 145cm 以下，体重在 85kg 以上。③有异常妊娠病史。④各种妊娠并发症及妊娠合并症。⑤胎盘功能不全。⑥可能发生分娩异常。⑦妊娠期接触大量放射线、化学性毒物或服用对胎儿有影响的药物。⑧患肿瘤或曾有手术史。

管理措施 ①通过广泛宣传，提高对早孕检查和建卡重要性的认识，及早筛查出高危妊娠。②定期做好妊娠期的检查，每次均进行高危妊娠评分并做好记录。评分≥10 分，表示高度危险；5 分为中度危险，0 分表示无危险或轻度危险。比较每次评分结果，可以看出妊娠过程发展动向。③高危孕妇应优先重点监护，由有条件的县级以上医疗保健单位进行监护及住院分娩；中危孕妇由有条件的区（乡）级医疗卫生机构负责；低危以下孕妇可由当地妇幼保健人员监护处理。严格实行分级管理的原则，超出本级范围者，及时上转。④县、乡两级医疗保健机构应通过例会到基层指导工作的方法，帮助基层保健人员发现和识别高危妊娠，并检查其监护和记录情况，做好登记和统计工作。⑤积极做好将高危向中、低危的转化工作。采取适宜技术如胎动技术、家庭听胎心音、妊娠图、产程图等进行监护。⑥定期产后访视，积极防治产后并发症。⑦早期发现和识别高危新生儿，进行重点监护，农村可以在产后 2、4、8 天各访视一次，此后视情况决定，至第 28 天将资料总结，转儿童保健系统管理。⑧做好计划生育知识与技术指导。

高危妊娠的系统管理及方法应按各地不同的高危因素决定。城市医疗单位拥有足够工作人员，且水平较高，故系统管理较容易，群众也易接受。农村中困难较多，系统管理和方法有许多种类，应从中找出能可行的一种方法。

（杜玉开）

yùnchǎnfù bǎojiàn shǒucè

孕产妇保健手册（manual of maternal health care） 从妊娠开始到产后 42 天止，以母子共同为监护对象而建立的一个规范、合理、系统指导的指南。孕产妇保健手册对妊娠期、产期进行系统管理，做到预防为主，防治结合，达到减少孕产期合并症、并发症和生产异常的发生率，降低孕产妇、婴儿死亡率，提高出生人口素质为目的。孕妇一般应在孕 12 周前携带相关证件到相关的妇幼保健机构领取、填写。产前检查时孕妇需要携带此手册，便于医生填写检查情况，做好孕情或病情记录，以全面记载孕产妇和胎儿发展的健康状况，发现问题及时矫正和处理，有效保障孕妇的孕产安全和科学孕育。

发展背景 国外实行划区分级的孕产期保健网，集中有经验的医护人员，在孕产期保健手册的基础上对整个妊娠和分娩期进行系统的医疗保健服务。中国是个发展中国家的人口大国，每年有 1600 万左右的妇女妊娠，需要开展孕产妇的系统管理。围产期保健和孕产期系统保健有密切的关系，也需要建立一套孕产期系统保健和产科工作的常规制度，通过健全妇幼划区三级分工保健网（城市如市级、区级、基层；农村为县、区、乡），开展相互挂钩，转诊服务。要实现这种制度的贯彻执行，就需要一个载体，制定统一的孕产妇保健手册，即是进行孕产期系统保健的前提条件。建立孕产妇保健手册，产前检查时进行逐项记录，住院时带到医院，出院时将住院情况、分娩经过及产后访视的注意事项记录在手册内，转交回基层妇女保健机构，继续进行家庭访视及相关问题的处理。孕产妇保健通过三级分工，基层医院或保健机构及时将高危个案转到上级医院进行监护处理，利用新技术作为监测手段，做好医疗保健服务工作。

特点　孕产妇保健手册主要针对孕产妇、新生儿的生理特点，逐一解答处理孕产妇迫切想要了解的孕产中可能出现的各种问题，并将这些问题进行归纳，为妇女受孕及孕前准备，顺利度过妊娠期，主动配合平安分娩，产褥期康复，新生儿保健等方面予以指导。其内容丰富，科学实用，通俗易懂，是孕产妇必备的孕产期保健指南。

基本内容　孕产妇保健手册主要通过产前检查、妊娠期监测、健康教育和咨询服务等措施，保证妊娠过程的正常发展，帮助孕妇做好分娩的心理和生理准备；维护孕产妇身心健康和胎儿正常的生长发育，尽早发现妊娠期可能发生的并发症，预防其严重并发症，预防流产、早产、胎儿畸形，防止胎儿异常，以免难产。其内容一般包括：①基本情况，包括孕妇的姓名、出生日期、证件号、文化程度、职业、联系电话、户口所在地、住址等基本人口学特征和其丈夫的相关情况，以便随时联系。②妊娠期保健内容很多，包括妊娠期初次体格检查记录和妊娠期初次询问记录，如全身检查、妇科检查（外阴、阴道、宫颈、宫体和附件等）、骨盆测量、辅助检查（尿蛋白、尿糖、肝功能、心电图、B 超等）、高危妊娠总评分（根据手册中附带的高危妊娠产前评分标准进行评分，包括社会因素、一般情况、异常产史、内科合并症、严重合并症、妊娠异常情况和合并性病等 7 大项 60 小项），需产前诊断的因素、最后诊断、处理意见及检查单位和日期等。妊娠期初次询问包括孕前基本情况、既往疾病史、家族史、异常孕产史、本次妊娠情况、身体检查和辅助检查结果和此次妊娠确诊方法等。妊娠期产前检查，包括检查次数，主要记录常规的检查内容，其重点为孕产妇相关指标（如血压、宫高腹围、胎心音、胎方位等）的变化情况及可能发生的异常。孕前实验室检查，主要有母婴阻断艾滋病产前筛查、唐氏综合征（又称先天愚型）、神经管畸形产前筛查和胎儿宫内感染如 TORCH 筛查（TORCH 为弓形虫、风疹病毒、巨细胞病毒、单纯疱疹病毒等病原体的总称）等，及时发现并采取相应措施是减少先天畸形的有效办法。妊娠图、异常情况记录和特殊检查记录及报告单粘贴处，有利于医务人员的诊断、分析和预测。胎动计数记录表和妊娠期宣教情况记录，是妊娠期家庭自我监护的主要内容，是对胎儿进行积极预防保健的重要方法，一般可以从孕 28 周开始记录，通过胎动计数的记录可以监测胎儿的发育是否正常。③分娩期和产褥期保健，主要包括分娩记录、出院记录、产后访视新生儿记录情况、产后访视产妇情况、产后 42 天检查记录和婴儿情况等 6 项内容。分娩记录重点内容为分娩方式、新生儿阿普加评分（Apgar score）等；出院记录则侧重母乳喂养、免疫接种等内容；产后访视服务由专业的妇幼保健机构提供，主要对产妇和新生儿的相关产后情况进行全面、系统、连续的了解，并提供相关的帮助和指导意见，保障产妇和新生儿的健康。④孕产期健康教育，通过通俗易懂的语言，将孕产期保健的相关卫生知识附在孕产期保健手册后，可以使孕产妇及其亲属了解和熟悉相关知识，更好地做好孕产期保健的相关工作，保障孕产妇的健康。孕产期保健手册内容中还包括产妇及新生儿产后访视服务和产后 42 天的围产保健情况评估。

建册对象　主要包括已经妊娠的妇女及其家属，以及各级妇幼保健机构、综合医院的妇产科和小儿科、乡镇卫生院和社区卫生服务中心的医疗卫生人员。

管理措施　每个孕妇产前检查次数，农村应不少于 5 次，城市应不少于 8 次，即妊娠 3~6 个月每 4 周应产检一次，7~8 个月每 2 周产检一次，产前 1 个月每周一次。若是被确证为高危妊娠，应按医生的建议增加检查次数，必要时向上级医院转诊，减少妊娠风险。临产时，应携带孕产妇健康手册到取得助产技术服务资格的医疗保健机构分娩。

（杜玉开）

yùnfù xuéxiào

孕妇学校 （pregnancy school）

孕产妇及其家属在产前接受健康教育的学校。卫生保健提供方针对孕妇特定的生理、心理状况及妊娠各期保健要求对孕妇进行科学的教育，促进其学会自我保健知识与技巧，顺利度过妊娠、分娩及产后哺育婴儿几个时期，达到母婴保健的目的；促进其良好的求医行为，在围产期出现异常时能适时、及时咨询和就诊，减少并发症发生，达到保障母婴安全的目的。

授课内容 按孕早期、孕中期、孕晚期、分娩期、产褥期五个时期划分保健知识。①妊娠期健康教育：包括妊娠期安全知识，妊娠生理反应与异常情况，妊娠期正常体质量与营养的关系，胎动的自我监测，了解胎教重要性、种类，孕晚期常见的并发症及注意事项，临产的指征，入院分娩前的准备工作。②分娩知识教育：包括自然分娩好处，分娩的基本知识，分娩的经过与配合，以及不同的心理状态对分娩的影响。③产褥期健康教育：包括科学坐月子，产后生殖器官恢复的时间，乳房及会阴的护理，产后康复按摩，产后的营养及活动。④母乳喂养：包括母乳喂养好处、姿势，如何做好早吸吮和勤吸吮，母乳喂养恰当的指征，喂养相关问题，特殊情况下的母乳喂养问题等。⑤新生儿护理：包括新生儿生理特征如便、尿、睡眠，新生儿特殊生理现象如生理性黄疸、乳腺肿大及假月经，新生儿抚触及游泳，脐带护理，婴儿日常观察及照顾的技巧等。

授课方式 孕妇学校的规范性健康教育的教学模式一般由各市区县的妇产科医院、妇幼保健院（所）、综合医院的产科和街道社区卫生服务中心组织开展。①专题讲座：最主要的方式，由临床经验丰富的医护人员担任教师，针对健康教育的内容开展专题讲座。②书面教育：将健康教育的资料整理成小册子，分发给孕妇及其家属。③多媒体教育：运用多媒体课件，生动形象地展示健康教育内容。④示范教育：授课人员示范正确的哺乳姿势、新生儿沐浴及抚触等。⑤参观学习：参观产房、产后爱婴区、新生儿游泳中心，让孕妇身临其境。课程多设置为轮回式，预约孕妇后集中上课，一般每月为一轮授课周期。孕妇及其家属可重复听课，每次上课时间持续 1~3 小时。一般会动员丈夫或家属陪伴孕妇参加学习。

态势分析 随着社会的进步、经济的发展，人们健康意识普遍增强，尤其是孕妇对自身及胎儿的健康更为关注，对健康信息的期望值及质量要求比以往有很大的提高，孕妇学校的教学内容和教学模式也随之有很大发展。教学内容不断根据生殖保健最佳实践指南而及时更新，如非药物镇痛、导乐陪伴分娩等。同时引入了很多新型的个性化的教学模式，包括重视患者参与的整体护理模式；强调以"学员为中心"的情景教学模式；强调老师与学员的双向交流的互动式、参与式教学模式；网络和手机教学模式等。

（钱 序）

yùnchǎnfù sǐwáng

孕产妇死亡 （maternal death）

在妊娠期或妊娠结束后42天之内的妇女死亡。不考虑妊娠时间和部位，死亡原因可以是与妊娠相关或因妊娠或妊娠期治疗而加重等，但不包括意外或突发事件导致的死亡，这是在国际疾病分类（International Classification of Diseases，ICD）-9 的定义。在ICD-10 中引入了孕产妇死亡的两个新名词，一个是"妊娠相关死亡"，是指妇女在妊娠期或产后42天内发生的死亡，不考虑死因。和孕产妇死亡一样，妊娠相关死亡的妊娠结局可以多种多样的，可发生在任何孕周。两者的不同在于妊娠相关死亡包括所有原因导致的死亡，即包括意外和突发的原因。在缺少死亡原因的医学证明，或大多数死亡发生在医疗机构外的国家，要判断死亡是否与妊娠有关通常很困难；另外，在发展中国家，由于妊娠期并发症而导致的妊娠期或产后42天内的孕产妇死亡发生的概率较高，即使在不能判断死亡的确切原因时，采用妊娠相关死亡的定义可以较容易识别孕产妇死亡病例并进行计数统计。

在 ICD-10 中使用的另一个新名词是"晚期孕产妇死亡"，即妇女是在产后42天到1年内的死亡，死因可以是直接的或间接的产科原因。识别这类死亡病例有助于发现妊娠期出现的问题，这些问题使产妇在产后42天仍然幸存，但最终却未能幸免于难。

孕产妇死亡可分为两类。直接孕产妇死亡，由妊娠期所特有，可以在孕前、产时或产后出现的各种并发症或其处理不当导致的死亡。间接孕产妇死亡，在孕前即患有或妊娠后加重的疾病导致的死亡，但不是产科原因直接导致的。这些疾病会由于妊娠期的生理改变而加重，如癫痫、糖尿病、心血管病、激素依赖的恶性病等。英国孕产妇死亡保密性调查也将大多数自杀造成的死亡归到间接死亡一类，因为自杀往往与产褥期精神疾病有关。在美国，如果自杀死亡发生在妊娠期或产后1年内，并且只有在死亡证明中死亡与妊娠的关系明确时，这类妇女的死亡也会被列为妊娠导致的死亡，如产后抑郁导致的死亡。在某些国家，人类免疫缺陷病毒（HIV）感染可能会成为妊娠期和分娩后近期的妇女死亡的主要原因之一。HIV与妊娠的关系非常复杂，这种死亡，尤其是在发展中国家，一般被认为是间接死亡。

中国孕产妇死亡率呈现持续显著降低趋势。2015年，全国孕产妇死亡率为20.1/10万，比2000年下降了62.1%，城市和农村分别下降了32.4%和71.0%，城乡之间孕产妇死亡率差距逐渐缩小。2015年城市和农村地区孕产妇死亡率分别为19.8/10万和20.2/10万。孕产妇主要死因构成比前5位分别是产科出血、心脏病、妊娠高血压综合征、羊水栓塞、产褥感染，占全部死亡原因的59.3%。其中，产科出血死亡率呈逐年下降趋势，由2000年的40.5%，下降到2015年的21.1%。从死因的构成比来看，2015年全国间接产科原因导致的孕产妇死亡率为55.3%，首次超过了直接产科原因。由于经济、环境、医疗等条件的改善，孕产妇死亡率逐年下降。

（赵更力）

yùnchǎnfù sǐwáng diàochá

孕产妇死亡调查 （maternal death reviews）

以寻找孕产妇死亡医学原因和与死亡相关影响因素的调查。常采用定量研究的结构性调查问卷和定性研究的访谈提纲相结合的形式，是孕产妇死亡评审的基础工作，其质量直接影响到评审的结果。

调查内容 主要内容包括人口学特征、既往病史、生育史、孕产期保健、并发症及危重症发生、发展经过和治疗情况、转诊情况，以及尸体解剖结果等。

调查方法 常用的方法有三种。①以社区为基础的孕产妇死亡回顾调查：查找发生在医疗保健机构以外的孕产妇死亡的医学原因，探讨可能与死亡相关的个人、家庭和社会因素为目的的回顾调查方法。调查对象为所有知情人员，如家庭成员、邻居和传统接生员。这种方法也可用于对发生在医疗保健机构的孕产妇死亡的相关影响因素的调查。以社区为基础的回顾调查需要得到死亡妇女家属的配合，在讨论死亡相关情况时应注意相关的敏感问题。其优点在于对大多数孕产妇死亡发生在家中的地区，这是唯一能够了解医学死因的方法，能够分析出导致孕产妇死亡事件中的医源性与非医源性因素，因而提供更全面的决定孕产妇死亡的因素的信息。缺点是获得的医学因素不完全，不同的调查人员可能得到的结论不同。来自非专业人员报告的死亡原因可能不够准确。对孕早期的死亡和非直接产科因素的死亡很容易漏报，而且非直接因素死亡还可能发生多报。②以医疗机构为基础的孕产妇死亡回顾调查：为深入的定性研究，主要针对在医疗机构内发生的孕产妇死亡的原因和当时的情况进行调查。该调查在卫生服务系统和医疗保健机构内部进行，并强调追述孕产妇死亡的过程，以发现任何可避免或可补救的因素，以便改善孕产妇保健服务。这种调查需要为死亡孕产妇提供过医疗保健服务的人员的配合，需要他们主动准确讲述该病例处理的全过程。优点是死亡病例讨论已是常规工作，因此这类调查在医疗保健机构内容易进行，可以获得与孕产妇死亡相关的较完整的信息。但缺点在于不能提供发生在社区的与死亡有关的信息，如果要获得这部分信息必须得到医院管理者的同意和支持。③孕产妇死亡保密性调查：由多系统、多学科人员组成的匿名调查。调查对象是一个地区、区域（州）或者国家发生的所有的或者个别有代表性的孕产妇死亡病例，其目的在于确定死亡人数，以及相关的死因和可避免或可补救因素。与常用的出生和死亡记录相比，这种调查能提供孕产妇死亡更完整的信息，并能发现更多的孕产妇死亡病例。由于调查结果通常可以公布于众并为大众所广泛了解，所以可以向政策制定者宣传，以促进保健服务质量的改善。即使在孕产妇率相对高的地区，孕产妇死亡的绝对数通常也并不很大，这能确保对有限的死亡事件进行深入的调查。保密性调查的不足之处在于只能提供孕产妇死亡（计数数据）的信息，而不能提供所有分娩产妇的特征信息。在孕产妇死亡率高和数量较大的地区，病例分析复杂耗时，此时只能选择一部分有代表性的死亡病例。另外，此调查只关注医学方面，不能发现与孕产妇死亡有关的潜在的人口统计学和社会经济学因素，如贫困、营养不良或地理位置等。一项保密性调查需要所有参与者的共同承诺，并且要有强大的资源保证。

（赵更力）

yùnchǎnfù sǐwáng píngshěn

孕产妇死亡评审（maternal death audit）

通过明确的标准对孕产妇死亡病例进行系统回顾和分析，提出改进措施，以提高医疗保健服务质量的过程。评审目的就在于要明确孕产妇死亡原因，分析导致孕产妇死亡的相关因素；提出降低孕产妇死亡的干预措施，为政府决策提供依据；及时吸取孕产期保健和助产技术服务的经验教训，不断完善和落实技术服务规范，提高产科质量；引起全社会对孕产妇健康和安全的关注；有效减少孕产妇死亡的发生，将孕产妇死亡控制在最低水平。孕产妇死亡调查和评审内容永远不会作为法律诉讼、管理制裁、责备或惩罚某个人或机构的依据。

发展背景　孕产妇死亡评审是从孕产妇死亡保密调查开始，起源于 20 世纪 20 年代末的英国，当时英国妇女普遍没有免费保健服务，到 20 世纪 40 年代末英国卫生服务机构建立的这一段时间，发展非常迅速。1928 年英国最贫穷地区的一座工业城市洛奇代尔，孕产妇死亡率高达 900/10 万，相当于当时世界平均水平的 2 倍。由于地区政府的关注，该地区公共卫生部门进行了保密性调查的孕产妇死亡评审，其结果是在 1934 年该地区的孕产妇死亡率降至 280/10 万，为当年全国最低。由于这一成果的取得发生在严重的经济衰退时期，因而显得更加引人关注，通过评审明确了死亡的首要原因通常与其他因素共存，在制定了新的孕产妇保健服务指南和标准，以及采用多种渠道唤醒社区民众重视产前保健、重视妊娠期并发症的症状和体征后，发生了显著变化。英国的孕产妇死亡率已从 1935 年的 400/10 万

降低到 1999 年的 11/10 万，而以医疗机构为基础的孕产妇死亡评审起源于 20 世纪 50 年代，并随着时间的推移逐渐发展，从一种简单的形式变成更为复杂而完善的方法。例如，在 20 世纪 50～70 年代死亡评审多集中在一家医疗机构，而从 70 年代末开始孕产妇死亡评审会涵盖一个地区内十几家或数十家医疗保健机构的当年内或数年内的孕产妇死亡病例，以找出与医疗服务、患者和其家庭环境方面的可避免因素，并提出相应的改进建议。中国卫生部于 1997 年发布《孕产妇死亡评审规范》，并于 2006 年进行了修订。

组织与管理　由于孕产妇死亡评审需要多部门的参与与合作。既要有卫生行政管理部门，还要有医疗保健机构的管理者和专业人员的参加，分工和职责明确。

各级卫生行政部门负责组织、监督和协调所辖区内孕产妇死亡调查及评审工作；成立本辖区内孕产妇死亡评审专家组；提供和保障孕产妇死亡调查及评审所需的各项经费。根据评审发现的问题，组织制定相应的管理规定并监督落实，向下级卫生行政部门反馈评审结果。

各级妇幼保健机构在卫生行政部门的领导下，负责实施对孕产妇死亡的评审工作，包括收集和准备评审所需的死亡个案资料、向上一级上报评审个案分析报告和评审总结报告；上一级要参与和监督指导下一级的评审；反馈孕产妇死亡评审结果等。

各级孕产妇死亡评审专家组的成员应由卫生行政部门管理人员、医疗保健机构的妇产科、妇保及其他相关专业人员组成，其省、地市、县级专业人员的职称要求，分别为正高级、副高级及

中级以上职称人员组成，人数为单数。

主要内容　评审的主要内容包括以下几个方面。

明确孕产妇死亡诊断　按照孕产妇常见疾病死因可分为直接产科死亡和间接产科死亡。前者指由于妊娠、分娩和产褥期的产科并发症、医疗干预疏忽遗漏和处理不当，或由于上述任一情况引起的一系列事件导致的死亡，而后者是指由妊娠前已存在的疾病或在妊娠期新发生的疾病，因妊娠的生理影响而加重，从而导致死亡。

做出评审结论　对每例孕产妇死亡病例均要做出可避免死亡和不可避免死亡的结论。如果根据当地医疗保健设施、技术水平和孕产妇个人身心状况死亡是可以避免的，但因某一环节处理不当或失误造成的死亡，或由于医疗保健设施条件、技术尚未达到应有的水平，或因个人和家庭经济条件、缺乏基本保健知识而未能及时就诊造成的死亡，其结论为可避免死亡。如果由于当地特别是高级别医疗保健技术水平所限，无法救治的死亡，则为不可避免死亡。

找出主要影响因素　孕产妇死亡不仅与生物医学因素有关，而且与社会、经济、文化和卫生管理等因素有关。因此孕产妇死亡评审有一个重要的任务就是要找出与死亡相关的影响因素。可根据"三个延误"的理论，即决定就诊时间延误、到达医疗保健机构延误和提供医疗服务延误和"十二格表评审方法"（表）找出孕产妇在孕产期保健和医疗救治过程中存在的问题。

提出改进建议　明确每例孕产妇死亡死因和影响因素后，评

表　十二格表评审的内容

	知识技能	态度	资源	管理系统
个人、家庭和社区				
医疗保健机构				
社会相关部门				

审专家组根据实际情况提出避免类似死亡发生的建议。对当地孕产妇死亡发生特点进行分析，找出孕产妇保健中共同的薄弱环节，提出改进服务质量、降低死亡发生率的措施。同时将评审个案分析报告和总结报告上报卫生行政主管部门，为当地政府部门了解妇女儿童健康状况、制定相应的妇幼保健政策提供参考信息；也要将评审中发现的医疗保健服务质量问题反馈到各级医疗保健机构，并提出具体的整改意见，督促改进。

评审数量　应根据辖区内孕产妇死亡发生情况而定。县（市）、区和市（地）级要对本县（市）、区发生的所有孕产妇死亡病例进行评审；省级根据当年孕产妇死亡分类、趋势和本省的实际情况，有计划、有针对性地选择评审主题进行评审。

评审原则　①保密原则：评审结论不对社会公布；评审人员不得将评审经过与结论对外披露。②少数服从多数原则：评审结论以多数人意见为结论。③相关学科参评原则：死亡原因与某学科相关时，必须邀请该学科专家参加评审。④回避原则：省、市（地）级孕产妇死亡发生医院的专家组成员在评审时，应采取回避原则。

（赵更力）

yùnchǎnfù wēizhòngzhèng píngshěn

孕产妇危重症评审（severe acute maternal morbidity audit）　应用较为系统、明确的标准和流程对孕产妇危重症病例（即非常危重/濒临死亡病例）进行系统回顾及评判性的分析，有针对性地提出改进措施，提高孕产妇系统管理和产科质量的过程。其目的是改善诊断和治疗技术应用的准确性、及时性，并保证医疗机构的产科急救和转诊系统处于良好功能状态，最终达到提高产科服务水平，降低孕产妇死亡率和产科危重症发生率，改善母婴结局的效果。

发展背景　据世界卫生组织（WHO）2008年统计，产后出血、感染、高血压病及不安全流产是孕产妇死亡的四大原因。这些原因与基层的孕产期保健服务能力、危重孕产妇转会诊网络的建立与通畅、危重孕产妇的救治水平有着密切的关系。为了提高孕产妇危重症在发展到危及生命之前能够被医务人员早期识别的能力，并得到及时和正确的治疗及处理，杜绝由于各种延误而导致的孕产妇死亡情况的发生，改进产科服务质量，WHO和许多国际组织开展了多项应用性研究和探索，孕产妇死亡评审就是非常有效的方法之一。该方法已在国内外广泛应用，在降低全球孕产妇死亡率及提高医疗保健服务质量等方面起到了积极的推动作用。然而，孕产妇死亡作为监测产科服务质量指标之一有其局限性。由于发达国家的孕产妇死亡非常罕见，难以对产科服务质量进行及时、有效的监测，因此孕产妇危重症的发生率作为另外一种产科质量的监测指标，能提供更多、更及

时的产科服务质量的信息，并逐渐被发达国家及发展中国家所接受及采纳。为了明确医疗保健机构不良事件的发生率和不规范的产科服务提供情况，孕产妇危重症评审即应运而生。发达国家自20世纪90年代开始进行此项研究，十余年内对严重产科并发症病例的鉴别和临床评审已经逐渐作为评价和改善产科服务质量的手段，并成为对孕产妇死亡调查的补充或替代手段，其效果良好，得到迅速、广泛的研究及临床应用。然而，这种方法在发展中国家还应用甚少，仅在加纳、南非、牙买加等少数国家开始研究。中国疾病预防控制中心妇幼保健中心于2005年开始应用此项技术在部分医疗机构进行孕产妇危重症评审的研究，之后又与WHO合作继续扩大实施的地区，并形成适合中国开展的孕产妇危重症评审方案。此项技术在中国也得到了越来越广泛的关注及应用，越来越多的专业人员已经认识到，通过评审孕产妇危重症病例来提高产科服务质量，从而降低严重产科并发症发生率和孕产妇死亡率的方法，不仅是一项重要的服务质量监测手段，是临床医生和医院管理者提供严格审查孕产妇危重症病人管理的工具，是对预防措施制定和医疗保健资源需求的评估依据之一，也是医疗保健人员学习专业知识的有效途径。2010年起，中国在全国妇幼卫生监测网内，建立了以医院为基础的危重孕产妇监测系统，随后陆续开展了全国孕产妇危重症培训，推广孕产妇危重症评审方法，提高评审水平。

评审内容　主要包括对孕产妇危重症疾病发生的诊断和治疗过程、资源的利用和由此产生的

结局、患者的生活质量等各个方面，通过对病例的全面回顾、与相关规范及程序进行对照，及时发现孕产妇危重症发生及抢救过程中各环节存在的问题，对孕产妇危重症的预防、诊断及处理过程和质量进行全面的分析和评价。

应用及成效 规范的孕产妇危重症评审是周期性的，通过审查目前的临床实践→制定服务标准→监测违反标准的操作→分析调查结果→评估改进措施→实施新的操作法→再审查新的临床实践的过程，循环往复，达到改进产科质量等目的。

评审分类 可分为三类。①标准化的评审：考虑到当地的财政限制，让医务人员自己进行质量评估并寻求解决办法，英国最早应用此方法来提高临床管理工作，以后才被引入发展中国家。例如，瓦加阿拉克尼（Wagaarachch）等于2001年对加纳和牙买加四所具有代表性的区级医院的孕产妇危重症病例进行了标准化评审。评审分为五个阶段：制定优质服务质量标准；衡量当前做法（评审Ⅰ期，回顾性）；反馈评审结果，制定并实施指导方针；采取行动改善当前做法；重新评估（评审Ⅱ期，前瞻性）。结果发现，在Ⅱ期评审阶段处理疾病的速度及临床监测、药物应用、病历书写的改进是显而易见的，孕产妇死亡率也有所降低。②多学科参与的评审：参与人员来自不同的学科，包括妇产科、妇女保健科、护理、麻醉、内科等相关科室以及医院管理者，内容涉及产科治疗、护理、麻醉、医院管理等方面。通过多学科专业人员参与病例评审，强化和更新了当地医务人员的专业知识，使其及时掌握了孕产妇危重症的抢救

技能和适宜技术，逐步纠正了以往工作中不规范的医疗行为。③以医院为基础的病历评审：通过回顾性地评审病历，吸取经验教训，以改进将来的产科服务质量。以医院为基础的病历评审是一个重要的环节。为达到最佳评审效果，通常遵循评审周期的原则（确定病历→收集信息→分析结果→建议并采取相关措施→评估并改进），并与实践标准挂钩。英国各个妇产科医院都定期（通常每月1次）举行围产期危重或死亡病历评审。评审后医院通常会制定针对某种或某类疾病治疗、管理等方面的指南，并定期组织相关医务人员学习，进行实践演练，从而规范了疾病的诊治标准，提高了医生对疾病的认识及诊疗、管理水平。

（王临虹）

wéichǎn'ér sǐwáng

围产儿死亡（perinatal death）

妊娠满28周至出生后7天内胎儿和新生儿的死亡。包括死胎、死产及早期新生儿死亡。孕周不详者，则以出生后1小时内的体重大于1000g或身长大于35cm者。围产儿死亡率是评价社会经济发展、医疗技术进步和围产期保健服务质量的重要指标。

中国尚未建立围产儿死亡监测系统，相关流行病学信息主要来自省市级妇幼保健机构和以分娩医院为基础的调查报告，但存在着对围产儿死亡和死因构成定义不统一的现象。各地报道的围产儿死亡率呈逐年下降趋势，但存在明显的地区和户籍地差异。例如，上海市围产儿死亡率从2005年的5.79‰下降到2008年的4.85‰，但2008年户籍者为2.8‰，流动人口则为6.25‰。重庆市2007年围产儿死亡率为

11.38‰，其中城镇8.74‰，乡村14.18‰。上海、北京的围产儿死亡率已十分接近发达国家水平，但与西部省市和城乡间还存在着较大的差异。不同的调查研究显示围产儿死亡构成比较相似，即死胎构成比保持在60%～65%，比较稳定，死产构成比有下降趋势在5%～10%，早期新生儿死亡构成比有上升趋势在20%～30%。围产儿死亡前5位原因的顺位依次为胎儿畸形、不明原因、早产、新生儿窒息、胎盘脐带因素。胎儿畸形和原因不明是造成死胎的主要原因，而胎儿宫内窘迫、脐带脱垂和胎盘早剥是导致死产的主要原因，新生儿窒息和早产是早期新生儿死亡的原因。因此，改善和提高围产保健技术水平和服务质量是降低围产儿死亡的关键。出生缺陷是围产儿死亡的首位原因，需要加强孕前、孕产期保健和产前诊断，落实出生缺陷一、二级预防措施，尤其是提高产前诊断技术水平，对可疑病例要做好追踪随访，一旦明确有严重致死性畸形应及时终止妊娠，避免进入围产期。提高产前保健服务质量，及时发现妊娠期并发症并规范治疗，减少先兆子痫和胎盘早剥的风险。加强产、儿科合作与沟通，对早产、胎儿宫内窘迫等高危孕产妇要由新生儿科医生在分娩现场，做好窒息复苏的准备。与此同时还要加强对流动孕产妇的管理，努力提高流动孕产妇的产前检查率、住院分娩率和产后访视率，改善外来孕产妇的妊娠结局。

（赵更力）

wéichǎn'ér sǐwáng píngshěn

围产儿死亡评审（perinatal death audit）

由卫生行政部门和妇幼保健机构定时组织与围产保

健相关的专家对围产儿死亡病例进行系统回顾和分析，明确围产儿死亡的原因，分析导致死亡的相关因素，发现在医疗保健服务过程中存在的问题，总结经验教训，提出有针对性的干预措施，以促进实现降低围产儿死亡率的目的。

中国没有发布有关围产儿死亡评审的规范或制度，但在北京、上海、深圳、宁波等根据当地的特点和参照孕产妇死亡评审和新生儿死亡评审规范等文件发布并组织实施了围产儿死亡报告及评审工作制度。例如，参照孕产妇死亡评审中的十二格表的评审方法，即从三个环节、四个方面，讨论分析每例围产儿死亡发生过程中存在的各种问题，并找出主要问题。

评审中要对每例死亡病例做出明确死因的诊断，对不能确定死因的病历应做出死因推断，同时得出可以避免死亡（包括创造条件）和不可避免死亡的结论。

（赵更力）

xīnshēng'ér sǐwáng píngshěn

新生儿死亡评审 （neonatal death audit）

通过组织专家和相关人员对死亡新生儿病例的诊断、治疗、转诊、喂养及护理等环节进行系统回顾和分析，发现管理和技术方面存在的问题，总结经验教训，推广应用相关的技术服务规范，完善产科与儿科的合作，提高产科和儿科的医疗保健服务质量，提出降低新生儿死亡率的干预措施。

发展过程 2007 年中国卫生部成立由卫生管理、产科、儿科、妇幼保健等相关领域的专家组，制定了仅对发生在医疗保健机构新生儿死亡进行评审的《新生儿死亡评审规范（试行）》，因为

发生在社区内的死亡多因相关资料与信息不准确或缺失，无法进行评审，并 2008 年在浙江、湖南、山西、宁夏、四川 5 个地市进行了试行，其试行的结论为：虽然《新生儿死亡评审规范（试行）》还存在一定问题如认识和理解的局限、专家组组成不合理等，但参与人员一致认为此规范可以明显改进医疗保健服务质量，对降低 5 岁以下儿童死亡率可起到积极的促进作用，具有实用性和可行性。经专家组再次讨论修改后，卫生部于 2009 年 9 月正式对外发布。

评审流程和主要内容 评审流程见下图。

新生儿死亡所发生的医疗保健机构要在新生儿死亡 7 天内完成"新生儿死亡调查表"的填写，此表的主要内容包括：新生儿母亲的社会人口学特征和孕产期情况，如产前保健、并发症发生和处理、分娩情况、新生儿出生情况、窒息复苏和危重症抢救经过、喂养和护理、转诊和死亡情况及

"死亡报告卡"。同时要完成院内死亡病例讨论。随后将"新生儿死亡调查表"上报到所属的妇幼保健机构。

妇幼保健机构在卫生行政部门的领导和协调下，定期组织召开新生儿死亡评审会。《新生儿死亡评审规范》中明确"原则上省级评审至少每年一次，市（地）级至少每半年一次，县（市、区）级每季度一次，或根据辖区内新生儿死亡的数量来确定"。评审会的程序为：①了解死亡新生儿诊治情况的相关人员汇报"死亡调查表"（需携带隐去个人和家庭信息的原始病历或复印件到会，以备专家询问）。②评审组专家针对死亡病例进行提问并讨论。③评审组专家针对新生儿死前诊治过程中存在的问题提出改进意见，并对每例死亡新生儿完成"新生儿死亡评审分析报告"。

参加评审会的专家组当日完成新生儿死亡评审分析报告，其内容包括四个方面：①新生儿死亡诊断及诊断依据。②新生儿死

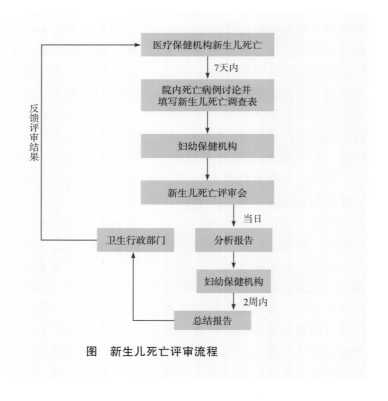

图　新生儿死亡评审流程

亡相关因素分析，包括诊断与处理、辅助检查、护理、操作、病历记录等方面是否存在不足；技术人员及相关人员是否在场或是否合适；设备、药品、规章制度是否完善；仪器设备是否正常运转维修；科室协调和重症抢救组织是否及时等。③评审结论以首次就诊的医院（包括出生医院）作为评估起点。该新生儿死亡为可避免、创造条件可避免和不可避免，并详细描述其理由。④根据评审结论提出切实可行的改进建议。

妇幼保健机构在新生儿评审会后2周内完成新生儿死亡评审总结报告，包括三部分：①某段时间内本地区新生儿死亡发生的现状概述，包括死亡例数、主要死因、死亡病例的一般特征（如户籍情况、保健及住院治疗情况等）、评审情况（可避免或不可避免的比例）等。②新生儿死亡评审发现的主要问题，包括医疗保健系统存在的知识技能、资源、管理方面的问题，应将问题进行归纳、提炼、分类，言简意赅。③根据评审发现的问题提出相应的干预措施。干预措施不能过于笼统或简练，要符合当地的实际，具有可操作性，通过当地政府、卫生行政部门、医疗保健系统的努力能够得以实现。妇幼保健机构完成总结报告后要及时上报同级卫生行政管理部门和上级妇幼保健机构。卫生行政管理部门要将评审结果反馈给医疗保健机构。

（赵更力）

mǔqīn ānquán
母亲安全（safe motherhood）

使所有妇女在妊娠和分娩期接受所需的保健服务，以确保她们的安全与健康。

内容 所有妇女应具有在本国的基本卫生保健体系中公平获得优质孕产保健的权利。①计划生育服务：倡导孕前保健以避免妊娠危险因素的暴露；在生育间隔期落实避孕节育措施；有计划的受孕和避免不安全流产；开展不孕不育的诊治。②产前保健：健康促进包括获得营养和卫生保健的建议、产前危险指征的咨询和制定安全分娩计划；妊娠状况评估包括病史询问、常规生理检查、特殊疾病（遗传性疾病、性传播疾病等）筛查；预防保健包括早发现、早治疗妊娠期合并症与并发症，预防疟疾、钩虫病和破伤风等；及时治疗包括控制贫血、性传播疾病以及其他疾病。③安全分娩：分娩护理要做到每一次分娩过程中应有一名专业的助产人员陪伴，能够及时发现并发症并能有效控制，必要时及时安全地转诊至上级医院；基本产科护理应能提供抗生素、催产药物、预防子痫的镇静药物、人工取出胎盘、人工去除残留物、阴道助产等；全面产科护理是在基本产科护理的基础上，还要能提供手术、麻醉和输血。④产后护理：及时发现和处理产妇和新生儿的各种问题，提供计划生育咨询和信息服务，进一步健康促进包括计划免疫、产妇和新生儿的营养咨询、母乳喂养指导、安全性行为指导。

发展 1987年，针对全球特别是发展中国家孕产妇死亡率居高不下的情况，由世界卫生组织、世界银行、联合国人口活动基金联合发起了母亲安全行动（Safe Motherhood Initiative，SMI），旨在促进国际社会和各国政府、非政府组织包括专业组织，努力解决母亲安全问题，最大限度地减少孕产妇死亡率。母亲安全行动包括提供计划生育服务、流产后保健、促进产前保健、确保安全分娩和关注青少年生殖健康的需要。1990年，世界首脑会议提出了到2000年孕产妇死亡率在1990年的基础上降低一半的目标。1997年，母亲安全技术咨询会提出了促进母亲安全的十点意见，包括确立母亲安全是基本人权、母亲安全是经济和社会的重要投资、赋予妇女做选择的权利、推迟结婚和首次生育的年龄、每一次妊娠都有风险、每一次分娩都要有专业助产人员陪伴、改善优质孕产保健的可及性、关注非意愿妊娠和不安全流产、监测母亲安全行动的进展和加强协作。1998年，世界卫生组织又强调了三个问题，包括在生命周期中影响妇女健康和营养状况的主要因素、为妇女健康应提供的基本服务以及妇女健康的社会决定因素。2000年，千年发展目标5（Millennium Development Goal 5，MDG5）改善孕产妇健康提出，1990～2015年，将孕产妇死亡率降低3/4；到2015年实现熟练助产分娩的普遍覆盖。2005年的世界卫生报告提出了重视每个母亲和儿童的健康的四条政策建议，一是更新技术，分配任务，重新定义责任；二是孕产和新生儿保健的关键有赖于专业保健；三是使每个地区都能开展持续的全程保健；四是依靠卫生系统的发展来重建孕产和新生儿保健项目。在中国，为实现降低孕产妇死亡率的联合国MDG，从2000年起，卫生部、国务院妇女儿童工作委员会和财政部共同组织实施了"降低孕产妇死亡率、消除新生儿破伤风"（简称"降消"）项目。通过补助农村贫困孕产妇住院分娩、保证孕产妇急救"绿色通道"畅通、加强孕产妇急救能力建设、提高产科和儿科技术人员的专业技术水平、派驻专家到基层蹲点指导、开展健康教育和社会动员等措施，显著提高了中西部地区妇幼卫生服务能力，项目地区孕产妇死亡率和新生儿破伤风发病率显著下降。卫生部发布《中国妇幼卫生事业发展报告（2011）》指出，从2000年起，经过11年的努力，"降消"项目扩展到中西部22个省、自治区、直辖市和新疆生产建设兵团的2297个县，覆盖人口8.3亿，中央财政累计投入21.3亿元。项目省（区、市）的孕产妇死亡率由2001年的76/10万下降到2010年的31.3/10万，下降幅度为58.8%，新生儿破伤风发病率以省为单位均实现低于1‰目标。项目地区孕产妇死亡率的下降带动了全国孕产妇死亡率的持续下降。2014年中国孕产妇死亡率下降至21.7/10万，较1990年的88.8/10万下降了75.6%，提前1年实现了联合国千年发展目标。

（钱 序）

rènshēnqī yòngyào

妊娠期用药 (drugs in pregnancy)

妊娠期使用的可能对母体和胎儿造成影响的药物。妊娠期使用药物可能对胎儿有暂时性或永久性影响。任何在胚胎或胎儿的发育过程中发挥作用并导致形态或功能永久改变的药物称为致畸原。

妊娠期母体变化对血药浓度的影响　妊娠期明显的生理变化能改变药物在体内的分布，同时也会改变药物对孕妇和胎儿的疗效。这些变化可归纳为以下特点：①孕妇血浆容量到妊娠晚期增加30%~50%，同时脂肪也会出现相应的增加；这会使水溶性和脂溶性的药物在体内过度稀释。②妊娠期的血液稀释可出现低蛋白血症，白蛋白从47g/L降至36g/L，且从孕早期开始。大多数药物与体内的蛋白质结合，而这种稀释性低蛋白血症使药物与蛋白的结合力下降，导致药物在体内游离分布量的增加。③由于妊娠期肝功能及酶系统的变化，可使机体对某些药物的血浆清除率增强。④妊娠期肾负担加重，肾血流量增加35%，肾小球滤过率增加30%~50%，肌酐清除率也相应增加，药物排泄过程加快，致使血药浓度不同程度降低，但肾功能不全的患者，药物排泄减少，容易在体内蓄积。⑤妊娠期间胃排空时间延长，而且胃肠道平滑肌张力减退，肠蠕动减弱，造成口服药物吸收延缓，血液药物峰浓度出现延迟，且峰值常偏低。

药物在胎盘的转运机制　胎盘是胎儿的特殊器官，但并不是母儿间药物转运的被动屏障，几乎所有的药物都会对胎儿产生一定的影响。胎盘通透性与一般的血管生物膜相似，相当多的药物能够通过胎盘屏障进入胎儿体内。药物在胎盘的转运部位是血管合体膜 (vasculo syncytial membrane, VSM)，是由合体滋养细胞、合体细胞基底膜、绒毛间质、毛细血管基底膜和毛细血管内皮细胞组成的薄膜。

在胎盘对物质的转运中主要有单纯扩散、易化扩散和主动运输等。单纯扩散是物质从高浓度区向低浓度区的被动扩散，如水、电解质、气体，分子量<1000u 的药物，如吗啡、酒精及镇静剂等也是通过单纯扩散到达胎儿体内。易化扩散主要通过细胞质膜专一载体从高浓度区向低浓度区扩散，其扩散速度较单纯扩散快，如葡萄糖的转运。主动运输是从低浓度到高浓度的扩散，需消耗能量，如氨基酸和水溶性维生素的扩散。胎盘的其他转运途径还包括胞饮，即将大分子物质以小颗粒形式包裹于细胞内进行转运，如蛋白质的转运。大部分药物都是通过单纯扩散通过生物膜，这也是胎盘转运最常见的方式。

药物转运的速率和量主要取决于药物的理化性质（分子量<250u 及脂溶性高、不带电荷的药物容易通过 VSM）和有效的浓度梯度（受到剂量的给药途径的影响），也与药物在孕产妇体内的代谢动力学和胎盘的结构及功能状态有关。值得指出的是，若孕产妇患感染性疾病，感染、缺氧常能破坏胎盘屏障，有时能使正常情况下不易通过胎盘屏障的药物变得容易通过。

药物对胎儿的影响　一旦药物到达胎儿体内，就有可能导致不良影响：①胎儿死亡或流产，如双香豆素。②致畸作用，如沙利度胺（反应停）。③胎儿生长受限，如烟草。④干扰新生儿，如利血平。

孕产妇用药对胎儿的影响程度与用药时胎儿胎龄密切相关。一般而言，在孕早期应用禁忌药物可出现致畸作用；孕中晚期应用某些药物可导致胎儿生长迟缓。在孕晚期使用能在胎儿体内代谢的药物如氯霉素，对新生儿会造成严重后果。

从卵子受精开始，受精卵于子宫内膜着床前的这段时期称为着床前期，此期的受精卵尚在输卵管腔或子宫腔中，药物对胚胎产生影响的必备条件是药物在输卵管腔或子宫腔分泌液中达到一定浓度，所以此时孕妇用药对胚胎影响不大。着床前期至受精2周，这段时间又称"有或全无"，如果药物对胚胎的毒性极强，可以造成极早期流产，否则没有影响发育。受精 2 周后直至 12 周左右，是胚胎、胎儿的器官处于高度分化发育的重要阶段，是药物致畸的最敏感时期，此期如果任何部位细胞群受到有害药物的影响，都有可能导致分化错误或分化时相的异常，从而导致组织或器官发生畸形。妊娠 4 个月以后，由于胎儿绝大多数器官已经形成，对药物致畸的敏感性已明显下降，虽然已经不再能够造成大范围的畸形，但对生殖系统及神经系统仍在分化发育的器官而言，药物影响可以一直存在。

美国食品药品监督管理局根据药物对人类的不同致畸情况，将药物对胎儿危险性的等级标准分为 A、B、C、D、X 五个级别，A 级药物对人类胎儿无不良影响，是安全的；B 级药物对人类无有害证据，动物试验亦无有害发现，比较安全，但在人类无充分研究；C 级药物在动物实验时证明对胚胎致畸或可杀死胚胎，尚未在人类研究证实，确认利大于弊时方能对孕妇应用；D 级药物对胎儿的危害有确切证据，若非孕妇用药后有绝对的效果，否则不应考虑使用；X 级药物有确切证据表明可致胎儿异常，在妊娠期间禁止使用。为防止药物诱发胎儿畸形，在妊娠前 3 个月，最好不用 C、D、X 级药物，出现紧急情况必须用药时，应该尽量选用 A、B 级药物。

产程中用药对新生儿的影响 足月妊娠进入产程时，胎儿已经发育成熟，虽不存在致畸危险，但在不长的时间内即将离开母体。在产程中用药要考虑对新生儿的影响，例如在产程中为产妇肌内注射利血平，可导致新生儿出现鼻塞症状；产妇在产程中使用氯丙嗪，可致新生儿出现呼吸抑制。

产程中用药必须注意从开始用药到胎儿娩出的时间，避开药物在胎儿体内浓度最高时娩出胎儿。例如，在产程中为产妇肌内注射哌替啶，在用药后的 2~3 小时血药浓度最高，让胎儿在用药后 1 小时内或 4 小时后娩出，可使药物呼吸抑制副作用降至最低。

正常产程通常不主张用药，发生异常情况时才用药，必须以保证母婴安全为原则。

（熊 庆 肖 兵）

rènshēnqī yíngyǎng

妊娠期营养（pregnancy nutrition） 妊娠期间为了满足孕妇自身代谢和生殖器官及胎儿生长发育的需求所摄取的各种营养物质。孕妇在妊娠期的营养状况不仅影响孕妇自身的健康，也直接影响到胎儿的生长和组织器官的发育，甚至可增加成年后发生心血管疾病、糖尿病、肿瘤以及精神疾患的风险。妊娠期合理膳食和均衡营养是保障母婴健康的重要保健措施。

营养需求 妊娠期妇女对能量和各种营养素的需要量均有所增加，尤其是蛋白质、必需脂肪酸以及钙、铁、叶酸、维生素 A 等多种微量元素。如孕中期和晚期能量在孕前基础上分别平均每天增加 1255.2kJ 和 1882.8kJ；维生素 A、维生素 D、钙、铁、锌、碘、维生素 B_2、维生素 B_6、维生素 C 和叶酸孕期推荐摄入量可增加 30% 以上。

合理膳食 由于在妊娠不同时期，胎儿的发育速度不同，孕妇的生理状态、机体的代谢变化和对营养素的需求也不同，因此在不同的孕月食物的选择和摄入也有所不同。

孕早期：怀孕的最初 3 个月，胎儿的生长发育缓慢，而孕妇在此期通常有早孕反应。此阶段的营养需要量与妊娠前相比，基本上没有太大差别。应遵守膳食清淡、适口；少食多餐；保证摄入足量的富含碳水化合物的食物；多摄入富含叶酸的食物并每天补充 0.4mg 的叶酸；戒烟戒酒。如果妊娠反应严重，不能进食，要及时就医，避免发生酸中毒对胎儿早期大脑发育造成不良影响。

孕中、晚期：从孕中期开始，胎儿进入快速生长发育期，直至分娩；母亲的子宫、乳腺等生殖器官也逐渐发育，还要为产后泌乳储备能量和营养素。因此，孕中、晚期均需要相应增加食物量，但应注意只需比未孕时增加 15%~20% 的总热量摄入即可。孕妇的膳食中应包含充足的优质蛋白质，鱼、禽、蛋、瘦肉和大豆制品是优质蛋白质的良好来源。建议从孕中期开始，适当增加鱼、禽、蛋、肉类（含动物内脏）及海产品的摄入，从孕中期每天应摄入总量 150~200g 增加至孕晚期的 200~250g。首选的动物性食物为鱼类，每周最好摄入 2~3 次，除可提供优质蛋白之外，还可促进胎儿脑和视网膜的功能发育；每天应摄入 1~2 个鸡蛋；每周最好进食至少一次海产品，以满足妊娠期碘的需要。

孕中期，胎儿的骨骼发育，18 周出现胎动，对孕妇钙的需求量增加。《中国居民膳食营养素参考摄入量》建议，孕中期和孕晚期妇女钙的适宜摄入量分别为每天 1000mg 和 1200mg，最大剂量为 2000mg。如果每日膳食钙的摄入量达不到适宜摄入量，则需要额外补充。在整个孕期，母体约需要贮存钙 50g，其中供给胎儿

30g。母体如钙摄入不足，胎儿需要时会从母体的骨骼、牙齿中夺取，以满足生长的需要，这就使母体血钙降低，发生小腿抽筋或手足抽搐。牛奶中不仅含有丰富的蛋白质和其他营养物质，而且是人体所需要钙质的最好来源，磷、钾、镁等多种矿物质搭配也十分合理。孕妇补钙的最好方法是每日应食用至少 300ml 牛奶或相当量的奶制品，同时补充 300mg 钙，或者饮用 500ml 低脂牛奶，以满足钙的需要，并可避免能量摄入过多。同时，孕妇还应注意补充维生素 D，以促进钙的吸收。

从孕中期开始，血容量逐渐增加，而红细胞增加相对缓慢，孕妇可出现贫血现象，同时基于胎儿铁储备的需要，孕妇需要增加铁的摄入量。建议多摄入含铁丰富的食物如动物血、肝、瘦肉等食物，或在医生指导下补充小剂量的铁剂。同时要注意摄入富含维生素 C 的蔬菜和水果，以促进铁的吸收。

另外，市场上多种维生素片种类较多，其含量也有一定差异，需要补充时最好在医生指导下服用，切不可将维生素片当成补药长期大量服用。滥用维生素，不仅造成药物的浪费，而且还可引起不同维生素之间的不平衡，影响机体的正常功能，严重时甚至可造成中毒。例如，孕妇过量服用维生素 A，会出现毛发脱落、皮肤瘙痒等中毒症状，还可能导致胎儿畸形。

营养评价 妊娠期体重增长值是评价孕期营养状况比较客观的指标之一。妊娠期适宜的体重增长推荐值要根据孕前体重而定，常用的评价方法有 2 种。

方法一：根据孕前体重推荐孕期增重。孕前标准体重粗略计算公式：标准体重（kg）= 身高（cm）－105。①孕前体重正常的孕妇，妊娠期体重增加的适宜值为 12kg，孕中期开始体重增加每周不宜超过 400g。②孕前体重超过标准体重 120% 的孕妇，妊娠期体重增加以 7~8kg 为宜，孕中期开始体重增加每周不宜超过 300g。③孕前体重不足标准体重 90% 的孕妇，妊娠期体重增加的目标值为 14~15kg，孕中期开始每周体重增加为 500g。

方法二：根据孕前体质指数（BMI）推荐孕期增重。BMI = 体重（kg）/身高（m）^{2}。孕妇应在整个妊娠过程中要注意监测自身体重的增重情况，并根据体重增长的速率适当调整食物的摄入量（表）。同时要根据自己的体能选择一种喜欢的运动方式如散步、游泳、瑜伽或体操等，每天进行不少于 30 分钟的活动，最好选择户外，不仅可以维持体重的适宜增长、促进自然分娩和愉悦心情，而且还有助于改善维生素 D 的营养状况，促进胎儿骨骼发育和母亲的骨骼健康。

双胎孕妇妊娠期总增重推荐值：孕前体重正常者为 16.7~24.3kg，孕前超重者为 13.9~22.5kg，孕前肥胖者为 11.3~18.9kg。

另一个评价妊娠期营养的重要客观指标是血红蛋白值。特别要注意孕中、晚期的检测，对贫血的孕妇还要注意区别贫血的种类，判断是缺铁性还是巨幼红细胞性贫血，有条件的还可检测血浆铁蛋白和叶酸水平。

（赵更力）

yùnchǎnfù xīnlǐ bǎojiàn

孕产妇心理保健（maternal psychology health） 对孕产妇进行健康教育、心理咨询、高危人群识别、自我心态调整等措施，提高孕产妇的认知能力，减少和缓解不良情绪和并发症发生，最终达到孕产妇和胎婴儿身心健康目的的保健服务。保健的主要内容包括以下方面。

健康教育 专业技术人员可采用大众传播、孕妇学校和集体或个人咨询等多种形式进行有关孕产期保健的知识和信息，内容要包括孕产妇较为关注的妊娠分娩生理心理变化特点；产前检查项目、内容和目的；妊娠期营养、运动和健康的生活方式；分娩和产褥期注意事项以及并发症预防等知识和技能，目的是消除和缓解孕产妇的紧张焦虑情绪，改善不良的生活方式，提高妊娠分娩是一个自然生理过程的认知水平。不仅要对孕产妇本人进行健康教育，还应促进其丈夫和家属的参与，家人的关心和支持对孕产妇改善不良睡眠、放松心情减轻压

表　妊娠期体重总增重范围和增重速率*

孕前体重	BMI**	孕期总增重范围（kg）	孕中、晚期增重速率（范围，kg/周）
体重不足	<18.5	12.5~18.0	0.51（0.44~0.58）
正常	18.5~24.9	11.5~16.0	0.42（0.35~0.50）
超重	25.0~29.9	7.0~11.5	0.28（0.23~0.33）
肥胖	≥30.0	5.0~9.0	0.22（0.17~0.27）

*此表是 2009 年美国国家医学研究院最新推荐的妊娠期增重范围和速率；**BMI 判断标准是根据世界卫生组织的建议

力会起到积极促进作用。

识别高危人群 具有以下特点的孕产妇易发生心理问题，应给予特别的关注：①青少年妊娠、未婚非意愿妊娠或初产妇。②婚姻关系不和谐或分居，对丈夫/性伴侣不信任。③有死胎死产史、习惯性流产史或辅助生殖妊娠。④精神病史或家族史。⑤妊娠期合并症/并发症、妊娠期住院、手术。⑥婴儿生病或住院。⑦无业或失业、经济困难，住房拥挤和缺乏私人空间。⑧配偶或家庭暴力，丈夫不良行为如躯体暴力、语言虐待、酗酒、很少帮助妻子、反对妊娠等。⑨在重男轻女的地区分娩了女婴。⑩产后缺乏支持、照顾和护理。

鉴别心理问题和精神疾病 专业技术人员在提供孕产期保健服务中要注意识别孕产妇出现的是焦虑抑郁情绪还是焦虑症和抑郁症。后者属精神疾患，需转诊至精神科医生处理。

正常焦虑与病态焦虑可以是一个连续过程，无绝对界限。区别正常焦虑与病态焦虑，应注重两点：①焦虑体验的持续时间长短及程度。正常焦虑持续时间短，程度较浅；病态焦虑持续时间长，程度较重。②焦虑症状产生及消失的条件。焦虑症又称焦虑性神经症，是以广泛性焦虑症（慢性焦虑症）和发作性惊恐状态（急性焦虑症）为主要临床表现，常伴有头晕、胸闷、心悸、呼吸困难、口干、尿频、尿急、出汗、震颤和运动性不安等症，其焦虑并非由实际威胁所引起，或其紧张惊恐程度与现实情况很不相称。正常的焦虑可以自行减轻、消除，而病态的焦虑则往往需要专业医生的帮助才能消除。

抑郁症的诊断必须同时包括以下症状中的 5 种：①食欲增多或减少。②体重增加或减轻。③易激动、焦虑不安或疲倦乏力。④恐慌发作和严重焦虑。⑤难以入睡、睡眠过多或不足。⑥感觉无助、没有价值或不恰当的内疚和羞愧。⑦思维困难、注意力集中困难或做决定困难。⑧反复出现死亡或自杀想法。

孕产妇心理异常诊断工具包括爱丁堡（Edinburgh）产后抑郁量表、抑郁自评量表、焦虑自评量表等。

缓解睡眠问题 孕产妇常常会因为紧张焦虑出现睡眠问题，睡眠质量的优劣与母婴健康密切相关。因此要注意孕妇的睡眠，让孕产妇掌握一些基本的技能。

均衡合理膳食 孕产妇应以清淡而富含蛋白质、维生素的饮食为宜。避免浓茶、咖啡、烈酒、辣椒、肉桂、胡椒等刺激性强的食物。睡前可喝一杯牛奶。另外，可食用有助睡眠的食物，如桂圆、枸杞子、葵花籽、核桃、大枣、酸枣仁、豆类、百合、芝麻、牡蛎、银耳、鹌鹑蛋等。

改正不良生活习惯 进食与睡眠距离不宜太近，睡前不宜看过于激烈的影视剧、小说，不宜议论不愉快的事情，或过度用脑。孕妇睡前可读一些内容轻松的读物，听轻松的音乐，也可以做舒缓和放松身心的体操。忌蒙头睡觉。因蒙头睡觉容易吸入大量的二氧化碳，而又缺少必要的氧气补充，容易变成呼吸困难，进而影响睡眠质量。虽然睡眠时间因人而异，但孕妇应养成定时睡觉的习惯，睡多少小时不是关键，次日有神不疲倦即可。

建立良好的睡眠环境 卧室应选用遮光好的窗帘，温度以 20～24℃、相对湿度为 60%～70%为宜。还应保持通风良好，过冷、过热或过于干燥，均会影响睡眠。

自我心态调整 主要通以下方面进行调整。

转移情绪 出现担心、紧张、抑郁或烦闷时，让自己去做一件高兴或喜欢的事，如浇花、听音乐、欣赏画册、阅读或郊游。自然美感引起的情感，会使孕妇对生活的兴趣提高。洗温水浴或适度做家务活，也会通过促进血液循环消除孕妇的不良情绪。

释放烦恼 可把自己的烦恼向密友和亲人倾诉，或写信、写日记，能有效地调整孕妇的情绪。必要时，可找心理医生进行咨询及疏导。

与好友或与有妊娠分娩经历的人交流 应多与性格开朗、情绪积极乐观的朋友交流，让他们的良好情绪感染自己。同时还可以和有妊娠分娩经历的人交流，以获得经验，减少紧张和焦虑。

改变形象 换一个发型，买一件新衣服，装点一下房间，都会给孕妇带来一种新鲜感，从而改变沮丧的心情。

放松训练 通过放松训练可以使孕妇紧张程度减轻、心率减慢、呼吸平稳、肌肉放松、焦虑减轻、恢复平静。放松训练每次 20 分钟，每天 2 次，运动部位包括头、颈、胸、双手、大腿、双脚。①头部动作：咬牙体会颞部紧张，然后张嘴体会松弛。②颈部动作：将头使劲往后仰体会紧张，然后恢复原位体会放松。③胸部动作：深吸一口气，屏住呼吸，体会紧张感；慢慢呼出，体会松弛。④手动作：双手握紧，体会到紧张的感觉；慢慢松开双拳，体会到松弛。⑤大腿动作：将一条大腿抬高直举，保持一段时间，体会到紧张，然后突然放下，体会松弛。⑥小腿动作：将双脚尖尽力上翘，脚跟不要离开地面，体会小腿紧张，然后迅速放下，恢复原位，体会松弛。⑦其他：放松训练还包括瑜伽、沉思等。

（赵更力）

mǔyīng chuízhí chuánbō

母婴垂直传播 （vertical transmission of mother to child）

通过妊娠和分娩的过程，母亲将病原体传染给胎儿或婴儿并使其感染。又称母婴传播 （mother to child transmission）。母婴传播性疾病为严重影响胎儿正常发育及新生儿身体健康的一类疾病，病原体主要包括乙型肝炎（简称乙肝）病毒、人类免疫缺陷病毒（即艾滋病病毒，HIV）、梅毒、丙型肝炎病毒、人巨细胞病毒、衣原体等。HIV 通过母婴传播造成儿童感染艾滋病，已成为全球儿童的主要死因之一，在许多发展中国家，HIV/获得性免疫缺陷综合征的流行几乎已抵消了多年来在降低婴儿和儿童死亡率方面取得的所有进步。乙肝病毒的宫内感染和垂直传播是造成人群中肝炎病毒携带者居高不下的主要原因之一，预防肝炎病毒的宫内感染，阻断肝炎病毒垂直传播是降低人群感染率的重要途径。梅毒通过母婴垂直传播危害极大，而致流产、死胎、死产、胎儿发育受限、早产、胎传梅毒和新生儿死亡等严重危害。

（王临虹）

àizībìng mǔyīng chuánbō

艾滋病母婴传播 （mother to child transmission of AIDS, PMTCT）

感染人类免疫缺陷病毒（HIV）的妇女在妊娠、分娩或产后哺乳等过程中，将 HIV 传染给胎婴儿，并造成胎婴儿感染。

艾滋病，全称获得性免疫缺陷综合征 （acquired immunodeficiency syndrome，AIDS），性传播、血液传播及母婴传播为其三类主要传播途径，母婴传播是儿童感染 AIDS 的主要途径，预防艾滋病母婴传播是减少儿童发生 AIDS 的重要措施。

流行状况 联合国艾滋病规划署（UNAIDS）2006 年 11 月报告，在未对 HIV 感染的孕产妇及其所分娩婴儿采取任何干预措施的情况下，艾滋病母婴传播率为 20% ～ 45%，发达国家为 15% ～ 25%，发展中国家为 25% ～ 35%。2002 年科克（Cock）研究结果显示，欧美地区艾滋病母婴传播率为 10% ～ 30%，非洲为 25% ～ 45%。一般认为，艾滋病母婴传播病例中，通过宫内传播、分娩过程和哺乳过程传播比例各约占 1/3。1996 年巴恩哈特（Barnhart）对艾滋病母婴传播模式的研究显示，宫内、产时和产后传播的危险率分别为 5% ～ 10%、10% ～ 20% 和 10% ～ 20%。在妊娠期内，妊娠晚期发生宫内传播的危险相对较高。2008 年，中国疾病预防控制中心妇幼保健中心通过对国内 AIDS 高流行地区的研究观察，未采取任何干预措施的孕产妇组艾滋病母婴传播水平为 34.78%，其中 37.50% 的母婴传播发生在宫内，33.33% 发生在产时，29.17% 为产后经母乳喂养传播。采取综合干预措施后，母婴传播率下降 80% ～ 90%；2016 年中国预防艾滋病、梅毒和乙肝母婴传播工作管理信息系统显示，中国经过多年规范采取抗病毒药物、安全分娩、人工喂养等综合防控措施后，艾滋病母婴传播率从 2005 年末采取干预措施的 34.8% 下降到 2015 年采取综合干

预措施后的 5.8%，下降了 80% 以上，避免了绝大多数 HIV 感染母亲所生儿童感染 AIDS。国际上已有古巴、泰国、白俄罗斯等国家宣布消除了艾滋病母婴传播，即人工喂养人群艾滋病母婴传播率 <2%，母乳喂养人群艾滋病母婴传播率 <5%。

危害 国外研究资料显示，HIV 宫内感染胎儿可导致早产、低体重儿、死胎等，HIV 感染婴儿如果未接受治疗，死亡风险在 1 岁时为 20% ～ 30%，2 岁时约为 50%，其余大部分将在 5 岁前死亡。部分地区 HIV/AIDS 已经成为 5 岁以下儿童死亡的主要原因，在斯威士兰、津巴布韦、南非、赞比亚等国家为 30% ～ 45%，博茨瓦纳超过 50%，AIDS 为导致儿童死亡的首要原因。2003 年肯尼亚的一项研究发现，HIV 感染孕产妇所生 HIV 感染儿童 2 岁死亡率为 46%，非 HIV 感染儿童 2 岁死亡率为 8.1%。2001 年美国的一个队列研究显示，HIV 感染孕产妇所生 HIV 感染儿童 2 岁死亡率约为 17%，经过预防措施干预后，可降至约 5%。

影响因素 艾滋病母婴传播的发生受到综合因素影响。孕产妇的 AIDS 疾病状态、所携带的 HIV 载量水平、免疫水平、营养状况等因素，也是影响艾滋病母婴传播水平的重要因素。HIV 感染者发展成 AIDS 患者后，一旦妊娠则发生母婴传播的危险性增加，孕产妇的 HIV 载量越高，发生艾滋病母婴传播的可能性越大；在达到临界值后，随着孕产妇的 $CD4^+T$ 淋巴细胞数量的下降，发生母婴传播的危险增加。妊娠期胎盘因素是发生宫内传播的直接因素，由于各种原因，如性传播疾病、绒毛膜羊膜炎、胎盘早剥、

感染及其他造成胎盘炎症和破损的因素，使胎盘屏障的完整性受到破坏，增加了发生艾滋病母婴传播的危险性。分娩过程中，侵袭性操作，如羊水穿刺、胎儿镜检查、会阴侧切、产钳、胎头吸引助产等，以及胎膜早破和产程过长，均可增加艾滋病母婴传播发生的危险；早产、低体重儿、产时出血、血性羊水等情况下，发生艾滋病母婴传播的危险增加。产后母乳喂养，以及母亲乳腺疾病均是产后艾滋病母婴传播的重要危险因素。另外，婴儿自身的遗传因素及孕产妇的不良行为，如未保护的性行为、多性伴侣、静脉吸毒等因素，均可能增加艾滋病母婴传播的危险。

预防策略 国际社会对于预防艾滋病母婴传播已经明确提出了四个策略。

预防育龄妇女感染 最根本的预防措施。对于普通人群和夫妇进行行为干预，尤其应重视对青少年和年轻夫妇预防 AIDS 的教育，并针对育龄妇女进行预防母婴传播的知识教育；加强性传播疾病的预防和管理，积极治疗和预防性传播疾病，性传播疾病可增加感染 HIV 的危险性；建立安全的供血系统；促进安全性行为，鼓励性伴侣共同接受咨询和商讨进行安全的性行为，遵守性道德，固定性伴侣、减少性伴数量，坚持持续并正确使用安全套。

预防已感染妇女非意愿的妊娠 帮助育龄妇女或年轻夫妇知晓自己的 HIV 感染状态，向 AIDS 感染的育龄妇女和性伴侣提供咨询服务，帮助他们选择今后的家庭计划和妊娠意向；向他们建议实施计划生育的避孕措施，采取积极有效的避孕方法，防治非意愿妊娠；通过咨询，为意外妊娠知情选择终止妊娠的孕妇提供安全的人工流产服务，为知情选择继续妊娠的孕妇提供继续的孕产期保健服务和预防母婴传播的干预措施。

预防孕产期的艾滋病母婴传播 首先要保证感染 HIV 的孕产妇都能纳入到当地的孕产期保健系统的管理之中，可以得到预防艾滋病母婴传播的综合干预措施的服务；及时向感染 HIV 的孕产妇和她们所生的婴儿在妊娠期或产时和产后提供抗 HIV 的药物和咨询，帮助他们坚持服用药物以保证干预措施的有效性；积极推行住院分娩，保证阳性孕产妇能够安全分娩，得到产时预防损伤性操作措施和药物支持，并得到有关婴儿安全喂养的咨询和帮助。

对感染孕产妇及其家庭提供综合关爱 对感染 HIV 的孕产妇及其家庭提供预防干预措施的基础上，提供综合的支持和关怀，其中以社区提供全方位的支持和关怀为主，并与相应的多部门相链接，使获得的关爱和服务范围扩大和延伸，可以使孕产妇和家庭得到更多的身体、心理和社会支持和健康保证，进而使更多的孕产妇自愿接受此项服务；同时可以减少妇女可能遭受到的 AIDS 相关的侮辱、歧视、家庭暴力、遗弃和贫穷等，最大限度地保护感染的孕产妇及其婴儿和家庭。

干预措施 倡导提供综合的干预措施，以达到最大限度地降低艾滋病母婴传播率，对孕产妇及其家庭的伤害降到最低程度的目的。

健康教育 广泛开展预防艾滋病母婴传播的健康教育，在产前门诊、孕妇学校、病房及产房、婚前保健门诊，以及村卫生室、学校等多种场所，运用多种形式扩大健康教育的覆盖人群，建立预防艾滋病母婴传播的健康教育网络。

提供 AIDS 检测与咨询服务 承担孕产期保健及助产服务的医疗保健机构，为婚前保健人群及孕产妇，提供 AIDS 检测和筛查，并提供及时和多种形式的 HIV 抗体检测前和检测后咨询，传递预防艾滋病母婴传播及 AIDS 对母婴危害的信息；进行危险行为评估；建议并动员婚前保健人群及孕产妇进行 HIV 抗体检测。对 AIDS 初筛检测阳性者及时提供 AIDS 确认检测，以尽早获得 AIDS 感染的诊断。对确认感染的孕产妇给予一系列干预和治疗措施，减少母婴传播的发生。

加强妊娠期保健 对 AIDS 感染孕妇及家庭提供健康教育和咨询，提高其本人和家人对 AIDS 和预防艾滋病母婴传播的认识，知情选择妊娠结局；定期对 AIDS 感染的孕妇进行 CD4 细胞及病毒载量的检测，随时观察病情状况；对于自愿选择终止妊娠的 HIV 感染孕妇，应尽早实施人工流产手术，并给予有效的避孕指导；为要求继续妊娠的 HIV 感染孕妇提供常规妊娠期保健、监测和随访，建议并鼓励孕妇定期进行妊娠期检查，并为感染孕妇提供特殊心理支持和综合关怀服务；给予妊娠妇女优孕、优育、妊娠期保健、婴儿喂养准备、孕产期抗病毒药物应用、产后婴儿喂养等问题的咨询和保健，并采取相应的预防干预措施；加强营养监测和指导；密切观察可能出现的症状和体征，预防和积极治疗妊娠期并发症、生殖道感染和性传播疾病；为所有 HIV 感染孕产妇提供抗病毒药物治疗。

加强产时保健，提倡住院分

娩 在妊娠期提供充分的咨询以使孕妇及家庭了解住院分娩对保护母婴安全和提供预防艾滋病母婴传播干预措施的作用；倡导住院分娩，鼓励所有孕妇尤其是感染孕妇住院分娩；为所有住院分娩的感染孕妇提供自愿咨询和检测、母婴抗反转录病毒药物应用、安全助产、避免产时损伤性操作、产后保健和婴儿喂养指导等服务；根据分娩医院和孕妇的具体情况选择分娩方式，在条件有限的地区尚不主张将 HIV 抗体阳性作为剖宫产指征。对于分娩病毒载量>1000 拷贝或未能使用抗病毒药物的孕产妇可实施择期剖宫产术，同时应按照所选方案正确服用抗反转录病毒药物。

抗反转录病毒药物应用 为 HIV 感染的孕产妇，以及所生婴儿提供预防性的抗病毒药物，应对所有 HIV 感染孕产妇提供抗病毒药物，可以大大降低母婴传播率。在妊娠期间应用抗病毒药物，需要考虑药物的耐药性及毒副作用，考虑和权衡药物对孕妇、胎儿和新生儿的影响，同时考虑药物对降低母婴传播的危险和针对 HIV 感染的抗病毒治疗问题。对 AIDS 感染孕产妇应采用预防艾滋病母婴传播的药物，选择用药方案时应综合考虑孕产妇状况、感染阶段、妊娠和分娩的时期、当地药物供应等情况，按照世界卫生组织推荐的和中国预防艾滋病母婴传播实施方案提供用药方案酌情选用。

产后预防和保健 HIV 感染产妇所生婴儿按照母亲用药方案继续应用抗病毒药物；为 HIV 感染产妇提供产后的常规保健和随访，开展咨询、心理支持、计划生育和综合关怀与服务，HIV 感染的妇女产后应纳入当地 AIDS 综合防治体系追踪管理；HIV 感染产妇所生婴儿的保健，加强对 HIV 感染母亲及其婴儿的关爱，进行婴儿喂养指导、常规儿童保健，监测生长发育，预防营养不良，增强体质；应在充分咨询的基础上，帮助 HIV 感染母亲权衡母乳喂养和人工喂养的利弊，对婴儿出生后的喂养方式做出正确的选择，提倡实施人工喂养以阻断产后母婴传播途径，尽量避免母乳喂养，绝对不要混合喂养；婴儿应于出生后 6 周和 3 个月采血进行儿童早期诊断，已尽早明确感染状况；对于没有进行早期诊断的婴儿，应于 12 个月进行 HIV 抗体检测，结果阴性则排除感染，纳入正常儿童保健；阳性者继续追踪随访，至 18 个月再次进行 HIV 抗体检测，结果阴性则排除感染，纳入正常儿童保健，结果阳性者应进行确认试验，确认试验为阳性则判定儿童感染，感染儿童应转入当地 AIDS 综合防治系统继续追踪治疗。

(王临虹)

yǐgān mǔyīng chuánbō

乙肝母婴传播 (maternal transmission of hepatitis B virus) 患乙型病毒性肝炎或乙型肝炎病毒 (HBV) 长期携带者的孕产妇，在妊娠期、产程中和产后通过多种途径和方式将 HBV 传给婴儿并造成婴儿不同程度的感染状态。乙型病毒性肝炎（简称乙肝）是中国现阶段最严重的公共卫生问题之一，其中乙型肝炎病毒 (hepatitis B virus，HBV) 感染者中有 40%~50% 是通过母婴传播形成的。HBV 发生宫内感染的比例较小，乙肝母婴传播的风险主要发生在临产和分娩时，分娩时经接触母血及分泌物传播感染，尚无证据表明母乳喂养会传播乙肝。

流行状况 据估计全球约有 20 亿人感染 HBV，其中约 3.5 亿人感染了慢性乙肝，每年约 100 万慢性乙肝患者死亡。在中国，HBV 流行也十分广泛，2008 年 4 月 22 日公布第三次乙肝有关疾病的血清学调查结果显示，乙型肝炎表面抗原 (HBsAg) 携带率达 7.18%，母婴传播是乙型肝炎最主要的传播途径，慢性乙肝病毒感染者 30%~50% 是通过母婴传播形成的。在无干预措施情况下，母亲 HBsAg 阳性，乙型肝炎 e 抗原 (HBeAg) 阴性或病毒 DNA 检测不出，母婴传播风险为 5%~20%；母亲 HBsAg 阳性，HBeAg 阳性或高病毒 DNA 载量，母婴传播风险 70%~90%。乙肝母婴传播是导致儿童慢性肝炎、肝硬化及肝癌的重要因素。

传播途径 ①宫内感染：普遍学者认为 HBV 宫内感染是通过胎盘传播，具体机制尚不清楚，大多数学者认为 HBV 宫内感染主要是由于 HBV 使胎盘屏障受损或通透性改变所致。②产时感染：新生儿通过接触孕母的羊水、血液、阴道分泌物而引起感染。HBsAg 阳性的产妇分娩时，胎儿可能通过产道吞进羊水、血液、阴道分泌物而引起感染，即使胎儿出生时血清学检测阴性，但 2~4 个月以后有 60% 发展为 HBV 阳性，符合乙肝的潜伏期。③母乳喂养感染（分娩后感染）：关于乙肝血清指标阳性的孕妇能否哺乳，国内外争议较大。血清中乙型肝炎 HBsAg、乙型肝炎 e 抗原 (HBeAg)、乙型肝炎核心抗体 (HBcAb) 阳性和乙肝 HBeAg 阳性、乙型病毒核心抗体 (HBcAb) 阳性者，初乳中 HBV-DNA 阳性率 100%，提示不宜喂母乳。但若初乳中单纯乙型肝炎表面抗体

（HBsAb）和（或）乙型肝炎 e 抗体（HBeAb）阳性者，其排毒率为 0，可以哺乳。尚无证据表明母乳喂养会传播乙肝给儿童，因此不主张乙肝感染母亲停止母乳喂养。④产后密切接触感染：由于产后母亲和婴儿之间有密切的接触，仍然存在乙肝母婴传播的风险。儿童与任何慢性乙肝感染的人一起生活，通过皮肤或黏膜接触血液或感染体液仍可能被传染。例如，为婴儿嚼碎食物、共用牙刷、接触皮损分泌物、与被乙肝污染的表皮接触等。对于降低这些传播的风险可以通过避免密切接触来预防，但对所有婴儿，以及家庭内密切接触人群广泛接种乙肝疫苗是一种更有效的公共卫生举措。

干预措施　孕妇产前进行 HBsAg 筛查，婴儿出生后给予主、被动联合免疫是减少 HBV 母婴传播不可缺少的一部分。自 1988 年美国疫苗咨询委员会推荐所有孕妇均进行 HBsAg 筛查，并对其阳性者所生婴儿接种乙肝免疫球蛋白（hepatitis B immune globulin, HBIG）及乙肝疫苗后，美国疾病控制与预防中心（CDC）估计 1987～2000 年美国 HBV 围产期感染率下降了 75%。中国自 1992 年将乙肝疫苗纳入儿童计划免疫管理、2002 年将乙肝疫苗纳入儿童免疫规划后，儿童 HBV 感染率明显下降，但出生后对新生儿施行乙肝疫苗和 HBIG 联合免疫对已发生的宫内感染还是不能预防。

孕前预防　育龄期妇女在计划妊娠前应常规进行乙肝抗体筛查，非乙肝患者且乙肝抗体不足者应接种乙肝疫苗。慢性乙肝患者孕前应进行 HBV-DNA 定量检测，如果病毒载量高，同时 HBeAg 阳性者，应暂缓妊娠，并

积极治疗，待病毒载量降低且 HBeAg 转阴后再妊娠。如果早孕妇女 HBsAg 滴度高、HBeAg 持续阳性或 HBV-DNA 阳性且含量较高者，建议必要时终止妊娠。

妊娠期阻断　中国部分研究者提出 HBsAg 阳性孕妇在妊娠不同时期注射 HBIG 直至婴儿出生，可预防 HBV 母婴传播。但许多研究也证实，妊娠期注射 HBIG 对阻断宫内感染无效，且有潜在危险如诱发 HBV 变异、在体内发生免疫反应形成免疫复合物、有传播其他传染病可能性等；美国、欧洲及其他国家没有妊娠期使用免疫球蛋白预防母婴传播的经验；世界卫生组织、美国 CDC 及中国 2006 年和 2015 年中华医学会肝病学分会、感染学分会制定和修订的《慢性肝炎防治指南》中均未建议采用此法来预防母婴传播。此外，有研究者提出 HBV 阳性孕妇孕晚期给予拉米夫定抗病毒治疗至新生儿出生后 1 月，可以减少 HBV 母婴传播风险，但《慢性乙型肝炎防治指南》2011 年更新版指出在取得更充分证据前尚不能给出明确推荐意见。

产时阻断　自然分娩时母亲血液渗透到婴儿的量较剖宫产时明显为多，有人提出通过剖宫产减少 HBV 母婴传播。临床资料表明不同生产方式间免疫失败率差异无统计学意义，剖宫产未能降低 HBV 宫内感染。但阴道分娩者注意防止产程延长、胎儿窘迫，尽量减少产程中胎儿损伤。分娩时严格执行消毒隔离制度。接生时，应有一名助产人员接生，另一人处理新生儿；仅有一名助产人员接生时，胎儿娩出后可更换手套再处理新生儿；断脐时用止血钳操作，以防新生儿皮肤上沾染的 HBV 从脐带断端进入新生儿

体内。新生儿尽早沐浴清洗身上的母血和羊水。

产后阻断　产后新生儿联合使用乙肝疫苗和 HBIG，可以明显降低母婴传播。《慢性乙型肝炎防治指南》2015 版指出疫苗接种方法如下：乙型肝炎疫苗全程需接种 3 针，按照 0、1、6 个月程序，即出生后新生儿接种第 1 针疫苗后，间隔 1 个月及 6 个月注射第 2 及第 3 针疫苗。新生儿接种乙型肝炎疫苗要求在出生后 24 小时内接种，越早越好。接种部位新生儿为臀前部外侧肌肉内，儿童和成人为上臂三角肌中部肌肉内注射。单用乙型肝炎疫苗阻断母婴传播的阻断率为 87.8%。对 HBsAg 阳性母亲的新生儿，应在出生后 24 小时内尽早（最好在出生后 12 小时）注射 HBIG，剂量应 ≥100IU，同时在不同部位接种 10μg 重组酵母或 20μg 中国仓鼠卵母细胞（CHO）乙型肝炎疫苗，在 1 个月和 6 个月时分别接种第 2 和第 3 针乙型肝炎疫苗，可显著提高阻断母婴传播的效果。也可在出生后 12 小时内先注射 1 针 HBIG，1 个月后再注射第 2 针 HBIG，并同时在不同部位接种一针 10μg 重组酵母或 20μg CHO 乙型肝炎疫苗，间隔 1 和 6 个月分别接种第 2 和第 3 针乙型肝炎疫苗。新生儿在出生 12 小时内注射 HBIG 和乙型肝炎疫苗后，可接受 HBsAg 阳性母亲的哺乳。

（王临虹）

méidú mǔyīng chuánbō

梅毒母婴传播（maternal transmission of syphilis）　患有梅毒的孕妇妊娠期间，梅毒螺旋体主要经胎盘传染给胎儿，婴儿出生后逐渐出现皮肤黏膜及内脏损害。此类梅毒称为先天梅毒，曾称胎传梅毒。梅毒属于性传播疾病，

是一个全球性的公共卫生问题，其发病率是衡量一个国家公共卫生水平的重要指标之一。全球已经将消除胎传梅毒作为一个优先考虑的公共卫生问题，中国政府庄严地向国际社会做出了消除先天梅毒的承诺，并签署了世界卫生组织"通过消灭先天梅毒的行动，提高新生儿生活质量和家庭健康"的承诺书，开始致力于先天梅毒防治这项长期性、综合性工作。

先天梅毒的发生与妊娠期感染的早晚，以及治疗的早晚密切相关，妊娠期梅毒感染越早，母婴传播感染越高，如在没有干预的情况下，梅毒母婴传播的发生几乎不可避免。因此，应避免妊娠期感染梅毒的发生，尤其是孕早期；如梅毒感染在妊娠20周以内对孕妇进行规范性治疗，先天梅毒的防治率可达99.4%；若距分娩仅1个月才开始治疗，则先天梅毒的发生难以避免。因此通过规范的产前检查，发现感染梅毒的孕妇，对感染梅毒孕妇进行规范的治疗和随访，可以有效遏制梅毒的母婴传播，降低先天梅毒的发生。

流行状况　2011年中国疾病预防控制信息系统报告梅毒病例385 687例，报告发病率为28.9/10万，各期各类梅毒的报告病例数均较前有所增长，以潜伏梅毒和先天梅毒增长幅度最大，先天梅毒报告发病率为66.5/10万，较2006年增长48%；女性梅毒感染者比例增加。性活跃人群仍是中国梅毒防治的重点人群。2016年8月世界卫生组织发布了三种常见性传播感染治疗新指南，指出每年有560万人染有梅毒；2012年，梅毒母婴传播造成了约14.3万例早期胎儿死亡/死产、

6.2万例新生儿死亡以及4.4万例早产/低出生体重婴儿。

危害　妊娠各期梅毒螺旋体均可通过胎盘感染胎儿，主要发生在妊娠16~28周，最早可发生在妊娠9周。妊娠16周后，梅毒螺旋体可通过胎盘传播感染胎儿，影响胎儿的所有器官，引起肺、肝、脾、胰和骨骼病变，而致流产、死胎、死产、胎儿生长受限、早产和先天梅毒。未经治疗的妊娠合并一期梅毒和二期梅毒妇女，其死胎、早产或婴儿先天梅毒的发生率>50%，妊娠早期感染梅毒，母婴传播率几乎100%；患早期潜伏梅毒孕妇，其早产及婴儿先天梅毒发生率可分别达20%和40%；妊娠合并晚期潜伏梅毒时，先天梅毒发生率约为10%。孕妇梅毒血清学检测滴度越高，死胎或死产发生率越高。患有先天梅毒的新生儿最常见症状为早产、低出生体重、骨软骨炎、骨膜炎及黄疸，其他伴有肝脾大、皮肤紫癜、淋巴结肿大、水肿、腹水、视网膜炎、鼻塞、肺炎、心肌炎、肾炎及假性瘫痪等。先天梅毒中虽然有血清反应阳性而始终不发病者，但是由于早期病变较重，将影响儿童的正常发育和日后的生育等，并对患儿的心理健康造成严重影响。由于梅毒可破坏黏膜的完整性，造成生殖器溃疡，因而增加了普通人群对HIV的易感性，有研究显示，8%~11%的孕妇可发生联合感染，HIV母婴传播以及不良妊娠结局的发生随之升高。

预防原则　①积极开展梅毒感染的初级预防，即预防育龄妇女梅毒感染。为育龄妇女提供预防梅毒信息的宣传、健康教育和咨询；控制不良性行为，预防性传播感染；为新婚夫妇、计划妊

娠的夫妇及孕妇提供梅毒血清学检测，及早发现感染者。②加强孕产期梅毒监测及干预，为梅毒感染孕产妇及所生婴儿提供尽早和规范的以青霉素为主的药物治疗，及对感染妇女及所生的儿童提供随访和预防性治疗的服务，预防先天梅毒的发生。③为感染妇女及家庭提供综合支持。为感染者和她们的家庭提供妊娠梅毒和先天梅毒的危害及防治信息，提供足够的避孕信息，避免梅毒感染妇女发生非意愿妊娠，同时提供社会及社区综合关怀和支持。

干预措施　首先，要将预防先天梅毒的发生纳入公共卫生服务领域，建立国家先天梅毒的防治目标，最大程度提供政策、资金和物质支持。①积极开展梅毒感染的初级预防，预防育龄妇女梅毒感染。开展面向一般人群的健康教育，特别针对15~24岁女性人群加强防治教育，促进安全性行为，提倡减少婚前或婚外性行为，普及正确使用安全套，促进坚持并持续使用安全套，最大限度减少感染梅毒的危险；为育龄妇女提供预防梅毒信息的宣传、健康教育和咨询，提高孕前梅毒筛查率，使更多的育龄妇女在结婚和妊娠前了解自己及配偶的感染状态，慎重婚育，采取有效避孕措施；积极开展其他性传播疾病的防治工作，患有或怀疑有性传播疾病或性伴患有性传播疾病，都应尽早检查、尽早治疗，以减少梅毒感染机会。②加强孕产期梅毒监测及干预，预防先天梅毒的发生。早期发现妊娠梅毒是预防先天梅毒的关键。应对所有接受孕前保健和孕前检查的妇女进行梅毒预防知识的咨询和梅毒检测；强调尽可能在妊娠早期（妊娠的最初3个月）内进行检测；

对孕产妇及性伴进行危险行为评估，促进安全性行为，避免妊娠期感染梅毒；对所有发生不良结局的孕妇进行梅毒检测；对所有患有性传播疾病和确认人类免疫缺陷病毒感染的孕妇进行梅毒检测，动员性伴检测，发现配偶感染者应双方同时治疗。③为梅毒感染孕妇提供规范（全程、足量）的治疗，以治疗孕妇的梅毒感染和减少梅毒母婴传播。根据孕妇流行病学史、临床表现和实验室检测结果对孕妇是否感染梅毒进行诊断，并对感染孕妇给予相应的规范治疗。对于孕早期发现的梅毒感染孕妇，应当在孕早期与孕晚期各提供1个疗程的抗梅毒治疗；对于孕中、晚期发现的感染孕妇，应当立刻给予2个疗程的抗梅毒治疗，2个治疗疗程之间需间隔4周以上，第2个疗程应当在孕晚期进行。对临产时发现的梅毒感染产妇也应当立即给予治疗。在孕妇治疗梅毒期间应当进行随访，若发现其再次感染或复发，应当立即再开始1个疗程的梅毒治疗。所有梅毒感染孕妇的性伴侣应进行梅毒血清学检测及梅毒治疗。④为梅毒感染孕产妇所生儿童提供预防性治疗。对妊娠期未接受规范性治疗，包括妊娠期未接受全程、足量的青霉素治疗，接受非青霉素方案治疗或在分娩前1个月内才进行抗梅毒治疗的孕产妇所生儿童进行预防性治疗；对出生时非梅毒螺旋体抗原血清学试验阳性、滴度不高于母亲分娩前滴度的4倍且没有临床表现的儿童也需要进行预防性治疗；儿童预防性治疗应用儿童出生后给予苄星青霉素G治疗。⑤为梅毒感染孕产妇所生儿童提供随访，以确定儿童的梅毒感染状态，对于诊断为先天梅毒感染儿童及时给予规范的治疗。⑥为感染妇女及家庭提供综合支持。为感染者和她们的家庭提供妊娠梅毒和先天梅毒的危害及防治信息，提供足够的避孕信息，避免梅毒感染妇女发生非意愿妊娠；同时提供社会及社区综合关怀和支持，在人权、法律、社会、经济、工作、学业等方面提供帮助和转介服务，以提高感染者及家庭的健康水平和生活质量。

（王临虹）

yùnchǎnqī xìtǒng bǎojiàn

孕产期系统保健（antenatal and maternal systematic health care） 从准备妊娠到产后42天期间所进行的系统检查、监护和保健指导。孕产期系统保健服务包括产前检查、妊娠期监测、健康教育指导和合理营养、母乳喂养指导、咨询服务等措施，以保证妊娠过程正常发展，帮助孕妇做好分娩的心理和生理准备，维护孕产妇身心健康和胎儿正常的生长发育，发现异常、尽早筛查出妊娠期可能发生的并发症，及时处理，预防其严重并发症的发生，预防流产、早产、胎儿畸形，防止胎位异常，以避免难产及其他异常情况，保护母亲和婴儿的健康。

发展背景 中国孕产妇死亡率和婴儿死亡率与发达国家或地区相比仍存在较大的差距。由此，《中国妇女发展纲要（2011~2020年）》《中国儿童发展纲要（2011~2020年）》和《中华人民共和国母婴保健法》明确了中国妇女儿童发展的目标和任务以及相关政策措施。进入21世纪后，面临新形势，也给中国妇幼卫生事业发展带来新的机遇和挑战。部分经济欠发达地区和农村妇女儿童的卫生保健服务还处在较低水平，健康水平和营养状况存在差距，孕产妇死亡和婴儿死亡率相对较高。此外，流动人口中孕产妇保健服务凸显出新的问题，需要开展孕产期系统保健服务，重点推广一级预防，做好婚前、孕前、妊娠期保健，预防人口出生缺陷和残疾儿发生，开展产前筛查、产前诊断、减少出生缺陷儿，使残疾患儿早期得到诊断、治疗、康复和改善功能，减轻伤残，提高人口出生素质。

特点 根据女性的妊娠期生理特点，为孕产妇提供系统的、高水平的优质服务。在孕前期、孕早期、孕中期、孕晚期、产时和产后等不同的阶段，提供及时有针对性的保健服务，并开展孕产期系统管理，保障母亲安全，母婴健康。孕产期系统保健特点依分期不同而有侧重。

孕前保健 预防遗传性疾病的发生，避免环境中有害因素对生殖细胞及其功能的损害。孕前保健主要有孕前保健咨询和孕前检查，包括一般情况的了解，疾病状况的评估，建立健康的生活方式，调整避孕方法，建议进行月经记录和监测，孕前免疫状况，为受孕成功选择最佳时间。

妊娠期保健 自精子与卵细胞结合形成受精卵开始，直至胎儿及其附属物发育成熟排出之前这段时间，称为妊娠期。妊娠期一般为280天左右，即40孕周。在妊娠期进行的各种保健活动，称为妊娠期保健。妊娠期保健的目的在于保护孕妇与胎儿的健康，保障胎儿发育良好，直至足月安全分娩。①孕早期保健：从妊娠开始到妊娠12周末为早期妊娠（或孕早期0~12周），是从受精到胎盘形成的时期，是胎儿发育的重要阶段。因此，孕早期保健十分重要和关键。孕早期是妊娠最危险时期，容易发生流产或受到外界影响而发育异常，甚至妊娠终止。孕早期亦是预防胎儿先天畸形发生的重要时期。孕早期保健主要内容有孕早期的检查、孕早期保健指导等。②孕中期保健（13~28周）：详细了解有无异常孕产史，进行全身检查、妇科检查和辅助检查；生活起居要规律；合理膳食，避免营养失调，避免精神刺激，保持心情舒畅，保持室内卫生，尽量少去公共场所，定期、按时接受产前保健检查及指导；系统产前检查、绘制妊娠图、做好营养指导、坚持适量运动。③孕晚期保健（29~40周）：保健的重点是营养、胎儿生长发育监测，控制妊娠并发症。具体内容为胎儿生长发育监测、教会孕妇自我监护、早期识别妊娠合并症，并及时进行治疗，对便秘、下肢及外阴静脉曲张、腰背疼痛、耻骨联合痛、下肢肌肉痉挛、贫血、下肢水肿等常见的健康问题要及时进行处理，进行产前、分娩时有关知识宣教。

分娩期保健 也称产时保健，是指从临产开始到产后2小时甚至24小时的保健服务，此短暂的时期是孕产期保健的关键时期，它关系着母婴生命的安危。此期的保健内容包括分娩期产妇的精神状态与环境、医务人员态度、行为举止、技术操作密切相关。在分娩的全过程中，要做到防滞产、防感染、防产伤、防出血、防窒息，加强对高危孕妇的分娩监护，开展陪护分娩，给予产妇心理支持和全面支持。

产褥期保健 产妇从胎盘娩出至全身各（乳腺除外）器官逐渐恢复到未孕状态的一段时期，一般需时6周，这段时期进行的

保健服务即产褥期保健。保健内容包括产后检查、产褥期要强化营养指导、卫生指导、乳房护理、产后康复锻炼和产后心理支持。

保健对象 主要包括准备妊娠、已经妊娠的妇女及其家属，各级妇幼保健机构、综合医院妇产科、小儿科的医护人员，以及乡镇卫生院和社区卫生服务中心的医疗卫生人员。

保健措施 ①指导孕前保健，选择最佳"受孕时间"。②规范妊娠期检查，专人负责建卡。③定期产前检查，做好保健指导。④筛查高危妊娠，建立专案管理，完善孕产妇危险因素管理，加强高危孕产妇的管理。⑤全面推行住院分娩，提高医疗保健服务技术能力，加强产程监护及产时急救能力，确保母婴安全。⑥开办家庭化产房，消除恐惧心理。⑦办好爱婴医院，促进爱婴行动。⑧加强产后访视，指导产后保健。⑨加强避孕指导，保障妇女健康。⑩完善资料统计，促进系统管理。

(杜玉开)

yùnqián bǎojiàn

孕前保健（pre-pregnancy health care） 为准备妊娠的夫妇提供健康教育与咨询、健康状况评估、健康指导为主要内容的保健服务。孕前保健为孕产期保健一部分，其目的是在强调以预防出生缺陷、提高出生人口素质为目标的保健模式。孕前保健的实施可以提高生殖健康保健服务系统的连续性，将妇女生命周期作为一个整体来考虑，把妇女"妊娠"与"未妊娠"两种分离独立状态的生殖健康服务连接起来；孕前保健工作是婚前保健的延续，是加强婚前保健的重要保障；可以使女性从社会、心理等多个角度为母亲角色做好准备，母亲的角色从孕前

开始，可有效预防出生缺陷儿的发生，有利于提高妇女的社会地位和心理健康。

发展背景 20世纪80~90年代，很多国家都开始了各自的孕前保健或围孕保健实践和探索。匈牙利是孕前保健工作开展得较早的国家，采用围孕保健名称替代孕前保健，目的是弥补产前保健遗漏的部分。围孕保健包括三个步骤：生殖健康检查，3个月的妊娠准备和孕早期保健。在美国越来越多的专家已经认识到，孕前父母的健康状况在健康妊娠中起着决定性的作用。1989年，美国公共卫生服务专家委员会提交了一份报告，把孕前保健作为产前保健不可分割的一部分。孕前保健或围孕保健概念发展到今天已经成为独立的卫生保健概念，并且已成为许多发达国家卫生决策的重要内容。2005年6月，美国疾病预防控制中心召开了孕前保健高层政府会议，号召各国决策者和卫生专家对孕前保健问题给予更多关注。2006年美国疾病预防控制中心再次发表了题为《改善孕前健康和孕前保健的建议》的报告，提出了促进孕前健康、改善孕前保健的10条建议。在英国孕前保健已经得到卫生专业人员和育龄妇女的认可和接受，卫生专业人员对于孕前保健的重要性、内容和有效性取得了广泛一致肯定，在英国比较具有特色的是开展了孕前保健门诊服务。荷兰学者对如何开展孕前健康评估也积极开展了研究工作，研究结果显示，孕前咨询对围孕期服用叶酸的指导，改善了计划妊娠妇女血液中叶酸的含量。许多发达国家开展的孕前保健或围孕保健工作已取得一些非常宝贵的经验和模式。在内容上，国外已初

步形成了由检查、咨询和医学干预等组成的孕前-围孕保健的基本框架；在方法上，已经初步形成相应筛查和评估工具；在流程上，孕前-围孕保健可以分为 3 个阶段。第一阶段为孕前检查、危险因素筛查和咨询阶段；第二阶段为孕前 3 个月的妊娠准备阶段；第三阶段为孕早期最佳保健阶段。

中国于 20 世纪 90 年代初将孕前保健纳入孕期保健中并开展相应的培训，一些机构开设孕前保健门诊。于 2007 年 2 月 27 日卫生部颁布了《孕前保健服务工作规范（试行）》，在规范中确定了孕前保健服务内容及操作流程；强调以提高出生人口素质、减少出生缺陷和先天残疾发生为宗旨孕前保健的目的；将孕前保健工作纳入孕产期保健工作中，并成为孕产期保健重要内容之一。2011 年 6 月 23 日卫生部发布了《孕产期保健工作管理办法》及《孕产期保健工作规范》，明确强调孕产期保健包括孕前保健，孕前保健一般在计划受孕前 6 个月进行，并对孕前保健服务提出了规范性要求。

特点 由于孕前保健是产前保健和围产保健功能和内容的拓展，不仅使服务具有连续性，而且覆盖整个生育周期。孕前保健是为计划妊娠者做好准备，使每一对夫妇以良好的健康状态孕育下一代，在孕前期主动消除和避免接触各种危险因素，为胎儿的生长发育和迎接新生命提供良好的内外部环境。研究证明，胎儿在子宫内的环境不仅与围产期预后有关，也与其成年期的健康密切相关，而宫内环境受遗传、父母的健康、受孕时的环境以及围产期的环境等影响。如果妊娠在非计划即无准备情况下发生，故

受孕时夫妇的健康状况、生活行为或心理状态未做特殊的准备，可能会影响受精卵的质量；当受孕后 3 周起胚胎进入器官形成期，对各种致畸因素敏感，如果妇女月经过期后 1~2 周甚至更晚，才想到可能妊娠，此前已在无意中接受了有害因素。如果没有准备的妊娠，就不能如期采用可减少先天畸形的一级预防措施，如叶酸补充、某些疾病治疗药物的调整等。孕前保健可提高妊娠的计划性，促进夫妇对妊娠的做好心理准备，对夫妇的健康状况、治疗措施、生活行为、慢性病、遗传病资料做出详细评估，指导适宜妊娠的时机，改变对胎儿有害的治疗方法，可指导夫妇避免在计划受孕前后接触对胚胎、胎儿有不良影响的因素。经过长期实践，人们逐步认识到出生缺陷等不良妊娠结局的发生是生物、环境、社会、心理、行为等多种危险因素联合长期作用的结果，并不仅仅在孕妇妊娠时才开始作用的；同时认识到对于出生缺陷及其他不良妊娠结局的预防，单纯依靠产前保健模式有其自身的局限性。因此，拓展产前保健的范围，在妊娠前就开始关注并提供育龄夫妇所需健康服务的孕前保健模式，无疑突显了它的重要现实意义。从产前保健模式向孕前保健模式的转变，是降低出生缺陷风险、提高出生人口素质及改善孕妇生殖健康水平的有效、经济的策略。

保健对象 孕前保健服务对象具有广泛性，目标人群不仅是计划妊娠的妇女，包括整个育龄妇女及她们的家人、朋友和同事等。他们同样需要获得相关的知识和信息，以及社会和心理调适等方面的咨询等。因为生育并不

是女性个人问题，家人、朋友甚至同事都可能通过各种途径对妊娠结局产生影响。

保健内容 主要是为服务对象提供健康教育与咨询、健康状况检查、健康指导。孕前健康教育与咨询时，主要是通过询问、讲座及健康资料的发放等，为准备妊娠的夫妇提供健康教育服务。孕前医学检查（包括体格检查、实验室和影像学等辅助检查）应在知情选择的基础上进行，同时应保护服务对象的隐私。健康指导是根据一般情况了解和孕前医学检查结果对孕前保健对象的健康状况进行综合评估。遵循普遍性指导和个性化指导相结合的原则，对计划妊娠的夫妇进行妊娠前、孕早期及预防出生缺陷的指导等。

（李丽娟）

yùnqián yīxué jiǎnchá

孕前医学检查（pre-pregnancy physical examination）

在健康教育、咨询及了解一般情况的基础上，征得夫妻双方同意，对准备妊娠夫妇的基本健康状况及可能影响生育的疾病进行专项检查。筛查影响胚胎发育的不良因素、遗传性疾病、不适宜妊娠的疾病、母婴传播性疾病等，对检查结果提出医学建议，对发现疾病及时治疗，保障生育健康、减少流产、胎儿畸形、妊娠期合并症及并发症等高危妊娠，降低出生缺陷率和孕产妇死亡率，提高出生人口素质。

检查内容 了解准备妊娠夫妇和双方家庭成员的健康状况，重点询问与生育有关的孕育史、疾病史、家族史、生活方式、饮食营养、职业状况及工作环境、运动（劳动）情况、社会心理、人际关系等；对男女双方进行体

格检查及生殖系统专业妇科及男科检查。提供辅助检查，包括血常规、血型、尿常规、血糖或尿糖、肝功能、生殖道分泌物、心电图、胸部 X 线及妇科 B 超等。必要时进行激素和精液检查。专项检查，包括严重遗传性疾病，如广东、广西、海南等地的地中海贫血；可能引起胎儿感染的传染病及性传播疾病，如乙型病毒性肝炎、结核病、弓形虫、风疹病毒、巨细胞病毒、单纯疱疹病毒、梅毒螺旋体、人类免疫缺陷病毒等感染；精神疾病；其他影响妊娠的疾病，如高血压病和心脏病、糖尿病、甲状腺疾病等。

检查评估　根据以上病史、体征及辅助检查进行全面评估，识别育龄夫妇存在的可能导致出生缺陷等不良妊娠结局的重要危险因素；通过对危险因素的测量，综合评估育龄夫妇生育出生缺陷胎婴儿的风险程度，筛查出高风险育龄夫妇。评估主要包括以下内容。①社会评估：根据职业、生活方式、行为习惯、家庭暴力等情况，评估是否存在职业危害（各种接触有毒有害工作）、环境污染物（家庭和工作环境暴露）、生活方式/行为风险（违禁药品滥用，吸烟和嗜酒）、心理压力等影响自身及子代的危险因素。②生育史评估：根据既往生殖健康史（自然流产、死胎、死产、月经紊乱、不孕不育等）情况，评估对再次妊娠的可能影响。③遗传病和出生缺陷家族史评估：根据遗传病和出生缺陷家族史，如染色体异常、先天性心脏病、唇腭裂、精神发育迟缓、先天性耳聋等情况，对子代的风险等进行评估。④经济评估：根据医疗付费方式是否影响接受保健医疗可能进行评估。⑤营养评估：根据一般营养状况（包括体重指数）、饮食习惯（如素食）、微量营养素（如维生素 D、维生素 A、钙、铁和叶酸等）的摄入情况，及生化测定或必要的其他测定（如代谢测定、体成分测定等），评估饮食习惯是否合理、科学，有无消瘦、超重、肥胖等问题。⑥医疗评估：评估是否存在感染性疾病，如风疹，巨细胞病毒感染、单纯疱疹、弓形虫病、淋病、梅毒、滴虫感染、细菌性阴道炎、人类乳头状瘤病毒、人类免疫缺陷病毒等评估；是否存在慢性疾病，如心血管病、1 型糖尿病、癫痫、苯丙酮尿症、结核病、哮喘等；评估是否服用影响胚胎的药物，如抗惊厥药、香豆素衍生物、己烯雌酚（雌激素类药）、叶酸拮抗剂（甲氨蝶呤）、锂、视黄醛衍生物、雄激素和雄激素复合物、镇静剂等。根据现有疾病状况、治疗方法、药物等，对妊娠的影响、妊娠对疾病的影响，以及疾病对子代的影响进行评估。⑦心理评估：根据有无心理疾病，心理状态对妊娠准备、妊娠及分娩的影响，以及分娩期心理承受能力进行评估。

（李丽娟）

yùnqián bǎojiàn zhǐdǎo

孕前保健指导（pre-pregnancy health care guidance）　对计划妊娠的夫妇在孕前医学检查和孕前咨询的同时，遵循普遍性指导和个性化指导相结合的原则，提供孕前、孕早期及预防出生缺陷等指导。孕前保健指导可以提高妊娠的计划性，对夫妇的健康状况、治疗措施、生活行为、慢性病、遗传病等情况做出详细评估，指导适宜妊娠的时机，改变对胎儿有害的治疗方法；可提醒夫妇避免在计划受孕前后接触对胚胎、胎儿有不良影响的因素。从不经意的伤害到有意的避免，可以降低先天缺陷及妊娠并发症。

指导内容：指导准备妊娠的夫妇做到有准备、有计划的妊娠，避免大龄生育；要合理营养，控制饮食，增补叶酸、碘、铁、钙等营养素及微量元素；准备妊娠前可以接种风疹、乙肝、流感等疫苗；及时对病毒及传染性疾病已感染情况采取措施；积极预防、筛查和治疗慢性疾病和传染病；合理用药，避免使用可能影响胎儿正常发育的药物；避免接触生活及职业环境中的有毒有害物质（如放射线、高温、铅、汞、苯、农药等），避免密切接触宠物；改变不良生活习惯（如吸烟、饮酒、吸毒等）及生活方式；保持心理健康，解除精神压力，预防妊娠期及产后心理问题的发生；合理选择运动方式；对于有高遗传风险的夫妇，需要进行遗传咨询，并提出建议。

指导方法：孕前保健指导要结合服务对象的文化程度及其需求，确定适合的指导形式。遵循普遍性指导和个性化指导相结合的原则，可采用多种形式，如播放录像、发放宣传材料、举办讲座等。孕前保健指导材料应能够适应地区经济发展的水平、习俗、人群的教育程度，使材料被群众认可，为群众接受，内容应正确、科学、通俗易懂、直观、形象、图文并茂。

（李丽娟）

yùnqián zīxún

孕前咨询（pre-pregnancy counseling）　咨询服务者和服务对象间对某些问题进行商谈，使服务对象心理上和精神上获得支持，提供针对性信息供服务对象选择，帮助服务对象作出决定并付诸实施。孕前咨询可提高妊娠的计划性，对夫妇的健康状况、治疗措施、生活行为、慢性病、遗传病等情况做出详细评估，指导适宜妊娠的时机，改变对胎儿有害的治疗方法。孕前咨询可提醒夫妇避免在计划受孕前后接触对胚胎、胎儿有不良影响的因素。从不经意的伤害到有意的避免，可以降低出生缺陷及妊娠并发症。孕前咨询对慢性病可以给以治疗及改变治疗药物，以避免胚胎受影响及先天缺陷。

咨询内容 有两个方面。①全面了解病史：生育史，包括以前的妊娠的经历，任何不育和不良分娩史（包括流产或反复流产、异位妊娠），甚或了解一级亲属的生育史、助孕技术应用；社会史，妇女年龄，酗酒、毒品、吸烟、高风险的性行为和婚内虐待，杀虫剂和干洗剂下的暴露；生活方式和工作习惯，包括饮食、运动、家庭内虐待；家族史，家族性或遗传性疾病以及生育畸形儿的家族史；慢性疾病史，包括糖尿病、肾病、高血压、癫痫、心脏病、血栓形成倾向、结缔组织疾病、精神病、遗传性疾病。②围绕咨询者的问题提供咨询，主要包括一般咨询、妊娠前遗传咨询和慢性疾病咨询。一般咨询针对咨询者生活方式与生活环境中的危险因素提供咨询，如吸烟、饮酒、不良饮食习惯、射线及有害化学物品的接触等，可不同程度地影响妊娠结局。妊娠前遗传咨询是指通过了解夫妻双方的种族、年龄、家族史、疾病史和妊娠史等情况，选择适当的遗传相关检测方法，对未来的妊娠结局进行风险评估，提出建议和指导。慢性疾病咨询包括母婴传播性疾病的咨询（如艾滋病、乙型肝炎、梅毒等母婴传播性疾病）及其他慢性疾病的咨询（如高血压、糖尿病、癫痫等），应使服务对象了解妊娠对慢性疾病的影响及慢性疾病对胎婴儿影响，提出指导建议。

咨询方法 孕前咨询应该是一对一的，这样可以更加有针对性解决问题。医生应该鼓励夫妇双方一同到医院与医生面对面交谈。医生要尊重他们的要求，对于独自前来的女性咨询，有的隐私应予以保密。

(李丽娟)

yùnzǎoqī bǎojiàn

孕早期保健（first trimester prenatal care） 为妊娠开始至妊娠13^{+6}周之内妇女提供的一系列保健。孕早期至少提供一次保健。孕早期保健对及早确定妊娠，并及早开始保健，使胚胎尽早获得保护，预防出生缺陷发生，对保护孕妇健康及生命安全，降低孕产妇死亡有着重要的意义。

特点 ①孕早期妇女的主要生理特点是体重增加不明显，有食欲缺乏、恶心、呕吐、偏食及唾液分泌增多现象，乳头变大，乳晕着色，胃肠道蠕动减弱，易引起胃肠胀气和便秘，增大的子宫可压迫膀胱而引起尿频；妊娠虽是自然生理过程，心理可发生一些变化，出现焦虑、抑郁、强迫、敌对、恐惧等心理健康问题。②胎儿经历了3个阶段：受孕2周内为受精卵期，受孕3~8周为胚胎期，受孕9周以后为胎儿期。胚胎期几乎完成了各器官、系统、身体外形和四肢的基本发育，胎儿期已基本具人体雏形，除神经系统、生殖系统、骨骼系统仍在分化以外，其他器官已基本完成，是功能逐步完善阶段；此期环境中各种有害因素将对胎儿的生长发育造成决定性的影响，引起胎儿发育异常，易发生先天畸形，如无脑儿、脊柱裂、先天性心脏病、多指趾、唇裂等。

保健内容 ①要及早确定妊娠和孕周，建立《母子健康手册》，将孕妇纳入孕产期保健系统管理。②详细询问孕妇基本情况、现病史、既往史、月经史、生育史、避孕史、个人史、夫妇双方家族史和遗传病史等。测量身高、体重及血压，进行全身体格检查及盆腔检查。③进行辅助检查，包括血常规、血型、尿常规、阴道分泌物、肝功能、肾功能、乙肝表面抗原、梅毒血清学检测、人类免疫缺陷病毒抗体检测；有高危因素者可行血糖测定、宫颈脱落细胞学检查、沙眼衣原体及淋球菌检测、心电图等检查。根据病情需要适当增加辅助检查项目。对于孕妇年龄≥35岁、有生育过遗传病患儿、有特殊致畸因子接触史或夫妇双方一方染色体异常者等情况，可在妊娠早期开展唐氏综合征筛查，包括血清标记物、超声颈部透明层厚度测量，以及其他染色体疾病和先天感染性疾病的筛查。④在检查中发现有危险因素的高危孕妇要进行专案管理。对有合并症、并发症的孕妇及时诊治或转诊，必要时请专科医生会诊，评估是否适于继续妊娠。⑤对孕妇进行健康教育及保健指导，提供健康生活方式、心理、卫生（包括口腔卫生等）、避免致畸因素的指导。指导孕妇继续补充叶酸0.4g/d至孕3个月，避免接触有毒有害物质（如放射线、高温、铅、汞、苯、砷、农药等），避免密切接触宠物，慎用药物，避免使用可能影响胎儿正常发育的药物。避免高强度工作、高噪音环境和家庭暴力。注意心理保健, 对无充分思想准备的妊娠、严重妊娠反应等情况都会产生心理压力, 应有针对性地予以指导和疏导, 使其能保持积极乐观的情绪。孕妇锻炼应该避免有可能造成腹部受伤、跌倒、关节张力过大及高度紧张的运动, 对于没有妊娠并发症或合并症的孕妇, 在妊娠期开始或坚持规律的适当的锻炼。帮助和指导孕妇戒掉烟酒, 因为妊娠期酒精可以自由通过胎盘, 影响胎儿生长发育; 孕妇吸烟与胎儿宫内猝死、胎盘早剥、胎膜早破、异位妊娠、前置胎盘、早产、流产、低体重儿、唇腭裂的发病率增加有关, 可使子痫前期的发病风险增加; 孕妇既往吸烟而在近期戒烟, 应予提供戒断辅助治疗, 包括心理、行为治疗等。⑥重视妊娠期口腔卫生, 掌握口腔保健的方法, 坚持每日早晚 2 次有效刷牙, 饭后漱口。对于感染蛀牙的孕妇, 可以适当用些局部使用的氟化物, 如氟化物漱口液、氟化物涂膜等。做好定期口腔检查和适时的口腔治疗。妊娠期间口腔疾病会发展较快, 定期检查能保证早发现、早治疗, 使病灶局限于小范围。对于较严重的口腔疾病, 应选择合适的时间治疗, 因为妊娠早期 (1~3 个月) 治疗有可能引起流产, 妊娠后期 (7~9 个月) 胎儿发育进入关键时期, 许多药物以及麻醉药不能使用, 所以合适的治疗时间是妊娠中期 (4~6 个月)。⑦指导孕妇妊娠期免疫接种。妊娠并不是预防接种的禁忌, 一般死疫苗或灭活疫苗、类毒素、多糖类疫苗如口服脊髓灰质炎疫苗可以在妊娠期接种, 但是妊娠期禁忌接种活疫苗。世界卫生组织关于妊娠期预防接种相关疫苗的建议是, 在有接种指征的情况

下妊娠期可以接种如甲肝、乙肝、流感、脑膜炎、脊髓灰质炎 (口服糖丸或者灭活疫苗)、狂犬病、黄热病、破伤风及白喉等疫苗, 有些疫苗的安全性尚未确证; 在妊娠期禁止接种卡介苗、霍乱、日本乙型脑炎、麻疹、腮腺炎、风疹、水痘、天花等疫苗, 不推荐接种伤寒疫苗。

(李丽娟)

yùnzhōngqī bǎojiàn

孕中期保健 (second trimester prenatal care)

医疗保健机构为妊娠 14~27[+6] 周的妇女及胎儿提供的一系列的保健服务。至少应提供 2 次妊娠期检查, 发现异常者应酌情增加检查次数。孕中期是胎儿生长发育的过渡阶段, 是非常关键的时期, 可通过产前诊断了解胎儿在孕早期是否受损伤, 对胎儿有某些严重问题可采取相应的处理, 此期是出生缺陷二级预防的重要时机。通过孕中期的保健指导, 使孕妇积极采纳健康行为, 对预防孕晚期并发症的发生具有重要意义。

特点 ①孕中期多数孕妇早孕反应如恶心、呕吐等症状逐渐减轻或消失; 食欲明显好转。②胎儿生长发育加快。在妊娠前 5 个月, 胎儿身长为月份的平方, 此后每月只增长 5cm。③营养需求增加, 每日需要热量、蛋白质、各种微量元素摄入均需相应增加。④此期是整个妊娠期羊水最宽的时期, 是抽取羊水做各种检查的良好时机。

保健内容 ①了解胎动出现时间及胎动情况, 询问有无头晕、头痛或视物不清、水肿、心悸、气短、腹痛、阴道流血、流液及阴道分泌物异常等症状。②进行体格检查、产科检查及辅助检查, 包括测量体重、血压、宫高、腹

围、胎心, 注意双下肢有无水肿, 进行血常规、尿常规检查; 测量体重时需注意体重每周增长情况, 孕妇体重应保持在每周增长 0.3~0.5kg 范围, 测血压需计算平均动脉压, 预测妊娠高血压综合征的可能。③孕 20 周, 开始绘制妊娠图, 了解胎儿宫内生长发育情况。④妊娠 16~24 周, 进行常规超声检查, 主要评估胎儿生长情况和检查胎儿体表和内脏结构发育情况, 筛查胎儿畸形, 对致命畸形进行诊断, 主要包括无脑儿、脑积水、开放性脊柱裂、胸腹壁缺损内脏外翻、单腔心、致命性软骨发育不全等。⑤妊娠 16~20 周, 可进行唐氏综合征筛查, 包括孕妇血清的筛查和超声的筛查, 根据医疗机构自身的条件选择开展, 对需要做产前诊断的孕妇应及时转入具有产前诊断资质的医疗机构进行检查。⑥妊娠 24~28 周, 可行妊娠期糖尿病筛查, 对于孕前体重超标、妊娠期体重增长过快、糖尿病家庭史、年龄超过 30 岁的孕妇均应进行筛查。⑦进行妊娠期的营养、心理及卫生指导, 还应告知产前筛查和产前诊断的重要性。孕中期应在孕早期基础上增加食物摄入量, 保障能量及营养素所需量的增加, 适当增加鱼、禽、蛋、瘦肉、海产品摄入, 适当增加奶类摄入, 常吃含铁丰富的食物, 增加主食摄入, 增加植物油的摄入, 少量多餐, 避免食入对妊娠不利的食品。⑧对高危孕妇, 进行专案管理, 继续监测、治疗妊娠合并症及并发症, 必要时转诊。

(李丽娟)

chǎnqián shāichá

产前筛查 (prenatal screening)

通过对孕妇进行一些简便、经济、无创性的检查, 从而识别出

胎儿可能罹患某一特定疾病的高危孕妇，再对这些高危孕妇进行后续的诊断性检查，从而减少先天性畸形儿的出生。

孕妇血清生化标记物筛查

通过经济、简便和无创的检测方法，从普通孕妇人群中发现唐氏综合征（21 三体综合征）、18 三体综合征、13 三体综合征、神经管缺陷的高危孕妇，以便进行后续诊断。以唐氏综合征筛查（简称唐氏筛查）为例。生育唐氏综合征胎儿的危险度随着孕妇年龄的增加而增大，其中 35 岁以上的孕妇是生育唐氏综合征患儿的高危人群。然而仅将孕妇年龄作为筛查阳性指标进行后续诊断，会漏掉大部分唐氏综合征患儿，因为约 80% 的唐氏综合征患儿出生于 35 岁以下的孕妇中。欧美等发达国家主张对 35~37 岁以上的孕妇常规进行羊膜腔穿刺和羊水脱落细胞染色体核型分析，对 <35 岁的孕妇取母血测定生化标记物进行产前筛查。

常用概念　孕妇血清学筛查中常用的概念介绍如下。

中位数倍数（multiple of median，MoM）　血清标记物筛查的各种指标均随孕周而变化，且在人群中呈非正态分布，个体间差异较大。为了消除孕周对结果的影响，针对每个单独的指标，取每一孕周正常妊娠人群检测值的中位数代表其该孕周的最正常水平，而将同孕周每例筛查病例的实际测定值与中位数的比值代表该测定值偏离正常的程度。该比值即为中位数倍数。

检出率（detection rate，DR）　产前筛查结果为唐氏综合征高危的孕妇人数与所有唐氏综合征妊娠孕妇人数的比例。DR 值体现了一个产前筛查体系的检出能力。

DR 越高，筛查特异性越高。

假阳性率（false positive rate，FPR）　经过产前筛查被识别为高危的正常妊娠孕妇人数与所有参与筛查的正常妊娠人数的比例。用于描述一个产前筛查系统会将多大比例的正常妊娠识别为高危，FPR 越低，筛查准确性越高。

假阴性率（false negative rate，FNR）　产前筛查未被识别为高危的唐氏综合征妊娠孕妇人数与所有参与此综合征筛查妊娠人数的比例。用于描述一个产前筛查系统会遗漏多大比例的此综合征妊娠。由于筛查不是确诊性检查，假阳性病例是不可能完全避免的，但应控制在较低的水平。

风险切割值及其与 DR、FPR 的关系　在某一产前筛查系统中人为设定的高危和低危风险的临界值。当风险切割值设置为较低风险水平时，DR 将提高，但同时 FPR 也将上升，反之，DR 和 FPR 都将下降。因此，风险切割值的选择需要在 DR 和 FPR 之间找到一个适宜的平衡点，既达到较高的 DR，又能保证 FPR 能够在一个可接受的水平。对于孕中期血清学筛查，国内外通常将 FPR 控制在 5% 左右，此时风险切割值在 1/270~1/250，DR 在 60%~70% 水平。

主要标志物　唐氏筛查的产前血清学筛查的主要标志物有如下几种。

甲胎蛋白（alpha-fetoprotein，AFP）　在正常孕妇血清中，AFP 是一种胎儿来源的糖蛋白。母体血清 AFP 的浓度随孕周而变化，同时受孕妇体重、吸烟、种族等多种因素的影响。

人绒毛膜促性腺素（human chorionic gonadotropin，hCG），β-hCG 和游离 β-hCG　hCG 是由胎盘合体滋养层细胞分泌的妊娠期激素，β-hCG 检测更能准确反映胎盘功能和胎儿状况。孕妇血清游离 β-hCG 的水平一般为总 hCG 水平的 1%，是一个可以同时用于孕早期和孕中期筛查的指标，在早孕筛查中特异性更高。

游离雌三醇（uE$_3$）　由胎儿肾上腺皮质和肝提供前身物质，最后由胎盘合成的一种重要雌激素，它以游离形式直接由胎盘分泌进入母体循环。在唐氏综合征妊娠母血中，uE$_3$ 较同孕周正常水平降低，异常一般为 <0.7MoM。

妊娠相关血浆蛋白 A（pregnancy associated plasma protein-A，PAPP-A）　由胎盘合体滋养细胞分泌，孕妇血清中可能有因子刺激其合成，非孕妇子宫内膜、卵泡液、黄体、男性精液中也有少量分泌。母血清 PAPP-A 水平可反映胎儿宫内发育情况、胎盘功能，并对双胎妊娠的早期诊断有帮助。

抑制素 A（inhibin A）　是个异二聚体的糖蛋白，可能来源于胎盘的合体滋养层。孕中期筛查的标志物中加入抑制素 A，可将唐氏筛查的 DR 提高 5% 左右。

胎儿颈后透明层厚度（nuchal translucency，NT）　在胎儿正中矢状面切面下，可见胎儿颈后呈现一处透明区域，即颈后透明层。70% 的唐氏综合征胎儿的颈后透明层出现增厚。通常在孕早期 11~13^{+6} 周进行超声检测 NT，正常胎儿的 NT 厚度为 0~3mm，染色体异常胎儿由于淋巴回流障碍导致 NT 增厚。当 NT 为 3mm 时，唐氏综合征的发生风险增加 3 倍，4mm 时增加 18 倍，5mm 时增加 28 倍，6mm 时增加 36 倍。通过对 NT 的测量，再结合孕妇年龄和其他生物标志物的检测，通过生物统计，可以提高唐氏综合征的DR。

孕早期产前筛查　与孕中期筛查相比，唐氏综合征孕早期筛查是较新的模式。该模式是伴随着孕早期NT检查的开展而日渐成熟的。由于NT的检查技术要求较高，质量控制标准不同，其检测效果不一。因此，不建议将NT检查作为孕早期筛查的唯一指标。将NT检查结合孕妇年龄及PAPP-A、hCG组成孕早期三联筛查，其检测效果令人满意。从早期筛查、早期确诊和早期干预的角度来讲，孕早期联合筛查较孕中期筛查更为理想。

孕中期产前筛查　孕中期唐氏筛查始于20世纪70年代，最初依据孕妇年龄，对高龄孕妇（35~38岁）进行羊膜腔穿刺术。随后建立了根据孕妇年龄和血清AFP的单血清指标产前筛查模式。之后产生了两联筛查模式，即年龄+AFP+hCG。中国广泛应用的是三联筛查，即年龄+AFP+hCG+uE_3。在美国等国家，四联筛查是主流的筛查模式，即年龄+AFP+hCG+uE_3+抑制素A。国外研究显示，四联筛查在DR和FPR方面，比三联筛查更具优势。

孕早、中期联合/序贯产前筛查　为了提高筛查DR，减少不必要的羊膜腔穿刺，有专家学者提出进行孕早、中期联合筛查，即孕早期进行NT+PAPP-A检测，孕中期进行血清AFP+β-hCG+uE_3+抑制素A（四联筛查），但该筛查模式尚未广泛应用。国外提出孕早、中期序贯筛查的模式，即孕早期联合筛查后风险较高（>1/60）的孕妇在孕早期即建议绒毛取材进行产前诊断；风险非常低（<1/1000）的孕妇可不再接受孕中期筛查；而风险处于中

间值的孕妇至孕中期建议再次进行四联筛查，结合孕早、中期的所有检测结果，最终对高危孕妇建议羊膜腔穿刺进行诊断，该模式筛查效能较高，但仍需进一步研究验证。

产前血清学筛查的模式日新月异，各实验室应根据筛查人群的就诊孕周、受教育程度、可随访性、医疗保险或支付能力、孕妇意愿等多种因素选择最适宜本地区的筛查模式，从而实现最大的覆盖范围、最有效的DR、可接受的FPR、最低的医疗成本和最好的接受度。

地中海贫血产前筛查　地中海贫血又称珠蛋白生成障碍性贫血，以慢性进行性溶血性贫血为主要表现，中国长江以南各省，尤其是广东、广西、海南是此病的高发区。在这些地区的育龄妇女、孕妇及其丈夫中进行孕前和产前筛查，并且对高危孕妇进行产前诊断，防止重型地中海贫血儿出生，是最有效的预防措施。其筛查方法包括血液筛查和基因检测。

血液筛查　①全血细胞计数：其血液学指标包括红细胞平均体积（MCV）和平均红细胞血红蛋白量（MCH）。若MCV<82fL，MCH<27pg，则筛查阳性，需做进一步检查。但这两项指标在静止型地中海贫血和复合型地中海贫血的检测中可能完全正常。②红细胞渗透脆性试验：利用红细胞脆性一管定量法检测红细胞渗透脆性，正常值为溶血>60%；如<60%，为筛查阳性。但该试验结果受多种因素影响，FNR较高，只在实验室条件较差的基层医院采用。③血红蛋白电泳：正常成人的血红蛋白A_2（HbA_2）为2.5%~3.5%，抗碱血红蛋白

（HbF）为0~2.5%。HbA_2<2.5%怀疑α-地中海贫血（检查血清铁水平，排除缺铁性贫血）；HbA_2>3.5%怀疑β-地中海贫血或β-地中海贫血复合α-地中海贫血；HbF>2.3%，考虑β-地中海贫血。

基因检测　血液筛查不能完全检出地中海贫血基因携带者，尤其对静止型和复合型地贫患者。因此，必须通过基因检测进行确诊。绝大部分的地中海贫血突变均可通过基于聚合酶链反应技术的分子诊断进行鉴定，其灵敏度和特异性均显著高于血液筛查。如夫妇双方同时携带同型地中海贫血基因，则应通过羊膜腔穿刺等进行产前诊断，以避免重型地中海贫血患儿的出生。

产前超声筛查　在一般产科超声检查的基础上，在孕中期对胎儿主要脏器进行形态学的观察，如颅内某些重要结构、四腔心切面、腹腔内的肝、胃、肾等脏器的观察，对胎儿严重致死性畸形进行粗略的筛查。卫生部2003年5月1日起施行的《产前诊断技术管理办法》，规定应筛查的六大致死性畸形包括无脑畸形、严重脑膜膨出、严重开放性脊柱裂、腹壁缺损内脏外翻、致死性短肢畸形、单腔心。

（朱　军）

chǎnqián zhěnduàn

产前诊断（prenatal diagnosis）　利用各种现代医学的诊断技术，对胎儿先天性疾病或遗传性疾病进行宫内诊断。又称宫内诊断或出生前诊断。根据《产前诊断技术管理办法》，进行产前诊断的指征包括：①羊水过多或者过少。②胎儿发育异常或者胎儿有可疑畸形。③孕早期接触过可能导致胎儿先天缺陷的物质。④有遗传病家族史或者曾经分娩过先天性

严重缺陷的婴儿。⑤年龄超过35周岁。同时，血清学筛查高风险的孕妇也应进行相应的产前诊断。产前诊断依取材方法分为侵入性产前诊断技术和非侵入性产前诊断技术两类，还有细胞遗传学诊断、分子遗传学法诊断、产前超声诊断。

侵入性产前诊断技术　主流的取材方法。

羊膜腔穿刺术　最安全、应用范围最广的侵入性产前诊断技术。在超声波定位下进行操作，可用于诊断染色体病、单基因病、其他遗传病、宫内感染等。

适应证包括：①高龄孕妇（35岁以上者）。②有畸形生育史者，如神经管缺陷、先天性代谢性疾病等。③超声发现胎儿畸形者，或颈后透明层增厚者。④本次妊娠有病毒感染或放射线接触史者。⑤夫妇中有染色体异常疾病史及家族史者。⑥X-连锁染色体病及显性遗传病基因携带者，须做性别鉴定者。⑦有不明原因的流产史、早产史者。

禁忌证包括：①术前感染未治愈或手术当天感染及可疑感染者。②中央性前置胎盘或前置、低置胎盘有出血现象。③先兆流产未治愈者。根据穿刺时间，分为中期羊膜腔穿刺和早期羊膜腔穿刺。

中期羊膜腔穿刺　又称传统羊膜腔穿刺。多用于妊娠 16～20 周，此时羊膜腔空间较大，羊水中活细胞比例较高，有利于羊水细胞的培养和染色体制备。羊膜腔穿刺成功率可达 95% 以上，利用羊水细胞进行细胞遗传学诊断所需时间一般为 7～10 天。但由于是一种侵入性手术，仍然存在手术相关并发症，主要包括：①胎儿丢失，丢失率约为 0.5%。

②羊水溢漏，为 1%～3%。③宫内感染。

早期羊膜腔穿刺　在妊娠 9～14 周进行，由于早期羊水细胞含量较少，细胞培养时间较长，胎儿丢失率较高，因此未在临床广泛使用。

绒毛膜取样（chorionic villus sampling，CVS）　孕早期产前诊断的主要取材方法。其适应证同羊膜腔穿刺术。取样方法有两种：经宫颈绒毛膜取样（transcervical CVS，TC-CVS）和经腹绒毛膜取样（transabdominal CVS，TA-CVS），二者均在超声引导下进行。国外多采用 TA-CVS，因其引起感染较少，较为安全，可用于妊娠各期。穿刺禁忌证包括：①术前感染未治愈或手术当天感染及可疑感染者。②先兆流产者。

CVS 可以引起下列并发症：①胎儿丢失，TC-CVS 的胎儿丢失率为 2%～3%，TA-CVS 约 1%。②出血，TC-CVS 可有 20% 发生少量阴道流血，但对胚胎无影响。③感染。④胎儿肢体发育缺陷，绝对发生率约为几千分之一。

脐静脉穿刺术　一般在妊娠 17 周后进行，最适宜穿刺孕周为 20～28 周。与羊膜腔穿刺术比较，手术难度大，相关并发症发生率高。其适应证包括：①快速核型分析。②胎儿宫内感染的诊断。③胎儿血液系统疾病的产前诊断与风险估计。④胎儿宫内生长迟缓的监测与胎儿宫内状况的评估。⑤对胎儿溶血性贫血进行宫内输血治疗。穿刺禁忌证同羊膜腔穿刺术。脐静脉穿刺术有两种技术：徒手穿刺技术和穿刺探头引导的穿刺技术。二者均在超声引导下进行。前者在凸阵探头指引下进行穿刺，后者在穿刺探头引导下进行。穿刺部位有三种：脐带进

入胎盘处、脐带游离段、脐带接近脐轮部。如孕周过小，脐静脉直径太细；羊水过少，脐带显影不清；孕妇精神紧张，子宫收缩；胎儿活动频繁等，均可造成穿刺失败。如连续三次进针均未抽到脐血，则为穿刺失败，应停止穿刺。术后可能出现以下并发症：①胎儿一过性心动过缓，发生率约 7%。②胎儿宫内死亡、早产，发生率为 0.5%～1%。③宫内感染。④胎盘、脐带渗血，发生率23%～37%。

胎儿镜检查　胎儿镜是一种通过包有纤维的自动调焦镜传送影像的内镜，可以直接观察胎儿在宫内的形态和活动，还能发现羊水检查不能发现的遗传学疾病，通常在其他诊断方法不能解决问题时使用。一般在妊娠 16～20 周进行，可用于观察胎儿体表畸形、采集胎血、采集胎儿皮肤或羊膜切片、宫内治疗。由于手术引起的胎儿死亡率较高，达 4%，因此使用并不广泛。

非侵入性产前诊断技术　由于此类技术无创性和早期诊断的特点，成为产前诊断发展的趋势和重点。主要包括以下三种技术。

检测经宫颈脱落的胎儿滋养细胞　经宫颈管获取胎儿细胞有两种方式：①向颈管内或宫腔内注射生理盐水，然后回抽液体获取胎儿细胞，包括宫腔内冲洗和宫颈内冲洗。②通过棉拭子法、宫颈黏液抽吸法、宫颈细胞刷取材法直接获取胎儿细胞。获取的脱落细胞有胎儿来源、母亲来源、父亲来源。可以通过实验室化学技术进行鉴别。胎儿滋养细胞的检测方法有三类：①细胞水平，包括免疫细胞化学技术。②分子细胞水平，原位杂交技术包括非核素原位杂交和荧光原位杂交

（fluorescence in situ hybridization，FISH）。③基因 DNA 水平，包括聚合酶链反应（polymerase chain reaction，PCR）及其由此发展起来的新技术。经宫颈管脱落细胞中检测胎儿细胞仍处于临床试验阶段，其有效性、安全性和实用性尚需进一步的研究探讨。

分离孕妇外周血中胎儿细胞　孕妇外周血中胎儿细胞包括滋养细胞、淋巴细胞、粒细胞、有核红细胞。前三种细胞用于产前诊断尚存在很多问题，胎儿有核红细胞是相对理想的非侵入性产前诊断细胞，包括以下七种分离手段：①荧光活性细胞分选法，又称流式细胞计数分选法。②磁激活细胞分离法及免疫磁珠分离法。③密度梯度离心法。④显微镜下操作分离单个细胞法。⑤细胞培养法。⑥抗体结合柱法。⑦电荷流分离法。遗传学分析技术可采用 FISH 和 PCR，可从基因和染色体水平对孕妇外周血胎儿细胞进行产前诊断。在基因水平，主要通过 PCR 鉴别胎儿性别、研究胎儿 β-地中海贫血、Rh 血型和人类白细胞抗原多态性。在染色体水平，主要通过 FISH 诊断唐氏综合征（21 三体综合征）、18 三体综合征等染色体病。由于从母外周血分离胎儿细胞的数量较稀少，且富集技术较复杂，价格昂贵，尚未能广泛应用。

分析孕妇外周血中胎儿 DNA　孕妇血循环中胎儿 DNA 以两种方式存在：①存在于母体血循环中的胎儿完整细胞内。②游离于母体血浆中。主要通过分子遗传学技术对胎儿 DNA 进行产前诊断，主要诊断性连锁遗传病，Rh 血型不合，父系遗传性疾病，非整倍体疾病，病理妊娠包括早产、先兆子痫等。由于该技术费时长、

操作复杂，富集的胎儿细胞数量少、纯度不高，临床应用有一定局限性。

细胞遗传学诊断　将胎儿羊水、绒毛、脐血进行细胞培养后，进行特殊制片染色和显带，在光学显微镜下观察分裂中期的染色体数目和结构，即染色体核型分析。主要显带技术包括 Q 带、G 带、C 带、R 带、高分辨显带技术等。染色体显带技术能准确观察染色体数目，诊断染色体畸变，属于传统细胞遗传学技术，应用较为广泛。但是由于实验过程和培养时间较长，不利于快速诊断，且分辨率低，不能检出微小的染色体改变，使该技术受到了一定的限制。

分子遗传学诊断　为了克服传统细胞遗传学技术的不足，将分子生物学技术应用于细胞遗传诊断中，形成了分子细胞遗传学技术，使得快速高效检测成为可能。其标本来源除传统的羊水、绒毛和脐血外，还包括妊娠早期宫颈脱落细胞、母血中的胎儿细胞和 DNA。其诊断技术包括以下几种。

PCR 技术　一种 DNA 体外扩增技术，通过引物与模板特异性的结合，扩增出大量特异性的 DNA 序列。此法敏感、迅速、特异性强，可通过与其他分子生物学技术联合应用进行产前诊断，如运用短串联重复序列的 PCR、引物介导的原位标记、运用单核苷酸多态性的 PCR、实时定量 PCR、同源基因定量 PCR、多重连接依赖式探针扩增技术。

荧光原位杂交　FISH 是利用核酸探针杂交原理使染色质或染色体与荧光物质结合，从而显示染色质或染色体上 DNA 序列位置，是一项结合了细胞遗传学、

分子生物学及免疫学技术的新技术。该技术具有灵敏度高、快速、特异性强的特点，是常用的产前遗传学诊断技术。FISH 也有其局限性，一种探针往往只能检测出一种异常，而且探针昂贵，在一定程度上阻碍了推广应用。在 FISH 的基础上，又发展起了一些新技术，包括多色荧光原位杂交、比较基因组杂交。

产前超声诊断　超声检查是对胎儿无创、安全的影像学检查技术，分为三级。

Ⅰ级产科超声检查　即一般产前超声检查，检查内容主要测量双顶径、股骨长和腹围，判断胎儿是否存活、胎盘位置及羊水情况。

Ⅱ级产前超声检查　即产前超声筛查，除完成Ⅰ级检查内容外，还应对胎儿主要脏器，包括心脏四腔心、脑、肾、膀胱和腹壁等进行形态学观察，对胎儿严重致死性畸形进行粗略筛查，但不包括胎儿四肢远端的检查。

Ⅲ级产前超声检查　即产前超声诊断，对胎儿结构进行系统检查，包括头颅、脑、唇、鼻、眼、心脏四腔心、左右室流出道、肝、胆、胃、肾、膀胱、肠、腹壁、脊柱和四肢（包括四肢远端）等结构。妊娠 18～24 周是发现胎儿结构异常的最佳时期，此时期胎儿解剖结构已经形成并易于超声显像，胎儿大小及羊水适中，受骨回声影响较少，图像清晰，大部分胎儿畸形在此时期均能表现出来。因此，该时期能排除大部分胎儿畸形，对可疑畸形还可在 28 周前进行追踪观察。该检查应在具有产前诊断资格的医院、由取得产前超声诊断资格的超声医师进行。影响胎儿畸形检出的因素包括：①胎儿因素，包

括胎位、胎儿过大或过小、胎儿骨骼声影影响、羊水过多或过少、检查时间不适合、胎儿畸形在检查时尚未表现出来。②母体因素，母亲肥胖等。③仪器因素，如所用仪器分辨率低、图像不清晰等。但应明确的是，不管使用哪种仪器和方法，都不可能将所有的胎儿畸形全部检测出来，因此向孕妇及其家属解释超声检查目的和存在的局限性，对缓解医患关系、避免不必要的纠纷至关重要。

（朱 军）

rènshēnqī tǐzhòng guǎnlǐ
妊娠期体重管理（weight management during pregnancy）
在妊娠的早、中、晚期对孕妇的体重增长情况进行动态的监测，及时发现孕妇存在的营养问题，以及可能存在的疾病情况，以做出干预，改善母体和胎儿预后的保健指导。

孕妇体重的影响 妊娠期体重不足或过度增加并存现象普遍存在，国内外研究普遍表明，妊娠期体重不足或过度增加对母婴近期和远期均有不利影响。①对胎儿影响：从短期看，莱恩·罗德（Line Rode）等均通过对数千例单胎足月妊娠孕妇资料分析发现孕前体重指数（body mass index，BMI）、妊娠期体重增长与新生儿出生体重呈正相关。迪茨（Dietz）等在研究妊娠期体重增加和早产的关系后认为，低体重、体重增长率极低的孕妇极早产发生概率增加。与正常体重的孕妇相比，肥胖孕妇的死胎发生率随孕周的增加而增加，且更易发生神经管畸形如脊柱裂、脑积水、心血管畸形，唇腭裂，肛门闭锁，短肢畸形。从长期看，体重过度增加的孕妇所生大于胎龄儿、巨大儿在青少年和成年发生肥胖风险增高；而胎儿宫内营养缺乏及低出生体重儿与其成年后心血管疾病、高血压病、糖代谢异常、向心性肥胖和血脂异常发生存在重要影响。②对孕妇的影响：母体肥胖将导致内分泌代谢紊乱，更易发生妊娠高血压综合征、妊娠期糖尿病、子痫。肥胖妇女分娩时体重指数过高者的巨大儿、阴道助产和剖宫产率、产后出血、胎儿窘迫、新生儿窒息发生率明显高于同期孕妇体重指数正常者。同时，妊娠期增重过多或过少都会使产后抑郁症发病率增加。

应用 国内外学者对妊娠期体重增加的合理范围进行了广泛的研究。传统观点认为，孕妇在整个妊娠期体重平均增加 12.5kg 为宜，超过 15kg 应视为异常。1990 年美国医学研究所（IOM）根据孕前 BMI 的不同推荐了妊娠期适宜的体重增长范围，2009 年对增长范围进行了完善，提出孕前正常体重的孕妇，妊娠期体重增长范围为 17～25kg；孕前体重过重孕妇为 14～23kg，孕前肥胖孕妇为 11～19kg（表）。这一标准得到了广泛的认可。

中国学者对妊娠期体重增长的标准做了较多研究，但缺乏大样本的资料。基于中国人群妊娠期体重控制标准，还需要进一步研究。

（熊 庆 肖 兵）

tāi'ér shēngzhǎng shòuxiàn
胎儿生长受限（fetal growth restriction，FGR）
胎儿的生长没有达到遗传学上可能达到的水平。又称胎儿宫内生长迟缓（intrauterine growth retardation，IUGR）。生长受限的胎儿的体重低于同胎龄儿体重的第 10 百分位，或低于同胎龄儿平均体重 2 个标准差。胎儿的体重呈正态分布，平均值减 2 个标准差相当于第 3 百分位，而以低于第 10 百分位为标准更为敏感。

确定参数 要确定是否有 FGR，胎龄和体重是 2 个重要的参数。应用 B 超测量胎儿的腹围、头围、双顶径及股骨长等参数，利用维尔纳（Werner）、谢泼德（Shepard）、哈德洛克（Hadlock）的公式可以计算出胎儿的估计体重，但这些方法的估算误差可高达 25%，误差的来源包括测量时的技术性错误和假定胎儿密度在整个妊娠期一成不变。在胎龄已知的前提下，胎儿腹围超声测量对 FGR 的诊断比胎儿体重估算更灵敏。当胎儿腹围小于同胎龄正常值的第 10 百分位时可做出诊断，敏感度可高达 84%～100%。由于胎儿的生长速度并非完全一致，个体间存在差异，不能单凭一次的结果轻率做出诊断而应连续监测，应 3～4 周重复 B 超测量，若没有明显增长或连续 2 次均在第 10 百分位以下，则应高度怀疑 FGR。

病因 影响胎儿生长的因素，包括以下几个方面。

表 美国 IOM 推荐的不同 BMI 妊娠期体重增长标准

孕前 BMI（kg/m^2）	总体体重增长范围（kg）	孕中、晚期的体重增长率 平均（范围）（kg/周）
体重不足 <18.5	12.5～18	0.51（0.44～0.58）
标准体重 18.5～24.9	11.5～16	0.42（0.35～0.50）
超重 25.0～29.9	7～11.5	0.28（0.23～0.33）
肥胖 ≥30.0	5～9	0.22（0.17～0.27）

胎儿因素 母方的基因比父方的基因对胎儿大小的影响更大。生育过 FGR 患儿的母亲，比一般人群生育 FGR 的可能性高出 2～4 倍。当母亲年龄较大或有放射线接触史时应注意胎儿染色体病的可能，染色体异常的胎儿通常在孕早期即表现出生长受限。

胎盘因素 胎盘的大体解剖结构异常可引起 FGR 的情况有单脐动脉、脐带帆状附着、胎盘血管瘤形成。

母体因素 子宫因素是指子宫胎盘的灌流不足，这可能是胎盘种植位置欠佳的结果。前置胎盘合并有 FGR，可能与胎盘种植位置不佳或慢性的胎盘剥离有关。母体许多的感染性疾病对胎儿生长有影响，其中最常见的病毒感染为风疹和巨细胞病毒。感染性疾病造成的 FGR 比例占 5%～10%。

营养因素 流行病学研究表明，灾荒年代的生育妇女只有在饮食极端缺乏的情况下会使胎儿的出生体重降低约 10%，而且仅限于在妊娠晚期处于这种极端状况的妇女。孕前低体重或妊娠期体重增加较少的妇女 FGR 的可能性会增加。

疾病情况 可导致 FGR 的母体疾病主要包括可影响子宫胎盘灌流和可造成母体及胎儿缺氧的疾病。

药物因素 烟草可增加 FGR 的发病率已经被许多研究证明，而且存在剂量-效应关系。胎儿生长受限的原因可能与一氧化碳使血红蛋白的携氧能力降低，尼古丁引起母体释放儿茶酚胺，反复地释放儿茶酚胺可造成胎盘灌流减少。酒精及违禁药物的使用造成 FGR 发病率增高可能是药物作用和社会因素共同作用的结果，因为许多酗酒和药物滥用的妇女其社会经济条件及健康状况差，缺少必要的产前检查和健康知识。

其他因素 另外一些情况如人种、种族、居住的海拔高度、母亲的身高、体重等均可对胎儿的体重产生影响，在这种情况下应选用当地的正常值标准，最好做到个体化。只要是达到了遗传上可能达到的水平即使出生体重低于 2500g 也不能诊断为 FGR。

处理 由于 FGR 对胎儿的预后影响较大，胎儿宫内死亡的危险性增高。随着监护技术的提高，可以对许多高危儿如早产、低体重儿提供支持治疗，及早了解胎儿在宫内的情况。常用的方法有胎动计数、无负荷试验、催产素激惹试验、胎儿头皮血 pH 值测定、脐动脉血气分析等。临床上常用的胎心电子监护特异度及敏感度均较低，不能准确反应胎儿情况。生物物理评分较早应用但敏感度不理想，低评分与低 pH 一致率不高。彩色多普勒超声检查的应用在评价胎儿宫内安危是一大进步，用其检测子宫、胎儿的血流情况可以及时地判断胎儿是否有低氧血症或酸中毒。例如，检测胎儿脐动脉血流，若是出现脐动脉舒张末期血流消失或脐动脉舒张末期血流反流（reversed umbilical artery end-diastolic flow, REDF），则胎儿处于高度危险，大多伴有低氧血症，这时及时地剖宫产结束分娩是明智的。若不及时干预，出现 REDF 后一般在 7 天内胎儿都会死亡。脐动脉血流用于 FGR 的产前监测比胎心电子监护更有效。另外，用彩色多普勒超声测定胎儿大脑中动脉、静脉导管、主动脉血流对 FGR 均有诊断价值。

治疗 FGR 的病因复杂，有许多病例病因尚不明确，发病机制尚待研究，这给 FGR 的治疗带来了一定的困难。对于患有可能引起 FGR 的疾病的妇女，可以针对所患疾病治疗。对许多患有 FGR 的妇女，只有通过改善胎盘血流，增加胎儿氧气和养料的供给等非特异的方法治疗，主要措施包括卧床休息、母体营养的补充、氧疗、药物治疗等。

（熊庆 肖兵）

tāi'ér shēngzhǎng fāyù jiāncè

胎儿生长发育监测（surveillance on fetal growth and development） 对胎儿的生长发育指标进行连续的测定，以便及时了解胎儿生长发育过程中出现的异常，进行针对性的干预，防止胎儿不良预后的发生。在临床的实践中有许多指标可以用于胎儿生长发育监测，包括孕妇体重增长、宫底高度（简称宫高）、腹围（abdominal circumference, AC），以及超声测量的胎儿径线如顶臀长（crown-rump length, CRL）、双顶径（biparietal diameter, BPD）、头围、AC、股骨长、肱骨长等。最早、最常用且最方便的指标是孕妇宫高的监测，这也是妊娠图最为重要的内容。孕妇 AC 的增长规律性不高，而且不同个体差异较大，一般不作为胎儿生长发育的指标。随着超声的广泛应用，胎儿 BPD、股骨长等径线测量成为监测胎儿生长的重要指标。

原理 在孕 20 周前除非胎儿严重的畸形，一般不会出现胎儿生长受限（fetal growth restriction, FGR），特别是在孕 14 周以前。因此早期通过超声测量胎儿径线，核实孕周对孕中、晚期判断胎儿生长是否正常十分重要。参照英国皇家妇产科学院的标准，CRL 在 84mm 以下，用 CRL 核实孕周，孕囊的径线变异太大不建议使用；

当 CRL 在 84mm 以上，应以头围或 BPD 为准核实孕周，人工授精-胚胎移植可将移植时间减去 16~17 天，作为末次月经时间。孕中、晚期通过宫高、AC 简单估计胎儿体重的公式有：①胎儿体重=宫高×AC+200g。②胎儿体重=（宫高-12）×155g。

通过超声对胎儿径线进行测量可以更准确的估计胎儿体重，常用的有下列 2 种。

谢泼德（Shepard）公式：Log10EFW = 1.2508 + （0.166 × BPD）+（0.046×AC）-（0.002646× AC×BPD）。

哈德洛克（Hadlock）公式：Log10EFW = 1.3596 - 0.00386（AC × FL）+ 0.0064（HC）+ 0.00061（BPD×AC）+ 0.0425（AC）+ 0.174（FL）。

其中，EFW 为估计胎儿体重，g；BPD 为双顶径，cm；FL 为股骨长，cm；AC 为腹围，cm。

应用 妊娠晚期易发生因胎盘功能不全引起 FGR，在孕 28 周后，胎儿每周体重增长 200g 左右；在孕 34 周前，通过加强营养，静脉给予营养物质，可纠正一部分 FGR。绘制妊娠图十分必要，间隔 2 周，连续 2 次，宫高、腹围无明显增长应警惕 FGR。如增长过快要考虑羊水过多和巨大儿的可能，需进一步检查。在胎龄已知的前提下，胎儿腹围超声测量对 FGR 的诊断比胎儿体重估算更灵敏。在胎龄难以确定的情况下，有学者提出用胎儿小脑横径（fetal transverse cerebellar diameter, TCD）与胎儿腹围的比值来确定是否为 FGR。研究表明 TCD/AC 在孕中晚期是一常数，FGR 胎儿的 TCD 不受或很少受到影响，而 AC 是诊断 FGR 的最敏感的指标，FGR 胎儿的 AC 较小，该比值升

高，当比值高于正常胎儿平均值 2 个标准差，则应高度怀疑 FGR。在非匀称型 FGR 中，敏感度可达 98%，在匀称型 FGR 中，敏感度仅有 71%。在一些严重的 FGR 中，胎儿的 TCD 亦减小，该比值反而不升高。由于胎儿的生长速度并非完全一致，个体间存在差异，不能单凭一次的结果轻率做出诊断而应连续监测，应 3~4 周重复 B 超测量，如果没有明显增长或连续 2 次均在第 10 百分位以下，则应高度怀疑 FGR。利用超声测量胎儿身体的径线，能更为准确的监测胎儿的生长发育情况。

由于不同胎儿、不同组织结构、不同时期密度不同，而估算胎儿的体重是在假定胎儿密度在整个妊娠期一成不变的前提下，因此误差较大。随着核磁共振等先进的成像技术运用于胎儿的监测，可能会提高对胎儿生长发育监测的准确性。

（熊 庆 肖 兵）

rènshēntú

妊娠图（pregnogram） 将孕妇体重、血压、腹围、宫底高度、胎位、胎心，水肿，蛋白尿、超声检查的双顶径等，制成一定的标准曲线。在每次产前检查时，将检查所见及检查结果，记录于曲线图上，连续观察对比，可以了解胎儿的生长发育情况。其中耻骨联合到子宫底高度（简称宫高）测量是反应胎儿生长情况较敏感的指标。为了简便明了，常用的妊娠图只测量宫高，故又称宫高图。

结构和原理 妊娠图由纵坐标和横坐标构成，纵坐标上的刻度代表宫高的厘米数，横坐标上的刻度代表孕周。图中有三条自左下走向右上的伴行曲线，最下面的一条曲线是胎儿低体重曲线，

中间的曲线称为胎儿正常体重曲线，最上面的曲线是胎儿高体重曲线。

绘制妊娠图只需准备一张妊娠图表及一条有厘米刻度的软皮尺。每次测量前，孕妇应解去小便，使膀胱空虚，以保证测量的准确性。测量可由丈夫进行。测量时，孕妇取仰卧位，褪下裤子，暴露腹部。检查者用软皮尺紧贴腹壁，测量自耻骨联合上缘中点至子宫底的曲线长度，并将所测得的厘米数绘在本次孕周的纵坐标上。

性能特点 通过每 1~2 周一次的坐标点的连线，可动态地观察胎儿在子宫内的生长发育情况。

分类 根据曲线的走势，大致有以下三种情况。

宫高曲线走势接近甚至低于图表上的低体重曲线 提示宫内胎儿生长发育不良、低体重。出现低体重曲线走势，大致有以下几种可能：①最常见的原因是胎儿生长受限。若从孕中期起，宫高曲线连续呈低体重曲线走势，但体重增长速率尚正常，多为内因性胎儿生长受限，有可能为遗传因素引起，有的还可能伴有胎儿出生缺陷。若孕中期的宫高曲线为正常体重曲线的走势，只是孕晚期的某段时间出现低体重曲线的走势，多为外因性胎儿生长受限，常为环境因素或营养因素所致，可针对病因的治疗越早治疗效果越好。②患有子痫前期、高血压等并发症和合并症的孕妇，由于胎盘供血不足，导致胎盘功能不全时，可发生胎儿生长发育障碍，常发生于妊娠 32 周后（因此时正是胎儿快速发育阶段）。对这些原因引起的胎儿生长受限应加强母儿的监护，以免胎儿在宫内发生意外。

宫高曲线呈正常体重曲线走势 提示胎儿发育正常。

宫高曲线走势接近甚至超过高体重曲线 出现高体重曲线走势多见于巨大儿和多胎妊娠，有时也可见于头盆不称及前置胎盘等。羊水过多和胎儿脑积水等畸形也是引起高体重曲线的重要原因。应特别警惕妊娠期糖尿病引起的胎儿过度生长。

异常处理 由于宫高曲线受腹壁脂肪厚薄及胎先露入盆与否等因素的影响，只能作为观察胎儿发育正常与否的一种筛查的措施。当发现低值或高值的异常曲线走势后，应及时就诊，以便进一步查明情况。B 超是预测胎儿大小最常用的辅助诊断方法，准确性较高，而且，还可同时发现胎儿常见的畸形。

(熊 庆)

yùnwǎnqī bǎojiàn

孕晚期保健 (third trimester prenatal care)

医疗保健机构为妊娠 28 周及以上的孕妇及胎儿提供的一系列的保健服务。至少应提供 2 次妊娠期检查（其中至少 1 次在孕 36 周后进行），发现异常者应酌情增加检查次数。孕晚期胎儿生长发育加快，孕妇生理负担加重，易出现妊娠并发症及加重妊娠合并症，威胁着孕妇与胎儿的健康与安危，孕晚期保健可以及时发现孕妇及胎儿的异常情况，早期识别、诊断与治疗妊娠合并症及并发症，保障母婴安全；同时，孕晚期保健可以缓解孕妇的心理压力，为住院分娩和母乳喂养做好准备。

特点 在孕 7~9 个月阶段，胎儿体内组织、器官迅速增长，脑细胞分裂增殖加快，骨骼开始钙化；同时，孕妇子宫增大、乳腺发育增快，对蛋白质、能量以及维生素和矿物质的需要明显增加，孕妇营养需要全面平衡，体重增加以每周 0.4~0.5kg 为宜；易发生妊娠合并症（如由于血容量增加 32 周达高峰，心输出量增加 28 周达高峰，易加重心脏负担，诱发心力衰竭）、并发症（如妊娠高血压综合征、胎盘早剥、前置胎盘），妊娠合并症和（或）妊娠并发症容易危及胎儿的安危。在此期间，除了关注胎儿生长发育外，要关注胎儿宫内安危状况。孕晚期由于胎儿的生长，孕妇的生理负担达到高峰，孕妇的心理负担也加重，出现情绪不稳定，精神上感到压抑，并对即将面临分娩感到恐惧、紧张、焦虑。对孩子的性别、有无畸形表现出更多的担心，产后的工作和家人的照顾也常常困扰孕妇。

保健内容 ①注意询问有无头晕、头痛或视物模糊及胎动异常情况，有无阴道异常出血、阴道流水及腹痛。②体格检查，包括测量血压、体重、宫高，监测胎心率，绘制妊娠图，估计胎儿体重。③辅助检查，应进行血常规、便常规、肝功能、肾功能检查，根据情况增加相应的检查项目，必要时妊娠 36 周后进行胎心电子监护及超声检查等。④警惕妊娠合并症与并发症，如妊娠合并心脏病、肝病、糖尿病及贫血，妊娠高血压综合征、胎儿窘迫、胎盘早剥、前置胎盘、早产、羊水过少、胎儿生长受限、过期妊娠。⑤孕晚期检查发现高危孕妇，应进行专案管理，对有合并症、并发症的孕妇及时诊治或转诊，必要时请专科医生会诊。⑥提供自我监测、营养膳食、分娩前准备等指导。孕晚期和孕中期一样需要增加相应的食物量，以满足孕妇及胎儿的需要，孕晚期膳食要食物多样化，以谷类为主，保证足够的富含糖类的食物，多吃蔬菜、水果和薯类，适当增加奶类、豆类或其制品的摄入量，适当增加鱼、禽、蛋、肉和海产品的摄入量，常吃含铁丰富的食物，预防缺铁性贫血；指导孕妇自我监测，包括胎动、体重及异常情况的识别；分娩前健康教育，宣传住院分娩和自然分娩好处；提供心理、分娩前准备、临产先兆症状、母乳喂养、新生儿护理等方面的指导。

(李丽娟)

tāidòng jìshù

胎动计数 (fetal movement counting)

通过了解胎动出现时间，每天胎动的次数，对胎儿的安危做出初步的判断。胎动的存在通常表明胎儿的情况良好，所以在孕晚期让所有孕妇学会计数胎动是有益的。胎动可以作为监测胎儿宫内安危情况的初步指标，英国皇家妇产科学院（Royal College of Obstetricians and Gynecologists，RCOG）根据一项 1989 年发表的纳入 68 000 名孕妇的随机对照研究，并未发现自数胎动可以减少胎儿宫内死亡的概率，孕妇自数胎动的减少对于预测胎儿宫内窘迫的阳性预测值很低，只有 2%~7%，因此在以前的指南中并不推荐常规的计数胎动，但在 2011 年 2 月更新的指南中建议孕妇在 28 周以后开始注意胎动的情况。

原理 胎动是由胎儿自己的肌肉运动引起的，在胚胎的后期即表现出运动活性，并随着胎儿的发育发生变化。通常，胎动可以分为诱发和自然产生的，自发的胎动可能是大脑或脊髓触发的。当神经系统成熟后，肌肉开始对刺激产生反应。尽管在超声监测下 7 周的胚胎已经出现胎动，但要出现孕妇能够感知的胎动，初产妇通常在孕 20 周，经产妇在孕 18 周左右感觉到胎动，由于孕妇腹壁脂肪厚度及自我感觉的差异，首次感到胎动的时间也因人而异。并且每个人对胎动的描述也不一样。随着胎儿的长大，到孕晚期，胎儿的动作幅度明显增大，孕妇感觉胎动更为明显。

应用 对于月经不规律又没有在妊娠早期行 B 超确定胎龄的孕妇，初次感知胎动的时间可以帮助用于胎儿孕周的粗略估计。每个胎儿有其自己胎动的模式，没有足够的证据制定一个胎动正常的特定界限。建议向每一位孕妇强调从孕 28 周开始每天计数胎动的重要性，并告知孕妇在既定的时间内胎动减少至最低限度时应采取的措施。一旦孕妇感觉到胎动减少应及时进一步检查。美国妇产科医师学会（American College of Obstetricians and Gynecologists，ACOG）认为有近一半的死胎是发生在低危妊娠中，研究表明 100% 的 30～39 周胎儿，98% 的 24～27 周胎儿在 75 分钟的观察时间里均有胎动。所以计数胎动应观察 1.5 小时，胎动减少表明胎儿可能受损，需进一步检查评估胎儿的情况。计数胎动仍是最古老最简单的评估胎儿安危的手段，摩尔（Moore）等研究表明每天记录感觉到 10 次胎动的时间，如果 2 小时没有感觉到 10 次胎动立即进一步评估，可以使胎儿的死亡率从 8.7/1000 下降到 2.1/1000。而格兰特（Grant）等的研究没有发现计数胎动可以明显减少不明原因的死胎，但确实发现在胎儿死亡前有胎动减少。许多资料表明早期发现胎动减少可以改善围产儿结局。自数胎动

长期以来被认为是了解胎儿宫内状况的可靠指标，胎动的急剧减少提示可能胎儿宫内窘迫而需要进一步的监护。所以推荐常规计数胎动，尤其是针对有高危因素者。常用的方法是计数 1 小时，胎动大于 10 次正常；如果小于 10 次，再数 1 小时；如果 2 小时胎动少于 10 次，应警惕。中国传统应用的是早、中、晚分别计数 1 小时的方法，但鉴于有的孕妇时间不便安排，RCOG 和 ACOG 推荐的这种 10 次胎动计数方法更为可行。

胎动计数作为最简单的孕妇自我监测胎儿安危的方法，已经被广泛采用，但其准确性还较为局限。基于高度发达的通信网络技术，家庭化的胎儿监护设备可能会在以后广泛应用。

（熊 庆 肖 兵）

tāidòng yìcháng
胎动异常（fetal movement abnormality）

每天计数胎动的情况下，胎动突然增加或减少，或者胎儿活动强度明显减弱。出现胎动异常，说明胎儿可能有异常，应加以警惕。如果 12 小时胎动数少于 10 次，或者 1 小时内无胎动，表明胎儿在子宫内有可能缺氧，应及时去医院检查，否则可导致胎儿死亡。如果 1 小时胎动存在但少于 10 次，可以继续再计数 1 小时，如果 2 小时胎动总的次数仍低于 10 次，也应及时到医院就诊。如果胎动突然明显增多，也要引起重视，因为在缺氧的最初阶段，胎儿会变得烦躁不安，拼命挣扎，这时感觉到的胎动不是减少，相反会有所增加。因此胎动突然变得异常频繁，也应该及时去医院检查。随着缺氧的继续，烦躁不安渐渐变为抑制，于是胎动减少、减弱直至消失。

每一个胎儿的胎动与自身神经系统及生物钟调节有关，因此孕妇要熟悉自己胎儿的活动规则，如次数增加或减少为平时的 1/3 以上，应予以重视。胎儿在外界环境改变或母体受到剧烈应激时，胎动的模式会出现改变，当应激过去后，如果胎儿胎动恢复正常，可以继续观察，如果胎动仍过多或过少，应及时到医院就诊。

（熊 庆 肖 兵）

fēnmiǎnqī bǎojiàn
分娩期保健（delivery care）

分娩期对孕产妇的健康情况进行全面了解和动态评估，加强对孕产妇与胎儿的全产程监护，积极预防和处理分娩期并发症，及时诊治妊娠合并症的保健服务。具体内容有以下几方面。

全面了解孕产妇情况 ①接诊时详细询问妊娠期情况、既往史和生育史，进行全面体格检查。②进行胎位、胎先露、胎心率、骨盆检查，了解宫缩、宫口开大及胎先露下降情况。③辅助检查：全面了解妊娠期各项辅助检查结果。基本检查项目，如血常规、便常规、凝血功能。妊娠期未进行血型、肝肾功能、乙肝表面抗原、梅毒血清学检测者，应进行相应检查。建议检查项目，如妊娠期未进行人类免疫缺陷病毒检测者，入院后应进行检测，并根据病情需要适当增加其他检查项目。④快速评估孕妇健康、胎儿生长发育及宫内安危情况；筛查有无妊娠合并症与并发症，以及胎儿有无宫内窘迫；综合判断是否存在影响阴道分娩的因素；接诊的医疗保健机构根据职责及服务能力，判断能否承担相应处理与抢救，及时决定是否转诊。⑤及早识别和诊治妊娠合并症及并发症，加强对高危产妇的监护，

密切监护产妇的生命体征，及时诊治妊娠合并症，必要时转诊或会诊。

进行保健指导 ①产程中应当以产妇及胎儿为中心，提供全程生理及心理支持、陪伴分娩等人性化服务。②鼓励阴道分娩，减少不必要的人为干预。

对孕产妇和胎婴儿进行全产程监护 ①及时识别和处理难产：严密观察产程进展，正确绘制和应用产程图，尽早发现产程异常并及时处理。无处理难产条件的医疗保健机构应当及时予以转诊。在胎儿娩出前严格掌握缩宫素应用指征，并正确使用。正确掌握剖宫产医学指征，严格限制非医学指征的剖宫产术。②积极预防产后出血：对有产后出血危险因素的孕产妇，应当做好防治产后出血的准备，必要时及早转诊。胎儿娩出后应当立即使用缩宫素，并准确测量出血量。正确、积极处理胎盘娩出，仔细检查胎盘、胎膜、产道，严密观察子宫收缩情况。产妇需在分娩室内观察2小时，由专人监测生命体征、宫缩及阴道出血情况。发生产后出血时，应当及时查找原因并进行处理，严格执行产后出血的抢救常规及流程。若无处理能力，应当及时会诊或转诊。③积极预防产褥感染：助产过程中须严格无菌操作。进行产包、产妇外阴、接生者手和手臂、新生儿脐带的消毒。对有可能发生产褥感染的产妇要合理应用抗生素，做好产褥期卫生指导。④积极预防新生儿窒息：产程中密切监护胎儿，及时发现胎儿窒迫，并及时处理。胎头娩出后及时清理呼吸道；及早发现新生儿窒息，并及时复苏；所有助产人员及新生儿科医生，均应当熟练掌握新生儿窒息复苏

技术，每次助产均须有一名经过新生儿窒息复苏培训的人员在场；新生儿窒息复苏器械应当完备，并处于功能状态。⑤积极预防产道裂伤和新生儿产伤：正确掌握手术助产的指征，规范实施助产技术；认真检查软产道，及早发现损伤，及时修补；对新生儿认真查体，及早发现产伤，及时处理。⑥在不具备住院分娩条件的地区，家庭接生应当由医疗保健机构派出具有执业资质的医务人员或依法取得家庭接生员技术合格证书的接生员实施。家庭接生人员应当严格执行助产技术规范，实施消毒接生，对分娩后的产妇应当观察2~4小时，发现异常情况及时与当地医疗保健机构联系并进行转诊。

（熊 庆 肖 兵）

fēnmiǎnqī

分娩期（delivery） 妊娠28周后，随着子宫的收缩，将胎儿及其附属物排除子宫的生理时期。共分为三个阶段，又称三个产程。第一产程，即宫口扩张期，指从规律宫缩开始到宫口开全，初产妇12~16小时，经产妇6~8小时。此期子宫有规律地收缩，宫口逐渐扩张，产妇常有腰酸及腹部下坠感。第二产程，即胎儿娩出期，指从宫口开全到胎儿娩出，初产妇一般1~2小时，此期宫口已开全。第三产程，即胎盘娩出期，指胎儿娩出到胎盘排出的过程。一般不超过30分钟。此时便完成了分娩的全过程。

第一产程处理常规 ①体位和活动：站立和走动有助于胎头的下降亦能减轻疼痛。左侧卧位不会影响血流，如必须卧床时，建议采取左侧卧位。②肛门检查：简称肛查。但是肛查使产妇不舒服，没有经验的医师也不容易查

清楚。有研究证实肛查和阴道检查两组产后感染的发病率是相似的。③早期人工破膜：研究结论尚存争议，需作进一步的研究。④静脉滴注缩宫素：对正常产程滥用缩宫素来预防产程延长是没有价值的，也没有必要，有时甚至是有害的。⑤胎心监护：产程中须监护胎心，因为胎儿窒迫可从胎心变化反映出来，间断听诊方便易行，也不限制产妇的活动，是一项提倡的技术。电子胎心监护敏感性高，特异性差，监护也会出现一些假阳性，导致错误的诊断和处理。

第二产程处理常规 ①屏气：医务人员常指导孕妇屏气，就是教孕妇先吸口气，然后持续作10~30秒的屏气，替代其自然的、短促的屏气。这种做法虽然能缩短第二产程，但是可能引起孕妇呼吸性的心率改变，也可能影响母儿间的气体交换。②严格掌握第二产程：1930年德斯努（De Snoo）报道初产妇的第二产程平均为1¼小时，中位数为1小时。从此以后严格掌握第二产程成为常规，凡到时尚未娩出者，就采取手术助产来结束分娩。决定结束第二产程的指征不是时间，而应根据母婴的情况，如母婴情况良好且产程有进展，则不必着急处理。如果有胎儿窒迫或胎头下降梗阻，应立即结束分娩。一般而言，初产妇大于2小时，经产妇大于1小时，在短期内自然分娩的机会减少，应采取措施，结束分娩。③会阴保护和切开：对常规使用会阴切开术尚没有可靠的证据，应该在有指征，如胎儿窒迫、分娩进展缓慢和有会阴Ⅲ度撕裂的危险时才进行。

第三产程处理常规 ①宫缩剂的应用：在第三产程中常规使

用宫缩剂预防产后出血已被广泛推广，大多是在胎儿前肩娩出后注射缩宫素，不少报道都证实宫缩剂能减少产后出血，仅少数报道表明使用宫缩剂会增加胎盘滞留的发生率。②牵引脐带：适时地牵引脐带，辅以另一手在耻骨联合上方在子宫体上向上推，可以缩短第三产程和减少出血。有3%的脐带在牵引中破裂，有时出现严重的并发症——子宫内翻，应予以警惕。③为了防止胎盘残留应在胎盘娩出后仔细检查胎盘。④其他处理：产后2小时密切观察宫底高度、出血量，并注意脉搏和血压的变化。

世界卫生组织归纳以上的观点，将常用的措施分为四大类型。①有用的、应鼓励使用的措施：如陪伴分娩、自由体位、非药物性镇痛等。②无效的或有害的应废弃的措施：如灌肠、剃毛、肛查、平卧分娩、常规补液。③常用但不适宜的措施：如限制饮食、全身性药物镇痛、胎儿电子监护、缩宫素静脉滴注、会阴切开等。④需要进一步研究的措施：如第一产程常规早期人工破膜，分娩时宫底加压等。

（熊庆 肖兵）

zhùyuàn fēnmiǎn

住院分娩（institutional delivery）

孕妇在临产时来到有产科住院条件的医院，由经过培训的专业助产人员包括产科医生或助产士协助，完成胎儿分娩的过程。新中国成立后的广大地区，住院分娩代替了家中接生，经过专业培训的助产士和产科医生成为产科服务的主力，孕产妇及胎婴儿死亡率大幅度下降。但是，在经济欠发达地区和边远山区，由于分娩观念的落后和交通运输的不便，造成了很大一部分孕妇在家庭分娩，孕产妇死亡率仍然高于经济发达地区。因此，提倡住院分娩，避免在家中分娩因抢救不及发生意外，能有效地降低孕产妇和胎婴儿的死亡率。暂无条件推广住院分娩的地区，应积极推行简易高危筛查方法，以保证高危孕产妇能及时转送上级医疗单位处理。

（熊庆 肖兵）

jiātíng fēnmiǎn

家庭分娩（home delivery）

孕妇在家中，没有专业助产人员的协助下，完成分娩胎儿的过程。在中国随着经济的发展，医疗卫生设施的改善，交通条件的提高，孕妇住院分娩率逐年提高，特别是在城镇地区。但由于中国地域辽阔，在农村地区，特别是少数民族地区，住院分娩率仍然很低，在部分西部地区以县为单位计，住院分娩率不足50%，而这些地区孕产妇及婴儿死亡率高出全国平均水平的数倍。世界卫生组织指出每一例妊娠均存在危险，即便是在产前检查没有高危因素存在，但在临产后仍可能发生意外，如产后出血、新生儿窒息等。而家庭分娩缺乏必要的抢救设备，没有专业助产人员，无法对突发情况进行有效处理，孕妇及新生儿的安全不能得到保证。在西方发达国家，对产前检查没有危险因素的孕妇，选择在家中分娩的进行了研究，但这些孕妇分娩时仍由助产士接生，与中国传统意义的家庭分娩有很大的区别，而且在孕产妇及新生儿出现问题时能及时转诊到医院。在这种情况下有近1/5的家庭分娩的孕产妇因为出现并发症需转诊到医院，新生儿死亡率为2.6/1000。因此在美国计划选择家庭分娩的孕妇所占比例仅为0.59%，而且美国妇产科医师学会坚持每一例分娩均应在医疗机构进行的建议。这些证据从另一个侧面反映了家庭分娩的安全性存在问题，特别是中国存在的因为经济、交通等原因，没有进行任何产前检查，留在家中，没有专业助产人员陪同的情况，风险更为突出。

（熊庆 肖兵）

fēnmiǎn fāngshì

分娩方式（mode of delivery）

胎儿从母体娩出的不同方式。包括自然分娩、剖宫产和阴道助产。

自然分娩 在有安全保障的前提下，通常不加以人工干预手段，让胎儿经阴道娩出的分娩方式。最基本的条件是决定分娩的三因素：产力、产道及胎儿均正常且三者相适应。产力要在临产后，在生产的过程中才能表现出有无异常。而产道包括骨产道和软产道，在临产前通过检查能做出判断。胎儿的情况包括胎儿的胎方位、大小以及有无畸形的情况，通过产前检查可以初步了解。

剖宫产 在阴道分娩无法达成，或经阴道分娩可能对产妇或新生儿（胎儿）有危险时，在麻醉下，切开孕妇的腹壁及子宫，取出胎儿的手术。常见的手术指征包括：头盆不称、软产道异常、原发或继发性宫缩乏力、胎位异常、产前出血、瘢痕子宫、胎儿窘迫、严重的妊娠合并症或并发症。剖宫产是一种外科手术，需要在麻醉下进行，虽然剖宫产的安全性已大大提高，但是总要承担手术和麻醉的风险，难免在术中、术时发生并发症或意外，使母亲、婴儿安全受到影响。剖宫产术有近期并发症如出血，子宫撕裂，邻近脏器损伤，羊水栓塞，麻醉并发症，胎婴儿窒息、新生儿肺透明膜病；远期并发症如子宫内膜炎、尿路感染、盆腔炎和深静脉栓塞、切口血肿和感染、子宫切口裂开致晚期产后出血、窦道或瘘孔形成、腹壁切口内膜异位症等。剖宫产术后恢复总是比自然分娩慢些，住院天数长，费用高。剖宫产时由于胎儿是直接从腹部切口取出，胎儿呼吸道内的羊水和黏液未能在通过阴道经受阴道挤压时排出，因此发生新生儿肺透明膜病和呼吸窘迫综合征的机会比自然分娩儿多。至于剖宫产对婴儿的远期影响，有精神科医师发现剖宫产儿患感知综合失调而引起学习困难的较阴道自然分娩儿为多，因为剖宫产使孩子失去了唯一的经过产道挤压获得触觉训练的机会，引起出生后触觉学习不良。

一般而言，剖宫产的死亡率高于阴道分娩者，甚至高达7倍。关于剖宫产与围产儿死亡率的关系，因发现胎儿窘迫施行剖宫产确实挽救了不少新生儿，且使围产儿死亡率有所下降。但是，随着剖宫产率的明显增加，围产儿死亡率并未相应显著下降。剖宫产是解决难产和某些母婴并发症的一种手段，但并不是一种理想的分娩方式。

阴道助产 在阴道分娩的过程中出现了困难，可通过手法或器械的帮助，使胎儿尽快娩出，常见的有产钳助产、胎头吸引器助产和臀位助产。由于剖宫产技术的日趋成熟，阴道助产的使用在全球范围呈下降趋势。美国从1994年的9.8%下降到2006年的4.5%，加拿大1991~2005年的调查资料显示，总体阴道器械助产率为13.9%；中国部分省市资料显示，器械助产从1991年的16.1%下降到2000年11.2%，到2007~2008年根据世界卫生组织

的调查，中国阴道器械助产率仅为1.2%。产钳和胎吸助产主要适用于低位或出口的情况，即胎头的骨质最低部分在坐骨棘平面以下超过2cm，而中位及高位产钳和胎吸助产由于对胎儿及母体的损伤较大，更多被剖宫产所替代。产钳助产相比胎吸助产明显增加3~4度会阴及阴道撕伤的情况。盆底肌肉损伤可能造成大小便失禁，阴道器械助产后在短期（1年以内）会增加尿潴留和膀胱功能紊乱及大便失禁的发生，产钳的风险比胎吸更高，但长期的预后在阴道助产、顺产及剖宫产没有明显差异。阴道助产并没有明显增加产后感染的发生，而剖宫产术后更容易出现子宫感染及盆腔蜂窝组织炎。产钳助产新生儿面瘫的发生率为0.9%，而阴道自然分娩时仅为0.02%；新生儿臂丛神经损伤发生率，产钳助产为5/1000，胎吸助产为4/1000，阴道自然分娩为1.5/1000；新生儿颅内出血的发生率产钳助产最高为1/664，胎吸助产为1/860，阴道自然分娩为1/1900。产钳助产更多需要麻醉为31%，而胎吸助产麻醉使用率为22%，24小时严重会阴疼痛胎吸助产为9%，而产钳助产为15%。新生儿头颅血肿在使用胎吸助产中发生率为10%，产钳助产为4%；高胆红素血症在胎吸助产时更常见；视网膜出血胎吸助产为49%，产钳助产为33%，而阴道自然分娩为18%；新生儿阿普加评分（Apgar score）<7分胎吸和产钳助产没有明显差异，分别为5%和3%。婴儿的长期神经系统预后及认知发育在产钳和胎吸助产及自然阴道分娩均没有明显差异。胎吸助产的失败率明显比产钳要高，分别为12%和7%。序贯的使用胎吸和

产钳新生儿颅内出血、新生儿损伤的发生率很高。由此看来产钳助产对母儿的损伤较大，特别是颅内出血等严重并发症更为常见，胎吸相对安全一些，这可能是胎吸助产使用率上升，而产钳助产使用率下降的原因。在第二产程中，胎儿窘迫发生时，如需立即结束分娩，阴道助产是十分重要的技术。

（熊庆 肖兵）

huóchǎn

活产（live birth） 妊娠满28周，胎儿娩出后有心跳、呼吸、脐带搏动、随意肌收缩4项生命指标之一者。由于中国采用的是围产期定义，是指妊娠满28周（胎儿或新生儿出生体重≥1000g）至出生后生7天内。因此在界定活产时也是按照妊娠满28周为标准，如孕周不清楚，可参考出生体重以1000g及其以上为准。活产数是计算孕产妇死亡率的分母，在公共卫生及统计分面应用广泛。一些国家和地区对活产的定义有所不同，包括世界卫生组织，特别是在孕周的界定上，没有明确孕周的界限，只要胎儿从母体排出，不管孕周的大小，也不论脐带和胎盘是否相连，也不论是阴道分娩或是剖宫产，只要出现了心跳、呼吸、脐带搏动、随意肌收缩任何一项均视为活产。"活产"定义是世界卫生组织1950年提出的，但在这之前已普遍使用，只是所指定义不同。应用时注意心跳要与短暂的心脏收缩相区别，而呼吸也应与暂时的喘气相鉴别。

（熊庆 肖兵）

sǐtāi

死胎（fetal death） 胎儿在完全娩出母体前死亡。在一定的妊娠时限后，胎儿在娩出后无呼吸、无心跳、无脐带搏动、无随意肌

运动。世界卫生组织 1950 年最早的定义没有界定妊娠时限，但在以后的定义中加入了妊娠 20 周或 28 周的限制，在世界范围内比较各国各地区差异时通常采用 ≥ 28 周。中国现行采用围产期 Ⅰ 的概念，死胎指妊娠满 28 周后（胎儿体重 ≥ 1000g）胎儿死于母体内。澳大利亚将死胎定义为妊娠 20 周后（或胎儿体重 ≥ 400g）的胎儿死亡。奥地利和德国将死胎的体重定义在 500g 以上，英格兰和威尔士则限定为 24 周以后或体重大于 500g 的胎儿。死产指胎儿在分娩过程中死亡。中国妇幼健康发展论坛上的数据显示，2009 年，全球有 260 万死胎发生，每天有 8200 例。绝大部分死胎发生在发展中国家，98% 发生在中低收入国家。有至少一半发生在分娩时，即死产。死胎常见的原因有分娩时的并发症，母体妊娠期感染，母体有高血压、糖尿病等合并症，胎儿生长受限，先天畸形等。大部分的死胎是可以通过加强孕产期保健来预防的。

（熊　庆　肖　兵）

péibàn fēnmiǎn

陪伴分娩 （support during delivery）

在一名有生育经验而且富有爱心、同情性、责任心，具有良好的人际交往技能妇女的陪伴下，在分娩过程中通过目光、语言和行动来帮助孕妇，使孕妇在产程中能最好地发挥自身潜力来完成分娩过程。又称导乐。"导乐"是从希腊词 "Doula" 翻译而来，意为女性看护者。1973 年，拉斐尔（Raphael）首先提出分娩时由一位有经验的女性陪伴。而后美国的克劳斯（Klaus）医师倡导导乐陪伴分娩，它不仅是产时服务的一项适宜技术，也是一种以产妇为中心的服务模式，有利

于提高产时服务质量，促进母婴安全。克劳斯研究后发现，临产时有导乐陪伴者，产程能缩短 25%，需要缩宫素静脉滴注者减少 40%，需要镇痛药者减少 30%，剖宫产率下降 50%，产钳助产率减少 40%，硬膜外麻醉者减少 60%，并能减少产后出血和新生儿窒息，而且产后恢复快，母婴状况好。以后有研究者发表了许多文章比较了常规护理与导乐陪伴分娩的效果，都确认了导乐陪伴分娩的作用。

导乐的工作最好在孕晚期开始通过产前访视接触孕妇及家属，建立感情。了解夫妇对分娩的希望、要求及计划，回答他们担心的问题，向孕妇形象地示范放松技巧，介绍产程中可采用的姿势。

第一产程早期：尽可能鼓励产妇多走动，使胎头下降，缩短产程。洗温水澡（胎膜未破者），以放松身体缓解疼痛。多变换体位：站、蹲、走，避免平卧位。多喝饮料，可以补充饮料，尽量排尿，减小对子宫收缩地影响。不断表扬和鼓励产妇，不断解释说明疼痛的作用，及产程变化情况。用手抱住产妇，或握住产妇手，用温毛巾给产妇擦脸，给产妇按摩背部。提醒产妇眼睛睁开，观察周围环境，以分散对疼痛注意力。

第一产程晚期：此时子宫收缩更强，间隔时间更短，"导乐"更应全身心地给予支持和鼓励。

第二产程：无屏气感时，鼓励产妇坚持活动（立、走、蹲），有屏气感时，指导屏气的方法。改变体位，避免平卧位。多喝饮料。指导正确呼吸、屏气，及鼓励。真正分娩时是由医务人员负责。"导乐"和丈夫则一起守在产妇的身边，而后向夫妇祝贺，并鼓励产妇尽早开始哺乳。

产后：分娩结束后，可让产妇和新生儿多接触。产后第二天与夫妇一起回忆分娩过程，让夫妇分享感受。

（熊　庆　肖　兵）

fēnmiǎn zhèntòng

分娩镇痛 （analgesia during delivery）

通过药物及非药物的方法减轻孕妇分娩时的疼痛。分娩疼痛是客观事实，有生理和心理学基础。分娩镇痛不仅能支持产妇的心理健康，而且还有利于增强自然分娩的信心。

发展史 古时，中国曾用针灸来减少分娩的痛苦，国外则采用念咒、唱歌、跳舞等方法。1863 年，英国维多利亚女王生产时曾用氯仿镇痛，加快了分娩镇痛技术在英国的发展。19 世纪 80 年代初，英国在世界上最早掌握了硬膜外麻醉的无痛分娩技术。1936 年，"阴部神经隔断法"得到推荐，1942 年发表了"骶部持续硬膜外麻醉"。1944 年，乌克兰精神科医生伯里波夫斯基再次提倡，从身心两方面进行无痛分娩。并与产科医生及神经生理学者共同研究，提出"精神预防性无痛分娩"。1948 年，美国耶鲁大学托马斯和古德里奇两位教授在改进"里德分娩法"的基础上，发表了"自然分娩法"。1951 年，法国的拉马兹改进了"精神预防性无痛分娩"，奠定了"拉马兹无痛分娩法"的基础。20 世纪开始使用椎管内用药法来进行无痛分娩，并逐渐成为最常用的分娩镇痛法。

方法 分娩镇痛所采用的方法要求：对产程无影响或可加速产程；对母婴无害；起效快，作用可靠，方法简便；产妇需保持清醒。常用的方法有药物性和非药物性两大类。

非药物性镇痛 操作简单、易行、安全，且对母婴无不良影响。推荐的非药物镇痛有以下几个方面。

用人性化的服务理念改变医院的待产室的环境，布置家庭化，温馨而舒适，既能注意保护隐私，又能让产妇有充分的活动余地；室内可以播放音乐或产妇自己喜欢的音乐，亦可以有电视机，供产妇观看。温馨而舒适的环境可以减轻产妇的紧张情绪，音乐和电视可以分散产妇的注意力，也能缓解产妇的焦虑。在待产过程中协助产妇经常改变姿势，采取最舒适的体位，以促进全身舒适与放松。在第一产程中可以采用直立，这样可以减轻子宫对腰骶部的压迫，缓解疼痛，也可利用重力的原理，促进子宫颈的扩张和先露的下降。

阵痛开始后可以行深而慢的胸式呼吸，在第一产程末、宫口开全之前可以用快而浅的呼吸和喘气来缓解疼痛的感觉。

第一产程活跃期，可以和深呼吸相配合，产妇自己用双手由外向内在腹部按摩，或让产妇侧卧位由他人帮助按摩腰骶部。也可在第一产程活跃期，让产妇双手拇指按压髂前上棘、髂嵴或耻骨联合，或吸气时两手握拳压迫两侧腰部或骶部，可与按摩法交替使用。

产妇进行温水淋浴，可使局部血管扩张，肌肉松弛。用温热毛巾敷腰骶部和大腿内侧也可以缓解疼痛。孕妇在经过净化的浴缸中泡在温水中分娩，可以减轻产妇的疼痛感，水的浮力可以给产妇心理上安全的感觉，水的包容作用对产妇的产道和盆腔可以起到保护作用。在水中有利于孕妇休息，更容易放松，产程缩短。

也可用针刺镇痛，可在关元、中极、三阴交等穴位用手法或脉冲刺激进行体针镇痛；也可选神门、交感、子宫、生殖器等穴位进行耳针镇痛，及导乐分娩。

药物镇痛 常用的有以下几种方法。

全身用药镇痛法：是最主要的镇痛方法。常用药物有地西泮、哌替啶等。其缺点在于对产妇过度的镇静作用会使产程延长，且对胎儿的呼吸中枢有抑制作用。

吸入镇痛法：是一种产妇自己控制的镇痛方法，常用的是笑气。产妇在吸入麻醉过程中胃反流物的危险性亦影响了这一方法的临床应用。

神经阻断法：宫颈神经旁阻断法是指当第一产程进入活跃期、宫颈扩张 3~4cm 时，在宫颈旁 3、9 点处，注射 1%利多卡因。阴部神经阻断法常用于第二产程会阴切开前。

硬膜外阻滞镇痛法：在宫颈扩张 2~4cm 的活跃早期，穿刺点为 L2~3 或 L3~4，实施硬膜外阻滞。给药方法有 3 种：间断注药法，即镇痛作用消失后再次给局部麻醉药；注药泵法，即按需要以≤1%利多卡因 2~4ml/h 速度持续给药，药量小，血中药物浓度恒定，低血压发生少；产妇自控硬膜外镇痛（PCEA）。药物选用利多卡因、布比卡因、芬太尼、舒芬太尼等，复合用药效果更好。硬膜外分娩镇痛法有很大改进，但仍有其潜在的缺点：①镇痛起效慢。②由于硬膜外导管位置的关系，有时镇痛效果欠佳。③采用的硬膜外局麻药液可能引起不必要的运动阻滞从而影响产程。

分娩是一个复杂的疼痛模型，其镇痛有多种方法。更新观念，重视分娩镇痛，提高分娩镇痛水

平，是产科服务中十分重要的内容。新的麻醉药物及配方的使用可以最大程度的减轻分娩疼痛而对产程及胎儿的影响降到最低。

(熊 庆 肖 兵)

chǎnchéngtú

产程图（partogram） 临产后在第一、第二产程中，将子宫颈口扩张和胎先露下降情况为纵坐标，以时间为横坐标连续描绘而得到的图形。利用产程图能及早发现产程异常，及时进行处理，从而改善母儿预后。

结构和原理 产程图的绘制以临产时间（小时）为横坐标，以宫颈扩张及先露下降程度（cm）为纵坐标，分别画出宫颈扩张曲线和胎头下降曲线。产程图可绘制为交叉型或伴行型（图）。

分类 分为正常产程图与异常产程图。

正常产程图 宫颈口扩张曲线中潜伏期为从规律宫缩至宫颈口扩张 3cm。此期宫颈口扩张缓慢，平均 2~3 小时扩张 1cm，总共约需 8 小时，最大时限为 16 小时，超过 16 小时为潜伏期延长。活跃期为从宫颈口扩张 3cm 至开全。此期宫颈扩张加速，约需 4 小时，最大时限为 8 小时。超过 8 小时为活跃期延长。活跃期又分为加速阶段、最大倾斜阶段和减速阶段。活跃期后即进入第二产程。第二产程，为从宫口开全至胎儿娩出，需 1~2 小时。胎先露下降曲线，潜伏期，胎头下降缓慢，大致下降达坐骨棘水平；活跃期，胎头下降加速，平均每小时下降 0.86cm，可作为估计分娩难易的有效指标之一。

异常产程图 产力、产道、胎儿三要素中的任何一项出现异常，均可互相影响，导致自然分

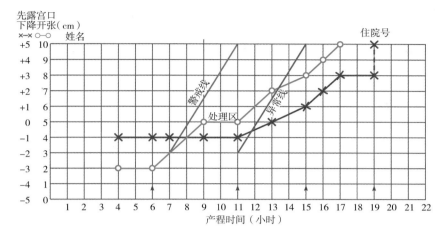

图　伴行产程图

娩受阻而发生难产，引起产程延长，呈现异常产程图，产妇的焦虑状态和产痛也影响产程的进展。临床上无明显头盆不称时，常很难做出难产的原因的诊断，但其结果可准确地反映在产程进展的变异上——产程延长或停滞。可以结合以下原则对异常产程进行分析、管理。

潜伏期延长　临产规律宫缩开始到子宫颈口扩张到3cm，所需时间大于16小时。宫颈未成熟、使用镇静剂、镇痛药过多、宫缩异常均可致潜伏期延长。治疗时首先要去除医源性因素。其次可选择治疗性休息、催产素增强宫缩和人工破膜。单纯潜伏期不进展并非剖宫产的指征。

活跃期延长与停滞　从宫颈口扩张3cm至开全期间，超过8小时为活跃期延长，如宫颈扩张不再扩张达2小时以上为活跃期停滞，是头位难产在产程中较早期的表现，故应重新评估头盆关系。例如，阴道检查胎头为高直位、前不均倾位、枕后位及额位则直接剖宫产。

梗阻型异常　这种异常有减缓阶段延长、继发性宫口扩张停滞、胎头下降梗阻三种。胎头下降延缓或停滞，活跃晚期，当宫颈口扩张9~10cm阶段，胎头下降的速度本应加快，但如小于1cm/h，表明胎头下降延缓；1小时以上停滞不降者，为胎头下降停滞。为头位难产在产程中较晚期的表现，对胎儿的危险较大。应正确诊断，迅速治疗。第二产程停滞或延长，超过1小时胎头下降无进展为停滞，超过2小时为延长。

总产程超过24小时为滞产，母婴的合并症明显增加，应注意避免。以上介绍的是弗里德曼（Friedman）的传统产程图，近年来张军（Zhang J）提出的新的产程图得到了越来越广泛的认可，我国正在研究论证其适用性。

（熊庆　肖兵）

chǎnrùqī bǎojiàn

产褥期保健（puerperium health care）　从胎盘娩出至产妇除乳腺外全身各器官恢复或接近正常未孕状态的一段时期，为妇女和婴儿提供的一系列保健服务。产褥期俗称"坐月子"，一般为6周。产褥期保健分为住院期间保健、产后访视和产后42天健康检查三部分。

产褥期保健对保障母婴健康、降低孕产妇死亡及新生儿死亡有着重要意义。产褥期是产妇身体恢复和新生儿开始独立生活的阶段。产妇分娩时经历了较大的精力和体力消耗，抵抗力有所减弱，如加上妊娠期疾病和分娩损伤的影响，体质则更差。这期间产妇不仅要适应全身各系统所发生的明显变化，还要担负起哺育婴儿的重任，如得不到医疗保健服务，容易发生产后出血、产褥感染及产后抑郁等产后并发症，影响正常康复，甚至危及生命。新生儿刚脱离母体，对新的生存环境还有一个适应过程。新生儿身心娇嫩，没有自卫能力，完全依赖他人的照料；免疫功能差，抵抗力低，易受外界病原体的侵袭，易患病及死亡。孕产妇死亡多数发生在产褥期；新生儿死亡中约有2/3发生新生儿早期（即出生后7天内）。可见，分娩虽是妊娠的结束，但是产褥期保健仍是孕产保健重要的一环。

产妇特点　在产褥期产妇主要的生理变化特点包括以下几方面。①生殖系统变化：子宫体积缩小，胎盘娩出后子宫底在脐下1~2横指处，以后宫底每日下降1~2cm，产后1周时宫底达脐耻间中点，10~14天子宫降入盆腔，在耻骨联合上不能触及子宫底，子宫恢复到未孕时的大小需要6周。子宫内膜再生，胎盘附着处新子宫内膜完全覆盖需要6周，若复旧不全可发生产后晚期大出血。产后随着子宫蜕膜的脱落和修复，子宫腔内的血液、坏死蜕膜组织、黏液等经阴道排出，称为恶露。最初3~4天恶露内含血较多，色红，称血性恶露；以后血渐减少，呈褐色，为浆液性恶露；10天左右时，因含多量白细胞及黏液而呈黄白色，称白色恶露，可持续数周。正常恶露有血腥味，但无臭味。如有臭味，应考虑有感染。②内分泌系统变化：不哺乳者月经多在产后6~8周以后恢复，10周左右恢复排卵；哺乳者月经复潮延迟，甚至发生哺乳期闭经，排卵恢复平均在产后4~6个月。③乳房变化：随着胎盘剥离，开始泌乳，乳汁分泌多少主要取决于哺乳时的吸吮刺激，吸吮、喷乳和排空乳房是维持乳汁分泌的重要条件。④产褥期是心理转换时期，分娩后2周内，产妇精神特别敏感，情绪不稳定，多思、多虑，如果受到外界不良刺激，容易出现各种身心障碍。⑤心血管、泌尿及消化系统变化：产后最初3日内，血容量增加15%~25%，心输出量增加35%，因此，此时是发生心力衰竭的又一危险时期。产后最初数日尿量增多是由于妊娠期潴留的水分要从肾排出。在分娩过程中膀胱受压，使黏膜充血、水肿及肌张力降低，因此容易导致尿潴留。产后1~2天内常感口渴和食欲减退，喜进流食或半流食，以后逐渐好转。胃液中的盐酸分泌、胃肠张力和蠕动力恢复均需2周左右。

保健内容　根据产妇的生理特点提供产褥期保健。①关注产妇的情绪变化并倾听她所担心的事情。医护人员在与产妇接触中，要用友善、亲切、温和的语言，表达出对产妇的关心，使产妇具有良好的身心适应状态。特别是在产妇身体或婴儿需要治疗的情况下，要耐心解释治疗过程和药物可能出现的副作用。尽可能多的给予情感上的支持和鼓励。②严密观察产妇产后2小时内血压、脉搏、阴道出血量及子宫收缩情况，特别注意少量持续的出血，也可导致血容量减少而发生休克，产后最初2小时可能发生严重的产后出血，发生产后出血时，应寻找原因并做相应处理。③休养环境应保持整洁安静，室内空气流通。在夏天通风尤为重要，以防中暑的发生。④产妇于产后第1天宜进清淡易消化的食物，逐渐进普通饮食。食物应富含营养，足够热量及水分。哺乳产妇更宜多进高蛋白和汤类食物，并适当补充维生素、钙剂和铁剂。⑤鼓励产妇产后尽早自解小便，产后4小时即应帮助产妇排尿。产后易便秘，应鼓励早活动，多食蔬菜。⑥保持清洁卫生，产妇褥汗多，应勤换内衣及被褥，每日用温水擦浴，但要防止受凉。产后应指导产妇保持外阴清洁。饭前、哺乳前或大小便后应洗手。⑦大力提倡母乳喂养，指导产妇掌握正确的哺乳方法、按需哺乳的原则及乳房护理。⑧测量体温、脉搏、呼吸及血压，产后1周内应每日测量体温2~3次。观察子宫复旧及恶露情况，每日检查子宫底高度；观察恶露和量、颜色、有无臭味。⑨早期活动有助于产后体力及盆底和腹部肌肉张力的恢复，增进食欲，促进排尿及排便，避免或减少静脉回流不畅、静脉血栓形成及栓塞。但避免过早进行重体力劳动，以免造成日后的阴道膨出的子宫脱垂。⑩指导产妇待产后42天以后，会阴、子宫恢复正常，可以有性行为；如果产妇未采用完全母乳喂养而有性行为，有怀孕的可能。因此尽早使用避孕措施很重要。

（李丽娟）

chǎnhòu fǎngshì

产后访视 （postpartum visit）

针对产后28天内的产妇和新生儿提供保健服务。医务人员到产妇家中，了解产褥期产妇和新生儿的健康情况，提供健康指导和护理技术。产后访视至少2次，第1次访视在产后3~7天内，第2次访视在产后第28天，出现母婴异常情况应当适当增加访视次数或指导及时就医。产后访视是围产保健的重要组成部分，是产前、产时保健服务的延续，直接关系到产妇身体恢复、婴儿生长发育和母乳喂养的成功。产后访视对早期诊断、治疗、预防产妇、新生儿常见病，保障产后母婴的健康具有重要意义。

产妇访视内容　①要通过询问和查看记录，了解产妇发热、出血、排尿情况，乳房有无红肿、疼痛及其他不适；查看妊娠期保健手册记录，包括孕产期有无合并症/并发症，接受过哪些治疗。②测量血压、体温和脉搏；查看结膜、手掌有无苍白；查看乳房，有无红肿、硬结、乳头皲裂等异常情况；查看腹部（或外阴）伤口有无红肿、流脓等表现；触摸子宫，了解收缩情况及有无压痛；查看会阴垫，观察出血和恶露情况。③提供产妇保健指导：a. 休养环境舒适，居室应安静、清洁、空气流通和温湿度适宜。每天最好通风换气45分钟，保证室内空气新鲜。通风时可将新生儿暂时抱到另一个无对流风的地方。新生儿的衣被要勤洗勤换，最好在户外晾晒。b. 注意个人卫生，产妇每天要刷牙和清洗外阴，特别是在大小便后；如有条件可用温水擦浴或淋浴；勤换会阴垫和内衣；接触新生儿时应注意消毒隔离，如护理新生儿前要用肥皂和清水洗手；患病者最好不要接触新生儿；尽量减少亲属的探望。c. 产后适当活动，阴道自然分娩者可在产后第2天下床在室内随意走动或做产后健身操；行会阴侧切术或剖宫产术者，可于次日起床稍事活动，待拆线后再做产后健身操；产后尽早活动和做产后健身操有助于体力恢复、排尿和排便，可避免静脉栓塞的发生，并能恢复盆底和腹肌张力；产后健身操包括抬腿、仰卧起坐、缩肛运动。这些运动每日应做3次，每次15分钟，运动量可根据个人情况逐渐增加。d. 进行心理保健：丈夫、家属及医护人员均应关心产妇的情绪变化并倾听她所担心的事情。医护人员在与产妇接触中，应格外注意自己的言行，要用友善、亲切、温和的语言，表达出对产妇的关心，使产妇具有良好的身心适应状态。特别是在产妇身体或婴儿需要治疗的情况下，要耐心解释治疗过程和药物可能出现的副作用。尽可能多地给予情感上的支持和鼓励。e. 指导哺乳及乳房护理，由于母乳有多种优点，应大力提倡母乳喂养。母乳喂养时应坚持母婴同室，按需哺乳的原则，并指导产妇掌握正确的哺乳方法。f. 计划生育指导：生殖道伤口愈合前应避免性生活。何时何种避孕方法与产妇是否进行母乳喂养有关。哺乳的产妇可采用哺乳闭经安全期法，但必须同时满足以下三个条件才可以达到有效的避孕目的，即婴儿不满6个月、月经未恢复、纯母乳喂养。不哺乳产妇，月经多在产后6~8周复潮。只要有性生活就要采取避孕措施。哺乳者以工具避孕为好，不哺乳者除采用工具外还可采用药物避孕法。g. 有血压高、贫血、易疲倦或呼吸急促、阴道出血较多、发热>38℃并伴有腥臭味恶露、尿淋漓不尽、伤口感染、外阴瘙痒、情绪低落或易哭泣等异常情况，及时到医院诊治。

婴儿访视内容 ①询问、查看记录，了解婴儿出生孕周，喂养方式，睡眠状况，大小便情况；查看母亲孕产期有无合并症/并发症，接受过哪些治疗，出生体重，出生时有无窒息。②体格检查：听心肺，测量体温、1分钟呼吸次数、体重和身长，精神状态，吸吮状况，皮肤有无黄染、脓疱，眼睛有无脓性分泌物，脐带有无红肿、脓性分泌物，有无红臀，四肢活动状况等。③为母亲提供婴儿保健指导：指导母亲每天要观察新生儿的精神状态、黄疸出现的时间及其程度、吸吮、啼哭、睡眠、二便等情况，并能做到识别异常情况；指导婴儿喂养及护理等。

（李丽娟）

chǎnhòu 42 tiān jiànkāng jiǎnchá

产后42天健康检查（42 days postpartum check） 医疗保健机构为产后42天的产妇和婴儿提供的一系列的保健服务。产褥期，是从胎盘娩出至产妇全身各个器官除乳腺外恢复或接近正常未孕状态所需的一段时间，一般需要6周。产后6周，子宫应恢复到正常非孕期大小，子宫重量由分娩结束1000g逐渐恢复到未孕状态重量约50g；胎盘附着部位全部修复。不哺乳的产妇通常在产后6周恢复月经，产后10周左右恢复排卵，哺乳产妇的月经复潮延迟。6周的婴儿经历了婴儿期的特殊阶段新生儿期，由于体内外环境发生了巨大变化，而其生理调节和适应能力还不够成熟，因此发病率高，死亡率也高（占婴儿死亡率的1/2~2/3）。出生至未满1周岁为婴儿期，是生后生长最为迅速的时期。由于生长迅速，婴儿对营养素和能量的需要量相对较大，但其消化吸收功能尚未发育成熟，因此容易发生消化紊乱和营养不良，此期母乳喂养十分重要。

产后42天检查内容主要是了解产妇妊娠期情况，有无妊娠期合并症及并发症，了解分娩期情况，分娩是否顺利，有无分娩期并发症，了解产褥期情况，母乳喂养情况，有无异常的症状等。进行体格检查，测量血压、脉搏、体温、体重，进行盆腔检查，了解子宫复旧及伤口愈合情况，进行血常规及尿常规检查，对孕产期有合并症和并发症者如妊娠高血压综合征、贫血、糖尿病/糖耐量异常等，应进行相关检查；检查发现高血压、贫血、提出诊疗意见。产后42天健康检查同时要了解婴儿基本情况，喂养及预防接种情况；测量体重、身长、头围，进行全面体格检查，检查心、肺、肝、脾等；必要时做血常规和尿常规检查，对有高危因素的婴儿，进行相应的检查和处理。

检查后要为产妇提供喂养、营养、心理、卫生及避孕方法等指导。产后42天健康检查未发现异常者，可以恢复性生活，但应避孕。哺乳者以工具避孕为宜，不哺乳者可选用口服避孕药。对高危产妇已不宜再妊娠者，应做好避孕，必要时可行绝育术。剖宫产者如果再次妊娠，至少在严格避孕2年。

（李丽娟）

chǎnrùqī yíngyǎng

产褥期营养（puerperal nutrition） 根据产褥期生理特点提供合理的膳食营养。产褥期妇女既要逐步补偿妊娠、分娩时所消耗的营养素储备，促进各器官、系统功能恢复，又要分泌乳汁哺育婴儿。因此产褥期和哺乳期所需要的能量和各种营养成分较孕妇要高。如果供给的营养不足，将会影响母亲健康，影响乳汁分泌量并减低乳汁质量，影响婴儿的生长发育。如果产妇营养过剩，则可导致产后肥胖。产褥期的膳食同样应遵守多样化食物构成的平衡膳食，无须特别禁忌。但应注意以下几点：①每日摄入的总热量比非孕期增加 1255.2～2092.0kJ，应继续保持均衡合理的膳食结构，食物多样但不过量。②乳母每天要增加鱼、禽、蛋、瘦肉类的食物摄入，每天总量应为 200～250g，以保证乳汁的质量。③继续维持孕晚期每日钙的摄入量 1200mg，每天饮奶量 400～500ml，还应注意每天补充适量的维生素 D 或多到户外活动。④除忌烟酒和浓茶浓咖啡外，没有其他膳食禁忌，应有足够的蔬菜、水果和谷类食物，乳母还要多喝汤水。⑤控制食物中总的脂肪摄入量，合理的脂肪摄入量为脂肪提供的热量占总热量的 20%～25%，胆固醇每日摄入量应低于 300mg。如果过多食用高热量、高脂肪的食物，会导致产后体重增重，乳汁质量也会受到一定影响。⑥摄入充足的微量营养素，以保证乳汁的营养素含量。包括维生素 A、B 族、铁、硒、碘、锌等，如孕产期有贫血，应继续药物治疗。⑦在注意营养的同时，还要注意科学活动和锻炼，保持健康体重。

(赵更力)

tāi'érqī bǎojiàn

胎儿期保健 （health care for fetus）

围绕着胎儿这一个体提供的全程的各项保健措施。胎儿期是指从受精卵形成后的第 8 周到分娩，胎儿的平均体重从 3g 增长到 3kg。在此阶段，胎儿身体各部分渐次发育，肌肉迅速增长，

中枢神经发展极快。胎儿期，脑发展很快，胚胎发育到第 4 周即出现神经管，它膨大的头端将发育成脑，细小的尾端则发育为脊髓。第 5 周起，头端开始分化，以后发育为各种功能不同的脑。第 7 周出现纹状体；第 10 周，纹状体分出尾状核和豆状核。到 5 个月时，大脑半球形成，但表面还很光滑；6 个月时，大脑半球表面的主要沟、回均已形成，大脑的额、顶、枕三叶已能分辨。在胎儿期，神经系统的低级部位首先发展，大脑半球虽也很快发展，但功能却远未成熟。胎儿期脑的发展为儿童出生后的心理发展准备了生理基础。

随着胎儿学的兴起，胎儿不再作为母体的附属，而是作为独立个体，虽然胎儿并非完全独立，但胎儿成为这一学科关注的中心和焦点，胎儿期保健也是重点关注胎儿，预防与早期发现及干预胎儿期可能出现的异常，虽然很多干预措施是通过母体进行的。

作用过程：例如，神经管的闭合发生在胚胎发育的 3～4 周，叶酸缺乏可能导致神经管未能闭合从而出现以脊柱裂和无脑儿为主的神经管畸形。为了预防神经管畸形，为孕妇在孕前 3 个月和孕早期 3 个月补充叶酸。孕妇叶酸缺乏直接造成胎儿叶酸缺乏，是引起胎儿神经管缺陷的主要原因。胎儿期的保健应重点关注胎儿期畸形的预防、筛查及治疗。例如，在受精卵形成后 7～9 周，使用导管或活检钳在子宫内取样，获取增殖能力强的绒毛组织，对绒毛组织进行染色体分析、基因的诊断，包括唐氏综合征、家族性黑蒙性痴呆、囊肿性纤维化等，可通过绒毛活检术进行诊断。对于单卵双胎，通过超声监测及时

发现双胎输血综合征，进而在胎儿镜下通过激光治疗。胎儿的宫内治疗及安危的监测成为胎儿期保健的重点内容。随着胎儿学在围产医学中占有的地位越来越重要，胎儿期保健也成为围产期保健的重要组成部分。

(熊庆 肖兵)

jiànkāng yǔ jíbìng fāyù qǐyuán

健康与疾病发育起源 （developmental origins of health and disease，DOHaD）

由于子宫内或生命早期环境不良导致子代组织器官在结构和功能上发生的永久性或程序上的改变，会影响成年期糖尿病、心血管疾病、骨质疏松、精神行为异常等慢性非传染性疾病的发生发展。又称胎源性疾病。在人类早期发育过程中（包括胎儿、婴儿、儿童时期）经历不良因素，而产生对成年健康及疾病的影响。DOHaD 是一个关于人类疾病起源的新概念。

理论形成 DOHaD 理论以在南非、欧美等国家开展的围绕出生低体重儿的一系列研究结果作为基础。研究发现，心血管疾病（冠心病、高血压、脑血管意外等）、代谢综合征、2 型糖尿病以及骨质疏松等慢性疾病在某一特定人群的发病率较高，这一人群在出生时体重均低于正常，而生后通过增加营养摄入加快生长发育以达到甚至超过正常。20 世纪 90 年代英国戴维·巴克（David Barker）教授的研究结果表明，妊娠期如果缺乏营养，将会导致后代产生心血管疾病、高血压病、糖代谢异常、肥胖及血脂异常等一系列疾病的发生，并于 1995 年提出了"胎源性疾病假说（fetal origins of adult disease hypothesis，FOAD）"，即处于营养不足状态的胎儿会做出一系列适应性的调

整，而这一调整将会引起其身体结构以及生理、代谢功能的永久性改变，进而造成其成年容易罹患冠心病、高血压等慢性疾病的结果。基于临床流行病学研究和动物实验研究结果不断推动该领域发展，揭示成年疾病发生的起因。国内外学者开展了大量有关妊娠期营养、出生体重等生命早期发育状况与成人后血压、血脂、血糖及胰岛素敏感性，以及肥胖、骨质疏松乃至肿瘤等疾病发生率的相关性研究，大量结果均证实宫内不良环境引起的胎儿生长受限（FGR）和出生后的代偿性生长过快均对成人期发病存在重要影响，是高血压、缺血性心脏病和胰岛素抵抗等的危险因素。2000 年国际上正式提出了"健康与疾病发育起源"假说。2000 年 1 月，DOHaD 研究中心在南安普顿成立，继续开展相关的工作。大量的研究从一定程度上证实了这一假设。研究还发现与出生体格较小相关的疾病还包括高血压、胰岛素抵抗、代谢综合征、2 型糖尿病、骨质疏松等。此外，不仅是出生时体格小，即使孕妇体型异常（消瘦或超重、肥胖）、孕妇的饮食、代谢和内分泌状态异常都会引起胎儿生理功能的改变，进而增加成年后发生慢性疾病的概率。于是，"胎源性疾病"的概念渐渐过渡到了"DOHaD"理论，其研究目的在于提高高危人群的早期诊断以及改善治疗方案，并为预防此类疾病制定政策、提供科学依据。2001 年召开了该领域的首届国际大会，2007 年 11 月在西澳大利亚柏斯召开了第五届 DOHaD 国际会议，报道了该领域的研究新进展，包括宫内环境对成年疾病影响的机制、妊娠期糖皮质激素暴露和胎儿生长受限与成年心血管、内分泌代谢等疾病以及神经精神发病的关系及影响，对围产期保健、成人疾病的预防和干预提供了科学的借鉴依据。

根据 DOHaD 理论的发病机制，外在环境与基因的相互作用导致的表观遗传变异成为一个重要的决定人类疾病起源的因素，因此，基因治疗被认为可能是预防和治疗慢性疾病的重要方法。2010 年金伯利（Kimberley）的研究表明，一些化学物质，如植物提取的异黄酮可以调控 DNA 去甲基化以及组蛋白的乙酰化活动，激活去甲基化后被抑制的基因，从而逆转因宫内环境而改变的基因的表型改变。2008 梅勒（Mellor）的研究发现一些调节蛋白，如转录中枢可以依据环境的不同而以不同的组合存在，以控制基因的表观修饰。

关于发育源性成人疾病的类型，多项研究结果显示，多种宫内不良环境因素，可诱导胎儿产生不良的适应性反应，从而增加成人后冠心病、高血压、2 型糖尿病、骨质疏松、肿瘤和精神疾病等的发病风险。

冠心病：1993 年奥斯蒙德（Osmond）、2001 年埃里克松（Eriksson）等的研究结果显示，出生体重低、1 岁时身长短、体重和体重指数（体重/身长）低以及婴儿和儿童时期的追赶生长均可增加冠心病发生的风险。

高血压：2000 年雷切尔·赫胥黎（Rachel Huxley）、2012 年费姆克·德容（Femke de Jong）等的研究结果显示，早产、低出生体重及婴儿和儿童时期的追赶生长均可增加患高血压的危险性，而高出生体重可降低成年高血压的患病概率。

2 型糖尿病：1991 年黑尔斯（Hales）等的研究结果显示，出生体重及 1 岁时体重与血糖和胰岛素敏感性呈负相关。血糖浓度会随着出生体重及 1 岁时体重的增加而降低。1993 巴克（Barker）、1996 年利特尔（Lithell）、2006 年劳勒（Lawlor）等的研究结果显示，出生体重低者患 2 型糖尿病的概率明显增加，且有家族史且出生体重低者患病率更高。也有如 2002 年比尔吉斯多蒂尔（Birgisdottir）等的研究结果显示，出生体重与高血糖发生率的关系呈 U 形，即出生体重大者患糖尿病的危险性也增加。

骨质疏松：2005 年埃兰·丹尼森（Elaine Dennison）、2009 年彼得里·霍维（Petteri Hovi）等的研究结果显示，出生体重和 1 岁时体重越低，成人脊椎、股骨的骨矿物质含量越低。并且，成年后骨矿物质含量与 1 岁时体重有着更强的关系。2010 年施吕塞尔（Schlüssel）等的研究结果显示，出生体重越低，成年后骨量越低，并且，成年后骨矿物质含量比骨密度与出生体重的关系更大。

肿瘤：2007 年马丁·阿尔格伦（Martin Ahlgren）、朴秀璟（Sue Kyung Park）、2011 年卡里·里斯纳斯（Kari Risnes）等的研究结果显示，大多数肿瘤的发生与出生体重成正线性相关，随着出生体重的增加，肿瘤发生及死亡的危险性均会成一定比例的增加，且肾癌，肺癌和恶性黑色素瘤的这种趋势更具有显著性。但并不是所有的癌症都与出生体重成正相关性。2007 年阿萨纳西奥斯·米绍斯（Athanasios Michos）等的研究表明，与正常出生体重相比，低出生体重和高出生体重均可增加睾丸癌发生的危险性，并且，出生体重低对发生睾丸精原细胞瘤的影响更大。儿童期肿瘤的发生也与出生体重有着重要的关系。2009 年罗伯特·考伊（Robert W. Caughey）、斯文·奥韦·萨穆埃尔森（Sven Ove Samuelsen）等的研究结果表明，随着出生体重的增加，儿童发生白血病、中枢神经系统肿瘤的危险性会逐渐增加。2010 年托马斯·哈德（Thomas Harder）等研究也表明，高出生体重和低出生体重均可增加神经母细胞瘤发生的危险性。

精神疾病：2002 年坎农（Cannon）、2010 年凯瑟琳·埃布尔（Kathryn M. Abel）等的研究结果显示，低出生体重、小于胎龄儿可增加成人后发生精神分裂症、情感性精神障碍、酒精及药物依赖以及躯体形式障碍的危险性。2004 年因德雷达维德（Indredavik）的研究结果显示，低出生体重也可增加青少年发生精神障碍、精神症状（特别是焦虑）、抑郁症及逃避型人格障碍的危险。

在中国的发展及启示 DOHaD 理论的先驱者戴维·巴克教授 2005 年来华讲学，首次将 DOHaD 概念引入中国，并举行大型学术讲座，覆盖 20 个主要城市和 3000 多名医护人员。之后，中国的专家学者大力推行 DOHaD 概念，多次参加在加拿大、澳大利亚等召开的 DOHaD 国际会议，以及国内召开专题学术研讨会。2008 年 5 月"中国 DOHaD 联盟"在上海成立。中国 DOHaD 联盟由产科、儿科、儿保科和妇幼营养领域的国内知名专家共同组成，是专注于研究"DOHaD 学说"的学术组织，具有很高的权威性，旨在促进妊娠期合理营养和保健，降低后代未来患慢性病的概率，促进中国优生优育的进程。DOHaD 理论的提出及引入，为孕产期保健工作的进一步开展提供了新的方向。从 DOHaD 理论可以看出，孕产期保健工作的质量影响着几代人的身体素质和健康水平，需要妇幼保健工作人员进行更多的思考和付出更大的努力。DOHaD 理论为妇幼保健人员了解这些疾病的发生提供了新的挑战和关注视角，并为从生命的源头控制疾病提供了可能性。

DOHaD 假说的中心内容就是母亲的健康和营养状况对胎儿的发育及其后期生长会产生深远的影响。因此，促进育龄妇女的孕前健康，确保妇女在妊娠期接受孕产期保健以改善妊娠结局，在儿童期对危险因素进行早期识别并及时发现慢性疾病的先兆，将慢性疾病预防与妇幼保健有效地结合起来，将是医学发展的一个重要的方向，对预防和控制慢性疾病具有深远的意义。妇幼保健工作人员应当更加深刻意识到孕产期保健工作的重要性，了解到孕产期医疗保健不仅是关注孕产妇及胎婴儿的健康状况，还要涉及胎婴儿其成年以后的健康状况，将 DOHaD 理论的研究结果与孕产期保健的实践工作有机地结合起来，要努力提高妇幼保健工作的开展质量，从有妊娠计划的夫妇从孕前就开始相关的保健和指导，并将这一工作持续到妊娠期、分娩期、新生儿期及婴儿期，对于高危人群加强长期随访观察与矫正，将有助于保证胎儿、新生儿、婴儿持续处于良好的环境状态。另外，应采取多种渠道进行 DOHaD 理论的社会宣传及倡导，呼吁社会、媒体、新闻与舆论等积极参与，并通过政府、学术团体、组织、企业间的通力合作，在预防和控制危害中国成年人健康方面发挥重要作用，以营造良好的健康教育社会氛围，让全社会都了解孕产期保健工作的重要性及对未来几代人健康状况的影响。各级医疗保健机构以及妇幼保健工作人员应当提供更加规范、完善的医疗保健服务，努力为胎儿提供一个理想的宫内环境，保证胎儿各脏器的生长发育及适宜的出生体重，使生命有一个健康的开始。同时，要重视出生后早期营养的合理性，保证婴幼儿的良好的生长发育速度等。DOHaD 理论引领妇幼保健人员从新的视角考虑孕妇保健、妊娠期疾病、新生儿出生状态如胎儿发育迟滞与巨大儿等、儿童早期生长发育等方面问题，为提高出生人口素质、早期预防威胁成人健康的慢性疾病提供了科学依据，对社会、家庭及个人的生命质量都有重要意义。

（王临虹 宋 波）

chūshēngquēxiàn fángzhì

出生缺陷防治（birth defect intervention，BDI） 针对各种原因导致胚胎发育异常而采取的医学措施。出生缺陷又称先天异常，系指由于胚胎发育紊乱引起的结构、功能、代谢、精神、行为和遗传等方面的异常。广义的出生缺陷还应包括因缺陷而导致的死胎或流产等。随着影响儿童健康疾病谱的改变，出生缺陷已经成为全球性的公共卫生问题，是死胎、早期流产、围产儿死亡、婴儿死亡、儿童和成人残障的重要原因。美国出生缺陷基金会（March of Dimes，MOD）指出 70% 的出生缺陷可预防或经过治疗后症状会得到改善，甚至被治愈。因此出生缺陷防治已成为世界各国增进儿童健康的重要策略之一。

出生缺陷流行状况 出生缺

陷的发生在不同的国家和地区差异较大。美国每年约有 12 万例严重的出生缺陷发生，占所有新生儿的 3.0%；马来西亚 2005 年出生缺陷发生率为 143/万；欧洲 1980~2002 年出生缺陷平均发生率为 215.81/万。中国也是出生缺陷高发国家。2012 年卫生部公布《中国出生缺陷防治报告（2012）》指出，每年新增出生缺陷患儿 90 万，在 8000 万残疾人口中有 70%是由出生缺陷所致；2010 年因出生缺陷而导致 5 岁以下儿童死亡的比例高达 17.3%。在高收入和中等收入国家，严重缺陷患儿的死亡率为 30%，而低收入国家该比例高达 50%。即使是存活的儿童，大部分也都存在躯体上或精神上的障碍，近 40%的严重出生缺陷患儿将成为终身残疾。出生缺陷的发生不仅给人类的健康造成了极大的损害，同时也给社会和家庭带来了沉重的经济负担和精神痛苦。美国一项研究报告指出，1992 年全美 18 种主要出生缺陷造成大约 80 亿美元的经济负担，每例均费用在 75 000~503 000 美元。在中国，每年因神经管缺陷造成的直接经济损失超过 2 亿元，唐氏综合征的治疗费用超过 20 亿元，先天性心脏病的治疗费用高达 120 亿元；若中国出生缺陷发生率降低 1%，一年可以节约 60 亿元的疾病治疗费用。

防治策略 1999 年世界卫生组织针对出生缺陷的预防和控制提出了出生缺陷的"三级预防"策略。一级预防策略主要通过对育龄妇女或准备妊娠的夫妇等采取健康教育和健康促进、选择最佳生育年龄、遗传咨询、孕前保健、产前保健、合理营养、避免接触放射线和有毒有害物质、预防感染、谨慎用药、戒烟戒酒等综合干预措施，避免或减少出生缺陷发生危险因素的暴露，从而防止出生缺陷的发生。二级预防策略其核心思想是"早期发现、早期诊断、早期治疗"出生缺陷，主要通过产前筛查、产前诊断等手段对孕妇进行检查，及早发现和识别胎儿的严重先天缺陷，进而及时采取终止妊娠、宫内治疗等干预措施，减少严重出生缺陷的出生。三级预防策略主要是针对新生儿开展新生儿疾病早期筛查、早期诊断、早期治疗，使出生缺陷儿得到及时治疗和康复护理，避免或减轻致残，提高患儿的生命质量。具体见出生缺陷三级预防。

2003 年，美国科学院医学研究所改善出生结局委员会出版了一份题为"减少出生缺陷：应对发展中国家的挑战"的报告。该报告根据成本效果的高低，将降低出生缺陷危害的干预措施分成三类：①第一类为低成本高效果的措施，主要是一级防治措施，如选择在 35 岁以前生育以降低染色体疾病的发生风险、围孕期增补叶酸预防神经管畸形、食盐加碘预防碘缺乏症、孕前风疹疫苗接种预防先天性风疹综合征、避免职业危害、加强健康生育宣传教育改变不良的生活方式（如吸烟、饮酒等）、避免服用致畸药物等等。为了使这些预防干预措施发挥最大效用，需要以健全的基本生殖健康保健体系为基础。②第二类是被证明有成本效果的干预措施，主要是为出生缺陷患儿提供临床治疗和康复服务，以及为出生缺陷患儿和家庭提供社会和心理支持，如畸形足和唇裂/腭裂的手术矫治显示出很好的社会效益和经济效益。这类措施属于出生缺陷的三级预防，旨在预防残疾及提高出生缺陷患儿的生活质量。③第三类措施为遗传学筛查，包括孕前、产前和新生儿筛查。一旦有了健全的生殖健康保健体系并实施了上述成本效果较好的预防和干预措施之后，遗传学筛查就可以作为进一步降低出生缺陷危害的措施。

2006 年美国 MOD 在全球出生缺陷年报上提出预防出生缺陷两阶段策略。①第一阶段：针对政策制定者、社区、卫生保健人员、媒体等相关人员，进行出生缺陷和有效医疗保健以及预防时机等方面的知识教育；推行计划生育，适当延长生育间隔，控制子女人数，确定终止生育年龄，减少非意愿妊娠；通过摄入充足的宏量营养素（蛋白质、碳水化合物和脂肪）和多种微量营养素，保证育龄阶段健康和平衡饮食，除了多食用富含叶酸的食物外，还需要每天通过强化食品或补剂补充 0.4mg 的叶酸，纠正碘缺乏症和铁缺乏症，从饮食中去除致畸物质，尤其是酒精；控制育龄妇女感染；通过控制增加出生缺陷危险性的慢性病（如 2 型糖尿病、癫痫以及使用华法林的心脏病），使妇女的健康达到最佳状态；培训医师、护士以及相关保健人员，使他们掌握出生缺陷病因和缺陷儿童医疗保健方面的基本知识；由经过出生缺陷筛查培训的医师、护士或相关保健人员对每名新生儿在出院前体检；为出生缺陷儿童提供适宜的医疗保健服务；建立全国常见出生缺陷监测系统，以便让决策者了解出生缺陷的现状以及用于对全国性干预措施的评价；鼓励非专业支持组织，包括患者和父母支持救助组织，通过协助社区专业组织和专业人员以及呼吁增加出生缺陷病因研究经费等，促进患者医疗保健事业的发展和出生缺陷的预防。②第二阶段：对医师、护士或其他相关保健人员进行医学遗传学基础知识培训，包括出生缺陷的诊断、在初级卫生保健机构可能实施的治疗方法、何时将患者转诊到专业治疗机构、遗传咨询、将不幸消息告知父母的最佳做法以及为有出生缺陷患儿的家庭或具有生育出生缺陷患儿危险性的家庭提供支持等内容；提供孕前保健服务，协助妇女及其丈夫在受孕时达到身体和心理的最佳状态，使之健康妊娠并分娩健康婴儿，包括遗传性出生缺陷筛查和致畸性危险因素的评估；推行孕前和产前医学遗传学筛查，找出具有生育血红蛋白病、唐氏综合征、血型不合及先天性畸形，尤其是神经管畸形危险性的夫妇；开展新生儿疾病筛查，找出患有先天性甲状腺功能减退、苯丙酮尿症、半乳糖血症、镰状细胞贫血、葡萄糖-6-磷酸脱氢酶缺乏症（G-6-PD），以及其他遗传代谢性疾病的新生儿；向公众开展预防出生缺陷教育，并向父母宣传采取何种措施才能健康妊娠。

防治概况 出生缺陷已严重影响了儿童的健康水平以及出生人口质量，因此各国纷纷开展出生缺陷干预措施以防止或减少出生缺陷的发生以及增进出生缺陷患儿生存质量。

出生缺陷一级干预 出生缺陷防治一级干预是公认最经济有效的措施之一。早在 1978 年，英国的夏洛特皇后妇女医院即开设了孕前门诊服务。国外已形成了孕前和围孕期保健的基本框架，其中包括风险评估量表、健康检查、特定的实验室检查技术、孕

前咨询、医学干预等。发达国家有其完善的医疗保健体系，一级预防中的婚前医学检查、孕前医学检查都是公民的福利之一。匈牙利是较早开展围孕期保健的国家。至 1989 年，已有 32 个国家及地区自愿加入了名为最佳计划生育服务的免费提供围孕期保健服务的项目，提供的服务包括生殖健康检查、3 个月的孕前保健和孕早期保健。美国 1998 年开始在粮食制品中强制添加叶酸，并在妊娠前妇女中推广叶酸强化食品，成功地将美国的脊柱裂和无脑儿发病率每年减少约 1000 例，同时将唇裂、短上肢畸形、脐膨出的发生率分别减少了 12.0%、11.0% 和 21.0%。日本从 2000 年开始对计划妊娠的妇女推荐增补叶酸，2005 年的调查显示，叶酸的知晓率为 73.0%，知道推荐妇女增补叶酸的有 48.0%，日常生活中服用叶酸的有 16.9%。中国卫生部于 2007 年向全国范围内印发了《孕前保健服务工作规范（试行）》的通知，这是世界上首次由一个国家在全国范围内推出的在妊娠前就开始的保健服务。自20 世纪 90 年代中国在局部地区开始推广围孕期增补叶酸。2009 年开始中国政府对全国农村地区免费增补叶酸预防神经管缺陷，使得育龄妇女叶酸知晓率快速升至 87.7%，服用率达 86.1%。

出生缺陷二级干预 产前筛查是通过经济、便捷及无创伤的方法，查找出某些严重病症的高危个体，是最有效的出生缺陷防治二级干预措施，在世界范围内得到普遍用。英国政府在 2003 年出台的国家产前筛查政策指出，应当向所有孕妇提供筛查服务。2006 年其卫生部进一步修订了国家政策，明确要求妊娠 20 周之前

向所有孕妇提供唐氏综合征筛查服务，所有公立医院必须确保在妊娠18～20 周向孕妇提供超声筛查。2004 年调查数据显示，96.% 的英格兰妇女和 100% 威尔士妇女都接受了产前筛查。荷兰产前筛查政策经历从限制到推广的转变，早期只向 36 岁以上的孕妇提供胎儿患唐氏综合征或神经管缺陷的风险信息或产前筛查试验，并且必须获得孕妇明确的书面申请；2004 年其卫生部提出所有妇女均可申请早期联合筛查，同时向所有孕妇提供中期超声筛查。根据欧洲围产医学会的推荐，每个孕妇至少应进行 3 次超声波检查：孕早期、孕中期及孕晚期的早期阶段。中国在 2003 年颁布了《产前诊断技术管理办法》，建议所有孕中期妇女进行产前超声筛查或血清学筛查。

产前诊断最早出现于 20 世纪 60 年代，而且产前诊断已经成为发达国家临床产科的重要组成部分，大多数的 35 岁及 35 岁以上的孕妇都能够接受产前诊断服务。例如，唐氏综合征的产前诊断早已被明确列为产科常规检查项目之一。至 21 世纪初，可进行产前诊断的疾病大致可分为六类：①胎儿感染，如巨细胞病毒感染、风疹病毒感染、单纯疱疹病毒感染、弓形虫病、性传播疾病等。②染色体病，如唐氏综合征、18 三体综合征、13 三体综合征、特纳综合征（Turner syndrome）等。③先天畸形，主要指多基因遗传病，如神经管缺陷、先天性心脏病、腹壁缺陷、双肾缺如等。④遗传代谢性疾病，如糖原贮积症、黏多糖贮积症、半乳糖血症、苯丙酮尿症等。⑤单基因遗传病，如进行性假肥大性肌营养不良、地中海贫血、血友病、脆性 X 综

合征等。⑥其他。

出生缺陷三级干预 三级预防的干预措施主要是新生儿筛查和出生缺陷疾病的治疗。1961年美国格思里（Guthrie）建立了干燥滤纸血片中采用细菌抑制法对血中苯丙氨酸进行半定量测定方法，开创了新生儿苯丙酮尿症筛查的时代。1973年加拿大迪索（Dussault）采用干滤纸血片测量 T_4 筛查先天性甲状腺功能减退症（congenital hypothyroidism，CH），1975年日本入江（Irie）等采用干滤纸血片测定促甲状腺激素筛查 CH，由于检测方法简便，费用低廉及治疗效果好，因此新生儿疾病筛查在世界各地广泛开展，普及西欧及北美、日本、澳大利亚等国家。由于不同国家的技术水平和发展程度不同，地理位置不同，高发疾病种类差异，故新生儿疾病筛查的病种也不同。新生儿筛查和产前诊断一样，集中体现了医疗技术的发展，尤其是质谱技术的应用，已经使新生儿筛查的疾病超过30种。2000年英国健康大臣宣布，将首先在20个地区引入普遍新生儿听力筛查机制。中国2004年起将听力筛查与苯丙酮尿症、CH 一起作为新生儿疾病筛查的一项内容进行管理与实施；2009年中国卫生部出台实施《新生儿疾病筛查管理办法》，规定的全国新生儿疾病筛查病种包括 CH、苯丙酮尿症等新生儿遗传代谢病和听力障碍。

在治疗方面，有药物治疗如苯丙酮尿症的饮食治疗、CH 的激素补充、G-6-PD 的饮食药物指导等，外科手术治疗如胎儿尿道梗阻经皮下导管胎儿镜膀胱造口术进行分流、对骶尾部畸胎瘤进行宫内肿瘤切除术、胎儿镜血管闭锁手术、导水管闭锁进行脑室羊膜腔吻合术等，还提倡向残疾儿童提供神经发育方面的治疗，及对濒死患儿进行姑息治疗等。

（朱 军）

chūshēngquēxiàn jiāncè

出生缺陷监测（birth defect surveillance，BDS）

了解某一地区或人群出生缺陷发生状况、变化趋势和发生原因的重要手段。在某一地区（或全国范围内），选择有一定代表性的医院或人群，对围产儿中的出生缺陷进行长期、持续的动态观察，将监测期的出生缺陷发生于事先设置的标准（基准线）进行比较、评估，及时获得某些出生缺陷突然增加或发生新型出生缺陷的信息，分析其消长原因，以利于尽快发现和消除致畸因素，提高人口素质。出生缺陷监测是出生缺陷防治最基础的一个环节。不但强调对疾病资料的收集、整理、分析，也强调信息的反馈与利用。疾病监测是公共卫生的基础，通过监测可以及时发现致畸因素，提出干预措施，以预防和减少出生缺陷。

监测背景 20世纪60年代初，欧洲和美国、澳大利亚、巴西以及其他一些国家相继报告了孕妇服用沙利度胺（反应停）作为镇静或止吐剂后，引起大量以肢体短缩（海豹畸形）为主要特征的多发畸形儿的出生。伦兹（Lenz）于1962年仅在汉堡及其周围地区就收集到121例这种畸形儿，其中90例病史明确记载孕早期服用过反应停。这一事件引起医药界很大震动，迫使一些药商在市场上销毁和禁售此药物。"反应停悲剧"说明不但药物可引起严重的出生缺陷，而且出生缺陷的流行同传染病的流行一样没有国界。由于当时没有适当的监测手段和快速的通报渠道，未能及时阻止反应停在其他国家的销售，导致大量本可以避免的伤害和损失持续发生。人们由此开始意识到出生缺陷的严重性及出生缺陷监测的重要性。为此，许多国家如英国、以色列、芬兰等自1964年起就开始了出生缺陷监测工作，其目的就是通过这一途径及时发现出生缺陷危险因素，对某些出生缺陷提出预防措施。

尽管1970年已有10个国家开展了出生缺陷监测，但是由于没有一个专门机构来沟通各国的监测信息，只能靠传统渠道来交流。因此1974年在美国出生缺陷基金会的倡议下，在赫尔辛基召开了第一次国际出生缺陷监测会议，参加会议有10个国家和世界卫生组织的代表，会议成立了国际出生缺陷监测情报交换所（International Clearinghouse for Birth Defects Monitoring System，ICBDMS），使得各国监测信息交流成为现实。中国自1986年首次开展国家层面的出生缺陷监测，以了解中国出生缺陷发生情况、变化趋势和影响因素，为制定科学干预措施提供了数据支撑。中国出生缺陷发生率等数据大部分来源于此。

监测方法 世界上许多国家对出生缺陷的监测方法不尽相同，其监测范围、死胎死产确定标准和监测期限等都有各自的特点（表）。

监测范围 大致分类为两类。①以人群为基础：指对居住在某个国家或地区范围内的妇女所生全部围产儿进行监测。人群监测几乎包括了该地区所有产院。由于存在流动性问题，在该地区出生的婴儿，其母亲总有一些是在该地区临时居住的，而有些属于该地区监测人群的母亲转到其他

表 各国出生缺陷监测系统概述*

国家	覆盖范围**	监测期限	死胎死产确定标准
澳大利亚	人群（全国）	生后1年	20周或400g
澳大利亚	人群	生后15年	20周或400g
加拿大	人群（全国）	生后1年	20周或500g
中国	医院	生后7天	28周或1000g
古巴	医院（全国）	出院	500g
英格兰与威尔士	人群（全国）	无限制	24周
芬兰	人群（全国）	生后1年	22周或500g
法国	人群	出院	22周
法国	人群	生后2年	22周或500g
匈牙利	人群（全国）	生后1年	24周或500g
爱尔兰	人群	生后5年	24周或500g
以色列	医院	出院后2~5天	20周或500g
意大利	人群	生后7天	25周+5天
意大利	医院	生后1年	25周+5天
日本	医院（全国）	生后7天	22周
墨西哥	医院（全国）	生后72小时	20周或500g
挪威	人群（全国）	生后1年	12周
美国亚特兰大	人群	生后6年	20周
美国德克萨斯	人群	生后1年	任何孕周
美国犹他州	人群	生后2年	20周

*摘自 ICBDMS 2007年年报；**未注明"全国"者，仅为局部地区的人群或医院

地区生产，所以不可能永久的维持一个完善的人群为基础的监测范围。人群监测容易追踪同一位妇女所生的几个小孩，并且对该地区出生的婴儿易于随访。地区越大，该地区因迁出而失访人数就越多。如果在全国范围内进行有效的监测，这个问题可以减少，但不能完全避免。美国、澳大利亚、加拿大、法国等国家就采用了以人群为基础的监测系统。②以医院为基础：指从某个国家或地区抽取一定数量的医院，对这些医院分娩的全部围产儿进行监测。如果某地区住院分娩率接近100%，采取选择所有医院监测与人群监测的效用基本一致。一般来说，以医院为基础的监测能节省经费，适合经济不发达，保健网络不够健全的国家和地区。

因而世界上许多国家或地区，特别是发展中国家多采用这种方法，如中国、古巴、墨西哥等。

死胎死产确定标准 各国出生缺陷监测中对于死胎死产确定标准是不一致的。许多国家都采用妊娠20周或22周以上的所有出生（包括活产、死胎与死产）。个别国家或地区的监测系统则不限定孕周，如美国德克萨斯州，任何孕周出生的胎儿只要诊断为出生缺陷都将纳入监测。而有些国家或地区的监测系统规定只监测500g以上的出生胎儿，如古巴。

监测期限 系指出生至检查、诊断的最长时间间隔，在此期限以后发现的出生缺陷则不予登记报告或统计。各国监测系统采取的监测期限各异，监测期限最短

是生后3天，如墨西哥；最长的是无监测期限限制，如英格兰与威尔士。

监测应用 出生缺陷监测应用集中在2个层面。①为科学研究服务：利用出生缺陷监测网络和流行病学调查现场开展病因学研究、致畸因素的危险度评价、人群干预措施的评价等。ICBDMS 在1997年启动的"亚甲基四氢叶酸还原酶"国际合作项目可以提供有益的参考。该项目主要是研究 5,10-亚甲基四氢叶酸还原酶（methylene tetrahydrofolate reductase，MTHFR）基因多态型与叶酸、神经管缺陷（neural tube defect，NTD）的关系。首先通过各国的出生缺陷监测网络调查不同群体 MTHFR C677T 的基因型分布情况，然后调查不同基因型的妇女妊娠期血浆叶酸水平的变化，以及 NTD 的发生情况，研究妊娠期增补叶酸的预防作用。其调查对象包括新生儿，孕妇及其配偶。综合利用了遗传学、分子生物学和流行病学的方法和技术，在群体水平研究 NTD 的病因并探索和评价叶酸对 NTD 的预防作用。ICBDMS 的多个成员参加了该项目。②为国家的公共卫生决策服务：卫生决策部门通过出生缺陷监测数据的利用，能掌握出生缺陷发生趋势及宏观层面影响因素，为科学制定出生缺陷防治策略与干预措施提供科学依据。

中国 BDS 发展史 20世纪80年代以前，中国关于出生缺陷研究的资料较少，仅有少量细胞遗传学研究、遗传病以及畸形个例报告。肖坤则等于1981年在成都市进行了出生缺陷的现况调查。此后，一些省市如北京、上海、天津也陆续开展了这方面的研究。这一阶段的研究以横断面调查居

多，分析性研究较少。现况调查不能反映发生率的消长情况，不利于及时掌握资料，推断病因，有效采取预防措施和评价其效果。肖坤则等最早于 1982 年在成都 7 所医院进行了出生缺陷监测。连志浩等于 1983 年在北京、甘肃、安徽、辽宁、江西等省市的部分市县开展了出生缺陷监测。由于各地区开展的监测工作目的、范围不同、出生缺陷的种类繁多，分类方法不统一，不能加以综合分析以反映全国发生状况。1986 年 10 月～1987 年 9 月在卫生部领导下，由华西医科大学牵头以科研项目形式在全国 29 省（市、自治区）945 所医院对 120 多万围产儿进行了出生缺陷监测，该项目为国家"七五"攻关课题之一，基本摸清了中国出生缺陷的种类、顺位和分布，并编著出版了《中国出生缺陷地图集》。为了掌握中国严重、高发出生缺陷发生的变动趋势，为病因研究、制定和评价预防措施提供依据，于 1988 年卫生部将出生缺陷监测转为常规工作。本着经济高效，集中管理的原则，卫生部妇幼司决定将全国出生缺陷监测、孕产妇死亡监测和 5 岁以下儿童死亡监测三网监测点合并，并于 1996 年 1 月正式实施，即所谓的"三网合一"，形成了统一的全国妇幼卫生监测网络，覆盖全国 31 个省、自治区、直辖市的 116 个区县，约 470 多所监测医院。2006 年，为了获得精度更高的监测数据，在国家财政部的支持下，中国监测点的范围进一步扩大，从原来 116 个区县增加至 336 个区县，出生缺陷监测医院从 470 多所增加至 780 多所。在开展出生缺陷医院基础的同时，2006 年 10 月正式启动了全国 64 个区县覆盖 2000 多万人口的出生缺陷人群监测项目。

中国 BDS 系统简介 中国出生缺陷监测系统可以分为出生缺陷医院监测系统与出生缺陷人群监测系统两类。①出生缺陷医院监测系统：截至 2010 年，中国出生缺陷医院监测纳入 336 个监测区县的 780 多所医院，年监测围产儿数约 140 万。监测对象为孕 28 周（如孕周不清则参考体重为 1000g 以上胎儿）住院分娩的围产儿，包括活产、死胎、死产和 7 天内死亡的围产儿。重点监测 23 种主要的和高发的先天畸形，收集缺陷儿的畸形诊断信息、出生孕周、体重等一般信息，母亲孕早期患病、服药、接触农药及其他有害因素的信息；收集但没有专门设置母亲既往异常生育史、家族遗传史的调查项目；建立统一的质量控制方法和指标考核体系，采取监测医院、省市和国家三级质量检查体系。②出生缺陷人群监测系统：截至 2010 年，中国最大的出生缺陷人群监测网络纳入 30 个省、自治区、直辖市（西藏除外）的 64 个监测区县，覆盖人口 2000 多万，年监测围产儿数约 30 万。监测对象为居住在监测地区的产妇（包括本地户口以及非本地户口在监测地区居住 1 年以上的产妇）所分娩的胎婴儿。监测期限为妊娠满 28 周至生后 42 天，在此期间首次确诊的主要出生缺陷均需报告。重点监测 44 种主要及高发畸形。监测网络中每例围产儿均需报告母亲一般情况与婴儿的一般情况，以及婴儿在监测期限内的健康转归；对于出生缺陷病例还需填写详细的缺陷诊断情况，如畸形名称、临床特征、诊断时间与依据等。

监测系统中主要分析指标为出生缺陷发生率，定义为每万例围产儿中的出生缺陷发生数。实质上出生缺陷发生率是一个患病率性质的指标，受监测方法、监测对象、监测期限、诊断水平、监测系统的稳定性等因素影响。因此，对特定缺陷的发生率进行分析比较，要结合上述因素综合考虑。ICBDMS 的各成员监测方案和对象均不一致，一般不进行发生率的横向对比，而强调在同一监测系统中对出生缺陷发生率的变化趋势进行长期观察、分析，了解变化规律和原因。

（朱 军）

chūshēngquēxiàn sānjí yùfáng

出生缺陷三级预防（three levels of prevention of birth defect） 为防止或降低出生缺陷的发生，及避免或减轻先天残障的发生而采取的分级防治策略。现代科学技术的飞速发展，为研究出生缺陷的病因、发生机制及预防提供了理论依据。针对出生缺陷的预防和控制，世界卫生组织在 1999 年提出了出生缺陷的"三级预防"策略，以提高出生人口素质和患儿生命质量。

一级干预措施 主要通过对育龄妇女或准备妊娠的夫妇、孕早期的孕妇等采取健康教育和健康促进、选择最佳生育年龄、遗传咨询、产前保健、合理营养、避免接触放射线和有毒有害物质、预防感染、谨慎用药、戒烟戒酒等综合干预措施，避免或减少出生缺陷发生危险因素的暴露，从而防止出生缺陷儿的发生。一级预防在整个出生缺陷预防和控制体系中十分重要。国内外许多国家正积极推广一些比较成功的出生缺陷一级干预措施，并已取得了明显的效果。成功的一级干预措施主要有健康教育和健康促进、孕前保健、叶酸增补、碘补充、遗传咨询等。

健康教育和健康促进 此措施被公认为是投入少、产出高、效益好的一级干预措施。通过各种形式的健康教育活动，在广大育龄妇女中普遍提倡婚前检查、开展优生优育教育、提供遗传优生咨询、普及优生科学知识、开展妊娠前妊娠期保健知识教育，使育龄妇女和公众了解出生缺陷发生的危险因素、发病原因、防治措施等基本知识，提高自我保健意识，主动接受婚前保健、孕前检查、妊娠期保健等措施，保持自觉形成良好的生活习惯和行为方式，达到预防出生缺陷发生的目的。

孕前保健 许多出生缺陷一级干预措施都可以整合到孕前保健中。提供基本保健服务，将计划生育纳入到孕前保健中，减少高龄妇女（年龄大于35岁以上的妇女）妊娠的比例和无计划妊娠比例，从而达到降低高龄孕妇所引起的出生缺陷问题。妊娠期特别是孕早期保健对预防出生缺陷的发生至关重要，保健内容主要包括以下内容。①合理营养：应保证妊娠期间充足的蛋白质、维生素等的供应。注意膳食平衡、不偏食，避免吃发芽的土豆等变质食物，适当补充多种维生素、矿物质等。②避免感染：应预防对胎儿危害严重的病原微生物，如风疹病毒、巨细胞病毒、弓形虫、单纯疱疹病毒、梅毒螺旋体等感染。疑有感染时应及时做血清学检查。若阳性者应进一步进行羊水检查，证实有宫内感染者应及时给予临床治疗和处理。③谨慎用药：特别在孕早期，不可滥用药物，即使是中药也应慎用。若必须进行药物治疗时，应

在医师指导下选用最安全、最有效的药物；使用有致畸作用或对胚胎有毒性作用的药时，须权衡利弊；非用不可时，应加强胎儿监测。④戒烟戒酒：妊娠期饮酒，可导致死胎、流产和"胎儿酒精综合征"等系列病理改变。妊娠期禁酒可以完全预防酒精所导致的各种缺陷。孕妇主动或被动大量吸烟，导致胎儿死亡、流产、婴儿猝死的风险增加。⑤避免放射线照射及接触放射线核素：若在孕早期不知已妊娠而接受了X线检查，应进行产前咨询，决定是否继续妊娠。⑥减少环境污染：随着现代工业的发展，日趋严重的环境污染成为世界性问题，对胎儿有害的污染物质包括有机汞、铅、砷、镉等重金属，多环芳烃、亚硝基、烷基、苯类和酚等化合物，黄曲霉素、放射性粉尘、一氧化碳、高浓度二氧化碳等及有机磷、滴滴涕、敌枯双等农药。应大力宣传并指导妇女在打算妊娠和孕早期脱离有害的职业性接触，减少食品污染及防止食物变质。⑦其他：避免接触高温环境，如工业高温环境、电热毯、桑拿浴等。单纯高热时尽量用物理方法降温。准备做父亲的也应避免高龄生育，并在受精前3个月避免与环境致畸因素接触。

叶酸增补 国内外大量研究已证实，增补小剂量叶酸是预防神经管缺陷最为有效的一级干预措施。提高育龄妇女的叶酸知晓率和服用率，提高叶酸增补的覆盖率是成功实施这一措施的关键。育龄妇女在妊娠前3个月至孕早期3个月内每天增补0.4mg叶酸，将可以有效地降低50%~70%的神经管缺陷发生。孕妇增补叶酸还可以预防先天性心脏病、唇腭裂、尿道畸形和上肢畸形等发生。

这一措施已在许多国家作为公共卫生措施得到全面推广。为确保所有妇女都能在孕早期摄入足够的叶酸，有效控制出生缺陷儿的发生，一些国家如美国、加拿大、智利等已开始推行叶酸的面粉强化等其他方式的营养干预。中国也已在全国范围内开展农村地区育龄妇女免费增补叶酸预防神经管缺陷项目，并取得了较好的干预效果。

碘补充 碘缺乏对人类的危害主要表现为地方性甲状腺肿、克汀病、流产、早产和先天性畸形等，最主要的危害是影响胎儿的脑发育，导致儿童智力和体格发育障碍。一般认为，胚胎期与出生后早期缺碘可引起克汀病；而生后长期缺碘，则引起甲状腺肿大、甲状腺功能减退、生殖功能衰退、性发育迟滞等。补充碘盐是全世界公认的预防碘缺乏病最为有效的手段。1948年联合国和世界卫生组织都积极倡导使用碘盐防治碘缺乏病，至1998年，在全世界碘缺乏病流行的129个国家中，已有86个国家实施了全民食盐加碘，其中有62个国家已取得显著的防治效果。

控制妇女感染和慢性疾病 早筛查、早发现、早治疗妇女的感染和慢性疾病，可以有效地降低出生缺陷的发生。重点应在孕前和妊娠期筛查并治疗母亲感染梅毒者以及在孕前对糖尿病、癫痫等妇女慢性疾病进行治疗和控制。如果梅毒感染的母亲未使用青霉素治疗，可能有40%的婴儿在出生前后死亡，存活儿童常有脑损害、失明、听力障碍、心脏病等问题。

孕前筛查 包括采用家族史和携带者筛查方法，确认胎儿患一些常染色体隐性遗传疾病的风

险，以便进行医学咨询和产前诊断。中国在一些地区如广东、广西、四川等省部分地区，已开展了地中海贫血基因携带者的孕前筛查。

遗传咨询　遗传因素是出生缺陷发生的重要因素之一。凡本人或家族成员有遗传病或先天畸形史、多次在家族中出现或生育过先天智力低下儿或反复流产者，应进行遗传咨询，找出病因，明确诊断和确定处理方法，制定合理的婚姻和生育计划。

二级预防措施　对一级预防的补充，针对孕早期疑有高危因素暴露的孕妇，进行必要的产前筛查和产前诊断，一旦确诊，即可及时处理，减少出生缺陷儿的出生。常用预防措施主要有孕妇血清学筛查、超声检查、产前诊断技术、宫内治疗等。

孕妇血清学筛查　孕早期和孕中期孕妇血清学筛查检测技术不断得到推广和应用。通过检测孕妇血清中甲胎蛋白、β-人绒毛膜促性腺素和（或）雌三醇，以及其他一些指标的浓度，可以判断妊娠唐氏综合征的风险，并对高危人群进行进一步的诊断，该检测可以筛查出 60%～85% 的患病胎儿。

超声检查　该方法简便、实用、准确可靠，对胎儿无创伤，已成为常规产前诊断技术，可以检测胎儿无脑畸形、脊柱裂、脑膨出、小头、畸胎瘤、多囊肾、肾缺如、腹裂等畸形。建议孕妇应在妊娠28周前至少接受一次产前超声系统检查。

产前诊断技术　产前通过对羊膜腔穿刺术获得的羊水或脐血穿刺术获得的胎儿外周血，进行生化及胎儿细胞染色体核型分析，可以进一步明确胎儿染色体的异常，如唐氏综合征、18 三体综合征、13 三体综合征、特纳综合征等。通过孕早期绒毛活检进行细胞遗传学检查，亦可确定胎儿染色体异常。

宫内治疗　虽然仅有少数畸形可以进行宫内治疗，但由于其效果明显，已越来越引起人们的重视。宫内治疗方法包括非手术和手术治疗。前者开展较早，已取得一定的效果，如给孕妇服用洋地黄治疗胎儿心动过速；后者起步较晚，但已形成专门的学科领域，即胎儿外科学，并取得了较快进展。20 世纪80 年代初，已对阻塞性脑积水用颅脑穿刺方法或脑室-羊膜腔沟通术成功地进行了宫内治疗；20 世纪90 年代，又对先天性膈疝胎儿成功地进行了宫内外科手术。

三级预防措施　主要是针对新生儿开展新生儿疾病早期筛查、早期诊断、早期治疗，使出生缺陷儿得到及时治疗和康复护理，避免或减轻致残，提高患儿的生命质量。常见的措施主要包括新生儿疾病筛查、早期诊断和及时的内外科治疗等。

新生儿疾病筛查　在新生儿期对严重危害新生儿健康的先天性、遗传性疾病施行专项检查，提供早期诊断和治疗的母婴保健技术。全世界许多国家已将新生儿疾病筛查作为一项重要的公共卫生干预措施进行全面推广。新生儿疾病筛查的病种逐步增多，由最初高苯丙氨酸血症一种增加到数十种，筛查的方法也越来越灵敏、可靠，并逐渐形成通过一种实验检测多种疾病的技术。发达国家的筛查率达 90% 以上，中国正在实施这项干预措施，主要筛查先天性甲状腺功能减退症和苯丙酮尿症两种导致智力发育障碍的疾病，并对筛查出来的苯丙酮尿症患儿进行替代治疗，已取得较好的干预效果。

听力筛查　先天性听力障碍是人类最常见的出生缺陷之一，是导致语言交流障碍的常见致残性疾病之一，已成为全球关注的重大公共卫生问题。新生儿听力筛查越来越受到重视，其筛查后的及时干预也已取得了较好的干预效果。通过筛查和诊断，轻型的听力障碍得到矫正，患儿可以进入普通学校学习；重型听力障碍可以减轻，聋而不哑。一些发达国家正在推广 1-3-6 的干预方案，即出生后 1 个月内应接受筛查，3 个月接受诊断，6 个月接受治疗和干预。

其他　世界卫生组织建议对生后 3 个月内的婴儿进行简单的髋外展检查、超声检查或 X 线检查，以便筛查出先天性髋关节脱位，及时给予处理。对单发的先天畸形如唇裂、腭裂、食管闭锁、肛门闭锁、马蹄内翻足等，适时进行手术治疗，并加强功能康复，也可取得较好的效果。

（朱　军）

yùlíngfùnǚ fēiyùnqī bǎojiàn

育龄妇女非孕期保健（health care during non-pregnancy period）育龄妇女在非妊娠期的生理、心理及生育方面的调节、保健。育龄妇女的生理特点，是全身各系统及脏器均已发育成熟，具有正常的功能；代谢旺盛，排泄通畅；思维活跃，反应灵敏；求知欲高，记忆力强；能适应不同的条件和环境；"丘脑下部-脑垂体"和卵巢、肾上腺、甲状腺等各内分泌腺体之间的动态平衡处于较稳定状态；体形、毛发分布等都显示成熟女性所特有的征象。育龄妇女面临着工作、事业和社会活动，妊娠、生育和哺乳、月经、避孕和非意愿妊娠，孩子教育、老人赡养和家庭维系，经济压力、人际关系和营养状况等方面的挑战。育龄妇女非孕期保健的目的和意义在于维护女性非孕期良好的健康状况和精神状态，使女性能在社会上和家庭里有所作为、有自我价值的体现。

育龄妇女非孕期保健的内容主要涉及心理调节、生理保健和生育控制三个方面。①心理调节：对育龄妇女心理压力较大的几个侧面是事业与成才、婚姻与家庭、人际关系、生活方式、性功能与性道德等。②生理保健：常见妇女疾病的防治，泌尿生殖道感染性疾病，如泌尿生殖道的各种炎症、性传播性疾病、人免疫缺陷病毒感染和艾滋病；月经失调；妇科肿瘤和乳腺肿瘤；性行为异常等。还有合理营养与生活习惯，均衡饮食、肥胖与减肥、吸烟与酗酒，以及劳逸结合、体育锻炼、合理用脑等。③生育控制：生育调节、避孕节育、非意愿妊娠的预防、安全流产，以及避孕节育副反应的防治、避孕措施的自我保健等。

(程利南)

jiéyùqī bǎojiàn

节育期保健（health care during birth control period）

育龄女性在不准备生育时期生育调节的保健。即育龄妇女在不准备生育或间隔生育阶段采取避孕节育措施、避免非意愿妊娠的保健。计划生育是中国的一项基本国策。节育期是指可能在生育后不准备再生育和为了间隔生育；也可能在生育前，如婚后较长一段时间不准备生育的时期。同时，节育期保健也不能局限地认为仅仅是采取适当的避孕节育措施，而是

涉及与避孕节育相关的生殖健康和生殖保健，如避孕节育副反应的防治、意外妊娠和安全流产、流产后保健、和谐性生活和性保健及性传播疾病的防治等。

避孕措施副反应　合格的避孕器具或避孕药物，在正常使用的情况下出现与避孕目的无关、对避孕方法使用者有不利影响的现象，又称不良反应、不良事件等。与其他药物和医疗器械不同，避孕方法是正常人群使用的，且以女性使用为主，有可能会影响到今后的生育，宜予高度重视。防治的原则：①要严格掌握适应证和禁忌证，根据个人情况指导选用，即避孕方法的知情选择。②要提供优质的避孕药具和技术服务。③建立健全随访制度。④出现副反应时给予积极的处理，或及时停用，更换适合的避孕方法。

宫内节育器（intrauterine devices，IUD）　①一般反应：放置IUD后阴道有少量流血伴下腹坠胀、隐痛或腰背酸痛是正常现象，但如出血较多，或发热、下腹疼痛等，应到医院就诊。在这种情况，通常要在医师指导下服用止血药和抗菌药。②月经异常：放置IUD后的月经异常主要是月经过多、经期延长，有些会发生不规则出血或点滴状出血。多数经医师止血、调经处理会痊愈。少数出血较多，对治疗效果不明显者可考虑取出。③疼痛：主要是下腹疼痛和腰痛。轻微疼痛可随时间延长、机体适应而缓解、消失。疼痛明显应到医院就诊，检查IUD在宫腔内有无变形、异位或位置下降等，并适当给予止痛治疗。如果经处理效果不明显，可考虑取出。④铜过敏反应：极少数放置含铜IUD后会出现皮肤

瘙痒、皮疹等，称为铜过敏反应，但需与皮肤疾病或其他过敏性疾病区别。一旦发生，可进行抗过敏治疗。如果治疗无效，应取出IUD。

口服避孕药　①恶心、呕吐、头晕、乏力、食欲不振等类早孕反应。通常发生在服药初期，无须特殊处理，2~3个月后自然消退。临睡前服药或吃些零食，可减轻副反应症状。个别反应较为严重者，可在医师指导下服用抗副反应药物。②突破性出血：指2次月经间期阴道有少量流血的现象，常与漏服、所用激素剂量、雌孕激素比例和个体差异相关。突破性出血发生率随服药时间的延长而逐渐下降；换用另一种避孕药有时可改变这种出血情况。③闭经：如果服完1个周期的避孕药月经未来潮，排除妊娠后于停药的第7天服下1周期药物。连续2个周期停经者，可调换避孕药类型。调换类型后仍无月经来潮，或连续3个周期停经者，停用口服避孕药，等待月经恢复。停药期间采用屏障法避孕。停药后仍然闭经，应到妇科门诊诊治，按妇科闭经处理。

长效避孕针　①不规则出血：常见于第1、2次注射期间，随用药时间延长而缓解，通常不需要特殊处理，但需在注射前做好咨询工作。少数出血时间较长或出血量多时，在排除器质性疾病后，可给予炔雌醇，并给予维生素、铁剂等；出血量多，环戊丙酸雌二醇肌内注射，可立即止血，并可维持数周；再次大量出血，给予环戊丙酸雌二醇，但必须与上次用药间隔1周以上；药物治疗无效，可刮宫止血，刮出物送病理检查。②闭经：常发生于注射单纯孕激素避孕针后。这类闭经

不影响健康，一般不需特殊处理，但要做好咨询工作。对不能耐受者，可给炔雌醇连服 7 天，停药 2~3 天，即可出现撤退性出血。

皮下埋植剂 ①月经紊乱、点滴出血：通常不会导致贫血和感染；如仅有少量咖啡色血或白带中带血时，可以性生活。②闭经：少数妇女出现，不影响健康，无须取出；不能适应者，可以取出。

屏障避孕 ①过敏反应：局部瘙痒、烧灼感或刺痛等，也可出现皮疹。可出现在避孕套（男用或女用）和外用杀精剂的使用者中。可停用或改用另一品牌的产品，如聚氨酯类避孕套或非壬苯醇醚类杀精剂。②阴道分泌物增加：发生在外用杀精剂使用后，如果排液量多、有异味或发热等，应立即就诊。

使用避孕措施的自我保健
针对不同的避孕措施采取不同的保健。

宫内节育器 ①放置 IUD 后要休息 2 天，1 周内不从事重体力劳动，2 周内要避免房事。②放置后的 3 个月内要注意 IUD 是否脱落，特别要注意放置后第一次月经来潮时有无脱落。可适当注意月经垫、床上和淋浴盆等处。一旦发现脱落，要进行紧急避孕。③放置后要按医嘱定期到医院随访，首次随访是放置后 1~3 个月内，第二次是放置后 6 个月，第三次是放置后 1 年，以后每年一次。④使用含铜 IUD 者不宜接受下腹部、腰骶部微波、短波透热疗法。⑤如有以下情况，要到医院诊治，停经>40 天；异常阴道出血；明显腹痛或性交痛；白带增多并有不良气味；月经过多并引起头晕、乏力。

口服避孕药 如果无危险因

素（吸烟、高血压、肥胖等），且感觉良好，可以长期服用；如有条件可以每年进行一次体检，包括血压、肝功能和妇科检查。

皮下埋植剂 ①放置后，6 个月及 1、2、3、4、5 年各随访一次。每次随访需常规体检（包括血压、体重、心肺、乳房及盆腔）。②如有不良反应要及时咨询、诊治，诊治无效或其他原因要求终止使用时，应随时取出埋植剂。③发生如下情况之一者，随时就诊，剧烈下腹痛；月经延期伴下腹痛或妊娠症状；阴道出血量多；埋植侧手臂疼痛；埋植处出血、化脓；埋植剂脱出；严重偏头痛，或严重头痛反复发作，或视物模糊。

绝育 ①术后要按医嘱休息和随访，不要过早剧烈活动。②女性绝育术后即有避孕作用。男性绝育术后如术中未作杀精药液灌注者，至少继续避孕 3 个月或排精 12 次以上。如能经 2 次精液检查无精子后再停止避孕措施则更好。③术后短期内局部有些疼痛为正常现象，如疼痛持续不愈，应就诊检查。④女性绝育术后极少数人可因多种原因发生月经紊乱，应请医师调经诊治。如果术后闭经和（或）伴有腹痛应及时就诊，以免延误可能发生疾病（如宫外孕）的诊治。⑤术后极少数人可能发生心身疾病（神经官能症），即术后出现身体和精神方面的异常，如头痛、头晕、乏力、腰酸背痛、失眠、食欲减退、消瘦、四肢麻木等，但无器质性病变。这主要是对绝育术的顾虑和精神类型不稳定等因素引起，因绝育术本身不干扰精神状态，不会引起神经官能症。可进行心理治疗，一般预后良好。

(程利南)

bìyùn fāngfǎ zhīqíng xuǎnzé
避孕方法知情选择（contraception informed choice） 通过宣传、教育、培训、咨询、指导等途径，使育龄群众了解常用避孕方法的避孕原理、适应证、禁忌证、正确使用方法、常见副反应及其防治办法，并在医务人员和计划生育工作者的精心指导下，选择满意的、适合自己的避孕方法。简称知情选择。国内外的研究显示，保证避孕对象的选择，实行避孕综合方案，考虑多种因素如个人意愿和客观情况、国家政策、药具来源、价格因素、文化影响以及及时提供信息等，可广泛利用现有的各种节育措施，大大提高避孕方法的可接受性和续用率，减少副反应和意外妊娠的发生。根据不同年龄、不同时期、不同身体状况选择不同的避孕节育措施。

不同时期及阶段的选择 根据妇女所处初育期、产后、哺乳期、更年期，以及生育后阶段、分居两地探亲阶段等不同时期及阶段选择不同的避孕方法。

初育前 首次生育前阶段。宜选择对今后生育功能影响小和不易感染的避孕方法。通常初育前可分为 2 个时期：初次有性生活时期和有过一段性生活时间（2~3 个月）后。初次有性生活时期，因女性的生殖道较紧，双方缺乏性生活经验，宜用短效口服避孕药、男用避孕套等。如在无准备状况下进入新婚阶段，可先服探亲避孕药，接以短效口服避孕药或男用避孕套。有过 2~3 个月性生活后，女性生殖道有所扩张，还可选用女用避孕套、外用杀精剂、阴道避孕药环等；或安全期与屏障避孕相结合的方法，如在"危险期"结合使用避孕套，在"安全期"结合使用外用杀精剂等。初育前一般不宜将长效口服避孕药、长效避孕针剂作为首选，如遇特殊情况应在医师指导下选用。

产后、哺乳期 宜选择不影响泌乳、哺乳和婴儿生长发育的避孕方法。①IUD，分娩后可立即放置，也可在产后 42 天时放置。②单纯孕激素避孕法，如皮下埋植剂、单纯孕激素长效避孕针。哺乳者，产后 6 周开始使用；非哺乳者，产后 5 天便可应用。有资料表明，此方法对乳汁分泌无明显影响，对婴儿生长发育也无明显影响。③哺乳闭经避孕法或比林斯自然避孕法。④屏障避孕法及某些易溶解的外用杀精剂，如胶冻剂、凝胶剂等。产后、哺乳期不宜使用复方口服避孕制剂，因雌激素可能影响乳汁分泌。哺乳期也不宜使用不易溶解的外用杀精剂，如避孕片、药膜等，因乳母阴道分泌物较少而不易溶化。

生育后阶段 宜选用相对长效、稳定而又可逆的避孕方法（需要时可随时恢复生育），如IUD、皮下埋植剂、长效避孕药。根据各人不同情况，也可选用短效避孕药、各种屏障避孕法和外用杀精剂，自然避孕法以及绝育术等。

更年期 此期的特点是卵巢功能逐渐衰退，阴道分泌物相对较少，有时月经紊乱，但仍有可能意外妊娠。此阶段原来未使用IUD者，不主张放置；原来使用IUD且无副反应者，可继续使用，至绝经后 1 年内取出；此阶段也不宜使用不易溶解的外用杀精剂，但可用胶冻剂、凝胶剂等，以增加生殖道润滑；复方避孕制剂因含有雌激素，如有危险因素（吸烟、肥胖、高血压等）的妇女，也不太主张应用。屏障避孕法、比林斯自然避孕法、阴道避孕药环等可供选择。

人工流产后或希望改变措施者 可考虑更换长效、稳定措施，或选用短效避孕药、各种屏障避孕法和外用杀精剂、自然避孕法以及绝育术等。

分居两地探亲阶段 宜用短期、高效避孕方法，如探亲药、短效口服避孕药、避孕套和杀精制剂等。不宜使用自然避孕法。

不同健康状况下的选择 针对患有妇科肿瘤、心血管疾病、糖尿病、肝病、神经系统疾病、精神疾病及肢体残疾者，选择不同的避孕节育措施。

妇科肿瘤患者 理想的避孕方法是男方避孕或自然避孕法。妇科肿瘤患者自己使用的避孕方法可参考如下方案。①子宫内膜癌、卵巢癌和宫颈癌：这些肿瘤患者通常在治疗过程中是不会受孕的。如处在尚未治疗而又需避孕的情况下，可选用单纯孕激素避孕药、单纯孕激素避孕针（如醋酸甲羟孕酮、庚炔诺酮等）、皮下埋植剂，也可选用复合型短效口服避孕药和复合型避孕注射剂；一般不主张使用带铜 IUD 和含孕激素的 IUD，但在使用这两类 IUD 过程中发生这些肿瘤，则可继续使用。②乳腺癌：可选用带铜 IUD；通常不提倡使用单纯孕激素避孕片和含左炔诺孕酮 IUD；根据世界卫生组织的观点，复合型口服避孕药、复合型避孕注射剂、醋酸甲羟孕酮、庚炔诺酮以及皮下埋植剂等均禁用。尚未明确诊断的乳房包块、良性乳房疾病或乳腺癌家族史者，可选用任何避孕方法。③子宫肌瘤：可选用单纯孕激素类避孕方法。

心血管疾病患者 ①深静脉血栓形成、肺栓塞史或现患病者：可选用单纯孕激素避孕药，如醋酸甲羟孕酮或庚炔诺酮长效避孕注射剂、皮下埋植剂、含孕激素的 IUD 等及带铜 IUD；绝育术应在治疗后进行；复合型口服避孕药或复合型避孕注射剂应列为禁用。②高血压：a. 有过去史（妊娠高血压综合征除外）或轻度高血压（140～150/90～99mmHg），可以选择单纯孕激素避孕片、皮下埋植剂、含孕激素的 IUD 等，以及带铜 IUD；次选单纯孕激素长效注射剂，如醋酸甲羟孕酮、庚炔诺酮；复合型口服避孕药和复合型避孕注射剂，要慎用。b. 中度高血压（160～179/100～109mmHg），可选择单纯孕激素避孕片、皮下埋植剂、含孕激素IUD 等和带铜 IUD；次选单纯孕激素避孕注射剂；复合型口服避孕药通常要禁用，如在服用复合型口服避孕药过程中发生中度高血压，应停服；中度高血压在女性绝育中增加全麻的危险性。c. 重度高血压（180/110mmHg 以上）或血管性疾病，可选择带铜 IUD；次选单纯孕激素避孕片、皮下埋植剂和含孕激素 IUD；慎用单纯孕激素注射剂；禁用复合型口服避孕药和复合型避孕注射剂；重度高血压在女性绝育术中，增加全麻的危险性。

糖尿病患者 ①无血管病变的糖尿病患者：各种方法均适用；可行女性或男性绝育术，但可能诱发低血糖或酮酸中毒，并增加术后伤口感染的危险性。②有血管病变或患病 20 年以上的糖尿病患者：可选用带铜 IUD；次选单纯孕激素避孕片、皮下埋植剂和含孕激素 IUD；慎用或禁用复合型口服避孕药和复合型避孕注射剂；女性绝育应到有条件的综合性医院进行，以便处理可能的并发症；男性绝育也可能增加术后感染。

肝病患者 可选用：①带铜IUD。②单纯孕激素避孕片、单纯孕激素长效避孕针、皮下埋植剂和孕激素IUD是活动性病毒性肝炎、严重肝硬化或肝肿瘤患者不得已而选用的方法。③复合型口服避孕药是轻度肝硬化患者不得已而选用的方法，对活动性病毒性肝炎、严重肝硬化及任何肝肿瘤者禁用。

神经科疾病患者 ①癫痫：可选用醋酸甲羟孕酮长效避孕注射剂、含孕激素IUD或带铜IUD；服用抗惊厥药可能会降低复合型口服避孕药、单纯孕激素避孕片、复合型避孕注射剂和皮下埋植剂的效果；在监护下可行女性绝育术。②头痛：严重头痛反复发作，伴有灶性神经症状（包括偏头痛），选用带铜IUD、含孕激素IUD和绝育术；慎用单纯孕激素避孕片、单纯孕激素长效避孕针或皮下埋植剂；禁用复合型口服避孕药和复合型避孕注射剂。

生殖道畸形 ①双子宫双阴道：不宜使用IUD、也不宜使用屏障避孕法（男用避孕套除外）；宜使用甾体避孕制剂，如口服避孕药、长效避孕针、皮下埋植剂等，必要时可行绝育术。②子宫纵隔、双子宫单阴道：不宜使用IUD，宜使用甾体避孕制剂、屏障避孕法和绝育术等。

智力低下、精神疾病患者以长效稳定措施为宜，如IUD、皮下埋植剂和绝育术等。

肢体残疾者 因行动不便，以长效稳定措施为宜。如果下肢关节强直，不能取膀胱截石位者，则不能放置IUD。

盲人、聋哑人 通常以长效稳定措施为宜。个别接受能力较强者，可采用各种避孕措施。

其他 月经量多，周期不规则或痛经者可选用短效口服避孕药；月经量少，可选用IUD；对精液过敏，可采用男用或女用避孕套。

（程利南）

jìhuàshēngyù jìshù guǎnlǐ

计划生育技术管理（technical management of family planning）

各级政府相关部门依据《中华人民共和国母婴保健法》《计划生育技术服务管理条例》，对计划生育技术工作所涉及方面进行指导、检查、监督、审批和必要奖惩的组织行为。计划生育技术工作直接面向广大正常的育龄夫妇，而且面广量大，工作质量的高低对计划生育、生殖健康事业影响极大，必须加强管理才能充分发挥现有机构、装备及技术力量的效益，使之向正常的、规范化的方向发展。主要涉及从事计划生育技术服务的机构及其从业人员的资质审批、节育手术的质量管理（包括节育技术并发症管理、节育手术质量评价指标等），以及避孕药具管理这三大方面。

技术服务机构及其从业人员的资质审批 从事计划生育技术服务机构必须经地方人民政府卫生行政部门或计划生育行政部门批准，并有获准开展计划生育技术服务项目。从事与计划生育有关的临床服务人员，应当依照《中华人民共和国执业医师法》和国家有关护士管理的规定，分别取得执业医师、执业助理医师、乡村医师或者护士的资格。

节育手术质量管理 ①所有手术人员必须经培训后凭证上岗，按证施术；手术人员还必须经常进行短期复训，树立质量第一、安全第一的观点，更新知识，提高水平。②认真执行《节育手术常规》。③建立一些必要的规章制度，如手术数量和质量的统计报告制度、并发症管理制度、手术人员奖惩制度、定期和不定期检查的质量控制制度等。④成立计划生育技术指导组，并在同级卫生和（或）计划生育行政主管部门领导下经常开展提高节育手术质量的业务活动。

并发症管理 节育手术并发症是指施行节育手术直接引起的病症，不是节育者原有的或者虽是节育后发生、但与节育无关的病症。采用的各种节育技术，均经过科学实践，是符合安全要求的；由于种种原因，任何一种手术都不可能完全杜绝并发症的发生。并发症一旦发生，应以严肃、认真、实事求是、对受术者负责到底的态度，进行妥善处理。对已发生并发症的患者，要积极治疗、加强管理。做好并发症管理的关键是要有统一的、能正常运行的并发症管理制度。①及时报告制度。②并发症技术鉴定制度：节育技术并发症的确定，必须进行技术鉴定。技术鉴定由同级或上级质量管理部门组织，由同级或上级计划生育技术指导组按卫生部颁发的并发症诊断标准进行分析鉴定。必要时，可进行会诊鉴定。节育手术并发症的诊断由有关单位保管，一般对本人只作口头答复，不出具书面证明。③专人负责和建档备查制度。④定期复查、定点治疗、清理上报制度：对并发症患者实行分级管理、定期复查、定点治疗。每年均应清查一次，将新、老患者的发病数、治疗情况等向上级主管部门报告。

节育手术质量评价指标 主要包括下列几项。

节育手术并发症发生率：某年某地每万例节育手术中发生并发症的频率，可按某种并发症（感染、出血、子宫穿孔、脏器损伤等）分别计算，也可以按某种节育手术各种并发症的百分构成比计算。节育手术并发症发生率＝（某年某地节育手术并发症发生的例数/同年同地节育手术总例数）×10000/万。

节育手术失败率：某年某地每千例节育手术中失败发生的频率。节育手术失败率＝（某年某地节育手术失败的例数/同年同地节育手术总例数）×1000‰。

节育手术致残率和死亡率：某年某地每10万例节育手术中经鉴定因手术而致残或死亡的频率。节育手术致残率＝（某年某地节育手术致残例数/同年同地节育手术总例数）×100 000/10万。节育手术死亡率＝（某年某地节育手术死亡例数/同年同地节育手术总例数）×100 000/10万。

其他：如人工流产不全率、中期引产子宫破裂率、男性结扎阴囊血肿率等。某种节育手术百分比＝（某年某地某种节育手术例数/同年同地节育手术总例数）×100%。

避孕药具管理 避孕药具是整个计划生育事业中最重要的物质基础之一。避孕药具的管理范围较广，上至生产厂家，下至育龄夫妇正确使用、信息反馈等，有多个不同的方面和多个不同的环节。国家人口和计划生育委员会与各省市人口计生委都成立了计划生育药具中心（站），专门从事避孕药具的收购、调拨、贮存、发放等工作。这里仅涉及与计划生育技术指导和技术服务中的几个方面。

与计划生育药具站建立常规的信息反馈制度 在计划生育技术指导和技术服务过程中，注意研究育龄夫妇对各种避孕药具的需求和意见，并根据实际情况及时将这些需求和意见反馈到当地（或上一级）人口计生委和计划生育药具中心（站），以保证有量足质优、规格齐全的避孕药具供应。

建立严格的保管和指导使用制度 避孕药具一般均有一定的有效期，而且需一定的保存条件。为使广大育龄群众随时都能获得他们希望的避孕药具，各计划生育技术指导和技术服务单位就必须有一定的储备。因此需要：①有符合规定的仓储条件。②遵循先进先出的原则，避免避孕药具积压，以防过期、变质。③遵循知情选择的原则，指导育龄夫妇正确使用与家庭的妥善保管。④新型避孕药具应经有关主管部门批准后方可应用或临床试用。

（程利南）

jìhuàshēngyù yōuzhì fúwù

计划生育优质服务（quality care for family planning） 计划生育技术服务的优质化。计划生育国外称"家庭计划"，即有计划地生育子女。由于计划生育是中国的一项基本国策，其含义就要比单纯"家庭计划"更为深刻、更为广泛。中国的"计划生育"应理解为：在社会范围内实行人类自身生产的计划化，即人口的发展与资源利用和环境保护相协调，以促进经济发展、社会进步。现阶段，计划生育主要是"控制人口数量、提高人口素质"；计划生育的长远目标是"改善人口结构，合理人口分布"；计划生育的基本要求是"晚婚、晚育"和

"少生、优生"，同时对不育夫妇进行积极的治疗。在中国，计划生育优质服务的概念应该从广义上理解，即是以计划生育技术服务为切入口的计划生育工作的全面优质化，也就是要通过宣传教育、普及生殖健康知识，提高广大育龄群众的生育自我保健意识和自觉参与计划生育的积极性，并通过提供完善的以避孕为主的生殖健康服务，使他们安全健康地渡过育龄期，促进家庭幸福。简言之，计划生育优质服务是以人的全面发展为中心，把广大育龄夫妇真正视为计划生育工作的主人（图），全心全意地为他们提供生殖健康的全过程和全方位服务。20世纪90年代中后期，中国国家人口和计划生育委员会提出计划生育在工作思路和工作方法上必须实现两个转变：一是由以往的就计划生育抓计划生育，逐步向与经济和社会发展紧密结合、采取综合措施解决人口问题的转变；二是由以往的以社会制约为主，逐步向建立利益导向与社会制约相结合，以宣传教育、综合服务、科学管理相统一的机制转变；使人口与计划生育事业真正成为造福于人民群众的事业。广义上的优质服务正是融合了这种思想，并在实践中把它具体化。中国开展的计划生育优质服务完全符合1994年开罗国际人口和发

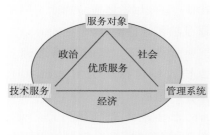

图 计划生育优质服务三元结构

展大会上 178 个国家（包括中国）联合倡导的"生殖健康"的精神，也符合国际上"计划生育服务对象应有的 10 项权利""优质服务的六个要素"等标准，现已成为全世界发展中国家开展优质服务的一个典范。

计划生育服务对象的 10 项权利 国际上普遍认为，服务质量与人口目标的关系非常密切。每一个计划生育服务对象都应拥有 10 项权利，即知情权、获得权、选择权、安全权、隐私权、保密权、尊严权、舒适权、续用权、表达权。

此外，计划生育的服务人员也存在着 10 项需求，即培训需求、获得信息需求、基本设施需求、业务物质供应需求、指导需求、支持需求、信任需求、鼓励需求、反馈需求、自我表现需求。

优质服务的六个要素 美国人口理事会布鲁塞（J. Bruce）博士研究了 100 多个发展中国家提供避孕方法的情况后，于 1990 年提出了计划生育优质服务的六个要素。借鉴国际经验，根据中国国情，计划生育优质服务可体现在以下六个方面。

提供多种避孕方法 根据服务对象的具体情况，包括职业、文化、性生活频率、爱好、病史及避孕史等，至少应介绍三种以上适宜的避孕方法，供对象选择时参考。

提供足量、可靠的信息 对服务对象正确解释选择的方法，包括避孕原理、有效率、优缺点、适应证、禁忌证、使用方法、保存方法，可能出现的副反应对健康的影响等。

具有较高的技术服务的能力 ①提供计划生育服务的指南，能处理副反应及发生的问题。

②手术操作符合规范，如宫内节育器，能正确选择适应证、适宜的型号、放置到位、术后注意事项及随访交代清楚等。

服务的可能性和适用性 咨询门诊的环境条件、时间安排适宜于服务对象的要求；避孕药具的供应渠道畅通、充足、价格可以承受。

服务的连续性 建立随访制度并认真执行，以降低避孕的失败率。

具有较好的人际交流技巧 服务者必须以关怀并尊重的态度对待对象，以严肃、亲切、畅言、保密为原则，取得服务对象的信任，使之感受到服务者的良好态度，与之建立良好关系；使服务对象能畅所欲言，积极配合，从而提高避孕措施的正确使用率、续用率及避孕效果。

做好计划生育优质服务的关键：有效实施避孕方法的知情选择；注重公民权益；管理方法向更高层次发展，即寓管理于服务之中；规范化的技术服务；解决当前社会上与生殖健康相关的几个关键问题，如生殖道感染/艾滋病防治、青少年性教育、男性参与、消除社会性别歧视等；建立和应用育龄妇女信息管理系统，使之发挥信息引导作用；建立必要的考核评估体系，即要有群众参与的、对优质服务直接进行评价的评估内容。

（程利南）

shēngyù tiáojié

生育调节（fertility regulation）

根据需要采用某些方法对自身繁衍后代的功能进行科学干预，并按意愿、有计划地生育子女的行为。生育调节常与"计划生育"或"家庭计划"相提并论。从生殖健康、妇幼保健的视角理解，生育调节至少应包括避孕节育、受孕指导和不孕诊治三个方面。

（程利南）

bìyùn jiéyù

避孕节育（contraception and birth control） 通过破坏受孕的基本条件，阻断生殖过程的某一个或某几个环节，来达到暂不生育或阻断生育目的的措施。避孕，是指育龄妇女用科学的方法使机体处于暂时的不孕状态，停用后又能使机体很快恢复正常的生育功能。节育，是指采用科学的方法节制机体生育，即通过避孕（可逆的措施）、绝育（一类使机体处于相对永久不孕状态的手术，基本上是不可逆的措施）或人工流产（一类处理非意愿妊娠的妇科手术，属于补救措施）来控制生育。避孕节育是生育调节的一个有机的组成部分，也是计划生育工作的关键和核心，因计划生育的实行最终要落实到育龄夫妇的避孕节育上。

主要环节 主要包括以下五个方面。

抑制精子的生成 采取各种措施阻碍精子生成及干扰精子成熟过程。抑制精子生成的方法还处于临床试验阶段，尚无成熟的方法推广应用。

阻碍卵子的排出 在正常情况下育龄妇女卵巢每月排卵一次。只要稍微改变一下内分泌变化，就会抑制卵巢中卵泡的发育和排卵；而这种微小的内分泌变化对女性的身体、性欲等方面基本没有什么影响。临床上应用的复方型避孕药（含人工合成的雌激素和孕激素），如短效口服避孕片、长效避孕针等，都是应用抗排卵原理研制成功的。当然，有的制剂作用是多环节的，阻碍排卵只是其中之一。

干扰精卵结合 凡是阻止精卵相遇，包括灭活进入女性生殖道的精子，使精子失去与卵子结合的机会和能力，均为干扰精卵结合，通过下述环节进行的。①灭活精子：利用杀精剂灭活精子，使卵子无从受精。例如，临床上应用主要成分为壬苯醇醚的避孕栓剂、避孕片、避孕药膜和避孕胶冻等；带铜宫内节育器释放的铜离子对精子有杀伤作用；同时，宫内节育器引起局部环境中的异物和炎症作用（白细胞、前列腺素等增加和某些酶的变化）也能破坏精子。②阻断精卵运行通道：利用这一原理避孕方法有阴道隔膜、避孕套、体外排精法、尿道压迫避孕法、各种男性和女性绝育术等；安全期避孕、自然避孕法等，在易受孕期禁欲，错开精卵相会时间，也可视为使精卵不能相遇。③干扰精子获能：精子一定要在女性生殖道停留一段时间，除掉精子的"去获能因子"，才会具备受精能力。各种女用甾体避孕药、某些阴道局部用药，可干扰精子获能过程。

影响胚泡植入和发育的内环境 此措施称为"抗着床"。着床的关键在于胚泡的发育和子宫内膜受孕酮影响的反应"同步化"。因此，从胚泡、子宫内膜和黄体着手，破坏或干扰受精卵着床过程任何一个环节，使之"去同步"，便可达到抗着床的目的。①改变输卵管蠕动力：受精卵进入宫腔要靠输卵管蠕动传送，而正常输卵管蠕动（收缩和舒张）需要神经、内分泌激素等作用来调节。临床上所用的某些探亲药，如上海探亲片 I 号（甲地孕酮探亲片）有加速孕卵运行，使孕卵提前过早地进入子宫腔，与子宫内膜的发育、转化不同步，使孕卵不能着床而达到避孕目的。②改变子宫腔内环境：改变子宫内膜的形态和功能，改变宫腔液成分，控制子宫球蛋白的分泌或干扰蜕膜的功能，均可阻碍受精卵着床。临床上应用的宫内节育器、阴道避孕药环和速效（探亲）避孕药、紧急避孕药等，均是利用其改变子宫内膜的形态和功能，改变宫腔内在环境而设计的。

破坏维持妊娠的基本条件 即抗早孕和抗发育。①抗早孕：使已着床的胚泡或胚胎，从子宫腔排出的措施。抗早孕方法可分为药物和手术两类。②抗发育：中断胎儿在宫腔发育并使之与其附属物排出体外的方法，或称"中断妊娠"。其作用主要是通过手术方法，人为排空子宫；用药物或器械诱发子宫收缩引起流产。

常用避孕方法 常用避孕节育方法的简称。中国常用的避孕节育方法主要有宫内节育器、避孕药、屏障避孕法、自然避孕法、紧急避孕、绝育。

（程利南）

gōngnèi jiéyùqì

宫内节育器（intrauterine devices，IUD）

放置在妇女子宫腔内的一类避孕器具。IUD 通常以不锈钢、塑料或硅橡胶等材料制成，有些还带有铜、锌、孕激素或某些药物等活性物质。IUD 置入子宫腔后，可以使子宫腔产生无菌性炎症，从而聚集大量吞噬细胞、白细胞，也能使局部前列腺素水平上升、纤维溶性的活性增强、免疫球蛋白含量增加等，影响精卵结合以及精卵结合后的着床。含铜 IUD 会长期少量释放铜离子，含孕激素 IUD 会长期少量释放孕激素，这些均能加强上述不利受孕和不利着床效果。IUD 一经放置，立即产生避孕效果；

取出后可很快恢复生育。含铜 IUD 一般可放置 10 年，含孕激素 IUD 可放置 5 年。所以 IUD 是一种安全、有效、简便、经济、可逆的避孕方法。中国育龄妇女中约有 40% 是采用 IUD 避孕的。

早期的 IUD，也称为第一代 IUD，是惰性 IUD，以国外的聚乙烯塑料制成的蛇形 IUD 和中国的不锈钢圆环、不锈钢麻花环、塑料节育花应用较为广泛。惰性 IUD 因避孕效果不够理想，国内已基本不用。

现代 IUD，也称为第二代 IUD，是活性 IUD。这类 IUD 有含铜的铜 T380A、铜 T220C、母体乐 375、宫形含铜 IUD、元宫铜 IUD 和镍钛记忆合金 IUD，还有含孕激素的孕酮 T 和左炔诺孕酮 IUD 以及含吲哚美辛和铜的药铜 165 圆环和 γ 形 IUD。含铜 IUD 避孕效果好，释放孕激素的 IUD 可明显减少出血，含吲哚美辛和铜的 IUD 既提高避孕效果、又能减少放置 IUD 后的月经失血量。第二代 IUD 是应用最广泛的一类宫内节育器。

新一代 IUD，也称为第三代 IUD，是无支架形 IUD。这类 IUD 以铜套组成，悬挂在子宫腔中，又称悬挂式 IUD。理论上讲，这类 IUD 因固定在子宫底部，脱落率低；与子宫内膜接触面小，可减少出血副反应。然而，这类 IUD 还需要积累更多的临床资料。

（程利南）

bìyùnyào

避孕药（contraceptive）

使用期间能使机体处于暂时不孕状态，停用后机体可恢复生育功能的一类化学制剂。因人类广泛使用的避孕药中，主要成分是人工合成的雌激素和孕激素，这两种激素在化学结构上属于甾体化合物或固醇类化合物，故又称为甾体避孕药或固醇类激素避孕药。由于避孕药问世至今，主要在女性中使用，男用避孕药尚在试验之中，故也明确称为女性避孕药。

避孕药的发展走过一段漫长的道路。中世纪，西方国家妇女为了预防非意愿妊娠，服用铜、铅、砷、士的宁等，常有致死；中国古代医书中记载的"断子方"，以预防生育。直到 1953 年，美国科学家平卡斯（Pincus）和张明觉（华裔）从 300 多种药物中筛选出 2 种有效的避孕药，才产生了现代避孕药。1956 年，避孕药开始临床试用；1963 年，国内首次应用。

作用 避孕药进入女性身体后，主要通过四个环节发挥避孕作用：①抑制排卵。使用避孕药后，多数妇女排卵停止，但仍有月经来潮。②增加宫颈黏液的黏稠度。使用避孕药后，女性宫颈黏液分泌减少，黏稠度增加，能阻止精子进入宫腔，不让精子与卵子相遇。③影响子宫内膜发育。使用避孕药的周期，子宫内膜往往发育不良，即使精子与卵子相遇受精，这样的子宫内膜也不利于受精卵着床。④影响精子获能。

品种 避孕药的范畴很广，品种繁多，一般可再分为短效口服避孕药、长效口服避孕药、探亲避孕药、紧急避孕药、避孕注射剂、避孕药缓释制剂。

短效口服避孕药 包括雌激素+孕激素的复方短效口服避孕药和单纯孕激素短效口服避孕药，是女性在一个月经周期中需连续服用 21 天或 22 天的一类避孕口服制剂。服药 1 个月，避孕 1 个月；漏服和停服，均可能发生意外妊娠，故此得名。在所有避孕药中，短效口服避孕药是使用得最多和最广泛的一类。中国尚无单纯孕激素短效口服避孕药供应，常用的复方短效口服避孕药主要有：复方炔诺酮片（1 号片）、复方甲地孕酮片（2 号片）、复方左炔诺孕酮片（21+7）、复方去氧孕烯片（妈富隆）、屈螺酮炔雌醇片（优思明）等。

长效口服避孕药 由长效雌激素和人工合成的孕激素配伍制成。服药一次避孕 1 个月，避孕有效率达 96%～98%，中国常用制剂有复方炔雌醚-18-甲基炔诺酮、复方雌醚–氯地孕酮、复方 16-次甲基氯地孕酮、复方炔雌醚–氯地孕酮-18-甲基炔诺酮。从月经来潮的第 5 日服第 1 片，在服药后第 20 日服第 2 片，再隔 20 日服第 3 片，以后每隔 28 日服 1 片。

探亲避孕药 又称速效避孕药。这类避孕药在月经周期的任何一天开始服用都能发挥避孕效果，特别适用于两地分居的夫妇短期探亲时避孕服用，因而得名。探亲避孕药一般只含孕激素，不含雌激素，有效率可达 99% 以上。中国常用的探亲避孕药有三种，即探亲避孕片 1 号（甲地孕酮探亲片）、天津探亲避孕片（炔诺酮探亲避孕片）和 53 号探亲避孕片（双炔失碳酯探亲避孕片）。

避孕注射剂 一次肌内注射，避孕效果可维持 1～3 个月。中国应用的长效避孕针有两类。①雌孕激素复合制剂：如避孕针 1 号（复方己酸孕酮避孕针）、复方甲地孕酮避孕针、美尔伊避孕针（新复方甲地孕酮注射液）和复方炔诺酮庚酸酯。②单纯孕激素制剂：如醋酸甲孕酮注射液和炔诺酮庚酸酯注射液等。

避孕药缓释制剂 避孕药与高分子化合物结合，置于人体某一部位，使避孕药能以一定速度释放，发挥避孕作用。理论上，避孕药缓释制剂具有长效避孕针和短效避孕药的双重特点，即一次放置避孕时效长，可达数月至数年，避免每天口服的不便；避孕药每天以缓慢速度释放，避免人体一次性接受大量避孕药的不良影响。现有的缓释避孕制剂主要有皮下埋植剂、阴道避孕药环、释药宫内节育器、微球微囊注射剂和皮肤贴膜等。中国常用的是皮下埋植剂、阴道避孕药环、释药宫内节育器（分类上也可属于宫内节育器），国际上较为时新的是透皮避孕贴剂。

（程利南）

pínɡzhànɡ bìyùnfǎ

屏障避孕法（barrier methods）

在生殖道局部范围内，用物理方法（机械阻挡）不让精子到达子宫口处，或用化学制剂在阴道内灭活精子，或者两者结合，以此阻断精子和卵子相遇而达到避孕目的的措施。屏障避孕是外用避孕工具和外用杀精剂的统称。屏障避孕历史悠久，约 4000 年前古埃及人用纸莎草、蜂蜜、碱和鳄鱼粪等制成栓剂，置于子宫颈口和阴道内进行避孕。中国和日本古代曾用油性竹衣作为宫颈屏障，避免生育。虽然 17 世纪屏障避孕已在欧洲贵族中流行，但是人群中广泛使用还只是近一百多年来橡胶工业发展以后的事情。20 世纪 50 年代，由于宫内节育器、激素避孕药等一系列高效简便的避孕方法迅速发展，屏障避孕法曾一度遭受"冷落"。20 世纪 90 年代，性传播疾病猖獗。由于屏障避孕法在以机械阻挡精子与卵子相遇的同时，避免或部分避免了男、女生殖器官及其分泌液的相互接触；或以化学灭活进入女性阴道精子的同时，也灭活或部分灭活了性传播疾病的致病微生物；具有避孕和部分预防性传播疾病的双重功能，而又得到世人的"青睐"，并有所发展。

传统的屏障法有男用避孕套、阴道隔膜、宫颈帽、外用杀精剂（避孕片、栓、膜、泡沫、胶冻）等。这些屏障方法，如能正确和持续使用，效率高，有些对性和谐尚能起促进作用。现代屏障避孕主要有阴道海绵、女用避孕套、阀式宫颈帽和凝胶杀精剂等。现代屏障避孕能避免传统屏障法的一些局限性，有其独特优点。然而，在所有屏障法中，避孕效果最好、预防性传播疾病最为有效的仍是男用避孕套。

(程利南)

zìrán bìyùnfǎ

自然避孕法 （natural family planning）

一类不用任何药具、也不施行医疗手段，而是根据妇女月经周期中出现的症状和体征，间接判断排卵过程，识别排卵前后的易受孕期，进行周期性禁欲，以达到避孕目的的计划生育措施。一般认为，采用自然避孕法调节生育至少有四个优点：①不用任何药具，不需任何医疗手段，也就无任何可能的副作用。②需夫妇双方密切配合，不存在避孕问题上的"性别歧视"。③如果希望生育，可有意识选择在易受孕期间同房，获取最高妊娠机会，具有避孕和受孕双重功能。④不受社会、文化、宗教等背景的限制，能为最广大人群所接受。

自然避孕法是基于如下生殖生理理论形成：女性一个月经周期中仅发生一次排卵；卵子排出后能受孕的期限是12~24小时；精子进入女性生殖道后，如果在良好的宫颈黏液的庇护下可存活3~5天。因此，在女性的一个月经周期中，易受孕仅4~6天。如果能确定排卵日，那么在排卵前5天至排卵后一天避免同房，即可达到避孕目的。

有很多方法可以间接判断排卵，如计算日期、测量基础体温、阴道脱落细胞学检查、子宫内膜活检、激素测定、B超检查、女性的自我感觉和自身变化等，但能用于自然避孕法的仅计算日期、测量基础体温、女性的自我感觉和自身变化等。根据这些间接判断排卵的方法，人们常用的自然避孕法主要有安全期避孕、日历节律法、基础体温法、症状-体温法、比林斯法自然避孕法、哺乳闭经避孕法。中国使用最为广泛的是安全期避孕。

此类方法科学性强，要求使用者有一定的文化知识，并需要专业技术人员的正确指导，使用者必须经过培训，完全掌握后才能使用。因此掌握起来有一定的难度，完全掌握之后亦可使用于备孕，方法同避孕相反。

(程利南)

Bǐlínsī zìrán bìyùnfǎ

比林斯自然避孕法 （Billings natural contraception）

以宫颈黏液作为测定排卵信号的自然避孕法。20世纪50年代，澳大利亚的比林斯医生发现，妇女月经周期中宫颈黏液的变化与排卵过程密切相关，并以宫颈黏液作为测定排卵的信号，在易受孕期内避免性生活，即在卵子排出后存活的时间内避免与精子相遇，进而达到避孕的目的。

(程利南)

bǔrǔ bìjīng bìyùnfǎ

哺乳闭经避孕法 （lactational amenorrhea method，LAM）

以产后6个月、完全哺乳（或几乎完全哺乳）、月经尚未恢复的妇女可以采用的自然避孕法。如果满足以下三个条件，避孕效果可达99.5%：①产后6个月内。②纯母乳喂养。③月经未恢复。此种避孕法可以与宫内节育器、口服避孕药的避孕效果相当。但是，如果三个条件中有一个不能满足时，就容易避孕失败。

(程利南)

jǐnjí bìyùn

紧急避孕 （emergency contraception）

在无避孕或觉察到避孕失败的性交后几小时或几天内采用的、防止非意愿妊娠的一类计划生育措施。曾称事后避孕。紧急避孕是在受精卵着床前发挥作用的，即抑制或延迟排卵、影响精卵结合和阻止受精卵着床。一旦受精卵着床，紧急避孕就无能为力。因此，紧急避孕在计划生育措施中属于避孕范畴，尚无因紧急避孕致死的报道，也未发现有长期和严重的不良反应；采用紧急避孕措施，不增加宫外孕的发生率，也不增加盆腔感染的概率。有轻微的副反应，如恶心、呕吐、头痛、月经改变等，通常不需要特殊治疗。科学的紧急避孕起始于20世纪60年代。中国常用的紧急避孕方法可以分为两大类：紧急避孕药和带铜宫内节育器。

紧急避孕药 曾称次晨片（晨后片）、日后片。中国常用的紧急避孕药物及其用法见表。

临床试验发现，左炔诺孕酮片和米非司酮片在性交后5天即120小时内口服也有避孕效果。

服用紧急避孕必须注意：①仅对服药前的一次无避孕的性生活有效，对服药后再次无避孕的性生活没有避孕效果；服用紧急避孕药后宜立即落实常规避孕

表 紧急避孕药及其用法一览表

药物化学名称	剂量	使用方法	备注
米非司酮片	10mg/片 25mg/片	无保护同房后 72 小时内口服 1 片	处方药
左炔诺孕酮片	0.75mg/片 1.5mg/片	①无保护同房后 72 小时内口服 1 片（0.75mg），12 或者 24 小时后再服 1 片。②无保护同房后 72 小时内口服 1 片（1.5mg）	非处方药，可以在药房购买到

措施。②服药后，如有不规则子宫出血伴有下腹疼痛，应及时就医，排除宫外孕等可能的异常情况。③紧急避孕药不能防治性传播性疾病。

带铜宫内节育器（带铜 IUD）

无避孕的性交后 7 天（168 小时）内置入带铜 IUD 是最有效的紧急避孕方法，能使妊娠的危险降低 99% 以上。带铜 IUD 用于紧急避孕最适合于性关系稳定、愿意以 IUD 作为长期避孕，以及符合常规 IUD 使用筛选标准的妇女。与紧急避孕药物相比，放置 IUD 的服务提供者需要接受更高程度的培训，并需有医疗诊所的管理。放置带铜 IUD 前需要做必要的检查，以排除妊娠、盆腔炎症性疾病、生殖道感染和性传播疾病。有潜在感染因素的妇女不宜使用带铜 IUD 紧急避孕。

（程利南）

juéyù

绝育（sterilization） 人为地阻断精子与卵子相遇的通道，达到相对永久性节育目的的措施。绝育又可分为女性绝育术和男性绝育术两类。

女性绝育术，又称输卵管绝育术，是通过手术或手术配合药物等方法，经腹部、阴道、宫腔或利用腹腔镜、宫腔镜等切断、结扎、电凝、环、夹或药物堵塞输卵管。其中，最常用的是腹部小切口输卵管结扎术。

男性绝育术，又称输精管绝育术，是通过手术切断、结扎、电凝、加压、植入堵塞物或化学闭塞等阻断输精管。

无论女性绝育或男性绝育，并不损伤人体的性腺（卵巢或睾丸）。绝育术后，女性卵巢仍能正常排卵和分泌女性激素；男性睾丸也能正常生成精子和分泌男性激素。因此，正常绝育术后，性欲和性功能均不受影响。大、中城市育龄夫妇选用绝育措施者并不多见，但全国范围采用绝育作为计划生育措施的夫妇数量，仅次于宫内节育器，位居第二。

（程利南）

shòuyùn zhǐdǎo

受孕指导（instruction for fertility awareness） 对在计划妊娠的相当长一段时间内未能如愿的夫妇，进行一些如何才能获取最高受孕概率的指导。大多数育龄夫妇毋需特殊指导，希望生育时可在轻松、和谐的性生活中自然获取妊娠。

受孕就是男子生殖细胞精子与女子生殖细胞卵子结合成受精卵，然后又成功地植入到子宫内膜中的过程。一般而言，精子在女性生殖道中可存活 3~5 天，而卵子排出后只能存活 24 小时。排卵前 3 天到排卵后 1 天之间同房受孕的可能性最大。因此，受孕指导的关键是估计月经周期中哪一天是可能的排卵日。

临床经验显示，以下两种方法较为实用。①日程表法：通常妇女月经来潮前 14 天是排卵期。如果一个妇女最近 6 个月的月经周期平均为 28 天，周期的第 14 天就是估计的排卵日。排卵前 3 天为第 11 天，排卵后一天为第 15 天，周期第 11~15 天为"最易受孕阶段"。②宫颈黏液法：妇女在 2 次月经中间往往还会感到有些液体从阴道排出，这些液体就是子宫颈黏液，又称白带，主要由子宫颈黏液组成。月经刚刚干净时，宫颈黏液量少、黏稠。这时妇女感到外阴很干燥。这种黏液称为"不易受孕型黏液"，此时为"不易受孕期"。接近排卵时，子宫颈黏液分泌量增多、稀薄，呈水状，并可用拇指和示指把黏液拉成很长的丝，这时妇女外阴有湿润感。这种黏液称为"易受孕型黏液"，此时为"易受孕期"。排卵后 1~2 天，子宫颈黏液又变为"不易受孕型"，外阴又恢复干燥感。此时又回到了"不易受孕期"。在"易受孕期"或有"易受孕型黏液"分泌期间隔天同房，可获最高受孕概率。

（程利南）

bùyùn zhěnzhì

不孕诊治（diagnosis and treatment for infertility） 不孕症是指夫妇同居 1 年有正常性生活、未采用避孕措施而未受孕。临床上分为原发性不孕（婚后未避孕而从未妊娠者）和继发性不孕（曾有过妊娠而后未避孕超过 1 年未孕者）。据 2004 年美国特拉塞拉（Trussell）的研究显示，健康夫妻婚后有正常性生活而不避孕，3 个月时的受孕率为 57%，12 个月时为85%。

正常的受孕必须具备：男性睾丸能产生足量、健康的精子，女性卵巢能排出健康的卵子，有通畅和功能良好的腔道能使精卵相遇、结合并正常运送，子宫内膜要适合胚泡的植入。以上任何一个或几个环节出现异常都可造成不孕。因此，临床上不孕的原因涉及面广，且多为几种病因同时存在。具体而言，女性不孕可分为局部器质性、内分泌性、免疫性与精神性及其他因素；男方同时存在某些异常，在临床上不在少数。不孕症的诊治与其他疾病不完全相同，往往需要有一个不短的过程，也需要夫妇双方的参与。

现代医学诊断学的发展，从传统基本的病史、妇科检查、排卵功能检测、输卵管通畅试验、性交后试验，到利用较为先进方法的激素测定及其功能试验、B超生殖器官形态观察与排卵监测、腹腔镜检查、免疫学检查和染色体核型分析等，为女性不孕患者寻找致病原因创造了便利。

女性不孕症的治疗：①针对原发病因治疗，是女性不育症治疗的关键，如精神紧张、营养不良、过度吸烟或酗酒、生殖道局部炎症、输卵管通畅功能欠佳、子宫内膜异位症、垂体腺瘤、其他内分泌疾患或药物引起的排卵功能失调等。②调节内分泌功能、诱发排卵。女性不孕症中有相当一部分是因无排卵或排卵功能失调引起的。因此，调节内分泌功能、诱发排卵往往在女性不孕症的治疗中占非常重要的地位。同时，诱发排卵也常是闭经、月经失调治愈的关键。中医理论肾主生殖，用补肾的方法、辨证治疗女性不孕症历史悠久。中西医结合治疗女性各种月经失调、无排卵等病症，临床疗效显著；甚至对临床较难处理的多囊卵巢综合征、高雄激素与胰岛素抵抗及高胰岛素血症患者，诱导排卵的成效也很可观。③必要时借助辅助生育技术。值得注意的是，有些原发病因很难祛除或治愈，如先天性生殖道畸形（包括子宫缺如）、先天性卵巢发育不良等，通常只能手术矫正生殖器官形态以及药物促进、维持女性第二性征，解决性生活和谐问题。辅助生育技术（如人工授精、试管婴儿）的问世与发展，使以往某些难治的或无法治疗的不孕症，如子宫颈疾患或手术引起的狭窄、输卵管闭塞或缺如等，有了获孕的希望和可能，为女性不孕症的临床治疗开辟了新的发展前景。

(程利南)

ānquán liúchǎn

安全流产（safe abortion）

终止非意愿妊娠的人工流产。孕28周前、胎儿体重低于1000g而妊娠终止，称为流产。孕12周前妊娠终止者，称为早期流产，孕12~28周前妊娠终止者，称为晚期流产。流产又分为自然流产和人工流产两大类。因胚胎发育异常或母体自身原因（疾病、内分泌失调、免疫功能异常、生殖器官畸形、创伤刺激、接触有毒有害物质等）导致的流产称为自然流产。因非意愿妊娠、母体不宜继续妊娠（继续妊娠危及母体生命）或为预防遗传病和先天畸形儿出生而采用药物或手术终止妊娠称为人工流产。

不安全流产 所谓"安全流产"，是相对于"不安全流产"而言。世界卫生组织（WHO）1992年把不安全流产定义为："在缺少具有必要技术的人员时或在缺乏最低医学标准环境里，或两者都不具备的条件下开展的终止非意愿妊娠的手术"。

2003年世界卫生组织资料估算，全世界每年不安全流产的数量高达2000万人次，接近于所有人工流产手术总数的50%，且95%的不安全流产发生在发展中国家。全球范围每7个活产就伴随一次不安全流产；与妊娠相关的死亡中，13%是不安全流产引起的并发症所致，即不安全流产引起的母亲死亡每年高达6700例。此外，不安全流产引起的并发症严重影响母亲的生殖健康，如每5人次不安全流产至少有1人次会罹患生殖道感染，而严重的生殖道感染又常常导致不孕。

不安全流产存在的因素颇为复杂，有政策上的因素，如人工流产并不合法或对人工流产手术有某些限制；有卫生公共设施的不足，如医院和医师的缺乏或妇女处于边远地区、农村；有经济方面的原因，如家庭或妇女的收入偏低，不能承担正规医疗机构的费用；也可能有来自传统文化、社会环境的压力或限制，如未婚非意愿妊娠、遭受性侵犯、缺乏必要的生殖健康知识和信息等。

但几乎所有的不安全流产引起的死亡和并发症是可以预防的。现代医学的发展，使得人工流产已经成为一类临床上非常安全的终止妊娠的方法。在符合卫生标准的医疗机构和有专业医疗人员操作的人工流产手术，死亡率低于1/10万。如果能消除在人工流产问题上的政策上的因素，努力发展公共卫生事业，提高人们生活水平，为育龄妇女提供更好、更便利的生殖保健服务（包括知识、信息和尽可能在非意愿妊娠的早期进行人工流产等），不安全流产现象可望在不久的将来不再多见。

在中国，人工流产是免费向育龄夫妇提供的。国家从省、地、县、乡建立了四级由卫生部门的妇幼保健系统和计生部门计划生育技术服务系统两支生殖保健队伍。所有开展人工流产手术的机构必须通过资质审批；所有从事人工流产手术的人员必须取得执业资格和持证上岗。因此，安全流产在中国不仅仅是"流产手术和流产过程的安全化"，还体现在流产前和流产后的生殖保健服务上，如免费避孕药具的提供、意外妊娠预防的指导、流产前必要的体检和贫血的治疗、流产后避孕方法的知情选择等。

人工流产方法 一般按妊娠时间长短可分别采取药物流产（妊娠49天内）、早期妊娠人工流产术（妊娠6~10周采用负压吸引术、妊娠11~14周采用扩张宫颈及刮宫术、有条件的医院在妊娠6周内开展早早孕小负吸手术）和中期妊娠终止术或剖宫取胎术（妊娠13~27周）。人工流产必须在有一定条件设备的医院或计划生育技术服务机构进行。

药物流产 曾用于抗早孕临床试验的药物很多，经筛选，在临床上常规使用的药物主要是：①抗孕激素类药物，如米非司酮。②前列腺素类，如米索前列醇、卡前列甲酯。单独使用上述两类药物的抗早孕效果均不够理想，临床应用联合给药方法。

早期妊娠人工流产术 利用负压能将物质吸出的原理，将特制的负压吸引管经阴道置入早期妊娠（6~10周）的子宫中，将妊娠产物吸出，称为人工流产负压吸引术，简称负压吸引术或负吸术。20世纪80年代，对妊娠6周内，采用微型器械，进行早早孕吸引流产术，简称"小负吸"，损伤和出血更少，术后妇女不需要休息。

用钳夹和刮匙将妊娠产物从早期妊娠子宫（11~14周）的宫腔钳出、刮净，称为扩张宫颈及刮宫术（曾称钳刮术）。在临床上，对于3个月左右妊娠的人工流产，常采用钳刮术和吸引术结合的操作方法，可先钳夹后吸引，或先吸引后刮宫。一般妊娠12周以内，可先吸引后刮宫；妊娠12周以上至14周，宜先钳夹后吸引。钳刮术必须住院进行。钳刮术在术前12~18小时要做好扩张宫颈的准备。扩张宫颈的常用方法是经宫颈放置消毒的导尿管或在子宫颈管内放置一次性宫颈扩张棒。由于米非司酮、前列腺素等临床抗早孕晚期和抗中孕早期的方法越来越普遍，钳刮术的数量已经减少。

中期妊娠终止术 又称中期妊娠引产术（简称中孕引产），是指妊娠13~28周前采用人工方法终止妊娠的措施。随着妊娠月份增加，胎盘和子宫之间附着较为紧密，胎儿和子宫也较大，终止妊娠的难度和危险性增加。因此，中期引产必须住院进行。

中孕引产可分两类。①器具引产：现在主要用水囊。水囊引产原是产科引产的一种古老方法，20世纪60年代广泛应用于计划生育中期妊娠。②药物引产：种类越来越多，除依沙吖啶（利凡诺）外，还有缩宫素、前列腺素、结晶天花粉蛋白、芫花萜、甘遂以及高渗盐水、乙醇等。给药途径有宫腔内（羊膜腔内和羊膜腔外）注射、静脉滴注、肌内注射、阴道内给药等。临床上以使用药物为主终止10~16周妊娠的药物抗早中孕及终止16~24周妊娠的药物中孕引产似有较好的发展前景，但仍需积累更多的临床资料。

（程利南）

liúchǎnhòu bǎojiàn

流产后保健（post-abortion care, PAC） 非意愿妊娠人工流产后的生殖保健服务及其相关工作。通常与自然流产和因母体不宜继续妊娠或为避免缺陷儿出生的人工流产不直接相关。

20世纪90年代早期，国际生殖健康社团明确表达了对不安全流产后果的关注。1991年，独立医师协会（Independent Practice Association，IPAs）——一个宗旨为"保护妇女生殖健康、倡导妇女生殖权利"的国际组织较为完整地阐述了PAC的定义："在全球范围开展以流产后并发症的治疗与预防非意愿妊娠和重复流产的计划生育服务相结合的生殖保健工作，以此提高妇女的健康水平。"1993年，国际计划生育联盟、IPAs等国际组织又专门组成了"流产后保健促进联盟"（简称PAC促进联盟），并于1994年参加了在开罗召开的国际人口与发展大会，大会上通过的"行动纲领"中明确提出："在任何情况下，妇女都应获得处理流产后并发症的优质服务。应及时为妇女提供流产后的咨询、教育和计划生育服务，避免重复流产。"从那时起，从事PAC工作的PAC促进联盟分支机构扩展到40多个国家。2002年，PAC促进联盟提出了"流产后保健的5项基本要素"。2006年，PAC促进联盟根据这5项基本要素对非洲、亚洲和近东地区以及拉丁美洲和加勒比海地区分三个区域进行了评估，提出了指导意见，并形成了着眼于未来的发展方向。

流产后保健的五项基本要素

①预防不安全流产：充分利用现有的资源，为夫妇提供有关预防不安全流产信息和服务，并保证所提供的信息和服务是符合夫妇需要的和所期望的。②咨询：了解妇女心理上和生理上的健康需求及她们所关心的问题，并给予适当的回答与指导。③治疗：积极治疗和处理不完全流产、不安全流产等引起的并发症，特别是那些可能影响健康、威胁生命的并发症。④避孕和计划生育服务：帮助妇女预防非意愿妊娠或实现间隔生育。⑤其他生殖保健服务：有提供其他生殖保健服务的网络和设施。

避免重复人工流产　人工流产（简称人流）是损伤性操作，即使在安全流产的情况下，也有一定的副反应和并发症发生率，尤其是尚未生育妇女的人流和重复人流。这些副反应和并发症主要是：术中人工流产综合征、术中出血（＞200ml）、子宫穿孔、宫颈裂伤、空吸漏吸、羊水栓塞、吸宫不全、术后感染、宫腔积血或血腹、术后宫颈管或宫腔粘连、慢性盆腔炎、月经异常、继发不孕。上海20世纪90年代的一次调查显示，人流后52.0%的年轻女性表示，术后不能杜绝性行为，对避孕没有迫切的要求，对再次人流也无所谓。因此，医务工作者必须为提供流产后优质的生殖保健服务，让人工流产的受术者充分认识其潜在的危害性，人流后及时落实可靠的避孕措施，避免再次人流。

流产后的避孕选择　人流术后通常可考虑选用一种长效、稳定措施，或选用避孕可靠的短效口服避孕药，男用或女用避孕套

等。避孕方法的指导宜在人流术前（或药物流产给药前）进行，以便在流产后及时落实。此外，有些在流产术后选用的避孕方法，是需要与人流手术同时准备的，如人流术后立即放置宫内节育器（IUD）、人流术后绝育等。

IUD　如能排除残留和感染，人流术后立即放置IUD是安全的、可行的。人流术后立即放置IUD，放置容易，不增加额外的医疗费用，可减少月经间期放置后的疼痛与出血。流产后立即放置IUD，要求放置者有一定的经验和技术水平；如有感染可能，IUD放置应延迟至流产3个月以后。

长效避孕针剂　避孕有效率高达99.6%以上。流产后可立即注射长效避孕针，其特点是即使有感染也能使用；但使用前要做好充分的咨询，如注射后可能出现月经改变（点滴出血或闭经等）。

皮下埋植剂　避孕有效率高达99.7%。流产后可立即放置皮下埋植剂，但需要准备另一套植入手术的准备，不节省医疗费用，也不减少医疗处置程序。

短效口服避孕药　在流产术后可立即开始服用，即使有感染也无妨。少数妇女服用避孕药会发生恶心、呕吐，与手术空吸、妊娠继续的早孕反应或流产术后服用某些抗生素副反应不易区别，可建议在流产术后5天服用。

男用或女用避孕套　流产后性生活恢复时，可选用男用或女用避孕套。避孕套除避孕作用外，对外源性病原微生物起物理屏障作用，因此有一定程度预防性传播疾病和人类免疫缺陷病毒（艾滋病）作用。如果已选择其他避孕方法，但尚不能开始使用，在此间隔阶段，也可采用避孕套过渡。

输卵管绝育术　可在无并发症的流产后立即进行。早孕流产或中孕早期流产的输卵管绝育术与月经间期一样，可在腹腔镜下进行或行腹部小切口手术；中孕晚期流产的绝育则与产后绝育一样，行腹部小切口手术。流产后立即行绝育术须妇女本人"充分知情和认真考虑后决定"，在人流前签约。倘若流产过程中有出血、感染或损伤等，绝育术应适当延迟。

紧急避孕　接受流产的妇女应了解紧急避孕知识，并知道何处可获得紧急避孕帮助。在进行紧急避孕指导时，重要的是让妇女知道，紧急避孕不能替代常规避孕，这种方法只是她们在避孕失误或未采取避孕措施的情况下偶尔使用的后备方法。

（程利南）

ānquán xìngxíngwéi

安全性行为（safer sexual behaviours）　符合"安全的性"准则的性行为。20世纪80年代，发达国家针对人类免疫缺陷病毒（human immunodeficiency virus，HIV）感染、艾滋病（全称获得性免疫缺陷综合征，acquired immunodeficiency syndrome，AIDS）流行而提出了一套"安全的性"准则。这些准则除了可以预防HIV/AIDS外，也适用于预防其他性传播性疾病（sexually transmitted disease，STD）病原体的感染。准则认为某些性行为，如无防护措施的口交和肛交、不完全了解对方就发生的性交、嫖娼、多伴侣性行为、使用别人用过的性用品等容易感染STD、HIV/AIDS，属于"高危性行为"。与这些性行为相反，一夫一妻或性关系专一、遵守公共道德或洁身自好的性行为、性交时使用避孕套、避免体

液交换或接触黏膜和不健康的皮肤、避免非传统意义的性交（口交或肛交），以及用手淫、爱抚、观看色情品、分享、一起洗澡等来取代性交等，便是"安全性行为"。需要提出的是，中国常用的"安全性行为"这一术语，按英语原意应为"较为安全的性行为"，即上述"安全的性"准则所提倡的性行为只是"相对安全的"，并非绝对安全。例如，与不完全了解的人性交或嫖娼，即使使用安全套，也有感染 STD、HIV/AIDS 的可能，只是感染的风险要大大低于同类情况而又未采取防护措施者。为预防和控制 STD，世界卫生组织（WHO）于 2006 年又提出了具有十项措施（包括安全性行为在内）的全球战略。

从妇女保健的视角来看，"安全性行为"的含意不仅仅需要符合上述的"安全的性"准则，而更需要符合 1994 年国际人口与发展大会倡导的"生殖健康"的标准，即"安全性行为"还必须能预防非意愿妊娠以及促进（至少是不损害）妇女健康。因此，倡导符合"健康"概念（即生理和心理上的健康、并符合所处社会的伦理标准）的性行为似乎比"安全性行为"更为重要，要求也相应要高得多。

性行为 常作为"性交"的代名词，实际的含意为以生育和获得性满足为基本目的的一类活动。大致上可分为性交和非性交两种形式。性交通常是指阴茎-阴道的交媾，也指阴茎、手指或器具进入阴道、口、肛门的活动。非性交的性行为则包括除性交外其他与性相关的活动，如接吻、爱抚、手淫等。

与人类性行为有着密切联系、但又不能完全等同的四个方面是：生育、欢愉、性别和情感。仅以生育为例稍加阐述：性行为似乎是专为生育设计的，且其直接结果也会导致生育；而人类的性行为在多数情况下并不是为了生育，且现代医学的发展又导致了生育也不一定非得依赖性行为，如可采取人工授精等方法。

健康性行为 有利于健康的性活动。健康性行为须符合三个条件：不勉强（情愿）、无伤害、事后没有后悔。所谓"情愿"，是指在人格平等的前提下、乐意进行。男权社会中，女性天生是弱者，结婚是对男性的依附和顺从；在男女平等的社会中，依仗"婚姻关系"随意支配妻子，把婚姻当作大男子主义的保护伞。这两种情况都不符合现代性文明标准。所谓"无伤害"，是指既不能伤害性伴的肉体（如性虐待），也不能伤害性伴的精神和人格尊严，而且要讲究性生活卫生（不能造成对方因此而患病、非意愿妊娠等），以及在性生活动作的适度和协调。所谓"事后没有后悔"，则是对前两个条件的加强和检验。性行为如果在开始时和整个进行过程都是情愿的和无伤害的，并不能保证一定是健康的。例如，夫妻之间因一时性欲的激发，发生了一次双方都十分满意的性生活，但事后却因未采取避孕措施而后悔；以及性生活前谈妥了某些条件，性生活后又因情况的变化而后悔等。

性虐待 把折磨性伴的肉体和精神作为自身获取性刺激和愉悦不可或缺的手段和行为。哺乳动物的性活动中有一些攻击性的行为，如在交媾中又咬又抓。人类在性交极度兴奋时也可能出现类似举动，大多仅是象征性的。如果这种举动超过了一定限度，把躯体性的攻击行为上升为性活动的中心环节，把加害对方作为获得自身性满足的首要条件，就成为性虐待，是中国法律所不容许的。

预防和控制 STD 的全球战略

WHO 在 2006 年 5 月提出的预防和控制 STD 全球战略中的十项措施为：① 倡导安全的性行为。② 能普遍获得负担得起的、优质的避孕套。③ STD 患者及其性伴能获得早期的医疗服务。④ 上述的早期医疗服务应包括治疗和基本的保健。⑤ 为经常有或不经常有高危性行为的人群提供特殊服务，如性从业者、青少年、长途卡车司机、军人、吸毒者和囚犯等。⑥ 采用适当的 STD 治疗措施，如使用正确而又有效的药物、性伴治疗、提供咨询、给予建议等。⑦ 如有可能，对无症状的 STD 患者（如梅毒、衣原体等）进行检测。⑧ 开展对 HIV 感染的自愿检测，并提供咨询。⑨ 开展对先天性梅毒和新生儿结膜炎的预防和治疗。⑩ 动员社会方方面面参与 STD 的预防工作。

（程利南）

fēiyìyuàn rènshēn

非意愿妊娠（unintended pregnancy；unwanted pregnancy）妇女主观上不希望妊娠而发生了妊娠的现象。又称意外妊娠，或非计划妊娠。从字面上分析，非意愿妊娠通常是指发生在无避孕措施或觉察避孕措施使用失误的性生活后发生的妊娠，即妇女在确诊妊娠前已意识到有妊娠的可能；意外妊娠通常是指发生在因避孕措施本身的问题而导致使用者避孕失败，即非使用失误所致，妇女在确诊妊娠前并无意识到有妊娠的可能。然而，两者都可用于发生在受到性暴力侵犯（如强奸、乱伦等）后的妊娠。非计划妊娠则常指夫妇在暂不准备生育期间的妊娠。

无避孕措施的性生活后的妊娠概率，可能会因人种不同而存在差异。中国无这方面的资料，借用狄克松（Dixon）等 1980 年研究的、在月经周期不同的日子单次无避孕措施受孕概率的资料作为参考（表）。

表 月经周期不同的日子单次无避孕措施受孕概率

性交日期	受孕率（%）
-8	0.1
-7	0.7
-6	2.5
-5	5.5
-4	10.4
-3	14.6
-2	16.9
-1	17.3
0（排卵日）	14.1
+1	9.1
+2	4.9
+3	1.9
+4	0.5
+5	0.1

把预计下次月经的日期减去 14 天为预期排卵日，以"0"为代表，排卵前 1 天为-1，排卵后 1 天为+1，以此类推

危害 非意愿妊娠会给妇女，乃至性生活的双方，造成一定的损害。如果是非计划妊娠，夫妇临时改变家庭计划，接受这一意外到来的家庭成员，可以认为是受到损害程度最轻的一种情况。发生在无避孕措施或觉察避孕措施使用失误的性生活后害怕妊娠的心情、确诊妊娠后的焦虑、寻求流产的尴尬、经受人工流产的痛苦、承担可能发生并发症的风险、人工流产后的心理阴影，或

者错过了人工流产时机而发生了非意愿生育，均会给妇女造成直接的和间接的、精神上的和机体上的危害。因此，育龄妇女应有自我保护意识，尽可能地避免非意愿妊娠；作为男性，也应有责任意识，尽可能不让自己的性伴发生非意愿妊娠。

预防 有如下三道防线：①性生活前采用可靠的避孕措施（见避孕节育、常用避孕方法、避孕方法知情选择等）。②无避孕措施或觉察避孕措施使用失误后采用紧急避孕（见紧急避孕）。③如果紧急避孕失败，尽早进行安全流产（见安全流产）。严格讲，安全流产不属于非意愿妊娠的预防，只是发生非意愿妊娠后的补救措施，是预防非意愿生育的一道防线。美国著名学者特拉塞尔（Trussel）认为，紧急避孕是"预防非意愿妊娠的最后机会"。在紧急避孕与避孕失败、人工流产之间，临床上正在试用和不断完善中的催经止孕和黄体期避孕为育龄妇女筑起了第三道防线。

催经止孕 妇女月经刚到期或过期 5 天之内，即宫内妊娠诊断尚未成立时，使用药物，以有孕止孕、无孕催经的方式达到生育调节的目的。其优点是，可促使月经来潮，解除妇女的忧虑；对已孕妇女，因用药早，成功率高达 99%；出血少。催经止孕用药时间是预计月经来潮（按最短月经周期计算）前 3 天，至过期 5 天内。用药方法：米非司酮，25mg，2 次/日，首剂 50mg，总量 150mg；于第三日服末次米非司酮 1 小时后，米索前列醇 0.6mg 在医院服用，并留院观察 2 小时。用药对象必须是健康的育龄妇女，妇科检查子宫正常大小，白带常规正常，HCG 阴性。

催经止孕必须在医师指导和监护下进行，用药周期必需禁欲。

黄体期避孕 介于紧急避孕与催经止孕之间的一种事后避孕方法，因在预计月经来潮（按最短月经周期计算）前 11 天至前 4 天间的黄体期用药而得名。黄体期避孕的适用对象和催经止孕一样。用药方法：米非司酮，25mg，2 次/日，总量 100mg；于开始服用米非司酮的第三日上午，米索前列醇 0.4mg 在医院服用，并留院观察 2 小时。

（程利南）

gēngniánqī bǎojiàn

更年期保健（climacteric health care）

采取有效的防治措施，满足妇女在更年期这个特殊时期的生理、心理、社会等各方面的保健要求，以达到促进其身心健康的保健目标。更年期是妇女人生中的一个过渡时期，随着卵巢功能的逐渐衰退及一些社会、环境因素的影响，面临一系列与绝经相关的健康问题，包括躯体、心理、社会方面。这些健康问题的轻重程度存在个体差异，大多数妇女通过适宜的保健服务及自身的神经内分泌系统的调节，都能很好地适应这种变化并保持良好的健康状态，顺利度过更年期，进入老年期。但也有不少妇女症状严重，甚至出现精神障碍，丧失劳动能力等，生活质量、工作能力大幅度下降，给家庭和社会带来一定负担。这部分妇女如果得不到良好的保健服务及治疗，还会影响到老年的生活质量。

危险因素筛查 更年期表现出的一系列症状和体征会影响更年期妇女的健康，因此其认识和识别更年期危险因素对更年期妇女保健工作具有重要的意义。

躯体危险因素 高血压、高

血脂、心脏病、糖尿病、退行性骨关节病、睡眠障碍；卵巢手术、子宫切除术、放疗、化疗；盆腔感染，如结核；某些自身免疫性疾病，如类风湿关节炎、慢性淋巴细胞性甲状腺炎、系统性红斑狼疮肾小球肾炎等，可导致自身免疫功能亢进发生抗原抗体反应，从而破坏卵巢组织和功能。严重营养不良、慢性消耗性疾病、长期服用影响内分泌功能的药物等也可使卵巢功能减退。有的妇女进入更年期后，更年期症状常较重。

心理危险因素 具有敏感、自卑、多疑、急躁、情绪不稳定的个性特征，特别是近期生活中发生了情感危机或婚变、丧偶或亲人病故、失业或下岗、经济危机等负性生活事件；空巢家庭或独居者等心理危险因素尤为突出。

生活方式危险因素 吸烟、饮酒过量；工作生活紧张；饮食结构不合理，每日蔬菜水果摄入少；体育锻炼每周少于 3 次，每次少于 30 分钟。

保健目标 ①躯体方面：血压 < 140/90mmHg，腰围/臀围比值 < 0.85，体重指数保持在 18.5 ~ 24.9kg/m²，血脂正常。另外，将更年期综合征、绝经后骨质疏松症、生殖系统及乳腺肿瘤、泌尿生殖道萎缩性疾病、心血管系统疾病、退行性骨关节病等健康问题的发生率降至最低限度；最大限度地保持相应器官系统结构的完整性，延长相应器官系统的生理功能。②心理、社会方面：做到具有同情心、爱心、情绪稳定、积极向上、有责任心和自信心、热爱生活、和睦共处、善于交往、有较强的社会适应能力、知足常乐；有健康的性心理及和谐的性生活。

保健内容 更年期妇女与绝经有关的内分泌、生物学和临床症状的出现，在绝经前期尤其接近绝经期至绝经 1 年内最为明显。因此，更年期妇女的保健应在绝经前期开始，重视并做好更年期保健不仅是更年期妇女的特殊需求，尽早做好保健不仅能有效防治更年期妇女的疾病，亦是预防老年退化性疾病和提高生命质量的关键和基础。

健康教育 妇女保健工作者要做好健康教育工作，通过各种方式，利用大众传媒、社区健康活动中心开设各种讲座，让更年期妇女及其丈夫、子女了解更年期的生理变化、心理特点、常见症状及保健措施，家庭及社会对她们要多一分理解、多一分关爱、多一些鼓励，帮助她们度过非常时期。

生活方式 更年期妇女要有意志和毅力保持生活规律，要有健康的生活方式，注意保证足够的睡眠和休息。更年期妇女每天要保持 7 ~ 8 小时睡眠时间。戒烟戒酒，因为吸烟和饮酒可导致骨丢失，吸烟不仅使绝经提早、体重减轻，又使血中胆固醇、三酰甘油和致动脉硬化脂蛋白含量增高。而抗动脉粥样硬化脂蛋白含量降低。饮酒还可抑制新骨形成，促进骨吸收。男性每日饮酒不超过 30g，女性每日饮酒不超过 20g，禁止吸烟，正常的社交，可保证身心健康。

营养指导 为了预防更年期妇女脂质代谢失常及冠心病的发生，合理膳食与营养，维持正常体重和体态十分重要。膳食建议每天多种蔬菜及水果，全谷高纤维，每周 2 次鱼肉，饮食要低热量、低脂肪、低盐、低糖；碳水化合物摄入量以占总热量的

55% ~ 60% 为宜，脂肪摄入量应控制在 30% 总热量（约 80g）以下，胆固醇摄入量每天小于 300mg，蛋白质每天每千克体重 0.9 ~ 1.0g。主食要粗细搭配，应有一定量的瘦肉、鱼类和蛋类，多食含钙丰富的牛奶、豆制品及新鲜的蔬菜水果等，以预防骨质疏松发生。

劳动保护 因更年期妇女生殖系统趋向萎缩、韧带松弛、易发生子宫脱垂，所以应避免过重的体力劳动或不适宜的体位。若是以静坐工作为主的女职工，应在工作休息间隙进行适度活动。

心理卫生 更年期妇女常出现焦虑、紧张、忧郁和愤怒等情绪，这些消极情绪严重影响其身心健康，也影响了人际关系，导致恶性循环。因此，应重视对其进行心理疏导、精神安慰，培养乐观的性格，用宽容对待不称心的人和事，保持心情舒畅，建立心理上的良性循环。

个人卫生 受生理变化的影响，更年期妇女可出现皮肤、黏膜萎缩、干燥、瘙痒等改变。因此皮肤易受损，应注意个人的清洁卫生，禁用中性肥皂擦洗，勿用刺激性药物，贴身内衣以全棉、柔软的纺织品为宜。此外，更为重要的是注意阴部的卫生，要经常清洗外阴。因阴道黏膜萎缩、变薄、局部抵抗力减弱易受细菌感染而引起炎症。

性生活保健 更年期妇女过早终止性生活，不仅对本人的身心健康有影响，而且会影响夫妻感情和关系，以及家庭的幸福与和谐。因此更年期妇女的性保健很重要，应通过各种形式向更年期妇女普及性知识，使她们了解这一时期的性生活、性生理、性功能变化，扫除性心理障碍，及

时对性功能障碍予以治疗。

节育指导 更年期妇女受孕率的降低除受本身生殖功能变化的影响外，亦受心理、社会等因素对性行为的影响。但更年期妇女，若不采取避孕措施，仍有受孕可能。40岁以上未绝经的妇女必须采取避孕措施，并选择恰当的方法。根据更年期生理特点和个人具体情况，一般认为若无月经不规律或经量过多时仍可继续使用宫内节育器；围绝经期月经不规律者，不能利用安全期避孕，无禁忌证情况下可使用低剂量的口服避孕药，既可达到避孕目的，又可调整月经、减少出血量；大多数情况下更年期使用阴道隔膜或阴茎套加避孕药膏的避孕方法较为理想。

性激素治疗 性激素治疗对改善、治疗、预防更年期妇女与绝经相关的各种健康问题是有效的。但性激素治疗应在医师的指导下，经过系统的体格检查，排除禁忌证后，选择适合个体的方案，并要定期随诊。

定期体检 更年期妇女常发生一些恶性肿瘤，如乳腺癌、宫颈癌、子宫内膜癌、卵巢癌等，因此更年期妇女应定期进行体检，以达到早发现、早诊断、早治疗的目的。检查时间最好每年一次，至少2年一次，有症状随时检查。保健部门对更年期妇女应建立个体健康档案，妥善保管各项监测资料，作为复诊随访的依据。尤其对应用激素治疗的妇女，准确记录用药剂量、开始日期、症状明显改善日期等，发现问题及时处理。

重视异常阴道出血 妇女进入绝经过渡期后要重视异常阴道出血，注意排除因妇科肿瘤引起的不规则阴道出血。若出现异常阴道出血的情况，应及时到医院就诊，明确诊断，予以正确治疗。

自我监测 更年期妇女由于来自社会、家庭及工作上的压力，导致心理负担加重，长期慢性刺激会不知不觉地损害身体健康。掌握健康的标准和发现疾病的早期症状、定期监测和记录，对维护健康非常重要。因此应进行健康教育，教会妇女从以下几个方面进行自我监测。

自我健康的评定 按照世界卫生组织的健康标准"五快""三良"对自己的健康进行评价。"五快"，指食得快、便得快、睡得快、说得快、走得快；"三良"，即良好的个性、良好的处世能力、良好的人际关系。

体重和腰围的测量 更年期妇女胰岛素抵抗的发生与腰围、体重指数增加有关。妇女若在绝经前及绝经早期控制体重。减少体重指数、腰围，对降低更年期糖尿病发病率、提高生命质量有重要意义。更年期妇女应将定期测量体重和腰围作为自我监测的重要内容。当然不明原因的消瘦和体重下降亦必须引起重视。

月经情况记录 由于更年期妇女在绝经前期易出现无排卵性月经，月经的周期和经期都会有所改变，做好个人记录有利于临床诊断。

常见妇科病识别 发现白带颜色、量、味异常，外阴瘙痒，不规则阴道出血，绝经后出血等，及时去医院就诊。

乳房自我检查 主要是指对乳房的自我触诊。更年期妇女应学会乳房自我检查的方法，坚持定期做乳房自我检查，做到乳房疾病早发现、早诊断、早治疗。

运动锻炼 运动可以改善全身血液循环，促进多余脂肪的消耗利用，正确的运动可以提高肌肉收缩与舒张能力，增强骨骼物质代谢，增加骨骼弹性及韧性，从而延缓骨的老化过程，起到预防骨质疏松的作用。因此，更年期妇女要坚持长期锻炼，根据自己的年龄、体质状况来选择适合自己的运动方式。

(李 芬 张巧利)

gēngniánqī

更年期 (climacteric period)

妇女卵巢功能开始衰退至停止的一段时期。此期也是妇女从有生殖能力到无生殖能力的过渡阶段，一般为40~60岁。从时间段上，更年期包含绝经前的月经不规则期、绝经和绝经后一段时间。更年期最突出的表现是绝经。在绝经前后的一段时间里，妇女会出现一系列的生理和心理改变，表现为月经紊乱、潮热、心悸、烦躁、易激惹、抑郁、注意力不集中等症状。

相关时期 ①围绝经期：妇女绝经前后的一段时期，包括临床、内分泌学及生物学开始出现绝经趋势的迹象时至绝经1年内的时期，包括绝经过渡期。②绝经前期：最后月经前的整个生育阶段。③绝经期：女性月经最后停止，分为自然绝经和人工绝经。自然绝经是因卵巢功能衰退引起月经永久停止；人工绝经是因手术切除或医疗终止双侧卵巢功能导致的绝经。④绝经后期：最终月经以后的生命阶段。更年期各期划界见图。

内分泌变化 主要包括以下激素的变化。

雌激素 该时期最重要的激素变化是内源性雌激素水平逐渐下降。①在绝经前早期，雌激素水平呈升高水平，因为卵泡刺激素 (follicle stimulating hormone,

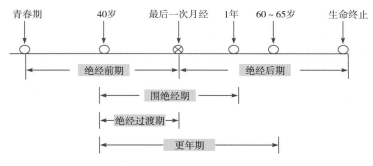

图 更年期各期划界（参考 WHO 的定义）

FSH）升高对卵泡过度刺激引起雌二醇分泌过多，导致雌激素水平高于正常卵泡期水平。②在绝经前后期，体内雌激素水平较生育期妇女减少，尤其以雌二醇的减少比较明显，当雌激素减少到不足以引起子宫内膜增生的水平时就会发生月经的停止。③绝经后妇女体内的雌激素以雌酮为主，主要由肾上腺皮质以及卵巢的雄烯二酮经周围组织中芳香化酶转化而来，卵巢产生的雌酮尚不足15%；雌酮在周围组织也与雌二醇相互转化。

孕激素 妇女孕激素主要由排卵后的颗粒黄体细胞所分泌，在绝经前期由于卵泡期缩短，黄体功能不足，血孕激素的水平较生育期明显降低；进入绝经期后，妇女体内的孕激素水平继续降低。绝经后卵巢几乎丧失了产生孕激素的能力，孕酮在血中的水平明显降低，仅为正常卵泡期的30%。

雄激素 绝经后早期由于高促性腺激素主要为黄体生成素（luteinizing hormone，LH）的刺激作用，卵巢间质细胞和卵巢门细胞产生一定量的雄激素，故来自卵巢的雄激素稍增加，表现为绝经后的睾酮与雌激素比值上升。在绝经后的晚期，妇女雄激素水平呈降低水平，仅为育龄妇女的一半。

FSH 和 LH 绝经前期由于雌、孕激素水平的降低对下丘脑和垂体的抑制作用减弱，使垂体分泌的 FSH 和 LH 增多，其中 FSH 升高较 LH 更显著，二者之比大于1，此期二者的血清水平在10～40IU/L。进入绝经期 FSH 和 LH 水平进一步升高，FSH 水平达到或超过 40IU/L，表明卵巢的功能进入衰竭阶段。绝经后期 FSH 和 LH 均处于较高水平，绝经后2～3年达最高水平。FSH 峰值约比正常卵泡期高15倍，而 LH 可增高3倍，以后垂体功能随年龄老化而减退。

催乳素 垂体前叶分泌的一种多肽蛋白激素，与排卵功能的关系十分密切。在青春期催乳素随雌激素水平增加而增加，雌激素可促使催乳素上升。绝经后由于雌激素水平下降，下丘脑分泌催乳素抑制因子增加，使催乳素水平降低。

抑制素 更年期妇女血抑制素浓度下降，较雌二醇下降早且明显，可能成为反映卵巢功能衰退敏感的指标。抑制素水平与 FSH 水平呈负相关。

生理变化 主要包括以下器官与第二性征的变化。

生殖器的变化 女性生殖器是雌激素的靶器官，由于雌激素的减少，使生殖系统的各器官均呈渐进性萎缩，排卵减少以至停止，卵巢体积缩小。子宫内膜变薄、子宫体萎缩、宫颈变小，宫颈黏液分泌减少。阴道穹隆变浅，阴道缩短变窄，其黏膜萎缩变薄，分泌物减少，糖原含量减少，阴道内的酸碱度呈中性，阴道乳酸杆菌消失，故易受损并被细菌感染。外阴和大阴唇变薄、阴毛脱落。骨盆底肌肉、韧带、筋膜亦退化。绝经后中晚期由于雌激素不足，盆底组织弹性日趋减弱，支持力下降，容易发生阴道前后壁膨出、子宫脱垂，以及尿失禁。

其他器官变化 ①心血管：血脂蛋白代谢紊乱，高密度脂蛋白降低，低密度脂蛋白和三酰甘油升高，导致动脉硬化，易发生冠心病和心肌梗死。②骨骼：骨吸收和骨消融加速，肠钙吸收减少，骨基质合成减少，钙盐无法沉积，导致骨质疏松。③皮肤：表皮细胞增殖减少，皮肤变薄，弹性下降，出现皱纹、显得干燥、粗糙、多屑，光泽消失。④视力：随着年龄的增长眼睛逐渐出现老年环及老花眼的情况。⑤听力：进行性减弱，高音听力降低比低音听力降低早。⑥前庭器官：平衡功能也有减退，尤其是乘飞机、轮船时容易发生眩晕。⑦口腔：牙齿开始松动，常出现口干、黏膜烧灼感及味觉异常。⑧鼻腔：黏膜变薄，腺体细胞退化，鼻腔易感干燥，也易发生鼻出血。

第二性征的变化 由于雌激素水平的降低，第二性征亦发生变化，随年龄增长乳房退化、下垂；体型变化比较明显，腰围、腹围和体重增加；喉音变低沉；性活动减少；生殖能力降低以至消失。

（李 芬 张巧利）

gēngniánqī zōnghézhēng

更年期综合征 (climacteric syndrome)

妇女在绝经前后，因卵巢功能逐渐衰退或丧失，以致雌激素水平下降引起自主神经功能紊乱而导致的一系列躯体及精神心理症状。又称围绝经期综合征 (perimenopausal syndrome)。其临床表现各异，症状程度也存在明显个体差异。

病因 ①内分泌因素：卵巢功能衰退，雌激素水平降低，是引起更年期内分泌变化和出现临床症状的主要原因。随着卵巢功能的衰退，机体出现具有雌、孕激素受体的各器官和组织功能、代谢改变，造成早期出现血管舒缩症状、自主神经功能失调症状，中期出现泌尿生殖道萎缩症状，晚期出现骨质疏松。血β-内啡肽及5-羟色胺水平的变化参与引起神经内分泌功能失调，且与情绪变化密切相关。②家庭、社会环境因素：处于更年期的妇女，常由于家庭和社会环境的变化加重了身体和精神负担，导致疾病发生或症状加重。③个体特征：妇女的个体特征、健康状况、神经类型、职业、文化水平、经济环境均与更年期综合征的发病及症状严重程度有关。

临床表现 表现为月经紊乱及一系列雌激素下降引起的相关症状。

月经紊乱 绝经过渡期的常见症状，半数以上妇女可出现无排卵性月经，表现为月经周期不规则、经期持续时间长及月经量增加或减少，约10%的妇女月经突然停止。此期由于雌激素水平波动，易发生子宫内膜癌及癌前病变，因而对更年期出现异常出血者，必要时行子宫内膜活检以排除恶性病变。

血管舒缩失调症状 主要表现为潮热、出汗，是雌激素下降的特征性症状。潮热发作的频率和持续时间有很大的个体差异，症状轻者每日发作数次，持续数秒；重者十余次或更多，持续数分钟。潮热在夜间或应激状态易促发，如夜间发生潮热，可影响睡眠，日间感疲乏、注意力下降。此血管舒缩症状可历时1年，有时长达5年或更长。自然绝经者潮热发生率超过50%，人工绝经者发生率更高。

精神神经症状 更年期雌激素水平波动或下降均会出现神经系统功能紊乱的症状，主要包括情绪、记忆及认知功能症状。更年期妇女往往出现易激惹、焦虑不安或情绪低落、表情淡漠、敏感多疑、不能自我控制情绪等症状，症状严重者可影响日常的工作和生活。记忆力减退及注意力不集中也较常见。雌激素缺乏对发生阿尔茨海默病可能有潜在危险，表现为老年痴呆、记忆丧失、失语失认、定向计算判断障碍及性格行为情绪改变。

泌尿生殖道萎缩症状 泌尿生殖道为雌激素的敏感靶器官。绝经后妇女阴道黏膜发生萎缩性变化，出现阴道干燥、阴道缩小狭窄、分泌物减少、性生活困难等症状，也可造成反复阴道感染，即老年性阴道炎。由于尿道和膀胱的黏膜变薄、抵抗力下降，可反复发生尿路感染，出现尿急、尿频、尿痛症状。雌激素低下使尿道缩短伴黏膜萎缩性改变并可导致张力性尿失禁。

心血管疾病 包括冠状动脉及脑血管疾病。雌激素对女性心血管系统有保护作用，可增加血流及抑制动脉粥样斑块的形成。女性绝经前冠心病发病率低于男性，而绝经后易发生动脉粥样硬化、心肌缺血、心肌梗死、高血压和脑缺血，绝经后妇女冠心病发生及并发心肌梗死的死亡率也随年龄而增加。妇女绝经后血胆固醇水平升高，各种脂蛋白增加，而高密度脂蛋白/低密度脂蛋白比率降低。

骨密度降低及骨质疏松 雌激素是维持妇女一生骨矿含量的重要激素，雌激素可促使甲状腺分泌降钙素，抑制骨吸收，对骨骼起保护作用。围绝经期妇女约25%患有骨质疏松，其发生与雌激素下降有关。甲状旁腺激素可刺激骨质吸收，绝经后妇女骨质吸收速度快于骨质生成，甲状旁腺功能亢进，骨吸收明显增加，造成骨质丢失及疏松。

新陈代谢障碍 ①肥胖：不仅与雌激素分泌减少有关，还与年龄增长，基础代谢率逐渐降低，体力活动减少，热量的消耗和利用也相应减少有关。妇女绝经后全身脂肪重新分布，可形成向心性肥胖。②钙磷代谢失常：骨质疏松，以脊柱较为明显，绝经后更为显著，主要表现为腰背疼痛，随着年龄增长会形成驼背。③水盐代谢失常：可有不同程度的水钠潴留性水肿。④糖代谢失常：血糖升高或糖耐量减低。

皮肤、肌肉和关节的变化 更年期妇女的皮肤干燥、瘙痒、弹性减退、光泽消失，出现萎缩性改变、皱纹、色素沉着、老年斑、水肿等，常诉有肌肉、关节疼痛。肌肉疼痛可能与运动后肌肉乳酸的弥散能力减弱有关。骨关节疼痛常在晨起明显，多发生在膝关节。

消化系统症状 常有恶心、咽部异物感、嗳气、胃胀不适、腹胀、腹泻、便秘等症状。

表　更年期综合征改良式 Kupperman 评分标准

症状	基本分	程度评分			
		0	1	2	3
潮热出汗	4	无	<3 次/天	3~9 次/天	>10 次/天
感觉异常	2	无	有时	经常有刺痛、麻木、耳鸣等	经常而且严重
失眠	2	无	有时	经常	经常而且严重需服安定类药
焦躁	2	无	有时	经常	经常不能自控
忧郁	1	无	有时	经常，能自控	失去生活信心
头晕	1	无	有时	经常，不影响生活	影响生活和工作
疲倦乏力	1	无	有时	经常	日常生活受限
肌肉骨关节痛	1	无	有时	经常，不影响功能	功能障碍
头痛	1	无	有时	经常，能忍受	需服药
心悸	1	无	有时	经常，不影响工作	需治疗
皮肤蚁走感	1	无	有时	经常，能忍受	需治疗
性生活	2	正常	性欲下降	性生活困难	性欲丧失
泌尿系统感染	2	无	有时	>3 次/年，自愈	>3 次/年，需服药

①症状评分＝基本分×程度评分；②各项症状评分相加之和为总评分。轻度：6~15 分；中度：16~30 分；重度：>30 分

对更年期症状的严重程度通常采用库珀曼（Kupperman）改良式评分法进行量化判定（表）。

病史及相关检查　①病史：详细了解症状出现的时间、持续的时间、治疗与否、使用药物情况。详细询问月经史、末次月经、婚育史、避孕史、绝经年龄、绝经后有无阴道不规则出血或流液、既往史、有无子宫或卵巢切除、家族史。②体格检查：全身检查，测量血压、体重、身高、腰围和臀围。有无水肿、营养不良及精神、神经系统功能紊乱等疾病，乳房检查。妇科检查，了解有无泌尿生殖道萎缩的表现，常规行宫颈细胞学检查，注意生殖器官有无炎症及肿瘤。③辅助检查：性激素测定，卵泡刺激素 FSH ＞ 40IU/L，绝经后 E_2 ＜20pg/ml，但围绝经期妇女血-E_2 呈波动状态，可以正常、升高或降低；B 超检查，了解子宫大小、内膜厚度及卵巢情况，排除妇科器质性疾病；钼靶 X 线或 B 超检查乳房；骨密度测量；血糖、血脂、肝肾功能

检查。更年期综合征应与冠心病、高血压病、甲状腺功能亢进、宫颈及子宫肿瘤、食管癌相鉴别。

治疗　除一般治疗外，针对更年期各期不同也有不同的方法。

一般治疗　更年期精神神经症状可因神经不稳定或精神状态不健全而加剧，如果一个人心情不好，长期压抑，大脑细胞死亡率会增高几十倍甚至几百倍，故应进行心理治疗。必要时可选用适量的镇静药以助睡眠。谷维素有助于调节自主神经功能，还可口服多种维生素及中药。应坚持锻炼，要有健康的生活方式。

绝经过渡期　主要预防和排除子宫内膜恶性病变，采用药物止血、调整月经周期，减少经量。

绝经及绝经后期　主要是激素补充治疗，以补充雌激素最为关键。雌激素受体分布于全身各重要器官，应用雌激素可控制和预防更年期各种症状及相关疾病。治疗前进行风险/受益比评估，只要治疗的益处超过其潜在的风险，便可应用。具体治疗方案见激素

补充治疗。

非激素类药物　①钙剂：可减缓骨质丢失。②维生素 D：适用于围绝经期妇女缺少户外活动者，与钙剂合用有利于钙的吸收完全。③降钙素：是作用很强的骨吸收抑制剂，用于骨质疏松症。④双磷酸盐类：可抑制破骨细胞，有较强的抗骨吸收作用，用于骨质疏松症。

预防　开展健康教育，使妇女充分了解更年期，进行心理指导，以积极、乐观的态度对待更年期综合征，消除无谓的恐惧和忧虑。鼓励妇女建立多种兴趣爱好，避免紧张、疲劳和情绪激动，减轻精神压力，提高心理健康水平。

（李　芬　张巧利）

gēngniánqī xīnlǐ bǎojiàn

更年期心理保健（climacteric mental health）　针对妇女进入更年期以后，常发生精神与心理方面的改变，产生悲观、忧郁、烦躁不安、失眠与神经质等表现，甚至出现情绪低落、性格及行为

方面的改变而开展的保健工作。

影响心理变化的因素 影响更年期妇女心理变化的因素是多方面的。

雌激素水平下降对脑的影响 脑是雌激素的促神经和促精神作用的靶器官之一，雌激素有利于维持正常健康的精神状态。当雌激素水平下降时，常引起一系列精神症状和情绪变化，不同程度影响了更年期妇女的心理健康。

神经递质的改变 更年期妇女雌激素水平下降，导致中枢神经系统 5-羟色胺（5-HT）浓度下降。5-HT 功能不足可出现抑郁，因此更年期妇女易出现抑郁。另外，雌激素的变化也会影响多巴胺、乙酰胆碱等神经递质的改变，也会对更年期妇女的行为活动和情绪产生一定的影响。

衰老的影响 从中年过渡到老年，身体各器官逐渐出现衰老、退化现象：神经系统功能和心理活动比较脆弱和易激惹，对外界各种不良刺激的适应力下降，易诱发情绪障碍或心理障碍。

更年期症状 更年期常见症状，特别是自主神经系统紊乱引起的潮热、失眠、心悸、乏力等症状，使妇女求诊于其他门诊，但又检查不出器质性病灶，症状得不到缓解，以为自己患有难治之症，心理负担加重，神经脆弱者还会产生轻生念头。

社会、家庭因素 更年期妇女处于思想、工作能力和专业知识成熟的阶段，同时也面临职业变更、职位升降、退休、下岗、社会地位改变等情况，如果不适应这种变化，易发生"离退休综合征"。家庭中，子女成家立业，相继离去，如缺少家人关心，她们常感到冷落寂寞，生活无乐趣，出现抑郁、孤僻，产生"空巢"感。

心理特点 主要表现在以下几方面。

心理疲劳 更年期妇女处于社会、家庭、工作、生活多重压力中，在工作、事业，人际关系和家庭角色扮演，以及对事业和家庭不断权衡方面，总是处于思考、焦虑、恐惧、抑郁状态，因此更易出现疲劳，使身心健康受到严重影响。而心理疲劳又往往是通过身体疲劳表现出来。其特点为：①早晨起来后浑身无力，心情不好，四肢沉重。②学习工作效率减低。③情绪易激惹。④眼睛易疲劳，视力迟钝。⑤头痛头晕，困乏，失眠。⑥食欲减退。

焦虑心理 更年期常见的情绪反应，常常很小的刺激便可引起大的情绪波动，易激惹和产生敌对情绪，精神分散难以集中。终日或间歇出现无缘无故的焦急紧张，心神不定，或无对象、无原因的惊恐不安。有多种自主神经系统功能障碍和躯体不适感。坐立不安，搓手跺脚是焦虑心理的常见特点。

悲观心理 更年期的一些症状虽然没有大的影响，但常使妇女感到顾虑重重，稍感不舒服就怀疑自己患有严重的疾病，甚至情绪消沉，怕衰老，担心记忆力减退，思维零乱或喜欢灰色的回忆，回忆生活中一些不愉快的事，常常忧郁悲观、情绪沮丧。

个性行为的改变 表现为敏感、多疑、自私、唠叨，遇事容易急躁甚至不近人情。无端的心烦意乱，有时容易兴奋、有时则易伤感，在社会交往中人际关系不协调。

孤独心理 主要表现为固执、不合群，对工作和生活无兴趣。由于个性行为的改变影响了人与人之间的正常交往、沟通，妇女内心感到孤独、寂寞，企盼有人与之交谈、聊天，但与人交谈时却又失去兴趣，注意力不能集中，反而加重了孤独的心理。

性心理障碍 许多更年期妇女常有月经紊乱、阴道炎、性交疼痛等，因而对性生活产生了消极心理，误认为更年期是性能力和性生活的终止。有些妇女误将"绝经"与"绝欲"等同起来，这种性心理障碍，压抑了性生理需求，加重了性功能障碍，不但使性生活过早终止，还容易造成夫妻间相互冷漠，疏远。

更年期妇女的这些症状和问题并不是在每个更年期妇女身上全部表现出来，而是有轻有重，或多或少，或有或无，这些症状和问题大都会随着机体的逐步适应，内环境重新建立平衡而自然消失。但如不加注意，不及时调节，不仅影响身心健康，亦可导致心理障碍，诱发心理疾病。

心理评估 常用的量表有汉密尔顿（Hamilton）抑郁量表和焦虑量表，焦虑自评量表、抑郁自评量表、格林（Green）更年期量表、症状自评量表等，用以评定更年期妇女的更年期症状和焦虑/抑郁等心理问题。这些量表多为自评量表，但需要医师选择合适的量表，并在其指导下填写和评定。

保健措施 分非医疗与医疗保健措施。

非医疗保健措施 ①正确认识更年期：对更年期正常的生理、心理变化，要有足够的认识和了解，并要有充分的心理准备，从容地适应这一特殊生理阶段。消除不必要的思想顾虑，不必为一些身体的变化而伤心、忧虑，避免导致心理疾患。②培养兴趣爱好：兴趣爱好对情绪可产生积极作用，更年期妇女应培养多方面的兴趣爱好，陶冶情操。保持良好的个人修养，积极、乐观向上的生活态度。同时，积极参加社会公益活动，参加体育锻炼。③平和的心态：始终以一颗平常心来对待生活中所发生的一切，对待任何事物都应泰然处之。以积极的姿态来延缓心理衰老，生活充实，才能使更年期妇女的身体健康。④和谐的人际关系：应与同事、上下级间处好关系，家庭成员之间的关系也非常重要。人际关系对心理保健而言是积极因素；反之，若缺乏人际关系、缺乏社交接触而陷于孤独，往往会导致精神疾病、绝望甚至引发自杀行为。因此，更年期妇女应保持和谐的人际关系。⑤健康的婚姻：夫妻关系不和睦可使夫妻双方身体状况受到不良情绪的损害，极易导致疾病的产生。夫妻双方应相互尊重、关心，培养相同的兴趣爱好，保持婚姻生活的新鲜与活力，尽量使家庭生活丰富多彩，保持健康和谐的婚姻生活。

医疗保健措施 ①心理咨询：给妇女提供合理的建议和劝告，为她们的心理、精神提供支持；并提供针对性的信息供其选择，帮助她们做出决定并付诸实施。②心理疏导：循循善诱，使患者将心理阻塞的症结、隐情说出来，由消极变积极，由逃避现实变得能够面对现实，将她们从不正确的认识及病理的心理引向科学、正确健康的生活轨道，达到保持心理平衡。③心理治疗：健康教育，正确认识更年期所出现的身体和心理症状，学会自我放松和减轻压力；专业心理治疗，以暗示、解释、谈话等方法进行正规心理疗法。④药物治疗：更年期妇女心理异常严重时，需进行药物治疗，同时配以心理疏导，可缩短疗程，减少药物用量及药物副反应等，必要时进行更年期综合征的治疗。

（李芬 张巧利）

juéjīnghòu gǔzhìshūsōngzhèng

绝经后骨质疏松症（postmeno-pausal osteoporosis，PMOP）

绝经后妇女，以低骨量和骨组织细微结构退变为特征并导致骨强度降低、骨脆性增加、易于骨折的全身代谢性疾病。骨质疏松症是危及老年妇女健康的常见疾病，属于Ⅰ型原发性骨质疏松症，一般发生在妇女绝经后5~10年内。其特点为高转换型的快速骨丢失，骨丢失的类型以小梁骨为主，造成骨小梁变细和断裂，易发生椎体（以压缩性骨折为主）、股骨上端及桡骨远端骨折。

病因及发病机制 雌激素具有保护骨矿含量的作用，是妇女一生维持骨矿含量的关键激素，雌激素对骨生成有直接作用并可对抗甲状旁腺的骨吸收作用。另外，雌激素对维生素D代谢、肾保钙、小肠钙吸收有促进作用。绝经后雌激素下降，是PMOP的主要原因。从围绝经期开始，骨的重建平衡失调，骨质吸收速度快于骨质生成，使骨质丢失速率加快而发生疏松。绝经后骨矿含量将以每年3%~5%的速率丢失，绝经后的前5年骨丢失最快，并将持续10~15年。约在绝经后20年，与绝经相关的小梁骨骨矿含量丢失达50%；皮质骨骨矿含量丢失30%。

PMOP是多因素性疾病，遗传、生活方式、营养等均与发病有关。具有以下高危因素者易患绝经后骨质疏松症：白种人及亚洲妇女、骨质疏松症家族史，或具有影响骨量的特殊基因的妇女、钙摄入不足、缺乏体力活动、大量吸烟及饮酒、早绝经或绝经前行双侧卵巢切除术者及长期服用抑制卵巢功能的药物。

临床表现 早期无症状，中晚期随着时间推移可以出现疼痛、身高缩短、骨骼变形、骨折等症状。

疼痛 早期无症状，病情加重时，多数患者表现为腰背、双侧髋部、下肢甚至全身性骨痛，肌肉痛。由于压缩性脊椎骨折或腰背肌痉挛可引起腰背痛，疼痛表现为久坐、久动等长时间固定姿势时加剧。胸腰椎出现新鲜压缩性骨折时，腰背疼痛剧烈。用降钙素治疗时症状缓解明显。

身高缩短 身高与年轻时相比可缩短5~10cm或更多。由于压缩性骨折可造成脊柱前倾，背曲加剧，形成驼背。随年龄增加，活动量减少，骨质疏松程度加重，驼背的位置变低，驼背曲度增加。

骨折 容易出现微细骨折甚至自发性骨折。骨折的好发部位为椎体、腕关节和髋骨。绝经后女性年龄在60~70岁胸腰椎骨折发病率最高，此时以骨小梁丢失为主。椎体骨折主要发生在胸椎段。桡骨远端骨折如柯莱斯（Colles）骨折，发病年龄多在50~65岁，直接或间接暴力均可引起桡骨远端骨折，骨折后出现腕关节上方明显肿胀、剧烈疼痛和明显的关节畸形，桡骨远端有明显压痛，关节功能部分或全部丧失。

诊断 参照世界卫生组织推荐的诊断标准：采用双能量X线吸收法测定中轴骨的腰椎和髋部的骨密度。骨密度值低于同性别、同种族正常成人的骨峰值不足1个标准差属正常；降低1~2.5个标准差为骨量低下（骨量减少）；降低程度等于和大于2.5个标准差为骨质疏松；骨密度降低程度符合骨质疏松诊断标准同时伴有一处或多处骨折时为严重骨质疏松。骨密度通常用T值表示，T值=（测定值－骨峰值）／正常成人骨密度标准差（表）。

鉴别诊断　许多疾病都会引起腰背痛、骨质疏松和骨折，常常与绝经后骨质疏松症难以区分，需要进行鉴别诊断，具体包括影响骨代谢的内分泌疾病，如性腺、肾上腺、甲状旁腺及甲状腺疾病等，类风湿关节炎等免疫性疾病，影响钙和维生素D吸收和调节的消化道及肾病，多发性骨髓瘤等恶性疾病，长期服用糖皮质激素或其他影响骨代谢的药物，各种先天和获得性骨代谢异常疾病等。

治疗　已患骨质疏松症患者，治疗并不能使变细断裂甚至消失的骨小梁完全恢复其原有结构，使骨量恢复到年轻时的水平。但治疗，如雌激素、降钙素、双膦酸盐等可以防止骨量快速丢失，保持现有骨量，减少骨吸收。

激素补充治疗（HRT）　绝经后妇女单独应用雌激素或与孕激素联合应用可以预防骨量的丢失，降低骨折。同时HRT又可以缓解围绝经期症状如潮热、出汗、烦躁等。

补钙　适量钙摄入对获得骨峰量及保持骨骼健康非常必要。对绝经妇女推荐的每天钙摄入量为1000mg元素钙。用于骨质疏松症时，钙剂应与其他药物联合使用。

维生素D　对维生素D缺乏的高危老年妇女，建议每天补充维生素D。老年妇女由于肝25-羟化酶及肾1α-羟化酶缺乏，宜选用活性维生素D，如阿法骨化醇[1α-$(OH)D_3$]、骨化三醇[$1,25$-$(OH)_2D_3$]等补充效果较好。

双膦酸盐　对预防骨丢失作用与雌激素相似。它可抑制破骨细胞活性，并减少其数量，使骨转换率降低，是较强的骨吸收抑制剂。临床应用的双膦酸盐有阿仑膦酸钠（福善美）、依替膦酸二钠（羟乙膦酸钠）、氯屈膦酸二钠（骨膦）。这些药物能明显提高腰椎和髋骨骨密度，降低椎骨及髋骨骨折发生风险。

降钙素（CT）　可抑制骨盐溶解，并加速破骨细胞向成骨细胞的转化，并可拮抗血钙上升，有明显缓解骨痛的作用。另外，CT可拮抗甲状旁腺素（PTH）促进骨钙释放入血液的作用。应用鳗鱼降钙素（益钙宁）、鲑鱼降钙素（密钙息）可提高骨量。PTH既有成骨作用，又有破骨作用，重组人甲状旁腺激素（rhPTH）(1-34)能有效治疗绝经后严重骨质疏松，提高骨密度。

选择性雌激素受体调节剂　一类人工合成的类似雌激素的化合物，可选择性作用于不同组织的雌激素受体，分别产生类雌激素或抗雌激素作用，预防椎体骨丢失和骨折。常用药物为盐酸雷洛昔芬。

预防　摄入富含钙的食物，适当户外活动和日照，进行有助于骨健康的体育锻炼和康复治疗。避免嗜烟、酗酒，慎用影响骨代谢的药物，防止跌倒。

（李　芬　张巧利）

jīsù bǔchōng zhìliáo

激素补充治疗（hormone replacement therapy，HRT）　通过外源性给予性激素，以缓解或预防更年期妇女因缺乏性激素，而出现或将发生的症状及健康问题所采取的临床医疗措施。更年期妇女由于卵巢功能逐渐衰退，雌、孕激素不足或失衡可出现身心功能失调症状，因此采取HRT很有必要。HRT可改善更年期妇女的生活质量。

历史背景　HRT作为缓解中重度绝经相关症状的治疗方法，疗效已得到充分肯定，但如何提供最好的临床应用以缓解和预防远期的绝经后退化性疾病，仍在讨论和研究中。20世纪60年代确立雌激素治疗（estrogen therapy，ET）的重要地位，形成了应用HRT的第一个高潮。20世纪70年代，发现ET导致子宫内膜癌增多，ET进入第一次低谷。20世纪80年代，雌激素与孕激素联合应用（combined estrogen-progestogen therapy，EPT），孕激素拮抗雌激素可成功预防子宫内膜癌，HRT进入第二个高潮。1998~2004年，国际上进行了大样本、前瞻性、随机、对照、激素干预的临床试验等研究发表，研究结论为HRT不应作为一级和二级预防心血管

表　骨质疏松诊断标准

诊断	与健康成人骨峰值比较	T值
正常	BMD≥-1SD	≥-1.0
骨量低下	-2.5SD<BMD<-1SD	-1.0~-2.5
骨质疏松	BMD≥-2.5SD	≤-2.5
严重骨质疏松	骨质疏松+骨折	

疾病而开始或继续使用。尤其是2002年7月美国妇女健康倡导（WHI）-EPT研究结论认为"弊大于利"，导致广大妇女和医师对HRT困惑、担忧、害怕，甚至反对HRT用于更年期治疗，究其原因是研究选取妇女的年龄偏大，导致研究结果出现偏倚。2005、2006年对WHI研究结果再分析后指出，在绝经过渡期和绝经早期使用HRT不增加冠心病风险，个体化应用ET将会获得在心脏方面的额外益处。2006年，中华医学会妇产科学分会绝经学组在《激素补充治疗临床应用指南（2003）》的基础上，结合中国医疗实际情况及针对绝经相关问题，对围绝经和绝经后妇女应用HRT，进一步提出了原则性建议，以供医师在临床工作中参考使用，2009年对该指南进行了进一步更新。2013年国际绝经学会（International Menopause Society，IMS）的最新建议对HRT给出了全面性的总纲领观点：绝经后HRT，主要是为了解决更年期症状，改善情绪，还能够预防远期慢性老年性疾病，骨质疏松、老年痴呆。

适应证 ①绝经相关症状：自然或人工绝经引起的血管舒缩症状，如潮热、出汗及与其相关的睡眠障碍，乏力、易激惹、紧张和情绪低落，轻度抑郁，以及其他绝经期相关症状和体征。②泌尿生殖道萎缩相关问题：阴道干涩、疼痛、排尿困难、性交痛及反复发作的阴道炎；反复泌尿系感染、夜尿、尿频和尿急。③预防绝经后骨质疏松症，包括有骨质疏松症的危险因素（如低骨量）及绝经后期骨质疏松症。

禁忌证 ①已知或怀疑妊娠。②原因不明的阴道流血。③已知或怀疑患有乳腺癌。④已知或怀疑患有性激素依赖性恶性肿瘤。⑤患有活动性静脉或动脉血栓栓塞性疾病（近6个月内）。⑥严重肝肾功能障碍。⑦血卟啉症、耳硬化症。⑧脑膜瘤（禁用孕激素）。

慎用情况 ①子宫肌瘤。②子宫内膜异位症。③子宫内膜增生史。④糖尿病及严重高血压尚未控制。⑤有血栓形成倾向。⑥胆囊疾病、癫痫、偏头痛、哮喘、高催乳素血症。⑦系统性红斑狼疮。⑧乳腺良性疾病。⑨乳腺癌家族史。

治疗原则 HRT必须根据临床症状、预防疾病的需要、个人及家族病史、相关实验检查做个体化治疗。HRT应有明确指征，尽量采用低剂量，天然激素优先；对于有子宫的女性，使用雌激素的同时应该加用孕激素（阴道局部用药除外）。

治疗前评估 ①对患者评估的目的是判断有无适应证、禁忌证和慎用情况。②详细询问病史：症状、一般病史、妇科病史、家族史（尤其是乳腺癌及子宫内膜癌等恶性肿瘤史）、性生活史及绝经相关疾病的高危因素。③体格检查：身高、体重、腰围、血压、乳腺及妇科检查。根据身高体重计算体重指数。④实验室检查：血常规、空腹血糖和血脂、肝功能、肾功能，宫颈细胞学检查。⑤辅助检查：盆腔B超了解子宫内膜厚度及子宫、卵巢有无病变；乳腺B超或钼靶照相，了解乳腺情况；酌情进行骨密度测定。

治疗的利和弊 HRT的利弊因不同年龄阶段，因人而异，在合适的时间使用合适的剂量，能将益处放大，而将副作用降至最低。HRT是维持绝经后妇女健康策略的重要组成部分，可以快速缓解绝经期患者的近期症状，调

节月经，改善抑郁焦虑，改善潮热出汗，改善泌尿生殖道萎缩和性欲减退，降低结肠癌风险，预防绝经后骨质疏松，早期应用可预防心血管系统疾病。把握HRT的原则，早期启动（绝经<10年，60岁以前），可实现激素补充治疗的最大利益。

HRT治疗的潜在风险共识：①关注最多的是HRT和乳腺癌的风险，HRT跟乳腺癌的关系被夸大，中国乳腺癌的每年发生率<0.1%，主要跟乳腺癌关系影响大的是生活方式相关的肥胖、酒精等较HRT更具高危性。研究指出，HRT使用5年以内任何药物均不增加乳腺癌。HRT相关乳腺癌风险与孕激素成分密切相关，应减少孕激素剂量，药物的发展可使乳腺癌的风险越来越小，达到最小化，可以给患者带来更多额外益处。但对于已患乳腺癌的女性，HRT仍是禁忌证。②关于子宫内膜癌的风险，按照规范化的治疗不增加子宫内膜癌的风险，预防子宫内膜癌是已经解决的问题。③静脉血栓形成的风险：经皮吸收雌激素可以避免血栓形成的风险。④体型与体重：在更年期过程中，雌激素水平下降，雄激素基本不变；热量需要和基础代谢率降低，体内蛋白质和脂肪相对增多，脂肪重新分布，出现向心性肥胖，腰围和腹围增加，使中老年妇女体重增加和体型改变，肥胖是因为缺雌激素造成的，雌激素补充治疗增加体重这是一种认知误区。

治疗新观点 在2013年和2016年的IMS指南均指出，维持围绝经期和绝经后女性健康总体策略包括生活方式如饮食、运动、戒烟及饮酒的安全水平和药物治疗。绝经激素治疗（menopausal hormone therapy，MHT）被视为女性健康总体策略的一部分，MHT、HRT 均尊重各指南成文时所采用的名词，故在此条文中具有同样的含义。

MHT 的作用与启动时机密切相关，在卵巢功能开始减退并出现相关绝经症状后即开始给予 MHT，可达到最大的治疗益处。没有明确适应证时不推荐使用 MHT。应用 MHT 时，应个体化用药如有子宫的女性在系统应用雌激素时，应该添加孕激素，以保护子宫内膜；局部问题解决如阴道局部应用低剂量雌激素。

关于治疗的期限，2016 年 IMS 指出没有必要对 MHT 持续时间进行限制，只要受益大于危险，即可继续给予 MHT。已经在用 MHT 的患者在 60 岁以上是可以继续应用的。60 岁以上从未用过 MHT 的患者也不是一概不可应用。在个体化评价后仍可能启动 MHT，建议采用经皮雌激素。

MHT 仍是血管运动症状和泌尿生殖道萎缩的最有效的治疗方法。绝经相关的其他主诉，如骨关节肌肉疼痛、情绪波动、睡眠障碍及性功能障碍在应用 MHT 期间可得到改善，个体化给予 MHT 可同时改善性生活质量及总体生活质量。对 45 岁前尤其是 40 岁之前自然绝经或医源性绝经的女性，心血管疾病和骨质疏松症高危，可能发生情感精神障碍和老年痴呆，其应用 MHT 可以减轻症状、保持骨量，建议至少用至平均绝经年龄。

对于绝经后无子宫、无心血管疾病的女性，单纯雌激素治疗可以降低冠心病和全因死亡率。心血管疾病是导致女性死亡的主要原因。MHT 通过对血管功能、血脂水平和糖代谢的有益作用来降低血管疾病发生风险。最新的 Cochrane 分析、meta 分析及 WHI 13 年调查结果均证明，<60 岁和（或）绝经 10 年内开始 MHT 治疗的女性的全因死亡率一致降低。研究表明，绝经前后开始应用 MHT，具有心血管保护作用。但不推荐 60 岁以上女性仅以冠心病一级预防为目的而启动 MHT。

MHT 是预防绝经后骨质疏松症骨折的最恰当方法。MHT 是唯一被证实可以降低骨量减少患者骨折的治疗。在 50~60 岁或绝经 10 年内，启动 MHT 的获益远高于风险，可以考虑作为一线治疗。在 60~70 岁，启动 MHT 的治疗需个体化地评估获益/风险比，考虑其他可用药物和最低有效剂量。70 岁以后，不考虑启动 MHT。虽然在停止 MHT 后仍有一定程度的骨折保护作用，但是 MHT 对骨密度的保护作用会以一种不可预知的速度下降。考虑 MHT 期限、利弊评估时应考虑到这一点。

现阶段认为，全身雌激素治疗在单纯的压力性尿失禁中是没有作用的。

缺血性卒中的发生风险与年龄相关，但 60 岁以下少见，>60 岁开始 MHT 治疗可能会增加卒中风险。根据 WHI 13 随访数据及 Cochrane 分析显示，<60 岁和（或）绝经 10 年内开始 MHT 治疗对卒中发生风险并无影响。低剂量口服 MHT 治疗，缺血性卒中发生风险较小，而经皮的 MHT 治疗则无明显风险。

不良反应 ①短期 MHT 通常无明显的不良反应，部分妇女可能有胃肠道反应、皮疹、头痛、乳房胀痛、阴道分泌物增多及出血等。②长期 MHT 主要有以下风险：静脉血栓栓塞症是口服 MHT 主要的副作用，风险随雌激素的剂量、患者年龄、体重指数的增加而上升。

随访及管理 ①随访管理的目的是评估 MHT 的疗效和可能出现的不良反应，并再次评估适应证、禁忌证和慎用情况。②开始 MHT 后，可于 1~3 个月复诊，以后随诊间隔可为 3~6 个月，1 年后的随诊间隔可为 6~12 个月。若出现异常阴道流血或其他不良反应，应随时复诊。③每次复诊须仔细询问病史、药物治疗效果及不良反应等。④推荐每年一次体格检查：血糖，血脂及肝肾功能检查，如血压、体重、身高、乳腺及妇科检查等。⑤推荐每年一次辅助检查：如盆腔 B 超、乳腺 B 超或 2 年一次钼靶照相；每 3~5 年一次骨密度测定。根据患者情况，酌情调整检查频率。

（李 芬 张巧利）

fùnǚ chángjiànbìng fángzhì

妇女常见病防治（prevention and treatment of women's common diseases） 对发生在女性生殖器官或乳腺的常见和重点疾病采取预防控制与治疗的措施。妇女常见病影响着妇女的身心健康，是关系到妇女生活质量和预期寿命的重要因素。妇女常见病防治工作的重点是针对宫颈癌、乳腺癌、生殖道感染及其他生殖系统疾病的防治，定期为妇女提供健康教育、医学检查、咨询指导、追踪随访、诊断治疗等系统的医疗保健服务。

历史沿革 在新中国成立初期，鉴于当时主要妇女生殖系统疾病的发生状况，妇女常见病主要包括性病、子宫脱垂和尿瘘、月经病、滴虫性阴道炎、宫颈癌。中国政府通过采取封闭妓院、禁止嫖娼、清查暗娼，把性从业者改造成为其他行业的劳动者，成立性病防治机构，培训专业防治队伍，积极开展性病普查普治，以及宣传和普及性病防治及妇女卫生知识，加强产科建设和普及新法接生等一系列措施，有效控制了性病，降低了子宫脱垂、尿瘘及宫颈癌等妇女常见病的发生，至20世纪60年代中国基本消灭了性病。但从20世纪80年代初改革开放以来，随着中国对外交流的增加，人民生活水平的不断提高及生活方式的不断改变，女性生殖道感染/性传播疾病的发生率逐年增加，90年代增加幅度最快。而从90年代末开始，宫颈癌的患病率又有逐渐升高趋势，同时与经济发展水平和生活方式高度相关的乳腺癌的发病率也以每年约3%的速度增长。中国妇女常见病防治重点已经转变为对生殖道感染/性传播疾病、宫颈癌和乳腺癌的防治。

工作体系形成过程 新中国成立前，妇女社会地位低下，并且长期受到封建意识的影响，一些常见的妇科病被称为"暗疾"，得不到应有的重视和积极的防治，妇女的健康受到严重影响。新中国成立后，针对严重危害妇女身心健康的疾病，中国政府多次组织了集中、大规模的妇女常见病普查普治工作。历史经验证实，妇女常见病防治对保障妇女健康有着很好的效果，并且逐渐形成了符合中国国情的妇女常见病防治工作体系。在20世纪50年代的滴虫性阴道炎防治工作中，中国总结出了开展普查普治的主要措施，即在一定的时间和范围内集中人力、物力进行检查和治疗。在女工为主的工厂中，对新进厂的女工必须进行妇科检查，以便对滴虫性阴道炎及早发现和治疗，防止传播；把每年一次的妇女病

定期检查列为常规。在宫颈癌防治的工作中，逐步总结出在妇女常见病普查普治的工作经验，要建立专门的防治协作机构和网络，城市以综合医院、农村以县医院为中心，统筹安排，分期分片逐步为妇女提供普查；普查前做好计划，准备好表格、卡片、宣传资料、医学检查器械和物品，做好组织动员工作，争取有关部门的配合。

从20世纪70年代起，中国逐步建立起了在城市以防子宫颈癌为重点，农村以防子宫脱垂为重点，集中一定的人力物力，在一定时间和范围内，对某种危害妇女身心健康严重的常见病开展普查普治，将妇女常见病筛查列入妇女保健的常规工作中的妇女常见病防治工作体系。

防治策略 ①建立以政府为主导、各部门参与的妇女常见病防治支持体系。妇女常见病防治工作不仅是公共卫生任务，也是各级政府的责任，因此，各级政府应该把妇女常见病防治工作列入政府工作计划中，制定适宜的妇女常见病防治的公共卫生服务指标，并纳入政府的工作目标中。同时，各级政府应发挥卫生、工会、妇联、社区的作用，明确各部门的公共卫生职责，强化监督机制，把保护妇女健康、妇女常见病防治工作落到实处。②建立以机关、单位和社区参与的妇女常见病防治基层服务体系，贯彻执行有关妇女健康的法律法规，落实相关规定。各单位应该把保护女职工健康、为适龄女职工提供妇女常见病筛查列入工作计划和福利项目。定期组织女职工进行妇女常见病筛查，开展健康教育，协助医疗机构对高危人群进行管理。同时，社区或乡镇也应

关注没有社会工作的妇女和农村妇女的健康，将她们的常见病筛查纳入年工作计划，提高妇女常见病防治的可及性与公平性。③建立以各级卫生行政部门为主体的妇女常见病防治工作的管理体系。实行国家-省-地市-县区-乡、社区逐级的管理。整合公立医疗机构与民营及其他体检机构的卫生资源。④建立相应的专家技术指导小组，开展相关领域的专业指导和学术研究，通过专业指导和学术研讨的方式，推进防治工作的开展。建立地区妇女常见病筛查转诊网络，利用各级医疗保健机构的资源，提高宫颈癌、乳腺癌女性常见及疑难病症的诊治水平。建立统一的妇女常见病筛查服务流程、筛查内容、治疗方法，使开展服务的各级医疗保健机构能有章可循，保障妇女常见病筛查的服务质量。积极引进国际先进的防治技术，在结合国情的基础上，不断推广适宜的、群众可以接受、负担得起的防治技术。⑤建立健康教育长效机制，形成多部门合作的健康教育网络。各级卫生行政部门应主动联合妇联工会组织、计划生育、工会、广电、文教等相关部门，积极开展健康教育，并将其作为妇女常见病防治工作的重要部分。单位、社区以及提供妇女常见病筛查的医疗保健机构，要把健康教育作为一项常规工作，形成制度。承担妇女常见病筛查的医疗保健机构，要把健康教育和日常筛查工作有机结合，开展如妇女健康讲座、板报、宣传画、免费发放健康教育资料、健康咨询等形式多样的健康教育。开展面对社会广大群众的健康教育，使人们了解妇女常见病的危害、筛查的意义和有效的防治措施。⑥关

注特殊人群（农村贫困妇女、流动人口中的育龄女性、下岗女工及未婚女性等）的需求，实现妇女常见病防治的公平性。卫生部门要与计划生育、妇联等部门合作，充分利用各级各类管理网络和服务优势，提高农村妇女、流动人群接受妇女常见病防治的比率。建立有效的补偿机制，利用现有的社保基金、医疗保险、新农村合作医疗、贫困救助等救助和补偿政策，促进贫困人群对妇女常见病筛查服务的利用。提供适合特殊人群需要的、可负担、可接受的防治技术服务。

为促进基本公共卫生服务均等化，2009 年开始国家加大了医药卫生改革和投入力度，将针对严重影响妇女健康和生命的宫颈癌、乳腺癌而开展的农村妇女"两癌"检查项目，以及预防艾滋病、梅毒及乙肝母婴传播项目列入重大公共卫生专项，这对妇女常见病控制、使广大弱势妇女享有基本保健服务起到了巨大的、历史性的促进作用，进一步促进了公共卫生服务的公平性和可及性。在中国已经形成由医疗保健机构提供、针对适龄妇女采用的筛查方法，定期开展（每间隔 1~3 年筛查一次）的妇女常见病筛查服务体系。

防治成效 经过多年的努力，由于中国妇女病普查普治的开展，整体卫生状况的改善和个体行为的改变，使宫颈癌前病变、早期宫颈癌发现率增高，晚期宫颈癌比例下降，宫颈癌的患病率及死亡率在逐年下降。

自 21 世纪以来，通过医药卫生改革的重大公共卫生宫颈癌和乳腺癌"两癌"检查项目，加大了政府对妇女常见病重视和投入，进一步提高群众常见病防治和自我保健的知晓及对医疗服务利用；项目开展以来，2009~2015 年期间接受全国宫颈癌免费检查的农村妇女共 5，313 万人，共检出宫颈浸润癌及癌前病变 77，531 例，检出率、早诊率和治疗率逐年增加，检出率由项目初期的 124.89/10 万升高到 2015 年的 168.98/10 万，早诊率由 89.6% 上升为 90.78%。治疗率由 75% 上升为 95.4%。共有 767 万农村适龄妇女接受了乳腺癌检查，共检出乳腺癌及癌前病变 6461 例，检出率由项目初期的 77.16/10 万升高到 2015 年的 89.0/10 万，早诊率由 43.1% 升高到 67.1%，治疗率由 71.17% 升高到 99.06%。

（王临虹　狄江丽）

fùnǚ chángjiànbìng shāichá

妇女常见病筛查 （screening for women's common diseases）

有计划、有组织地为适龄妇女定期筛查发生在生殖器官或乳腺的常见疾病。主要包括定期为适龄妇女提供有关妇女常见病防治的健康教育和咨询指导，进行专项医学检查，对筛查结果提出医学意见，对医学筛查发现的异常或可疑情况进行进一步检查、诊断、转诊和随访等医疗保健服务。妇女常见病筛查是妇女常见病防治的重要内容，是能够早期发现宫颈癌、乳腺癌以及其他妇女常见病，以早期治疗和控制妇女常见病的重要措施。

主要措施 ①通过在社区、单位、医疗保健机构开展妇女常见病筛查的健康教育，提高妇女对预防妇女常见病的意识和早期识别妇女常见病的能力，自觉地寻求妇女常见病筛查服务。②通过各级政府的支持，逐步改善、提高妇女常见病防治的服务条件和服务能力，扩大筛查的覆盖面，提高妇女常见病的筛查率；在满足筛查的基本工作需求的基础上，推广适宜的筛查技术，使更多的适龄妇女能够得到可负担、可接受和公平的妇女常见病筛查。③通过妇女常见病筛查，达到早期发现、早期诊断、早期治疗宫颈癌和乳腺癌，以及防治其他妇女常见病的目的。

筛查对象与时间 筛查的对象为 20~69 岁妇女，重点为 35~64 岁妇女，各地应当根据实际情况确定筛查对象。依据选用的筛查方法，对适龄妇女进行每间隔 1~3 年一次的生殖器官重点为宫颈癌和乳腺癌专项检查。由于妇女不同年龄阶段的发病率不同，以及采取宫颈疾病和乳腺疾病的各种筛查方法都可能会出现一定程度的漏诊，所以，应根据妇女的年龄和各地区所采取的筛查方法，来确定妇女常见病筛查的间隔。①宫颈疾病，见宫颈癌筛查。②乳腺疾病，见乳腺癌筛查。

筛查方式 包括有组织的群体性筛查和为有需求者提供个体筛查；可以进行专项检查，也可和其他健康体检相结合开展。①群体性筛查：筛查的医疗保健机构和单位或社区进行沟通，有计划地组织适龄妇女进行群体性筛查。筛查地点可以在医疗保健机构门诊，也可以在社区、企事业单位等符合筛查条件的场所。为了保证筛查工作顺利有序地进行，组织单位应提前告诉妇女筛查的地点、时间、筛查项目、筛查前的注意事项等。②个体性筛查（机会性筛查）：医疗保健机构结合门诊常规工作为妇女提供妇女常见病筛查。医务人员可以建议由于各种原因来就诊的适龄妇女接受筛查，或者为提出筛查需求的妇女提供服务。

筛查疾病 ①宫颈疾病：子宫颈癌前病变［宫颈上皮内瘤变（CIN）2、3，原位癌］、宫颈癌。②乳腺疾病：乳腺癌前病变、乳腺癌、乳腺良性疾病。③常见生殖道感染疾病：外阴阴道炎症、宫颈炎症、盆腔炎症性疾病等。④其他：盆腔包块（子宫肌瘤、卵巢包块）、子宫脱垂/阴道前后壁膨出、压力性尿失禁等。

筛查项目 为每一位筛查对象提供必要的医学检查项目。主要包括：①妇科检查。②阴道分泌物常规检验。③宫颈癌筛查，常用三类检查方法。宫颈细胞学筛查，可采用传统巴氏涂片法或提高细胞检测质量使用液基细胞学检查方法；高危型人乳头瘤病毒检测；醋酸染色肉眼观察及复方碘染色肉眼观察。④乳腺检查，包括视诊和触诊检查、乳腺超声和乳腺X线（钼靶）检查。鉴于X线对人体的损害，建议40岁以下不进行X线常规检查。

根据筛查对象要求或检查需要，可增加检查项目如盆腔超声检查、宫颈和（或）阴道分泌物检验。对宫颈癌筛查异常者应根据情况需要进一步进行阴道镜检查和病理检查以确诊。

筛查前告知 筛查前，医疗保健机构应该对所有接受筛查的妇女进行妇女常见病防治的健康教育，并告知妇女常见病筛查的意义、目的、内容及注意事项。健康教育可以是医疗保健机构指派专业人员，深入单位或社区为妇女做健康教育讲座；也可以在医疗保健机构里面设置健康教育资料的展台，让参加筛查的妇女翻阅。有条件的医疗保健机构也可以在妇女等候检查的时，播放健康教育录像；在社区，可以通过同伴教育，互相宣传健康教育

知识。或者开展健康讲座、发放健康教育手册、播放健康教育录像来告诉妇女筛查前的准备工作和需要注意哪些问题。

筛查后随访 所有筛查结果是可疑或异常的妇女都是随访对象。随访的目的是筛查单位为了解随访对象的疾病诊治情况，评估治疗效果，并且为随访对象提出进一步检查和治疗的医学建议。随访的形式有很多种，包括门诊、电话、上门随访、书信等方式。

筛查后转诊 ①转诊对象指检查机构不能完成基本妇女常见病筛查项目，或不能提供进一步检查、诊断和处理的可疑或异常者以及疾病者。②转诊单位在转诊时，应该向接诊单位提供转诊病例的相关病情资料，填写转诊单。接诊单位应该进行相应的诊断和治疗，认真做好记录，并且应该把诊断和治疗的结果反馈到转诊单位。没有宫颈细胞阅片能力的医疗保健机构应该把宫颈细胞取材标本进行编号、固定、保存然后统一送到有阅片资质的单位。阅片单位应该出具规范的宫颈细胞学检查报告并且应该及时把结果反馈到送检单位。

（王临虹 狄江丽）

gōngjǐng'ái shāichá

宫颈癌筛查（cervical cancer screening）

目的是通过开展健康教育和宣传，最大限度地对适龄妇女进行定期宫颈病变或宫颈癌检查，并确保对筛查阳性或者异常结果的人群进行相应的诊断性检查、随访或者治疗，以提高宫颈癌早诊率、早治率，降低发病率和死亡率。

筛查对象 筛查的起始年龄在各国略有不同，美国癌症协会（ACS）、美国阴道镜及宫颈病理协会（ASCCP）、美国临床病理协

会（ASCP）建议对21岁以上有性生活史的女性开始进行筛查。世界卫生组织（WHO）建议，在30岁或以上的女性中开始宫颈癌筛查，如果一个妇女一生中只有一次筛查机会，建议最好在35~45岁进行。对于人类免疫缺陷病毒（HIV）感染或在HIV感染高发区居住、机体免疫功能低下的女性，筛查起始年龄需适当提前。鉴于中国子宫颈癌发病年龄特点，推荐筛查起始年龄应在25~30岁。

筛查方法和间隔 中国宫颈癌筛查方法主要推荐宫颈细胞学、人类乳头瘤病毒（HPV）检测、醋酸/碘染色肉眼观察（VIA/VILI）。采用VIA/VILI法或细胞学进行初筛，筛查结果阴性者每2或3年筛查一次；而采用HPV检测进行初筛，筛查结果阴性者可每5年筛查一次，如高危型HPV检查阳性，需酌情进行细胞学检测或进一步行阴道镜检查。65岁及以上女性若过去10年内每3年一次连续3次细胞学检查阴性或每5年一次连续2次HPV检测阴性，则不需要继续筛查。

筛查诊断内容 妇女宫颈癌筛查项目推荐筛查内容包括：对所有适龄妇女均进行临床问诊、妇科检查（包括盆腔检查及阴道分泌物湿片显微镜检查/革兰染色检查）；妇科检查后进行宫颈细胞学检查或HPV检测或VIA/VILI检查；对初筛结果可疑或异常者及肉眼检查异常者进行阴道镜检查；对阴道镜检查结果可疑或异常者进行组织病理学检查。

（王临虹 狄江丽）

rǔxiàn'ái shāichá

乳腺癌筛查（breast cancer screening）

目的是通过开展健康教育和宣传，最大限度地对适

龄妇女进行检查，并确保对阳性或者异常结果的人群进行相应的诊断性检查、随访或者治疗，以提高乳腺癌的早诊率、早治率，降低死亡率。

筛查对象 各国结合本国乳腺癌的高发年龄段和高发人群，筛查的起始年龄略有不同。欧、美国家乳腺癌筛查往往从 40 岁或 50 岁开始。中国不是乳腺癌高发的国家，中国农村妇女乳腺癌检查项目中建议筛查年龄为 35~64 岁。

筛查方法和间隔 对 40 岁以下妇女乳腺筛查时，主要以临床触诊和乳腺彩超作为主要的检查方法，该年龄段妇女应每 2 年做一次乳腺彩超检查；40 岁以上妇女应以乳腺 X 线作为主要检查手段，每年做一次乳腺彩超检查，每 2 年做一次乳腺 X 线检查。40 岁以上妇女是高危人群，以及 45 岁以上妇女应每年做一次乳腺 X 线检查。中国农村妇女乳腺癌检查项目建议以临床视诊、触诊和乳腺彩超作为筛查方法，每 3 年做一次筛查。

筛查诊断内容 妇女乳腺癌检查项目推荐的筛查内容包括所有适龄妇女均进行临床问诊、乳腺视诊及触诊；乳腺临床检查后进行乳腺彩超检查；乳腺彩超检查，乳腺影像报告和数据系统（BI-RADS）分级（类）为 0 级或 3 级者进行乳腺 X 线检查；对乳腺彩超检查 BI-RADS 分级 4 级及 5 级、乳腺 X 线检查 BI-RADS 分级 4 级及 5 级者进行组织病理检查，推荐采用经皮活检方法。对乳腺 X 线检查 0 级及 3 级者，由副主任医师及以上专科医师综合评估后提出随访、进一步检查或活检的意见。

（王临虹　狄江丽）

nǚxìng shēngzhídào gǎnrǎn
女性生殖道感染（female reproductive tract infection）

由多种细菌、真菌、衣原体、支原体、病毒和原生生物引起女性内外生殖器官的炎性疾病。感染炎症可以局限于一个部位，也可以同时累及多个部位，并可增加艾滋病感染和发生宫颈癌的风险。生殖道感染（reproductive tract infection，RTI）分为性传播疾病（sexually transmitted diseases，STD）、内源性感染和医源性感染。主要包括自下生殖道的外阴、阴道、宫颈至盆腔内的子宫、输卵管、卵巢、盆腔腹膜、盆腔结缔组织的炎症。常见的 RTI 包括外阴阴道假丝酵母菌病、滴虫阴道炎、细菌性阴道病、老年性阴道炎、衣原体感染、急性子宫颈炎、盆腔炎、淋病、生殖器疱疹、尖锐湿疣、梅毒等。RTI 是全球性的重大社会及公共卫生问题，女性 RTI 也是影响女性生殖健康和妇科常见疾病之一，已引起全社会的广泛关注。

流行现状 发达国家对 RTI 在不同类型人群中的流行情况进行了比较系统深入的调查研究，并且开展了一系列的流行趋势监测、评估，而在发展中国家由于调查 RTI 包括的病种和方法不同，其发病率和患病率变化很大，但现有资料表明 RTI 在世界各地不同人群中广泛流行。2000 年由中国卫生部基层卫生与妇幼保健司和北京大学第一医院妇儿保健中心牵头，在 15 个省、直辖市的 50 个市（区）开展的中国部分城市已婚妇女妇科病常见流行病学调查研究中 42.9% 的城市已婚妇女至少患 1 种 RTI，相对于其他妇科常见病，RTI 患病率最高。在 RTI 患者中，16.9% 的妇女患 2 种及

以上的 RTI，混合感染现象较严重。在 RTI 这一类感染性疾病中，慢性宫颈炎的患病率最高，为 39.3%；其次为细菌性阴道病（5.3%）、外阴阴道假丝酵母菌病、生殖道沙眼衣原体感染、盆腔炎的患病率分别为 4.8%、4.4% 和 4.1%，滴虫阴道炎的患病率最低为 2.6%。城乡妇女均以宫颈炎及细菌性阴道病患病率为高，慢性盆腔炎的患病率也较高，衣原体感染以及淋球菌感染也不容忽视。

传播途径 RTI 大部分通过性行为传播，也可通过日常生活密切接触、母婴传播途径感染，不良的卫生习惯、长期服用抗生素或激素以及一些可避免和不可避免的医疗因素均可引起 RTI。当性病患者与健康人进行性接触时，由于双方的黏膜特别是生殖器、肛门、口腔等部位密切而频繁的接触，病原体很容易侵入健康人体而致感染，性传播感染占 RTI 患者总数的 40%~60%；内源性感染主要包括细菌性阴道病和外阴阴道假丝酵母菌病，由于不良卫生习惯、使用劣质卫生巾、长期应用抗生素、大量应用雌激素而引起阴道内环境改变致菌群失调所致。外阴阴道假丝酵母菌病只有少数患者可通过性交直接传染或接触感染的衣物间接传染。尚没有证据证明，细菌性阴道病可以通过性途径传染。医源性感染主要是由于使用污染的手术器材或不洁医疗操作所致。

危害 RTI 主要损害生殖器官，特别是内生殖器官，男性和女性均受累，但对女性造成的危害更大。重者如急性盆腔炎，可引起弥漫性腹膜炎、败血症、感染性休克，甚至危及生命。急性炎症如未得到彻底治愈，往往反

复发作，不仅严重影响妇女的健康、生活和工作，也给家庭和社会造成负担。RTI 不仅引起女性自身生殖系统疾病，如长期盆腔痛、流产、盆腔炎、不孕、异位妊娠、宫颈癌等，而且导致新生儿肺炎、低出生体重、智力低下、婴儿失明甚至死胎等，从而严重影响出生人口质量，同时对其家庭幸福和社会稳定带来难以估量的影响。常见的 RTI 间存在着关联，一种病原体感染可以成为另一种病原体感染的危险因素，STD 可增加感染其他 STD 特别是 HIV 的危险性。

影响因素 RTI 的流行是多种因素共同作用的复杂过程。这些影响因素包括生理微环境因素、个人行为因素，以及宏观的社会文化环境因素。个人行为因素往往与个体自身的相关知识、态度及行为有关联，可以通过科学的干预而改变。而政治、经济环境、社会、文化背景、传统观念、人口等宏观的社会文化因素往往对 RTI 的流行产生决定性的影响，这类因素在短期内难以人为改变，如果通过适时调整，使其向有利于消除 RTI 负面影响的方向发展，则会对控制 RTI 起到重要的指导作用。

防治策略 ①加强政策支持，促进多部门协作。1991 年 8 月中国卫生部通过颁布《性病防治管理办法》明确了国家对 STD 实行预防为主，防治结合，综合治理的防治方针。1994 年 10 月通过颁布的《中华人民共和国母婴保健法》规定，婚前检查发现处于传染期的指定传染病（包括淋病、梅毒、艾滋病等 STD）患者，某些性传播疾病未经治愈暂缓结婚。2002 年 6 月卫生部基层卫生与妇幼保健司下发《卫生部关于印发婚前保健工作规范（修订）的通知》，公布了重新修订的婚前保健工作规范，对婚前保健服务内容作了进一步的明确，滴虫、霉菌性阴道炎、梅毒属于常规婚前医学辅助检查内容，而淋病、艾滋病、支原体和衣原体感染则属特殊检查内容，可依据需要和自愿原则确定检测。政府支持成立全社会、多部门、多学科的 RTI 反应框架，一方面帮助卫生行政部门和医疗保健部门强化综合防治的战略思想，另一方面动员各级政府、妇联、计划生育、民政、公安、教育、新闻媒体等其他部门积极主动地参与 RTI 防治；同时以良好的协调机制，确保各部门间的密切配合以及各相关学科部门间的良好沟通。鼓励国际组织、非政府组织、私人机构的共同参与，动员一切可利用的社会力量和资源，开展 RTI 防治工作。②加强能力建设，提高防治水平。医疗保健队伍防治水平是 RTI 防治工作能否有效开展的关键因素之一。医疗卫生服务机构能力建设包括机构人员管理和专业技术水平的提高、服务硬件设施建设以及医疗服务提供内容的增加和变化等三方面的内容。有针对性地开展专业技术人员相关知识、技能的培训，特别是基层服务人员的培训，同时重视对管理者相关政策、法规、知识、项目管理方法等方面的培训；加强基层硬件设施的建设，建立和提高 RTI 诊治能力，建立相关疾病初筛、管理机制；开展有针对性的筛查和定期普查，有助于控制 RTI 在一般人群中的流行，针对特定人群中的高发病种开展筛查，能有效防治 RTI。③动员社会参与，开展宣传教育。开展生殖健康教育，改变个体不良行为。开展以社区为基础的生殖健康教育，帮助妇女了解 RTI 的症状、严重性以及防治知识；鼓励男性参与，争取家庭和社会支持，男性参与程度将直接影响安全套的双重保护作用及针对 RTI/STD/AIDS 的安全套推广和营销项目的效果；通过宣传交流，降低社会对 RTI 患者的歧视，同时通过大众传媒介绍有关 RTI 的知识，使社会大众了解 RTI，而减少对 RTI 者的不良看法。

（王临虹）

xingchuánbō jíbìng

性传播疾病（sexually transmitted disease，STD） 通过性行为及类似性行为接触发生的感染性疾病。包括正常、不正常、病态、同性的性行为所致的传染性疾病。中国旧时称为性病，主要指通过传统性行为传播的疾病，包括淋病、梅毒、软下疳、腹股沟肉芽肿及性病性淋巴肉芽肿。20 世纪 70 年代后，人们固有的、保守的性观念逐渐改变，不同途径性行为、不同病原体导致的 STD 逐渐增加，1975 年世界卫生组织（WHO）正式命名为"性传播疾病"，并除上述 5 种性病外还将非淋菌性尿道炎、艾滋病（获得性免疫缺陷综合征，acquired immunodeficiency syndrome，AIDS）、尖锐湿疣、生殖器疱疹、泌尿生殖系统念珠菌病、滴虫病、细菌性阴道病、阴虱病、疥疮、乙型病毒性肝炎和股癣等也列入其中，已达 20 余种。1991 年中国卫生部发布的《性病防治管理办法》规定重点监测的 STD 有 8 种：梅毒、淋病、非淋菌性尿道炎、尖锐湿疣、生殖器疱疹、软下疳、性病性淋巴肉芽肿和 AIDS。2013 年《性病防治管理办法》修订后，所称性病包括《传染病防治法》规定的乙类传染病中的梅毒和淋病，中国重点防治的生殖道沙眼衣原体感染、尖锐湿疣、生殖器疱疹以及卫生部根据疾病危害程度、流行情况等因素，确定需要管理的其他性病等。AIDS 纳入《艾滋病防治条例》管理，不再包括在该办法中；删除了软下疳、性病性淋巴肉芽肿，将非淋菌性尿道炎调整为生殖道沙眼衣原体感染。

流行现状　由于 STD 影响范围广、传播速度快，并能引起并发症和后遗症，已成为世界公认的公共卫生问题之一。在世界范围，估计每年新发生的性病患者超过 2 亿。作为隐蔽性的流行病，无论发达国家还是发展中国家，人类免疫缺陷病毒（HIV）出现后，STD 的控制得到了高度重视。根据世界卫生组织 2012 年数据估计，每年 15～49 岁人群中有 3.57 亿例新发可治愈 STD，梅毒 600 万例，淋病 7800 万例，沙眼衣原体 1.3 亿例，滴虫性阴道病 1.42 亿例。STD 已经成为发展中国家成人就医的前 5 位病因。尽管在北欧和西欧 STD 发病率有所降低，尤其是淋病和梅毒，而在北美情况却有所不同，中部少数民族人口中这些疾病有所上升。在发展中国家，STD 的流行率和发病率仍然很高，15～45 岁年龄女性中，此类疾病居于女性健康消费的第 2 位，排在孕妇致残率和病死率之后。1995 年美国报道的 10 种最常见疾病中有 5 种是 STD，据估计每年有近 1500 万新发病例。1973～1992 年，在美国大约有 15 万妇女死于 STD 或其相关并发症，给社会造成的巨大经济负担，估计每年达到 170 亿。新中国成立前性病曾猖獗流行，新中国成立后政府采取了多项防治措施，1964 年基本消灭性病；

自 20 世纪 80 年代起，性病又死灰复燃，在全国各地 STD 的发病率出现上升趋势。为了监测和防治 STD 特别是 AIDS，中国实施了 STD 报告制度。2003 年 STD 报告情况指出，2002 年全国 31 省（自治区、直辖市）累计报告 7 种性传播感染（AIDS 除外），共有 44 848 例，报告发病率为 58.15/10 万。发病情况具有三个特点：①性从业者是 STD 的高危群体。②一般群体中，农村人口集中的西部地区 STD 的发病率呈上升趋势。③流动人口增加了西部农村妇女感染 STD 的概率。

病原学分类　STD 的病原体种类繁多，其中包括病毒、衣原体、支原体、细菌、真菌、螺旋体、原虫和寄生虫等。通常是由性传播微生物，如淋病奈瑟菌和沙眼衣原体引起；可以单独感染或与其他下生殖道内源性细菌感染合并存在，或与其他革兰阳性和革兰阴性厌氧菌和需氧菌引起。STD 包括可以治愈和不可治愈的疾病。常见的可治愈的 STD 是淋病、沙眼衣原体、梅毒、滴虫、软下疳、性病性淋巴肉芽肿；可以预防但不可治愈的是病毒性 STD，包括 HIV、人乳头瘤病毒、乙型肝炎病毒和单纯疱疹病毒。

传播方式　①性行为传播：性交是主要传播方式，占 95% 以上。传统的性交是阴茎-阴道接触，由于性行为的多样化，接吻、口阴交、手淫、触摸及同性恋等，更增加了传播的机会。②接触传播：通过接触污染的衣物、浴池或共用浴具。③血液和血制品传播：梅毒和 AIDS 可通过输血和血制品传播。④医源性传播：误用被污染的或消毒不严格的医疗器械。⑤职业性传播：医生、护士、防疫人员防护不严，误将被污染

的针头和手术刀刺伤自己的皮肤。⑥胎盘传播：梅毒、衣原体、支原体、HIV 感染的孕妇，可经胎盘传给胎儿。⑦产道传播：孕妇患淋病、衣原体、HIV 感染，分娩时经产道传给新生儿。⑧母乳传播：吸吮含有性病病原体的乳汁，可致婴幼儿感染，如 HIV 感染。

危害　STD 的广泛流行，对人类危害很大。未经治疗的 STD 的临床结局包括盆腔炎、不孕（伴有严重的心理社会影响）、尿道狭窄、宫颈和直肠癌及各种多系统并发症，如淋病奈瑟菌、衣原体和梅毒螺旋体感染。这不仅影响女性本身，而且影响到下一代的健康，全球每年约有 800 万例孕妇因感染 STD 和性卫生不良而罹患严重并发症，甚至发生致命性后果以及严重影响胎儿和新生儿的健康与生存。STD 已经导致了主要致残率和致死率。

防治策略　关键是阻断其传播途径。对性伴进行诊治及劝告可防治性病再传播及再感染。

预防和控制策略　①教育和指导危险人群通过改变性行为来避免感染 STD。②积极检出无症状感染者和有症状而又不太可能就诊的感染者。③有效地诊断和治疗感染者。④对 STD 感染者的性伴侣进行评估、诊疗和指导。⑤对可用疫苗预防的 STD 高危人群进行暴露前免疫接种。

危险评价　必须从改变有感染危险的性行为开始，为患者提供教育与咨询，积极开展 STD 的一级预防，这是基层医疗保健机构的重要责任，也是医疗诊治所无法替代的。社区医生应定期采集患者的性生活史，并告之降低危险的方法。采集性生活史的重点是性伴侣、避孕、应对 STD 的

防护措施、性经历和 STD 既往史。①性伴侣：了解与谁发生性行为，性伴侣是男性还是女性，在过去 12 个月性伴侣的数量等。②避孕：是否准备妊娠，选用何种方式避孕。③STD 的防护：采取何种措施预防 STD。④性经历：性行为的方式、途径，使用避孕套史和次数等。④STD 的既往史：是否患过 STD、性伴侣是否有 STD、是否有毒品使用史。

干预措施 ①禁欲及减少性伴侣数量：避免感染 STD 最可靠方法。对即将结婚者而言，在开始性生活前应当行 STD 常规筛查，以降低无症状 STD 传播危险。②暴露前免疫接种：预防某些 STD 传播的最有效方法之一。如乙肝疫苗接种，是防止乙型病毒性肝炎经性接触传播的最好方法。③男用避孕套：只要正确而长期坚持使用，可有效预防 STD，降低感染的风险，特别是能有效地阻止盆腔炎性疾病的发生。④女用避孕套：是女性预防 STD，降低感染风险的有效机械屏障，亦可有效地防止非意愿妊娠。在男方未使用避孕套时，可选用女用避孕套。⑤阴道隔膜：可预防淋病、衣原体、滴虫的感染，但尚需进一步验证，不能用做预防 AIDS，且可能增加女性尿路感染危险。

（王临虹）

fùnǚ zhíyè bǎojiàn

妇女职业保健（women occupational care）

根据妇女职业劳动的特点，针对劳动环境和劳动过程中存在的职业有害因素对妇女生殖健康可能产生的危害，研究相应的预防保健对策，并为职业妇女提供保健服务。又称职业妇女劳动保健。对于劳动妇女的职业保健措施，主要有合理安排妇女劳动、改善劳动条件和加强妇女劳动保健（见职业妇女"六期"劳动保健）。

合理安排妇女劳动 由于女性自身的解剖生理特点，在体格体力上与男性有差别；又由于女性有月经、妊娠、分娩、哺乳等特殊功能，在参加劳动时，合理安排适合妇女的工种，对保护其生殖健康具有重要作用。合理安排妇女劳动虽然是企业及事业用人单位的职责，但卫生部门应予以监督和指导。合理安排妇女劳动的原则：①安排适合妇女体力负担的工作。例如，妇女不适合从事矿山井下作业、森林伐木作业、《体力劳动强度分级》标准中第Ⅳ级劳动强度的作业，以及负重量过大的作业等。②对妇女未来的受孕力及妊娠和胎儿发育有不良影响的工作，对未婚及已婚待孕妇女应列为禁忌。例如，未婚及已婚待孕女职工不适合从事作业场所铅、苯、汞、镉浓度较高的作业。③对孕妇健康、妊娠经过及妊娠结局及胎儿发育有不良影响的工作，对孕妇应列为禁忌。例如，铅、汞、苯、镉、一氧化碳、二硫化碳等有毒物质浓度超过国家卫生标准的作业，接触抗癌药、放射性物质的作业、第Ⅲ级体力劳动强度的作业，以及伴有全身强烈振动的作业等。④母亲接触有害因素对乳儿健康可产生不良影响的工作，对乳母应列为禁忌。例如，铅、汞、苯、有机氯农药等有毒物质均可自乳汁排出，影响乳儿健康。

改善劳动条件 职业有害因素会对女职工健康及其胎儿发育产生影响，通过改善劳动条件，降低作业环境中职业有害因素的浓度或强度至国家卫生标准规定的限制之下，是职业妇女劳动保护最根本的对策。①改革生产工艺：实行生产过程中的机械化、自动化，减少工人直接接触职业有害因素；使用无毒或低毒的原料代替毒性大的原料等。②卫生技术设施：对产生毒物、粉尘的生产设备加以密闭、通风，将有毒有害物质经净化后排出车间，以降低车间内有害有毒物质的浓度，对高频电磁场、微波等采取屏蔽措施等。③个人防护措施：提供个人防护用品，如工作服、手套、防护眼镜、防毒口罩、送风式防毒面具等。④生产环境监测：企业及卫生监督部门应对生产过程中的职业有害因素进行定期的检测和监督，比如对工作环境中的有害有毒物质的浓度或噪声强度进行定期测定，如达不到国家卫生标准，卫生监督部门有权对其进行监督和管理。⑤卫生保健措施：调整劳动制度、劳动工时，缩短接触职业有害因素的时间；进行就业前及定期健康检查。

加强妇女劳动保健 ①对拟就业的妇女，在招工时，除需进行一般的体格检查外，尚应进行妇科检查，对其月经史及妇科病史应进行了解及进行必要的检查，根据受检者的妇科情况提出是否适合从事该项工作的建议。②对女职工，应结合防癌普查定期进行妇科检查。有条件的单位最好进行全面的体格检查。当发现患有某些疾病已不适合从事现工作时，应提出调整工作的建议。③妇科医师进行体检或诊疗时，应详细了解就诊对象的职业史，当发现妇女患有某些妇科疾患不适合从事现工作时，应提出改变工作的建议。例如，患有痛经、功能性子宫出血、慢性附件炎等妇科疾病的妇女不适合从事重体力劳动作业。

（李　芬　张巧利）

zhíyè yǒuhài yīnsù

职业有害因素 (occupational harmful factors)

生产工作过程及其环境中产生和（或）存在的，对职业人群的健康、安全和作业能力可能造成不良影响的要素或条件。

来源 ①工作环境中的有害因素：由于生产设备、原材料和工艺过程的特点，或工作中的技术条件，可以产生某些有害物质污染工作环境。例如，各种化学物质（如铅、汞等金属毒物，各类有机溶剂、高分子化合物等）、物理因素（如噪声、振动、电离辐射等），以及生物学因素（如各种病原微生物）等职业有害因素。②劳动过程中的有害因素：在从事劳动的过程中，劳动者除可接触工作环境中有害因素外，劳动过程本身对人体健康也可产生某些职业危害，影响人体健康。例如，劳动组织或劳动制度不合理，劳动时间过长而造成过度疲劳；精神过度紧张；劳动强度过大，劳动安排与劳动者身体的健康状况不相适应；个别器官系统过度紧张，如视力紧张、听力紧张等；因为工作需要，长时间被迫处于某种单一的工作体位，如立位、坐位、蹲位、弯腰等。

危害 职业有害因素在一定条件下可对人体健康产生不良影响，这主要取决于职业有害因素的强度或浓度，以及接触职业性有害因素的程度，即暴露（接触）时间的长短。当其强度或浓度超过一定限度，或接触时间较长时，则可对女性生殖健康产生不良影响。职业有害因素不仅可影响妇女本身的健康，还可通过妊娠及哺乳影响胎儿和婴儿的发育和健康，直接影响出生人口素质。

生殖毒性与发育毒性 职业有害因素对亲代的生殖过程，亦即子代的发育过程造成不良影响的作用称为职业有害因素的生殖发育毒性，或统称之为生殖毒性或发育毒性。

生殖毒性 有害因素对生殖系统，主要是性腺的不利影响。表现为干扰卵泡的发育、成熟；生殖内分泌调节出现异常，影响配子（即卵子）的形成和排卵；性周期和性行为的改变；卵母细胞发生突变等。因而对生殖功能和子代发育可造成影响，以及出现生殖早衰等母体生殖系统和生殖功能的异常。

发育毒性 发育中的有机体（胚胎和胎儿），自受精前（即亲代的配子阶段）至受精卵、胚胎期、胎儿期，乃至出生后直至性成熟的各个发育阶段中，受职业有害因素的影响而产生的毒性效应。表现为受精卵不发育而死亡；胚胎或胎儿发育异常，出现胎儿畸形；或胚胎或胎儿死亡而流产、死产；生长发育迟缓；以及出生后的功能发育障碍等。

对性腺的损伤 ①职业有害因素对不同发育阶段的卵泡均可造成损伤，影响卵泡的发育和成熟，阻碍卵泡的发育和排卵，使受孕力下降。停止接触后可以恢复。由于卵细胞在出生时数目即已固定，若在青春期前卵巢中的原始卵泡大部分遭受损伤，可出现原发性闭经。成年后受损，可出现月经稀少，甚至可导致卵巢功能过早衰竭，表现为绝经年龄提前。②有些职业有害因素可影响下丘脑-垂体-卵巢轴的内分泌功能，干扰卵泡的发育成熟和排卵；卵巢周期和月经周期不规则；使受精卵进入子宫的时间与子宫内膜的变化不同步而不易着床；或干扰孕激素的分泌，影响胚胎

发育，使胚胎停育而出现早早孕丢失。③某些职业有害因素可引起生殖细胞突变，卵母细胞突变可导致遗传损伤。

性腺遭受损伤可出现以下结局：①月经异常和早发绝经，如月经周期缩短、延长或不规则，月经过多或过少，或闭经。卵巢过早衰竭，则可出现绝经期提前，有时也可表现为初潮延迟。②早早孕丢失或自然流产，即使卵细胞发育成熟可以排卵，受职业有害因素影响，受精卵可能发育不良，不易着床而发生早早孕丢失，即临床上难于识别的未被觉察的流产。如果职业有害因素引起卵母细胞染色体畸变，一旦妊娠，也可出现受精卵发育不良或早期胚胎死亡而流产。③不孕或受孕力下降，性腺受损伤的直接结果使配子形成受阻，卵泡不能发育成熟，不排卵，致造成不孕或受孕力下降。④染色体畸变的卵子如受精，除可出现受精卵不发育而导致妊娠失败或胚胎发育不良而流产外，还有使胎儿发生先天缺陷的危险。

对胚胎及胎儿和婴儿发育的影响 职业有害因素对胚胎及胎儿、婴儿发育的影响具有不同的特点。由于胚胎、胎儿和婴儿对有害因素较成人敏感，故当有害因素的强度（或浓度）对母体尚未出现明显的毒害作用时，已可对胚胎、胎儿和婴儿产生不利影响。妊娠前阶段（配子发生至受精），当职业有害因素具有性腺毒性时，可影响卵子的发育成熟，结果影响受精而导致不孕；或引起卵母细胞染色体畸变而影响妊娠结局，出现早早孕丢失，或导致胚胎死亡而流产或胚胎发育异常而出生先天畸形儿。妊娠后阶段，在胚胎不同时期接触职业有

害因素会有不同的影响。

前胚胎期 受精卵经过卵裂形成胚泡逐渐埋入子宫内膜完成着床，大约需 12 天。于此阶段，超过一定阈值以上的物理、化学因素可以引起胚芽死亡，过去认为此阶段对致畸不敏感。但是，经动物实验发现，在着床前的前胚胎期，接触某些化学物质，也有可能导致胎儿畸形或发育迟缓。

胚胎期（器官形成期） 受精后第 3 周进入胚胎期，此时期是主要器官系统的形成期，一般至受精后 8 周末，即妊娠第 3 个月初，除生殖器官外，其他器官系统已分化完毕，外观形态上已形成完整的个体。器官形成期对致畸作用的感受性最强，为致畸的敏感期，于此时期接触致畸因素易发生畸形。各种先天畸形的发生有严密的规律性。于胚胎发育的不同时期受致畸因素影响，可出现不同类型的畸形，取决于受影响时器官系统分化的情况。例如，人受精后 21～40 天时，是胚胎心脏的致畸敏感期，而自受精后第 3 周直至胎儿出生都是神经系统的敏感期。由于各器官系统的敏感期有交叉，故受有害因素影响往往可同时出现多种畸形。

胎儿期 自妊娠第 9 周至妊娠终了的胎儿期阶段，器官分化已基本完成。随着妊娠月数的增加，对致畸的敏感性逐渐下降，一般不出现严重畸形。但胎儿期生殖器官的分化尚未完成，中枢神经系统的分化仍在继续，大脑皮层的组织形成正在进行，故受有害因素作用，少数器官仍有可能出现形态学上的异常。此时期受有害因素影响，主要可导致胎儿生长发育迟缓，出生低体重儿或影响出生后的神经行为发育。

某些化学物质能通过胎盘屏障进入胎儿体内，对胎儿产生直接的毒性作用，常见毒物铅、汞、苯、二硫化碳、汽油、一氧化碳、尼古丁等均可通过胎盘传递给胎儿。儿童期发生的恶性肿瘤，有可能是在胎儿时接触过有致癌作用的化学物质所致。经动物实验已证明的经胎盘致癌物已有数十种，但在人体上得到证明的人类经胎盘致癌物仅有己烯雌酚。有毒化学物质尚可对胎盘造成损伤，影响胎盘功能，从而影响胎儿发育。例如，影响胎盘血流量或影响对营养物质和胎儿代谢产物的转运功能，引起胎儿缺氧或营养不足，可导致胎儿生长发育迟缓甚至引起胎儿死亡。同时，某些有害物质尚可影响胎盘的内分泌功能，影响胎盘合成维持妊娠所必需的各种激素。

围产期及婴儿期 婴儿出生时其发育过程并未结束，如体格的生长，中枢神经系统结构和生理功能上的成熟，以及内分泌腺结构和生理功能的成熟等等。新生儿和婴儿对环境中有害因素的不利影响甚为敏感，例如，铅作业工人的乳儿，患病率及死亡率高，母亲乳汁中排出的铅是婴儿接触毒物的重要来源。

种类及对生殖健康的危害 影响女性生殖健康的职业有害因素种类繁多，女职工在工作中会接触较多的职业有害因素，对生殖健康造成危害，见下表。

产生危害的条件 职业有害因素的生殖发育毒性作用，取决于以下基本条件。

有害因素本身的特性 并非所有的职业有害因素都具有生殖发育毒性。而且不同种类的生殖发育毒性物质对胎体造成的损伤也不同。例如，电离辐射可引起小头畸形和小眼球症；反应停（沙利度胺）引起短肢畸形；甲基汞影响脑及小脑发育而引起婴儿脑性麻痹及精神迟钝等。

有害因素的强度和剂量 有害物质的毒性效应随有害物质作用剂量的增加而增高。进入机体内的剂量，取决于有害物质的强度（或浓度）和接触时间。各类

表　职业有害因素与生殖健康

职业有害因素	主要职业接触机会	对生殖健康的潜在危害
铅	熔铅，蓄电池、铅制品生产，油漆、颜料、陶瓷、釉料的生产和使用	月经异常，自然流产、早产、妊娠高血压综合征、低出生体重发病率增高，影响子代出生后智力发育
金属汞	仪表仪器（如温度计、血压计、整流器及荧光灯制造），牙医及其助手	月经异常，高浓度暴露时自然流产、早产
甲基汞	环境水污染，含甲基汞农药的生产和使用	子代先天性甲基汞中毒
铍	原子能工业，宇航工业	对孕妇的毒性增强
锰	含锰电焊条的制造及使用（电焊）	月经异常
镉	镉镍电池生产，电镀，染料、镉合金制造	月经异常，动物实验显示对卵母细胞、受精卵及胚胎发育有毒性作用

职业有害因素	主要职业接触机会	对生殖健康的潜在危害
铬	电镀，染料、涂料的生产和使用	月经异常
砷	含砷矿石（铅、锌、铜）的冶炼，含砷农药的生产和使用	自然流产，偶见死产、先天性小儿砷中毒
苯	制药原料，橡胶、制鞋、箱包、家具生产中的黏合剂以及喷漆、涂料的溶剂或稀释剂	月经异常，孕妇发生再生障碍性贫血的危险性增高
甲苯	化工原料，最常用做黏合剂、涂料、喷漆的溶剂和稀释剂	月经异常，自然流产，孕期滥用（大量吸入）可出现胎儿畸形、死胎及早产
二甲苯	油漆、喷漆、橡胶、皮革等工业中用做溶剂或稀释剂，实验室工作	月经异常，自然流产
二硫化碳	粘胶人造丝及玻璃纸生产	月经异常，早早孕丢失率增高，子代先天缺陷患病率增高
汽油	炼油、橡胶、制革、制鞋、制药、油漆等工业中用作溶剂	月经异常，妊娠并发症发病率增高
氯乙烯	合成氯乙烯，聚氯乙烯塑料生产	妊娠高血压综合征发病率增高
己内酰胺	锦纶生产	月经异常，妊娠高血压综合征发病率增高
氯丁二烯	氯丁橡胶生产	月经异常，自然流产，低出生体重
苯胺	染料制造，印染	孕妇急性中毒危险增高
三硝基甲苯	制造炸药及使用炸药	月经异常，自然流产
甲醛	化工原料、消毒、装饰材料、家具等的黏合剂（室温下即可向空气中释放甲醛），实验室工作，室内装修	痛经、月经过少，自然流产
环氧乙烷	消毒，杀虫	自然流产
抗癌药	生产抗癌药的人员，接触抗癌药的医务人员，接受化疗的病人	自然流产，子代先天缺陷患病率增高
己烯雌酚	制药业，医疗	孕期职业接触或服用后，女性后代易患阴道透明细胞腺癌，男性后代可出现生殖器畸形
麻醉性气体	主要为手术室工作人员	自然流产，子代先天缺陷患病率增高
一氧化碳	工业生产中广泛存在，生活中接触：煤气发生炉，汽车尾气，炉火取暖等	孕妇急性中毒危险性增高，孕妇一氧化碳中毒可影响胎儿发育，导致胎儿畸形
氯	氯气制备，制造有机氯农药，印染，造纸，化工原料	孕妇急性中毒危险性增高
氰化氢	电镀，金属热处理	孕妇急性中毒危险性增高
氮氧化物	硝酸制造，焊接，酸洗，麻醉	工作中接触氧化亚氮（N_2O，笑气）的牙医及助手，受孕力下降，自然流产率增高
农药	农药生产和加工，使用农药进行种子消毒、杀虫、除草、灭鼠	自然流产、早产、子代先天缺陷发生率增高
高温	夏季露天作业，高温车间工作	孕妇中暑，可影响胚胎发育
低温	低温冷藏库内作业，水产品加工	易发生痛经
噪声	生产性噪声见于纺织、机械加工、拖拉机驾驶等；飞机、火车、汽车等的噪声；家庭装修时的噪声；歌舞厅的噪声	月经异常，妊娠并发症增高，早产及低出生体重发生率增高，影响胎儿听力发育及出生后的智力发育
全身振动	公共交通工具（汽车、火车、飞机）的司机、乘务员，拖拉机手	月经异常，自然流产，低出生体重
射线	核工业生产，医疗照射（X线、γ射线检查、放射治疗），放射性核素的生产和使用	月经异常，自然流产，早产，胎儿畸形及出生后智力发育障碍
射频辐射与微波	感应介质加热，无线电通讯，广播电视，理疗，微波炉，手机	月经异常，自然流产
视屏作业	电脑荧屏前操作	有否导致自然流产及影响胎儿发育的危险，尚未肯定
负重作业	人力搬运重物（>20kg），装卸	月经异常，自然流产，早产

生殖发育毒性物质均有其引起毒性发生的阈值剂量，大于阈值剂量时可出现毒性作用，并呈剂量-反应关系，剂量越大，毒性作用越强。

胚胎发生发育的阶段 胚胎发生发育的不同阶段，对有害因素生殖发育毒性的敏感性不同。

胎体的遗传因素 胎体的遗传素质对有害因素生殖发育毒性的敏感性，有种属和个体差异，如畸胎的发生，与胎体的基因型有直接关系。目前认为，多数先天畸形发生的可能原因，是遗传因素与环境因素相互作用的结果。

母体的生理和病理状态 母亲的年龄、营养状况、内分泌状态、子宫内膜的状况等，对胚胎和胎儿发育均有一定影响。例如，高龄妊娠出生唐氏综合征婴儿的风险增高；蛋白质和热量缺乏影响胎儿生长发育；叶酸缺乏与神经管畸形的发生有关等。母体患病对胎儿发育有不良影响，如妊娠高血压综合征易导致早产及低出生体重的发生；糖尿病患者妊娠，致畸风险增高。

（李 芬 张巧利）

zhíyè fùnǚ liùqī láodòng bǎojiàn
职业妇女"六期"劳动保健
（"six period" labor health care in occupational women） 中国制定了比较完善的妇女劳动保护及劳动保健法规，详细规定了对于劳动妇女的职业保健措施。职业妇女劳动保健核心包括"六期"，即月经期劳动保健、孕前期劳动保健、妊娠期劳动保健、产前产后劳动保健、哺乳期劳动保健和更年期劳动保健。

职业妇女月经期劳动保健
主要包括以下内容。

宣传普及月经卫生知识 月经期保健的关键在于预防感染，除宣传合理处理月经的知识外，也要宣传经期绝对禁止性生活。

月经期禁忌从事以下作业 ①食品冷冻库内的作业及冷水等低温作业。②《体力劳动强度分级》标准中规定的第Ⅲ级体力劳动强度的作业。③《高处作业分级》标准中规定的第Ⅱ级，即工作面距可能跌落处的距离为2m的作业（含Ⅱ级）以上的高处作业。④对野外流动作业也应当做适当限制。

月经期休假问题 由于月经是生理现象，一般不需要休假。但对患有重度痛经及月经过多的女职工，经医疗保健部门诊断后，月经期可给予1~2天的休假，或允许女职工利用公休日倒休。对从事月经期禁忌从事的作业的女工，也应允许利用公休日倒休。

建立月经卡 可对患有月经异常的诊断提供帮助。同时也有助于及早发现早孕及妇科异常情况，有利于及时对女职工提供保健服务。月经卡除记录月经来潮时间外，对月经血量及合并症状等也应有所记载。

对月经异常患者进行医学观察 对患有痛经、非经期出血、月经过多或过少、闭经、月经周期不规则等月经异常的女职工，应建立观察记录，进行系统的观察，并作为职工健康档案的一部分。因为许多职业性有害因素可引起月经异常，且月经异常往往可能是某些职业中毒的早期表现，因此应注意与一般妇科疾患相区别。系统的月经情况观察记录结合医学检查，对确定月经异常的原因、判明其与女职工所处的劳动条件有无联系以及与职业病有无关联，甚为重要；对采取相应的防治措施，有一定帮助。

判断月经异常与职业性有害因素的影响是否有关联很困难。对工作中接触某些职业性有害因素且患有严重月经异常的人，经反复治疗无效，临床上又查不出明确原因时，如其所接触的职业性有害因素强度（或浓度）超过卫生标准较多时，可考虑暂时调离有毒有害作业。

职业妇女孕前期劳动保健
为获得高质量的婴儿，配子必须健康。工作中接触具有性腺毒性作用物质的女职工，生殖细胞有可能受到损伤，一旦妊娠，胎儿发育有可能受影响。因此，应注意受孕前的劳动保健，采取以下措施：①已婚待孕女职工，禁忌从事铅、苯、汞、镉等作业场所属于《有毒作业分级》标准中第Ⅲ、Ⅳ级的作业。即暴露浓度高，接触时间长的作业。②患有射线病、慢性职业中毒或近期内曾有过急性中毒史的女职工，暂时不宜受孕，须经治疗痊愈后再怀孕。③从事铅作业的女工，由于铅被吸收入血后，可蓄积在骨骼中，妊娠时骨铅大量释放，致血铅浓度增高。铅可通过胎盘转运至胎儿，影响胎儿发育，故接触高浓度铅的女工，或数年前曾从事过铅作业，目前已经脱离者，即使没有铅中毒的表现，也最好在职业病科医生的协助下，经驱铅试验后，再决定可否受孕。必要时应经驱铅治疗后再受孕。④对接触某些可能具有性腺毒性作用的物质，曾有过两次以上自然流产史的女职工，在治疗不孕的过程中，最好暂时脱离有毒有害作业。⑤对已婚待孕的女职工，应积极开展妊娠知识、优生知识的宣传教育和咨询，使其能选择适宜的受孕时机，并能在月经超期时及时进行检查。建议从孕前2~3个月开始，欲怀孕妇女应补充营养素，对减少出生缺陷、提高胎儿质量很有必要。在孕早期也可给孕妇补充氨基酸，加强孕妇营养，以达到优生优育目的。

职业妇女妊娠期劳动保健

孕期劳动保健是职业妇女劳动保健最重要的一个方面。

发现早期妊娠 在早孕期（孕12周前），首先应做到早期发现妊娠，这对预防出生缺陷及防止自然流产的发生具有重要意义。月经卡在发现早孕方面有一定作用，应该推广。

妊娠禁忌 职业妇女一旦被确诊妊娠，根据《女职工禁忌劳动范围的规定》应禁忌从事以下工作：①作业场所空气中铅及其化合物、汞及其化合物、苯、镉、铍、砷、氰化物、氮氧化物、一氧化碳、二硫化碳、氯、己内酰胺、氯丁二烯、氯乙烯、环氧乙烷、苯胺、甲醛等有毒物质浓度超过国家规定的最高容许浓度的作业。②制药行业中从事抗癌药物及己烯雌酚生产的作业。③作业场所放射性物质超过《放射防护规定》中规定剂量的作业。④人力进行的土方和石方作业。⑤《体力劳动强度分级》标准中第Ⅲ级体力劳动强度的作业。⑥伴有全身强烈振动的作业，如风钻、捣固机、锻造等作业，以及拖拉机驾驶等。⑦工作中需要频繁弯腰、攀高、下蹲的作业，如焊接作业。⑧《高处作业分级》标准所规定的高处作业。

虽尚未列入国家规定，但根据研究结果，认为孕期还应考虑禁忌参加以下几项作业：①工作中接触85dB（A）以上，特别是100dB（A）以上的强烈噪声的作业。②间断负重每次负重量超过10kg；连续负重每次负重量超过5kg的负重作业。③有发生中暑危险而导致体温升高的高温作业。④接触时间每周超过20小时的视屏作业（VDT作业）。

坚持定期进行产前检查 针对怀孕女工接触职业性有害因素的种类不同，进行必要的血液及生化以及其他职业病学的检查。如对接触铅、汞的女工，应进行尿中或血中铅、汞含量的测定，对苯作业女工及氯乙烯作业女工应检查血小板数目。

进行孕期保健的指导 特别要加强孕期营养指导。妊娠头3个月应补充多种氨基酸；中孕期除须保证蛋白质和热量的供给外还须补充钙、铁、锌及多种维生素的供给。对接触有毒化学物质的孕妇应提倡每日饮用牛奶。对铅作业的妊娠女工补充钙，对接触镉的妊娠女工补充锌都有较好的保健效果。

做好晚孕期劳动保健 晚孕期即指妊娠满28周后直至分娩。①晚孕期不适宜从事重体力劳动的工种、立位作业、工作中需频繁弯腰、攀高的工种，作业女工应调换工作或减轻工作量。一般工种的女职工，妊娠满7个月后也应适当减轻劳动。有条件的单位应设孕妇休息室。对从事立位作业的女职工，如售货员、车工等，可设休息座位供孕妇休息。②对生产中接触可疑有发育毒性作用物质的妊娠女工，应按高危妊娠进行管理。③加强妊娠高血压综合征的预防：已知孕期接触氯乙烯、己内酰胺、强烈噪声、铅、苯系混合物等，有使妊娠高血压综合征发病率增高的危险。对接触其他职业性有害因素的妊娠妇女也应开展妊娠高血压综合征的预测，尤其是对年龄超过30岁的第一胎妊娠的孕妇，应列为重点观察对象。④预防早产：

妊娠28周后应注意对从事有强烈的全身振动、重体力劳动尤其是负重、外伤，以及过劳等作业工人采取相应的预防措施，同时应减轻工作量及增加工间休息。

合理安排孕期劳动 ①孕妇应避免加班加点：中国在《女职工劳动保护规定》第七条中规定，女职工在怀孕期间，不得在正常劳动日以外延长劳动时间；在劳动时间内应当安排一定的休息时间。②孕妇应避免上夜班：中国在《女职工劳动保护规定》中规定，对妊娠7个月以上（含7个月）的女职工，一般不得安排其从事夜班劳动。

其他 对妊娠中出现妊娠剧吐、贫血、先兆流产、水肿、妊娠高血压综合征、下肢静脉瘤等症状时，应注意结合工人接触的职业有害因素采取适当的劳动保健措施。若妊娠后期出现下肢静脉曲张、疼痛，步行时感觉困难，应限制其从事立位作业及强制体位的作业。

职业妇女产前产后劳动保健

①孕晚期是分娩的准备阶段，于此时期胎儿发育迅速，孕妇机体负担很大，故产前休息是一个需要注意的问题。中国在《女职工劳动保护规定》第八条中规定，女职工产假为90天，其中产前休假15天。许多国家对职业妇女有产前休假的福利，时间2~8周。②分娩后，生殖器官及盆底组织的恢复需6~8周。产后休息不足，对母体健康及乳汁分泌均有明显影响，并可因此而影响乳儿的发育和健康。产后半年内患病及慢性病复发的比例较平时为高，故须注意哺乳母亲的健康保护。产假期满恢复工作时，应采取逐渐增加工作量的做法，使哺乳母亲能有一个适应工作及育儿双重

负担的过程，以不致影响女职工本身的健康及乳汁分泌。

职业妇女哺乳期劳动保健

哺乳期劳动保健的目的主要是为了保证母乳喂养，保护母婴健康。母乳中含有新生儿所需的全部营养物质，是其他食品不能代替的最佳的乳儿食品，因此必须设法保证哺乳期女职工的乳汁质量，使其不受污染，并能按时哺乳。由于很多化学物质可自乳汁排出，影响乳汁质量。因此，哺乳期的女职工不得从事对本人和婴儿有危害的作业。

乳母禁忌参加以下作业：①作业场所空气中铅及其化合物、汞及其化合物、锰、镉、铍、砷、氰化物、氮氧化物、一氧化碳、氯、苯、二硫化碳、己内酰胺、氯丁二烯、氯乙烯、环氧乙烷、苯胺、甲醛、氟、溴、甲醇、有机磷化合物、有机氯化合物等有毒物质浓度超过国家卫生标准的作业。②《体力劳动强度分级》标准中第Ⅲ级体力劳动强度的作业。

中国在《女职工劳动保护规定》第九条中规定，有不满一周岁婴儿的女职工，其所在单位应当在每班劳动时间内给予其两次哺乳时间，每次30分钟（不包含哺乳往返途中的时间）。第十条中又规定，不得延长乳母的劳动时间，即不得令乳母加班加点，不得令乳母从事夜班劳动。第十一条中规定，女职工比较多的单位，应以自办或联办的形式逐步建立哺乳室和托儿所。乳儿托儿所的位置，应在女工较多的车间附近，但不得设在排放有毒有害物质车间的年最大频率风向的下风侧。

为了保证充足的母乳，乳母还必须注意自身的营养，禁忌吸烟和饮酒，同时应避免体力和精神的高度紧张，不宜过劳。在《中华人民共和国职业病防治法》第三十五条中规定，用人单位不得安排孕期、哺乳期的女职工从事对本人和胎儿、婴儿有危害的作业。

职业妇女更年期劳动保健

更年期的劳动保健问题，一向多被忽视。进入更年期的妇女，卵巢功能衰退，下丘脑-垂体-卵巢轴的内分泌调节出现变化，有10%~15%的女性可出现或轻或重的更年期症状，在一定程度上影响工作。更年期妇女在工作中多数已积累了丰富的经验，应更好地发挥她们的作用，故应注意保健，协助她们顺利渡过更年期。①进行健康教育：使更年期妇女了解更年期的生理卫生知识，以消除她们不必要的顾虑和担心，使她们认识到通过人体自身的调整和适应，经过一段时期，一些症状会逐渐消失；使她们能以乐观的态度对待这一生理过程，树立起对自己健康状况的信心；同时也应使更年期妇女工作岗位及周围的人们能对更年期的知识有所了解，对更年期妇女给予理解、关怀和照顾。②注意劳逸结合：对更年期症状较严重者应适当减轻工作。若经治疗，效果不明显，不能适应当前所从事的工作时，应暂时安排其他适宜的工作或给以休假。③接触某些职业性有害因素，有可能使女工出现早发绝经，即在40岁以前绝经。这种情况下，更年期症状出现也早。因此，关注出现早发绝经的妇女，是否与职业有关，应作为更年期妇女职业保健工作的一项重要内容。更年期妇女对某些职业性有害因素的敏感性可增高，甚至使更年期综合征症状加重。故接触工业毒物或噪声的女工，如更年期综合征症状明显而治疗无效时，应考虑暂时调离有毒有害作业。④某些职业性有害因素，可能与更年期妇女恶性肿瘤的发生有关。例如，接触高剂量的有机氯农药及其代谢产物，可能与妇女绝经后发生的雌激素受体阳性乳腺癌有密切关联。因此，对于有高剂量职业有害因素接触史的妇女，注意乳腺癌、宫颈癌等的防癌检查。

（李 芬 张巧利）

jiātíng bàolì

家庭暴力（domestic violence）

发生在家庭中的一些（或一个）成员以殴打、捆绑、禁闭、残害或者其他手段对另一些（或一个）成员从身体、精神、性等方面进行伤害和摧残的行为。所谓"家庭成员"，是指有血缘、婚姻、收养关系而生活在同一家庭中的个人，并有固定的、一一对应的相互关系，如丈夫与妻子、父母与子女、成年子女与年老父母等。通常，家庭暴力的主要受害者是妇女和儿童；有些中老年人、男性和残疾人也会成为家庭暴力的受害者。家庭暴力直接作用于受害者的身体，使受害者在身体上和（或）精神上感受痛苦，损害其身心健康和人格尊严，甚至会造成重伤、死亡。

（程利南）

zhēnduì fùnǚ jiātíng bàolì

针对妇女家庭暴力（domestic violence against women）　针对家庭中成年女性成员的，尤其是指丈夫对妻子的暴力行为。世界各国家庭中虐待妻子的现象十分常见。据世界银行的一项调查，20世纪全世界有25%~50%的妇女都曾受到过与其关系密切者的身体虐待。全国妇联在21世纪初曾做过一次抽样调查，有16%的

女性承认被配偶殴打过，14.4%的男性承认曾殴打过自己的配偶。在离异者中的调查，暴力事件的比例高达47.1%。丈夫对妻子的家庭暴力中，还有些特殊的形式，如家庭冷暴力和性虐待（见安全性行为）。

产生原因　产生针对妇女的家庭暴力的原因是多方面的，如由丈夫婚外情引起的、严重的大男子主义思想作祟、男性性格扭曲、无家庭责任感，以及其他诸如历史原因"男尊女卑"的传统、妇女无家庭经济支配权，社会原因妇女收入低、失业率高和再就业难以及有"家庭暴力是家庭内部的事"、"清官难断家务事"等认识上的误区等，还有相关法律可操作性不是很强、有些责任部门对家庭暴力处理不力、法制宣教不够深入、广泛等。

危害　针对妇女的家庭暴力所引起的后果是严重的，并且是多方面的：①世界银行的报告认为，暴力与癌症一样，是育龄妇女死亡和丧失生存能力的重要原因。②如果暴力发生在家庭中而又得不到及时、有效的制止和处理，很容易导致婚姻的破裂和家庭的离散，同时使加害人有恃无恐。③发生家庭暴力的家庭中的孩子通过耳濡目染、潜移默化，在他们成长后大大增加了使用暴力的可能性。④家庭是社会的细胞，家庭暴力也会影响社会治安。因此，家庭暴力已引起世界各国的关注与重视。

预防　针对妇女的家庭暴力的制止和预防对世界各国都是一个不易解决的难题。中国政府在长期工作中形成了"从三个方面努力"的综合干预措施：①建立、健全保障妇女权益的法律、法规体系及其有操作性的实施细则。②建立、健全针对妇女的家庭暴力的社会综合防范体系和运作机制。③加强道德宣传教育，不断提高全民素质，营造良好的社会主义家庭氛围。

法律条文　中国制止和预防针对妇女的家庭暴力的法律条文有以下内容。

《中华人民共和国妇女权益保障法》（2005年修正）　第四十六条，禁止对妇女实施家庭暴力。国家采取措施，预防和制止家庭暴力。公安、民政、司法行政等部门以及城乡基层群众性自治组织、社会团体，应当在各自的职责范围内预防和制止家庭暴力，依法为受害妇女提供救助。第五十八条，违反本法规定，对妇女实施性骚扰或者家庭暴力，构成违反治安管理行为的，受害人可以提请公安机关对违法行为人依法给予行政处罚，也可以依法向人民法院提起民事诉讼。

《中华人民共和国未成年人保护法》　第十条，父母或者其他监护人应当创造良好、和睦的家庭环境，依法履行对未成年人的监护职责和抚养义务。禁止对未成年人实施家庭暴力，禁止虐待、遗弃未成年人，禁止溺婴和其他残害婴儿的行为，不得歧视女性未成年人或者有残疾的未成年人。

《中华人民共和国婚姻法》第三条第二款，禁止重婚。禁止有配偶者与他人同居。禁止家庭暴力。禁止家庭成员间的虐待和遗弃。

第三十二条，有下列情形之一，调解无效的，应准予离婚：①重婚或有配偶者与他人同居的。②实施家庭暴力或虐待、遗弃家庭成员的。③有赌博、吸毒等恶习屡教不改的。④因感情不和分居满二年的。⑤其他导致夫妻感情破裂的情形。一方被宣告失踪，另一方提出离婚诉讼的，应准予离婚。

第四十三条，实施家庭暴力或虐待家庭成员，受害人有权提出请求，居民委员会、村民委员会以及所在单位应当予以劝阻、调解。对正在实施的家庭暴力，受害人有权提出请求，居民委员会、村民委员会应当予以劝阻；公安机关应当予以制止。实施家庭暴力或虐待家庭成员，受害人提出请求的，公安机关应当依照治安管理处罚的法律规定予以行政处罚。

第四十五条，对重婚的，对实施家庭暴力或虐待、遗弃家庭成员构成犯罪的，依法追究刑事责任。受害人可以依照刑事诉讼法的有关规定，向人民法院自诉；公安机关应当依法侦查，人民检察院应当依法提起公诉。

第四十六条，有下列情形之一，导致离婚的，无过错方有权请求损害赔偿：重婚的；有配偶者与他人同居的；实施家庭暴力的；虐待、遗弃家庭成员的。

《最高人民法院关于适用<中华人民共和国婚姻法>若干问题的解释（一）》　第一条，婚姻法第三条、第三十二条、第四十三条、第四十五条、第四十六条所称的"家庭暴力"，是指行为人以殴打、捆绑、残害、强行限制人身自由或者其他手段，给其家庭成员的身体、精神等方面造成一定伤害后果的行为。持续性、经常性的家庭暴力，构成虐待。

《最高人民法院关于落实23项司法为民具体措施的指导意见》　十九、加强对妇女、儿童人身权益的保护，依法审判家庭暴力引起的刑事和民事案件。各级人民法院要充分发挥审判职能作用，加大对家庭暴力引起的侵犯妇女儿童合法权益犯罪的打击惩处力度。要及时受理因家庭暴力引起的婚姻家庭民事案件，防止矛盾纠纷激化。在审理涉及婚姻家庭、赡养、继承、抚养、扶养、收养等民事案件时，对家庭暴力的受侵害方的合法权益，要依法充分予以保护和照顾。

（程利南）

jiātíng lěngbàolì

家庭冷暴力 （family cold violence）

夫妻双方产生矛盾后，一方对另一方（通常是丈夫对妻子，或双方相互）采取漠不关心的态度，将语言交流降到最低限度，懒于处理一切家庭事务，停止或敷衍性生活等一些非传统的、体力上的暴力行为来折磨和摧残对方。冷暴力的特点是夫妻之间矛盾表面上虽不诉诸武力，但却通过暗示的威胁来进行间接的要挟和控制，使婚姻处于长期的不正常状态。家庭冷暴力实际上是一种精神虐待，这种精神上的折磨和摧残，在某种程度上比身体上的伤害更为可怕。

冷暴力很容易会使夫妻一方（或双方）有外遇，致使家庭矛盾进一步加深；冷暴力往往会影响到孩子身心的健康，如使孩子产生自卑心理、形成不愿和别人交流沟通的孤僻性格，今后难于适应社会生活；冷暴力产生的最为令人痛心的后果是使很多妇女产生报复心理，并因此采取自杀、伤害自己的丈夫或伤及孩子的极端行为。

中国的法律界定上只对以"作为"方式实施的家庭暴力予以了界定，而对以"不作为"方式实施的家庭暴力——"冷暴力"尚无明确的界定，尤其是当妇女成为"冷暴力"对象的情况下。

因此，应当尽快颁布司法解释或修改相关法律，将家庭精神暴力行为纳入法律调整的范围，明确界定"冷暴力"为禁止行为；同时应尽快制定防止家庭"冷暴力"的法律、法规的具体细则，并明确司法机关具有禁止家庭"冷暴力"的司法干预义务。要采取法律惩处和社会教育、救助相结合的办法，发动公安、司法、妇联、工会、街道（社区）和村委会等相关部门，共同构建遍布城乡的反家庭暴力（包括精神暴力）的社会支持网络系统。此外，夫妻双方都要具有自立意识、法律意识和自我保护意识。

（程利南）

értóng bǎojiànxué

儿童保健学 （pediatric health care）

保护和促进儿童的身心健康和社会能力发展的一门独立的学科。该学科以儿童为对象、家庭为基础，研究 0～18 岁人群的生长发育生物学本质，开展营养保健、疾病防治、心理行为、健康管理和生命监测等工作内容，以减少儿童发病率、降低死亡率。

简史 中国儿童保健的发展历史悠久，源远流长，传统医学荟萃了中华民族数千年来儿童养育和疾病防治的丰富经验，作出了杰出贡献。1949 年以前，儿童健康事业处于很低水平，传染病蔓延、营养不良泛滥、新生儿死亡率和婴儿死亡率居高不下。1949 年后，通过培训广大医务人员，尤其是基层助产人员，改造旧法接生、提倡住院分娩，儿童死亡率显著降低和新生儿破伤风发病率得以控制。20 世纪 50 年代，中国政府组织各界医药、卫生人士，发动群众，广泛预防和控制儿童期常见传染病的流行。例如，接种疫苗取得了消灭天花

的巨大成果，比世界消灭天花早 17 年，同时麻疹和脊髓灰质炎的发病率也大幅度下降。70 年代始，逐步在城市推行儿童保健地段责任制，提供的新生儿访视和儿童健康体检，为全方位开展城、乡儿童保健服务奠定了基础，提供了有效的服务途径。1975 年，儿童保健工作者首次对中国儿童体格生长进行了横断面调查，取得了中国 9 市城区、郊区的 7 岁以下儿童的体格生长状况，此项调查每隔 10 年进行一次。70 年代后期，全国各地先后开展了大量有关儿童健康的流行病学调查，颁布了儿童维生素 D 缺乏性佝偻病、儿童缺铁性贫血、肺炎、腹泻的防治方案，并与世界卫生组织（WHO）建立合作项目，推广应用儿童生长监测、急性呼吸道感染标准病例管理和临床管理等适宜技术。80 年代是儿童心理行为研究起步的年代，儿童智力测定与心理测验的一系列方法被引进，制定、修订量表工作逐步开展，发育和行为儿科学蓬勃兴起。自 90 年代起大规模地开展促进母乳喂养、创建爱婴医院的活动。爱婴医院在全国星罗棋布的建立，有效地提高纯母乳喂养率，有力地保障儿童健康。2000 年以来，儿童心理行为发育问题、睡眠问题、单纯性肥胖的早期干预、环境与儿童健康等研究全面展开，同时中国积极推广 WHO 和联合国儿童基金会有关儿童早期综合发展、儿童营养与喂养咨询指导和儿童疾病综合管理等适宜技术，开展新生儿复苏技术培训，完善新生儿保健措施，同时关注女童和农村贫困地区儿童、流动儿童和留守儿童的生存、发展，显著提高、改善儿童营养，降低儿童发病率和死亡率。

为保障母亲和婴儿的健康，提高出生人口素质，中国于1994年颁布了《中华人民共和国母婴保健法》。为了履行对国际社会的承诺，自20世纪90年代开始国务院妇女儿童工作委员会每10年一个周期，连续制定和颁布了《中国儿童发展纲要》和《中国妇女发展纲要》。"一法两纲"体现了中国政府对儿童健康的关心和支持，在此环境下儿童保健科学研究工作得到了很大发展。儿童营养及辅食添加、儿童体格发育、儿童心理行为发育的研究，流动人口儿童保健服务现状的研究，以及其他影响儿童健康因素的研究等，都取得了很有价值的成果，为进一步做好儿童保健工作提供了可靠依据。2010年9月卫生部与教育部联合颁布了《托儿所幼儿园卫生保健管理办法》，为集居儿童健康管理提出明确要求，保障儿童健康成长。

中国儿童保健事业与时俱进，在儿童生长发育、体质健康与促进、疾病控制等方面积累了丰富的经验，形成具有中国特色的保健优势。例如，儿童常见急性传染病基本得到控制；新生儿、婴儿、5岁以下儿童死亡率逐年下降，2009年全国婴儿死亡率已降至13.8‰；营养状况显著改善，体格生长水平接近或达到发达国家水平，2009年，7岁以下儿童保健管理率平均水平达到80%以上；儿童系统保健服务已在各地开展。随着人们对儿童健康需求的不断增加，服务内容也不断扩大，已由单纯的儿童体格生长保健发展到系统的身心发育的全面健康指导。通过项目科学研究、适宜技术推广、专业人员继续教育和技术培训等多方面、多层次的工作，在全国各地不同程度开

展了新生儿遗传代谢疾病筛查、儿童眼保健、耳保健和口腔保健，同时进行儿童心理行为发展的指导和监测等，收到了良好的效果。

但是，中国儿童保健仍面临着巨大的挑战。城、乡婴儿死亡率存在较大的地区差异，农村地区的婴儿死亡率是城市的2倍；儿童营养不良和肥胖共存，贫困地区婴幼儿贫血患病率高达50%，而城市儿童超重或肥胖发生率却高达10%，且逐年上升。疾病谱的变化、科普知识缺乏、环境污染、出生缺陷等倍增了疾病防治的难度和负担，流动儿童和留守儿童的卫生保健服务问题亟待解决，然而儿童卫生保健人才匮乏，物资、设备有限，均有待于广大儿童工作者的奉献，为全力促进儿童的"生存-保护-发展"而努力。

研究范围　三级儿童保健服务网络的建设与不断完善，不仅是为每一个儿童享有保健服务提供保障，也是妇幼保健机构、大专院校及专业研究机构的工作平台。运用"能量-信息-生命"的生物物理学理论，研究不同时期儿童的体格生长和身心发育的规律、影响因素和评价方法，以及儿童先天性疾病、营养性疾病、代谢性疾病的发病原因及预防控制措施。从服务理念入手，其范围涉及营养与喂养对儿童生长的重要作用；儿童认知、情绪、人格等心理行为发育异常的早期发现与干预的方法及措施；儿童社会能力发展的生理、环境与社会文化等各种影响因素，以及儿童伤害、虐待忽视、环境污染控制等预防措施等。此外，还涉及儿童保健适宜技术的发展和推广，工作技术规范与指南制定，儿童散居与集体保健系统的教育生物

学的实施和分级管理，健康教育的普及和健康促进模式的探讨，流动儿童和农村留守儿童的健康保障政策等各项可持续发展的策略和措施研究。

研究方法　根据儿童生长发育的生物学本质，开展儿童保健和医疗服务，保证和促进儿童身心健康发育，降低儿童疾病的发病率和死亡率。

预防出生缺陷和先天性畸形　出生缺陷和先天性畸形的预防有赖于有效的遗传咨询和产前诊断，早预防、早发现是有效措施。21世纪初，国家已制定"出生缺陷干预行动"计划，未来的任务是实践"循证医学"原则，采用最低的经济成本、有效的卫生资源，高效地开展疾病谱的扩大筛查，同时，将现代分子生物学的技术应用于防治中，也是21世纪面临的重要课题。

促进心理行为健康发育　重视精神卫生和心理发育问题不仅仅是医学模式转变的需要，也是时代发展的现实所需。随着经济发展、社会节奏加快和生活压力增大，儿童心理行为问题明显增多，并逐年上升，因此儿童心理保健工作任重而道远。

重视新发的传染性疾病　进入21世纪后，某些已经控制的感染性疾病却死灰复燃，如结核病；同时仍出现某些新的病原体感染，如致病性大肠埃希菌O157、流行性感冒病毒H1N1等。因此，不但要研究和监测各种新发感染，还要积极宣传抗生素的合理选用，减少耐药和交叉感染。

预防非传染性疾病　生态环境的恶化、工业和生活污染、人们生活方式和行为习惯的改变、学习和竞争压力的增大等，儿童肥胖病、支气管哮喘、意外伤害

和中毒发生率不断增高，非传染性疾病对儿童健康已构成新的威胁。在儿童期若得不到有效而及时的控制，将导致成年期的各种疾患。

开展健康促进和健康保护 通过有计划、有组织、有系统的教育活动，鼓励和推动人们树立保障和促进儿童健康的意识和观念，促使人们在各种场合积极主动地采取有利于儿童健康的行为，对有明确病因或具备特异预防手段的疾病采取预防措施和消除病因，减少儿童患病和死亡。因此，需要全社会的共同参与和协调，以及有利的政策和制度保障。

发挥家庭、社区作用 许多低价有效的干预手段可通过家庭、社区来实施，有条件的社区则可提供系列化的保健服务，包括儿童定期健康检查和生长监测、母乳喂养和婴儿营养与喂养指导、免疫接种、儿童疾病综合管理、儿童早期发展、初级的心理咨询等知识和技能，提高家长科学育儿能力。

同邻近学科的关系 儿童保健学是集基础儿科学、预防儿科学、发育儿科学、社会儿科学、儿童营养学、儿童心理学等学科为一体的具有特色的综合学科，是一门适应生物-心理-社会医学模式转变、实践性很强的新兴学科，既提供个体服务，又提供群体卫生保健、管理，具有专业性、技术性、科研性和管理性的特点。随着时代的发展，其服务内容也发生着变化，从传统的儿童生长监测、营养与喂养指导、体弱儿管理、眼保健、口腔保健、常见病防治，扩展到出生缺陷的预防与监测、新生儿疾病筛查、听力保健、儿童早期发展指导、儿童神经心理行为监测、高危儿管理、喂养行为指导、儿童肥胖早期预防与干预、环境与食品安全指导，以及流动儿童和留守儿童的保健等。

应用和有待解决的重要课题 随着科技的发展、人才的竞争，儿童保健工作者要顺应生物-心理-社会医学的转变，逐渐扩大保健服务的需求和利用，更新观念、提高认识，以保护和促进儿童的身心健康、全面成长作为新世纪的工作目标。①加强队伍建设：加强妇幼保健机构队伍建设，提高妇幼保健科技水平，是新时期全面发展妇幼保健事业的根本保证。通过不断加强各级妇幼机构建设、健全保健网络系统、完善制度、加强监督指导等系列工作，提高保健领导水平和管理水平。②加强科学管理：现代化的科学管理手段有助于先进设备和技术的广泛应用，发挥最佳的社会效益。运用循证医学和临床流行病学的知识，建立科学的管理制度和相应的管理手段，建立儿童保健信息管理系统，收集、储存、处理和共享动态信息资料，才能更好地进行科学决策，有效地指导实践。③加强理论和应用研究：在临床学科中，儿童保健学与儿科学、产科和计划生育学科息息相关，同时与生物物理学、分子生物学、神经科学、教育生物学、临床流行病学和循证医学、人文科学等学科密切相关。通过加强基础理论研究，阐明生长发育的生物学本质，形成自己独特的学科体系，同时要学习国际儿童保健的先进理念，发展适宜技术，开创具有中国特色的儿童保健。

实现千年发展目标，需要多方面的加倍努力。城、乡之间儿童生存、保护和发展的条件、水平存在明显差异；随着流动人口数量的增加，城镇化水平的提高和农村人口的转移，这些人群中儿童的保健服务、教育和保护亟待解决；新出现的感染性疾病，包括传染病的威胁依然存在；侵害儿童权益的违法犯罪行为时有发生。所以，儿童发展的整体水平需要进一步提高，儿童发展的环境仍需要进一步优化。①儿童保健的重要性应得到全新重视：儿童占总人口的1/4，中国政府已提出"大力推行优生优育，加强妇幼保健"的号召，为成人期输送健康人群，使中国由人口资源大国成为人口资源强国。②儿童保健理念与时代同步更新：随着世界经济发展而呈现的现代化、工业化、城市化和全球化特点，儿童保健正处于一个新的历史发展阶段——研究环境因素、社会因素、新的行为和生活方式，新的疾病及宏观、微观环境对儿童健康的影响，已经成为儿童保健的主要内容。③加强学术交流，培养学科带头人：儿童保健要在短时间内赶上世界先进水平，首先是人才的培养。多层次多形式的人才培养已经形成格局，培养和造就规模宏大、结构优化、布局合理、素质优良的人才队伍，进入世界人才强国行列，推动儿童保健全新发展。

(王惠珊)

értóng shēngzhǎngfāyù

儿童生长发育（child growth and development）

儿童身体各器官量的增加，及机体功能完善的过程。生长发育是生命过程中最基本的特征，是发育儿科学的最基本内容。生长是由于细胞数量和间质的增加，导致儿童身体各器官、系统长大和形态变化，可有相应的测量值来表示其量的变化；发育是细胞、组织、器官的分化和功能成熟。生长与发育两者紧密相连。基本内容主要有三方面。①特点和规律：在不同年龄阶段的身心发育，有其发展规律和特点，及时发现其偏离并给予必要的干预处理，从而保证和促进儿童身心健康。②有关影响因素：在各种环境影响因素中，从微观、介观、宏观乃至整个地球生物圈的生命系统，用能量、信息、生命最基本的生物原理，从先天、养育和文化视角研究对生长发育的影响，不仅研究营养、疾病、生活制度、体格锻炼和环境污染等生物性影响，而且重视家庭生活质量、亲子情感依恋、人际环境及社会变革等非生物性的影响。③评价方法：随着相关学科的迅速发展，不断追求正确的测量（试）和评价方法，包括三方面。a. 体格测量、心理测试和有关环境影响因素的测定内容和方法；b. 人群的调查方法，涉及细胞、分子生物学水平和群体水平的检测；c. 个体和群体的评价，包括定性和定量的评价。

(古桂雄)

értóng shēngzhǎngfāyù guīlǜ

儿童生长发育规律 （rule of child growth and development）

人从受精卵开始至成年人的成熟过程所遵循的规律。生长发育是复杂的系统生物学的突现过程。在整个生长发育系统过程中，同化作用均大于异化作用，这种优势是机体生长发育的基本保证。

具有非线性的动态变化 整个儿童期的体格生长都在不断地进行，各年龄阶段的体格生长速度均不同，具有连续性、非匀速性、阶段性的特征。整个生长发育期具有两个生长高峰，一是婴儿期，在生后的第一年内，体重增加是出生体重的 3 倍，而身长则增加到 1.5 倍；二是青春期，体重和身高的生长又呈快速增加阶段。

具有自组织和自适应的特征 人体各系统生长发育不平衡，如生后神经系统发育较早，脑在生后两年内发育较快，生殖系统发育较晚，皮下脂肪在年幼时发育较快，肌肉组织到学龄期才开始加速发育，淋巴系统在儿童期生长迅速，于青春前期达到高峰，以后逐渐降至成年人水平。生长发育是镶嵌式、重叠并进的，在感觉、知觉和运动能力发育的同时，其情感、思维、语言及认知行为能力也在发展。其他系统如心、肝、肾的发育则基本与身高体重相平衡。

呈现从简单到复杂的整体表征 生长发育遵循由上到下、由近到远、由粗到细、由低级到高级、由简单到复杂的规律，先抬头，后抬胸，再坐、立、行（从上到下）；从臂到手，从腿到脚的运动（由近到远）；从全掌抓握到手指拾取（由粗到细）；先会看、听、感觉事物、认识事物，发展到有记忆、思维、分析、判断（由低级到高级）；先画直线后画圈、图形（由简单到复杂）。

具有分化和统一的过程 在生长发育过程中，每个儿童都遵循基本相同的里程碑，经历着相同的主要发育时期，但每个个体的生长"轨迹"不尽相同，受遗传、环境的影响，个体之间存在较大的差异。儿童的生长发育有一定的正常范围，而不是一个绝对值。因此，评价个体的生长发育水平时必须考虑不同个体的影响因素，才能做出正确的判断。

具有多维的综合的发展过程 儿童在生长的同时，机体的各系统虽然以某种独特的方式做好发育的准备，但需要经历来引发。发育具有方向性、互为交织性、功能的不对称性和自我调节的波动性。新知识的学习只有在"最接近的发育区"中才能取得最好的成绩，即最符合发育特点的环境。

具有同化和顺应的过程 在人的本能、现实环境和社会道德之间，个体发展的各个不同阶段中，每一阶段都是将外部世界和自我进行新的组建，凭借整合的原理接受外界的信息，进行加工，较好地适应周围的环境。

(赵正言)

értóng gǔgé fāyù

儿童骨骼发育 （child skeletal development）

儿童骨骼的骨化与生长两个过程。其与生长激素、甲状腺素、性激素等密切相关。出生时，婴儿骨骼较为柔韧，大部分由软骨构成。在发育过程中，矿物质逐渐沉积于骨骼，使之骨化变硬。骨化开始于出生前，一直持续到青少年时期。骨化有两种形式，一种为膜化骨，包括颅盖诸骨和面骨，由间充质细胞演变为成纤维细胞，形成结缔组织膜，在膜的一定部位开始骨化，形成骨化中心并逐渐扩大，直至发育完全。另一种为软骨内化骨，包括躯干及四肢骨和颅底骨等，是由间充质细胞演变为软骨原基，由成骨细胞的骨化活动形成原始骨化中心，进一步出现继发骨化中心。骨化中心不断扩大，最终原始和继发骨化中心愈合，导致躯干和四肢骨的增长，完成骨骼发育。

颅骨发育 儿童的颅骨随脑发育而增长，临床上主要通过头围、骨缝闭合及前、后囟闭合时间来衡量颅骨的发育状况。婴儿娩出时，经过产道后，偶见颅骨稍有重叠，不久可消失。新生儿出生时，颅骨缝略微分开，至3~4月龄时骨缝闭合。前囟为额骨和顶骨形成的菱形间隙，出生时，其对边间隙为1.5~2.5cm，生后前6个月，随头围的增长而增大，在6月龄后，逐渐骨化而变小，一般在1~1.5岁闭合，个别可延至2岁左右闭合。前囟大小、闭合时间有很大的个体差异，判断异常与否应结合临床全面分析。前囟的检查在儿科临床中具有非常重要的意义，可通过前囟大小和张力的变化来提示病情。例如，脑发育不良、颅骨畸形时，前囟过小或早闭；若患佝偻病、甲状腺功能减退或脑积水时，前囟则闭合延迟。颅内压增高时，前囟饱满；而严重脱水或营养不良时，则会出现前囟凹陷。后囟为顶骨与枕骨的骨缝构成的三角形，出生时后囟很小或已闭合，一般在生后6~8周即闭合。

面骨、鼻骨及下颌骨发育　在婴儿期，面骨、鼻骨及下颌骨的发育较颅骨发育迟，呈现面部较小，颅骨较大的外貌。随着牙齿萌出，面骨及鼻骨变长，下颌骨向前突出，面骨、鼻骨及下颌骨继颅骨闭合后开始加速生长，下颌骨倾斜度逐渐减小，垂直直径增加，使小儿额、面比例的形状逐渐向成人的脸型发展。

脊柱发育　脊柱的增长反映脊椎骨的生长，生后第一年脊柱生长快于四肢，之后脊柱生长落后于四肢。新生儿的脊柱是直的，无弯曲，随着动作发育而呈现弯曲。生后2~3个月，小儿抬头、翻身动作使脊柱形成颈部脊柱前凸，即颈曲；6个月时，会坐后出现胸部脊柱后凸，即胸曲；到1岁左右，随着小儿的站立和行走，出现第三个弯曲，腰部脊柱前凸，即腰曲。在6~7岁时，儿童的韧带发育完全后被固定，若坐立、行走姿势异常、骨质病变及骨骼发育不良均可导致脊柱的发育异常。脊柱的生理弯曲能加强脊柱弹性，保持身体平衡，利于直立行走，又能减少在活动时对脑部的震动。

长骨发育　长骨发育主要通过长骨干骺端的软骨骨化，骨膜下成骨，使长骨增长、增粗。当骨骺与骨干融合时，标志着长骨发育成熟，通过骨化中心出现的数目可反映长骨的成熟程度。女孩的骨化速度快于男孩，黑人快于白人。出生时，女孩骨骼发育程度比男孩领先约4周，随着年龄的增加，不同部位的长骨干骺端的软骨次级骨化中心和数目，按特有的规律出现。新生儿出生时，股骨远端及胫骨近端已出现骨化中心，此是判断婴儿早期骨骼发育是否延迟的重要部位。

腕骨发育　腕骨是骨龄检测常选的部位。通过观察骨化中心出现的时间、数目及干骺端融合的状况，可判断骨骺发育年龄，即骨龄。骨龄是一个独立的生长指标，可反映儿童的生理成熟度，不依赖年龄和生长速度，较实足年龄更为准确。动态观察骨龄变化，方便易测定、无创伤，在评价个体的生长态势以及评估小儿内分泌疾病的诊治方面，更具有临床价值。出生时无骨化中心，出生后6个月左右出现头状骨、钩骨骨化中心；2~3岁时出现三角骨骨化中心；3~5岁出现月骨及大小多角骨骨化中心；5~6岁出现舟骨骨化中心；6~7岁出现下尺骨骺骨化中心；9~10岁出现豆状骨、腕骨骨化中心，共10个，9岁前腕部的骨化中心数目约为其年龄±1。上肢桡骨远端骨化中心于7个月后出现，尺骨远端到7~8岁时才萌出。年长儿则可摄左侧腕部骨片，以了解其腕骨、掌骨、指骨的发育，骨化中心的出现和融合，其年龄差异较大，在诊断骨龄延迟时一定要慎重。

（赵正言）

értóng yáchǐ fāyù

儿童牙齿发育（child dental development）　儿童牙齿萌出与更换的生物学过程。此与骨骼生长有一定关系，由于胚胎来源不完全相同，两者的生长并不完全平行。牙是由外胚层和外胚间叶发育而来的，从胚胎第6周开始，一直持续到25岁左右。人的一生中共有两套牙齿，即乳牙和恒牙，因此，牙的发育是一个长期而又复杂的过程。

乳牙：新生儿出生时，牙齿尚未萌出，但乳牙已骨化完全，乳牙胚隐藏在下颌骨中，被牙龈覆盖。乳牙萌出时间个体差异性很大（图），第一颗乳牙在6~7月龄萌出，也可在生后4~10月龄萌出。乳牙的萌出，下颌先于上颌，自前向后生长。首先萌出下颌2个中切牙，而后萌出上颌2个中切牙及侧切牙，继而萌出第一乳磨牙、尖牙和第二乳磨牙，乳牙共计20个，2.5~3岁左右出齐。一般来说，2岁内乳牙数目约等于月龄减4或6，但乳牙萌出的个体差异性与遗传、内分泌、食物性状等有关。临床上通常将12月龄仍未萌出乳牙者定义为出牙延迟。

恒牙：在乳牙胚继续发育的同时，下颌骨内乳牙胚的舌侧开始构筑恒牙胚，将来发育成为恒牙，并与乳牙替换。乳牙的脱落顺序基本与其萌出顺序一致。在胚胎10个月、出生后2岁和5岁

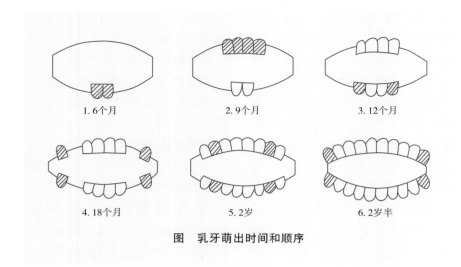

1. 6个月　　　　2. 9个月　　　　3. 12个月

4. 18个月　　　　5. 2岁　　　　6. 2岁半

图　乳牙萌出时间和顺序

时，恒牙胚的两端分别长出第1、2、3恒磨牙胚。6岁时开始萌出第一颗恒牙，即第一磨牙，位于在第二乳磨牙之后；6~12岁时，乳牙逐个被同位恒牙替换，其中第1、2双尖牙代替第1、2乳磨牙，此期为混合牙列期；12岁后萌出第二恒磨牙，17~18岁后萌出第三恒磨牙，即智齿，也有终生第三恒磨牙不萌出者。恒牙一般20~30岁出齐，共计32个。

出牙为正常的生理现象，与蛋白质、钙、磷、氟、维生素C、D等营养素和甲状腺激素密切相关。在牙齿萌出时，可伴有低热、唾液增多、流涎、食欲减退、牙龈疼痛、睡眠不安、烦躁等症状。牙齿生长异常可见于外胚层生长不良的疾病，如甲状腺功能减退、严重营养不良、佝偻病等。

（赵正言）

értóng jīròuzǔzhī fāyù
儿童肌肉组织发育 （child muscle tissue development）

儿童在出生后肌肉组织的发育过程。胎儿期肌肉组织生长较差，在出生后，随着活动量增多，肌肉组织逐渐发育，与体重增加基本平行。婴儿出生时肌肉张力较高，以四肢屈肌为显。随着大脑皮层的发育，生后1~2个月肌张力逐渐下降，肢体可屈伸放松，上肢肌张力在2~2.5月龄、下肢肌张力在3~4月龄时达到正常水平，可自由屈伸活动，继而出现运动能力增强。由于活动量增加及体内激素的作用，肌纤维逐渐增粗，从婴儿期至青春期呈直线生长，并出现性别差异，男孩肌肉占体重比例明显大于女孩。在肌纤维体积增大的同时，肌肉组织内蛋白含量增加，水分减少，肌肉的力量和耐力不断增强。

肌肉组织发育顺应神经系统的发育，遵循从头到尾的原则，从颈部和背部肌肉开始，发育到四肢肌肉，从大肌肉开始到小肌肉。此顺序决定了婴儿运动能力的发展，即出现抬头动作，然后学会翻身、坐、爬、站、走、取物、摆弄物体等动作。婴幼儿的皮下脂肪发育较旺盛，肌肉发育较慢，故较难确定肌肉发育程度。学龄前儿童已有一定负重能力，肌肉的发育才变得显著，进入学龄期、青春期性成熟时，肌肉发育非常迅速，男孩比女孩更为突出。

肌肉的发育与营养状况、生活方式、运动量密切相关。早期让婴儿经常进行被动或主动运动，有利于肌肉纤维的增粗，增强肌肉的活动能力、耐力和敏捷性。临床上可通过观察儿童主动运动的灵活性和被动运动时肌肉的抵抗程度，以及触诊肌肉发达情况和握力来检查儿童肌肉生长情况。若肌肉生长异常，可见于重度营养不良、进行性肌萎缩等疾病。

（赵正言）

értóng zhīfángzǔzhī fāyù
儿童脂肪组织发育 （child adipose tissue growth）

儿童在出生后脂肪细胞数目增加和体积增大的过程。脂肪细胞数目增加主要发生在胚胎中后期、生后第一年及青春期；而脂肪细胞体积的快速增长主要在胎儿后期，到出生时已增加1倍，以后增长速度逐渐减慢，到青春期第二个生长高峰时，脂肪细胞体积又开始快速增长。正常体重的新生儿，在出生时脂肪组织重量约占体重的16%，脂肪细胞总数为成年人的1/5~1/4。出生后第一年增至22%，以后逐渐下降，至5岁时仅占体重的12%~15%。青春期脂肪组织占全身体重的比例有明显的性别差异，女性平均为24.6%，约为男性的2倍，故普遍显得丰满。

人体皮下脂肪占全身脂肪的50%以上，临床上可通过肱二头肌、肱三头肌、肩胛下角和髂前上棘四个部位的皮下脂肪厚度的测量来反映全身脂肪含量，间接判断体成分、体密度以及肥胖与营养不良的程度。

（赵正言）

értóng xiāohuàdào fāyù
儿童消化道发育 （child gastrointestinal development）

儿童消化系统结构、形态与功能发育成熟的过程。出生时，儿童消化系统结构形态发育基本完成，但功能发育不成熟，需要约2年时间逐渐接近成年人水平。儿童生长迅速，需要高蛋白、高能量食物的摄入，因此，给婴幼儿选择食物时，需考虑消化系统发育生物学功能和营养价值高的食物，以满足生长发育的需求。

蛋白质的消化吸收　出生时，新生儿胃蛋白酶活性低，生后几个月乳汁中的蛋白，主要在十二指肠消化。胃蛋白酶活性在3月龄后逐渐增加，18月龄时达成年人水平。胰蛋白酶活性则在生后1周增加，1月龄达成年人水平。糜蛋白酶活性在生后3日时较低，以后随年龄增长而逐渐增加，3岁达成年人水平。因此，新生儿已有较好的消化蛋白质的能力。人乳中存在的蛋白酶抑制物，可防止人乳中的蛋白质被胰蛋白酶、糜蛋白酶消化。

脂肪的消化吸收　出生时胆汁缺乏，胰腺分泌胰脂酶极少，几乎无法测定，2岁后达成年人水平。新生儿的胃酸低，胃脂肪酶有助胃内脂肪消化，其作用不依赖胆盐和辅助因子，在一定程度上代偿了胰腺功能不足。6月龄后，胃酸逐渐达成年人水平，吸收脂肪的能力随年龄增加而提高。例如，33~34周的早产儿，脂肪的吸收率为65%~75%；足月儿脂肪的吸收率约为90%；6月龄的婴儿，脂肪的吸收率可达95%以上。新生儿的十二指肠脂肪酶很低，而在成年人中，十二指肠有较高的胆盐刺激性脂肪酶和胆盐依赖性脂肪酶，有助于消化甘油三酯。虽然人乳中约95%的脂肪是甘油三酯，但含有丰富的脂肪酶，有助于婴儿早期的甘油三酯消化，即可补偿胰脂酶的不足。

碳水化合物的消化吸收　6月龄内小婴儿食物中的碳水化合物主要是乳糖，其次为蔗糖（双糖）和少量淀粉（多糖），但不是所有的乳糖均能被消化吸收，有相当部分的乳糖可进入结肠发酵。新生儿小肠刷状缘上皮细胞的乳糖酶可水解人乳中90%的乳糖，提示约10%的乳糖进入结肠发酵。肠双糖酶是肠功能发育的标志，与胎龄有关。肠双糖酶在胎儿8个月时已发育，并以肠蔗糖酶、麦芽糖酶的活性最高。肠乳糖酶活性在胎儿期逐渐增加，足月分娩时达高峰，在出生后肠乳糖酶随着母乳的刺激维持较高活性，断乳后其活性逐渐下降；在儿童期，不断摄入乳类食物，可维持肠乳糖酶活性较高水平。唾液腺淀粉酶和胰淀粉酶在出生时完全测不到；生后3月龄时，其活性很低；3月龄后其活性逐渐增高；4~6月龄婴儿开始分泌胰淀粉酶，2岁达成年人水平。早期摄入淀粉食物并不激活淀粉酶活性，仅增加淀粉酶分泌量，提示淀粉酶的成熟与进食无关。十二指肠α-淀粉酶和小肠α-淀粉酶活性在新生儿时很低，但肠内葡萄糖化酶含量较高，可达成年人的50%~100%，以补偿淀粉酶不足，使淀粉发酵变为短链脂肪酸（short-chain fatty acid，SCFA），帮助淀粉消化。人乳中的淀粉酶，进入婴儿消化道后，可不被分解，消化部分淀粉，代偿胰淀粉酶不足，哺乳早期的100ml人乳的淀粉酶，1小时可消化20g淀粉。婴儿生后几个月消化淀粉能力较差，随淀粉酶的活性成熟，消化淀粉能力则逐渐提高。

肠道屏障功能发育　婴儿期的肠道屏障功能发育不成熟。小肠上皮细胞间存在间隙，渗透性高，并以吞饮方式吸收物质，有利于婴儿的吸收和利用蛋白质，如人乳中的免疫球蛋白；同时，也可将其他大分子异体蛋白（如牛奶蛋白、鸡蛋白蛋白）、毒素、微生物，以及未完全分解的代谢产物，以吞饮方式或通过上皮细胞间隙直接吸收，易产生过敏或肠道感染。因此，小婴儿，特别是新生儿，选择食物时应有一定限制。人乳蛋白质易吸收、安全，应首选人乳喂养（包括其他人的乳汁）；如无条件人乳喂养时（如母亲患病或养子），宜采用小分子的低敏配方奶喂养，减少肠道接触大分子异体蛋白机会。

肠道菌群与消化功能发育　婴儿出生时肠道无菌，几小时后细菌经口吞入或经肛门侵入，先是大量需氧菌（如大肠埃希菌、肠球菌、葡萄球菌、假单胞菌属），繁殖消耗氧气，产生各种酸性产物。生后2小时出现双歧杆菌、拟杆菌等专性厌氧菌定植，7日达高峰，为新生儿的优势菌。革兰阳性杆菌在婴儿肠道占绝对优势，达95%~99.8%，其中95%以上为双歧杆菌。在结肠的优势菌则为双歧杆菌、乳酸杆菌、肠杆菌，而人乳中的双歧因子、丰富的乙型乳糖、低聚糖、较低的蛋白与磷酸盐含量、长链多不饱和脂肪酸，可降低结肠的pH值，有利于乳酸菌生长，而较高的分泌型IgA和溶菌酶可抑制致病菌生长。人乳喂养的婴儿，其肠道菌群相对简单，并以双歧杆菌占绝对优势；而配方奶喂养的婴儿，其肠道形成相对复杂的肠道菌群，双歧杆菌仍为优势菌群，但其含量和频率较低。

膳食纤维（dietary fiber，DF）　可被结肠菌群部分或完全发酵，产生大量SCFA、乙醇和气体，刺激肠壁、促进肠蠕动。醋酸盐、丙酸盐和丁酸盐等 SCFA 还可促进肠道有益菌群的增殖，抑制厌氧菌的生长和繁殖；此外，醋酸盐和丁酸盐可进入三羧酸循环，提供人体 5%～10% 的能量需求。因此，结肠菌群的发酵，是机体对能量物质的第二次消化吸收，并称之为"结肠内的能量利用"。婴儿 6 月龄前，结肠菌群结构较简单，菌群代谢功能尚不成熟，如产生 SCFA、降解黏蛋白的功能差，将胆红素转换为尿胆原、胆固醇转换为粪甾醇，以及灭活粪胰蛋白酶等功能均不足。婴儿肠道从无菌到建立完整的、有功能活性的菌群需要较长时间。随着肠道菌群的完全建立，发酵产生 SCFA 的能力也逐渐增加。6 月龄时，多数的 DF 是来自于乳汁中未能被消化吸收的乳糖、丰富的低聚糖及食物中未能被完全消化的淀粉物质，而人乳是婴儿 DF 的第一个来源。在婴儿后期，肠道功能逐渐发育成熟，肠道缺乏从乳类来的 DF（主要是未消化的乳糖），食物中未消化吸收的淀粉减少，需要逐渐引入含一定量 DF 的半固体或固体食物，否则可发生便秘。在以乳类为主的婴儿中，肠道细菌发酵的底物主要是乳糖；引入其他食物后，未完全消化的淀粉等物质进入结肠，改变了肠道环境，影响肠道菌群组成及其发酵能力，即肠道菌群逐渐向复杂而稳定的成年人模式转变。断奶期是婴幼儿肠道发育的关键时期，肠道菌群一旦建立将很难改变，并影响其他菌群的定植。

（黎海芪）

értóng jìnshí jìnéng fāyù

儿童进食技能发育（child feeding skill development）

儿童吸吮、咀嚼、吞咽的口腔运动以及手-口的精细运动的发育。儿童进食技能的发育是摄取食物、获得营养的基础，需要参与呼吸运动、口腔运动的多组神经肌肉共同协调完成。

反射 正常婴儿出生时，觅食反射是一最基本的进食动作，吸吮-吞咽过程则是从觅食反射、吞咽反射的动作逐渐发展为有意识吞咽动作。2 月龄时吸吮动作成熟；4 月龄时，吸吮、吞咽动作可分开，并可随意吸吮、吞咽；5 月龄时吸吮强，上唇可吸净勺内食物，从咬反射到呈现有意识咬的动作；6 月龄时可有意识的张嘴，接受用勺喂食物，嘴和舌的协调完成进食，下唇活动较灵活，进食时常噘嘴，以吸吮动作从杯中吸饮，常可呛咳或伸出舌；8 月龄时常常以上唇吸吮勺内食物。食物的口腔刺激、味觉、乳头感觉、饥饿感均可刺激吸吮、吞咽的发育。

咀嚼 口腔有节奏的咬合、滚动、嚼磨的协调运动，代表婴儿消化功能的发育成熟。5 月龄时可出现上、下咬的动作，表明婴儿咀嚼食物动作开始发育（与乳牙萌出与否无关）；6～7 月龄时可接受切细的软食；9～12 月龄时可咀嚼各种煮软的蔬菜、切碎的肉类；1 岁时可磨咬纤维性食物；2 岁时吞咽动作发育成熟，嘴唇可控制口腔内食物。咀嚼发育有赖于许多因素，其中"学习"是一重要成分。正常的神经系统发育成熟，如婴儿竖颈、坐的平衡动作发育和手到口的精细动作的发育，是进食技能发育的运动功能基础。当婴儿出现眼、手协调动作，如抓物到口，即可训练自己进食。

口腔肌肉运动 此项运动的协调发育不仅与进食技能有关，同时可影响语言发育，如吃勺中食物时的嘴唇关闭，从杯中喝水等口腔技能，与闭口发唇音（如"p、b、m"）的能力有关，而舌系带的发育与语言发育无关。

接受新食物 接受新食物的能力开始于婴儿后期，此时及时学习接受其他新食物，才能较早地、顺利地从奶制品为主的食物，逐渐转变到成年人的固体食物。但婴儿开始接触新食物、半固体或固体食物时，可出现"吐出"动作或"拒绝"行为属正常的自我保护性行为，即具有判断某些食物可吃或不可吃的能力，拒绝的行为可预防摄入某些对自己有害的食物。在保证食物安全的情况下，成年人不宜放弃此训练。婴儿早期的味觉发育和接受食物的经历可促进进食功能的发育，若在婴儿愉快的情况下，每日小量尝试 2 次，连续 4～5 日后，则有足够的机会学习。若抚养者心情焦急，采用强迫的方法，对婴儿接受新食物则是不良经历，反而延迟接受其他新食物的过程，导致"喂养障碍"。若在婴儿后期，仍采用流质或半流质食物喂养，也可延迟咀嚼-吞咽功能的发育成熟，同时，可因能量摄入低而致体重增长不足。不成熟的咀嚼和吞咽行为，则表现进食固体食物时，常常出现"呛""吐出"或"包在口中不吞"等现象。此外，乳牙是否萌出不是婴儿进食固体食物的依据。

食物"选择" 儿童（包括婴儿）往往出现连续几日"选择"某些食物的现象，是儿童体内自然的营养素平衡反应过程。应容许儿童广泛选择食物，经常变换食物，增加味觉的刺激，可使儿童熟悉、接受、习惯各种食物的味道，减少对某些熟悉的食物产生偏爱。强迫儿童接受某些有"营养"或"好吃"的食物，则会促使儿童不喜欢或厌烦此类食物，因此，应正面地鼓励婴儿接受或选择食物，尽量避免"喜欢"或"不喜欢"。

进食 此是社会性活动，社会、家庭的习惯可影响儿童对食物的喜恶。在婴儿后期，则应经常地选择机会与成年人共同进餐，可为儿童提供更多的机会模仿成年人、学习进食动作，如学会使用勺、筷子，同时可使儿童学习家庭成员的进食行为。应让婴儿尽早参与进食活动，如6月龄时可扶奶瓶自己吃，7～9月龄时学习扶杯子自己喝，手抓指状或条状食物自吃，10～12月龄时学习自己用勺，18月龄～2岁时可独立进食。自我进食学习过程不仅有益于眼、手、口的协调动作，还可培养儿童独立能力，增强自信心。

（黎海芪）

értóng shēngzhǎngfāyù yǐngxiǎng yīnsù

儿童生长发育影响因素

（affecting factors of child growth and development） 影响儿童体格生长状况的内在因素与营养、疾病、外界环境等多种外在因素。儿童生长发育是各种因素间互相作用的结果。遗传决定了体格生长发育的潜力，而这种潜力从受精卵开始就受到各种因素的作用与影响，使个体最终表现出其特异性的生长发育模式。

遗传 基因携带了父母代的遗传信息，是决定遗传的物质基础，决定着个体的特征、潜力、趋向以及发育"轨迹"。在胚胎期，父母各种基因的不同组合形成的受精卵，是一个原始的多功能的胚胎干细胞，决定了子代个体发育的各种遗传性状，通过各种方式的基因传递，显现出亲代赋予每个子代的形态、功能、形状和心理素质的特点。遗传对生长发育的影响主要通过多个等位基因、功能基因团等共同实现，若染色体畸变和（或）基因突变所致的遗传性疾病对生长有明显影响。个体的体格生长，如皮肤、头发颜色、面容特征、性成熟早晚、营养素的需要量、对疾病的易感性等，均会因种族、家族的不同而异。性染色体上的有关基因组，主导调控青春期发育，是胚胎期性发育的延续。在异常情况下，严重影响生长的遗传代谢缺陷病、染色体异常、内分泌障碍等，更与遗传直接相关。

营养 儿童的生长发育，包括胎儿生长发育，需充足的营养素供给。当营养素供给比例恰当，加之适宜的生长环境，可使生长潜力得到最好的发挥。宫内营养不良时，可影响胎儿的体格及神经系统发育，同时儿童成年后，发生胰岛素抵抗、肥胖、糖尿病、代谢综合征、动脉粥样硬化、高血压的概率倍增。生后营养素供给不足，特别是生后1～2年的严重营养不良，明显阻碍儿童体重、身高的增长，阻碍智能的发育。合理安排儿童饮食，提供量足且比例恰当的营养素，是保证儿童良好的生长发育的物质基础。

疾病 任何引起生理功能紊乱的急慢性疾病，均可直接影响儿童的生长发育。急性疾病常引起体重减轻，慢性疾病则可影响身高与体重的增长。若患有甲状腺功能减退、垂体性侏儒等内分泌疾病时，生长发育则受到明显影响，常导致骨骼生长和神经系统发育迟缓。某些先天性疾病，如先天性心脏病亦可造成生长迟缓。遗传代谢性疾病，如患黏多糖贮积症、苯丙酮尿症的儿童，不仅体格生长迟缓，同时可伴有行为发育异常。

孕母健康 胎儿生长与母亲的营养、疾病、生活环境、情绪等密切相关，并为出生后的生长发育和成年期的健康奠定基础。妊娠期母亲身体健康、营养丰富、环境舒适、心情愉悦，则胎儿发育良好。母亲妊娠早期的病毒性感染，可导致胎儿先天畸形；严重营养不良可引起流产、早产和胎儿体格生长以及脑的发育迟缓；若受到某些药物、X线照射、环境中毒物和精神创伤等影响时，均可阻碍胎儿的发育。

环境因素 包括自然环境和社会环境因素。在儿童生长发育的过程中，均可受到生物学因素与非生物学因素的影响，前者包括出生缺陷、染色体疾病、围产期因素、疾病、营养、环境毒物等，而后者包括家庭、居住、学校环境和教育、医疗保健等社会环境。家庭养育环境，涉及家庭的生活模式、父母育儿观念与方式、亲子关系、父母婚姻状况、教育与行为模式等，直接影响婴幼儿的早期发展和健康。良好的居住环境，如阳光充足、空气新鲜、水源清洁、无噪声等，有利于儿童的健康成长。和睦的家庭氛围、父母稳定的婚姻关系，配合良好的护理与教养，以及符合年龄特点的各种形式体格锻炼，可促进儿童的生长发育。完善的医疗保健服务、良好的教育体制等社会因素，对儿童的生长发育能起到积极作用。

（赵正言）

értóng tǐgé shēngzhǎng

儿童体格生长 （child physical growth） 不同的年龄阶段，各项指标如体重、身长（高）、胸围、

头围、腹围、上臂围、皮脂（褶）厚度等，均呈现自组织和自适应的生长过程，具有生物学的规律。

体重增长 体重为各器官、系统、体液的总重量。

新生儿期 出生体重与胎次、胎龄、性别及宫内营养状况有关，足月男婴的出生体重为 3.33kg ± 0.39kg，女婴为 3.24kg ± 0.39kg（2005 年，中国九市城区调查结果），与世界卫生组织（WHO）的参考值相近（男 3.3kg，女 3.2kg）。正常足月儿出生后的第一个月体重增加可达 1 ~ 1.7kg，可伴有生理性体重下降，因其最初 2~3 天由于摄入少，水分丧失和胎粪及小便排出，体重可减轻 3% ~ 9%，至 7 ~ 10 天可恢复到出生时体重。若下降的幅度超过 10% 或在出生后第十日仍未回复，则为病理状态，应及时分析其原因。

婴儿期 出生后立即呈现生长的第一个高峰，此是胎儿宫内生长的延续。正常情况下，婴儿期前 3 个月增长速度最快，以后随月龄增长而逐渐减慢。3 月足时可达出生时体重的 2 倍（约 6kg），与此后的 9 个月的生长增加值几乎相等。1 周岁时，约为出生体重的 3 倍（约 9kg）。其估算公式为：1~6 个月体重（kg）= 出生体重（kg）+ 月龄 × 0.7（kg）；7 ~ 12 个月体重（kg）= 出生体重（kg）+ 6 × 0.7（kg）+（月龄 − 6）× 0.3（kg），或者为：3 ~ 12 月婴儿体重（kg）=［年龄（月）+9］/2。

儿童期 1 ~ 2 岁内，体重可增长 2.0 ~ 2.5kg。2 ~ 10 岁间，每年增长约 2kg。其估算公式为：2 岁 ~ 青春期前体重（kg）= 年龄（岁）× 2（kg）+ 8（kg），或者为：1 ~ 6 岁儿童体重（kg）= 年龄（岁）× 2+8kg；7 ~ 12 岁儿童体重（kg）=

［年龄（岁）× 7-5kg］/2，或 = 年龄（岁）× 3+2kg。体重增长的规律可用曲线表示，同龄儿童体重的个体差异较大，波动范围可在 ± 10%。

青春期 此时体重增加明显加快，男孩每年增重约 5kg，女孩约 4kg。进入青春期后，体重的增长呈第二高峰，每年可增达 4 ~ 5kg。由于体重的增加并非等速增加，临床应用时应以测量自身体重的增长变化为依据。

身高（长）增长 其增长规律与体重的增长相似，亦表现为婴儿期和青春期两个生长高峰，年龄越小身高增长越快。出生时，男、女婴儿平均身长为 46 ~ 53cm，生后第一年身长增长最快，约为 25cm；前 3 个月身长增长 11 ~ 13cm，约等于后 9 个月的增长值，1 岁儿童的身长约 75cm。1 ~ 2 岁时，身长增长速度减慢，为 10 ~ 12cm，即 2 岁时身长约 87cm。2 岁以后，身高每年平均增长 6 ~ 7cm，在青春期时，生长突然加快，其估算公式为：2 ~ 12 岁的身高（cm）= 年龄（岁）× 7+ 77（cm）。由于儿童身高的增加并非呈等速，同龄的身高波动范围可在 30% 以内，临床应用时应以测量实际身高的增长变化为依据。2 岁以后每年身高增长若低于 5cm，可视为儿童生长速度下降。身高的增长主要受遗传、内分泌、母体营养与健康状况的影响，尤其是宫内生长水平的影响，而短期患病、营养波动一般不会影响身高的增长。

头围增长 胎儿期脑的生长居全身各系统之首，出生时头围相对较大，平均可达 33 ~ 34cm。

头围 第一年前 3 个月头围的增长可达 6cm，约等于后 9 个月增长值之和（亦为 6cm），1 岁

时头围约 46cm。生后第 2 年头围增长速度减慢，全年约为 2cm，2 岁时头围约 48cm；2 ~ 15 岁头围仅增加 6 ~ 7cm。5 岁时可达 50cm，15 岁时基本接近成年人水平，平均 54 ~ 58cm。头围的增长是脑发育的重要指标之一，临床中测量 2 岁以内头围最具诊断价值。连续追踪测量头围比一次测量更为重要，若头围测量值小于均值减 2 个标准差，常提示有脑发育不良，若头围增长过快常提示脑积水。

囟门 包括前囟门与后囟门，出生时前囟大小为 1.5 ~ 2.5cm（对边中点连线的距离）。在生后数月随着头围的增大而稍变大，6 个月以后逐渐骨化而变小，正常健康儿童前囟在生后 12 ~ 18 个月闭合。后囟门是由顶骨和枕骨形成的三角形间隙，出生时已闭合或很小，一般在生后 6 ~ 8 周闭合。

胸围增长 胸廓在婴儿期呈圆筒形，前后左右径相等；出生时胸围比头围小 1 ~ 2cm，平均 32cm。1 周岁时，胸围与头围相等，大约为 46cm，形成了所谓的头胸围交叉。1 ~ 2 岁时增加 3cm，大约为 49cm；3 ~ 12 岁胸围平均每年增加 1cm。2 岁后胸围超过头围的厘米数约等于其周岁数减 1，到青春期增长又加速。头胸围交叉出现的时间常作为营养状况的优劣指标，一般营养状况好的小儿头胸围交叉出现早，反之则推迟。儿童胸廓生长除营养因素外，与各种体格锻炼的活动质量有关。

指距增长 正常情况下指距略小于身高（或身长），在不同年龄时期，头、脊柱、上肢和下肢的增长速度及所占身高的比例也不同，婴儿期头部生长最快，脊柱次之，到青春期时下肢生长最

快。2个月的胎儿头长为身长的1/2，此后随胎龄增长，头长占身长的比例逐渐缩小，出生时为1/4，6岁时为1/6，成年人仅为1/8。新生儿的上部量占60%，下部量占40%，身高的中点在脐上，1岁时中点在脐下，6岁时中点则下移至脐与耻骨联合间，12岁左右上下部量相等，中点恰在耻骨联合上缘（图）。在生长成熟时，头、脊柱、上肢和下肢的增长分别是出生时的2、3、4、5倍。若指距大于身高1~2cm，对诊断长骨的异常生长有一定的参考价值。

腹围增长　代表腹部发育情况，2岁前腹围与胸围相等，2岁后则腹围小于胸围。新生儿期由于肠管相对较长，且腹壁肌肉薄弱，腹部常较饱满，以后逐渐变平，但此测量值易受各种因素的影响，正常范围伸缩性很大，因此一般不测量。若患有腹部疾病，如腹水、巨结肠时，应及时测量。若腹围过小则不利于肝发育。

上臂围增长　代表上臂肌肉、骨骼、皮下脂肪和皮肤的发育，可反映儿童的营养状况，特别适合于5岁以下儿童营养状况筛查。婴儿出生后上臂围增长较快，第一年可从11cm增长至16cm，共增长约5cm。1~5岁增加1~2cm。1~5岁小儿臂围若>13.5cm则营养良好，若在12.5~13.5cm则为营养中等，若<12.5cm则是营养不良。

青春期体格生长特征　青春期的儿童受性激素的影响，其体格生长增长迅速，呈现生长的第二个高峰（peak of height velocity，PHV），身高增加值约占最终身高的15%，且有明显的性别差异。男孩的身高增长高峰约晚于女孩2年，且每年身高的增长值大于女孩，因此男孩比女孩高。女童以乳房发育（9~11岁）、男童以睾丸增大为标志（11~13岁），青春期身高突增的时间一般持续3年左右。男孩每年可增长7~12cm，平均10cm，整个突增期平均长高28cm；女孩每年可增长6~11cm，平均9cm，整个突增期平均长高25cm。因此，儿童生长的年龄相同，若PHV提前，则停止生长时间亦较早；若儿童期生长时间延长，即使PHV发动延缓，其最终身高生长的潜力能得到较好的增长，仍可达到正常人群的良好范围。男童骨龄为15岁，女童骨龄为13岁时，已达最终身高的95%。直到女童17岁，男童20岁身高基本停止增长。此期儿童的体重增加与身高平行，同内脏器官亦生长，体型发生了显著改变，女童耻骨与髂骨下部的生长与脂肪堆积，使臀围加大，而男童则肩部增宽，下肢较长，肌肉增强，呈现男女童具有不同的体形特点。

（赵正言）

ér tóng tǐ gé shēng zhǎng zhǐ biāo

儿童体格生长指标（child physical growth indicators）　根据儿童生长的解剖学特点，采用一定的测量方法，评估重量、长度、围度的生物学指标。旨在了解儿童个体生长的量的变化。

体重：身体各部分重量的总和，包括骨骼、肌肉、内脏、体脂、体液等。因体液和体脂变化较大，在体格生长指标中最易波动，但易于测量，是衡量儿童体格生长和近期营养状况最重要、最灵敏的指标，在临床工作中常用体重来计算药量及静脉输液量。

身长（高）：代表头部、脊柱和下肢长度的总和，是反映长期营养状况和骨骼发育的指标，但

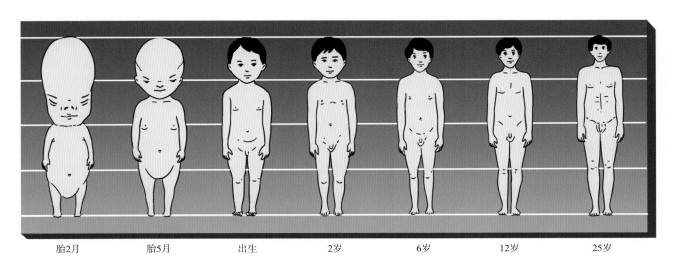

图　胎儿期至成年人头与躯体的比较

受种族、遗传、环境、营养、内分泌和运动等多种因素的影响，个体差异性较大。

头围：代表脑与颅骨的发育，自眉弓上缘经枕骨粗隆凸最高点绕头一周的围度。

胸围：代表胸廓与肺的发育，表示胸廓的容积以及胸部骨骼、胸肌、背肌和脂肪层的发育情况，并且在一定程度上表明身体形态和呼吸器官的发育状况。胸围的大小与肺、胸廓的发育密切相关，是衡量胸廓、胸背肌肉、皮下脂肪、肺的发育程度的重要指标。

腹围：代表腹部发育情况，新生儿期由于肠管相对较长，且腹壁肌肉薄弱，腹部常较饱满，以后逐渐变平。但腹围测量数值易受各种因素的影响，正常范围伸缩性很大，因此一般不测量腹围。

坐高：或称顶-臀长。坐高的增长代表头颅和脊柱的生长。

指距：反映上肢长骨的增长，双上肢水平伸展时左右手中指尖之间的距离，正常儿童指距略小于身长（高）。

上臂围：代表上臂肌肉、骨骼、皮下脂肪和皮肤的发育，可反映儿童的营养状况。

皮脂（褶）厚度：衡量个体营养状况和肥胖程度较好的指标，不仅可以判断人的胖瘦情况，而且还可以反映人体皮下脂肪的分布情况。

骨龄：根据骨骼钙化的程度，与骨发育标准比较所获得的发育年龄，是反映个体发育水平、成熟程度的较精确指标，通过 X 线检查长骨骨骺端骨化中心出现的时间、数目及干骺端融合的情况，可客观反映从出生到成熟的全过程中生长发育的各阶段水平，在临床上有重要价值。

（赵正言）

értóng tǐgé shēngzhǎng cèliáng

儿童体格生长测量（measurement of child physical growth）

对儿童体格生长的指标采用统一的测量用具及准确的测量方法。为保证测量值的准确，可重复测量 2~3 次，取其平均值。

体重测量 测量体重应选用杠杆秤（由砝码、游锤、杠杆构成）或电子秤。婴儿体重测量采用盘式杠杆秤，最大载重为 10~15kg，应精确至 0.01kg；幼儿采用坐式杠杆秤，最大称重范围为 20~30kg，应精确至 0.05kg；学龄前儿童（3~7 岁）采用立式杠杆秤，最大称重为 50kg，应精确至 0.1kg；学龄儿童（7 岁以上）可用立式的杠杆秤，最大称重为 100kg，应精确至 0.1kg。使用电子秤时，一定要有相同载重量和精确度。测量前要检查秤的"零点"，放置砝码的数量使之接近儿童年龄的相当的体重，并迅速调整游锤至杠杆正中水平，将砝码所示读数相加，以千克为单位进行记录，精确记录至小数点后两位。测量时应尽可能地脱去衣服、鞋和帽子等，尽量排空小便，最好在裸体或仅着内衣的情况下进行，避免摇动或接触其他物体，以保证准确性。记录时测量者应同时记录儿童测量时的表现，以供参考。

身长（高）测量 测量时应脱去帽、鞋、袜。2 岁以内的婴幼儿用标准的量床（由头板、底板、足板、两侧标有刻度的量床构成）测量。被测对象仰卧于量床底板中线，助手将头扶正，使目光向上，头顶接触头板。主测者位于量床右侧，左手固定婴儿双膝使下肢保持伸直位，右手移动足板使其紧贴两足跟部，观察量床的一致刻度，精确至 0.1cm。

若测量对象的双下肢不等长时，则分别测量。2 岁以上者采用身高计（由测量板、平台、标有刻度的立柱构成）测量。测量时，被测对象应以立正姿势站于平台，足跟并拢，脚尖稍分开约 60°，头、脚跟、臀部和两肩胛间同时接触立柱，头部保持正中位置，平视前方，收腹挺胸，两臂自然下垂，测量者移动测量板使之接触头部顶点，测量者目光与立柱刻度读数在同一水平面时，读取测量板与立柱刻度交叉数值，精确至 0.1cm。同一幼儿的立位身高可略比仰卧身长短，忽略不计。

顶-臀长测量 2 岁以内婴幼儿采用标准的量床测量。被测对象仰卧于量床底板中线，助手将头扶正，使目光向上，头顶接触头板，主测位于量床右侧，左手握住被测对象小腿，骶部紧贴底板，使膝关节弯曲，小腿与大腿成直角，使大腿与底板垂直；移动足板贴紧臀部，在量床两侧读数一致时读取刻度，精确到 0.1cm。

坐高测量 2 岁以上儿童采用坐高计（由坐板、测量板、刻度零点与坐板在同一平面的立柱构成）测量。被测儿童坐于坐高计的坐板上，骶部紧靠立柱，端坐挺身，使躯干与大腿、大腿与小腿分别成直角，两脚向前自然平放在地面，下移测量板接触头部顶点，测量者读取测量板与立柱刻度交叉数值，精确至 0.1cm。

头围测量 采用无伸缩性的软尺测量，并与钢皮尺校正。被测对象取坐位、立位或仰卧位，测量者位于小儿右侧或前方，用左手拇指固定软尺零点于儿童头部右侧眉弓上缘处，另一手轻持软尺沿右侧耳上、枕骨粗隆及左侧眉弓上缘，紧贴头部（女童应在皮尺处分开上下头发），回至左手拇指零点，读取与零点交叉的刻度，获得最大的周径，精确至0.1cm。

胸围测量 2岁以下小儿取卧位或立位，2岁以上取立位，被测者双手自然下垂，双眼平视，采用无伸缩性的软尺测量（使用前应校正）。测量者左手拇指固定软尺零点于被测对象一侧乳头下缘（乳房已发育女童固定于右锁骨中线与第四肋交叉处），右手持软尺贴胸壁，经同侧腋下、肩胛下角下缘、对侧腋下、对侧乳头回至零点，读取与零点交叉的刻度，取平静呼气末、吸气末的平均值，精确至0.1cm。

腰围测量 采用无伸缩性的软尺测量（使用前应校正）。被测对象取立位，双足自然分开，双臂环抱于胸前，以腋中线肋骨下缘和髂嵴连线中点的水平位置为测定点，标记双侧测定点，软尺自然贴紧皮肤，测量通过两个测定点的周径，于平静呼气末读数，精确至0.1cm。

指距测量 采用直脚规或无伸缩性的软尺测量。被测对象立位，两手平伸，手掌向前，分别向两侧自然伸平直，双上臂长轴与地面平行，与身体中线垂直。当被测对象一手中指指尖顶住直脚规的固定脚后，调节活动脚内侧紧靠另一手的中指指尖，读取活动脚所指刻度，精确至0.1cm。软尺测量时，姿势相同，测量两中指指尖距离，读取其数值即可。

上臂围测量 采用无伸缩性的软尺测量（使用前应校正）。被测对象立位，两手自然平放或下垂。测量者位于被测对象左侧，固定软尺零点于左侧肩峰至尺骨鹰嘴连线的中点，贴皮肤绕臂一周，读取与零点交叉的刻度，精确至0.1cm。

确至0.1cm。

皮下脂肪测量 采用皮褶卡钳（钳头面积6mm×15mm，压强约$15g/m^2$）测量，皮脂测量可选取上臂中部、肩胛下角、腋中线、髂前上棘、小腿中部和腹壁等处。测量者右手握钳，左手用拇、示指捏起测量部位的皮肤和皮下脂肪，两指距3cm，注意勿捏起脂肪下面的肌肉层，然后用皮褶卡钳测量皮褶厚度，读取读数，精确至0.5cm。测量上臂中部（肱三头肌部）时，左上肢自然放松下垂，肩峰与鹰嘴连线的中点，平行于上臂长轴方向捏测皮褶。测量肩胛下角时，取左肩胛骨角下稍偏外侧处，从下向上与脊柱成45°捏测皮褶。测量腹壁部时，取锁骨中线上平脐处，皮褶方向与躯体长轴平行。

（赵正言）

értóng tǐgé shēngzhǎng píngjià

儿童体格生长评价（assessment of child physical growth）

采用数学的统计、分析方法来反映儿童生长的生物学特征。儿童处于快速生长发育阶段，身体形态及各部分比例变化较大，同时，儿童生长发育阶段有自身的规律与特点。通过对儿童个体的体格评价，能够了解儿童既往与近期营养状况，并可预测发育趋势。对群体儿童的体格评价，不仅能了解本地区儿童的营养状况，而且可间接反映该地区的经济、文化、教育及社会文明程度等发展水平。体格发育评价需有儿童体格生长的常模数据，即具有代表性人群的体格生长测量值作为参考，其主要指标为身高（长）、体重等。此外，根据临床工作及研究内容，可选择其他生长指标，如头围、胸围、上臂围、腰围、皮褶厚度、上部量、下部量等。

正确评价儿童体格生长状况，必须采用规范的测量用具及统一的测量方法。根据儿童各阶段生长发育规律，评价其生长发育状况，早期发现问题，及时给予指导与干预，以利于促进儿童的健康成长。

评价内容 包括生长水平、生长速度以及匀称度。

生长水平 将某一年龄时点所获得的某一项体格生长指标测量值（横断面测量）与参考人群值比较，得到该儿童在同质人群中所处的位置，即是此儿童该项体格生长指标在此年龄的生长水平，可用于个体或群体儿童的评价。其优点是简单、易掌握和应用。生长是一连续过程，一次测量值不能反映是属于正常范围的差异，或是生长的偏离，不能直接估计生长的过程，仅反映当前的状况，既不能反映过去存在的问题，也不能预示该儿童的生长趋势。

生长速率 对某一项体格生长指标定期连续测量（纵向观察），又称监测，获得该项指标在某一年龄阶段的增长值，再将该增长值与参照人群值比较，得到该儿童该项体格生长指标的生长速率，结果以正常、下降、缓慢、加速等表示。通过动态纵向观察个体的生长速率可了解其生长轨迹与趋势，反映遗传、环境的影响。生长速率的评价较生长水平更能了解儿童生长状况，生长速率正常的儿童则生长基本正常。以曲线图法表示生长速度，既简单、直观，又能早期发现体格生长偏离。定期体格检查是生长速度评价的关键，儿童年龄越小，生长越快，发现问题后纠正恢复亦愈容易。提倡6个月以内的儿童宜每月一次，6~12个月时应每

2个月一次，1~2岁时则每3个月一次，3~6岁时可每半年一次，6岁以上者应每年一次，若是高危儿、体弱儿宜适当增加观察次数。

匀称度 通过对人体的重量、长度、围度等指标进行有目的的数学组合方法来评价，亦称指数评价。体型匀称度可判断胖、瘦的程度和倾向，而身材匀称度可判断身体上、下肢比例。①体型匀称度：临床上常选用身高别体重来表示一定身高的相应体重增长状况，间接反映身体的密度与充实度，将实际测量值与参照人群值比较，结果常以等级表示。②身材匀称度：以坐高（顶－臀长）与身高（长）的比值反映下肢发育状况，按实际测量值与参照人群值比较，结果以匀称、不匀称表示。

评价标准和界值点 使用不同的儿童生长常模，即生长参照值可得出不同的结论，因此正确选择和使用儿童生长常模或生长参照值非常重要。

参照标准 一般采用具有代表性人群的体格生长测量值作为参考，对个体儿童的评价，最好采用本国儿童的生长常模，群体儿童评价应采用国际生长常模以进行不同人群间的比较。①现状标准：样本来源于某地的整体人群，一般未作严格的选择，仅剔除曾患有各种明显的急慢性疾病和各种畸形的健康儿童而得出的参考值。此标准是一个国家或一个地区在某段时间内某一特定人群（如城市、农村）正常儿童的体格生长水平。②理想标准：样本来源于营养状况较好、身体健康、居住在适宜环境中并有良好医疗保健服务的儿童人群而制定的参考值，称为理想标准。因此，

所制订的"参考值"均不能满足理想标准的所有条件。世界卫生组织（WHO）推荐的2005年国际生长参考值，其数据来自于1997年~2003年，WHO在巴西、加纳、阿曼、印度、挪威、美国等国多中心生长参考标准的研究，或2000年美国疾病控制与预防中心制定的生长参考值，其数据来自于美国国家营养调查的数据。中国国家卫生与计划生育委员会推荐2005年中国儿童营养生长参照标准，其数据来自2005年在中国北京、哈尔滨、西安、上海、南京、武汉、广州、福州、昆明九市的体格生长调查资料。

界值点的选择 选择参考值的正常值范围，从统计学角度来评价时，可采用百分位数P_3~P_{97}或均值离差$\bar{x}\pm2SD$作为界值点（正常范围），但在常规工作中，可根据具体情况进行选择参考值和界点，如某地区的资源有限，可选用较低的界值点来筛查。

（赵正言）

értóng tǐgé shēngzhǎng píngjià fāngfǎ

儿童体格生长评价方法

（assessment method of child physical growth） 依据体格生长指标，为衡量生长发育的水平而采用的生物学统计方法。

均值离差法 以某一生长参考值为依据，按其均数（$\bar{x}$）和标准差（SD）评价，适用于正态分布状况的现状评价。通常$\bar{x}\pm1SD$包含总体人群的68.3%，$\bar{x}\pm2SD$则包含总体人群的95.4%，而$\bar{x}\pm3SD$却包含总体人群的99.7%。根据离差范围的不同可分不同等级，如六等级法，$\bar{x}+1SD$的范围而为中+，$\bar{x}-1SD$的范围为中－，$\bar{x}+（1SD~2SD）$的范围为中上，$\bar{x}-（1SD~2SD）$为中下，$>\bar{x}+2SD$为上，$<\bar{x}-2SD$为下。又如五等级

法，则是在六等级法中，将+1SD和－1SD合并，即中+和中－合并为中，即$<\bar{x}-2SD$为下等、$\bar{x}-（1SD~2SD）$为中下等、$\bar{x}\pm1SD$为中等、$\bar{x}\pm（1SD~2SD）$为中上等、$>\bar{x}+2SD$为上等。通过定期、连续测量某项生长指标（身高、体重等），获得该项指标在某一年龄段增长情况与参考人群值进行比较，多用于评价个体儿童。

百分位数法 适用于正态或非正态分布状况的现状评价。当人群调查结果呈偏态分布时，该方法更能准确地反映现况。在正态分布时，百分位数法与均值离差法相当接近。评价时，常以第3、10、25、50、75、90、97百分位（P）的数值来划分等级。P_3相当于离差法的均值减2个标准差（$\bar{x}-2SD$）；P_{97}则相当于离差法的均值加2个标准差（$\bar{x}+2SD$）；从P_3到P_{97}包括全部样本的95%；P_{50}即为中位数，约与均值（$\bar{x}$）相当。用该法连续观察儿童生长发育速度，方法简便，既能准确地反映儿童的发育水平，又可对儿童的某项指标的生长进行准确、连续的动态追踪观察。

曲线图法 根据体格生长参考值，在身高、体重图上连成曲线而绘制，图的底端为年龄刻度，每月一格、左侧是体重或身高的数值，图中有三条参考曲线，最上端一条为第97百分位，最下端的是第3百分位，中间一条则为第50百分位。若儿童的生长值在上、下两条曲线之间，则说明生长的水平在正常范围。若生长曲线与参考曲线不呈平行走向，而呈上行或下滑趋势，则提示生长不良。若本次测量值减去上次的测量值虽为正数，但其增长值低于该月龄增长的最低值，亦为生长偏低。通过定期、连续地体格

测量和评价，可直观地反映儿童生长的水平和速度，动态地观察其生长的趋势，可早期发现生长迟缓现象。通过使用该评价方法，父、母可亲自监测儿童的营养状况，及时地发现问题，提高家庭自我保护能力，有利于促进儿童健康成长。

标准差的离差法 又称 Z 评分（Z score，SDS）。该方法可反映个体或群体儿童的生长现况，是学龄前儿童群体营养状况评价时最常用的方法之一。Z 值计算公式为：$Z = (X - \bar{x})/SD$，其中 X 为测得值，$\bar{x}$ 为平均值，SD 为标准差。Z 值在 ±2SD 以内为正常范围。个体值大于均数值时，Z 值为正，反之为负，其优点在于标化了年龄，可进行跨年龄组的分析。在群体水平上，不但可以估计低于或高于某界值点的儿童比例，而且可以计算出群体 Z 值的均数和标准差，利用 t 检验、回归分析等进行统计分析，可区分营养不良的严重程度。但在使用 Z 值时要根据排除标准剔除不合理数据。个体正负值的变化表明体格生长状况的动态变化。

指数法 此法主要用于身体匀称度的评价。可通过对人体的重量、长度、围度等指标进行有目的数学组合，以评价儿童的身体匀称度。

考普指数（Kaup index）表示一定体积重量中机体组织的密度，国际上推荐评价 2 ~ 19 岁儿童和青少年肥胖的首选指标。其计算公式，婴儿为：考普指数 = [体重（g）/身高（cm²）] ×10；幼儿为：考普指数 = [体重（g）/身高（cm²）] ×10000。考普指数小于 15 有消瘦倾向，15 ~ 18 为正常，大于 18 则有肥胖倾向。

体重指数（body mass index，BMI）又称体质指数，代表体型匀称性。其计算公式为：BMI = 体重（kg）/身高（m²）。该指数与考普指数仅换算单位不同，其实际意义一致。由于儿童、青少年的脂肪细胞随着年龄、性别的变化而不同，因此，BMI 具有年龄、性别的特点。BMI 值在 $P_{85} \sim P_{95}$ 为超重，超过 P_{95} 则为肥胖。世界卫生组织制定的 BMI 界限值，25.0 ~ 29.9 为超重，BMI ≥ 30 为肥胖。

身高体重指数 以相对体重来反映人体的密度和充实度，即每厘米身高的体重。计算公式为：身高体重指数 = [体重（kg）/身高（cm）] ×1000。

劳雷尔指数（Roherer index）多用于学龄儿童，计算公式为：劳雷尔指数 = [体重（g）/身高（cm³）] ×10⁷。表示每单位体积的体重，反映了人体的营养和充实程度。

身高胸围指数 反映胸围与身高之间的比例关系。与儿童的胸廓发育及皮下脂肪有关。可反映体型的粗壮或纤细。计算公式为：身高胸围指数 = [胸围（cm）/身高（cm）] ×100。

维尔维克指数（Ververck index）身高体重指数与身高胸围指数的总和，反映人体的体型、营养状况，并与心、肺呼吸功能有关。其计算公式为：维尔维克指数 = ｛[体重（kg）+ 胸围（cm）]/身高（cm）｝×100。

坐高/身高指数 反映了上、下身长度的比例。随着年龄增加，上身占身长的比例逐渐减少，而下身所占的比例逐渐增加。新生儿上身占身长的比例为 66.57% ~ 66.64%，6 ~ 7 岁为 55.91% ~ 56.89%。约在 12 岁时，上、下身长度接近，即上身占身长的比例在 50% 左右。其计算公式为：坐高/身高指数 = [坐高（cm）/身高（cm）] ×100%。

（赵正言）

értóng gǔlíng píngjià

儿童骨龄评价（child bone age assessment）通过 X 线检查长骨骨骺端骨化中心出现的时间、数目及干骺端融合的情况，来评价儿童生长的生物学特征。衡量骨骼发育程度是评价儿童生长的重要方法，可反映个体儿童的发育水平和成熟程度。手腕部是判断骨龄的常选部位，其对全身骨骼的发育具有较好的代表性。骨龄可通过腕骨的骨化中心数目、大小来粗略估算。临床上，X 线摄片的放射剂量小，简单方便，以拍摄左手为佳。国内外已制定的手腕部骨龄标准，其方法有图谱法、计分法和重点标志观察法。①标准图谱法：将适宜人群从出生到成熟个体年龄组的 X 线片的中位数片按顺序排列，构成系列图谱标准。评价时将个体儿童的腕骨萌出时间、数目、大小与标准图谱进行比较，即可确定其骨龄。此法操作简单，评价结果可靠。②计分法：按各骨骼成熟过程中的形态变化，人为将其划分为不同的发育阶段，对手腕部骨化中心的详细特征给予相应年龄发育分，再综合各骨骼发育分之和换算成骨龄，骨骼发育完全成熟时总分为 1000 分。此法应用复杂，准确使用难度大。③重点标志观察法：通过观察若干继发性骨化中心出现的时间、成熟程度、数目、干骺愈合的年龄性别特征来衡量个体的成熟水平。此法较灵活，结果可靠，但操作繁琐。

（赵正言）

értóng tǐgé shēngzhǎng piānlí

儿童体格生长偏离（child physical growth deviation）

儿童体格生长发育过程中超出正常生长参考值以外（界值点以外）的状况。即偏离以同性别、同年龄参照人群 $\bar{x}-2SD$（P3），或 $\bar{x}+2SD$（P_{97}）的"常模"。个体儿童生长偏离反映了个体的生长情况，若其生长速度发生变化，使之生长状况偏离了自己的生长"轨迹"，亦为生长偏离。体格生长偏离是儿童生长过程中最常见的问题，占 5%~10%，其中多数为后天营养与疾病影响造成，有的可起始于胎儿期，部分为遗传、内分泌代谢疾病所致，或因神经心理因素所致。在群体评价中，常以人群横断面调查来发现儿童体格生长偏离的率，即调查流行强度。此结果不代表个体的生长情况，亦不反映任何病因，此统计学的结果可反映被调查人群的生长情况，确定高危人群，以便于制定相关政策进行干预。

体重生长偏离 主要为低体重与体重过重。

低体重 体重低于同年龄、同性别儿童体重正常参照值的均值减 2 个标准差（<-2SD）或低于第 3 百分位以下者；或 2 岁以上儿童的体重指数（BMI）<P_5。其主要反映儿童近期营养不良或急性营养不良，单次评价不能区别急性或慢性营养不良。

体重过重（超重） 体重大于同年龄、同性别儿童体重正常参考值的均值加 2 个标准差（>+2SD）或超过 P_{97} 以上者；或超过同性别、同身高参照人群均值 10%~19%，或 2 岁以上儿童的体重指数在 P_{85}~P_{95}。

身高（长）生长偏离 主要为身材矮小与过高。

身材矮小 身高（长）小于同年龄、同性别儿童身高（长）正常参考值的均数减去 2 个标准差（<-2SD）或低于 P_3 以下者。其有多种原因引起，可以分类为匀称性或非匀称性，后者要进一步区别是体型匀称度异常或身材匀称度异常，同时要判断是否伴有智力低下、性发育异常等。①单纯性匀称性身材矮小，不伴性发育迟缓和智力发育异常，多见于生长激素缺乏症、家族性身材矮小、足月小样儿，可继发于全身性疾病或精神-社会因素障碍，如情感剥夺等所致。②非匀称性身材矮小，可伴性发育异常，如体质性青春发育延迟、性早熟等；若伴有不同程度的肥胖、智力低下，多为遗传性疾病，也可继发于颅脑的病患；若不伴有智力低下，则多为代谢性疾病，或先天后天骨骼生长异常所致，如皮质醇增多症、特纳综合征（先天性卵巢发育不全）、黏多糖贮积症、糖原贮积症、软骨发育不全等。

身材过高 身高（长）大于同年龄、同性别儿童身高（长）正常参考值的均值加 2 个标准差（>+2SD）或超过 P_{97} 以上者。随着儿童的长期生长发育趋势，高身材人群也增多，家族性的高身材是常见原因之一。若伴有性发育异常，如性早熟儿童可伴身高的发育提前生长，若伴有内分泌疾病，如垂体性肢端肥大症，其身高可远远超过正常范围，此外，外伤、炎症、垂体肿瘤导致生长激素的分泌过多，可引起巨人症。某些染色体异常，如克兰费尔特综合征（XXY、XXYY 异常）等，或者某些代谢性疾病，如马方综合征（Marfan syndrome）等，可伴有高身材。

头围生长偏离 主要为头围过小与过大巨头症。

头围过小 头围测量值在同年龄、同性别的均值 2 个标准差（$\bar{x}-2SD$）以下，或出生时头围小于 32cm、3 岁后头围小于 45cm。此患儿的体格生长和智力发育可伴有不同程度的落后。

头围过大或巨头症 头围测量值大于同年龄、同性别正常参考值的均值加 2 个标准差（>+2SD）或超过正常 P_{97} 以上者。巨头症是由于先天性大脑皮质增厚及神经胶质细胞的增生，大脑异常生长所致，初生时脑重可达 1500g 以上（正常新生儿的脑重为 390g），或生后迅速增大，但很少见。临床上可见前囟较大，闭合延迟，颅内压不增高，颅穹隆和面部均匀性增大，无脑积水，无落日眼征，体格生长和智力发育均有不同程度的障碍，可伴有视力及听力障碍，约半数患儿可发生惊厥。CT 及 MRI 等检查示脑室不扩大，可与脑积水及脑肿瘤鉴别。其预后与脑发育不正常的程度相平行，尚无有效治疗方法。

头围过大者常见于脑积水患儿，多数为先天性畸形引起先天性阻塞性脑积水所致，如大脑导水管的狭窄、分叉畸形。多数患儿在宫内可发现头围增大，出生后头围迅速增大，前囟门增宽并突出，头部皮肤的浅表静脉扩张，前额向前突出、增宽，两眼球向下偏离等。由于脑室扩大使脑实质受到压迫、脑皮质变薄而影响整个大脑的功能，可呈现智力低下、癫痫等，亦可伴有易激惹、嗜睡、食欲减退等。交通性脑积水的原因多数为脑室内出血或蛛网膜下腔出血，其症状进展缓慢，头颅增大的速度不如阻塞性脑积水的表现明显。此患儿的脑积水发展到一定程度时，脑室壁的脉络丛分泌功能可受到压迫而减退，使脑脊液的分泌量减少，症状及体征不再进一步恶化。此外，化脓性脑膜炎的患儿，黏稠的分泌物可引起粘连，继发脑积水；而颅内肿瘤的压迫、白血病细胞的浸润，以及丹迪－沃克综合征（Dandy-Walker syndrome）等，也可引起脑积水，但很少见。头围过大也可因巨脑回畸形等所致。

（赵正言）

érténg shénjīng xīnlǐ xíngwéi fāyù

儿童神经心理行为发育

（child neuropsychological development） 儿童的心理行为从不成熟到成熟的过程。又称行为发育、心理发育或心理发展。婴幼儿期的神经心理行为发育主要反映在大量的日常行为中，通常从大运动、精细运动、语言，以及个人－社会四个能区进行观察。2 岁时，神经心理行为的发育可从智能活动角度观察，如注意、记忆、思维、想象、情绪等。儿童神经心理行为发育有其自身的特点，要评估不同年龄的发育水平和在同龄儿童中的个体差异。准确界定发育的个体差异或发育迟缓，才能采取针对性的有效的干预措施。

生理基础 儿童神经心理行为的发育是神经系统的生物学发育，尤其是大脑发育。新生儿大脑已形成沟、回，但比较浅，发育不完善，大脑的重量 350～400g，相当于体重的 10%～12%（而成年人仅占体重的 2%）。6 个月婴儿的脑重已达到 700g，1 岁时为 800～900g，3 岁时脑重量已达到成年人的 75%，12 岁时基本已经达到成年人水平。出生之后，神经细胞迅速发展，密度下降且相互分化，树突的数量与轴突的长度增长，分支增多，逐渐深入皮层深处，轴突分支末端的突触装置日趋复杂化，大脑的发育特点主要是神经细胞体积的增大和与之相连的突触数量的增加，以及不断被修饰的过程。大脑的不断发育，为脑功能的发展提供了物质基础，促进了整个心理行为发展。此外，出生后的大脑神经纤维的髓鞘化是婴儿脑细胞成熟的重要标志之一。髓鞘化的过程可有效地改善信息传导的过程，新生儿听神经的髓鞘化程度比较高，而视神经仅眼眶段有少量髓鞘，到 3 周时完全髓鞘化。18 个月幼儿脑神经基本已完成髓鞘化过程，脊神经的髓鞘化则在 4 岁时完成，大多数神经纤维的髓鞘化持续到生后 10 岁才完成，而胼胝体的髓鞘化可持续到成年期。

婴幼儿大脑发育及其功能的可塑性非常强，早期的经验剥夺可导致中枢神经系统的发育严重障碍，并构成永久损害。例如，出生后与人类社会隔绝的"狼孩"，由于生命早期缺乏积极、有效的社会活动及语言刺激，之后即使其返回人类社会，也无法完全恢复。生命早期的大脑具有很好的修复性，若某侧大脑区域受到损伤后，其他区域的神经发育可呈现代偿性发展。因此，早期促进儿童发展，以及早期发现并积极的干预有助于提高脑功能。

生物学规律 神经心理行为的发育有一定的内在生物学规律，此规律性是普遍存在的，不受不同地区、种族、文化的影响。

运动发育规律 ①自上而下，即沿头部－躯干－下肢的顺序发展。②由近及远、由大到小，即先控制躯干侧的大肌肉群，后控制肢体远端侧的小肌肉群。③先泛化后集中，从不协调到协调。④先正向动作后反向动作，例如，先握物后放下，先学向前走后会倒退走。大运动的发育顺序依次是抬头、翻身、坐、爬、扶走、独走、奔跑、跳跃等。具体见儿童大运动发育、儿童精细运动发育。

语言发育规律 语言获得的过程是先接受后表达，就第一语言的获得而言，不同的语言体系，其发育过程是相同的。刚出生的婴儿只会哭，从咿呀发音到 1 岁末会说第一个有意义的单词，然后逐渐说出 2、3 个词，或更多的单词，语句从不完整到完整，从简单到复杂。而第二语言的获得则不尽相同。具体见儿童语言发育。

思维发育规律 儿童思维发育可分直觉行动思维、具体形象思维和抽象思维三个不同的水平，具体表现为：从动作概括向表象概括，再向概念概括发育；从反映事物的外部联系、现象，到反映事物的内在联系、本质；从反映当前事物，到反映未来事物的发展。即使成熟后，成年人的思维也体现在以上三个层次。具体见儿童思维发展。

人格发展 长期以来，儿童神经心理行为发育有众多论述，其中经典的是弗洛伊德的精神分析理论。弗洛伊德认为，儿童的发育要经过一系列的"性"心理发展阶段，在发育过程中会遇到一些特殊的情绪冲突，即被压抑着的性冲突，只有在冲突被解决后，儿童才能成熟，成为健康的成年人，并提出存在于潜意识中的性本能是人的心理的基本动力，是决定个人和社会发展的力量。弗洛伊德将人格分为三个方面，即本我、自我和超我，并认为本我、自我和超我之间的矛盾，实际上反映了人格发展中人的本能、现实环境和社会道德之间的矛盾，提出了人格的发展的五个阶段。这些阶段中，如果满足过多或过少，都可产生固着现象，发育停滞、延迟甚至倒退，可产生某些病理现象。①口唇期（0~1岁）：此期口腔周围的活动是快乐的中心，婴儿主要通过吸吮、咀嚼、吞咽、咬等口腔的刺激活动获得性的满足，如果此时的基本需要得到满足，可形成乐观、信任、有信心的人格；反之，若满足不当（过多或过少）可产生口腔人格，即倾向悲观、对人不信任、依赖、被动、退缩、猜忌等消极的人格特点。②肛门期（1~3岁）：此期儿童从排泄获得快感，肛门周围成为快感的中心。父母在此时期，应开始培养孩子大小便的习惯，若排泄习惯不当，则会形成"肛门性格"，表现为邋遢、浪费、无条理、放肆，或是过分爱干净、过分注意条理和小节、小气、固执。③性器期（3~7岁）：此期性器官成了儿童获得满足的主要来源，表现为喜欢抚摸或显示生殖器官以及性幻想，儿童在行为上开始出现性别之分，出现了恋母情结或恋父情结，即儿童爱恋异性父母，对同性父母产生嫉妒和憎恨，以致本我和自我产生冲突，冲突的结果往往是儿童去模仿同性父母，并使之内化为自己人格的一部分，男孩将来形成男子气的性格，女孩形成女子气的性格。④潜伏期（6~12岁）：性活动在此阶段中受到压抑，对性缺乏兴趣。快乐来自外界，如学习、体育以及与同辈人的集体活动中，儿童的注意力也集中在这些方面。随着学校中的各种能力和内在的社会价值的发展，自我和超我继续发展。⑤生殖期（12~20岁）：青春期开始，出现性冲动，青少年必须学会以社会可接受的方式表达冲动，同时，逐渐要摆脱父母，建立起自己的生活，例如积极参加社会活动、寻求异性的爱，最终成为现实的和社会化的成年人。

弗洛伊德强调，发育过程中的儿童冲动以及儿童和父母要求之间的冲突，与父母对儿童的教养态度有关，特别强调人格的形成与儿童早期经验有关。由于弗洛伊德过于强调性本能的作用，理论基础缺乏某些科学依据，很多观点已被后人修正，并发展出新的理论。

认知发育　在皮亚杰的理论中，认知结构的最基本单元是格式，格式是思维或动作的组织形式。最早的格式来自无条件反射，如吸吮、抓握，基本的格式经过组合、扩展构筑成为更复杂的格式。婴儿一出生就会吸吮奶头，经过练习和概括，这种格式发展成为吸吮手指、吸吮玩具等，伸臂和手抓握的动作格式使得婴儿能拿到远处的玩具。皮亚杰认为儿童在学习上是主动的发起人，而非被动的接受者，他们探索世界并调整自己的行为以适应新环境的要求。儿童不断地进行自我调节，达到与环境的平衡。在环境的教育影响下，儿童的动作格式经过不断地同化、顺应和平衡的过程，形成了本质不同的心理结构以及心理发育的各个阶段，如感知运动阶段（0~2岁）、前运算阶段（2~7岁）、具体运算阶段（7~11、12岁）以及形式运算阶段（12岁以后）。

维高斯基的"认识发展"强调儿童的社会环境对儿童认知发育的作用，认为儿童学习新的知识需要在成年人引导下进行，设定的学习目标在"最接近儿童本身发育水平"范围内最容易取得好成绩，即最符合儿童发育特点的环境。在此环境中给予最佳的引导，认知水平才能不断地更高发展。他认为儿童有探究能力和主动性，但需要成年人帮助儿童去发现、探索，并根据儿童发育的水平、各种能力以及个体差异进行引导，通过提问、演示和解释等方法，教给儿童最恰当学习的策略。

影响因素　包括生物学因素以及非生物学因素，影响时间开始于妊娠前，持续到出生后个体成熟的整个阶段。其中生物学因素包括遗传、疾病、营养、环境毒物等因素，而非生物学包括家庭环境、学校环境以及社会环境因素。

遗传因素　新生儿染色体异常引起畸形的综合征中，最常见的是唐氏综合征，即21三体综合征，其发生率约占1/800；其次为18三体综合征和13三体综合征，其发生率约占1/5000到1/20000。此类综合征的发生随着母亲妊娠年龄的增高而增多。常见的染色体病是显性遗传，少见的为隐性遗传，罕见的是伴性染色体遗传。

疾病因素　宫内感染是导致儿童出生后先天异常以及神经心理发育问题的重要因素之一。例如，风疹病毒感染引起先天性心脏病、白内障、耳聋，巨细胞病毒致智力低下等。新生儿缺氧缺血性脑病、颅内出血是围产期足月儿脑损伤最常见的疾病，存活者可遗留永久性的神经功能缺陷，如智力低下、脑性瘫痪及癫痫等；而新生儿胆红素脑病、糖代谢紊乱、电解质代谢紊乱、酸碱代谢紊乱及先天性氨基酸代谢异常也可导致严重的神经系统后遗症。儿童期常见脑部疾病，包括惊厥、脑部外伤、感染等均可造成神经心理行为发育障碍。

营养因素 妊娠期营养不良，或维生素缺乏可致胎儿营养不良，并可影响智力的发育。孕母的代谢改变，如妊娠期糖尿病，其胎儿的先天性心脏病、骶骨发育不全、中枢神经系统异常及其他的先天性异常危险度显著增加。儿童各种营养素的缺乏，或亚临床的缺乏，对儿童的神经发育和行为发展均可导致不同程度的危害，在快速的脑发育期即儿童早期，可导致大脑细胞数目的减少、脑的容积增加减少、头围缩小。

环境毒物及其他有害因素 环境重金属如铅、汞、铝、铊、砷、锰等，都具有神经毒性，即使低水平的暴露，也可导致儿童认知和行为障碍，其中比较常见的有铅中毒和汞中毒。偶然地暴露于一氧化碳或慢性吸入有毒气体，或吸入高浓度汽油蒸气都可引起中毒，也可引起中枢神经系统综合征。在宫内，暴露于 X 线照射，孕母服用某些药物，如沙利度胺（反应停）、甲氨蝶呤、孕酮、巴比妥类、苯二氮䓬类、三环类抗抑郁药、镇静催眠药、抗惊厥药，以及酒、烟草等都可引起胎儿神经系统发育障碍，并出现异常症状，如子代生长迟缓、智力发育迟缓、小头畸形、短眼裂、认知缺陷、注意力缺陷、多动和攻击性行为增多等。

家庭因素 若家长患有精神分裂症、癫狂、抑郁、酗酒、人格障碍等疾病，则无法与孩子建立正常的亲子关系。若家长对孩子情感淡漠，忽视儿童的情感需求，缺乏对孩子倾注感情，均会对孩子的心理发育造成不利影响。不同家庭类型的儿童，如传统家庭、双职工家庭、单亲家庭、祖孙三代大家庭、再婚家庭等，父母对孩子的责任不同，抚育环境不同，儿童的心理行为发育均有各自不同的特点。尤其是家庭关系不稳定，对儿童成年后的心态均可产生长远的不良影响。

学校因素 学校、幼儿园是儿童生长发育的重要场所，学校的结构、管理策略、文化、同伴关系，以及社会动力学特点等因素共同作用，对儿童发育和学习方式产生显著影响。教师对儿童行为发展的影响是毋庸置疑的，其一言一行都对学生的行为发展起着潜移默化的影响。在教与学的双边活动中，要应用教育生物学的研究成果，贯穿于教、学中。

社会环境 良好的社会环境有助于儿童身心发展，而各种灾害、社会动乱对儿童的身心发育有着巨大而持久的不同程度的危害。近期可产生身体不适，如食欲减退、呼吸困难、头痛、腹痛、全身无力；各种心理行为问题，如恐惧、惊慌、烦躁不安、悲痛、情绪麻木、迟钝、特别胆小、害怕陌生人、易激惹、行为退缩；睡眠问题，如噩梦、夜间突然哭闹、入睡困难等。远期可产生各种适应障碍或癔症等。

（江 帆）

értóng shuìmián fāyù

儿童睡眠发育（child sleep development）

儿童对外界环境缺乏感觉和反应的、与觉醒状态相对应的行为学可逆状态的发育过程。睡眠和觉醒两种状态呈现明显的昼夜周期性交替，这种交替是人类生存的必要条件。该昼夜节律接近于地球自转周期，即昼和夜各 12 小时。若一个人生活在没有昼夜之分的环境中，仍然可见到觉醒和睡眠交替的周期变化，但不是 24 小时一个周期，而是稍长一些，说明人类的睡眠-觉醒周期受制于体内固有的"生物钟"。在自然环境下，生物钟和昼夜节律与自然界的昼夜节律基本同步。

睡眠周期 睡眠本身是由非快速眼动（non-rapid eye movement，NREM）睡眠和快速眼动（rapid eye movement，REM）睡眠两个阶段构成，在整个睡眠过程中两者交替进行并有规律地循环。NREM 睡眠可分四期，其中第三、四期睡眠又被称为慢波睡眠。

NREM 睡眠与 REM 睡眠比例在不同的年龄中显著不同，REM 睡眠的比例与大脑的成熟程度密切相关。随着年龄的增长，REM 睡眠占总睡眠的百分比逐步减少，30 周的胎儿 REM 睡眠占日睡眠总量的 80%，36 周胎儿为 60%，新生儿则为 50%，1 岁时减至 30%，青少年可减至 20%。新生儿睡眠时和清醒时的脑电图差异不大，新生儿入睡后直接进入 REM 睡眠，因此，在出生后 3~4 个月时，睡眠模式是"觉醒-REM 睡眠"，然后逐步转变为年长儿的"觉醒-NREM 睡眠-REM 睡眠"模式。新生儿 REM 睡眠周期较短，约每 50 分钟出现一次，以后逐步延长，2 岁时平均为 75 分钟，5 岁平均为 84 分钟，而青少年和成年人则约为每 90 分钟一次。新生儿期 NREM 睡眠占总睡眠时间的 50% 左右，至青少年增加至 80%。睡眠锤状波可在生后第 4 周出现，到 6~8 周逐步成熟，至 3 个月时出现 NREM 睡眠第二期的典型特征。K 复合波一般在生后第 6 个月前后首次出现，2 岁左右发育成熟。NREM 睡眠的第三期及第四期要到婴儿第 3~4 个月后才出现。随着年龄的增长，夜间睡眠中 NREM 睡眠第四期的长度有所增加，特别是年龄增长后没有白天睡眠时，这一比例增加尤为明显。

睡眠发育 人的一生中，睡眠的时间和结构处于不断发育过程中，而这一过程在儿童期的变化尤为明显，同时与儿童认知以及运动等发育水平密切相关。

新生儿期睡眠 此期睡眠的时间每天处于 18~20 小时，在早产儿中，其时间则更长。新生儿每天睡眠时间不连续，每次睡眠时间不等，通常母乳喂养的新生儿，每次睡眠时间在 2~3 小时；而人工喂养的新生儿，每次睡眠时间在 3~5 小时。新生儿期睡眠的最大特点是，在出生后几周基本没有昼夜节律，白天与夜晚的睡眠时间基本相等。新生儿期睡眠-觉醒周期更多依赖于其饥饿与进食规律，而昼夜节律以及环境刺激对新生儿睡眠周期的影响非常小。新生儿期最常见的睡眠障碍是婴儿肠痉挛与婴儿期睡眠呼吸暂停综合征。

婴儿期睡眠 此期睡眠是儿童睡眠发育的重要阶段。该阶段婴儿夜间睡眠时间为 12~18 小时，白天睡眠时间在 4~6 小时，白天睡眠次数可每日 4 次，随着年龄增加而减少至每日 2~3 次，每次的时间为 30 分钟~2 小时。该阶段中，亲子间依恋以及社会性交流在睡眠发育过程中发挥非常重要的作用，若亲子依恋关系比较弱且没有安全感的婴儿，易出现睡眠问题。同时，婴儿期的大运动发育，如学习翻身或走路等，可出现暂时性睡眠不规律现象。在生后 6 个月时，随着婴儿认知水平的发展（如客体永存观念的形成），可因分离焦虑情绪的出现而导致一些睡眠问题的产生。婴儿期最常见的睡眠障碍是睡眠

启动相关的睡眠障碍/夜醒与节律性运动障碍。

幼儿期睡眠 此期幼儿每天睡眠总时间在 12~13 小时，白天睡眠次数在 18 个月以后可减少到每日 1 次。此阶段的儿童由于其想象力的不断丰富，更多出现夜间恐惧，但是由于其表达性语言明显落后其理解性语言，使其无法正确表达夜间恐惧情感。该阶段的儿童开始理解物体的象征意义，因此会更多使用入睡过程中的过渡期物品，如绒毛玩具等以帮助入睡。在 18~24 个月期间，幼儿的分离焦虑发作到达顶峰，夜醒次数会明显增加。同时，此时期由于幼儿活动能力明显增强使其可以自由爬行，在夜醒后可唤醒父母。幼儿期最常见的睡眠障碍是睡眠启动相关的睡眠障碍，以及入睡前行为约束不足。

学龄前期睡眠 此期儿童每天睡眠时间在 11~12 小时，白天睡眠次数从 1 次到逐渐过渡到白天不睡眠。3 岁儿童中，92%还有白天睡眠习惯，到 4 岁左右则下降到 57%，到 5 岁时为 27%。此阶段儿童，由于语言及认知水平显著提高，会表达自己的需求和想法，因此容易出现入睡过程中各种问题。此时期，若有继续与父母同睡的习惯，可伴有各种睡眠问题。随年龄增加，想象力进一步发育，夜间恐惧现象则更为突出。然而，此年龄阶段儿童语言能力提高，对于故事的兴趣日益提高，若培养入睡前听故事的习惯，则有助于培养良好的睡眠习惯。学龄前儿童最常见的睡眠障碍是入睡前行为约束不足、睡行症、夜惊以及阻塞性睡眠呼吸暂停。

学龄期睡眠 此期儿童每天睡眠时间在 10~11 小时。随着认

识水平发育，夜间恐惧从学龄前期的非真实体（如鬼怪等）的害怕发展到学龄期对真实危险（如夜贼）的害怕。此外，由于学业、同伴关系等社会压力开始逐渐增加，睡眠不足的现象非常普遍。若对学业等的社会性压力产生明显焦虑时，可出现入睡困难。同时，开始接触某些电子媒体，如电视、电子游戏、计算机、网络等，可使睡眠时间减少。学龄期儿童最常见的睡眠障碍是梦魇、焦虑相关的入睡延迟以及睡眠时间不足。

青春期睡眠 此期儿童的睡眠需求在每天 9~9.5 小时，但实际上青少年每天睡眠时间平均在 7~7.25 小时。从青春期开始，由于青春发育以及体内激素水平，尤其是褪黑激素水平的变化，生理上出现与睡眠作息时间推后 2 小时的现象，即在学龄期 9 点的睡觉时间，生理上会推迟到 11 点，但是，中学的上学时间与小学相同甚至更早，导致青少年睡眠时间明显减少。青少年的睡眠总需求量与学龄儿童无明显差异，仍旧维持在 9 小时左右，除生理性原因外，课业负担以及社会压力的增加使得青少年的睡眠时间显著减少，并开始出现类似于成年人的失眠症。青春期最常见的睡眠障碍是睡眠不足、睡眠时相延迟综合征、发作性睡病以及不宁腿综合征/周期性腿动。

(江 帆)

értóng gǎnzhījué fāyù

儿童感知觉发育 (child perception development)

儿童的视觉、听觉、味觉、嗅觉、触觉等感知觉的发展变化过程。感觉是人脑对直接作用于感觉器官的客观事物的个别属性的反映。知觉是人脑对直接作用于感觉器官的客观

事物的整体属性的反映。感觉和知觉密不可分，统称为感知觉。出生以后的 2 年，尤其是前语言期，婴幼儿主要是依靠感知觉来探索世界、了解自我，并形成最初的客观概念和自我概念，瑞士著名儿童心理学家皮亚杰称此时为感知运动阶段。婴儿感觉功能按一定的顺序发展，触觉系统发展最早，在妊娠第 3 个月时发展起来，随后是前庭、听觉和视觉系统。在孕后期的 3 个月和产后几个月内，感觉系统迅速发展，足月新生儿的各种感觉功能已经具备，且发展得很好。

视觉发育 视感知在胎儿中、晚期已经出现，新生儿时即有一定的视敏度（即视力），瞳孔有对光反应，但其仅有周围视觉，视野狭小。新生儿视敏度差，其与视觉调节功能差有关，视觉的焦点很难随客体远近的变化而变化，此时的视刺激最理想焦点在距眼睛 18～20cm，大多数婴儿在 6 个月～1 岁时，视敏度与成年人接近。视感知在出生后 6 个月内发展非常迅速，是视力发育的敏感期，此时若出现发育异常会引起视力丧失。新生儿的视觉调节能力很差，视觉的焦点难以随物体而变化，随着调节能力逐渐成熟，婴儿到 2 个月时才开始自己改变焦点；4 个月时方能改变晶体形状，看清不同距离上客体；12 个月时调节能力基本完善。2～4 周的婴儿两眼凝视光源，能追随物体达中线；4～12 周两眼能随物体移动 180°。婴儿 2～4 个月时颜色知觉已经发育得很好，能分清各种基本颜色，4 个月时已表现出对颜色的偏爱，颜色视觉的基本感知能力接近成年人。婴儿喜欢暖色和明亮的颜色，红颜色最能引起婴儿的兴奋。2 岁时，幼儿可识别并匹配几种颜色；2 岁半时，可匹配红、白、黄、黑、绿等 8 种颜色；3 岁左右开始说出颜色名称；6 岁时，视深度发育比较完善，而在此之前，常因判断视深度能力不足而撞到东西。

听知觉发育 新生儿听感知的发育比视感知好，妊娠中、后期的胎儿对听刺激已有听觉反应，对说话声也同样有反应。正常新生儿的听觉能力已发育良好，不仅能够听见声音，而且能区分声音的频率、强度和持续时间，并有视、听协调能力，对声音的方向做出定向反应。大多数 2 周左右的新生儿能将头转向连续的声源，对说话声音反应敏感，尤其对是高音调的女性声音；婴儿 3～6 个月时对某些声音的感知能力比成年人要好，7～9 个月时能区别语言的意义，10 个月左右对人的声音有应答，18 个月时可区别不同的声响，而 2～3 岁的幼儿则对声响度区别比较精确。学龄期儿童对连续的言语信息处理加工的能力明显增强，听知觉发育一直持续到青春期。婴儿的听力易受到损害，如中耳炎是主要原因之一，若有听力障碍将明显导致言语发展障碍，故早期发现听力异常，并积极预防有关因素是非常重要的。

味觉发育 新生儿的味觉在出生时发育良好，对几种基本味道很敏感，并表现出偏爱。出生仅 2 小时的新生儿已能分辨无味、甜味、酸味、苦和咸味，做出截然不同的面部表情，明显喜爱甜味。婴儿 4～5 个月时对食物的任何改变都会出现非常敏锐的反应，如拒绝吃不喜欢味道的食物。人类的味觉系统在婴儿期和儿童期最发达，以后逐渐衰退，如对乳汁、配方奶、盐水或糖水味道改变的感受反映在吸吮方式的改变，若尝过糖水后则减少对母乳的吸吮。

嗅觉发育 新生儿的嗅觉中枢及嗅觉末梢已发育成熟，能分辨出多种气味，具有初步的嗅觉空间定位能力。生后 1～2 周内可识别母亲与其他人的气味，能对几种愉快与不愉快的气味做出不同的反应。例如，闻到酒、醋味、氨水味和臭鸡蛋味等会表达不愉快的表情。

皮肤感觉发育 包括触觉、温度觉、深感觉及痛觉。胎儿 4～5 个月时，已建立了触觉反应，出生时，触觉具有高度敏感性，尤其在眼、额、口周围、手掌、足底等部位，而大腿、前臂和躯干较迟钝。若轻轻触摸新生儿的某些部位就可引起一些先天的反射，如吸吮反射、防御反射和抓握反射等。触觉是婴儿认识世界的主要手段，通过口腔和手接触物体，实现探索外界、获得知识的目的，2～3 岁时已能辨别各种物体的属性，5～6 岁时可区分体积和重量不同的物体，因此，经常性抚触婴儿，尤其是早产儿，可加强婴儿对外界的反应性，促进其生长发育。新生儿对温度的感受亦比较灵敏，能区别出牛奶温度是太高还是太低，冷刺激比热刺激更能引起明显的反应。3 个月时能正确区分 31.5～33℃水温。新生儿的痛觉已存在，但十分不敏感，尤其在躯干、腿、腋下受到刺激后出现泛化的现象，一直到 2 个月时才逐渐敏感。

（江 帆）

értóng dàyùndòng fāyù

儿童大运动发育（child gross motor development） 儿童出生后从抬头到坐、翻身、爬、站、走、跳等大运动的发展变化过程。

其反映神经系统及心理发育的水平，且有一定的内在的生物学规律。运动发育具有一定的里程碑，可供临床中应用，但有发育的正常年龄范围。因此，针对个体评估时，应根据不同个体、不同年龄给予动态观察其发展进程，同时密切关注与运动发育相关的神经系统体征。

婴幼儿期 此期是动作发育最迅速、关键的时期，婴儿早期的发育需要经过三个过程。首先是屈肌和伸肌的平衡，此阶段的屈肌张力占优势，如新生儿的姿势是屈曲的，逐渐发展为屈肌和伸肌张力相平衡，到 6 个月时能够伸开双腿，并能将脚趾伸到嘴里。但是早产儿因其肌张力较低，出生时，其姿势尚未出现屈曲状态。其次是原始反射逐渐消失，原始反射（如拥抱反射和不对称性肌紧张反射）等降低，方能灵活的活动。婴儿 1 个月时头可转向对侧，要消失不对称性肌紧张反射，手臂的姿势应由头的方向来决定，此反射消失后，手到躯体中线的能力才得到发育。而运动发育障碍的儿童，如脑瘫患儿，很多原始反射持续存在，明显阻碍其运动的发展。最后是保护性和平衡性反应得到发展的过程，坐和走必须建立平衡和保护性反应，才可移动躯体的能力。婴幼儿期各年龄阶段不同体位状态下的运动发育水平，见表。

抬头 婴儿颈后肌的发育先于颈前肌，故新生儿首先会俯卧位抬头。其俯卧抬头随着其肌力的发展而延长，新生儿可抬头 1~2 秒，3 个月时抬头稳，4 个月抬头的同时能自由转动。

翻身 不对称颈紧张反射的消失是婴儿翻身动作的先决条件，5 个月时能从仰卧位翻到俯卧位，6 个月时可从俯卧位翻到仰卧位。

坐 此动作发育开始于婴儿出生后 3 个月左右，此时仅能扶坐片刻，腰呈弧形，6 个月时双手向前撑坐，8 个月时独坐稳，并能左右转身。

匍匐和爬行 新生儿时有反射性的匍匐动作，到 2 个月时俯卧能交替踢腿，3~4 个月时可用手撑起上身数分钟，7~8 个月俯卧时手撑胸腹、上身离开床面，有时可原地转动或呈倒退爬行，8~9 个月左右开始用双上肢支撑向前爬，12 个月左右爬时手膝并用，18 个月时可手脚并用地爬上爬下。

站、走、跳 新生儿已出现踏步反射和立足反射；婴儿 5~6 个月时，扶立可蹦跳；8 个月时可扶站片刻；10~12 个月可自己扶站或独站片刻，可扶走；12~18 个月时开始独走；18~24 个月可倒退走、会跑；24~30 个月可单足站立、单足跳；30 个月左右可上下楼梯、并足跳远、单足跳等。2 岁儿童会站着扔球和踢球，但动作笨拙，因四肢协调、手眼协调等协调性动作的发展需要较长的时间。

学龄前期 儿童 3 岁时，可单脚上楼梯，会骑三轮车，能从 40cm 高处跳下或会向上跳、用脚尖走路；3 岁半时能准确地将球扔向目标，投掷时仅会用手臂伴有扭转身体，但不会用双下肢做出协调的投掷姿势，能双脚跳跃，足跟对着足尖走直线；4~5 岁时能单脚下楼梯，可用脚尖站立；

表　婴儿期不同体位下观察到婴儿大运动发育水平

月龄	大运动
出生~1 个月	俯卧位：躯体屈曲；短暂抬头；头向侧面 仰卧位：躯体屈曲；可部分转向侧面 坐位：仰卧位拉起时，头落后于躯干 站位：反射性站立和踏步
2~3 个月	俯卧位：片刻抬头 90°；俯卧位通过前臂支撑体重使胸部抬起；从俯卧位翻身至仰卧位 仰卧位：不对称性颈紧张反射的影响更强，双腿相互踢；可将头转向一侧 坐位：从仰卧位拉起至坐位，头相对落后的程度可变；坐位需要完全支撑；头可以片刻直立
4~5 个月	俯卧位：手臂伸展支撑体重；轴性移动取玩具 仰卧位：从仰卧位翻身至侧卧位；可将脚放入口中 坐位：在支持着坐位时头位置固定；在坐位时头可旋转；可独坐片刻 站位：在支持站立时可用双腿支撑身体的重量
6~7 个月	俯卧位：从仰卧位翻身至俯卧位；一只手支撑体重，用另一只手抓玩具 仰卧位：头可抬起 坐位：在拉至坐位时头前于躯干帮助起身；坐位时不需帮助；独坐 站位：当被放至站位时可持续片刻；站立时双腿跳动 运动：有的可以向后爬
8~9 个月	俯卧位：膝-手位 仰卧位：不愿仰卧位持续较久 坐位：可从坐位到俯卧位；无手支撑可坐较长时间；坐位时有轴性移动 站位：可沿着家具站立；拉着家具站起；从支撑着站到坐位 运动：向前爬；沿着家具走
10~11 个月	站位：可无支撑站立片刻；从半跪位拉着站起；在帮助站立下可从地板上取物 运动：牵两手可以走；一只手牵着走；膝—手位爬

5 岁时会自己荡秋千。

学龄期 运动的协调性在儿童学龄期得到了最明显的发展。在学龄早期，儿童的肌肉更加发达，大肌肉的协调性继续发展，大运动越来越灵活、熟练，例如，骑自行车更熟练，能用手和身体保持平衡；6～7 岁时，随着体能的稳步增强，运动记忆能力的发展，将视觉、听觉信息转化为本体运动的能力也随之增强，能比较好地组织起复杂的动作，完成含有多个步骤或连续性的动作组合，例如，跳绳、游泳、滑冰、舞蹈和体操等技能。9～10 岁以后，儿童不仅掌握了更多技能，而且具有组织性和合作性，普遍能参加有规则的集体运动，并进行比赛，如跑步、跳远、跳高、游泳和球类等运动。

运动的发育与儿童的肌力和气质有关。例如，轻度肌张力低下的儿童，坐的发育时间可正常，但翻身和行走的时间却较晚，3 岁时步态才正常。气质上属于不活跃或适应慢的婴儿，即使神经发育已经具备其动作发育的能力，但仍不愿意表现，相反，气质活跃的婴儿能努力表现自己拥有的动作发育水平，如一旦会跑的儿童就很少稳步地行走。因此，在动作发育的正常范围内，某项动作的获得先后与智力发展无明显关系，不能作为神经发育的指标。在临床中，应基于全面了解儿童的各项社会技能发育的基础上，包括睡眠等，方可判断其动作发育水平，并做出正确的诊断。

运动对儿童的骨骼和肌肉发育、增强体质和社会相互关系等多方面均有显著的好处，适应的娱乐性的大运动活动可增强体质，提高学习效率，可增强伙伴关系。

而大运动能力的强弱对促进自尊、自信和提高伙伴关系可带来较明显的影响，因此，重视发展学龄儿童的大运动，并每日给予适宜的运动时间和运动强度是十分重要的。

（江帆）

értóng jīngxì dòngzuò fāyù

儿童精细动作发育（child fine motor development） 儿童个体凭借手及手指等部位小肌肉或小肌肉群运动，在感知觉、注意等多方面心理活动配合下完成特定任务的能力发展变化的过程。精细动作并不是单一的运动技能，而是涉及感觉、运动、认知等多种认知发育成分整合的中枢神经系统活动。精细动作的发展依赖于认知的发育，而精细动作的发展又促进心理及认知的发展。

手的精细动作的发育是早期感觉运动能力发育的重要方面，尤其是在"感觉运动期"中更为突出。随着手的精细动作技能由简单到复杂，感觉运动统合逐步形成（包括视觉运动统合、触觉运动统合、手眼协调等），操作技能也从低级发展到高级，使儿童的探索范围进一步扩大。伴随手部精细动作发展，可呈现前语言阶段的"手势"，通过肢体语言表达自己的意愿，开始与他人的交流，进一步促进语言功能的发展。不同阶段精细运动发育具有不同的特征，尤其在出生早期，婴幼儿大运动发育飞速发展，精细运动和认知的发育亦突飞猛进。

婴幼儿期 随着非对称性颈强直反射降低和眼睛的适应性调节能力提高，婴儿出生后第 2 个月始，会注意到自己的手的属性，并尝试用一只手去触另一只手；3 个月后，随着视觉发育以及头部控制功能逐渐完善，抓握和够物

能力得到发展；第 4 个月时，在手触及物体时出现手的一把抓握物体，而在 6 个月时，则发展到在触及物体之前，即开始调节自己手的姿势，抓握想要的物体，通常是先两只手握物，而后用一只手；到 1 岁时，调节手姿势的协调性明显提高，在开始够物之前，可对物体的位置进行准确的定位。

婴儿手指的抓握能力也随之发育。例如，早期婴儿抓握物体是很笨拙地全手抓握，以后逐渐用不同手指间的运动协调精细抓握。婴儿 4 个月时，抓握物体以指掌握为主，即由除大拇指以外的其他四指屈曲与手掌对合抓握物体；5 个月时，大拇指参与到握物的过程中；7 个月时，握物可用拇指和其他 4 个手指抓起小物体，出现捏、敲等探索性动作；9 个月左右，进一步可用拇指、示指灵巧地钳住小物体，同时喜欢撕纸。随着认知发育的进展，婴幼儿对任何隐蔽处和缝隙都会饶有兴趣地用手探索，12～15 个月时，开始用匙，尽管不熟练，但可通过眼、手协调，把食物准确的送入嘴里；16 个月时可握住蜡笔乱涂；18 个月时可搭 2～3 块的方积木；2 岁时精细运动能力越发熟练，可搭起 6～7 块方积木，并在手掌抓握的同时转动手腕使手掌向上，从而促使幼儿灵活地使用勺、笔等物品。

学龄前期 儿童 3 岁时可模仿画圆形和"十"字，用剪刀剪纸，并可搭 10 层积木以上的积木；4 岁时模仿画方形，可画出人的三个以上部位；5 岁时，可临摹自己的名字，初步自画方形和圆。

学龄期 随着儿童的视觉输入、脑信息加工和本体运动通路

的发育更成熟，在大脑中，协调性的输入和传出更精确，因而精细运动的反应速度更快，准确性亦更高。儿童 6 岁时，小肌肉群尚未很好发育，手脚运动的灵活性欠佳；到 8 岁时，方可熟练地进行小肌肉运动相关的精细运动。随着小肌肉群的协调发展，儿童可进行更复杂的手工操作或工艺性活动，如书写、绘画、灵活使用剪刀和奏乐器等，同时，众多的精细运动技能则发展起来。

（江　帆）

értóng yǔyán fāyù

儿童语言发育（child language development）

儿童语言的获得包括感知、理解及语言表达的过程，也是言语（语音）发生、发展的过程。在此过程中，听觉系统、发音器官和大脑神经系统功能的成熟是获得语言的生理基础。语言的发育亦是社会性发展的过程，即与同伴、与成年人的交往过程中，相互影响，不断地模仿和练习，逐渐获得语言，而外部语言环境则是言语发展的重要条件。

婴儿期　新生儿虽然不会说话，但通过哭、感官以及情绪的表达进行交流最终达到目的，是一个主动的交流者。哭是最早的"语音"。婴儿 1 个月时，表达饥饿和疼痛可用不同音调的哭声表达意愿，吸引大人对自己的注意；随之可用微笑表示自己的各种满足；家长对其进行哺喂以及游戏的过程中，逐渐学会运用姿势、情绪和发声表达自己意愿。在掌握语言之前，婴儿有一个较长的准备阶段，称前言语阶段。

从语言感知和理解发育角度看，新生儿可对声音进行空间定位，判断语音的细微差别，表现出对语音，尤其是母亲语音的明显偏爱，表明已具有良好的语音感知和分辨力。婴儿在玩弄发音的过程中，逐渐理解语言，2 个月时开始理解言语活动中的某些交往信息，如对友善的语音发出微笑；5~8 个月时，开始辨别几种言语信息、节奏和语调特征，而在交往的母语中，未表达的语音则逐渐被"丢失"；8 个月时开始真正能听懂一些简单的词意，尤其与实物或人物相联系时，可对成年人的一些要求做出反应，如说电灯时，两眼看着电灯或手指着电灯，成年人说"再见"时，可作再见的手势；9~12 个月时，能够辨别母语中的各种音素。

从语言的表达角度看，婴儿最初的语音发展具有普遍的规律性，具有三个阶段。①简单发音阶段：在出生后 0~3 个月时，最初的哭声基本上无差别，尔后逐渐分化，不同原因的哭声在响度、时间、音调上呈现差异，母亲可根据此哭声及其他线索区分孩子的不同需求。此时，婴儿开始发出单音节的元音，尤其在大人逗引的时候，发出"啊"、"咿"等喉音，在 4 个月时可出现 p、m、b 等唇音，和少量的双音节音。②连续发音阶段：在 4~8 个月时，开始咿呀学语。在此时，双音节和多音节明显增多，可将辅音和元音结合起来，发出"ma—ma""ba—ba"类似于"妈妈""爸爸"的重复音节。婴儿此时尽管无意识，但此发音使父母产生反应，于是此音节与具体人物发生了联系。③说话萌芽阶段：在 9~12 个月时，咿呀语达到高峰，并可调节自己的发音以适合当时的情景。婴儿经常性地模仿成年人的语音，同时和某些特定事物联系在一起，如此时可有意识地叫妈妈、爸爸。

幼儿期　此期幼儿开始讲出第一个能被理解的词，标志着言语的发生。10~15 个月期间，平均每月可掌握 1~3 个新词，随后明显加快。对词汇的掌握呈现不同的特征，如发展速度呈平稳型，或是先缓慢发展后猛然增多，出现"词汇爆发"的现象。幼儿语言发展的早晚与父母的教育、关注密切相关，关注、交流愈多则说话愈早；并与性别相关，女孩的语言发展倾向比男孩早，会说 50 个词的平均年龄为 18 个月，而在男孩则为 22 个月。1~1.5 岁是积极理解言语的时期，其特征是理解言语的能力发展迅速，说话从单词过渡到简单句。3 岁时词汇量已基本达 1000 左右。在母语为汉语的儿童中，语言发展过程、特点和规律与英语儿童大致相同，最初词汇的获得是在 1 岁左右，3~4 岁时，掌握本民族的基本语言。

学龄前期　此阶段是言语能力迅速发展的时期，此时评估语言的发展，主要在语音、语义、句法和语法等方面，体现在对词汇和语句的掌握和应用中。儿童对汉语词汇的掌握，3 岁时为 1000 个，4 岁时为 1700 多个，5 岁时 2500 多个，6 岁为 3500 多个。4~5 岁增长速度最快，年增长率为 73%。儿童 3 岁的言语中已基本是完整句，经历了简单句过渡到复杂句的发展过程，会话性言语开始发展，主要是对话言语，回答简单且提问较多，有时会自己提问；4 岁时可说较多复杂的语句，同时逐渐学会用代词、形容词、副词等修饰语，虽然此时已基本掌握了本民族语言，但常有病语，而连贯语句的比例较小；5 岁时，语言发展较快，表达的内容比较丰富，基本掌握了各类词汇和各种语法结构，词义逐渐明确并有一定的概括性，言语越来越连贯，会讲故事、复述简单事情，表达自己的思想和愿望，可自由地与他人交谈、争辩、评论事件，甚至会"说谎"。

自言自语是幼儿语言发展过程中的必经阶段，是此时最常见的语言现象，可分为游戏言语和问题言语的形式。游戏言语是边活动边自言自语，常在 3~4 岁时出现；而问题言语是幼儿在遇到困难、产生怀疑时的自言自语，常在 4~5 岁时出现。

口吃是此阶段常出现的言语问题，由于其言语功能发育尚未成熟，并有发声器官的紧张，常出现口齿不清、发音含糊和口吃，此现象在愈紧张时愈严重，甚至可持续到上小学。随着词汇量增多、语句复杂，此时的儿童很想用语言来表达自己意愿，若急于表达自己的想法，而表达能力跟不上思维发展的速度，于是出现口吃。在学前语言发育过程中的口吃可间断出现或持续几个月，男孩多于女孩。2~3 岁和 5~7 岁是口吃发生的两个年龄高峰，一般不需特殊矫治，但应适当关注、避免指责、耐心引导，经过恰当处理，绝大多数逐渐转为正常。4 岁以后的语音缺陷与发育性阅读障碍高度相关，因此，若 4 岁时发音含糊、口齿不清，并经常明显地出现，应及时检查原因并进行治疗，否则会影响孩子的社会交往和自尊。

学龄期 此时的语言发展特点是词汇的继续增加，和正确地使用语句与掌握复杂的语法形态。①对词汇量的掌握：虽然随年龄的增长而增多，但 5 岁以后儿童词汇的增长速度有所下降；7 岁时对数量词的使用更为准确。

②对句子的理解：儿童 6 岁时能较好地理解常见的被动语态，并开始理解基本的双重否定句，开始能从简单的语句中做出推论，察觉语句中的隐含意思；7 岁时可理解让步复合句；9~11 岁时，语言推论能力和察觉隐含意思的能力则显著提高。③对句子的使用：此时能使用更长、更复杂的句子。儿童 5 岁时可出现"因为""为了""结果"等说明因果、转折、条件假设的连词，以及"没有…只有…""如果…就…"等成对的连词，但使用连词的句子仅占复句总数的 1/4，关联词的使用往往欠恰当；7 岁后可恰当地使用被动语态和条件语句。④对句子的表达：儿童 6 岁以后可完整、连贯地说话，不但能系统地叙述，而且能大胆、自然、生动和有感情地给予描述；可逐渐调节自己的声调、词汇的应用以及节律，以适应当时的情境。同时，内部言语得到迅速发展，自言自语的现象逐渐减少，从而转化为积极的独立思考。

儿童在进入小学后，开始学习读、写、算的书面语言知识，并掌握其技能，进一步促进了思维发展。书面语的掌握需要经过识字、阅读和写作三个过程。

(江 帆)

értóng gèrén-shèhuì nénglì fāyù

儿童个人－社会能力发育
（ child personal-social competence development ） 儿童获得自然属性和社会属性能力的发展过程。早期主要以婴幼儿阶段的行为发育为主要表现，尤其是表现在对刺激的反应敏感性、反应强度、警觉性和调节运动的能力。

从一出生，儿童就不断地寻求适合自己需要和生活方式的环境。儿童的行为特点影响着父母对他们的态度和抚养方式，影响着与环境之间相处的和谐、愉快。家长的态度和抚养方式又影响婴儿的行为和情绪，从而影响二者的相互关系。帮助家长了解新生儿的个体差异和自己孩子的特点，可调整双方的关系，营造最适合儿童成长的环境。而到了学龄期以及青春期，随着儿童更广泛地接触社会，并参与各种集体活动，其个人－社会能力的发育更具特点。

学龄期 个人－社会能力的发展首先是基于儿童社会认知的发展，学龄儿童的社会认知与学龄前最大的不同是，开始认识到他人、认识到他人有与自己不同的思维和情感，理解他人行动的目的。同时，开始对他人进行描述和评价，但在 6、7 岁时其对他人的描述还仅限于外部显著特点的描述，例如，姓名、高矮、学习成绩好坏等，评价也很笼统，如经常用"好人"或"坏人"来评价一个人。而到了 8 岁左右开始逐渐用行为特征、心理特点、价值和态度等抽象词汇评价他人。随着自我意识的加强，学龄儿童更加关心他人对自己的看法，尤其是老师和同学的看法，并重视社会关系的发展。

学龄儿童的交往对象主要是父母、教师和同伴。①亲子关系：在父母与儿童关系的变化中，父母对儿童的控制发生了变化，从父母控制阶段（6 岁以前）进入到共同控制阶段（6~12 岁）。在这个阶段，儿童越来越多地自己做决定，而父母的责任是在一定范围里监督和引导儿童的行为，与儿童有效地交流沟通，加强儿童的自我监督行为。②与教师的关系：小学教师对儿童的影响是重大而深远的。绝大多数儿童刚入学时都对老师充满了敬畏或崇拜，老师的要求比家长的话更有权威性，认为应绝对地服从，对老师的话毋可置疑。中、高年级的儿童则不再无条件地服从、信任老师，他们开始评价老师。③同伴交往：与同伴的交往迅速成为学龄儿童另一个重要的人际关系中心。学龄儿童很喜欢与兴趣爱好相投的伙伴们一起活动、玩耍或学习，与同伴在一起的时间远比学前儿童多，更有组织性。同时，开始建立友谊关系，此是一个重要特点。儿童之间的相互影响日益增强，其影响既有积极的，也有消极的。6~12岁，男孩和女孩之间仍然喜欢分开活动，彼此排斥，原因主要在于性别之间个性特征和兴趣的差异较大，男孩的活动比较激烈、富有竞争性、容易发生争执，而女孩的活动比较文静、竞争性低。

随着年龄的增长，社会性要以在同伴中的总体状态和有多少朋友来衡量。儿童面临来自同伴的挑战，学校是获得社会技能的主要场所，既要被同学接受又必须要老师满意。很多因素影响儿童的被接受性，诸如躯体外貌、行为方式、某社会技能、某种特殊的才能、生理的成熟度等。这些方面不足或有缺陷，并且不能被同伴普遍接受的儿童会产生失落感，易产生反抗行为，如恶作剧，以此吸引别人的注意。然而赞誉过多对有些儿童也有负面的影响，使他们不能恰当地评价自己，产生骄傲自大。

青少年期 此阶段与青少年的生理变化，即青春发育密切相关。青春发育以及青少年的认知、社会心理发育的早晚、快慢及发展过程是否顺利，都有很大的个体差异。发展可呈渐进式，或呈波浪式，而且在不同方面的成熟度均是不同步的。生物学方面的成熟，并不意味认知和心理相应地成熟，生理年龄可超前或落后于心理年龄。成熟水平存在很大的个体差异，在初中阶段，有的青少年已经表现得深思熟虑，而有的仍十分幼稚、孩子气。例如，一个躯体发育已经接近成年人的16岁男孩，在思维和行为上却显得比同龄人幼稚，缺乏是非判断力、行为冲动、独立性差。一般来说，正常时间发育的女孩和早发育的男孩，心理功能较好。相对而言，躯体发育过早和过晚，对心理发育均有一些消极的影响。青少年的人际关系更为丰富，家庭和同伴关系是重要的人际关系，同时，有更复杂的社会交往。

亲子关系 青少年在与家长的关系中，需要完成两项矛盾的任务。一个是建立自主性，不再事事依赖家长，自主性的发展过程中往往与家长发生冲突；另一个是保持与家长的关系，亲子双方依然保持着强烈的依恋之情。亲子冲突的原因在于家长的教育方式不能适应青少年的变化，青春期少年认为自己已经长大，应有自己的主张、隐私和行动自由，家长不应过多干涉。而很多家长总是认为不懂事的孩子，容易受不良影响，不严加管教就容易学"坏"，始终要服从大人。引发亲子的分歧与冲突的事件，可来自学习、交友等各个方面。从小对孩子专制的家长，青春期的亲子冲突更容易激化，对孩子过分挑剔、指责，不分青红皂白和对错都要干涉，会令孩子感到对家长无话能说，于是对家长关闭心扉、不愿理睬或事事顶撞，即使认为家长说对的话也感到不舒服、不愿接受。如果家长对孩子的态度是温暖、关怀、理解和支持，并愿意倾听，对孩子的意见和不同的见解持开放的态度，那么，比较容易解决冲突，孩子也愿意向家长诉说心里话。

一般来说，青少年与家庭的紧张关系是暂时的。实际上，即使青少年想独立，在情感上仍对家长有很强的依恋。青少年的良好感受和快乐更多地来自对父母的依恋性质，需要家长作为一个心理上的安全基地。成功地应付孩子青春期的教育方式：①给孩子建立明确的行为标准，但可对孩子做有条件的让步。②可惩罚，但不能体罚。③有一贯性的纪律要求。④允许孩子参与家庭讨论，发表不同意见。⑤监督孩子但不应过于保护和干涉。⑥提供一个温暖、有凝聚力和负责任的家庭环境。⑦为孩子提供信息，帮助他们发展解决问题的技能。

社会交往 在日常生活中，青少年的多数时间都与同伴在一起，在校学生的人际交往，大多是同学之间的同伴关系。同伴的关系分为群体和朋友，同伴之间关系平等。同伴的交往更强调情趣相投、值得尊敬和能产生共鸣，比较重视发展同伴友谊，同伴之间比原来能更多地分享内心感受，而且更加理解彼此的感受，友谊经常能持续一年以上。同伴关系的顺利发展促进认同感的形成，有助于青少年情感和人格的发展。在整个青少年阶段，交往范围包括老师、校外不同场所中结交的朋友，通过社会交往，开始理解社会规范、道德、习俗、观念，以及懂得利益、权利、信誉、名誉、合作、忍让等社会概念。

任何正常的青少年，最开始都具有与人交往的内心愿望，但一些因素会妨碍青少年发展人际交往能力。在青少年的人际交往中，害羞心理、自卑心理和嫉妒心理是常见的消极心理。除了个性特点的影响，前两种心理与社交经验不足以及最初的社交挫折有关，若不能及时帮助他们克服，则可能发展为社会交往障碍。嫉妒心理来自同伴竞争的压力，很多青少年都有不同程度的嫉妒，轻微的嫉妒有可能变为自己进步的动力，而强烈的嫉妒则使人际关系紧张并妨碍自己进步，因此，需要成年人重视和引导。

（江 帆）

értóng rènzhī fāyù

儿童认知发育（child cognition development） 儿童获得和使用知识能力的发育过程。此过程可分为感觉-运动阶段（0~2 岁）、前运算阶段（2~7 岁）、具体运算阶段（7~12 岁）和形式运算阶段（12~15 岁）。

婴幼儿期 此时期主要处于感觉-运动阶段，依靠感知动作探索世界。新生儿即开始接受各种感觉刺激，并做出反射性应答，如吸吮和抓握等；1~4 个月时，开始整合某些感知觉功能，如听觉和视觉的整合，即听到声音开始转头，并注视声源；4~8 个月时，可分辨自己身体以外的事物；8~12 个月时，开始认识客体的永存性，知道不在眼前的东西并不消失。1 岁后通过积极的尝试和内心活动发展认知，例如，12~18 个月时，喜欢重复不同的动作模式，并探究其结果，客体永存的概念进一步巩固和加强；18~24 个月时，懂得因果关系，象征性思维开始出现，可处理简单的新问题，而不是单纯依靠反复尝试。

此期的学习特点是获取知识经验并由此引起认知和行为的变化。基本的学习过程包括习惯化、经典条件反射、操作条件反射、观察学习等。习惯化是指对一种连续、重复的刺激产生了"适应"，对该刺激的反应是减少的现象，而"去习惯化"是当出现新刺激时，反应却增多。习惯化和去习惯化是婴儿早期的重要学习形式，这两种过程使婴儿不断对新的事物产生兴趣，并保存在记忆中，认知能力不断得到了发展。此时期婴幼儿的很多行为是通过经典条件和操作条件反射获得的，如吸吮、对危险的躲避、对某些事物的惧怕等，不良行为的产生和培养良好的行为均与条件反射密切相关。观察学习是相对更为主动性、更社会化的过程，新生儿 1 周内具有模仿能力，能够模仿成年人的面部动作；约 9 个月时开始获得延迟模仿的能力；1 岁之前可模仿一些简单的动作；1 岁以后会模仿家长说话的语调，通过模仿获得了词汇和简单句的结构，同时随着语言的获得，学习能力又得到了快速发展；2 岁时可模仿成年人扫地、刷牙，并获得更多的生活和社交能力。

学龄前期 此时期处于前运算阶段。随着信号功能或象征性功能的出现，儿童可凭借象征格式进行"表征性思维"。例如，进行各种象征性游戏，用词语表示某人或某物，用一种事物代表另一种事物，从而在头脑中进行想象。此时期的发展特点是延迟模仿、语言、扮演游戏角色、理解图片、绘画、搭模型等，并初步依赖感知觉、表象，抽象概括的能力，在按自己的目的和计划支配时，易受外部的影响。"自我中心"是此时期的特征之一，即看待事物完全是从自己的角度出发。3 岁时能认识到别人有内心想法，别人的需要和情绪与自己的不一样；4 岁时能意识到内心世界的愿望和信念；5 岁时开始理解别人在想什么，意识到错误信念等，并进行很简单的抽象和推理。

学龄期 此时期处于具体运算阶段。儿童的认知发育由不随意性、不自觉性向随意性和自觉性发展，入学后的学习过程则显著推动自觉性的发展。此时，儿童可超出知觉的限制，形成守恒和可逆性概念，并能进行具体运算。"运算"的含义包括：①内化的动作，即能在头脑中进行的思维活动。②可逆的动作，相当于逆向思维。③具有守恒性。④系统性，即整体性，一种类别或一个系列。此阶段的显著特点是守恒性的获得和群集结构的形成。守恒性是指物质的量不随物体形状的改变而改变，如长度、质量、体积、面积、重量的守恒，达到不同守恒概念的年龄不一样，物质守恒在 7~8 岁，重量守恒在 9~10 岁，体积守恒在 11~12 岁。群集结构实际上是一种分类系统，如人包括儿童和成年人，儿童又包括男孩和女孩。此阶段能广泛运用补偿、可逆和恒等性等概念来理解大量连续和不连续数量的现象，通过对日常生活中的实物认识，过渡到对抽象数字、数量以及时间等概念的理解。

青少年期 此时期处于形式运算阶段。青少年认知能力发展迅速，可进行抽象逻辑性的形式推理，具有系统解决问题和假设性演绎推理的能力，其特点是具有灵活性、复杂推理、形成假设并检验假设。思维活动超出具体的、感知的事物，使形式从内容中解放出来，凭借演绎推理、规律的归纳和因素的分解来解决抽象问题。认知成熟水平的发展经历从简单到复杂，从具体到抽象，从自我中心到他人中心的过渡。

（江帆）

értóng zhùyì fāzhǎn
儿童注意发展（child attention development）

注意是人的心理活动集中于一定的人或物，注意发展是儿童认知发育的重要组成部分。注意分无意注意和有意注意，无意注意是自然发生的，不需要任何努力，其特点是注意时间短，容易分心等；而有意注意则是自觉的，有目的的注意，需要一定的努力往往和认知过程结合起来。

新生儿期　新生儿即有注意，此是先天的定向反射的体现，某些特别的或新异的刺激可引起相应的生理反应，如心率、脑电波等的改变，并表现出外在的躯体活动。1 个月内时对物体的注意时间仅为十几秒。

婴幼儿期　婴幼儿早期的注意主要表现在视觉方面，3 个月时，可明显表现出偏爱注视复杂和有意义的形状，物体越复杂，注视时间越长。随着每天清醒时间的延长，注意迅速发展，且注意的事物的量明显增多，范围更广，时间更长。6 个月后，注意不仅表现在视觉方面，也可表现在吸吮、抓握、够物等方面，越感兴趣的对象，集中注意的时间越长，1 岁时注意时间通常为 5~10 分钟；3 岁时为 15~20 分钟，并开始出现有意注意。

学龄前期　此时儿童以无意注意占优势，注意时间短、容易分散，注意的范围小，并且经常带有情绪色彩，任何新奇的刺激都会引起他们的兴奋，分散他们的注意。3 岁时一般仅注意事物的外部和较鲜明的特征，4 岁时可注意到事物不明显的特征、事

物间的关系，5 岁后可注意事物的内部状况、因果关系等。在教育和培养中，有意注意迅速发展，5 岁时开始独立控制自己的注意，每次集中注意的平均时间在 15 分钟左右。

学龄期　入小学后，儿童的有意注意逐渐发展起来，更能控制自己的注意，并具有更高选择性和目的性。早期的有意注意在较大程度上具有被迫性，需要老师或家长的督促，以后逐渐自觉起来。注意的集中性和稳定性的获得，在低年级时，是对于具体的、活动的事物以及操作性的事物，而中、高年级时则是一些抽象或引起思考的事物。儿童注意的时限，7 岁时，每次集中注意的平均时间为 20 分钟，10~12 岁为 25 分钟左右，12 岁以后则为 30 分钟。影响儿童注意的持久性有众多因素，包括自身神经活动特点、兴趣，被注意信息的强度、连续性等，若儿童有明确的要求，并积极参加紧张的操作活动，注意可保持更长的时间。注意的范围，小学生平均能看 2~3 个客体，而成年人能看 4~6 个，因此教学时，不能同时让儿童注意太多的东西。注意分配能力，儿童学龄前期时，此能力很差；小学低年级时，尚不能边听边记。通过教育、训练，小学高年级或初中时，才逐步学会注意的分配，可同时做几件事情。

青少年期　青少年在青春初期的注意发展已达到成年人水平，而注意的稳定性可保持在 40 分钟左右。

（江帆）

értóng jìyì fāzhǎn
儿童记忆发展（child memory development）

儿童大脑对客观事物的信息进行输入、编码、储

存和提取的认知能力的发育过程。外部信息进入记忆需要经历感觉登记、短时记忆和长时记忆。

新生儿期　新生儿在生后几小时内可产生记忆，人类在胎儿末期可有听觉记忆。

婴幼儿期　此期是记忆迅速发展的第一个时期，具有很大的潜能，通常采用条件反射、习惯化的方法来研究。婴儿 3~6 个月时，记忆能力比新生儿时有很大发展，可记忆数小时之内的信息。婴儿 1 岁前可有初步的回忆，能找到被藏在已知地点的物体，即使仅见过一次亦可回忆。再认的能力，1 岁以内婴儿可再认几天前所感知的事物，2 岁的幼儿可再认几星期前的事物，3 岁时则可再认几个月前的事物。经过训练后，记忆长度的发展，婴儿 3 个月时对特定物体并和自己相关的动作记忆可保持长达 1 周，6 个月时可以保持长达 2 周。记忆的特点是以机械记忆占主导地位，并且具有很大的无意性，易记住感兴趣、有鲜明强烈印象的事物。

学龄前期　有意记忆在此时期出现并逐渐发展。儿童 5 岁时可运用简单的记忆方法帮助记忆，如重复、联想。机械记忆仍占主要地位，无意记忆的效果优于有意记忆的效果，并以无意的形象记忆为主。再现的发展，儿童 3 岁时可再现几星期前的事情，4 岁时可再现几个月前的事情。此时期学习背诵的某些儿歌、诗词，似乎是易学易忘，不能完全理解意思，但为学龄期的记忆奠定良好的基础，甚至终身有益。培养记忆时，构筑积极情绪氛围，提高形象化、趣味性，放飞想象，可收到事半功倍的效果。

学龄期　此时期儿童的记忆

发生了质的变化，贮存和提取信息的能力获得发展，有意识记忆逐渐占主导地位，理解记忆逐渐占优势，对抽象记忆材料增多。促进记忆的策略主要有复述、组织以及联想等。①复述是默默地或出声地重复材料，儿童 5 岁时，自发性地应用复述仅占 10%，7 岁时可占 50%，10 岁时则占 85%。②组织是将材料加以序列化、分类或范畴化的过程，组织记忆的策略比复述记忆的难度高，效果更好。儿童 9 岁后组织记忆能力开始有较好的表现，并与教育、训练明显相关。若在各种文体活动中，如做游戏、打球、下棋、玩扑克等，让孩子做活动计划，教给组织的方法，可提高促进分类、组织、计划能力，有助于组织策略的发展。③联想是将需要记忆的信息与已有的视觉、听觉等信息联系起来的过程，是一种很有效的记忆策略。联想的过程涉及更多的感知觉和情感过程，多途径的刺激可加强神经突触之间的联系，从而增强记忆的提取。不同记忆策略的能力具有个体化，如有的人擅长语音记忆，有的人则擅长图形记忆，因此记忆时也要注意个体化。

(江 帆)

értóng sīwéi fāzhǎn

儿童思维发展（child thinking development）

儿童大脑对客观现象概括反应的发育过程。包括概念形成、判断和推理，是智力发展的重要组成部分。

婴幼儿期　此时期的思维具有直觉行动性，与事物的感知和儿童自身的行动密切结合，即凭借触觉、视觉、听觉、味觉等知觉进行，其特点是具有狭隘性，对行动结果缺乏计划性和预见性。

学龄前期　此时期发展的特点是从直觉行动思维逐渐转变为初级的具体形象思维，主要是凭借事物的具体形象或表象，感知的影响占先导，尚缺乏从认识事物的本质属性上进行分析、比较、概括、判断和推理的能力。儿童求知欲迅速发展，表现为好奇、好问，同时，此时的好奇感可表现出"破坏"行为，如喜欢拆卸东西、用剪刀剪衣服、反复开关电灯和电视等。因此，教育的重点要培养想象性思维，学习观察，满足求知欲，如鼓励儿童发现问题、提出问题，并耐心回答他们的各式问题；创造条件让儿童自由地探索周围世界，从事丰富的实践活动；鼓励儿童看科幻书籍，培养思维的灵活性，教儿童从不同角度考虑，鼓励逆向思维等。

学龄期　此时期发展的特点从具体形象思维逐步过渡到抽象概念思维。儿童思维的自觉性、独立性和灵活性等方面均明显提高，想象内容日益丰富，抽象概念思维仍是直接与感性经验相联系。同时，经过学习，概念逐步得到发展，不仅表现在概念本身的充实和改造上，而且表现在概念系统的掌握上，即掌握有关概念之间的区别和联系。儿童掌握概念系统的过程，也是学习系统知识的过程，使智力活动从独立、片面地思维日益发展为精确、全面而系统。

青少年期　此时期发展的特点是抽象逻辑思维得以迅速发展，进入形式运算阶段。尽管青少年在此时期具备了抽象思维的能力，但具体思维仍多于抽象思维。思维的特征为更富有灵活性、具有系统的问题解决能力以及假设性演绎推理。青少年的思维已摆脱具体事物的束缚，可在头脑中把具体事物的形式和内容分开，运用组合、包含、排除、类比、类推、引证等逻辑推理的形式；可以想象尚未成为现实的种种可能，能形成假设并根据假设进行推理，相信演绎得出的结论，使认识指向未来，能更系统地解决较复杂的问题；思维的内容开始了解政治、社会、道德和哲学的概念，诸如对自由、公正、民主、极权、资本、讽刺、信念等产生兴趣；元认知进一步发展，使得思考、问题解决和分析操作能力均得到加强；对自然科学、人文科学均表现出浓厚的兴趣，例如，喜欢参加科技小组、阅读文学名著；独立学习的能力明显增强，不愿意依赖教师和教科书，而是更主动地寻求不同的学习方法和知识来源。青少年的思维具有比较强的创造性和批判性，喜欢进行丰富的、奇特的幻想，喜欢别出心裁、标新立异，具有较强的求知欲和探索精神。

(江 帆)

értóng xiǎngxiàng fāzhǎn

儿童想象发展（child imagination development）

儿童大脑对已有的表象进行综合分析、加工改造，从而形成新的表象的心理发育过程。想象可分无意想象和有意想象。无意想象是无预定目的和计划而产生的想象，梦是无意想象的极端情况；有意想象是有预定目的的自觉进行的想象。根据想象的创造性不同，又可分再造想象和创造想象。再造想象是根据语言的描述、图形或符号的示意，在人脑中产生的有关事务新形象的过程；创造想象是根据一定的目的和任务，不依据现成的描述，在人脑中独立创造新事物形象的心理过程。幻想是与个人愿望相结合并指向未来的想象，是创造想象的特殊形式。

婴幼儿期：儿童想象在1岁内开始萌发，但是水平还很低，想象的内容也非常简单贫乏，主要是通过动作和口头言语表达出来的。2~3岁时是儿童想象发展的最初阶段，但没有目的、即兴发挥，故比较零散，表现在游戏过程中，既没有主题，也没有角色，只能简单模仿角色的个别动作。随着逐渐掌握运用表象的能力，儿童真正的想象性游戏才开始，如"过家家"游戏等。

学龄前期：此时期发展的主要特点是无意想象和再造想象占主导地位，而有意性和创造性初步开始发展。儿童的想象能力在3~4岁时开始迅速发展，特点是自由联想，内容贫乏，数量少；5~6岁时，有意想象活跃，创造想象的内容进一步丰富，有情节，新颖程度增加，更符合客观逻辑。在各种游戏活动中，儿童有意想象水平较高，而在非游戏时的想象水平却很低，常常沉湎于想象的情景，把自己当成游戏中的角色。同时，儿童的想象具有夸大和混淆假想与真实的特点，如常把自己想象的事情或自己的强烈愿望当成真实的事情，常被误认为是"说谎"。

学龄期：此时期发展的主要特点是有意性、目的性和逻辑性逐渐增强，创造性想象的比例逐渐增多，具有很大的直观性和具体性。在小学高年级时，儿童想象的能力可真实地表现客观事物，想象的内容亦趋于现实，但想象的复杂性、概括性和逻辑性水平较低。

青少年期：此时期青少年的创造想象飞速发展，创造性成分日益增加，内容日益丰富，概括性和逻辑性更高。同时，青少年

更易产生幻想，故正确的引导非常重要。

(江 帆)

értóng yìzhì fāzhǎn

儿童意志发展（child willpower development）

儿童自觉地确立目的，支配行动，并通过克服困难和挫折，事先预定目的的心理发育过程。其中包括积极的意志品质（如自觉性、果断性、坚持性和自制性）和消极的意志品质（如暗示性和独断性、依赖性、顽固性、冲动性和怯懦性等）。意志行动有发生、发展和完成的过程，是个体意志对行为积极、能动的调节，分为采取决定阶段和执行决定阶段。

婴幼儿期：此时期儿童的行为主要受本能支配，没有意志力，饿了马上要吃，困了立即要睡，需求需要立即满足。随着儿童运动能力的掌握以及运动目的性的增强，意志力开始形成，同时促进语言能力的发展，意志的最初阶段中，行为逐渐带有目的性，且受语言调控而出现，同时，具有明显的独立性。但此阶段，儿童的意志力水平处于萌芽阶段，可稍微控制自己的一些行为，但仍具有很大的冲动性。

学龄前期：此时期儿童意志的发展开始逐步学会控制自己的冲动、行为和情绪，呈现出一定的自制性，但仍不稳定。例如，儿童在与人交往，出现愤怒情绪时，知道需要控制，但这种控制是非常短暂，冲动性行为仍然占主导。

学龄期：此时期儿童意志的坚持性逐步得到发展，其与延迟满足的能力发展密切相关。同时，随着儿童注意力发展使其可较长时间集中精力进行有目的的活动，均有利于提高意志的坚持性。此

外，儿童意志的果断性开始发展，但由于受到知识经验和智力发展水平的限制，其行为往往是容易受外界因素或情绪的影响；意志的自觉性和自制性水平易受暗示影响，不善于控制和支配自己的言语、动作和情绪。随着学习活动逐渐成为其主导活动，儿童的意志力得到迅速发展。

青少年期：此时期发展的基本特点是青少年对行为的控制更为主动和自觉，并能更有效地控制和调节内部的心理状态和心理过程，意志具有新的特点。随着学习的发展，青少年对意志调节的过程更高，在采取决定阶段中，能服从于长远的目标，动机更具有概括性和深刻的社会意义，同时，越来越会计划自己的行动；独立性和自觉性的发展显著增强。在执行决定阶段中，青少年坚持和自制的品质发展达到更高水平。此时期的培养任务主要是促进青少年自觉性、独立性、果断性、坚持性、自制等品质的高度发展，从而实现对外部行为、内部心理过程和心理状态的有效控制。

(江 帆)

értóng qíngxù hé qínggǎn fāzhǎn

儿童情绪和情感发展（child emotions and emotional development）

儿童大脑对客观现实主观反映的发育过程。即个体对客观事物是否符合自身需要而产生的态度体验。情绪是情感的外在表现，而情感是情绪的本质内容。

婴幼儿期 此时期婴幼儿在与成年人的相互交往的社会环境中，情绪逐渐社会化。情绪的社会化促进人际交流和社会关系发展。此时期婴幼儿的情绪通过面部表情体现出来的，例如，新生儿仅表现出兴趣、痛苦、厌恶和最初的微笑，在2.5~7个月时，

可出现愤怒、悲伤、快乐、惊奇和恐惧。又如，1~6个月时，婴儿看见人的面孔可发出微笑，即社会性微笑；在3~4个月，开始表现出愤怒、悲伤；6~8个月时出现害羞、对陌生人产生焦虑，形成对主要抚养者的依恋，若分离时却产生悲伤；1岁时，见到新奇物体可产生惊奇等。随着自我意识和社会化，幼儿1岁后更多的情感迅速发展，如表现出不安、羞愧、内疚、嫉妒、自豪、操作性焦虑等；2岁后可清楚地表达骄傲和同情，并具有了成年人期所拥有的基本情绪、情感。

学龄前期 此时期儿童可用语言、动作等方式表达自己的情绪，但情绪的保持时间不稳定和多变。情绪的体验相当丰富，儿童可经历发怒、焦虑、羞怯、嫉妒、兴奋、愉快、挫折、悲伤和快乐等情绪，亦可出现如信任、同情、美感、道德等较高级的情感。由于认知、想象的发展迅速，儿童对想象中的某些事物、某些动物，对黑暗、嘲笑等各种有伤害性的刺激呈现害怕和焦虑的情绪；同时，在信任-不信任、自主-依赖、与亲人的接近与分离等矛盾中，表现出各种社会化的情感。

学龄期 此时期儿童具有各种主要的情绪，情感体验不断深刻，情绪表达内向化，社会性情感增多，情绪的稳定性和调控能力逐渐增强。儿童情感的内容不断丰富，如美感、挫折感、幽默感、集体感得到发展。随着年龄的增长，儿童情绪表达逐渐内向化，如小学低年级时，情感比较外露，经常喜、怒形于色的现象，同时情绪易波动和激动；而在小学中、高年级时，随着情感体验深刻性的增加，可掩饰真实的情感。

青少年期 此时期青少年的高级情感继续发展，随着自我控制和自我调节能力的提高，情感的内在化特征更趋明显，隐蔽性增强。青少年情绪反应强烈，富有激情与热情，但较脆弱、易波动，内心体验更加深刻，有时可陶醉于憧憬和幻想之中。随着身体迅速发育、性激素分泌增加，以及各种学习、升学和就业中的种种社会问题，青少年可产生各种情绪、情感；情爱的内容更为深刻和广泛，如爱父母和家人、爱同伴、爱集体、爱祖国等。随着性成熟而萌发性爱，爱情则是此阶段最为特别的情感体验。因此，家长和教育者应尊重青少年的独立性和自尊性，充分调动其学习和工作的积极性，帮助青少年学会调控自己的情绪和尊重他人。

（江帆）

értóng yīliàn fāzhǎn

儿童依恋发展（child attachment development）

儿童寻求并企图保持在躯体上与另一人亲密联系的发育过程。依恋的对象主要是母亲或其他亲近的抚养者，故依恋是儿童情绪社会化的重要标志之一，也是儿童社会化反应的开始。

依恋发展 逐渐发展的，可以分成四个阶段。①前依恋阶段（出生~3个月）：婴儿表现出喜欢看人脸、喜欢听人的声音，喜欢有人触摸、抱抱，喜欢有人陪伴，对所有的人，甚至对假人、面具都表现出同样的喜欢，对熟人和陌生人的反应无明显区别。②依恋开始形成阶段（3~5个月）：婴儿对他人的社会性反应强度增加，对父母或熟悉的抚养者易发出微笑，若哭泣时易接受他们的安抚，而在陌生人前，这些反应则少些。③依恋形成阶段（6个月~2岁）：婴儿6个月开始形成对熟悉的抚养者的依恋，同时见到陌生人产生焦虑不安；8个月时，若与依恋者或抚养者的分离，则明显地呈现"分离焦虑"，即表现出反抗，如痛苦并哭喊，此时更加害怕陌生人。④互惠关系形成阶段（2岁以后）：随着语言功能的发展，幼儿2岁后能比较好理解父母愿望、情感和观点等，同时可调节自己的行为，例如能够忍受与父、母的短期分离等。

依恋评价 主要为"陌生情境法"。根据婴儿在陌生情境中的表现，可把婴幼儿的依恋行为分为安全型、回避型和反抗型依恋，极少数的是紊乱型依恋。

安全型依恋 此类型的婴儿，当与母亲在一起安静地玩耍时，若陌生人进来，有警惕性并可继续玩。若母亲离开时，明显地表现出苦恼、不安，但易抚慰。当母亲重又回来时，会立即寻求与母亲的接触。该类婴儿比例为65%~70%。

回避型依恋 此类型的婴儿对母亲在场或不在场都无所谓，母亲离开时，并无特别紧张或忧虑的表现，母亲回来了往往也不予理会，虽然有时也会欢迎，但是短暂的，接近一下又走开了，实际上并未形成与母亲的依恋，又称为"无依恋的儿童"。该类婴儿比例约占20%。

反抗型依恋 此类型的婴儿显示出很高的分离焦虑，在母亲要离开时表现出极度的反抗、大喊大叫，但与母亲在一起时，并未把母亲作为安全的基地，见到母亲回来时，既寻求与母亲的接触，同时又显得反抗，不容易被安抚，也不重新玩耍。该类婴儿比例为 10%~15%。

紊乱型依恋 此类型的婴儿行为显得混乱和具有自我破坏性，他们先接近父母，然后又离开，好像"分不清方向"。

依恋类型与母亲的教养方式以及婴儿本身的气质特点等因素有关，如母亲能积极满足婴儿躯体和情感的需求，则有助于其发展成安全型依恋，有助于培养儿童的信任感，并积极去探索周围的世界。

(江 帆)

értóng qìzhì fāzhǎn

儿童气质发展（child temperament development）

儿童心理活动表现出的行为特征的发育过程。气质发展是人格形成的基础，个性的心理特征之一。气质是人的天性，无好坏之分，任何一种气质类型的人既可成为品德高尚、有益于社会的人，也可成为道德败坏、有害于社会的人。

气质贯穿于整个儿童期，刚出生的新生儿即有表现，而早期气质特征对儿童的身心的健康以及未来良好个性的形成有着不可忽视的作用。儿童气质包括活动水平、节律性、趋避性、适应度、反应强度、心境、坚持度、注意分散度、反应阈的维度。

气质分型 根据维度特点，通常将儿童气质分为容易型、困难型、启动缓慢型、中间偏易型和中间偏难型。①容易型：此类儿童的生理功能（包括吃、喝、睡、大小便）的规律性强，对新刺激的反应是积极的，易接受新的事物和陌生人、情绪多为积极、情绪反应的强度适中、适应快。该类儿童比例约为40%。②困难型：此类儿童生理功能不规律，对新刺激的反应消极退缩，对新的事物和陌生人退缩、适应较慢、

强烈的消极情绪表现。该类型儿童比例约为10%。③启动缓慢型：此类儿童活动水平低，行为反应强度弱，情绪消极，不愿意接受新事物和新刺激，表现出退缩。无论是积极或消极反应都很轻微。在没有压力情况下，对新刺激会慢慢发生兴趣，在新情境中能逐渐活跃起来。该类型儿童比例约为15%。④中间偏易型：介于容易型和困难型之间，偏容易型。⑤中间偏难型：介于容易型和困难型之间，偏困难型。后两类中间型的儿童比例占35%左右。

影响因素 由于气质本身是行为方式，故气质与儿童的行为密切相关。困难型儿童在童年早期和中期最易出现行为问题。但是，如果环境与儿童气质不相适应从而导致过分紧张，任何气质的儿童都可发生行为障碍。

气质具有相当的稳定性，在人的个性心理特征中，出现最早、变化最小。气质的发展具有较大的稳定性和连续性，但在儿童心理的发展过程中，受后天环境因素和教育的影响，气质特点可发生某些改变，如婴幼儿期情绪积极的孩子，若长期生活在紧张压抑的环境中，可变得抑郁寡欢。环境因素中，家庭对儿童气质的影响相对较大，父母的个性、抚养教育方式、家庭结构、家庭气氛均可产生各种影响。气质在儿童的社会和情绪发展中尤其重要，而气质的特点却影响儿童不同的经历，导致早期处理情绪的方法不同。

气质评定 现已具有各年龄阶段的气质量表，并且建立了区域或全国常模。例如，婴儿期有1~4个月的小婴儿气质量表，4~8个月的婴儿气质量表，婴幼儿期有1~3岁的幼儿气质量表，

学龄前期有3~7岁的行为方式问卷，和学龄期的8~12岁的小学儿童气质量表。

(江 帆)

értóng zìwǒ yìshí fāzhǎn

儿童自我意识发展（child self-awareness development）

儿童作为个体的倾向性心理特征的发育过程。包括自我概念、自我认识、自我意识、自我评价、自我控制、自我调节、自尊等方面。

婴幼儿期 儿童自我意识的开始是以依恋的产生为标志的，父母的离开使婴儿感觉到自己的独立存在。2~3岁的幼儿开始把自己当作主体来认识，从称呼自己名字变为称"我"，此是自我意识发展的重要转折。自我评价则在此时期开始出现，此时的自我评价依赖于成年人对他们的评价。随着自我的发展，婴幼儿的社会关系则逐渐从与父母的交往向同伴交往发展，同样是社会化过程的重要部分。婴幼儿的同伴交往有着与成年人交往所无法替代的作用，1岁内出现了简单的交往，婴儿之间开始有应答性的行为，如相互对话或给玩具，仍以单独性游戏为主；2岁时社会性游戏超过了单独游戏，更愿意与同伴进行游戏。游戏是婴幼儿期同伴交往的主要形式，并发展了最初的友谊，表现为同伴之间的亲近、共享、积极的情感交流，同时开始出现偏爱某个同伴。

学龄前期 此时期儿童的行为冲动性仍占主要地位，但对外部行动的自我控制和调节的能力迅速发展。自我控制可表现为抗拒诱惑和延迟满足，即有意识地抑制不符合客观要求的愿望或受大人禁止的行动，能根据某种要求等待或延搁一种行为或延缓满足当前的某种需求。自我控制能

力是个较稳定的属性，与以后的社会适应和行为有很大关系，缺乏控制力的儿童，入学后易产生适应不良，出现冲动控制、攻击、反社会等问题。4 岁的儿童已建立起有意义的自尊感，即自我的评价，而教育方式在孩子自尊的形成中至关重要，若对孩子是温暖、支持、民主的，则孩子的自尊比较高，教育者对孩子需要的敏感亦有利于自尊的形成。

学龄期 此时期儿童的自控能力迅速发展，自主性进一步增强。儿童对行动的调节作用由对外部行为动作的控制为主，逐渐转向对内部心理过程的控制为主，并希望自己多些自主权、少些限制。此时期也是儿童获得自我意识的时期，并在整个小学阶段不断发展，是学习角色的最重要时期。自我概念则从对外部特点的关注逐渐转向内在的特征。此时期的儿童从各自的家庭环境中逐渐步入社会环境，发展与同龄伙伴的关系，开始建立同伴团体，从而满足其交往与归属感的需要；通过与同伴的交往，开始理解、欣赏或批评自己的身体，加深对自我、对他人的认识和了解，并懂得个人的特性，达到独特性和统一性的平衡。

青少年期 此时期青少年的自我意识和同伴关系又有了新的发展。青春初期的青少年具有强烈的自我意识，不轻易接受别人的意见，而在青春后期，自我意识迅速发展；自尊的发展趋于稳步的上升，自我概念更加分化，能够以父母的孩子、学校的学生、伙伴的朋友等不同的身份看待和评价自己。由于性生理的迅速发育，促使青少年的性意识急剧发展，开始意识到两性的差别，对异性的好奇逐渐转化为向往和接近倾向。此时期青少年的同伴关系是一种相互对等的关系，对社会心理发展有较大的意义，通过与同龄伙伴的交往，为成年人期的如何协调人际关系奠定基础。

（江 帆）

értóng shénjīngxīnlǐ fāyù píngjià

儿童神经心理发育评价

（child neuropsychological development evaluation） 根据儿童神经心理发育的发展规律和程序对儿童不同指标的发育水平的评价。包括综合反映儿童能力水平的智力测试，也包括特异性评估不同指标的神经心理学评估方法，例如，评估执行功能、注意、语言、运动和感知觉、视觉空间或视觉感知能力、学习记忆等。通过评估，间接反映儿童大脑及中枢神经系统发育水平。

神经心理发育的评估 心理测量是根据一定的法则，对儿童的心理属性进行定量描述的过程，其基本上只涉及数值的评定，如某某儿童的语言能力评估多少分，其特点是简单、客观性。而神经心理评估则比心理测量更为广泛，除了心理测量外，还需对儿童的行为进行观察、收集全面病史、与父母或老师进行访谈等，综合各种所有的信息对儿童的神经心理发育水平进行综合汇总，并给出诊断和（或）解释，其强调合理性和目的性。心理测量是神经心理评估的核心，但若不结合儿童全面、综合的信息分析，其单纯某次测试的分数本身无明显意义，甚至是有害。故应强调对儿童进行完整的神经心理发育的评估，而不是单纯的心理测量。

儿童神经心理发育是神经系统功能不断分化和成熟的过程，有一定的生物学规律和发展程序，与神经心理学、临床心理学有密切关系，但也有所区别。神经心理学是研究和阐明人的心理活动与大脑关系，是心理学的重要分支，又与心理学、神经学的相交融。神经心理学把脑当作心理行为的物质本体，既研究和阐明脑及神经系统本身的活动，又分析行为和心理活动，并综合研究二者的关系。在进行儿童神经心理发育评估时，对于某些发育或行为的异常，既要了解大脑或神经系统有否损伤，也要了解心理因素有否障碍，从而为干预治疗提供线索。

作为神经心理发育评估的核心部分，心理测量有不同目的的分类方法。①按照测量的心理特质不同，可分为发育量表、智力测验、适应行为、成就测验和个性测验等。②按测验时对语言的要求，可分语言依赖测试和非语言测试（又称操作测试）。语言依赖测试需要受测者具有完好的语言理解和表达能力，有的需要书面语言能力；非语言测试则通过图片、模型、实物等进行测试，不依赖语言水平，这类测试适用于听力障碍、语言障碍等患儿的测试。③按测试人数可分个别测试和团体测验。④按不同功能可分筛查性测试和诊断性测试。

注意事项 各项心理测量对测试者、受试者、测试环境均有严格的要求，需要严格按照规范、指导语进行操作。测试者需要具有发育儿科学的理论基础和临床实践，同时掌握儿童心理学以及神经科学的知识，并经过严格的心理测量培训，获得心理测量资格，对测试的项目和操作越熟悉，测试结果越有效。测试者必须与受测儿童建立友好、信任的关系，根据儿童的年龄、性别、性格、情绪、经历以及心理问题调整自已的交流方式。对儿童进行心理测试时，需要考虑很多不可预测的因素，尤其是小年龄的受测者，通常需要准备一系列测试量表和工具，依据测试的情况进行相应的调整。此外，测试项目的顺序可受测试儿童的年龄、能力、合作程度等影响，所以应根据测试量表的总体要求，依据儿童的具体情况，灵活实施测试条目和顺序。若受测者在测试某项指标的能力时，连续几项条目均出现困难时，应及时调整，否则受测者因受挫而不愿意合作，而未完成量表的总体要求。

受试者在测试前，应精神饱满、情绪良好、无身体不适，测试当天应该尽量避免服用各种药物。测试过程中，允许受测者中间休息、走动、喝水和上厕所等。婴幼儿的测试过程中，父母在测试室内可使婴幼儿感到很安心、开心，易配合测试，但父母仅能配合，不能有任何提示或干扰的表现。对合作比较好的受测者，尽量单独与测试者一道完成测试项目。

测试环境应地面干净、光线柔和、安静、温度适宜，适应儿童的自由玩耍，使用的桌、椅要适合儿童的身高。测试的房间应相对独立，布置简单、色调单一，以避免儿童注意力分散。

（江 帆）

zhìnéng

智能（intelligence）

个人行动有目的、思维合理、应付环境有效的一种聚集的或全面的才能。又称智力。一百多年来心理学家对于智能的解释主要有：智能是抽象思维的能力，是适应环境的能力，是学习的能力，是各种能力的综合。国内外越来越多的学者赞同的是，智能是一个人有目的地行动，合理地思维，并有效地处理周围事物的整体能力。

在探讨智能的定义的同时，心理学家也试图了解智能是由哪些因素构成的。英国心理学家斯皮尔曼首先用统计学方法分析了心理测量的数据，发现各种能力之间或多或少都存在正相关，提出"智能二因素论"，即一般因素（g因素）和特殊因素（s因素）。在人的能力结构中存在一般因素，在同一个体中，一般因素是稳定的，可渗透到所有与智能活动有关的任务中，而特殊因素是由一种或几种因素组成。美国心理学家桑代克提出"多因素论"，即智能分别是社会智能、具体智能和抽象智能。之后，心理学家们先后发展了立体方状智能结构模型、多元智能理论和层次结构的智能理论。英国的弗农认为，智能的最高层次为一般因素（g）；第二层包括两大因素群：言语、教育方面的因素和实践、机械方面的因素，亦称大因素群；第三层包括主要的心理能力构成，如数学能力、言语能力、空间知觉能力、心理动作能力等，亦称小因素群；第四层则包括各种各样的特殊能力。这一理论对之后的各种智力测验产生了很大的影响。

智商 智能的数量化单位，早先是以智龄的概念为基础的。智龄的概念是儿童智力发育达到某个年龄水平，但心理测验中，儿童智龄的高或低，未直接反映不同年龄中不同儿童的智能水平。因此，特曼（Terman）在修订比奈-西蒙智力量表（Binet-Simon Scale of Intelligence）时，提出了以心理年龄（mental age，MA）与实足年龄（chronological age，CA）的百分比来表示智商（intelligence quotient，IQ），所得结果称之为比值IQ即IQ=（MA/CA）×100，此量表称为斯坦福-比奈智力量表（Stanford Bint Intelligence Scale，S-B）。例如，若MA=12，CA=10，此IQ则是120。

在实际应用时，发现不同年龄的儿童有相同IQ，但实际意义并不相同。韦克斯勒（Wechsler）提出离差智商概念，即用一种标准记分法表示IQ，设该年龄组的得分均值为100，15为经典方法标准差。计算公式：IQ=（实际得分-均值）/标准差。离差智商是以某人在同龄组的相对位置来表示此人的智能水平，因此，可进行不同年龄儿童离差智商的比较。但IQ只表示智能发育水平，不是心理发育水平的唯一指标。

发育商 婴幼儿早期神经心理发育的评估指标。婴幼儿的中枢神经系统和感知、运动、语言等，均处于迅速发展而更趋完美，应侧重其发育水平。因此，用发育商的测验来评价其神经心理的发展，了解儿童的神经心理发展所达到的程度，其结果用发育商（developmental quotient，DQ）表示。计算公式：DQ=（发育年龄/CA）×100。格塞尔发育量表则是应用发育商来描述结果。

（江 帆）

értóng shénjīngxīnlǐ fāyù shāicháxìng cèshì

儿童神经心理发育筛查性测试（child neuropsychological developmental screening tests）

用简便的方法对测试儿童的神经心理发育水平所作出的定性评估方法。筛查性测试操作简单、快速、经济，一般测试时间在10~15分钟。将智力发育有问题的儿童筛查出来，其可分为正常、异常或者可疑的儿童，但不能判断儿童异常的程度。对筛查结果为异常或可疑者，则应进一步行诊断性测试。中国许多地区的基层儿童保健组织已广泛开展了正常婴幼儿的发育筛查，而高危婴幼儿则是筛查的重点对象，高危因素见表。

发育筛查时，首先应按筛查目的和要求选择适宜的筛查工具，筛查工具可分为一般的发育筛查和某种疾病的筛查，前者有丹佛儿童发展筛选测验等，后者有孤独症筛查量表等。其次，婴儿的言语能力有限，故婴儿的心理发育水平更多地通过动作、行为表现来评估。常用的发育筛查量表如下。

新生儿行为评价量表（Neonatal Behavioral Assessment Scale，NBAS）由美国著名儿科医师布雷泽尔顿（T. B. Brazelton）制定，可比较准确地反映新生儿的大脑功能。NBAS 已在中国再标准化，经过改良、简化后广泛使用。

适宜年龄　出生至 28 日龄。

筛查目的　评价新生儿行为发育水平，可早期发现脑损伤，对高危新生儿的检测尤为重要。

测试内容　NBAS 包括 28 项行为项目和 18 项反射。行为项目分为六大类。①习惯化：指婴儿在同一刺激物（光或声）呈现多次以后的反应减弱。②定向反应：指对有生命的刺激物（如人）和无生命的刺激物（如玩具）的朝向。③运动控制的成熟性。④易变特点：指从觉醒状态到深睡状态的变化、皮肤颜色的变化、活动水平的变化、兴奋达到最高点的变化及变化的容易度等。⑤自我安静的能力。⑥社会行为：指微笑、接受拥抱时的反应等。18 项反射包括足抓握、手抓握、踝阵挛、巴宾斯基征、站、自动

走、觅食、吸吮、左右侧的上肢及下肢被动运动。此外，有 9 个补充项目可临床选择。整个测试过程约需 30 分钟。

结果判断　每项行为检查中有 9 个分度。引出反应的分值由 0（未引出）、1（反应低下）、2（反应中等）、3（反应增强）。

注意事项　评估新生儿状态时，要注意测试环境要半明半暗、室内温度在 22～28℃，尤其是每项条目的不同要求，如清醒或睡眠时。

丹佛儿童发展筛选测验（Denver Developmental Screening Test，DDST）又称丹佛发育筛查测验。由美国儿科医生弗兰肯堡（W. K. Frankenburg）和心理学家多兹（J. B. Dodds）制定，DDST 已在中国多次再标准化，并广泛使用。量表项目由易到难、从左下到右上梯形排列，易理解与操作。一般情况，施测一个儿童大约需 20 分钟。

适宜年龄　2 月龄～6 岁（最适年龄≤4.5 岁）。

筛查目的　主要评价婴幼儿的发育水平，可早期发现发育迟缓儿童。

测试内容　中国修订、标准化后，该量表共 104 项条目，分为四个能区，即个人-社会、精细动作-适应性、语言、大运动能区。量表的顶线与底线均有年龄标记，每项条目用一横条表示，安排在一定的年龄范围之间（图 1）。每一横条上有 4 个点，分别代表 25%、50%、75% 及 90% 的

表　发育迟缓婴幼儿的高危因素

出生前	出生后
出生体重低于 1000g	脑膜炎
早产、低体重新生儿伴慢性肺部疾病	脑脊髓损伤
Apgar 评分生后 5 分钟内 0～3 分	铅中毒
体外膜氧合治疗	慢性化脓性中耳炎
高胆红素血症需换血治疗	癫痫发作
颅内出血	严重慢性病（营养不良、癌症等）
新生儿窒息	明显的儿童虐待或忽视
已确诊的系统性感染（先天或后天的）	视听感觉异常
宫内生长迟缓	脑瘫
母亲患苯丙酮尿症	高热惊厥
母亲有人类免疫缺陷病毒感染	语言和运动发育可疑者
母亲服用抗惊厥药	气质困难型
家族中有盲、聋史	

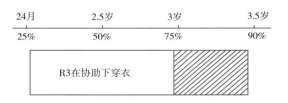

图 1　DDST 测试条目示例

正常小儿通过该项目的百分比数。横条内的"R",表示此项目亦可向家长询问而得到结果。量表中标有某些注解,测试时应按注解进行。

测试前应完成如下内容。①向陪同的家长说明检查的目的:此测试是发育的筛查,而不是测智商,测试中不要求小儿全部、正确地完成,若有些项目不能完成时,不必紧张,也不必协助小儿完成。询问的项目要求家长实事求是地反映现况。②计算小儿实际月龄:向家长询问小儿的出生年、月、日(按公历计算),询问是否早产及早产的天数。按测定的日期计算婴儿的实际月龄(几岁几月几天),若一周岁的婴儿早产超过15天以上时,则要校正年龄,其方法是,婴儿的实际月龄减去早产的实际天数。③标记实际年龄或校正年龄:根据量表顶线与底线的年龄标记,在测试表上划出年龄线,并在表格顶线上面写明检查日期。

测试时应完成如下内容。①起始项目:每项能区先自切年龄线的左侧项目开始,至少要通过3个项目后,逐渐测试右侧的项目,若切年龄线的左侧项目未通过时,则应左移切年龄线的左侧项目,直至到通过3个项目为止。每个项目可重复3次,而询问的项目亦可在测试的活动中观察。②终止项目:年龄切线上的所有项目均要测定,逐渐右移,直至有3个项目未通过为止。③能区的选择:每项能区的项目均要测定,能区的选择可依据被测儿童的状态来选择,完成某项能区后再进行另一能区的项目。④项目测试记录:每个项目的测试记录在横条的75%左侧处标记,以"P"表示通过;"F"表示失

败,即不通过;"R"表示小儿不肯做,即拒绝;"NO"为小儿无机会或无条件表演,判断结果时,"NO"不予考虑。⑤量表测试记录:在该量表测试的整个过程中,检查者要观察小儿的行为、注意力、自信心、有无神经质、异常活动、与家长的关系等,并一一做出文字记录。

结果判断 ①标记发育延迟项目:在切年龄线的左侧项目内,仅对未通过的项目,在该横条的75%右侧部分,用红笔醒目地标记出,即该项目为发育延迟项。而切年龄线的项目不能通过时,不必用红笔标记。②测试结果判断:此量表的结果以异常、可疑、正常或无法解释表示。a. 异常:切年龄线的项目均为"未通过",并在2个或更多的能区中,每个能区有2项或以上的发育延迟项目,或者并在1个能区有2项或以上的发育延迟项目,同时加上1个能区或更多的能区有1项发育延迟项目。b. 可疑:在一个能区中有2项或更多的发育延迟项目,或者在一个能区或更多的能区中,有1项发育延迟项目。c. 无法解释:此次测定中,评为"NO"的项目太多,以致最后结果无法评定。d. 正常:在切年龄线的左侧项目内,各个能区中均无未通过的项目。

若此量表的测试,第一次为异常、可疑或无法解释时,应在2~3周后给予复查。若复查结果仍与第一次相同时,而家长认为测查的结果与小儿日常的表现相一致,应进一步做诊断性检测,以确定小儿是否发育异常。

绘人测验 又称画人测验。美国心理学家古迪纳夫(Goodenough)首先提出绘人法可作为一种智力测验,并对此法进行了标

准化。此后,许多心理学家发现,儿童绘人测验对儿童认知、自我意识乃至潜意识研究有着巨大的潜在价值。而日本的小林重雄对此测试采用50分的评价方法,得到广泛认可和应用。1979年后,上海第二医科大学及首都儿科研究所先后将此测试法在中国修订和再标准化,并广泛使用。该方法简单,易为儿童所接受,可反应被测儿童的神经系统的成熟程度和认知水平,与画人的技巧无明显相关。

适宜年龄 5~9.5岁。

筛查目的 主要评价儿童认知发育水平。

测试内容 要求儿童按自己想象画出一个全身的人像(不论男、女),测试时,仅给予儿童一张16开白纸、一支铅笔和一个橡皮,一般测试时间为5~10分钟。

结果判断 按绘画出的身体各种部位、各部位比例、表达方式(线或面)等内容评估,每项1分,总分为50分。按实际得分,依据不同年龄组的智龄换算成离差智商。绘图的结构不良、细节变形和随意涂改构图等,均可提示认识水平、手眼协调、精细动作控制以及情绪、心理等方面的问题。

皮博迪图片词汇测验(Peabody Picture Vocabulary Test, PPVT) 由美国邓恩(L. M. Dunn)1959年编制。PPVT属于一般智力筛查,15分钟即可完成。因其不用操作和言语,故适用于某些特殊情况,如有语言障碍、注意力分散或胆小的儿童。测试结果并不能全面反映儿童智力水平,主要侧重言语能力。

适宜年龄 4~9岁。

筛查目的 主要评价儿童的听觉、视觉、知识、推理、综合

分析、注意及记忆等方面的发育水平。

测试内容　测验由 120 张黑白线条的图片组成，每张图片拥有 4 幅不同的图画，并配有一个词义。每张图片和按照所要表达的词义，由易到难排列。测试者在每张图片中，按指导语读出一个词义后，要求被测儿童指出其中的一幅图画。根据中国文化特点修改为 120 张图片。

测试时应完成如下内容。①总是鼓励被测儿童：按指导手册读出每张图片的词义，不论被测儿童指出的是否正确，测试者均不评判，并总是给予肯定的语气，鼓励的态度，依次测定。②起始点：按指导手册，不同的年龄组的儿童均有此起始点，在此起始点开始，每张图片连续通过 5 张时，继续依次测定。若此起始点的连续 5 张中未通过时，则降低到前一个年龄组开始。每张图片可重复词义一遍或二遍。若读出词义后，被测儿童只要指出其中的一幅图画时，不再重复词义，则依次继续测试。③顶点：连续的 8 张图片中，若有任何的 6 张答错时则中止测试，最后的一张图片序号即为顶点。④条目测试记录：在测试表中，标有 120 个词义。若答对时，则不标记；若答错时，则用 "/" 表示。⑤量表测试记录：在该量表测试的整个过程中，检查者要观察小儿的行为、注意力、自信心、有无异常活动及重复的次数等，并一一做出文字记录。

结果判断　①确定实际得分：首先确定测试的顶点，即图片测试的最高点，然后计算错误总数，即计算本次测试中错误数总和。实际得分为图片测试的最高点减去错误总数。②依据实际得分，

按照评分常模，查表获得被测儿童的智龄、离差智商和此智商的百分数位。

瑞文测验联合型（Combined Raven's Test，CRT）　由英国瑞文（J. C. Raven）研制，是一种非文字的智力测验，侧重于测量抽象思维和推理能力，可用于个别测试，或团体测试。矩阵的结构越来越复杂，难度逐渐递增，即从直接观察到抽象推理的渐进过程。其具有一般言语文字智力测验所没有的特殊功能，可在语言交流不便的情况下实施，适用于各种跨文化的比较研究，且省时省力，是大规模智力筛查的理想工具。该量表在中国已修订常模和标准化，并广泛应用。其指导语简便，在开始时，按示例矩阵图说明后，被测者理解时，即可施测。该量表有城市版和农村版的常模。

适宜年龄　5~75 岁。

筛查目的　主要评估儿童和成年人智能的状况

测试内容　此量表为标准型渐进矩阵图，有 A、Ab、B、C、D、E 六个单元，共计 72 幅图构成。每项测题由一张抽象的图案或一系列无意义的图形构成一个方阵，要求被测者根据抽象的图案，在提供的 6 小块（或 8 小块）选择的截片中，选择一块正确匹配的整体结构图片（图 2），测试时间 30~40 分钟。

结果判断　①确定实际得分：该量表中，每答对一题得一分，否则为 0 分，最高分 72 分。计分时将所得分数相加，即是原始分。②依据原始得分，再根据儿童的实际年龄，按评分常模换算出量表分，最后求得 Z 值（代表正态分布中原始分数和平均值之间的距离，是以标准差为单位计算的）、百分位和智商。

（江　帆）

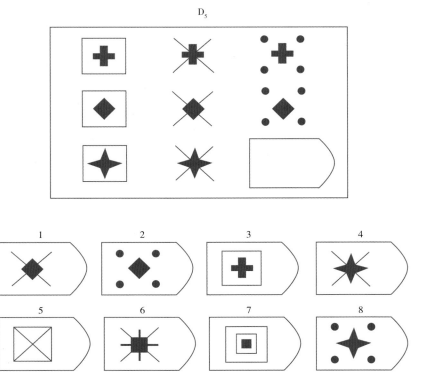

图 2　瑞文测验联合型（CRT）图例

értóng shénjīngxīnlǐ fāyù
zhěnduànxìng cèshì

儿童神经心理发育诊断性测试（child neuropsychological developmental diagnostic tests）

对儿童进行的全面神经心理发育的定量评估。采用的量表往往设计严谨、方法复杂，需要较长时间，一般需几个小时。

格塞尔发育量表（Gesell Developmental Scales，GDS）

美国儿童心理学家阿诺德·卢修斯·格塞尔（Arnold Lucius Gesell）认为发育是一个模式化的过程。行为模式化是指神经运动系统对于一个特定情景有的一定反应，例如，眨眼、反射性抓握都是行为模式化的表现。在运动行为发育中，不同月龄的婴儿可用眼睛去追随一个摇晃的物体，或用双手去抓握一个东西，或会伸出一个手指去戳一个物体等等，均是不同的行为模式。每一种行为模式都标志着一定的成熟阶段，此行为模式具有某些外在的表现，是具有普遍性、规律性的活动方式，故而测量模式化的过程是完全有可能的。格塞尔及其同事系统研究达数十年之久，收集了数以万计5岁以前儿童发育常模的材料，终于提出GDS。该量表是以正常的行为模式为标准，来鉴定所观察儿童的行为模式，以月龄来表示，然后与实际年龄相比，算出发育商数。中国已修订常模，并再标准化，每次测试时间需60分钟，已广泛应用。

适宜年龄 1月龄~3岁。

测试目的 GDS主要是评估小儿神经系统的发育和功能的成熟度。

测试内容 此量表共有63个项目，不同月龄的婴儿具有不同的评估的标准。按月龄可分为8个分量表，即4周、16周、28周、40周、52周、18个月、24个月和36个月，而此8个月龄均是发育的关键年龄，亦是发育过程中的转折年龄。被测婴儿可选择与关键年龄就近的发育量表。测试内容包括适应性行为、动作、语言和个人-社会性行为四个方面。①动作：可分为粗动作和细动作。前者指身体的姿势、头的平衡，以及坐、立、爬、走、跑、跳的能力；后者指使用手的能力。②顺应：对外界刺激物分析综合以顺应新情境的能力，如对物体和环境的精细感觉，解决实际问题时协调运动器官的能力等。③言语：语言理解和语言表达能力。④社会应答：与周围人们的交往能力和生活自理能力。

结果判断 若发育商（developmental quotient，DQ）在85分以下，表明有某些器质性损伤；若DQ在75以下，则有发育的落后。格塞尔提出DQ，认为婴儿的发育在上述四个方面是不平衡的，可分别测得其DQ，即（DQ）=（测得的成熟年龄/实际年龄）×100。

贝利婴儿发展量表（Bayley Scales of Infant Development，BSID）

美国加州婴儿发育研究所的儿童心理学家贝利（N. Bayley），在"加州1岁婴儿量表"的基础上进行修订而成。已进行了多次修订，发展了BSID的第三版，其适用年龄更广，项目更完善。中国对第二版进行了修订，并广泛用于临床发育检测。

适宜年龄 1月龄~3岁半。

测试目的 评估婴幼儿的心理发育水平，可确定是否有发育迟缓，可评定干预后的效果，是研究儿童神经心理发育的良好工具，并能用于高危儿的评估和随访。

测试内容 包括三个分量表。①认知量表（91项）：其内容有知觉、记忆、学习、问题解决、发育、初步的语言交流、初步的抽象思维活动等。②语言量表（97项）：主要测量语言感知、理解和表达的能力。③运动量表（138项）：主要测量坐、站、走、爬楼等粗动作能力，以及双手和手指的操作技能；该量表是一种等级评定量表，用来评价儿童个性发育的各个方面，如情绪、社会行为、注意广度，以及目标定向等。

结果判断 每个条目以"通过"和"未通过"评分。将各个量表的条目通过得分累积得出量表原始分，查表得量表分。据此判断婴幼儿智力发育水平和偏离常态的程度。评定智能发育水平的是智能发育指数；评定运动发育水平的是心理运动发育指数。此二者可以不完全一致。智能及运动量表总分在115分及以上为加速完成量表测试，85~114分为正常范围，70~84分为测试轻度延迟，69分及以下为测试明显延迟。

韦氏儿童智力量表（Wechsler Intelligence Scale for Children，WISC）和韦氏学前儿童智力量表（Wechsler Preschool and Primary Scale of Intelligence，WPPSI）

美国韦克斯勒（Wechsler）于1949年编制。1974年重新修订并建立常模，称为韦氏儿童智力量表修订版（WISC-R）。中国于1986年分别在北京、上海和长沙完成了对WISC-R和WPPSI的修订，已完成第四版的修订以及标准化。此量表是由一整套测验，测查的智力面广，将多种能力集于测验中，可进行多层次能力差异性比较和进行智力结构的剖面分析，结果精确，适合临床使用。但此测验测验时间较长（1个小时左右），量表的起点较难，不便于测验低智力者；结果分析解释也较复杂，需要较长时间的专门培训才能掌握。

适宜年龄 WPPSI适用于3岁10个月～6岁9个月幼儿，WISC适用于6岁半～16岁11个月儿童。

测试目的 测查儿童的一般智力水平、言语和操作智力水平，以及各种具体能力，如知识、计算、记忆、抽象思维等，是智力评估和智力低下儿童诊断的主要方法。

测试内容 主要包括2个分量表和11个分测验。

言语量表 ①常识：回答涉及不同方面知识的问题，测查一般知识兴趣及长时记忆的能力。②领悟：回答有关社会价值观念、社会习俗的理由等问题，测查对社会适应程度，尤其对伦理道德的判断能力。③算术：心算加、减、乘、除运算，测查心算、注意力和短时记忆能力。④分类：在三个或四个事物中找出一个最不相同的，并说明其理由，测查抽象和概括能力。⑤背数：背诵数字，包括顺背和倒背一系列数字，测查注意力和短时记忆力。⑥词汇：解释一些词义，测查词汇解释、言语表达和长时记忆等能力。

操作量表 ①译码：采用的是图形-符号形式，按照符号指令填写相应的符号，测查学习新联想的能力、手眼协调能力、注意力及短时记忆力等。②填图：指出图画中缺失的名称和所在部位，测查视觉辨认能力和对组成物体要素的认知能力等。③积木：用有色的木块拼出规定的平面图案，测查空间关系、空间结构和视觉-运动协调能力等。④图片排列：将一些打乱的图片重新排列，使其成为有意义的故事，测查部分与整体和逻辑联想能力等。⑤拼图：将一图形的碎片复原，测查想象力、利用线索能力和手眼协调能力。

结果判断 先将各分测验得分累加得粗分，并转换为量表分，然后将各量表分分别相加得言语量表分和操作量表分和全量表分，最后查表可得言语智商（VIQ）、操作智商（PIQ）和总智商（IQ）。IQ为受测儿童总的智力的估计值，分测验量表分反映受测儿童各个方面的智力的高低。一般人群平均IQ在85～115，115分以上为高于平均智力，70分以下则考虑智力低下，但是诊断精神发育迟滞还需要结合社会适应能力结果综合评定。

斯坦福-比奈智力量表（Stanford-Binet Intelligence Scale，S-B）

法国心理学家比奈（Binet）和西蒙（Simon）于1905年编制出版比奈-西蒙量表，是最早的智力量表之一。以后美国特曼（Terman）修订了此量表，称斯坦福-比奈智力量表（S-B），此套量表曾先后两次修订，1986年又作了第四次修订，简称S-B 4。在中国使用的为S-B第一版的修订本，称"中国比奈量表"。

适宜年龄 2～18岁。

测试目的 测评一般智力述评或用于对精神发育迟滞做出诊断和程度分类。

测试内容 S-B 4与以往的版本在结构和内容上有很大的不同，用分量表结构，包括4个分量表和15个分测验。①言语推理：由4个分测验组成，测查词汇、理解、言语关系等能力。②抽象/视觉推理：包括4个分测验，测查临摹和图像分析推理等能力。③数量推理：包括3个分测验，测查计数、心算和逻辑运算等能力。④短时记忆：包括4个分测验，测查数字记忆、句子记忆和物体记忆等能力。实施时，先进行词汇测验，根据词汇测验成绩和实际年龄查表选择其他测验的起始水平，根据实际年龄决定实测多少个分测验，一般要作8～13个分测验。

结果判断 S-B 4采用离差智商形式，全部测验结果均用标准年龄分表示，各分测验的标准年龄分（均数为50，标准差为8）由分测验粗分转换而来，再由分测验标准年龄分转换成4个分量表标准年龄分和1个全量表标准年龄分（与分测验的不同，均数为100，标准差为16）。全量表标准年龄分作为总智力水平的估计值，分量表标准年龄分反映言语、抽象思维、数量和记忆等方面能力水平。各分测验标准年龄分则进一步反映了各方面智力功能情况。

S-B 4与WISC，同称为主要的智力评估工具。

麦卡锡儿童能力量表（McCarthy Scale of Children's Abilities，MSCA）

美国麦卡锡（McCarthy）于1972年编制，中国于1991年完成了该量表的修订。MCSA许多测验材料近似玩具，测试类似游戏活动，对受试幼儿有很大吸引力，便于对幼儿行为的观察。该测验为个别测验，完成施测需1小时左右。施测者必须经过专门训练，并按手册规定方法进行。

适宜年龄 2岁6个月～8岁

6个月。

测试目的　主要目的在于测查受试者的认知和行为发育水平，协助诊断发育迟缓和学习障碍儿童。尽管其中某些内容具有发育量表的性质，但与发育量表有所不同，可有效地预测学前儿童的未来学习能力。

测试内容　MCSA包括5个分量表和18个分测验。①言语分量表：由图画记忆、词语知识、词语记忆、词语流畅性和反义词类推5个分测验组成，测查言语表达、词语概念及词语理解能力。②知觉操作分量表：包括积木、拼图、连续敲击、左右方向、图形临摹、画人和概括归类7个分测验，测查知觉、操作和非言语概括、推理能力。③数量分量表：包括数的问题、数字记忆和数的区分3个分测验，测查数的概念和对量词的理解。④记忆分量表：包括图画记忆、连续敲击、词语记忆和数字记忆4个分测验，测查短时记忆力。⑤运动分量表：包括腿的动作、手臂动作、动作模仿、图形临摹和画人5个分测验，测查精细动作的整体协调性。

结果判断　测验结果采用离差智商和T分形式表达。普通认知量表成绩转换成一般认知指数，反映受试者总的认知功能水平，其性质与智商相同，但此量表特意避免使用"智商"一词，以示与智商概念不同。5个分量表各产生1个分量表指数，以评估认知活动各方面功能。所有指数和18个分测验粗分均可转化成相应的年龄当量。正常儿童的一般认知指数与传统智商无显著性差异，但对诸如发育迟滞、学习障碍及智力超常儿童，一般认知指数值比传统智商低5~10分。MCSA可适用于智力低下儿童，对高智商年长儿测试结果则不太准确。

（江　帆）

értóng xīnlǐ xíngwéi wèntí

儿童心理行为问题（child developmental-behavioral problems）

在发育过程中所出现的各种情绪和行为问题。中国儿童的行为问题发生率在8.3%~12.9%，其发生与家长忽略儿童行为问题表现或估计过分严重有关，也与年龄、性格、发育水平、社会环境和受教养情况有关。其可为儿童发育过程的正常现象，多数自行消退；也可是疾病的一个症状，是发育不成熟或对精神压力的反应。因此，需要区别正常的和异常的儿童行为，有多种衡量儿童行为的量表，如拉特（Rutter）儿童行为量表、阿肯巴克（Achenbach）儿童行为量表、康纳斯（Conners）儿童行为量表、行为问题的筛选问卷等。

儿童的行为问题一般可分为生物性功能行为问题、运动行为问题、社会行为问题、性格行为问题以及语言行为问题等。对儿童行为问题的处理应以积极强化反应为主，即鼓励良好行为。对儿童不良行为应采取重视的态度和"冷处理"的方法，可达到消极性的强化，无副作用，是抑阻不良行为发展的较好办法。治疗儿童和青少年较严重的行为问题，如攻击性行为、品行障碍和对立违抗性障碍，关键是建立信任和解决冲突，可采用小组或家庭和社区为基础的多系统疗法（multisystemic therapy，MST）等。MST需要儿童或青少年生活中的周围的人，如家庭成员、学校和教师、邻居以及朋友等参与。

吮拇指癖和咬指甲癖　4岁后的儿童反复出现的自主或不自主的吸吮拇指或啃咬手指甲，严重者也可啃咬脚趾等。

正常的小婴儿在饥饿、睡前或感觉寂寞时，可出现自吮手指，以安定自己，随年龄增长吮吸手指现象会逐渐消退。若父母不能满足婴儿基本的生理需求，缺乏父母抚爱，环境单调，缺少玩具、色彩丰富的图片、语言等感官刺激，可使婴儿经常处于消极的、不愉快状态。若精神紧张、恐惧焦虑、孤独时，吮拇指而自娱，渐成习惯可持续多年。长期吮拇指可影响牙齿、牙龈及下颌发育，致下颌前突、齿列不齐，妨碍咀嚼等。咬指甲癖的形成过程与吮拇指癖相似，亦系情绪紧张、感情需求得不到满足而产生。对有吮拇指或咬指甲习惯的年长儿童，若反复提示或打骂讽刺，甚至在手指上涂抹苦药等方法，可使儿童产生自卑心理，起到强化作用。正确的方法应是在儿童吮拇指或咬指甲时，给予关爱，避免产生抑郁、孤独情绪，同时"冷处理"，转移注意力，引导各种有趣的手工劳动等。

拔毛癖　出现反复不自主地捻转、拔除自身体毛发，多为头发，其次是眉毛、睫毛、鼻毛、胡须、腋毛、腿毛、阴毛等，同时可伴有吞吃拔除的毛发，故亦称拔毛食发癖。

多发生于学龄儿童，女童多见，部分可持续至成年期。拔毛癖是儿童期强迫症的一种表现形式，与紧张焦虑、生活事件、学习压力引致的情绪困扰有关。拔除毛发后有满足感、缓解紧张情绪。拔毛常发生在紧张（遭批评、听课、做作业、考试）、无聊或就寝时，也可发生在睡前、阅读或看电视时，情绪紧张时可加剧，或伴有吸吮手指、捻头发，或反复揪拔某部位毛发，致毛发稀疏或光秃。此外，少数患者亦可因追求"偶像"而致。诊断时，须排除原发性皮肤病引起的脱发。预防和治疗的最有效方法，是建立良好的家庭关系、伙伴关系，增进儿童的安全感、信任感，消除儿童心理压力。应保护儿童个人"隐私"和心理疏导，若遇到挫折时，积极鼓励、增强意志性，避免长期超负荷的"生理－心理－社会"压力，同时增强儿童自我控制能力。因拔除自身体发而继发的皮肤疾病应积极治疗，严重者应给予心理咨询。

儿童擦腿综合征 又称情感性交叉擦腿。出现内收双腿交叉摩擦，或双腿夹裹被子、枕头、衣物来挤压外生殖器，伴两颊泛红、表情紧张、两眼凝视、轻微出汗、气喘等，过后困倦、思睡；女童可伴外阴充血，男童可出现阴茎勃起；年长儿童可抚弄生殖器，或双腿骑跨硬物上摩擦生殖器，继而发展为习惯动作。

多见 2~6 岁儿童，入学后可逐渐消失，若持续至青春期时，可演化为手淫。学龄前儿童中，其发病率无明显的性别差异，学龄期后则以男童多见。若发生习惯性交叉擦腿时，首先要排除或治疗与外阴局部刺激而引起瘙痒的有关躯体疾病，如外阴部炎症、湿疹、包皮过长、包茎、蛲虫感染等。若强行制止此行为，可引起儿童的不满、反抗、哭闹等，不良的生活环境、情绪紧张和焦虑等可诱发或加剧此行为。

防治时，应给予关爱，衣着要宽松，不宜过多、过厚，治疗外阴局部的原发性疾病。避免产生抑郁、孤独情绪，同时"冷处理"，转移注意力，引导各种有趣的体操活动手工劳动等，改善睡眠习惯，提高睡眠质量。应保护儿童个人"隐私"和心理疏导，若训斥或恐吓则可强化此行为，年长儿的顽固性手淫应给予心理咨询。

屏气发作 儿童情绪急剧变化，如发怒、受挫时，哭闹而换气过度，使呼吸中枢抑制而出现呼吸暂停发作。

多见 1 岁以内的婴儿，5 岁前可逐渐消除。"屏气"时可出现缺氧现象，口唇发绀、昏厥、丧失意志，甚至四肢抽动，持续约 1 分钟后，呼吸逐渐恢复，症状缓解。其发作与惊厥发生无关。家长和抚养者应学会观察屏气发生早期征象，改善家庭教养方法，避免粗暴打骂，尽量避免与儿童发生明显的冲突。

对立违抗性障碍 当儿童的愿望与环境冲突而受到挫折，或过分溺爱时常常发生违抗、敌意、对立、挑衅、粗野、不合作和破坏行为，多见于 18 月龄~3 岁的儿童。父母或抚养者对儿童发脾气的反应，若以惩罚方式对待，则增加儿童对立情绪。应理解儿童的情绪失控是对挫折发生的反应，属于情理之中，应在时间和空间两方面帮助儿童恢复情绪，家长应学会适宜方法，用来缓解儿童发脾气的反应，如让儿童安静 2~3 分钟，或儿童开始发脾气时给予"冷处理"，是有效制止儿童发脾气的方法。对于儿童的不合理要求，家长可采用"转移法"，避免与儿童直接冲突，不可盲目满足儿童，应帮助儿童发展自主能力，减少内心的无能、被压服、吞没的感受，增进儿童树立控制情绪的信心。儿童消极的感受，可在今后的人际关系、两性关系和性格发展中，具有负性的作用，因此，父母应当首先控制自己情绪，为儿童做出良好的示范。

说谎 儿童叙述的情况与事实不符。正常的 2~4 岁儿童，常常为得到暂时的、好的感觉而虚构情节，描述事情如自己所希望那样时；或不想接受自己行为而遮盖事情真相，用一种幻想方式描述情景时，则不应认为是说谎。学龄儿童的说谎，常常是避免丧失自尊心的痛苦，而许多青少年说谎则是因为害怕父母不满意他们的行为所致。长期说谎的儿童多有反社会行为的倾向，是精神疾病的一个病症。家长应关心、理解儿童，给予儿童一定的"秘密"或"隐私"空间，有利于儿童心理发展，同时父母应有良好的表率作用。

（黎海英）

értóng páixiè zhàng'ài

儿童排泄障碍（child excretion disorder） 儿童由于生理或心理问题导致的异常排便行为。主要包括遗尿症，遗粪症和便秘。在个体发育过程中，儿童缺乏对自身排泄功能的控制能力，表现为与年龄不相称的控制障碍。

大小便的排出受尿道及肛门括约肌的控制，排尿（便）活动是一个复杂的反射过程，当膀胱（直肠）充盈到一定程度时，膀胱（直肠）壁的牵张感受器受到刺激而兴奋，神经冲动通过盆腔神经传到骶髓的排尿（便）反射初级中枢，同时冲动也传到脑干及大脑皮质的高级中枢，经过大脑分析，综合传出冲动。当排尿（便）方可时，排尿（便）的中枢指令经传出神经调控，排除尿（便）。有意识控制排尿（便）的过程必须具备大脑发育成熟和经过排便学习和训练。

新生儿排尿（便）时，膀胱

（直肠）充盈到一定程度，脊髓丛神经兴奋使内括约肌松弛而排尿（便）。此排便活动是反射性的，不受意识控制。正常儿童的大小便控制与神经系统的发育程度有关。儿童1岁半时，尿道与直肠的神经及肌肉发育较健全，可感到有便意，排尿及排便的时间有规律，同时随着表达便意；2岁后有坐厕的习惯，并会自己拉上裤子；3岁时白天不遗尿，会使用厕所；4岁后能分辨男女厕所符号；5岁时晚上不遗尿。

（黎海芪）

értóng yíniàozhèng
儿童遗尿症（child enuresis）

5岁后儿童仍不能自己控制尿意而发生不随意排尿为主要表现的排泄障碍。每周发生≥2次、并持续≥3个月，其可分为原发性遗尿症和继发性遗尿症。

原发性遗尿症，又称功能性遗尿症，多因控制排尿的能力迟滞所致，并无器质性病变，男女之比为（2~3）：1，5岁时约7%的男童和3%的女童有遗尿症，以后遗尿症的发生率逐渐下降，18岁时降为1%。若家长一方有遗尿症史的儿童，其发生遗尿症的概率是无家族史儿童的5~7倍。

原发性遗尿与排尿功能障碍有关，多发生在夜间熟睡时。儿童夜间膀胱控制发育延迟可有家族史、低出生体重儿的发育延迟、睡眠时间过长、白日排尿训练过迟等情况，而在健康状况欠佳、疲倦、过度兴奋、紧张、情绪波动时，可使症状加重。有时症状自动减轻或消失，亦可复发。多数儿童可于3~4年内逐渐自愈，少数儿童可持续至青春期或成年期。

原发性遗尿症的行为治疗，可控制75%的儿童遗尿症，需家长与儿童的配合，如建立信心，坚持训练，综合治疗，进行激励性的行为矫正、正强化的行为干预，并记录遗尿的时间和分析遗尿的有关因素，定期与医生讨论。鼓励儿童多参加各种体育活动，帮助儿童建立条件反射，定时唤醒儿童，使其习惯于觉醒时主动排尿，必要时亦可采用报警器协助训练。训练儿童的膀胱功能，让儿童白日多饮水，排尿间隔逐渐延长，并鼓励儿童每次排尿时有意中断排尿多次，每次需将尿排尽，睡前不宜过度兴奋，睡前排尿。指导家长安排适宜的生活制度，绝对不能在儿童发生遗尿时责骂、讽刺、处罚等，否则会加重儿童心理负担。

继发性遗尿症大多由于全身性或泌尿系疾病所致，如糖尿病、尿崩症等。而智力低下、神经精神创伤、泌尿道畸形、感染，尤其是膀胱炎、尿道炎、会阴部炎症、蛲虫刺激等，均可引起遗尿现象，但在治疗原发性疾病后，其症状即可消失。

（黎海芪）

értóng yífènzhèng
儿童遗粪症（child encopresis）

儿童4岁后粪便仍反复溢出到衣裤或地上的排泄障碍。每月≥1次，并持续≥3个月。其可伴有便秘和无便秘的两种类型，伴有便秘者的大便多不成形，睡眠时或清醒时均可溢出；无便秘者的大便多成形，间断发生。儿童遗粪症的发病率为1%~3%，男女之比为3.4：1。此症多属功能性排泄障碍，是一种慢性行为问题，其病因复杂，尚无统一和公认的诊断标准。

病因及发病机制 儿童遗粪症可因精神创伤、惊恐和紧张等精神因素诱发，或儿童以遗粪行为"反抗"父母的不适当养育；或儿童自幼无良好排便习惯，而有明显的精神创伤，或家庭关系紧张等所致。继发性遗粪症可出现在患重病后，或儿童神经系统发育迟滞，其不仅有排便能力发育延迟，常伴其他功能落后，如语言、学习功能障碍、注意力不集中等。20%的儿童功能性遗粪症与便秘有关，此类儿童平素胆小、害羞、敏感、不活泼。若发生便秘后，结肠内粪便停留时间过长，大便秘结，解便时疼痛，为了避免解便时疼痛出现恶性循环，发生直肠肛门抑制反应，或称为盆底痉挛综合征、肛门括约肌协同失调、盆底共济失调。当结肠充满硬结粪块时，缺乏正常感觉和肠道运动，肛门不能控制，软便从硬块周边漏出，典型的病例不能感觉粪便漏出，强烈的情感反应常常使控制失败。使用泻药或患全身疾病时，也可发生排便的行为问题，常常发生在如厕训练过程中，或儿童坐便盆时间过长，或家长对儿童排便的强烈负反应。环境因素多为儿童开始入学（园）时，与其他儿童共用厕所导致紧张等，而父母争吵等均可抑制如厕行为，导致便秘，其与慢性便秘的病因不相关。

干预措施 ①饮食疗法：处理因便秘所致儿童遗粪症的良好方法之一，应减少摄入易产生便秘的食物，如乳制品、香蕉等，同时增加高纤维食物摄入，如麸（全麦食物）、水果、蔬菜等，保证足量液体量，限制苏打饮料、茶、高脂、高糖食物的摄入，应注重平衡膳食。②行为疗法：祛除心理因素致病的诱因，不训斥儿童，以免加重其精神负担和紧张心理。正确指导家长训练儿童的排便，养成儿童控制大便的能力，培养定时排便习惯。正强化法的行为疗法，如儿童能正常排便而不弄脏衣服时，给予表扬或奖励。若仍出现不自主的排便时，不可对其斥责、恐吓，则应加以安慰，使其精神放松。心理治疗效果不满意时，可在睡前服用小剂量的丙米嗪。

治疗　伴有便秘的儿童可采用：①泻药或灌肠方法清理肠道。②大便软化剂。③训练每日定时解便，如餐后肠道蠕动较好时训练儿童坐便盆，试解 10～15 分钟。保持大便松软、定时解便可逐渐恢复正常肠道功能，反复坐便可帮助肛门肌肉放松，刺激恢复正常肠道蠕动。

（黎海芪）

értóng biànmì
儿童便秘（child constipation）

儿童以持续 2 周以上排便延迟或排便困难，并感到排便痛苦的排泄障碍。

便秘是儿科临床常见的胃肠道症状，可分有功能性与器质性便秘。10%～15% 的学前儿童可发生便秘，其中 90% 以上属功能性的，即非其他疾病所致，仅少部分为器质性疾病所致。儿童功能性便秘是可预防的，随着儿童年龄增长，肠道对水分的吸收能力增加，若膳食纤维摄入不足时，可发生便秘，而低纤维膳食则是儿童便秘的高危因素。不同儿童年龄期的食物纤维成分不同，如乳汁中未完全消化的乳糖、低聚糖是纯乳类喂养婴儿膳食纤维的主要来源，4～6 月龄的婴儿，应开始增加碳水化合物的摄入，未完全消化的淀粉物质是婴儿期膳食纤维的重要来源。因此，多数 6 月龄的婴儿的膳食纤维来源是乳汁中未能被消化吸收的乳糖、丰富的低聚糖及食物中未能被完全消化的淀粉物质，而婴儿后期，因肠道功能逐渐发育成熟，乳糖、淀粉消化吸收较好，婴儿肠道未消化的糖类膳食纤维减少，需要逐渐增加一定量的、与成人膳食纤维相同的半固体或固体食物，如非淀粉多糖（如纤维素、半纤维素、β-葡萄糖、果胶、树胶）和非多糖结构的木质素及相关的植物成分。

（黎海芪）

értóng qíngxù zhàng'ài
儿童情绪障碍（childhood emotional disorder）

发生于儿童期（18 岁以下）并以焦虑、恐惧、抑郁或躯体功能障碍等各种情绪问题为主要临床表现的一组疾病，一般存在情绪的体验、外在行为表现和以自主神经兴奋为主的躯体症状。儿童情绪障碍的发生率有逐渐升高的趋势，至少有 3% 儿童患有各种情绪障碍。

病因　主要包括遗传、心理素质、环境因素。

遗传因素　儿童情绪障碍具有一定的家族聚集性，如成年人焦虑症患者的子女、儿童焦虑症患者的一级亲属患焦虑症的概率均高于一般人群。

心理素质因素　儿童在面临不熟悉的刺激（如人、情境和玩具）时可产生退缩，在不同的年龄阶段中均可产生不同的，如婴儿期表现为哭闹和强力的运动性活动，幼儿表现为害羞和恐惧性反应，学龄儿童呈现内向性行为等。若出现过度行为抑制等气质特征，则是儿童期情绪障碍的危险因素。

环境因素　家庭是儿童社会化的一个重要场所，不良的家庭因素均可造成儿童缺乏安全感，产生孤独无助感，可导致情绪低落，悲观郁闷，使之无所适从，此种心理发展到一定程度，没有得到及时地调整和治疗，可导致情绪障碍的发生。导致儿童情绪障碍的家庭因素包括：①父母角色不良、缺乏权威意识和责任感。②亲子间缺乏正常的情感交流，自卑、退缩、适应社会能力差。③家庭教育方式不当，过分溺爱和迁就或过分严格、虐待或粗暴。④家庭成员道德水平低，缺乏良好的行为榜样，导致孩子被人歧视。父母的养育态度以及依恋类型对儿童情绪障碍的发生有明显影响，而气质、依恋和社会系统相互影响共同导致情绪障碍的发生。

临床表现　由于儿童心理生理特点及所处环境的不同，儿童情绪障碍的临床表现与成年人有明显差异。常见类型有焦虑症、恐惧症、学校恐惧症、癔症、强迫症，但临床类型常有重叠而不易分型。其特征：①存在情绪障碍的儿童，随着年龄增加大部分患儿的症状将消失，与成年人情绪障碍之间的关联性小，预后较好。②6 岁以下的年幼儿童，其情绪障碍与年长儿童和成年人的存在明显不同，其异常与发育过程相关，一般是发育趋势的突出化，而不是本身性质异常的现象。③幼儿情绪障碍的分化不明显，往往不能清楚地划归到诸如焦虑症、强迫症和忧郁症等某一特殊情绪类别中。分离性焦虑、恐惧性焦虑、社交焦虑是幼儿期常见的情绪障碍，同胞竞争性障碍也常见于幼儿期，忧郁症与强迫性焦虑在幼儿期则相对少见。④儿童心理发育处于逐步成熟和完善的过程中，儿童的情绪分化还不完善、不清晰，对自己的情绪感受很难清楚地用语言进行描述和表达。

一般儿童在不同年龄阶段或

多或少会对一些物体或情境害怕。例如，1~3岁儿童害怕高分贝噪音、陌生人、打雷、闪电和暴雨；3~4岁害怕黑暗、独处、动物、鬼怪和尖锐声；5~6岁怕黑暗、雷电和警报声。但是，若儿童的害怕过分严重，或者长时间持续存在，达到了影响日常生活的程度时，则是情绪障碍。

儿童情绪问题的发生很少单独的表现，常常混合在整个儿童期中。临床上单纯的儿童抑郁症很少发生，但是当儿童受到精神创伤后可出现持续一段时间的不快乐、哭啼、活动减少、兴趣减退、行为退缩、不愿意参加活动和游戏等表现，同时可伴有食欲减退、睡眠减少或睡眠紊乱等躯体症状。儿童一般不能确切地描述抑郁体验，故不会表现出抑郁心境表现。导致儿童精神创伤的心理因素主要是依恋对象突然离开或过世，受到虐待与忽视，突发自然灾害事件等。

诊断　由于缺乏异常的实验室生物学指标，儿童情绪障碍的诊断主要是依据临床资料来确立，而病史询问、与儿童面谈和行为观察、行为情绪量表的评估是收集临床诊断的三个环节，最后按照《国际疾病分类》（ICD-10）、《精神障碍诊断与统计手册》第四版（DSM-Ⅳ）、《中国精神障碍分类与诊断标准》第三版（CCMD-3）等标准进行诊断。

在收集病史资料时，要考虑：①年幼儿童情绪障碍的特殊性，包括内在体验、外在行为与躯体化症状三个部分，但是因其心智发展水平低，语言表达有限，不能客观描述内在体验，一般不会叙述"不安""烦恼"等描述内心感受的词汇，而表现为哭闹、发脾气、违抗不听话、情绪不稳

定等行为症状。也不会叙述"心慌""难受""发抖"等自主神经兴奋的症状，更多的是表现为肚子痛、厌食、睡眠不安等躯体化症状。②由于儿童往往难以配合各种医学检查，若采取直接面谈的方式可导致检查的失败。因此，要在游戏区域中，观察儿童玩耍等自然情境下的行为，或者透过与儿童画画，玩角色扮演、发泄性、想象性的游戏，观察他们的异常行为和反映的情绪冲突。③对于有情绪问题的幼儿，一定要准确地评估其发育水平，因为不同发育水平的儿童，其情绪控制能力和应对挫折的能力均不同，易表现出不同的情绪问题。④要了解父母的个性特点和养育儿童的方式，因为幼儿情绪问题往往与父母的性格和养育方式相关，如焦虑的父母可导致儿童过分焦虑，过分胆小的父母可影响儿童产生恐惧性焦虑，过分急躁的父母可促使害羞与过度行为抑制的幼儿发展为社交焦虑等。

各种情绪与行为量表可帮助收集各种行为信息，是幼儿情绪障碍的辅助诊断工具。例如，①气质量表，可了解儿童的气质特征，有情绪障碍的幼儿往往表现为回避性高、适应性差、负性情绪明显、反应阈值偏低，属于难养型或发动缓慢型气质类型。②中国城市幼儿情绪及社会性发展量表中，内化域的各因子可评定幼儿的忧郁、退缩、焦虑、恐惧和强迫等情绪；外化域可评定幼儿有否冲动性、攻击性与违抗性行为；失调域可了解幼儿的睡眠、负性情绪、饮食和感官敏感性等躯体化症状信息。该量表具有较好的信度与效度，是评估幼儿情绪问题的工具。③学前儿童行为量表，可用于测量2.5~6岁

学前儿童的行为问题，其中退缩、焦虑、情绪控制和躯体化4个因子以及内向性行为问题量表可比较敏感的测量幼儿的情绪问题。④阿肯巴克（Achenbach）编制的儿童行为量表中，内向性量表和退缩、躯体主诉、焦虑抑郁等分量表可评定幼儿的情绪问题。⑤学前儿童焦虑量表，包括分离焦虑、躯体伤害恐惧、社交恐惧、强迫-冲动障碍、广泛性焦虑和创伤后应激障碍6个分量表，测查的内容与临床诊断的焦虑性障碍条目一致，是专门用于测查学前儿童一般焦虑症状的评估工具。

治疗　主要有心理治疗与药物治疗。

心理治疗　治疗幼儿情绪障碍的主要方法，可采取以下措施。

支持性心理治疗：是基本的治疗方法，包括对儿童本身的支持治疗，对父母的支持协助，帮助父母分析原因和去除原因。同时对老师的支持协助，以便在校治疗儿童。让幼儿产生安全感是治疗分离性焦虑的成功关键。

认知行为治疗、系统脱敏治疗：是治疗儿童情绪障碍的最常用的心理治疗方法，适合大龄儿童与青少年。行为治疗中的示范法适合于幼儿，能有效地治疗恐惧性焦虑和社交焦虑。

家庭治疗：是值得推广应用的方法。通过与家庭全体或部分成员会谈，观察家庭成员之间以及与儿童之间的互动方式，促使家庭成员之间的沟通并发现儿童存在的问题，同时帮助儿童处理各种问题的有效策略。

游戏治疗：是理想的方法，可以采用结构化、指导性的游戏治疗，也可采用非指导性的游戏治疗。该方法以人本主义心理学理论为基础，通过非指导性的游

戏过程，跟随孩子游戏，感受儿童的情绪并及时给予反应，建立良好关系，让儿童在游戏中自由表达和宣泄，达到缓解情绪，最后建立自信的效果。游戏治疗方法易于学习和操作，可有效地治疗幼儿的各种情绪问题。

药物治疗 对于年长儿童与青少年的治疗与成年人类似，但是治疗6岁以下儿童的情绪障碍很少使用药物，不仅缺乏有关药物的安全性、有效性评估，而且，用于治疗6岁以下儿童情绪障碍的任何药物及剂量尚未批准。

预防 少年儿童时期，特别是幼儿期是可塑性最大的时期，若受到不良影响，则易于出现偏离。若给予及时指导，则较易矫正，有利于人格的健全成长。

营造良好的社会风气：良好的社会风气是培养少年儿童良好情绪的重要条件。培养健全的人格，不但要创造优越的物质条件，优美的生活环境，更要营造良好的社会风气和人文环境，加强社会道德观念和精神文明的理性教育，使儿童有明确的指导思想和努力的目标。在健康、宽松的社会环境下愉快成长，陶冶高尚的情操，养成乐观开朗、积极向上的情绪，感受优美的人文情怀。

创造良好的家庭气氛：优化家庭教育。良好的家庭气氛，父母之间和睦相处，在教育子女的态度上力求一致，家庭成员注意自己对儿童的楷模作用，有利于培养孩子良好的情绪。婴儿期，要注意与亲子之间的感情交流，不要过分娇宠。幼儿期，要教导孩子讲道理，鼓励自助行为，注重培养孩子乐观、开朗、积极向上的情绪，既能享受成功的喜悦，也能接受挫折的考验，从失败中修正自己的目标。学龄期应鼓励孩子好好学习，能正确面对成功与失败。同时，父母要经常与孩子谈心，交流感情，减轻孩子的心理负担。

加强心理健康教育：对少年儿童进行心理健康教育辅导，让心理咨询走进孩子生活中，及时解决少年儿童心中疑虑、烦恼，培养乐观开朗、积极向上的健康情绪。

（古桂雄）

értóng jiāolǜzhèng

儿童焦虑症（childhood anxiety）

儿童无明显客观原因下出现发作性紧张和莫名的恐惧感，伴有明显自主神经功能异常表现的情绪障碍。

病因 ①心理社会因素：早期母子分离和情感需求未满足儿童易发展为分离性焦虑。行为主义认为焦虑和恐惧情绪通过条件反射学习而获得。而焦虑特质或神经质的母亲，易将不良情绪投射给儿童，使之出现焦虑倾向。刻板、严苛的教养及强制要求可使儿童产生持续性焦虑、矛盾与恐惧，患儿多来自父母过度关注和过度干涉的家庭。②遗传因素：双生子同病率高，约20%患儿一级亲属中有焦虑障碍，认为是父母焦虑情绪对儿童长期投射的结果。发生率以年龄大的儿童为高，而在大年龄组中，则以女孩为高。

临床表现 主要表现焦虑情绪、紧张性行为和自主神经功能紊乱三方面的症状。①情绪：幼儿期表现烦躁、好哭泣吵闹，难以安抚和照料。3岁后表现害怕、恐惧、害怕发生什么可怕事情。入学后有发作性紧张恐惧，担心发生不祥事情，焦躁不安、唉声叹气、对家庭不满、抱怨或发脾气，不愿上学，少与同学老师交往。上课注意力不集中，小动作多，学习成绩偏差或下降明显。②行为：胆小、纠缠母亲，与家长分离时惶恐不安、哭泣，甚至以死相威胁；易与同学发生矛盾和冲突而遭排斥，时有旷课、逃学发生；常伴有恐惧、强迫症状，可演化为学校恐惧症。③躯体症状：可伴有食欲减退、胃肠功能紊乱，时有呕吐、腹泻，或呈营养不良容貌；夜间入睡困难、睡眠不宁、易惊醒、多噩梦或梦魇等。自主神经系统功能紊乱，可有呼吸急促、胸闷、心慌、头晕、头昏、头痛、出汗、恶心、呕吐、腹痛、口干、四肢发冷、腹泻、便秘、尿急、尿频、失眠、多梦等症状。

根据症状特点、发病情况、持续时间和发病原因，儿童焦虑可表现的形式有三种。①分离性焦虑：是儿童在与最依恋的人分离后表现出过度的焦虑，担心父母或儿童自己在分离后会受到伤害，因此不愿离开父母，拒绝去上学或单独就寝，并常常诉述头疼、胃痛等各种躯体不适的症状。一般来说，年幼儿童拒绝离开亲人去上学，年长儿童可在与亲人分开时表现出苦恼，少年期则主要表现为躯体症状与不愿上学。②广泛性焦虑障碍：儿童有典型的焦虑表现，症状呈广泛性，病程为持续性。主要表现为对未来的事情、个人的行为与能力、社会可接受性等方面过分的担心与忧虑，对批评敏感，情感上容易受伤害。由于年龄的不同，其表现也不一样，12岁以上的儿童常有更多症状，如伴发抑郁或单纯恐惧症，常常强调躯体不适等。③惊恐发作：是一种急性障碍，病程为发作性，症状出现快，突然出现极度的紧张不安、惊恐、烦躁，有呼吸困难、濒死感，伴有明显的自主神经功能紊乱的症状，如心跳加快、呼吸急促、胸痛、大汗淋漓、面色苍白，持续时间仅几分钟至几十分钟。间歇期症状消失。

诊断 主要根据详细的病史、实验检查和临床评估，再根据疾病诊断标准来诊断。病史包括生长发育史、气质与个性发展、家庭环境与教育情况等。

分离性焦虑：起病于 6 岁以前，病程至少 1 个月，同时排除了广泛性发育障碍、精神分裂症、儿童恐惧性障碍以及具有焦虑症状的其他疾病。其症状标准依《中国精神障碍分类与诊断标准》第三版（CCMD-3）：①过分担心依恋对象可能遇到伤害，或害怕他们一去不复返。②过分担心自己会走失、被绑架、被杀害或去住医院，以致与依恋对象难以分离。③因不愿离开依恋对象而不想上学或拒绝上学。④没有依恋对象在身边时不愿意或拒绝上床就寝。⑤非常害怕一个人独处，或没有依恋对象陪同绝不外出，宁愿待在家里。⑥反复出现与离别有关的噩梦，以致夜间多次惊醒。⑦当与依恋对象离别时反复出现头疼、恶心、呕吐等躯体症状而无相应的躯体疾病。⑧与依恋对象离别以前过分担心，离别时或离别后出现过度的情绪反应，如烦躁不安、哭喊、发脾气、痛苦、淡漠或社会性退缩。

广泛性焦虑障碍：起病于童年或少年（18 岁以前），在 6 个月以上的时间内，有一半以上的时间出现焦虑或担心，明知焦虑不好但无法控制这种担心，焦虑出现在两种以上的场合、活动或环境中。焦虑或躯体症状在社交、学习或其他方面造成严重影响，损害了社会功能，同时要排除由

精神活性物质、药物、躯体疾病所致，也非由于其他精神疾病或发育障碍所致。其症状标准依CCMD-3，烦躁不安、整日紧张、无法放松为特征，并至少有下列 2 项：①易激惹，常发脾气，好哭闹。②注意力难于集中，自觉脑子一片空白。③担心学业失败，和（或）交友受到拒绝。④感到易疲倦，精疲力竭。⑤肌肉紧张感。⑥食欲减退，恶心或其他躯体不适。⑦睡眠紊乱。

惊恐发作：此发作不是化学物质所致的直接生理反应（如药物依赖或使用药物）或一般的疾病状况（如甲亢等），同时，不能用其他精神障碍解释，如社交恐惧症、特定恐惧症、强迫冲动性障碍、创伤后应激性障碍或分离性焦虑等。其诊断标准依《精神障碍诊断与统计手册》第四版（DSM-Ⅳ），发作性的极度害怕或不舒服，症状突然发生，在 10 秒钟内达到最明显，至少包括下列 13 项症状之 4 项：①心悸或心率增快。②出汗。③震颤或发抖。④气短或气闷感。⑤窒息感。⑥胸痛或不舒服。⑦恶心或腹部不适。⑧感到头晕、站不稳、头重脚轻或晕倒。⑨现实解体（非现实感）或人格解体。⑩害怕失去控制或将要发疯。⑪害怕即将死亡。⑫感觉异常（麻木或刺痛感）。⑬寒战或潮热。

治疗 主要包括以下方面。

心理治疗 精神分析疗法可有效治疗年长儿童的分离性焦虑和广泛性焦虑，重点在帮助儿童理解潜在的恐惧和担心，缓解内心冲突与焦虑。

认知治疗是通过采取一系列的策略纠正患儿的错误认知，引导患儿的情感，调整行为模式，从而改变情绪反应，控制异常的

情绪。

行为治疗是采用一系列具体而特定的步骤消除不良行为，建立适应良好的行为，其方法有冲击疗法和脱敏疗法。

根据年幼儿童的特点可采用游戏治疗，让儿童自由的游戏，情绪得到充分的放松，同时，治疗者可在游戏中能了解儿童的想法，与儿童进行沟通，使儿童可自然表露或疏泄情绪，从而平息情绪。

家庭辅导治疗 由于此症的发生与发展明显受家庭环境影响，故同时把家长纳入治疗体系中，解决与调整家庭内的矛盾与冲突，去除家庭内对儿童焦虑不利的原因，帮助儿童增加独立性行为和责任性。

生物反馈治疗 随着生物反馈技术的应用，可通过记录肌电、皮电、皮温、呼吸、心率、脑电等指标，通过反馈方法的改变，使儿童进行放松训练，达到缓解情绪。

药物治疗 以抗焦虑药治疗为主，如地西泮 1～2.5mg，分次服用；氯氮䓬 0.5mg/kg，分次服用。严重的焦虑症用小剂量地西泮或多塞平（多虑平）或阿普唑仑服用均可收效。

（古桂雄）

értóng yìyùzhèng

儿童抑郁症（childhood depression）

发生在儿童期的一种抑郁情绪障碍，是心境障碍（mood disorder）的极端表现形式。多为年长儿童，无明显性别差异，青春期后则以女性较多，而重症抑郁者较少。

病因 主要有遗传、生物化学、社会心理因素。

遗传因素 抑郁症家族内发生率较正常人高 8～20 倍，且血

缘关系越近，发生率越高。双卵双生儿抑郁同病率为 19.7%，即使自幼分开抚养的单卵双生儿以后抑郁同病率达 66.7%，提示抑郁发病有遗传因素作用。危险因素包括：①亲子分离或早期母婴联结剥夺。②父母患有精神病。③父母虐待或忽视。④家族中有抑郁症和自杀史。⑤某些慢性躯体病。

生物化学因素 中枢去甲肾上腺素和（或）5-羟色胺（5-HT）及受体功能低下，是导致抑郁症的部分生物原因，有的抑郁症儿童血浆皮质醇水平增高，地塞米松抑制试验呈阳性，提示可能有下丘脑-垂体-肾上腺素轴功能障碍。

社会心理因素 儿童抑郁症发病与重大生活事件发生有密切关系，儿童经历创伤性体验可促发情感性障碍，如幼年母子情感剥夺、丧失父母、父母分离、早年亲子关系不良均可增加发生情感性障碍的危险性。多次严重挫败经历可致习得性无助感，产生绝望致抑郁症。

临床表现 ①情绪：常常低沉不愉快、悲伤、哭泣、自我评估过低、不愿上学，对日常活动丧失兴趣，易激惹、想死或自杀。②行为：动作迟缓、活动减少、退缩萎靡，严重者可呈类木僵状态。思维迟钝、低声少语、语流缓慢、自责自卑、好发脾气、违拗。年长儿可有罪恶妄想。部分抑郁儿童可表现反社会表现，如不听管教、对抗、冲动、攻击行为、无故离家出走或其他违纪不良行为等。③躯体症状：头痛、头昏、疲乏无力、胸闷气促、食欲减退、出现睡眠问题等。

诊断 诊断标准为：心境低落为主要特征且持续≥2 周，伴下述症状中的 4 项：①对日常活动丧失兴趣，无愉快感。②精力明显减退，无原因的持续疲乏感。③精神运动性迟缓或激越。④自我评价过低，或自责，或有内疚感，可达妄想程度。⑤联想困难，或自觉思考能力显著下降。⑥反复出现死的念头，或有自杀行为。⑦失眠或早醒，或睡眠过多。⑧食欲减退，或体重明显减轻。

治疗 主要有行为、药物及其他治疗。

行为治疗 主要以心理支持为主，给予关爱鼓励的同时，尽可能创造体验成功的机会，或指导儿童回想获得过成功的经历。儿童生活环境宜友好，增加儿童人际交往机会。儿童抑郁症易复发，因此，建议病情缓解后，药物维持和心理治疗同时进行，定期随访。

药物治疗 选用三环抗抑郁药，如丙米嗪、阿米替林、多塞平、氯米帕明等。此类药物毒副作用大，用药应从小剂量开始。抗抑郁药无效者可改用 5-HT 再摄取抑制剂，如氟西汀，据病情用药 1 周~3 个月。

其他治疗 季节性抑郁症儿童的治疗可采用光线疗法，以 2500~10 000 勒克斯（lx）的全光谱光线（10 岁以下 2500lx）照射，患儿距光源 45cm 左右，每 30 秒看一下光源（不宜凝视），每次照光 45 分钟，早晚各 1 次。平时鼓励儿童户外活动，增加自然光线照射强度与时间。

（古桂雄）

értóng kǒngjùzhèng

儿童恐惧症（childhood phobia）

儿童对某些事物和情景产生过分的、与年龄不符的、无原因的恐惧情绪，并出现回避与退缩行为，可影响日常生活和社会功能的情绪障碍。约 4% 的发育中儿童出现对某一特定事物的特异性恐惧，如恐惧血液。女孩多见，随年龄增长而逐渐消退。

病因 突发或意外事件的惊吓，如自然灾害或某次重大生活事件的发生，可造成心理应激，引起过度而持久的恐惧反应。儿童个性偏内向、胆小、依赖性强，遇事易焦虑不安。养育者（尤其是父母）的过度或不合时宜的惊恐反应，可形成投射，成为儿童恐惧症的重要诱因。儿童的恐惧常因母亲的焦虑而强化，母子的恐惧对象往往一致。

临床表现 当面临恐惧的对象时，儿童表现出：①恐惧反应，对某种物体或情景产生强烈、持久的恐惧，往往恐惧对象并不具有真实的危险，儿童常有预期性焦虑，提心吊胆、害怕自己恐惧的事情发生。②回避行为，逃离恐惧现场或回避可能引起恐惧的事情。例如，对昆虫恐惧的儿童，看到或听到昆虫则即刻逃离，甚至怕别人提到昆虫。③急性焦虑反应，表现呼吸急促、面色苍白或潮红、出汗、心慌、胸闷、血压上升、恶心、四肢震颤或软弱无力，重者恐惧时可瘫软、晕厥或痉挛，出现饮食或睡眠问题。根据症状特点、发病情况和发病原因，可表现出有关的形式。

特定恐惧症 面对特定物体或情境而发生过度的恐惧害怕。通常的恐惧类型有：①动物恐惧，如害怕猫、狗、昆虫等。②自然环境恐惧，如对暴风雨、登高、水的恐惧。③注射与血液恐惧。④特定情境恐惧，如对黑暗、隧道、电梯、桥梁、飞机、公共汽车或其他封闭场所等的恐惧。⑤特定物体恐惧，如对尖锐物体的恐惧。⑥疾病恐惧，害怕生病或死亡等。

社交恐惧症 儿童在与陌生人交往时，存在持久的焦虑和回避行为，此种行为明显地影响社交关系，导致交往受限，每当面对新环境时就感到痛苦、不适、哭闹、不语或退出。年幼儿童可表现为哭闹、缠人或躲在母亲身后，不愿意上学；学龄儿童则可回避班级活动或上体育课，导致学习成绩表现不佳；少年期儿童可与异性的约会或建立关系感到困难，由于社交困难与学习适应下降可出现辍学等。发生社交恐惧的高峰年龄为 5 岁以前和 13 岁左右。

选择性缄默 一种特殊的社交恐惧现象，多在 3～5 岁起病，表现为在某些特殊场合拒绝说话或不愿意说话，如在家中或在学校及其他场合不愿说话或无任何交流活动，但有的儿童则可使用手势、点头、摇头、耳语等方式交流。此症儿童常伴有胆小、害羞、退缩，社交焦虑，有的也可表现违抗、执拗、负性人格特点等。

诊断 诊断标准为：①对某一特定物体或情境（如飞行、高空、动物、注射、流血等），或对想象有关物体或情境时出现持续的、过度的或不可控制的恐惧。②恐惧时以心跳加速或以恐惧发作等形式的焦虑表现，如哭闹、发脾气、身体僵硬、纠缠大人等。③设法回避恐惧对象或情景，出现持续而强烈的焦虑与痛苦。④症状明显影响儿童正常生活、工作（或学业）及社交活动。⑤病程至少 6 个月。

特定恐惧症的诊断要点包括：①遇到特定事物或情境时产生焦虑、恐惧的情绪反应。②为了减轻或不出现恐惧情绪而回避一些特定事物或情境。③离开特定环境后表现正常。

社交恐惧症的诊断要点包括：①在面对陌生人（包括同龄人）的社交情境下出现持续的焦虑，年幼儿童表现为哭叫、发脾气、冷淡或恐惧害怕。②患者知道此种恐惧是过分的或不合理的，在年幼儿童则本身没有这种认识。③回避恐惧的社交情境，若忍耐着不离开时将伴随强烈的焦虑或痛苦。④特定现象显著地影响个人的日常生活、学习、社会活动或关系，或者为自己的社交恐惧而感到痛苦。⑤在 18 岁以前起病，病程至少持续 6 个月。⑥患儿与家人或熟悉的人在一起时，社交关系良好。⑦症状不能以其他儿童心理疾病以及引起恐惧和焦虑症状的躯体疾病来解释。

选择性缄默的诊断要点包括：①在特殊的社交场所持续地不说话，而在其他场所说话正常。②症状干扰学习与职业功能或社会交往。③症状持续时间至少 1 个月。④症状不是由于语言的不通所引起。⑤不说话不能用交流障碍（如口吃）解释，不是发生于广泛性发育障碍、分裂症或其他精神障碍。

治疗 ①心理治疗：消除诱发原因，在支持和认知疗法的基础上，加以行为疗法，有较好效果。行为疗法可采用系统脱敏法、阳性强化法、冲击疗法等。此外，还可做放松或生物反馈治疗，音乐及游戏疗法可用于幼儿恐惧症的治疗。②药物治疗：对症状较严重者使用小剂量抗焦虑药物，如地西泮、阿普唑仑、丙米嗪、氯米帕明、多塞平等，氟西汀对社交恐惧症和伴发恐惧症出现的强迫行为疗效肯定。

(古桂雄)

儿童学校恐惧症（childhood school phobia） 因情绪困扰，尤其是因焦虑、恐惧和抑郁出现有意回避上学行为的情绪障碍。此症为恐惧症的一个特殊类型。儿童以女性多见，青少年则以男性多见。

病因 5～7 岁为第一高峰，与初入学出现的分离焦虑有关，部分幼儿亦可出现幼儿园恐惧症。11～12 岁为第二高峰，与初升中学，功课学习压力大有关，也与更换学校重新适应新环境和人际交往困难等因素有关。14 岁以后出现第三高峰，主要与自身发育特征有关，如发育性情绪不稳定、形体变化大、人际紧张、身心协调欠缺等有关。

分离焦虑 多不愿与母亲分开有关，婴儿期依恋障碍儿童易发展为幼儿园恐惧症和学校恐惧症。分离焦虑儿童的母亲可能具有焦虑或强迫人格倾向，对儿童表现过分忧虑、过分关注，或强制要求或感情排斥。少数儿童家庭环境不和谐，如虐待、父母不和、暴力、父母离异等。

儿童性格 该症儿童多性格胆小、对别人评价过分敏感，过分在乎自我形象和自我感受以及行为退缩。有些儿童初学成绩优秀，但对学习过度自勉和投入，学习成绩挫败则出现焦虑或恐惧而拒绝上学。青春期"自我形象"敏感的青少年，导致自卑而恐惧上学。

环境因素 儿童常因学习困难遭同学嘲笑或欺侮，或与老师发生冲突、遭受体罚、失去友谊、教师期望过高、校规或教师严厉等诱发学校恐惧症。

临床表现 儿童常借故头痛、腹痛、食欲减退、浑身无力等不上学，但留在家表现正常。每当上学/幼儿园时则哭泣、吵闹和焦虑不安，可伴随头痛、腹痛、恶心、呕吐、发热、尿频、遗尿等症状，症状多在周一加重、周末则缓解。若勉强到校，表现畏缩、低头、不与他人打招呼、不敢直视别人；上课时紧张、不敢正视老师、怕提问；若被提问，则面红耳赤、手心出汗、心慌意乱、不回答问题，或回答问题重复。到校儿童常因恐惧而不断给家人打电话，哀求哭诉，要求回家，甚至为了不上学而采取暴力行为，如毁物、攻击父母、自伤等；情绪消极倦怠、低落消沉、嗜睡；亦可出现幻听幻觉、心境不良和抑郁等症状。

此外，应与逃学儿童相鉴别。此症儿童大多学习成绩一般或偏好，人际尚可，有焦虑和恐惧情绪，一般无品德行为问题；逃学儿童大多无明显情绪问题，可能伴有品德和行为问题，厌学和学习成绩较差。

诊断 诊断标准为：①去学校产生严重困难。②严重的情绪焦虑。③父母知道儿童因恐惧不愿上学。④无明显的反社会行为。

治疗 ①心理治疗：认知行为疗法作用较好，主要有系统脱敏法、阳性强化法、暴露疗法、心理剧等。例如可用放松训练，逐级暴露或想象脱敏等方法帮助儿童返校。预演暴露和认知重组方法可提高患儿社交技巧，减少社交焦虑，改变歪曲认知，达到返校。另外，若属学校应激事件引发，可与校方沟通协调，避免和减少学校方面的诱因。②药物治疗：氟西汀（百忧解）为选择性5-羟色胺再摄入抑制剂；也可服用阿普唑仑。

（古桂雄）

 értóng qiǎngpò zhàng'ài

儿童强迫障碍（childhood obsessive-compulsive disorder）

以强迫观念和强迫动作为主要症状，伴有焦虑情绪和适应困难的心理障碍。儿童时男性较多（男：女为3.2：1），在青少年时则无明显性别差异。此病多为焦虑障碍、抑郁障碍和破坏性行为障碍；其次为物质滥用、学习障碍和进食障碍等，部分儿童可合并抽动障碍。发病年龄为9～12岁，起病年龄小的儿童往往有家族史。2/3的强迫症患儿症状可持续2年以上。

病因 ①基底神经节功能异常：与抽动秽语症机制类似，与额叶-基底神经节环路功能异常有关，有的患儿脑功能成像显示额叶、扣带回、尾状核通道功能异常。②神经递质异常：与儿童脑内5-羟色胺（5-HT）功能不足或水平下降有关，故治疗可采用5-HT再摄入抑制剂。③应激与压力：个性脆弱儿童遭遇强烈精神压力或刺激，亦可引发焦虑和恐惧，最终发展为强迫症。强迫症多是焦虑症、焦虑倾向或恐惧症的连续体。④父母性格特征：患儿父母多有个性方面的问题，如刻板、强迫，对儿童过分苛求等。刻板强迫的父母容易"养育"强迫行为的儿童，如母亲过分爱清洁、怕脏、严格限制儿童的活动等，也容易导致儿童洁癖行为。

临床表现 包括强迫观念和强迫动作，可单独表现，也可合并出现。

强迫观念 非理性的不自主重复出现的思想、观念、表象、意念、冲动等。例如，①强迫性怀疑，怀疑污染物、怀疑得绝症、怀疑自己刚说过的话或做

过的事、怀疑遭袭击、怀疑坏人破门而入、怀疑自己遗忘（学龄儿童常怀疑没有记住老师布置的作业，没有带齐学习用品），因而反复检查物品等。强迫性怀疑与强迫性动作常可同时出现。②强迫性回忆，则重复回忆一些经历，回忆考试题目或听过的音乐、故事等。若回忆被干扰，则重新开始回忆，否则焦躁不安。③强迫性对立观念，是一种矛盾想法，如担心父母死亡，又因此想法而谴责自己，害怕自己伤人或被他人所伤。④强迫性穷思竭虑，可使患儿持续地为某些荒唐事件反复思考，如"到底有无鬼神""人死后有无灵魂""地球为何绕太阳转"等。⑤强迫性意向，可使患儿产生莫名地冲动或内驱，并且马上要行动起来，但很少转变为实际行动。

强迫动作 重复的、有目的、有意图的行为动作或心理活动。强迫洗涤是最多见的行为，对细菌和疾病的恐惧，对肮脏产生厌恶而反复洗手洗澡，有时每天多达几十遍。因"洁癖"而影响进食，怕吃污染食品。有些患儿要求父母重复某些动作或按某种方式回答他们的问题。

在年幼儿童，症状以强迫动作为主，强迫观念不明显。另外，此症儿童对所从事的强迫动作并无焦虑与痛苦体验，对这些症状的出现与存在并没有认识，只有当别人打断或干扰时则表现出烦躁。轻度的患儿往往症状不典型，难以被发现。常见的表现，例如，用过多过长的时间完成作业，过度地擦字重写以致把作业纸擦破，老是回头看已看过的字词，重读已读过的段落；在日常生活中用过长的时间从事单一的某项活动，过分地要求给予保证，要求家人

重复说所说过的话，害怕伤害自己或别人，持续地担心某人患病，收藏一些无用的东西等。

强迫动作导致耗时和过度注意自身症状，正常活动减少，社交、学习和家庭关系受影响。过度洗涤可致皮肤湿疹，长期刷牙而使牙龈受损；强迫观念又影响其注意力而妨碍听课和做作业；与睡眠有关的强迫动作可能会拒绝朋友借宿，或拒绝朋友的类似邀请；对污物的恐惧会影响儿童聚会、看电影、参加运动会等。

诊断 一般根据强迫观念和（或）强迫动作可作判断。应具备：①符合神经症诊断标准。②以强迫症状为主要临床特征，表现强迫动作和强迫观念共存。③排除其他精神障碍继发的强迫症状。此外，此症要与焦虑症、恐惧症、广泛性发育障碍、抽动症等疾病相互鉴别。

治疗 主要有心理、家庭、药物治疗。

心理治疗 主要采用支持疗法、行为疗法。后者选择系统脱敏疗法、代币疗法、满罐疗法或厌恶疗法，根据不同症状灵活选择应用。此外，青春期儿童选择森田疗法、生物反馈及音乐疗法亦能收到良好效果。

家庭治疗 主要针对父母进行咨询指导，消除父母的焦虑，纠正其不当养育方法，鼓励父母建立典范行为来影响儿童，并配合好医师进行心理治疗。

药物治疗 氟伏沙明能够提高5-HT的再摄取，治疗强迫动作明显，初期可有锥体外系反应、头痛、心率减慢、厌食恶心等症，停服或适应后自行消退。抗抑郁剂氟西汀（百忧解）亦有疗效。

（古桂雄）

zhùyìquēxiàn duōdòng zhàng'ài

注意缺陷多动障碍（attention-deficit hyperactivity disorder，ADHD） 以持续的注意力不集中、多动和冲动性为特征，常伴有学习困难的行为障碍。又称多动症。此症是学龄儿童中最多见的精神行为问题之一，现患率为3%～6%，男童明显高于女童（4∶1～9∶1）。约75%的ADHD存在一种以上的共存症，20%的患儿需特殊教育治疗。

病因 主要包括下列方面。

遗传因素 ADHD家系中ADHD发生率远高于非ADHD家系，男高于女。一级亲属中ADHD伴有反社会行为、情绪冲动以及焦虑者明显高于正常儿童家庭，遗传率为55%～92%。ADHD为多基因遗传，多巴胺和5-羟色胺等递质代谢通道的受体、转运体、代谢酶基因是易感基因。

神经系统 大脑前额叶在制订计划、执行功能、维持注意、控制冲动、调节攻击等方面起着重要调控作用，ADHD儿童前额叶皮层局部低血流量灌注，大脑皮质运动启动区和上部前额区的葡萄糖代谢低下，提示ADHD的特征行为与额叶功能失调有关，表现为"执行功能缺陷"和"工作记忆障碍"。正电子发射扫描发现，ADHD儿童两侧额前叶、尾状核和基底神经节区血流减少，服用哌甲酯（利他林）后可改善。神经递质如ADHD儿童脑内多巴胺输送因子（DAT1）和多巴胺D4受体出现较多变异，失去对多巴胺的感受性。部分ADHD儿童脑电图呈阵发性或弥散性，θ波活动增加，提示具有儿童觉醒不足。觉醒不足为大脑皮质抑制功能低下，诱发皮质下中枢活动释放，表现多动行为。诱发电位多

呈反应潜伏期延长和波幅降低，亦属于觉醒不足的表现形式。

家庭、社会因素 早期母子分离、早期情感剥夺；或父母有精神或行为问题；父母离婚、亲人死亡、家庭气氛紧张、空间拥挤、处理儿童问题不当等，可诱发或加重症状。父母和（或）教师粗暴处置儿童多动问题，加重儿童行为和情绪问题。

其他 儿童体内铅水平高可致神经功能损害，导致多动症样行为。人工食品添加剂（如防腐剂、人工色素等）和水杨酸盐可诱发ADHD发生。

临床表现 ADHD症状出现于学龄前，至9岁时最为突出，可合并破坏性行为、心境障碍、焦虑障碍、学习障碍，以及抽动障碍等。

过度活动 婴幼儿期即易兴奋、活动量大、多哭闹、睡眠差、喂食困难，学龄儿童课堂纪律差、无法静心作业，做事唐突冒失。少数儿童课堂上睡觉或疲倦，属"觉醒不足型"。

注意力不集中 核心症状。上课时注意易被无关刺激吸引分散，无心听讲，以致答非所问，学习成绩差。部分多动症儿童对感兴趣的事物产生较强动机，有意注意延长。

行为冲动 易兴奋和冲动、不顾及后果，甚至伤害他人；不遵守游戏规则；缺乏忍耐或等待。难于理解他人内心活动、表情，或朋友的玩笑而反应过激。

学习困难 多伴有学习成绩不良，近一半多动症儿童有语言理解或表达问题，可伴手眼协调、短时记忆困难等；出现类似学习障碍的表现。常伴神经系统软体症。

诊断 诊断标准需依据病史

收集、体格检查与心理评估。

病史收集 应记录父母有无类似病史，儿童出生前后有无宫内窘迫、产伤、早产低出生体重、产程过长、出生窒息等病史，家族内有无癫痫、品行障碍或其他精神疾病史者；现病史应了解儿童出生后气质特点、哭闹情况、睡眠情况，言语、动作和智力发育情况如何等。

体格检查 了解儿童生长发育情况，有无视听和运动发育方面的问题，并做简单的神经系统软体征检测，如肢体肌张力对称否、共济运动协调否、指鼻对指运动协调准确否等。

心理评估 ①智力测验：常用中国修订版韦氏儿童智力量表（WISC-CR 和 WPPSI-CR）；ADHD 易表现临界智力水平或言语智商与操作智商分值差异≥10分。②注意力评定：多用持续性操作测验，ADHD 可出现注意持续短暂、转换困难、易分散等特征，但无特异性。③问卷量表：多用康纳斯（Conners）儿童行为量表，亦用阿肯巴克（Achenbach）儿童行为评定量表。

诊断标准 根据《精神障碍诊断与统计手册》第四版（DSM-IV）应符合①或②。①注意缺陷：有下列 6 项以上，至少持续 6 个月，达到难以适应的程度，并与发育水平不相一致。a. 在学习、工作或其他活动中，往往不能仔细注意到细节，或者常发生粗心所致的错误。b. 在学习、工作或游戏活动时，注意往往难以持久。c. 与之对话时，往往心不在焉，似听非听。d. 往往不能听从教导以完成功课作业、日常家务或工作（并非因为对立行为或不理解教导）。e. 往往难以完成作业或活动。f. 往往逃避、不喜欢或不

愿参加那些需要精力持久的作业或工作，如做功课或家务。g. 往往遗失作业或活动所必需的东西，如玩具、课本、家庭作业、铅笔或其他学习工具。h. 往往易因外界刺激而分心。i. 往往遗忘日常活动。②多动-冲动：有下列 6 项以上，至少持续 6 个月，达到难以适应的程度，并与发育水平不相一致。a. 手或足往往有很多小动作，或在座位上扭动。b. 往往在教室里，或在其他要求坐好的场合，擅自离开座位。c. 往往在不合适场合过多地奔来奔去或爬上爬下（青少年或成年人，可能只是有坐立不安的主观感受）。d. 不能安静地参加游戏或课余活动。e. 一刻不停地活动，似乎有个机器在驱动他。f. 讲话过多。g. 在他人（老师）问题尚未问完时便急于回答。h. 难以静候轮换。i. 在他人讲话或游戏时予以打断或插嘴。③多动-冲动或注意问题都出现于 7 岁以前。④某些表现存在于两个以上场合，如在学校、在工作室（或诊室）在家。⑤在社交、学业或职业等功能上，有临床缺损的明显证据。⑥排除广泛发育障碍、精神分裂症或其他精神障碍的可能，不能用其他精神障碍进行解释，如心境障碍、焦虑障碍、分离性障碍或人格障碍等。

诊断时应区别正常儿童的多动特点，应予以明确分类和程度，如混合型、以注意缺陷为主型和以多动-冲动为主型。明确程度，如分为轻、中、重度。

治疗 包括行为治疗与指导和药物治疗。

行为治疗与指导 ①行为疗法：利用条件反射原理，在训练中合适行为出现时，给予奖励，以求保持，并继续改进；当不合适行为出现时，予以漠视，或暂时剥夺一些权利，以示惩罚。实施前，须确定其"靶行为"，通过阳性强化法或消退法来强化或消除"靶行为"。操作上可用代币制、活动奖赏以及暂时隔离法等。若结合家庭、医院及学校三方面结合则效果较佳，药物结合行为矫治比单独用药效果要好。②父母咨询指导：对儿童父母进行心理咨询疏导，益于改正对儿童的不正确认识，积极配合对儿童的治疗，告知父母应重视阳性强化教育，以理解和鼓励为主，指导儿童参加有规则的活动，按时作息，保证充足睡眠和合理营养。学校和家庭训练都要有始终如一的纪律要求。

药物治疗 ①哌甲酯：又名利他林，为中枢兴奋剂。使用剂量（0.1~0.6）mg/kg 体重，6 岁以下儿童不宜用，总量每天不超过 30mg。也可用哌甲酯缓释片，有效血浓度可持续 8 小时以上，每日一次。由于此类药物会降低食欲，应该在早晨饭后给药，对于体重较轻（如＜25kg）儿童，应从剂量的最低标准给药，直至增加药量到获得满意效果。②托莫西汀：为选择性去甲肾上腺素再摄取抑制剂，日剂量（0.5~1.2）mg/kg 体重，停药无须递减量。③三环类抗抑郁药：当中枢兴奋剂使用不耐受、无效时可考虑采用。丙米嗪对伴有焦虑和抑郁的 ADHD 较适宜，应从低剂量开始，逐渐增加至最佳效果剂量。此外，还可选用 5-羟色胺再摄取抑制剂氟西汀等。

（古桂雄）

értóng xuéxí zhàng'ài

儿童学习障碍（childhood learning disorder） 儿童在阅读、书写、拼字、表达、计算等基本

心理过程方面存在一种或一种以上特殊性障碍。学习障碍（learning disorder，LD）儿童智力正常，无感觉器官、运动功能缺陷，学习困难非原发性情绪障碍或教育剥夺所致。男女之比约4.3∶1。

病因 主要有以下几个方面。

遗传因素 在单卵双生子学习障碍同病率明显高于双卵双生子或正常儿童，其中阅读障碍遗传率高达41%，具有家族高发特性。研究发现1号和6号染色体与音韵识别功能关联，15号染色体则与语句认知关联。

神经系统 研究发现阅读障碍者大脑半球多见异位性白质或对称性改变等微小异常，且以左侧脑半球为多。有些阅读障碍可见两侧大脑外侧裂周围的损害和逆行性内侧膝状体病变，左右颞叶底部对称性异常明显，左前额叶发育不全等改变。LD非特异性脑电图异常率较高，诱发电位多表现潜伏期延迟和振幅降低。

母语和文字特性 认为阅读障碍的发生与文字特性有关，依据是母语为表音文字（如英语）国家儿童的阅读障碍的发病率高于表意文字（如汉字）为母语的国家。因为汉字具有象形特征，文字形音义一体，易于解码识记。而表音文字音素或音节多，阅读时需要解码音素或音节，有时口语与书写一致性差，增加了儿童学习和阅读识记时的辨认困难。

环境因素 学校适应困难儿童易出现LD，并遭受来至父母、教师和同学的负面评价（如训斥、讥笑和打骂等），从而削弱学习动机，产生厌学和恐惧学习。另外，父母不睦或离异、经常打骂或过度干预、培养目标和期望过高、教师教学简单粗暴或教学法不当等均可导致和（或）加重儿童的学习困难。而虐待儿童中发生LD和注意缺陷多动障碍频率较高。血铅增高可导致注意困难、易激惹、睡眠困难、记忆下降以及学习困难，而食品添加剂、防腐剂、色素等也可影响儿童神经系统功能，使学习能力受损。

临床表现 主要有早期表现与学校表现。

早期表现 高危出生儿童高发LD。婴儿时即表现好动、好哭闹，对外刺激敏感或易过激反应，喂养困难，缺乏母子依恋。可有不同程度语言发育问题，伙伴交往不良。学龄前期表现明显的认知偏异，如视觉认知不良、协调运动困难、精细动作笨拙、沟通和书写困难等。左利手儿童可能更多表现语言问题，但若强制矫改易加重语言障碍。

学校表现 ①语言理解困难：语言理解困难、构音困难、缺乏节奏感，表现"听而不闻"，不理睬他人讲话，易被视为不懂礼貌；文章理解困难，用词或文字不当，"鹦鹉学舌"。智力测验言语智商低于操作智商。②语言表达障碍：说话常省略辅音，缺少关系词。模仿说词组困难，语用学不流利，节律混乱，语调平淡，说话常伴身体摇晃，形体语言偏多等。③阅读障碍：阅读时往往遗漏或添字，容易出现"语塞"；读同音异义字困难或相互混用，字词顺序混乱，阅读和书写时有"镜像"现象；不能逐字阅读，计算时位数混乱和颠倒等；默读不专心，阅读时多用手指指字；因果顺序表达欠佳，命名困难，写字潦草难看，涂擦过多，不愿写字等；数学应用题理解困难，数学成绩不良，学习困难在小学三年级后尤显著。④视空间障碍：顺序和左右认知障碍，计算和书写障碍；符号镜像现象，如将p视为q，b为d，m为w，was为saw，6为9，部为陪等；数字顺序颠倒，数字记忆不良；判断方位、距离、图形困难。

诊断 诊断标准：①学习技能损害，如学习成绩不良、发育先兆（如语言发育迟缓）伴随行为问题（如冲动、注意集中困难）等。②特定性学习技能损害，学习困难不是因视听损害和环境不利因素所致，也不能用精神发育迟缓或智力受损来解释。③学习困难是发育性的，即学习困难在学前就已存在，而非受教育过程中才出现。④没有任何外在原因可以充分说明其学习困难。⑤鉴别测试，学业成就测验、智力测验、神经心理测验。

分类：主要分为阅读障碍、计算障碍、书写障碍、不能特定的学习障碍等。或分为言语型学习障碍（verbal learning disability，VLD）和非言语型学习障碍（non-verbal learning disability，NLD）两大类。VLD包括语言理解障碍、语言表达障碍、阅读障碍、书写障碍和计算障碍等。NLD主要指社会认知障碍，又称右脑综合征。

治疗 根据儿童的年龄、类型、程度、临床表现以及心理测评结果结合教育心理学确定个体化治疗方案。教育训练忌高起点和超负荷，应及时进行效果/心理评估，以调整后期训练。具体矫治方法包括感觉统合疗法、行为疗法、游戏疗法、社会技能训练、结构化教育训练等。尚无特殊药物，伴注意缺陷和多动的学龄学习障碍儿童可对症处理。

（古桂雄）

 értóng yányǔ hé yǔyán zhàng'ài

儿童言语和语言障碍

（childhood speech and language disorder） 言语障碍是指儿童在发音准确性和保持适当的言语流畅性以及节律或有效使用嗓音方面表现的缺陷以及困难。语言障碍则是指儿童在理解或运用语言符号及其规律方面表现的缺陷以及困难。言语是人们运用语言进行交际或思考的心理物理过程，即人们说的话，发出的声音。语言是一种复杂的符号系统，由音韵、构词法、语法、语义及语用五个要素组成，是用来进行思想交流的工具，属于人类所特有心理社会现象。7%～10%的儿童言语和语言的发育低于正常标准，而3%～6%的儿童有语言感受或表达障碍，并影响日后的阅读和书写。因此，早期发现、早期诊断和早期的治疗尤为重要。

病因 主要包括下列方面。

遗传因素 语言发育迟缓的儿童中男孩的比例远高于女孩，某些特殊语言障碍者有家族高发的现象，说明遗传起着明显的作用。同时双生子研究亦发现，单卵双生子共同发病的比例明显高于双卵双生子。前者的同病率为33%～100%，而后者则为29%～52%。

听力障碍 听觉是语言感受的一个重要渠道，当幼儿听力受损害后，不论是传导性的，或感觉神经性的，均不能正确地察觉声音传导，产生程度不等的语言发育迟缓。其迟缓严重度受多种因素的影响，诸如听力损害的程度、发生的年龄、矫治听力的年龄、矫治的合适性等。传导性听力障碍伴有反复和长期的中耳炎，对早期言语和语言发育产生的不良影响。

智能迟缓 语言发育迟缓常伴发的原因是智能迟缓。虽然语言发育进程是按照正常儿童的顺序，但其速度比正常儿童慢。环境对儿童语言的要求增加时，语言的问题则更为突出。某些染色体或遗传性疾病伴有语言障碍，如唐氏综合征儿童伴有程度不等的语言障碍，脆性 X 综合征者则为韵律和语言内容上有特别的形式。

孤独症谱系障碍 重要特征是交流障碍，并伴有交往困难和刻板的重复性动作。此症儿童的语言障碍可表现为完全不理解，无语言，或言语过于刻板、学究式的，并有夸张的韵律。语言应用也出现问题，出现回声样语言或非言语的交流，几乎无眼神交往，面部表情和姿势也很有限。

神经系统障碍 脑性瘫痪儿童因神经运动通路的阻断而影响说话，常出现构音障碍，其对语言的感受能力比表达好得多。大脑的损伤或肿瘤使儿童产生获得性失语症，即在儿童已有说成句的语言能力后，因大脑的病灶而致语言损害，临床上出现不同类型的失语症。另外还有一种获得性癫痫性失语，或称为兰多-克莱夫纳综合征（Landau-Kleffner syndrome）。此综合征是原来的语言能力的正常，则出现语言感受和（或）表达的倒退现象，其严重度可达到完全的听觉失认，即不能辨认环境的声音。患儿脑电图表现异常，有双侧的尖慢波，至少2/3患儿伴有各种类型的癫痫。有些患儿的语言能力可恢复，但约50%的患儿却伴有严重的语言缺陷。

行为障碍 语言障碍和行为问题之间有密切的关系，二者可以互为因果。明显的情绪创伤或

心理社会的不良因素可影响儿童语言发育或引起语言障碍。例如，选择性缄默是一种较少见的语言障碍，通常在 5 岁时发病，在某些特定的情境中，如学校等场合不说话，其一般语言正常，但可因交流障碍所致，常需数月的治疗。

环境剥夺 儿童的语言发展与环境有关，如父母在与孩子交往中所使用的词汇量，在言语交流中如何重复和扩展词汇，直接关系到儿童词汇量的增长和语言发展的速度。儿童语言能力的良好发展并非来自于电视或广播，若儿童生活在缺乏语言刺激环境，则可导致语言发育迟缓，而给予治疗性干预后，其语言功能可出现明显的改善。

临床表现 言语和语言障碍的类型很多，临床上常见的有下列几型。

构音异常 即说话不清晰，有的小儿是个别发音的错误，有的则是很多的错误，以致他人无法听懂。常见的构音异常有四种。①舌根音化：此儿童常用舌根音代替舌前位的发音。②舌前音化：即以舌前音 d、t 代替某些语音。③不送气音化：汉语中有许多音是送气音，如 p、t、k、c、s 等，当儿童把送气音用不适送气的音作替代，即为错误。④省略音化：即省略语音的某些部分，例如，"飞机"省略"机"辅音后变"飞一"等。

嗓音问题 可以是功能性的，或者是器质性的，表现为音调、响度、音质共鸣的异常。此异常可单独存在，但常同时存在言语或语言的问题，从而形成复合的沟通障碍。常见的音质问题是声音嘶哑，持久的或进行性的声音嘶哑。伴有喘鸣或可听得见的呼

吸音时，需进一步用检查，若患有声带结节，常常可导致大声说话或不停地说话。声带麻痹时则表现为嗓音柔软或缺如、弱的、喘息样的哭声；共鸣异常则表现为鼻音过重或过轻。儿童腭裂、黏膜下腭裂、神经功能障碍时，可影响声门的关闭导致鼻音过重；严重上呼吸道感染或鼻炎时，可造成鼻音过轻；腺样增殖体肥大时，可出现慢性的无鼻音的发声。

流利性问题 表现为说话中有停顿、重复、延长和阻塞现象，常始于 2~4 岁的儿童。①重复：在言语或语言发展过程中，重复属于正常现象之一，若重复过于频繁，每 1000 个词语中超过 50 次重复，则需要干预。②延长：在说某词语时拖长某一声音。③联带动作：当说话不流利时，伴随一些动作，如面部扭曲、张大嘴、伸舌、瞪眼、下颌抽搐等。

语言问题 包括语言发育迟缓和语言障碍。前者指儿童语言发育遵循正常儿童的顺序，但发展速度较慢；后者指儿童发育偏离了正常的顺序，语言学习方式常有差异。临床上将儿童语言问题分为三种类型。①语言表达障碍：即语言的理解正常，但表达特别困难，无生理性缺陷所致的发音困难。②语言感受和表达的混合性障碍：即能听到声音，但不解其意，能理解手势或姿势，能学习阅读却不会表达。③语言信息处理障碍：即说话流利，但内容非常肤浅，在语言交流中，难以保持话题，仅关注自己所选择的话题。

诊断 应结合病史、体检、行为观察、听力测试以及语言评估等一系列结果。①病史主要由父母和抚养者提供有关信息，了解小儿的语言情况、说话清晰度、发声状况、表达的流利性等，还应了解小儿的认识、社交和行为表现。②既往史包括出生史、发育史、疾病史、家庭史等。③一般的体格检查，应注意口腔器官的异常，如畸齿、腭裂、舌系带问题等，口腔运动功能的检查应包括下颌的位置是否居中、嘴唇的运动、舌的位置和运动、口的轮替运动、发声情况等。④行为观察可在与小儿的游戏中直接获得有关信息，观察内容包括游戏的技巧、眼手协调、大运动、注意力、自发语言和沟通技能等，了解儿童认知水平及语言能力。⑤若儿童构音异常，说话不清晰、迟迟不开口说话，则应常规做听力测试，可用声阻抗测听法、耳声发射、脑干诱发位电位以排除听力障碍对儿童言语和语言的影响。语言评估包括语言理解和语言表达，可采用普通话因素发育进程对儿童的言语功能进行评估。由于中国语言治疗正在起步，尚无完整的标准化语言评估测试，但可采用某些标准化的测试，如图片词汇测试、丹佛儿童发展筛选测验和韦氏儿童智力量表等。

治疗 针对构音异常、嗓音问题、语言不流利、语言问题有不同的治疗。

构音异常的治疗 大多数发音错误的儿童并不意识到自己的问题，因此治疗开始时，应与正确音作比较，如从听录音机中辨认正确和错误的声音，一旦儿童能完全辨别，并意识到自己发音错误时，则逐渐进入音素水平、音节水平、单词水平、进一步到句子水平的治疗。此外，某些构音问题的还需要进行口腔功能训练，包括增强口腔内的本体感觉，可每天按压或轻柔快速地弹击儿童的面颊、下颌、唇部，或用软硬适中的牙刷或硅胶棒刺激口腔内的舌、牙龈、颊黏膜和硬腭，或改善食物的质地，由软到硬过度。改善口腔协调运动，可采用吹泡泡、吹喇叭，吸管吸食，模仿动物叫声，口腔快速轮替运动等方法。

嗓音问题的治疗 嗓音治疗主要用于对听力障碍和智能迟缓儿童的发声训练，包括音调、响度、清浊音、起音和声时的训练。中国已利用多媒体功能，采用临床医学软件作为一种治疗手段，结合个体治疗中的其他方法达到治疗效果。

语言不流利问题的治疗 年幼儿童的语言不流利与口吃难以区分，当这种不流利现象十分频繁时，常常采用非直接的治疗，如游戏、指导父母、改变父母与儿童的交往方式和调整环境等。非直接的治疗方法可避免儿童因刻意矫治语言不流利而引起的紧张，治疗人员要劝告家人不要指责孩子说话不流利，并可设计一些游戏性情境，如故事接龙，儿歌、童谣等以促进语言流利性的发展。

语言异常的治疗 其包括制定目标、方法、策略和家庭配合等四个方面。在制定治疗目标时，原则上应考虑所定的目标要略高于个体的发育水平，但获得帮助时即可达到。

儿童语言治疗应在有意义的情景中进行，并伴随着玩具和游戏活动，语言治疗方法有两种，一种是以治疗人员为中心的方法，可采用练习、游戏中操练和塑造三种形式；另一种则是以儿童为中心的方法，治疗人员将制定的目标作为游戏中的一个部分，与儿童边说边玩，有意引导儿童，一旦儿童达到所定的目标，治疗人员立即给予反馈，与其交流。父母和抚养者在儿童语言发育和语言治疗中起着非常重要的作用，应获得父母的积极参与。在生活中应用语言治疗的方法和策略，按治疗的既定目标实施。

（江帆）

értóng zhìnéng yǔ fāyù chíhuǎn

儿童智能与发育迟缓

（childhood intellectual and developmental retardation）　18 岁以下儿童的智能发育明显低于同龄正常儿童水平，并伴有社会适应行为显著缺陷，由不同原因导致的神经系统发育受损的一组疾病。又称精神发育迟滞（mental retardation，MR）、智能迟缓、智能低下。随着定义的更为确切，原美国智能低下学会也改为美国智能与发育迟缓学会。

5 岁以下儿童的神经心理行为发育有个体差异和较大的可塑性，若出现神经精神发育障碍时，仍有追赶发育的潜力。5 岁以下儿童在大运动、精细运动、语言、个人-社会以及适应性能力出现≥2 个能区的落后，伴有认知与社会适应能力障碍时，称为整体发育迟缓（global developmental delay，GDD），而 5 岁以上时则智能与发育迟缓。全球范围内儿童 GDD/MR 发病率为 1%～3%，而 5 岁以下儿童则为 5%～10%。

病因　较复杂，约 2/3 病因不明。其发病原因主要为环境因素、遗传因素，以及环境因素与遗传因素的相互作用。约 70% 的儿童与遗传有关，特别在中、重度者中多为遗传因素所致；5%～13% 为环境因素，其中早产等围产因素可占 2%～10%；环境因素与遗传因素的相互作用的约占 6%。遗传因素中，有染色体异常及单基因病等，染色体异常包括染色体核型异常、染色体微小异常，如染色体亚端粒区重组、染色体内部重组等。已知约有 300 个基因功能缺陷导致精神发育障碍表型的单基因疾病，包括遗传代谢性病如苯丙酮尿症，遗传性神经变性病如神经元蜡样脂褐质沉积症，特定表型的单基因病如脆性 X 综合征、雷特综合征（Rett syndrome）等。

按病因分类，世界卫生组织（WHO）界定以下 10 种病因：感染和中毒、外伤和物理因素、代谢障碍和营养、生后大脑损伤、原因不明的产前因素和疾病、染色体异常、未成熟、严重精神障碍、心理社会剥夺、其他和非特异性原因。

按发病时间分类，即出生前、产时或围产期和出生后因素三大类。产前因素约占 43.7%，涉及遗传因素（染色体病、单基因遗传病、多基因遗传病等）、宫内因素（如宫内感染、毒性物质和药物中毒、烟酒、射线、母亲疾病、胎盘功能不全等）；产时或围产期因素约占 14.1%，如缺氧、产伤、母婴血型不合、毒性物质和药物中毒等；生后因素约占 42.2%，如中枢神经系统感染、严重营养不良、内分泌和代谢障碍，以及心理社会因素等。

临床表现　属症状性诊断，多采用发育评价，而 >5 岁儿童可采用智商（IQ）测定，其结果较可靠稳定。临床中以 IQ 结果分度（表）。

中、重度和极重度 MR 儿童多有异常体征或表现，如反应迟钝、表情幼稚、生长发育迟缓，特殊面容（耳、眼、鼻、头型）、掌纹与指趾异常以及视、听觉障碍等。

诊断　IQ 应低于同龄儿童均值的 2 个标准差，同时适应性行为的落后亦低于同龄儿童均值的 2 个标准差，而适应性行为应包括逻辑思维、社会交往和实际技能的三个方面。

干预措施　儿童 MR 中仅有少数几种疾病可通过新生儿疾病筛查早期诊断与治疗，如先天性甲状腺功能减退症、苯丙酮尿症。而其他儿童精神发育障碍的早期筛查、病因诊断、评估（营养、发育水平）技术、适宜的干预方法（包括安全性、资源分配），以及预后判断等问题，仍需进一步研究。

根据此病的发病原因，应采取出生前、产时或围产期和出生后的干预。MR 的儿童存在各种能力迟缓，因此，需要社会的支持和特殊教育等服务，其目的是尽可能提高儿童生活质量，减轻家

表　MR 的临床分度

IQ	MR 分度	临床表现
69～50	轻度（80%～85%）	<5 岁不易被发现，可有 1 个能区发育迟缓，如表达复杂语言能力困难或运动发育较迟；入学后学习困难；成年后具有低水平的适应职业和社会能力
49～35	中度（10%～20%）	<5 岁时有 ≥2 个发育能区异常，如语言和运动发育明显落；学习能力多在小学三年级前水平，生活自理困难，需他人监护
34～20	重度（10%）	生后 <6 月龄即 ≥2 个能区发育明显落后；学习困难、理解能力差，成年后仅能说简单语句，无法生活自理，缺乏社会行为能力
<20	极重度	出生即有明显躯体畸形和神经系统异常，无语言表达能力，不能识别亲人，大运动发育落后；生活无法自理，完全需他人照顾

庭、社会负担。特殊教育的服务需要多学科合作，根据教育生物学的原理，按儿童发育水平制定个体化方案。

原则：①评价生长营养状况。②矫治身体畸形。③评价发育水平。④早期干预。⑤充分运用视、听、味、嗅、触等感觉器官。⑥鼓励家长合作参与。

内容：按儿童可接受的能力进行，如轻度 MR 儿童可采用基本文化知识学习，从事某些简单职业技能训练；中度 MR 儿童则以培养生活基本能力为主、训练社会适应能力；重度 MR 儿童则重点进行生活自理技能的训练。

(黎海芪)

gūdúzhèng pǔxì zhàng'ài

孤独症谱系障碍 （autism spectrum disorder，ASD）

病因不明的有社交、语言交流和行为问题的发育障碍性疾病。此谱系障碍影响方式不同，病情程度不同，开始的症状可不同，但有共同的症状，即社交障碍。

分类 ASD 包括孤独症（autism）、阿斯佩格综合征（Asperger syndrome，AS）和未分类的广泛性发育障碍（pervasive developmental disorder-not otherwise specified，PDD-NOS）。

广泛性发育障碍（pervasive developmental disorder，PDD）则包括上述孤独症谱系障碍的 3 个疾病和 2 个有孤独症样表现的疾病，即雷特综合征（Rett syndrome）和童年瓦解性障碍（childhood disintegrative disorder，CDD）。与 PDD-NOS 不同，PDD 不能用以疾病诊断。

雷特综合征和 CDD 与孤独症的病因不同，但可有相似的部分症状，如雷特综合征的致病基因已明确为 Xq28 区域的 MECP2 基因突变，导致甲基-CpG 结合蛋白 2（MeCP2）功能异常，对神经系统脑灰质发育造成损害。女童发病，可表现小手、足和头围生长缓慢，或有小头畸形，重复的手部动作，如绞手或将手放入口中，典型的表现可有语言障碍。

CDD 又称黑勒综合征（Heller syndrome）、婴儿痴呆或衰退性精神病，其病因不明。2 岁前儿童发育可正常。3～4 岁发病时，则表现语言、社交、游戏和适应能力迅速倒退，大小便失禁等，其症状、损害程度和神经系统损害非常类似孤独症。与孤独症甄别的重点是，CDD 有一正常发育时期和明确的发病年龄，故又称为退化性孤独症，预后较孤独症更差。

ASD 的特征，其核心是自闭，主要为语言障碍、社交障碍、兴趣狭隘、刻板行为，可伴感觉异常，如对某些声音特别敏感，不喜欢被人拥抱或触摸，对疼痛感觉迟钝；认知缺陷，关注事物的非特征性和不重要的信息，伴有多动和注意力不集中，不会模仿或模拟性游戏，其中约 80% 孤独症儿童伴有智力落后。

AS 的症状与孤独症相近，可有相同的病因。其表现为异常兴趣、行为和社会交往困难为特征。与孤独症甄别的是，AS 儿童的语言发育无明显落后。

当不完全符合孤独症的诊断标准时，则诊断为 PDD-NOS。因此，PDD-NOS 包括轻型或不典型孤独症。

早期征兆 部分儿童 3 岁前可发现的发育问题，部分在 24 月龄前可发育正常，以后逐渐表现不能学习新技能或发生倒退现象。早期征兆如下：12 月龄时对自己名字无反应；14 月龄时不指物体表示自己的兴趣（如不指飞过上空的飞机）；18 月龄时仍不会玩"装扮"（如喂布娃娃吃饭）；避免眼睛对视，喜欢独自玩；不能理解他人的感受或不能告诉别人自己的感受；语言发育延迟；重复单词或单句（言语模仿症）；答非所问；易被细小事干扰；有异常的兴趣；不停拍手，摇晃身体，或转圈；对声音、气味、感觉等有异常的反应。若儿童早期出现以上现象应尽早看儿童发育行为科医生，并定期随访。

诊断 尚缺乏客观的医学实验室方法，血液生化或基因的检查方法不能确定诊断。因此，孤独症和 AS 的诊断较困难，主要依据儿童临床表现来诊断，如语言、认知和适应性行为的明显发育迟缓。

诊断 ASD 的年龄为 3 岁后的儿童，少数儿童可在 18 月龄前发现，但疑诊 ASD 者，2 岁后则需要由有经验的专业医生组确定，若延迟至年长儿时诊断，明显影响其干预治疗。

因儿童发育有个体差异，少数儿童早期可表现社交或语言能力较差，但 5 岁后可发育到正常同龄儿童的水平，过早给儿童标以"PDD-NOS"则增加儿童或家长的心理负担。

治疗与预后 虽然 ASD 经过早期干预可改善部分症状，但尚不能治愈，持续终身。AS 预后较孤独症好，可正常上学，生活在主流社会中。

(黎海芪)

értóng shuìmián zhàng'ài

儿童睡眠障碍 （sleep disorder in children）

从出生至青春期各个年龄阶段，与睡眠相关的各种生理和（或）行为的异常。儿童睡眠障碍的发生机制、病因和治疗等方面，均与成人睡眠障碍存在很大差别。美国睡眠医学会在2005年的《睡眠障碍国际分类》（International Classification of Sleep Disorders，ICSD）第二版中，对成人睡眠障碍的分类进行了新的调整，并将儿童睡眠障碍单独进行分类。

ICSD将儿童睡眠障碍分类如下：①以睡眠启动困难为主要表现的儿童行为性失眠。②以入睡行为限制不足为主要表现的儿童行为性失眠。③婴儿期发病的原发性睡眠呼吸暂停。④儿童阻塞性睡眠呼吸暂停。⑤先天性中枢性低通气综合征。⑥夜间遗尿。⑦不宁腿综合征。⑧睡眠相关的节律性运动障碍。儿童睡眠障碍对儿童的身体健康可致短期或长期的影响，并在一定程度上影响儿童的学业成绩、行为以及社会功能，同时，儿童睡眠障碍对家庭其他成员造成明显影响。睡眠障碍儿童的父母更多地出现情绪低落、焦虑、疲劳甚至工作效率显著下降。儿童期睡眠障碍若得不到很好的控制与治疗，很多可持续到成人期，或者缓解一段时间后再次复发，但是儿童睡眠障碍的治疗始终没有得到很好的重视，很多家长甚至儿科医生误认为是一过性的，会自然缓解。临床上对儿童影响比较显著的睡眠障碍主要有以下几种。

阻塞性睡眠呼吸暂停　主要的表现为打鼾以及睡眠过程中反复、短暂的呼吸停止。呼吸暂停的结果导致在睡眠中经常短暂觉醒。尽管每次短暂觉醒持续的时间很短，却反复短暂地打断原有的连续睡眠模式，类似于晚上睡觉时被别人反复打搅惊醒，使得睡眠变得不连续、片段化。其发生率在儿童中为1%～3%，男、女童中无显著差异。

病因　大多数的原因是扁桃体和腺样体肿大，而阻塞气道，在肥胖的儿童中，此病发生率则更高。小龄儿童患有阻塞性睡眠呼吸暂停，可影响其生长发育，因为睡眠片段化可阻碍生长激素的分泌。其他的高危因素可有颅面部骨狭窄、腭裂以及先天愚型等。若患有过敏、哮喘、胃食管反流或反复鼻窦炎者，也易导致阻塞性呼吸暂停。

诊断　阻塞性睡眠呼吸暂停至少应符合下列标准的①、②、③项，通常明确的诊断仍需要进行多导睡眠记录仪的检查。①家长主诉患儿睡眠时有呼吸声响。②睡眠时有完全或部分气道阻塞现象。③伴随症状包括：a. 明显打鼾；b. 吸气时胸廓反常性内收；c. 晨起头痛或嘴干；d. 白天过度嗜睡；e. 行为问题，如多动、注意力不集中等；f. 用口呼吸；g. 肥胖；h. 遗尿；i. 生长落后。④多导睡眠记录仪的检测结果：a. 呼吸暂停/低通气指数大于等于5，或者呼吸暂停指数大于1；b. 动脉氧饱和度低于92%或者动脉血氧饱和度较基线值下降4%以上；c. 呼气末二氧化碳（CO_2）分压大于53；d. 呼气末CO_2分压大于45的时间占总睡眠时间的60%以上。⑤通常伴有其他的疾病，如增殖体和扁桃体肥大。⑥可有其他睡眠障碍的表现，如发作性睡病或周期性腿动。

治疗　需综合考虑其症状的严重程度、持续时间以及可能的病因。其首选方案为增殖体和扁桃体切除术。有70%～90%以上的患儿在手术后症状可得到明显的缓解。对于手术失败、无手术指征的患儿，可考虑采用呼吸末正压通气的方法控制症状，同时需要进行适应性行为训练，必要时可有行为治疗师参与。其他治疗方法包括药物治疗、控制体重以及体位治疗等。

发作性睡病　以白天无法控制的嗜睡为主要临床症状的神经系统疾病。患者往往有明显的功能损害，影响日常生活。该病起病通常始于青春期，持续终身。不同人种之间的发生率不同，北美及欧洲为1/4000，而以色列则为1/500 000，中国香港地区则为1/3000。典型发病过程为青春期起病，首发症状出现在15～30岁，但到最终的确诊时间则通常延搁10～15年。多数发作性睡病患者有明确的发作性睡病或嗜睡家族史，8%～12%患者一级亲属罹患同种疾病。

临床表现　其病理生理改变主要位于中枢神经系统，尤其是调节睡眠-觉醒的区域功能受到损害。典型的发作性睡病为四联症，即除了白天嗜睡外，还有猝倒、幻觉以及睡眠瘫痪症状，但是大部分患儿并非同时存在上述4项症状，有时可伴随其他症状，如睡眠紊乱、白天小睡、无意识行为以及学习成绩下降等。

诊断　发作性睡病的评估，包括躯体疾病评估、发育评估及学校表现评估、家族史，通常需要进行诊断性睡眠检查以明确诊断，如多导睡眠记录（polysomnography，PSG）和多次小睡潜伏试验（multiple sleep latency test，MSLT）是必须进行的检查。儿童PSG和MSLT的诊断标准仍沿用成年人标准，检查前，需令患儿暂停2周任何影响中枢神经系统的药物。

发作性睡病的诊断标准在2005年的ICSD中，将发作性睡病伴与不伴猝倒进行分开诊断（表）。

<table>
<tbody>
<tr><td colspan="2" align="center">表　2005 年美国睡眠医学会发作性睡病伴与不伴猝倒的诊断标准</td></tr>
<tr><td>发作性睡病伴猝倒须同时满足以下 4 项条件</td><td>发作性睡病不伴猝倒须同时满足以下 4 项条件</td></tr>
<tr><td>A. 患者每天白天过度嗜睡状态至少持续 3 个月</td><td>A. 患者每天白天过度嗜睡状态至少持续 3 个月</td></tr>
<tr><td>B. 有明确的猝倒发作，表现为情绪亢奋的情况下突然、暂时性的骨骼肌肌张力消失</td><td>B. 无明确的猝倒发作</td></tr>
<tr><td>C. 发作性睡病伴猝倒的诊断，若条件许可均需于整晚 PSG 后，进行 MSLT。结果满足两项之一即符合诊断标准：①前一夜至少保证 6 小时睡眠时间，MSLT 结果为平均睡眠潜伏期≤8 分钟，且 2 次以上出现睡眠开始时快速眼动睡眠。②患者脑脊液中发现食欲肽-1 浓度≤110pg/mL 或≤正常参考值的1/3</td><td>C. 发作性睡病不伴猝倒的诊断，必须在进行整晚 PSG 后，进行 MSLT。若前一夜至少保证 6 小时睡眠时间以上，MSLT 结果提示，平均睡眠潜伏期≤8min，且有 2 次以上睡眠开始时快速眼动睡眠，即符合诊断标准</td></tr>
<tr><td>D. 无其他睡眠障碍、神经系统疾病、精神障碍、药物或物质滥用等情况可以解释的嗜睡症状</td><td>D. 无其他睡眠障碍、神经系统疾病、精神障碍、药物或物质滥用等情况可以解释的嗜睡症状</td></tr>
</tbody>
</table>

干预及治疗　良好的睡眠习惯，可保证发作性睡病患儿有充足的夜间睡眠时间，在干预中非常重要，故家长及患儿应重视良好睡眠习惯的培养。无论上学时，或是放假期间，均应保持规律的睡眠作息，良好的入睡前习惯，如睡前 3~4 小时避免吃含咖啡因的食物、不在卧室看电视等。改变某些生活方式可有效地改善症状，如每天 1~2 次小睡可明显减轻发作性睡病的白天嗜睡症状。对于发作性睡病患者，应尽可能避免从事跳水、游泳等有一定危险的活动。药物主要用于控制白天嗜睡症状，治疗嗜睡的药物主要有中枢神经系统兴奋剂，如盐酸哌甲酯、莫达非尼等，控制诸如猝倒、幻觉及睡眠瘫痪等与快速眼动睡眠相关症状的药物有氯米帕明、氟西汀和文拉法辛等，绝大多数药物在儿童及青少年中使用需特别慎重。

发作性睡病是慢性、持续终身的疾病，需长期治疗，治疗的最终目标是保证患者能够适应正常生活，提高生活质量。

不宁腿综合征（restless leg syndrome，RLS）　主要累及下肢的感觉运动障碍。患者主观感觉下肢不适，在肢体静止的时候不适感觉更加明显，必须活动下肢才能暂时缓解症状。在儿童中的表现为不愿意上床睡觉，因为下肢的不适感觉在睡眠开始前特别明显，而儿童又无法正确表述，仅表现出不愿意上床睡觉。缺铁和 RLS 的发生有一定的关系，因此，须进行血常规及血清铁蛋白的检查，但非缺铁引起儿童 RLS 的药物治疗，缺乏临床研究资料。

儿童睡眠障碍非常普遍，并对儿童及家庭的白天功能有影响显著。大部分可通过行为治疗，必要时可结合药物治疗帮助控制甚至治愈。对于儿科医生来说，最重要的是首先要识别各种儿童睡眠障碍，尤其是高危儿童。药物治疗失眠、异态睡眠、发作性睡病等疾病前，一定要明确临床诊断，权衡用药利弊。

（江　帆）

értóng péiyù

儿童培育（child parenting）

养育和培养儿童直至其能独立照顾自己的过程。早期环境中的家庭、社区和托幼机构的环境对于儿童早期发展起到了非常重要的作用，而父母的培育技能则是核心所在。为儿童创造最好的环境，提供最充分的支持，对促进儿童健全的心理和强壮的体魄均有着重要的意义。

理论基础　儿童脑功能潜力很大，尤其是神经系统迅速发育的早期阶段，及早、充分利用环境刺激神经系统发育则十分重要。儿童与环境相互作用的过程中，通过自我调节产生需要，此种需要是解决心理与环境不平衡状态的内在动力和欲望，是心理发展的动力。人的需要可概括为，生理（吃、穿、睡）、安全、社交、自尊、自我实现五种。婴儿必须满足生理和安全的需要后，才能发展其他的需要。若儿童的某种需要尚未发展时，过早训练则不会成功。

基本技术　原则上，根据儿童神经心理发育的水平，可适当提前培育，实施过程中，应以表扬、激励为主，采取正面的引导，提出明确的要求，避免强迫。保教人员和家庭成员的教育方法要一致，不要偏袒，以免引起心理紊乱。培育的方法要保持稳定和一致，以利于儿童的发展。

设定的目标任务　应按照儿童发育的规律和顺序，采用略为提前的方法对婴儿进行感知、运动、语言、认知发展、情绪意志品德等方面的训练和培养，有目的、有计划启蒙。若输入的信息与儿童大脑认知发展水平一致时，儿童可适应但无促进作用；若输入的信息与儿童大脑认知结构无关或超过儿童接受能力时（如1岁婴儿学算术），儿童无法适应则可影响发展。只有输入的信息略高于儿童大脑认知结构时，可激发强烈的学习兴趣，促进发展。例如，儿童已有数的概念但不会计算时，可教学简单计算，激发学习的动力或需要。儿童在原有认知结构和行为模式的基础上，逐渐丰富已有的知识结构、改造获得新知识结构的过程，是儿童脑发育成熟和适应环境的过程。按发育水平和规律，实施教育和训练是成功的关键。若有恐惧则使学习困难，早期的启蒙教育和训练将导致失败。

行为习惯技术 应正确运用各种行为学反射原理，如条件反射等。原来不能引起某一反应的刺激，在学习的过程，把此刺激与另一个能引起反应的刺激同时给予，使之彼此建立联系，从而在条件刺激和无条件反应之间建立联系，是条件反射的原理。对婴儿可利用条件反射培育良好的生活习惯，而不良的条件反射则可导致一些不良生活习惯。例如，入睡的过程摇晃婴儿入睡，可导致入睡依赖，进而影响睡眠质量。

行为管理技术 该方法是通过结果来强化或弱化行为，采用操作性条件反射可有目的地引导儿童行为的发展。采取鼓励性刺激为正性强化行为，如奖赏、取消惩罚等，儿童可体会自己的行为是好的行为，可再重复。如果设定的目的行为简单，可直接告诉孩子要求。若行为复杂，通常需要示范、引导儿童。一般强化行为，需紧跟在行为发生后，最好是每次行为发生后就强化，并且间断性、正性强化儿童行为的效果比每次都给正性强化更好，

作用更持久。为减弱儿童某些不良行为，应采取不鼓励性刺激，即消极强化儿童行为。惩罚或取消原有的许诺，让儿童知道自己的行为未得到成人的支持。此技术可用于儿童品格、行为教育等，而大声责骂或体罚则会伤害到儿童的心理健康。

"冷处理" 比较有效且较温和的行为管理方法，亦称暂停法（time out）。此方法适用于2~6岁的儿童的不良行为。其前提是儿童在做一些专注或喜欢的事情，当出现不良行为时，立即终止其喜欢的事情，让孩子有一段时间time out，即暂停喜欢的活动。实施此方法时，首先要注意，该方法仅在孩子正在从事喜欢或专注的活动时使用，也就是有一定量的"time in"活动时使用。同时，此方法最适用于比较严重，但发生频率不高的行为。其次，out的时间应短暂，一般1岁的婴幼儿应在1分钟内，实施时需要每次给予一个警告与提示，即用一句简单的话让孩子知道原因。在结束后，要简单解释，切忌长篇大论说教。在孩子接受后，马上让他/她回到原来喜欢的活动，即给予time in，不要再责备孩子。实施此方法，需要一段时间不断反复，直至行为消失。

在培育儿童过程中，家长应对儿童适宜要求、讲道理，在儿童心目中树立权威性。成人之间，包括家长、家人、教师对儿童的要求、态度、言行、教育方法应一致，不宜任意对儿童做不兑现的许诺，否则就等于教儿童说谎。儿童的不良行为和好的行为均可通过学习获得，因此，教育过程中应注意采用有目的、积极的学习过程，避免不良行为影响。

（江 帆）

fùmǔ xíngwéi

父母行为（parents' behavior）

家庭是儿童成长过程中最为重要的环境，父母的关系、行为等影响着儿童的行为及心理发展。例如，在出生早期，婴儿最好的早期教育的方法即是母亲近距离的微笑、说话，父母与儿童之间良好的关系对于儿童终身的行为及心理有着重要的影响。但是现实生活中，许多父母的行为以及家庭的问题和矛盾，在不知不觉中影响着儿童的行为以及其健康的心理发展，很多情况下这些影响是不可逆转的。几种对儿童身心健康影响较大的父母类型及其对儿童的影响论述如下。

忽视型 此类型父母常常对孩子的社会适应性和情感需求未予注意和理睬，缺乏促进孩子智力发育的激发行为和手段。此类型父母可表现为冷漠、自私、压抑，对照顾孩子不感兴趣。在某些严重情况下，完全忽视孩子在保护、教养和引导方面的需求。有些父母仅满足孩子的生理需求，却忽视智力开发等所需的适宜刺激，如不给孩子玩具以满足探求事物究竟的愿望，不给予讲故事、去户外认识大自然、和孩子共同讨论等。此类型的儿童，常表现为对周围事物不感兴趣、智力低下、无参与意识和冷漠等一系列的近期和远期的后果。例如，智力方面易发生学习困难，情感方面易出现压抑、焦虑、行为异常和人格缺陷，社会适应性方面易冲动、社会适应能力低下等。此类型的儿童就诊时，常表现为反应迟钝、情感淡漠，对周围事物无反应，严重时可伴有发育迟缓或营养不良。

过度刺激型 此类型父母希望自己的孩子成龙成凤，总是用

超前的眼光看待孩子，用过高的标准衡量孩子的发育水平。某些社会因素，如高龄父母、教育系统的激烈竞争、社会竞争等，共同导致此种现象发生。父母对孩子的过度刺激容易使孩子产生误解，认为表现好、进步快是获得父母爱的重要方式。不少家长过早地给孩子加上各种负担和压力，希望孩子始终保持优秀，并对自己孩子的表现沾沾自喜。这种超负荷的培养往往使孩子失去了玩耍和活动的机会，从而影响正常的生长发育。此类型的孩子常常抱怨太疲劳、睡觉时间少，年幼儿则表现为脾气暴躁。

虐待型　此类型父母对儿童存在心理虐待或情感虐待等，表现为对孩子过分严厉、过度指责或限制、辱骂、嘲笑，甚至与孩子持敌对态度。情感虐待时，消极情绪为主要的特征，家庭成员的言行处处表现为彼此不信任、自我评价低和缺乏安全感。此类父母曾在童年或人生转折时期，有被虐待史，心中往往充满憎恨、后悔等。而受心理虐待的孩子，其影响各异。内向的可表现出焦虑、压抑、沮丧、害羞、追求完美和依赖性强等，可表现自我控制力极强。外向型的则表现为攻击性强、多动、不守规矩、目无尊长、无责任心、易激惹，对批评过于敏感，可表现自控能力不强，对现状不满，社会适应能力差。此类孩子常表现出对爱的渴望，非常希望得到家长的喜欢，常表现出夸大的需求。同时，平时表现害羞、缺乏自信心和交往能力，对其家长深深不满和愤怒。在情感虐待中，此类孩子可长期缺乏自信心，容易贬低自身价值，无法与人建立亲密的关系，并在将来的婚姻和择业上遇到困难，

出现各种心理障碍。

溺爱型　此类型父母对孩子倾注过分的关爱，百依百顺，而此类孩子则常常不遵循任何规矩，无言行的限制。此类型的父母常常年龄偏大或离异，总是避免任何与孩子的冲突。被惯坏的孩子常用哭闹、抱怨、威胁和发脾气等方式来控制父母。大多数被溺爱的孩子行为较幼稚、自私，经受不住打击，缺乏自信，遇到困难时缺乏勇气，若没有达到个人的目标时易对自己失望。此类孩子往往自控能力较差，在服从命令时易有不良行为，如伙伴关系不良等。

（江　帆）

 értóng xīnlǐ bǎojiàn

儿童心理保健　（child mental health care）

采用教育生物学的研究结果，为促进不同时期儿童心理行为发展而进行的保健。随着社会的发展以及医疗水平的显著提高，儿科疾病谱发生了显著的变化。既往威胁儿童健康的感染性疾病以及营养性疾病得到了有效的控制，而与之相对应的心理行为问题越来越凸显，并受到了更加广泛的关注。与既往儿童保健工作的重点为生长发育、体格生长的保健工作一样，儿童心理保健也需要根据不同的年龄及发育水平进行，通过对家长以及抚养人的宣教，为儿童早期心理健康发育创造良好的环境。

婴儿期　此期保健的重点是促进感知觉、运动发育、语言、情感的发展。父母应按不同月龄的婴儿发展能力，给予有声、图、色的玩具，可刺激婴儿对外界的反应，促进婴儿感知觉、行为发育，提高婴儿神经心理的发育水平。布置丰富的视听环境，可唤起其愉快的情绪反应，促进良好

的个性发展。正常的、愉快的情感需要父母的关爱和积极参与，及时满足婴儿需要，使婴儿感觉安全，对成人产生信赖；反之，则易产生焦虑不安和恐惧。若忽视父母对婴儿的早期教育，则是一种忽视婴儿的行为。

幼儿期　此期幼儿运动与语言基本能力得到进一步发育，能主动观察、认知、进行社交活动，尤其自我意识得到的发展，对周围环境产生好奇心，喜欢模仿，并出现第一个违拗期，即各种活动"自己来"，但易被成人过分呵护而抑制其独立能力的发展。幼儿期的个性发展是人生自信、勤奋或依赖、退缩等心理状态发展的基础，需注重促进语言发育、大运动和精细运动能力的协调发展。父母应重视与幼儿的语言交流，同时促进幼儿伙伴的游戏、如讲故事、唱儿歌等，同时选择各种类型的玩具，促进小肌肉动作协调发育，发展幼儿想象、思维能力。在日常生活中，安排规律生活，培养幼儿独立生活能力，养成良好的生活习惯，为适应幼儿园生活做准备。幼儿的注意力持续时间短，安排学习活动不宜过长。

学龄前期　此期是儿童动作的协调发育，语言、思维、想象力等进一步成熟，是个性、性格形成的关键时期。此期儿童的智力发展迅速，独立活动范围不断扩大，良好的学习兴趣、习惯与在校学习行为有关，应在日常生活和学习活动中，注重培养儿童的各种能力，包括培养学习习惯、注意力、想象力和思维能力的发展。通过同伴游戏、体育活动可增强体质，学习遵守规则和与人交往。活动内容应动静结合，以游戏为主，可增加儿童兴趣，但

每次活动时间应以 20～25 分钟为宜。

学龄期 此期儿童逻辑思维发育成熟，求知欲强，意志力强，个性发展明显，应在教育环境中，培养良好的学习兴趣、习惯和"感悟"能力。在日常学习和生活中，应为儿童提供适宜的学习条件，给予正面、积极的教育，提高素质教育；可积极开展各项体育活动，不仅可增强体质，而且同时可培养儿童良好的人格、坚强的毅力、拼搏奋斗和团队协助的精神。

青少年期 此期儿童生理发育较成熟，而心理和社会适应能力发展迅速发展，其心理发展复杂，易产生青春期的各种心理卫生问题，并出现第二个违拗期，即要独立参加社会实践。此期保健重点是要培养良好的人生观，应注重培养意志、团队精神，学习助人，尊敬待人，遵守纪律等，培养勇于承受压力与失败的良好心理状态，帮助认识社会的各种现象，提高是非判断能力，把握自己的行为，远离恶习。同时应进行正确的性教育，使其在生理上和心理上对"性"拥有正确的认识。

（江 帆）

értóng xīnlǐ zīxún

儿童心理咨询（child psychological counseling） 采用心理发展的理论和技术，通过与家长、儿童的谈话，发现其存在的问题及原因，改善育儿的方法，增强对环境的适应性，解决儿童发育过程中出现的各种行为问题，使之身心健康成长。对儿童进行心理咨询的目的，是帮助儿童及家长摆脱消极情绪，增加家长的知识和儿童的自我认识，确认内在价值，了解自身需求、调动积极

性，发挥潜能，协助其自己去解决问题。咨询师应遵循教育和发展的原则，为儿童和家长提供适宜的儿童发展和育儿的知识和信息，助人自助，增强身心健康。

主要对象 基本上是健康的并有各种心理行为问题的儿童。学龄前儿童和学龄期儿童，在接受咨询时，家长和儿童可同时参加，或分别参加，应利于医生对儿童行为表现的观察，以及家长与孩子之间的沟通与互动。青少年的咨询，家长和儿童应分别开展咨询，处于青春发育期，有某些隐私问题，应给予尊重和保护。

内容 包括身心发育的各种问题，首先应评估儿童的生长发育水平，必要时应给予诊断性测评，提供科学教养和环境优化的知识，处理各种心理行为障碍或问题，提供处理各种矫治方法。

方法 咨询的形式包括门诊咨询、信函咨询、专题咨询、现场咨询以及电话咨询等。咨询有一定的程序，首先需要与咨询对象进行预约，预约时可初步了解儿童的年龄、性别和主要问题，便于安排有相关治疗经验的医生进行咨询。首次咨询时，需要了解儿童来咨询的主要问题，并通过了解与之有关的生长发育状况、家庭和学校教育环境。如有需要，可进行发育评估、实验室检查、电生理或影像学检查等。通过咨询，应做到如下几点：①选择要解决的问题，如主要问题、次要问题和其他问题。②定义问题，对每一个问题具体实际表现的陈述，提高其准确性。③确定目标，此目标是整体的长期的目标。④构建具体目标，即具体目标可看作是一些步骤。⑤安排具体措施，即为具体目标而设计的行动方案。

多种或复杂行为症状咨询，

如心身问题的咨询，头痛、腹痛、头晕等；训练性治疗的咨询，如多动的自我控制等，应多次咨询方能解决问题。儿童保健专业人员在具有相当的优势，咨询中的重点问题是改变家庭对行为问题的看法，即要了解心理问题的躯体表现。

治疗儿童任何心身症状的关键一步是增强父母的自信心，评价和咨询步骤：①完整的病史。②仔细的体格检查。③实验室检查，确定身体健康问题。④全面评估后，与父母解释诊断。⑤说明儿童身体方面的问题。⑥解释情绪可引起躯体症状。⑦与其父母解释躯体症状的心理疾患原因。⑧帮助父母理解特定的诊断。⑨与父母说明此症状在生长发育中发生概况。⑩使父母建立配合医生有效处理的信心。⑪鼓励儿童正常的活动，特别是参加学校活动。⑫让儿童与同伴有更多的相处时间。

治疗 在训练性的治疗中，咨询师应和父母讨论儿童的抚育和教养问题。训练性治疗的咨询步骤：①教会行为矫正的基本原则。②列出问题行为的类别。③帮助父母寻找解决问题的优势。④制订治疗计划、确定阶段目标和评估治疗结果。⑤为家长示范正确的接纳儿童。⑥记录治疗计划的实施。

有效的治疗方案都必须适合来访者的问题和需要，即使来访者有相似问题，治疗方案也不能复制，因每个儿童的父母婚姻、所遇到的学习问题或自身问题均有差异，治疗方案均应考虑来访者的优势和弱点、压力源、社会支持网络、家庭环境，以及症状模式等来制订。

（江 帆）

értóng shēngzhǎngfāyù jiāncè

儿童生长发育监测 （child growth and development monitoring）

通过定期健康检查、生长监测和发育筛查，对儿童的体格生长和心理行为发育进行定期、连续的测量与评估。其目的是早期发现儿童体格生长和心理行为发育的异常，及时分析有关原因，并采取相应的干预措施。

定期健康检查 按一定时间间隔对儿童进行健康检查，是儿童生长发育监测的基础环节，也是儿童保健工作的重要内容。

意义 此检查让医生和父母系统地观察儿童的喂养状况、体格生长和神经精神发育状况，了解在护理、喂养、教养和环境中存在的问题，尽早发现异常，并采取相应措施进行预防和治疗。医生可针对每一个儿童的具体情况进行指导，对父母提供面对面的护理和喂养咨询，促进儿童健康成长。

检查时间 见婴儿保健，具体时间可结合儿童免疫接种时间进行。

检查内容 包括问诊、体格测量与评价、全身体格检查和实验室检查。

问诊 问诊的要点各年龄期不同。新生儿期，重点询问母亲怀孕时的年龄、健康和营养状况，是否近亲婚配及患病史；新生儿出生时有无窒息、产伤，生后有无出血、感染或黄疸，出生体重及母亲孕周；母乳喂养情况。婴儿期，重点询问喂养方式、喂养习惯、哺乳量，添加辅助食品的月龄、种类、数量，添加维生素D制剂情况；儿童睡眠、大小便、户外活动的状况和习惯；预防接种的种类和次数，以及曾患过何种疾病或传染病。幼儿期，重点

询问家庭饮食习惯、喂养行为，有无挑食、偏食等不良习惯；睡眠、体格锻炼、口腔卫生等生活习惯的培养；预防接种完成情况和患病情况。学龄前期，重点询问内容除与幼儿期大致相同外，还要询问卫生习惯，如早晚刷牙、饭后漱口、饭前便后洗手，以及与其他小朋友的交往情况等。

体格测量 所有儿童均要测量身长（身高）和体重，2岁以内儿童还可增加头围的测量。根据测量结果，按儿童的年龄对其体格生长情况进行评价。通过健康体检筛选出的营养不良儿童，应进行重点管理。

全身体格检查 观察儿童精神状态和反应能力，头发的光泽，面色和皮肤是否苍白或发黄，口唇是否发绀；眼睑有无水肿；有无畸形等。头颅大小有无异常，6个月以内婴儿有无"乒乓颅征"（表现为囟门增大边缘变软，或枕部按之呈乒乓球样弹力性软化），婴幼儿还要检查前囟的大小、张力和闭合情况。眼睑是否正常，巩膜有无黄染，有无分泌物或斜视，眼距有无过宽。4岁以上儿童要检查视力是否正常；外耳有无畸形，耳道有无分泌物，听力是否正常；口唇颜色，口腔黏膜及咽部有无充血，有无唇、腭裂，乳牙数目，有无龋齿；胸廓有无鸡胸、漏斗胸、串珠肋、哈里森（Harrison）沟；听诊肺部有无啰音，听诊心脏有无杂音；腹部有无异常包块、膨隆，肝脾有无肿大。外生殖器有无畸形，男婴（童）有无包茎、隐睾、鞘膜积液；女婴（童）尿道及阴道有无分泌物、外阴粘连等。脊柱和四肢有无畸形、先天性髋关节脱位的体征，四肢肌张力有无异常；全身浅表淋巴结有无异常肿大等。

实验室及其他检查 根据体格测量和全身体格检查结果，确定相应的实验室检查项目。一般情况下，生后6个月或9个月检查血红蛋白，1岁以后每年检查血红蛋白一次；1岁、2岁分别进行尿常规检查一次，2岁以后每半年检查大便一次，了解有无寄生虫卵；必要时可做肝功能、X线等检查。

注意事项 每次定期健康检查后，应将个体儿童的体格测量和检查结果详细记录在保健卡（册）中，对所测量的身长（高）、体重等数值要进行评价。中国评价儿童的体格生长和营养状况时，可采用世界卫生组织（WHO）标准或中国九市儿童体格调查数据，并采用离差法评估儿童的体格生长水平。常用年龄别体重、年龄别身高和身高别体重三项指标评价个体儿童的营养状况，并计算群体儿童体重低下、发育迟缓和消瘦的百分率。对每名受检查儿童均进行健康状况评估，包括体格生长、营养状况等，有无营养缺乏性疾病（如营养不良、贫血、佝偻病）、遗传性疾病或先天畸形，以及其他异常等。对检查出来的体弱儿和患儿要分别进行登记，建立专案管理记录，积极治疗，并转营养不良门诊随访观察，结案后转入健康门诊管理。同时，将体格测量和检查结果反馈给家长，对家长提供有针对性的咨询，并对家长进行合理喂养、科学护理、体格锻炼、疾病预防和伤害预防等指导。

生长监测 联合国儿童基金会推荐的一套较完整的儿童系统保健的方案，尤其适合农村地区儿童。

监测指标 主要是体重、身长（高）和头围。体重增长速度

减慢，说明喂养不当，食物所提供的热能和蛋白质不能满足儿童生长发育的需要，或者是儿童反复患感染性疾病，尤其是感染性腹泻所致。

儿童生长监测图　根据同性别、各个年龄组儿童体重指标的数值标在坐标纸上，连成参考曲线而绘制的图。对个体儿童的体重进行连续的测量与评价，直观地监测儿童体重生长的水平和速度，动态地观察婴幼儿生长发育的趋势，早期发现生长迟缓现象，防止其发展成为营养不良。同时，通过使用生长监测图，父母也可学会亲自监测儿童的营养状况，更能及时地发现生长问题，提高家庭自我保健能力，促进儿童健康成长。

在所有营养不良儿童中，体重增加速度下降主要发生在 6～24 个月龄。若将注意重点仅放在中、重度营养不良的儿童，则会错过早期干预的机会。采用某次的体重测量值与常模比较，其缺点是不能及早发现进行中的营养不良。体重曲线的走向是否向上，并且与图中的标准曲线是否平行则十分重要。应用生长发育图监测生长速度和趋势，可早期察觉生长速度减慢现象，及时干预，防止发展成为明显的营养不良。

郭迪教授与 WHO 合作，编制了"0～6 岁儿童生长发育保健卡"，其中生长发育图将体格生长监测和社会心理发展监测合为一体，一目了然。生长发育图自上而下分为 5 个区：上红色区为体重在平均数加 3 个标准差以上，上黄色区体重为第 97 百分位值到平均数加 3 个标准差，无色区体重在第 3～97 百分位值，下黄色区体重在第 3 百分位值到平均数减 3 个标准差，下红色区体重在

平均数减 3 个标准差以下。即无色区为正常范围；黄色区为警告，有肥胖（上黄区）或营养不良（下黄区）的危险；红色区为严重警告，已有肥胖（上红区）或营养不良（下红区），应到医疗保健单位进一步诊治。在图的下方为心理测验项目，每一项目条有无色、黄色和红色 3 段。

在项目条的左侧点，表示该项目 50% 孩子通过的年龄，黄色开始的点为 75% 孩子通过的年龄，红色开始的点为 90% 孩子通过的年龄。进行心理测验时，在年龄坐标上找出实际年龄，然后垂直划线，应检查切年龄线的项目及切线左侧的项目，至少在年龄线左侧的项目均应通过。如果在切年龄线的项目中有 2 项黄色不通过或 1 项红色不通过，应转到上级保健或医疗单位进一步检查。切年龄线仅 1 项黄色不通过，可于下次再检查。中国采用 9 市儿童体格调查数据并陆续编制了不同版本的儿童生长发育监测图，用于保健和临床工作（图1、图2）。

实施方法　生长监测通常采取测量、标记、画线、评估和指导几个步骤。以体重监测为例。①测量：新生儿出生后及 28 天分别测量体重，6 个月以内婴儿每月测量一次体重，7～12 个月婴儿每 2 个月测量一次体重，1～3 岁儿童每 3 个月测量一次体重。体重测量见儿童体格生长。②标记：每次测量儿童体重后，在生长发育图的横坐标上，找出儿童此次测量体重时的月龄，在纵坐标上找出体重测量值，在该月龄的上方与体重测量值相交的空格里画一圆点。③画线：将此次圆点与前次画的圆点连接起来画一条线。④评估：根据生长监测图上儿童

体重的位置和增长趋势，评估儿童的营养状况。儿童生长曲线与参考曲线走向相平行，说明体重增长正常；此次体重值减上次体重值等于零，儿童生长曲线不与参考曲线走向平行，而与横轴平行，说明体重不增；此次体重值减上次体重值等于负数，儿童生长曲线与参考曲线走向相反，说明体重下降；此次体重值减上次体重值虽为正数，但其增长值低于该月龄增长的最低值，为体重低偏。监测儿童体重曲线偏离（包括低偏、平坦、下斜）率在 6～18 个月龄组高于其他月龄组。在各月龄组中，出现体重曲线低偏的概率均比出现体重曲线平坦、下斜的概率高，尤以 0～12 个月龄组明显。体重曲线低偏的主要原因是喂养不当，而曲线平坦、下斜的主要原因是罹患呼吸道或消化道疾病。⑤指导：根据体重曲线的变化及原因指导家长，在测量儿童体重、标记儿童体重曲线的同时，要向家长进行面对面的健康教育，促使家长理解自己孩子的体重曲线在生长发育图中的走向，并从中了解其生长趋势，以及营养、疾病对孩子生长趋势的影响。有的儿童体重曲线一直在第 3 百分位参考曲线以下，但只要生长趋势与参考曲线一致，说明其生长速度正常，不作为重点管理的对象。

体重增长有问题的儿童，应从以下三个方面进行诊断和干预。①对营养缺乏的儿童，分析营养不足的原因，从辅食添加、饮食习惯、儿童的食欲状况等方面进行询问分析，有条件的可根据孩子的年龄计算出应有的入量，进行膳食评估及营养计算，必要时做一些营养方面的化验检查。鼓励母乳喂养，指导家长正确添加

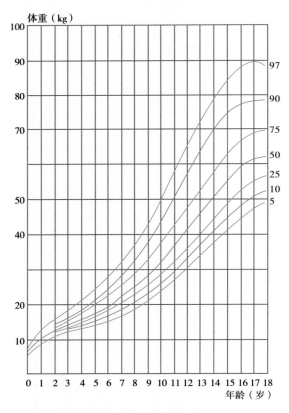

图1 中国0~18岁男童体重增长曲线

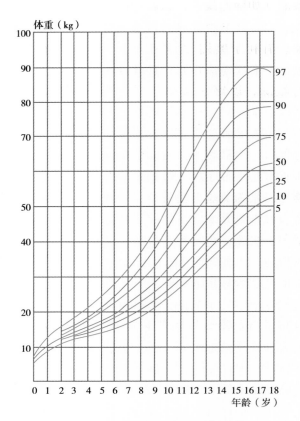

图2 中国0~18岁女童体重增长曲线

辅食，合理喂养，纠正不良饮食习惯，解决入量不足或有关营养素不足等问题。在喂养指导的同时，每月监测儿童的体重，继续观察体重增长的趋势。②对感染所致的儿童，如腹泻、感冒、肺炎等，要针对感染的病因给予及时治疗。对反复感染的儿童，可选用增强儿童免疫功能的药物，调节机体免疫力，以达到减少和控制感染的目的。③对照顾不当所致的儿童，要采取综合措施，尽可能地改善居住和卫生条件，为儿童提供良好、愉快的生活环境，同时加强儿童的体格锻炼，增加室外活动的时间，积极防治疾病，以保证儿童健康成长。

注意事项 ①充分培训基层医务人员，使每位医务人员了解生长监测的意义，切实掌握监测和咨询技术。②生长监测不仅是称体重、画图表的简单操作，称

体重和画图表仅是手段而不是目的。③监测过程既要注意儿童体格生长水平在生长监测图中的位置，还要重视儿童的生长趋势。④医务人员应将监测结果反馈给儿童的母亲，并根据监测结果进行解释和指导，充分体现监测的意义。⑤将生长监测纳入当地儿童保健和儿科临床的常规服务之中，不断提高对营养不良儿童的管理水平。⑥生长监测图可评价、监测个人生长，也可筛查群体儿童问题，并可与其他信息一起评价儿童一般健康状况，但不能用于健康诊断。

生长监测评价还需考虑喂养方式的差异，如人工喂养的婴儿3~4个月后较母乳喂养的婴儿胖，因此，评价纯母乳喂养婴儿的生长时，应考虑与人工喂养婴儿的差别，避免不必要的检查，或采取补充配方奶，或过早引进固体

食物等不当方法。鼓励儿童保健工作者及时教会儿童的抚养者如何使用生长监测图，有利于及早发现儿童生长问题。此外，特殊人群的生长曲线，如早产儿、低出生体重儿（<2500g）和极低出生体重儿（<1500g）的生长与正常体重的足月儿不同，在儿童早期不应快速追赶生长，以免发生儿童期的成年人病。而有特殊健康需要的儿童，如智能障碍、有发育遗传疾病或其他疾病儿童的生长，也往往与正常儿童不同，实际保健工作中需提供针对性的健康评价和喂养指导。

心理行为发育筛查 用途广泛，在儿童保健工作中主要用以评估儿童心理行为发育是否正常，及早检出智能迟缓、情绪紊乱、行为异常等儿童，分析其原因并采取干预措施；对高危儿（如出生时有窒息者）或患有神经系统

疾病（如脑性瘫痪、癫痫）的儿童，检查其是否伴有上述心理障碍，有利于鉴别诊断和判断预后；对干预（治疗）中的儿童进行跟踪，以评估采取干预措施后的效果。

筛查方法 心理行为发育测验的每一个项目都是通过观察众多正常儿童的行为模式来确定的，常用工具为测验儿童综合能力的发育筛查性量表。其测验的方法简单、快速，能将智力发育可能有问题的儿童筛选出来，因此筛查法最适合基层儿童保健门诊和高危儿发育监测随访。监测的时间可以结合婴幼儿定期体检的时间，即 3 个月、6 个月、9 个月、12 个月、18 个月、2 岁、2 岁半、3 岁，也可在一些关键年龄（3～4 个月、8～9 个月、1～1 岁半、2～2 岁半等）检查。

儿童心理行为发育测验的量表，按年龄可分为新生儿测验、婴幼儿测验、学龄前儿童测验和学龄儿童测验；按测验对象可分为个别测验与集体测验；按测验范围可分为单项能力测验与综合能力测验；按测验精度可分为筛查性测验与诊断性测验。从儿童保健实用角度，多采用筛查法与诊断法的分类，其区别见表。

筛查实施 主要用于儿童保健门诊对儿童进行发育监测，其次是对儿童是否伴有发育问题给予客观的证实，另外可用于人群的流行病学调查。发育监测是指对儿童个体进行定期的、连续的心理行为发育检查，并且给予评价的过程。发育监测的重点对象是高危新生儿，如母亲孕期病毒感染、妊娠高血压综合征或患有其他严重疾病；早产、低出生体重、出生窒息、缺血缺氧性脑病、颅内出血；新生儿期患有败血症、脑膜炎等严重感染性疾病或检出患有唐氏综合征、苯丙酮尿症、甲状腺功能减退等遗传代谢性疾病。

注意事项 ①要客观地了解儿童，帮助儿童更好地发展。②筛查室内应无其他布置或宣传画等，以免分散儿童注意力；房间内要保持安静，有适当的光线照明，通风良好，桌椅高度要适合儿童的高度。不应在饥饿时或临睡前进行筛查测验，且要了解儿童有无发热等身体不适。③筛查者应接受过心理筛查测验的培训，对筛查测验的性质和意义有充分了解，能熟练掌握筛查实施方法、程序和指导语；对儿童和蔼、耐心、热情，用适当方法给儿童鼓励，以增强信心；对筛查结果的解释必须结合所做的具体测验方法，以及当时测验的具体情况（如受检者有无情绪或身体

不适，有无干扰等），给以合理的解释。

（王惠珊）

értóng yíngyǎng

儿童营养（child nutrition） 儿童为满足其生长发育需要而应该的食物摄入。营养素的供给应满足儿童生长发育的需要和生理活动的需要，应采取平衡膳食。良好的营养是儿童健康的基础，若营养缺乏可降低儿童的免疫功能，是发生疾病的危险因素。

碳水化合物 为供能的主要来源。6 月龄内婴儿，其主要来源于乳糖、蔗糖和少量淀粉类食物，而年长儿则主要来源于谷类食物。摄入过多的碳水化合物食物不利于儿童生长，特别是影响肌肉发育，若摄入过少可致儿童体重发育不良。

脂类 脂肪、胆固醇、磷脂的总称，是机体的第二供能营养素，亦是机体中重要的组织成分之一。动物性食物、各种油类食物是脂肪的来源，对婴幼儿来说，不需限制脂肪的来源。在婴儿食物中，脂类的来源应以动物性食物为主，脂肪所提供的能量比例较高（35%～50%）。随着年龄的增长，脂肪占总能量比例下降，年长儿则为 25%～30%。脂肪可贮存机体的多余能量而致肥胖，摄入过多的饱和脂肪酸是导致成人期心脏病的高危因素之一。正常儿童的体内，可自己合成二十二碳六烯酸（DHA）和花生四烯酸（AA），但早产儿却缺乏此能力。

蛋白质 构成人体组织、细胞的基本物质。食物中的蛋白质主要用于机体的生长发育和组织的修复。生长发育愈迅速，所需蛋白质量则相对愈多。新生儿期的蛋白质需要量最高，以后随年

表　儿童发育筛查法与诊断法的区别

项目	筛查法	诊断法
测查特点	方法简单、快速	方法详细、复杂
测查目的	将智力发育可能有问题的儿童筛选出来	对智力发育有问题的儿童做出全面评价
测查时间	5～15 分钟	1～2 小时
测查结果	正常或不正常	智商（IQ）或发育商（DQ）
缺点	只能定性，不能算智商	测验费时间，测查员需专门培训
应用对象	正常儿、高危儿、可能有问题的儿童	筛查结果有问题的儿童、需进行早期干预的儿童、科研所需对象

龄增长逐步下降，蛋白质的摄入应占总能量的 8%～15%，而动物蛋白、大豆蛋白，生物利用率高，属于优质蛋白质，应占蛋白质的摄入的 50% 以上。

矿物质 包括常量元素和微量元素。每日膳食需要量在 100mg 以上的称为常量元素，其中含量>5g 的有钙、磷、镁、钠、氯、钾、硫等；微量元素体内含量极低，均小于 0.01%，需通过食物摄入。必需微量元素，如碘、锌、硒、铜、钼、铬、钴、铁等；可能必需元素，如锰、硅、硼、矾、镍等；而潜在毒性元素，如氟、铅、镉、汞、砷、铝、锂、锡等，但在低剂量时，可具有某些功能。不同的微量元素，在体内分布不同，代谢途径、调节功能均不同。其检测方法复杂，不宜简单地检测血清水平来反映体内微量元素状况，但儿童期易于发生铁、碘、锌缺乏，或者铅过量或中毒等。

维生素 维持人体正常生理功能所必需的一类有机物质，因体内不能合成或合成量不足，须由食物中得到供给（表）。据其溶解性可分为脂溶性（如维生素 A、D、E、K）和水溶性（如维生素 B 族、维生素 C、叶酸、泛酸、烟酸、胆碱、生物素）。若蛋白质摄入恰当，维生素的缺乏则很少发生，但在儿童期，易缺乏维生素 A、D、K。脂溶性维生素排泄缓慢，缺乏时，有关症状出现较迟，若过量则易致中毒。若水溶性维生素多余时，可迅速从尿中排泄，不易发生中毒，若缺乏时，则迅速出现症状，应每日供给。

其他膳食成分 包括膳食纤维和水。

膳食纤维主要来自植物，如谷类、新鲜蔬菜、水果。膳食纤维具有吸收结肠水分、软化大便、增加大便体积、促进肠蠕动等功能。过多纤维素的摄入可干扰机体矿物质的吸收，如铁、锌、镁和钙。

水的需要量，对儿童来说，与能量的摄入、食物种类、肾功能成熟度、年龄等因素有关。婴儿可从乳汁和其他食物中获取充足的水量。为减少胃肠负担，避免额外给婴儿过多的水或果汁。婴儿每日 6～7 次小便即提示水的摄入基本足够。

（黎海芪）

értóng nénglìang dàixiè
儿童能量代谢（energy metabolism during childhood） 食物在体内经过消化、吸收，分解、合成产生能量，释放、贮存、利用的过程。基础代谢、生长、食物热效应、运动、排泄消耗等五部分能量的总和是儿童的总需要量，其中生长所需的能量是儿童期的代谢特点。

儿童能量代谢中基础代谢占 50%，排泄消耗占能量的 10%，生长和运动所需能量占 32%～35%，食物热效应占 7%～8%。儿童能量的需要与年龄和不同的状态有关，若以体重表示，6 月龄内的婴儿，其能量的需要是成年人的 3 倍，此与婴儿肠道吸收功能不成熟和较高的代谢率有关。

基础代谢率（basal metabolism rate，BMR） 在 20℃（18～25℃）室温下，餐后 10～14 小时，清醒、安静状态下测量维持机体基本生命活动所需的最低能量。BMR 与儿童年龄、性别、环境温度、健康情况、肌肉组织量、营养状况等因素有关。婴儿重要器官的代谢率与其重量成比例，新生儿期时，脑发育的能量占基础代谢的 70%，1 岁内为 60%～65%。儿童基础代谢的能量较成年人高，并随年龄增长、体

表 各种维生素和部分矿物质的食物来源

种类	来源
维生素 A	肝、牛乳、奶油、鱼肝油；有色蔬菜中的胡萝卜素
维生素 B$_1$（硫胺素）	米糠、麦麸、豆、花生；瘦肉、内脏；肠内细菌和酵母可合成一部分
维生素 B$_2$（核黄素）	肝、蛋、鱼、乳类、蔬菜、酵母
维生素 PP（烟酸、尼克酸）	肝、肉、谷类、花生、酵母
维生素 B$_6$	各种食物中，亦由肠内细菌合成
维生素 B$_{12}$	动物性食物
叶酸	绿叶蔬菜、肝、肾、酵母较丰富，肉、鱼、乳类次之，羊乳含量甚少
维生素 C	各种水果及新鲜蔬菜
维生素 D	鱼肝油、肝、蛋黄；人皮肤日光合成
维生素 K	肝、蛋、豆类、青菜；部分维生素 K 由肠内细菌合成
钙	乳类、豆类、绿色蔬菜
磷	乳类、肉类、豆类和五谷类
铁	肝、血、豆类、肉类、绿色蔬菜、杏、桃
锌	鱼、蛋肉、禽、全谷、麦胚、豆、酵母等
镁	谷类、豆类、干果、肉、乳类
碘	海产品

表面积的增加逐渐减少，如婴儿的 BMR 约为每日 230kJ/kg，7 岁时每日为 184kJ/kg，12 岁时每日约为 126kJ/kg，成年人则每日为 105~126kJ/kg。

食物热效应 食物中的宏量营养素，除了为人体提供能量外，并在消化、吸收过程中，出现能量消耗额外增加的现象，即食物代谢过程中所耗的能量，如氨基酸的脱氨以及转化成高能磷酸键产生的能量消耗，称为食物热效应。食物热效应与食物成分有关，蛋白质的热效应最高，因蛋白质分解的 57% 氨基酸，在肝内合成尿素而消耗能量，氨基酸产生高能磷酸键少，体内能量消耗持续 10~12 小时。蛋白质在消化、吸收过程中所需的能量，相当于摄入蛋白质产能的 25%。脂肪的热效应为 2%~4%，取决于脂肪酸被氧化或贮存。碳水化合物转化为葡萄糖和糖原，消耗 7% 的能量。婴儿食物含蛋白质多，食物热效应占总能量的 7%~8%，年长儿的膳食为混合食物，其食物热效应为 5%。儿童过多摄入蛋白质可增加体内食物热效应。

活动消耗 儿童活动所需能量与身体大小、活动强度、活动时间、活动类型有关，活动所需的能量波动较大，并随年龄增加而增加，如 6 月龄婴儿活动所需能量是 3 月龄时的 2 倍。儿童活动所需的能量，对儿童的生长发育是可调节部分能量，当能量摄入不足时，儿童表现为活动减少，以此节省能量，保证机体基本功能和满足重要脏器的代谢，故此部分能量波动较大。

排泄消耗 正常情况下，未经消化吸收的食物的损失约占总能量的 10%，腹泻时则增加。

生长所需 组织生长合成消耗能量为儿童所特有，生长所需的能量与儿童生长的速度呈正比，即随年龄增长而逐渐减少，如 4 月龄时，能量摄入的 30% 用于生长，1 岁时为 5%，3 岁为 2%。

中国营养学会规定，婴儿的平均需要量为 397kJ/（kg·d）。婴儿体格发育良好、活动水平与健康状况一致并可维持正常活动需要时，提示婴儿从食物中摄入能量与能量消耗达到平衡。婴儿能量需要与生长速度、活动量有关，1~4 月龄婴儿生长速度快，3~4 月龄体重较出生体重增加 1 倍；4~6 月龄生长速度减慢，运动发育仅可抬头与坐，婴儿的日平均总能量增加，但按单位体重计算，日能量需要略有下降，可能出现"奶量"下降现象；8~9 月龄后随运动发育，按单位体重计算，每日能量需要却增加。

（黎海芪）

 értóng yíngyǎng xūyàoliàng

儿童营养需要量（child nutritional requirement）

满足儿童生长并避免营养素缺乏的营养供给量。2000 年中国营养学会规定，膳食营养素参考摄入量（dietary reference intake，DRI）包括估计平均摄入量（estimated average requirement，EAR）、推荐营养素摄入量（recommended nutrient intake，RNI）、适宜摄入量（adequate intake，AI）和可耐受最高摄入量（tolerable upper intake level，UL）。因遗传、代谢的不同，儿童的营养需要有很大的个体差异。

EAR 是某一特定性别、年龄及生理状况群体中对某营养素需要量的平均值，摄入量达到 EAR 水平时，可满足群体中半数个体对该营养素的需要，而不能满足另外半数个体需要的可能性。RNI 可满足某一特定群体中，绝大多数（97%~98%）人体的需要。AI 是通过观察或实验室获得的健康人群某种营养素的摄入量，在不能确定 RNI 时使用。UL 是平均每日可摄入该营养素的最高量。

若资料充分，应制订每种营养素一套参考摄入量，即一种营养素可分别有 EAR、RNI 或者只有一个 AI 值。EAR 是 RNI 的基础，如果个体摄入量呈常态分布，则人群的 RNI = EAR + 2 标准差（SD）。多数营养素都有一个 UL，在大多数情况下，UL 包括膳食、强化食物和添加剂等各种来源的营养素之和。中国营养学会规定的儿童营养需要量见表 1、2、3。

（黎海芪）

yīng'ér shíwù

婴儿食物（infant food）

根据消化系统的不断发育成熟，供给婴儿（0~12 月龄）生长发育所需要的食物。婴儿生长发育迅速，需要优质、丰富的营养物质，但婴儿缺乏自主选择食物的能力，需要成年人的合理选择。

乳类 婴儿能量与营养素的重要来源，是最好的天然食物，对健康的生长发育有不可替代的作用，其能量、密度均适应婴儿胃肠道发育的特点。婴儿出生后，消化道成熟状况可较好吸收乳类营养成分，如胰蛋白酶活性较高，1 月龄即达成年人水平；胃脂肪酶、乳糖酶发育较好，特别是母乳中的脂肪酶可补偿婴儿胰脂肪酶不足，更有助于母乳脂肪的消化吸收。但婴儿消化系统的发育完全成熟需较长时期，即 2 岁后儿童消化成年人固体食物能力才发育成熟。此外，吞咽、咀嚼功能不成熟，乳牙未完全萌出等特点，使婴儿更易消化吸收乳类食物。婴儿胃容量较小，如足月儿

表 1 能量和蛋白质的 RNI 及脂肪供能比

年龄（岁）	*能量 EAR（kJ）/kcal		蛋白质 RNI（g）		脂肪占能量百分比（%）
	男童	女童	男童	女童	
0~	397.5kJ/（kg·d）		1.5~3g/（kg·d）		45~50
0.5~			35~40		
1~	4602.4	4393.2	35	35	
2~	5020.8	4811.6	40	40	30~35
3~	5648.4	5439.2	45	45	
4~	6066.8	5857.6	50	50	
5~	6694.4	6276.0	55	55	
6~	7112.8	6694.4	55	55	
7~	7531.2	7112.8	60	60	25~30
8~	7949.6	7531.2	65	65	
9~	8368.0	7949.6	65	65	
10~	8786.4	8368.0	70	65	
11~	10 041.6	9204.8	75	75	
14~17	12 133.6	10 041.6	80	80	25~30

＊能量以 EAR 表示

表 2 几种常量和微量元素的 RNI 或 AI

年龄（岁）	钙 AI（mg）	铁 AI（mg）		碘 RNI（μg）	锌 RNI（mg）	
0~	300	0.3		50	1.5	
0.5~	400	10.0		50	8.0	
1~	600	12.0		50	9.0	
4~	800	12.0		90	12.0	
7~	800	12.0		90	13.5	
		男童	女童		男童	女童
11~	1000	16.0	18.0	120	18.0	15.0
14~	1000	20.0	25.0	150	19.0	15.5
18~	800	15.0	20.0	150	15.0	11.5

表 3 脂溶性和水溶性维生素的 RNI 或 AI

年龄（岁）	RNI							AI	
	维生素 A（μgRE）	维生素 D（μg）	维生素 B₁（mg）	维生素 B₂（mg）	维生素 C（mg）	叶酸（μgDFE）	烟酸（mgNE）	维生素 E（mgα-TE）	维生素 B₁₂（mg）
0~	400（AI）	10	0.2（AI）	0.4（AI）	40	65（AI）	2（AI）	3	0.4
0.5~	400（AI）	10	0.3（AI）	0.5（AI）	50	80（AI）	3（AI）	3	0.5
1~	500	10	0.6	0.6	60	150	6	4	0.9
4~	600	10	0.7	0.7	70	200	7	5	1.2
7~	700	10	0.9	1.0	80	200	9	7	1.2
11~	700	5	1.2	1.2	90	300	12	10	1.8
	男　女		男　女	男　女				男　女	
14~	800　700	5	1.5　1.2	1.5　1.2	100	400	15　12	14	2.4
18~	800　700	5	1.4　1.3	1.4　1.2	100	400	14　13	14	2.4

RE，为视黄醇当量；DFE，为叶酸当量，NE，为烟酸当量，α-TE，为α-生育酚当量

胃容量为 30～35ml，3 月龄达 100ml 左右，近 1 岁时约 250ml。故婴儿难以增加进食量来弥补低能量密度食物能量的不足，需要能量密度较高的食物满足快速生长的需要，即产生能量高而容积较小的食物。国际上规定能量密度为 2.51～4.18kJ/g 的食物为高能量密度，乳类能量密度食物为 2.51～2.93kJ/g，稀粥、羹汤、肉汤的能量密度低于 0.84kJ/g。因此，乳类是高能量密度食物，乳类营养成分亦适于婴儿消化功能的发育，可满足婴幼儿生长发育需要。人类婴儿的食物需以乳类为主，包括母乳与配方乳。婴儿出生后应首选母乳喂养，并纯母乳喂养至少 4 个月。无法母乳喂养或母乳不足，或婴儿断离母乳时应首选配方乳。婴儿摄入乳类量减少，则生长速度减缓或下降。

过渡期食物 随着婴儿的月龄增加，消化功能逐渐发育成熟。乳牙萌出后，营养来源不断扩大，但向成人期食物转变的过程中，需要有一个较长的接受时期。这个过程中有食物品种的增加，同时具有食物质地的改变，如半固体、固体等食物。此外，要适合婴儿营养需求和进食技能的功能发育。

半固体食物是婴儿第一阶段的食物，或称为过渡期食物、换乳食物，旧称辅食。婴儿第一阶段食物应易于吸收、能满足生长需要、不易产生机体过敏，可为特别制作或家庭自制的富含营养素的泥状（茸状）食物，多为植物性食物。因婴儿体内贮存铁消耗已尽，首先选择的食物应需补充铁营养，如强化铁的米粉等；其次引入的食物是根茎类或瓜豆类的蔬菜泥、水果泥，以补充维生素、矿物质营养。婴儿的第一

阶段食物可刺激味觉发育，可用勺喂训练口腔吞咽功能。

婴儿消化道发育较成熟时，即夜间不再哺乳或喂奶，白天进食已定时（5～6 餐）、生长正常时，宜在乳类喂养的基础上，将第一阶段的食物逐渐作为部分营养来源。引入的年龄应根据婴儿的发育情况，体现个体差异，一般不宜早于 3 月龄，或迟于 8 月龄，通常在 4～6 月龄。

固体食物为婴儿第二阶段的食物，婴儿后期的生长需求和消化道的发育已可接受成年人食物种类，食物的品种可逐渐接近成人期。在第一阶段食物的基础上，主要是增加动物性食物，如鱼肉类、蛋类，以补充乳类外的各种营养素。其阶段的食物特点是要适度地增加食物的硬度或大小，以促进婴儿口腔咀嚼、吞咽功能和手口协调动作的发育，如从末状到碎状、指状或条状软食，以方便婴儿的手、口抓握动作发展。

食物的制作（色、香、味、硬度、形状）、餐具（杯、勺）的使用应满足婴儿口腔发育（咀嚼、吞咽、喝）与行为发育的要求，促进婴儿学习自我进食技能。7～8 月龄时，第二阶段的食物可逐渐成为 1/3～1/2 的营养来源（即 2 餐）。

液体量摄入 6 月龄内婴儿可从乳汁和其他食物中获取充足的液体量，每日 6～7 次的小便即提示液体的摄入基本足够。但要避免额外给婴儿过多的水或果汁，以减少胃肠负担。婴儿后期及幼儿期的食物接近成年人，夏季可适当饮果汁或水（＜200ml/d）。饮水量有个体差异，不必强求，餐前 1 小时不宜饮水或果汁，以免影响儿童食欲。

（黎海芪）

婴儿喂养（infant feeding） 根据婴儿期消化系统功能的不断发育成熟，提供婴儿（0～12 月龄）最佳生长发育所需的喂养方法。

母乳喂养 最佳的婴儿喂养措施是纯母乳喂养到婴儿 6 个月（180 天）。母乳是婴儿天然的最好食物，含有多种营养成分，既是适应婴儿生长发育的营养素的主要来源，又可促进机体免疫功能和胃肠道功能，对婴儿的健康生长发育有不可替代作用。一个健康的母亲可提供足月儿正常生长到 6 个月所需要的营养素、能量、液体量，不需要其他食物或液体。因此，母乳喂养是婴儿从胎内完全依赖母亲摄取营养和断乳后完全独立生活的一种过渡营养方式（见母乳喂养）。

部分母乳喂养 同时采用母乳与配方奶或兽乳喂养婴儿称为部分母乳喂养，其可分为三种。①高比例母乳喂养，指母乳占全部婴儿食物的 80% 及以上。②中等比例母乳喂养，指母乳占全部婴儿食物的 20%～79%。③低比例母乳喂养，指母乳占全部婴儿食物的 20% 以下。

补授法 当母乳不足，母乳喂养的婴儿体重增长不满意时，采用配方奶或兽乳补充母乳喂养为补授法，适宜 6 月龄内的婴儿。补授时，母乳哺喂次数有利于刺激母乳分泌，不致使母乳量日益减少。

代授法 用配方奶或兽乳替代一次至数次母乳喂养为代授法。母乳喂养婴儿至 4～6 月龄时，为断离母乳开始引入配方奶或兽乳时宜采用代授法。

替代喂养 4 个月以内的婴儿由于各种原因不能进行母乳喂养时，完全采用配方奶或其他兽

乳等喂哺婴儿。母乳喂养几乎不给婴儿提供所需热量时，即为象征性母乳喂养，而母乳喂养的优越性同时充分表明了替代喂养的危害。

基本要求 ①可接受性：在母乳不能满足婴儿生长需要时，母亲能认可选择替代喂养的方法。②可行性：母亲或家庭成员有充足的时间、知识、技术及其他资源准备食物和喂养婴儿并得到家庭、社区和社会的支持。③可负担性：母亲与家庭能够负担得起所有食物成分、燃料、清洁用水在内的替代喂养的费用。④可持续性：母亲能得到安全喂养所需要的、持续地供应。⑤安全性：正确和卫生地贮存替代食物和使用清洁的杯子。

乳类选择 由于种类的差异，兽乳所含的营养素不适合人类的婴儿，故一般替代喂养和婴儿断离母乳时应首选配方奶（见配方乳喂养）。

牛乳的改造 以人乳作为参照，降低牛乳中的酪蛋白、无机盐的含量；添加一些重要的营养素，如乳糖；强化婴儿所需要的微量营养素和微量元素，尽可能调配到与人乳相仿，并保持无菌和易于消化。①加热：若经煮沸便可达到灭菌的要求，且能使奶中的蛋白质变性，同时短链脂肪酸易挥发而失去香味，酶及维生素也易遭破坏。②加糖：一般100ml牛奶中可加蔗糖5~8g。加糖不仅可增加甜味，或增加能量，更重要的是改变牛乳中营养素的比例，有利于吸收，软化大便。③加水：牛乳中所含的蛋白质和矿物质比人乳多2~3倍，为了使它更接近人乳，应加以稀释。若用米汤稀释，不仅能增加热量、避免大蛋白质凝块的形成，还可

防止肠道内发酵。稀释的程度与婴儿的月龄有关；生后不满2周者可采用2∶1奶（即2份牛奶加1份水）；以后逐渐过渡到3∶1或4∶1奶；满月后即可用全奶。

奶量的计算 按婴儿每天所需的总能量和总液量来计算奶量。以4月龄为例，每昼夜按需要液量150ml/kg、能量418.4kJ/kg计算，则总能量为2510.4kJ，每100ml牛奶的能量为284.5kJ，加入8g糖后的热量约为418.4kJ。故每日哺给含8%糖的牛奶600ml即可满足能量需要，总液量为150ml/kg×6kg = 900ml，扣除奶量外应加水300ml。

替代喂养方法 替代喂养喂哺婴儿亦需要有正确的喂哺技巧，包括正确的喂哺姿势、唤起婴儿的最佳进奶状态。

用杯子喂奶 其好处：①杯子易清洗干净。②杯子不能长时间存奶而造成细菌繁殖的时间。③杯子喂奶可降低婴儿患腹泻、耳部感染和龋齿的风险。④用杯子喂时必须怀抱婴儿，看着婴儿，并给婴儿必要的接触，避免让婴儿独自吸。⑤杯子不会干扰婴儿吸吮乳头。⑥杯子喂奶使婴儿可控制自己的摄食量。

用杯子喂哺婴儿的方法：将手洗净，让婴儿坐在母亲的膝上使其保持直坐或半坐位。将一次喂哺量的奶放入杯中，将杯子放到婴儿唇边，倾斜杯子使奶汁刚好能碰到婴儿的嘴唇，杯子轻轻放在婴儿的下唇上，杯子边缘碰到婴儿上唇的外面。不要将奶汁倒入婴儿口中，只是把杯子放在婴儿的唇边，让婴儿自己喝，此时婴儿会敏捷地睁开眼和张开嘴喝奶。如果婴儿没有吃到预期的奶量，下次会多吃些，应计算婴儿24小时的摄入量，而不是每次

的奶量。

奶瓶喂养 应选用适宜的奶瓶和奶嘴，奶嘴孔的大小以使奶汁能缓慢连续滴出为宜。奶瓶、奶嘴喂哺后需清洗、煮沸消毒。

食物转换 母乳喂养婴儿的食物转换是帮助婴儿逐渐引入其他食物，而部分母乳喂养和替代喂养婴儿的食物转换是逐渐引入其他食物。婴儿6个月以后需要增加母乳之外的食物称辅食（见婴儿食物转换）。

辅食添加的指导原则：①及时，频繁纯母乳喂养不能满足婴儿对能量和营养的需要时，就应及时添加辅食。②足够，应提供充足的能量、蛋白质和微量元素以满足婴儿生长发育的营养需求。③安全，应该清洁地储存和制备，并且使用清洁的双手和清洁的器皿，而不是奶瓶和奶嘴喂食。④适当喂养，依据儿童食欲和吃饱的信号提供食物，并且进餐次数和喂养方法符合儿童年龄。

过早添加辅食（在6个月前）的危害：辅食取代母乳而难以满足婴儿营养需求；给予方便喂食的水样稀汤/粥易导致营养素不足；缺乏母乳中的保护因子而增加患病危险；辅食不如母乳清洁或难以消化而增加腹泻危险；儿童不能很好地消化吸收非人体蛋白，可增加哮喘和其他过敏性疾病危险；母乳喂养次数少又增加母亲再次怀孕危险。

过晚添加辅食的危害：因错过味觉、咀嚼功能发育关键年龄，造成进食行为异常，断离母乳困难；得不到所需的额外食物来满足其生长需求；生长发育减慢；得不到足够的营养素，可导致营养不良和营养缺乏，如因缺铁而导致贫血等。

安全制备和贮存辅食：①选

择经过安全处理的食品。②彻底加热食品。③食品即做即吃。④妥善储存熟食品。⑤彻底再加热食品。⑥反复洗手。⑦避免生食与熟食接触。⑧必须保持厨房所有表面的清洁。⑨避免昆虫、鼠类和其他动物接触食品。⑩使用符合卫生要求的水。

（古桂雄）

mǔrǔ wèiyǎng

母乳喂养（breast-feeding）

婴幼儿直接吸吮乳房（母亲或奶母）乳汁的喂养方式。此种天然的喂养方式，是婴儿在宫内完全依赖母亲摄取营养，过渡到完全独立生活的营养方式。

母乳喂养是母婴间存在一种天然的依存关系，适合于所有具有完善吸吮和吞咽能力的婴儿，从消化系统的发育和生长发育的生理成熟，婴儿在生后应纯母乳喂养至少4个月龄。哺乳不仅供给婴儿营养，同时可提供婴儿体内不足的营养物质，如脂肪酶、分泌型免疫球蛋白 A（secretary immunoglobulin A，SIgA）等，直到婴儿体内可自身合成。

益处　母乳的物质成分和哺育婴儿的行为，均具有积极生物学和非生物学的益处，如健康生长、促进营养、调节免疫、神经发育、心理发展等。

营养性被动免疫　母乳对婴儿的健康生长发育具有不可替代的作用，其含有许多重要的免疫成分，帮助新生婴儿和小婴儿在生命最脆弱期增加抗感染的能力。母乳的各种免疫成分通过吸吮进入婴儿体内，特别是人初乳（分娩后4~5日内的乳汁），含有丰富的免疫球蛋白、SIgA、巨噬细胞及其他免疫活性细胞，而乳铁蛋白含量最多，对新生儿生长发育和抗感染能力十分重要。母乳

中的免疫活性细胞，85%~90%为巨噬细胞，10%~15%为淋巴细胞，免疫活性细胞进入婴儿体内后，可释放多种细胞因子而发挥免疫调节作用。母乳中的免疫球蛋白，在婴儿消化道内不会被分解或消化，可在肠道发挥作用。如母乳中的含丰富的 SIgA，可黏附于肠黏膜上皮细胞表面，阻止病原体吸附于肠道表面，保护消化道，可抗多种病毒、细菌（除麻疹、腺病毒）。SIgA 是一种亲水性的糖蛋白，易凝集病原体而排出体外，减少病原体与肠的吸附，同时具有调理素的作用，可调动巨噬细胞杀死病原体，减少溶菌内毒素对小肠的刺激。母乳中的 SIgA，在婴儿小肠可以吞饮方式吸收，增加婴儿其他系统免疫力，如呼吸系统。母乳中的乳铁蛋白是婴儿重要的非特异性防御因子，具有杀菌、抗病毒、抗炎症和调理细胞因子等作用。母乳中的溶菌酶，可使婴儿体内革兰阳性细菌胞壁破坏，增强抗体的杀菌效能。母乳中的双歧因子可促婴儿肠道乳酸杆菌生长，抑制大肠埃希菌、痢疾杆菌、酵母菌等生长。母乳中的补体、乳过氧化酶等成分参与婴儿体内免疫。母乳所特有的低聚糖可阻止细菌黏附于肠黏膜，有益于婴儿肠道乳酸杆菌生长。母乳中含有的大量免疫活性细胞，是任何配方奶所不及的。

最好的天然食物　健康母亲的乳汁，可提供足月儿正常生长所需要的营养素、能量和液体量，直至6月龄。正常乳母产后6个月内，平均每天的泌乳量，随产后的时间增加而逐渐增加，成熟乳量可达700~1000ml。母乳中的必需氨基酸比例适宜，易被婴儿利用；乳清蛋白（分子量18300）

与酪蛋白（分子量23000~25000）的比例为1:4；母乳中主要为酪蛋白，即β-酪蛋白，含磷少、凝块小；乳清蛋白为白蛋白，易被消化吸收。因此，母乳喂养婴儿的过敏发生率显著低于配方喂养的婴儿。母乳中的乙型乳糖（β-双糖）含量丰富，利于脑发育，有利于肠道内的益生菌生长，如双歧杆菌、乳酸杆菌，促进肠蠕动，而乳糖有利于钙在小肠远端吸收。母乳中含有较多的不饱和脂肪酸，如亚油酸为540mg/418.4kJ，牛乳为125mg/418.4kJ，初乳中含量更高；母乳中的胆固醇含量（22mg/418.4kJ）是牛乳（<1mg/418.4kJ）的20倍以上，有利于脑发育。母乳中的电解质浓度低、蛋白质分子小，适宜婴儿不成熟的肾发育水平，而矿物质易被婴儿吸收，钙、磷比例适当（2:1），含低分子量的锌结合因子-配体，锌的吸收和利用率高，母乳铁含量低，但铁吸收率（49%）高于牛乳。母乳中的维生素 D、K 含量较低，但人类皮肤可合成维生素 D，肠道微生物可产生维生素 K。因此，婴儿应尽早户外活动，接触日光以促进皮肤合成维生素 D，而乳母应合理膳食，多吃蔬菜、水果，以补充体内的维生素 K，提高乳汁中的含量。

有益婴儿肠道消化　母乳中含有脂肪酶，易于吸收乳汁中的脂肪颗粒。母乳的酸碱度较低，即 pH 值为3.6（牛奶的 pH 值为5.3），胃液酸度影响小（胃酸 pH 0.9~1.6），有利于消化道的酶发挥生物学的作用。母乳中的淀粉酶进入婴儿消化道后，不被分解，参与消化部分淀粉，代偿婴儿胰淀粉酶不足。母乳存在淀粉酶是人类长期进化过程的痕迹，使母

乳喂养的婴儿可消化淀粉，以减少吸取母亲的能量和营养素。

生长调节作用　母乳中含有一系列的生物因子，有利于细胞增殖和发育，如牛磺酸、激素样蛋白（上皮生长因子、神经生长因子）、某些酶和干扰素等。上皮生长因子可促进未成熟的胃肠上皮细胞、肝上皮细胞的生长分化，促进小肠酶的发育，参与调节胃液 pH 值；神经生长因子可促进神经细胞的生长、分化，调控生理功能，调节交感神经和感知觉神经元的生长，尤其是在快速生长分化的神经元中，调控细胞的凋亡发挥重要的生物学作用；牛磺酸为含硫的酸性必需氨基酸，母乳中的含量是牛乳的 3~4 倍，有利于脑、视网膜、血小板、肺、肝的发育，可促铁的吸收。

哺乳行为的益处　母乳喂养经济（仅 1/5 配方奶喂养的费用）、方便、温度适宜，有利于婴儿心理健康。母亲哺乳可加快乳母产后子宫复原，减少再受孕的机会，同时可降低母亲患 2 型糖尿病、乳腺癌、卵巢癌和子宫内膜癌等疾病的危险。

喂养方式　依婴幼儿年龄有所不同。

母乳喂养　按摄入乳汁的多少，可分为纯母乳喂养和部分母乳喂养。纯母乳喂养是婴儿完全采用母亲或奶母的乳汁喂养，不添加其他任何食物，如水、果汁、其他乳制品和食物，但不包括维生素、矿物质和药物。部分母乳喂养则是母乳与配方奶或其他食物同时喂养婴儿。

非生理母乳喂养　在哺乳存在某些困难时，母亲采用手挤、吸奶器或电泵获得乳汁喂养婴儿的方法。挤或泵出的母乳汁存放于专用储存袋后，可在室温下存放 6 小时，若存于冰箱的储藏室可存放 8 日，冰箱冷藏室可存放 4~6 个月。

延续母乳喂养　1 岁后的幼儿仍进行的母乳喂养情况。但 6 月龄后，纯母乳喂养不能满足儿童生长需要，需添加半固体食物。幼儿则需要学习进食技能，添加谷物、水果、蔬菜等食物，否则可影响生长。

完全断离母乳　婴幼儿不再进行母乳喂养。给婴儿引入其他食物、逐渐减少母乳的过程，即断离母乳。世界卫生组织（WHO）主张，在引入其他食物满足婴儿生长发育需要的同时，只要母亲及婴儿双方愿意，可继续母乳喂养至 2 岁。各国的喂养建议，对婴儿继续母乳喂养的年龄略有不同，多数主张婴儿 1 岁左右断离母乳。

早产儿、低出生体重儿的母乳喂养　①早产儿：其母亲的乳汁的营养成分与足月儿母亲的乳汁略有不同，如早产儿母亲的乳汁蛋白质含量高，有利生长，而脂肪、乳糖低易吸收，同时免疫物质丰富等。其营养价值、生物学功能更适合早产儿生长的需要，更需要提倡母乳喂养。②低出生体重儿：体重<1500g 的母亲，其乳汁中的营养素，如能量、蛋白质、钙、钠浓度等，均低于相同胎龄的胎儿在宫内获得的含量，使低出生早产儿的体重、身长、骨骼达不到宫内正常生长水平，因此，低出生体重儿宜采用母乳强化剂或早产儿配方。

早产儿/低出生体重儿出院后，可采用早产儿出院配方作为母乳喂养的补充或纯配方喂养方式。如母乳强化剂，是一种奶粉制品，其增加了早产母乳缺乏的能量，可用于早产儿、低出生体重儿，帮助其生后体重的追赶。

政策支持　母乳不仅可供给婴儿较全面的营养，还可挽救大量婴儿生命，特别在经济落后地区与国家更显示母乳的优点。如果所有母亲在分娩后 1 小时实施哺乳，可挽救 100 万的婴儿生命，可降低婴儿的死亡危险。若延迟哺喂母乳，婴儿死亡危险则可增加 2.4 倍，即约 41% 死于 2~28 日的新生儿，采用分娩后 1 小时即开始母乳喂养，可减少 22% 的新生儿死亡。

为了提高母乳喂养率，世界许多国家与组织广泛宣传母乳喂养知识，采取措施支持母乳喂养。1989 年，WHO 和联合国儿童基金会（UNICEF）建立的全球母亲服务－爱婴医院，提出 PPS 行动，即保证（protecting）、促进（promoting）、支持（supporting）。其内容保证母亲的喂奶时间，建立哺乳室，限制厂商的一些不适当行为；全社会成员与国家政府共同促进母乳喂养；医院和保健工作者与 WHO/UNICEF 一起行动支持母乳喂养等。1991 年，国际母乳喂养行动联盟（World Alliance for Breast-feeding Action，WABA）的成立，有 120 多个国家参加。其宗旨是采用母乳喂养是所有母亲和婴儿的基本人权之一。同时确定每年的 8 月 1~7 日为"世界母乳喂养周"，目的是呼吁政府行动和创造适宜环境使所有的母亲能进行母乳喂养，让所有的婴儿纯母乳喂养到 4~6 月龄，以后摄入适当的其他食物并继续母乳喂养到 2 岁。1993 年，中国卫生部规定，每年的 5 月 20 日为"全国母乳喂养日"。

2002 年，WHO 制定的《婴幼儿喂养全球战略》则提出所有的 6 月龄内婴儿应纯母乳喂养。《中国儿童发展纲要（2010-2020）》要求，<6 月婴儿的纯母乳喂养率要达到 50%。因受各种因素影响，中国<6 月婴儿中，采用母乳喂养约占 2/3，纯母乳喂养率约为 25%。

促进喂养的方法 针对乳头保健、乳汁分泌及各种影响因素等的方法。

乳头保健 母亲的乳头形状、大小各有不同，大多数母亲的乳头突出，易于婴儿吸吮。少数母亲的乳头扁平或内陷，常见于初产妇。因妊娠期乳头皮肤变得松软，约 1/3 孕妇有不同程度的乳头扁平或内陷，但只有 1/10 孕妇持续到分娩。真正的乳头内陷是乳头皮肤与底部组织粘连，使哺乳困难，需要产前或产后做简单的乳头挤、捏护理，或每日用清水擦洗乳头，忌用肥皂或酒精之类刺激乳头皮肤。教母亲学会"乳房喂养"而不是用"乳头喂养"，若方法正确，大部分婴儿仍可从扁平或内陷乳头吸吮乳汁。为预防乳头疼痛保证婴儿有充足的乳汁，吸吮时需将乳头、乳晕放在婴儿口中，使乳头达咽后部，正确的婴儿吸吮方法见图。每次哺乳后可挤出少许乳汁均匀地涂

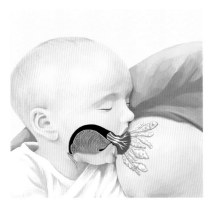

图　正确的婴儿吸吮方法

在乳头上，乳汁中丰富的蛋白质和抑菌物质对乳头表皮有保护作用，可防止乳头皮肤皲裂。

乳汁分泌 吸吮是刺激母亲乳房分泌乳汁的主要条件刺激，因此，0~2 月龄的小婴儿，应每日宜按需哺乳，不断促进婴儿吸吮有力。乳头得到多次的吸吮刺激，乳汁分泌则增加。若给婴儿喂过多糖水，常使其缺乏饥饿感，导致婴儿思睡、吸吮无力，同时乳母的乳头缺乏刺激，使泌乳量减少。尽早地开展第一次吸吮，可减轻婴儿生理性黄疸，同时可减轻生后的体重下降，减少低血糖的发生。

生后 2 周是成功母乳喂养婴儿的关键时期，特别是第一次吸吮的时间，是成功建立母乳喂养的关键。出生后，应尽早开始第一次吸吮（即产后 15 分钟~2 小时内），生后 30 分钟，婴儿在清醒时，其吸吮反射最强，是开始母乳喂养的最佳时间。帮助婴儿尽早成功地第一次吸吮十分重要，在培训助产士、医生时，应强调首先促进婴儿第一次吸吮完成后，再测量出生体重、身长，洗澡、清洁眼睛等医疗操作。

乳母的身心愉快和充足的睡眠可促进泌乳，因为与泌乳有关的多种激素都直接或间接地受下丘脑的调节，而下丘脑功能又与情绪密切相关。

喂哺技巧 正确的喂哺姿势可刺激婴儿的口腔，有利于吸吮，包括唤起婴儿的最佳进奶状态。若吸乳前母亲先湿热敷乳房，可促进乳房循环血流量。2~3 分钟后从外侧边缘向乳晕方向轻拍或按摩乳房，可促进乳房泌乳。每次哺乳应进行两侧交替乳房哺乳，让乳汁排空。若一侧乳房奶量已能满足婴儿需要，则可每次轮流

哺喂一侧乳房，并将另一侧的乳汁用吸奶器吸出。哺乳前，婴儿应在清醒状态、有饥饿感，并已更换干净的尿布，同时让婴儿用鼻推压或舔母亲的乳房。哺乳时，婴儿的气味、母婴的身体接触都有助于刺激乳母的射乳反射。正确抱喂小婴儿的方法是，小婴儿的头和躯干挺直，面向乳房，并使小婴儿的鼻子与乳头相对，身体贴紧母亲的身体，即母婴胸贴胸，腹贴腹。含接乳头好的 4 个体征，即下巴触及乳房（或很近）、嘴张大、下嘴唇向前伸出和口上乳晕较口下乳晕露出来得多。

成功的母乳喂养 10 个重要步骤：①政府有与所有保健工作者交流的常规。②培训所有保健工作者贯彻乳喂养政策的能力。③让所有孕妇了解母乳喂养的好处和方法。④帮助母亲产后 30 分钟内开始哺乳。⑤帮助母亲用自己的乳汁喂养和维持成功的哺乳，母亲外出时也能正确处理。⑥新生婴儿的食物只有母亲的乳汁，不给水、果汁等其他食物。⑦24 小时母-婴同室。⑧鼓励按需哺乳。⑨不给婴儿橡皮乳头或安抚乳头。⑩促进建立母乳喂养支持小组，出院时将母亲转交母乳喂养支持小组。

影响母乳量的因素 哺乳是一生殖过程的自然过程，无乳汁的情况极少。一般产后 6 个月时，乳母泌乳量与乳汁的营养成分逐渐下降。判断奶量是否充足的方法，应以婴儿体重增长情况、尿量多少与睡眠状况等进行综合评价。劝告母亲不要轻易放弃哺乳，烟、酒、含咖啡的饮料、大麻、甲基苯丙胺（中枢神经兴奋药）等均可降低母亲的乳汁分泌。若乳母因工作压力，或因工作时间而不能哺乳，可定时吸出的乳汁

来喂养婴儿。

患病母亲的喂养 ①不宜喂养的情况：如感染人类免疫缺陷病毒、患有严重疾病，包括慢性肾炎、糖尿病、恶性肿瘤、精神病、癫痫或心功能不全、患结核未治疗、患人 T-淋巴细胞病毒Ⅰ型、母亲工作环境中存在有放射性物质、进行放射治疗或接触放射物质、接受化疗或抗代谢药物治疗、吸毒或滥用药物、乳房有单纯疱疹。而母亲乙肝表面抗原（HBsAg）、乙肝 e 抗原（HBeAg）、乙肝核心抗体（HBcAb）三项阳性和婴儿患半乳糖血症等亦不宜哺乳。②可喂养的情况：母亲感染结核病，经治疗，无临床症状时可继续哺乳；虽然吸烟的母亲可哺乳，但应劝告母亲不宜在室内吸烟，最好戒烟；哺乳的母亲不宜喝酒，因乙醇可抑制乳汁分泌，如偶尔少量喝酒，则宜在喝酒 2 小时后再哺乳；患有甲状腺疾病的母亲，其甲状腺功能正常时可安全哺乳，但需定期测定甲状腺功能；若乳母患急性传染病时，可将乳汁挤出，经消毒后哺喂。若婴儿患母乳性黄疸时仍可哺乳。③母乳需处理的情况：巨细胞病毒血清阳性母亲，所生婴儿为极低出生体重（<1500g）时，可将乳汁冷冻或经巴氏消毒，62~65℃持续 30 分钟，以减少乳汁中的巨细胞病毒含量。

（黎海芪）

mǔrǔ chéngfèn

母乳成分（composition of breast milk）

母乳中主要营养素不同时期含量的变化。按整个哺乳期的母乳成分变化，可分为初乳、过渡乳和成熟乳。人初乳为孕后期至分娩 4~5 日以内的乳汁，过渡乳为产后 5~14 日的乳汁，成熟乳则为 14 日以后的乳汁。

营养成分 每 100ml 的人初乳，约提供能量 243.7J，约含乳糖 5.3g，脂肪 2.9g，蛋白质 3.7g。人初乳量少，每日量 15~45ml，与新生儿的消化道酶发育水平相一致。人初乳含有较低的糖和脂肪，而蛋白质较多（主要为免疫球蛋白），故较成熟乳浓，而能量低于成熟乳。β-胡萝卜素较高，是成熟乳的 10 倍，使人初乳呈深柠檬色，碱性。含有较多维生素 E 和锌，而维生素 A、牛磺酸和矿物质的含量颇丰富，分泌型 IgA、巨噬细胞及其他免疫活性细胞、乳铁蛋白最多，对新生儿的生长发育和抗感染能力十分重要。母乳成分在产后第一周变化最大，脂肪和乳糖浓度增加，蛋白质、维生素、矿物质含量下降；3 周后达稳定状态，即成熟乳。每 100ml 的成熟乳中，提供能量 292.9~326.4J，约含乳糖 7.4g，脂肪 4.2g，蛋白质 1.3g，胆固醇 100~150mg，钙 254~306mg，钠 140~220mg，磷 188~262mg，铁 0.2~0.9mg。随哺乳时间的延长，蛋白质与矿物质含量逐渐减少，脂肪含量增加，各期乳汁中的乳糖含量较恒定。

生理意义 主要包括以下四个方面。

蛋白质含量决定生长速度 人类生长速度低于其他哺乳动物，即人类生长期较长。人类长期进化过程决定了母乳主要营养素含量（表 1），如蛋白质含量较恒定，母乳脂肪、蛋白质含量均低于其他哺乳动物的乳汁，母乳成分与婴儿生长需要相一致。

生物学特点 人类皮肤可合成维生素 D，肠道微生物可产生维生素 K，则母乳中维生素 D、K 含量较低。部分母乳成分与饮食有关，如母乳中的脂肪、水溶性维生素、维生素 A、铁等营养素，与乳母饮食有关。维生素 D、E、K 不易由血液进入乳汁，故母乳中维生素 D、E、K 含量不受乳母饮食的影响。

脂肪与能量 母乳脂肪是乳汁能量的主要来源，决定乳汁的能量密度。乳汁中脂肪含量波动较大，24 小时内可达 2~5g/ml，即乳汁能量亦明显波动。乳汁中的脂肪含量决定婴儿吸吮的奶量，如乳母产后过多摄入油腻食物使乳汁中母乳中的脂肪浓度过高，婴儿可较早停止吸吮而影响奶量，或致婴儿体重生长过快；如乳汁脂肪含量较低，婴儿则需频繁吸吮以获得更多乳汁，即婴儿可按乳汁变化摄取，也是按需哺乳的内容之一。乳汁中的脂肪酸——长链饱和脂肪酸和胆固醇是婴儿脑发育的重要营养成分。

哺乳过程中的成分变化 哺乳过程有一动态变化趋势，包括一次哺乳过程和整个哺乳期每次哺乳过程乳汁的成分亦随时间而动态变化（表 2）。特别是脂肪，乳汁平均脂肪浓度为 4%，但每次哺乳过程中，脂肪浓度逐渐增加，

表 1 乳类成分比较（%）

乳类	蛋白质	脂肪	乳糖
人乳	1.0	3.8	7.0
牛乳	3.4	3.7	4.8
鼠乳	8.4	10.3	2.6
狗乳	7.9	12.9	3.1
兔乳	13.9	18.3	2.6

表 2 哺乳过程各部分成分变化（g/L）

营养素	Ⅰ	Ⅱ	Ⅲ
蛋白质	11.8	9.4	7.1
脂肪	17.1	27.7	55.1

如在喂养的开始，可低至 1%，而在哺乳末，则可达 12%。如将哺乳过程分为三部分，在第 Ⅰ 部分分泌的乳汁中，其脂肪含量低而蛋白质高，第 Ⅱ 部分的乳汁中，脂肪含量逐渐增加而蛋白质含量逐渐降低，而在第 Ⅲ 部分的乳汁中，则脂肪含量最高，哺乳末高脂性乳汁是婴儿停止吸吮的"信号"。若丢弃初乳和第 Ⅰ 部分乳汁，将使婴儿损失母乳中重要的营养和免疫成分。

（黎海芪）

rǔzhī fēnmì

乳汁分泌（secretion of breast milk）新生儿出生后母亲乳腺产生乳汁的过程。

乳腺解剖结构 乳腺由结缔组织分隔为 15~25 个叶，每叶又分为若干小叶。每个乳叶是一个复管泡状腺。小叶内导管、叶间导管、总导管、输乳管将腺泡腔与乳头连通。乳腺泡腔和导管周围有肌上皮细胞（图 1、2）。

内分泌调节 分娩 48 小时后，母体雌激素和孕酮的血浓度迅速降低，垂体前叶分泌的催乳素与乳腺细胞受体结合刺激乳腺细胞合成乳汁；2~3 日后乳腺细胞受到催乳素的作用，开始分泌黏稠略带蓝色的初乳，使乳房胀满。婴儿吸吮母亲乳头，乳头的传入神经将冲动经脊髓传入下丘脑，使垂体前叶分泌催乳素入血（图 3a）。因此，婴儿生后尽早吸吮母亲的乳头，刺激母体血分泌高水平的催乳素，使乳腺细胞不断生成乳汁。频繁哺乳次数并及时排空乳房，可使催乳素维持在较高的水平，以维持泌乳作用。若不哺乳，产妇血中的催乳素的浓度，常在分娩后一周降到妊娠早期的低水平。

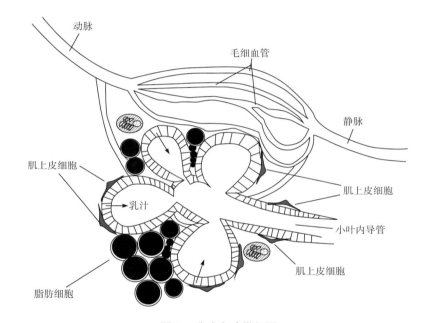

图 2 乳腺小叶纵剖面

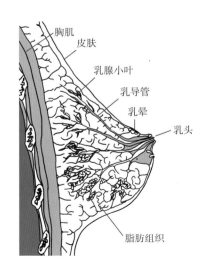

图 1 乳腺组织结构

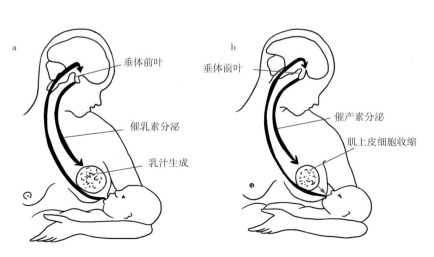

图 3 乳汁分泌的调节

婴儿吸吮母亲乳头，其刺激可同时传到下丘脑的室旁核，反射性地引起垂体后叶分泌催产素。催产素使包绕在腺泡和乳小管周围的肌上皮细胞收缩（图3b），将乳汁挤到乳导管，迅速促使双侧乳头射乳。射乳反射常发生在婴儿吸吮30~45秒后，可让婴儿在短时间内获得大量乳汁，乳房排空有利于乳汁的合成、分泌。此外，催产素使子宫平滑肌收缩，排出恶露、促进子宫复原。此外，下丘脑的功能与情绪有关，因此，母亲心情愉悦亦有利乳汁生成。

母乳量估计 因母乳分泌的量不易获得，当婴儿体重增长满意、睡眠状况良好及尿量正常即每天>6次时，可提示母乳量充足。一般<2月龄的婴儿哺乳宜每天8~10次。若吸吮太频繁，婴儿仅摄入前部分乳汁，而没有获得足够的含脂肪较多的后部分乳汁。

母亲宜仔细判断婴儿是否真正饥饿，鉴别啼哭的各种原因。如婴儿清醒、间断持续的哭，提示摄入奶量不足，或包裹过多、过热、尿湿不适、吞气过多、气温低或冷等，使婴儿不适。婴儿的啼哭，有时是希望引起成年人注意或希望成年人抱。生后几周的婴儿，应逐渐建立规律的进食习惯。母亲应了解婴儿有"自我调节"的能力，可避免家长的焦虑或刻板喂养。

合理营养 妊娠前母亲的体质指数（BMI）即体重（kg）/身高（m²），宜维持正常范围内。妊娠、哺乳妇女适当营养素摄入，对胎儿和乳汁的分泌是重要的。妊娠期妇女每天需增加能量836.8~1255.2kJ（约增加15%），哺乳期妇女每天需增加能量2092.0kJ（约增加25%）。因此，孕母宜合理营养，妊娠期体重增加适当（12~14kg），母体可贮存足够脂肪，供母亲合成乳汁能量的消耗。若妊娠、哺乳期的营养不足，可发生胎儿生长受限、乳汁中营养素（如维生素A、B_1、B_6、B_{12}、碘）不足等危险。而肥胖的孕妇，则有增加妊娠合并症的危险，如剖宫产、妊娠糖尿病、高血压、出生缺陷和围产期死亡等。哺乳母亲不宜吸烟、饮酒、劳累，而且适当运动有益于体能恢复。

（黎海芪）

pèifāngrǔ wèiyǎng

配方乳喂养（formula milk feeding） 人类利用现代科学技术，将改造、配制，使之营养成分尽量接近于人乳的兽乳（主要是牛乳）给予婴幼儿的喂养方式。

人们曾常用兽乳补充或替代人乳，如牛乳。但因物种的差别，原汁牛乳成分不适合人类婴儿，其最主要原因，是牛乳的蛋白质以酪蛋白为主，易在胃中形成较大的凝块，牛乳的氨基酸比例不当；牛乳的脂肪颗粒大，缺乏脂肪酶，难以消化；牛乳的不饱和脂肪酸（亚麻酸）（2%）低于人乳（8%）；牛乳含磷高，磷易与酪蛋白结合，影响钙的吸收，牛乳所含的蛋白质、矿物质太高，增加婴儿肾的溶质负荷，并有潜在的损害。其次，牛乳缺乏各种免疫因子，故牛乳喂养的婴儿，易患感染性疾病。此外，牛乳的乳糖含量低于人乳，主要为甲型乳糖，有利于大肠杆菌的生长。羊乳的营养价值与牛乳大致相同，但羊乳中叶酸含量很少，长期哺喂羊乳易致巨幼红细胞性贫血。马乳的蛋白质和脂肪含量少，能量亦低，故不宜长期哺用。因未加工的兽乳不适合人类婴儿消化道、免疫功能和肾功能，故可将兽乳（主要是牛乳）改造，使其宏量营养素（蛋白质、脂肪、乳糖）成分尽量"接近"人乳，如降低其酪蛋白、无机盐的含量；添加一些重要的营养素，如乳清蛋白、不饱和脂肪酸、乳糖等；强化婴儿生长所需要的维生素、微量营养素，如核苷酸、维生素A、D、β-胡萝卜素和铁、锌等。改造后的配方乳，使用时应按年龄选用。4月龄以内的婴儿，由于各种原因不能进行母乳喂养时，完全采用配方乳喂哺婴儿。

调配方法 规范的调配方法可保证婴儿摄入适宜。市售配方乳中，通常配备统一规格的专用勺，4.4g（小勺）或8.8g（大勺）。如1平小勺配方乳应加入30ml的温开水，1平大勺则应加入60ml温开水。水与奶粉的重量比（即30∶4.4，或60∶8.8），约为7∶1。以奶量与奶粉重比可判断奶粉冲调的是否正确。1平勺应为自然舀后刮平，若摇或磕"平"，可使奶粉重量增加，冲调后的奶液浓度则增加。

喂养方法 配方乳喂哺婴儿，亦需要有正确的喂哺技巧，包括正确的喂哺姿势、唤起婴儿的最佳进奶状态。应特别注意选用适宜的奶嘴和奶瓶、奶液温度适当、奶瓶清洁以及喂哺时奶瓶的位置。同时奶液宜即冲即食，剩余的配方乳可置入冰箱，供下次使用，但取出冰箱后，应加热后食用，以保证安全。不宜用微波炉热奶，因奶液受热不均。米粉加入奶液，不利于婴儿学习吞咽。

营养估计 家长或儿科医师评价配方乳喂养婴儿的营养状况时，应首先估计婴儿摄入量。正常婴儿每日消耗配方乳的量为20g/kg 或 150ml/kg，若每日摄入900~1000ml 时，已为婴儿最大摄入量，同时，亦可用月消耗的配方乳量来估计日摄入量。配方乳中的蛋白质、矿物质等浓度已接近人乳，因此，只要摄入量适当，其总液量、各种营养素均可满足需要，不必额外补充维生素、钙等微量营养素。

（黎海芪）

tèshū pèifāngrǔ

特殊配方乳 （special formula milk）

对婴儿既有营养作用，又有治疗作用的特殊乳配方制品。

分类 主要有早产儿配方乳与低敏配方乳。

早产儿配方乳 按同龄胎儿宫内生长发育所需蛋白质/能量（P∶E）设计的配方乳，其特点为高能量、高蛋白质，强化钙、磷、铁含量，以满足早产儿/低出生体重儿生后快速生长的需要。早产儿出院后配方乳是为出院后早产儿（体重>2000g）设计的营养配方乳，其特点是能量、蛋白质、钙等营养素含量介于早产儿配方和普通婴儿配方之间，使早产儿/低出生体重儿出院后继续补充营养，以实现理想的生长追赶。

低敏配方乳 能被90%的牛奶蛋白过敏者所耐受的配方乳，在总含氮物质中，免疫反应蛋白<1%。包括成分配方乳和水解配方乳，水解配方乳按蛋白水解后的肽链分子量大小，可分为深度水解配方和部分水解蛋白配方。应在专科医师的指导下选择特殊配方乳，考虑儿童年龄、喂养方式、症状的严重程度、有无胃肠道症状、过敏试验结果（如放射变应原吸附试验、皮肤点刺、特应性斑贴试验、特异性 IgE 检测等）、是否存在多种食物过敏、有无喂养困难、微量元素和矿物质的补充、生长发育评价等情况。

成分配方乳 或称氨基酸配方乳。其成分（或要素）的特点：氨基酸是蛋白质的基本组成成分，含牛磺酸和肉毒碱，无抗原性；脂肪以高油酸红花籽油、椰油、大豆油为来源；碳水化合物则为玉米糖浆，无乳糖。以游离氨基酸为主要成分的配方可完全避免牛奶蛋白引起的过敏反应，其分子小、易于吸收，亦可用于消化道吸收障碍的疾病。

深度水解配方乳 水解牛奶酪蛋白或乳清蛋白，氮以游离氨基酸以及分子量<1500 的肽的形式存在，少量分子量>3500。在不同的配方乳中，水解蛋白的程度和广度均不同，见表。①大豆水解配方乳（SHF）：其不含牛奶蛋白或乳糖，以植物为基础的原料制成，其他基本成分同常规配方乳。大豆水解配方乳的能量、蛋白质不适宜早产儿，同时含有植酸影响钙、磷吸收。大豆水解配方乳中无肉毒碱。②大米水解配方乳（RHF）：不含牛奶蛋白，以深度水解大米蛋白为基础的原料制成；补充赖氨酸、苏氨酸；蛋白质的效用相当于 106% 的酪氨酸，其他基本成分同常规配方乳。脂肪为64%含丰富油酸的葵花籽油，20%中链甘油三酯，16%大豆油；碳水化合物是56%麦芽糊精，32%玉米糖浆，12% 大米淀粉。86.6%分子量<2000。

部分水解蛋白配方乳 牛奶乳清蛋白被水解，分子量在2000~10000；口感较好。①无乳糖配方乳：不含乳糖，以蔗糖、

表 人乳与各种特殊配方乳成分比较

营养素	人乳		配方乳			配方		氨基酸
	早产儿	足月	早产儿	出院后	足月	大豆	大米	
能量（kcal/oz）	20	20	24	22	20	20	22	20
蛋白质（g/L）	14	10	24	19	14	16	15	22
（g/418.4kJ）	2.1	1.4	3	2.6	2	2.3	–	3.1
脂肪（g/L）	39	40	40	40	36	36	34	27
碳水化合物（g/L）	66	72	90	75	72	67	77	71
钙（g/L）	0.25	0.28	1.30	0.78	0.49	0.70	0.47	0.75
磷（g/L）	0.13	0.14	0.66	0.46	0.38	0.50	0.30	0.56
钠（mmol/L）	11	8	14	10	8	13	–	10
钾（mmol/L）	15	13	21	26	18	19	–	27
铁（mg/L）	0.3	0.3	12	12	12	12	8	12
渗透压（mOsm/L）	280	280	310	290	300	250	–	342

葡萄糖聚合体、麦芽糖糊精、玉米糖浆为碳水化合物来源，其他成分同常规配方乳。②无苯丙氨酸配方乳：除苯丙氨酸外，均含有各种必需氨基酸、非必需氨基酸、碳水化合物、脂肪、必需脂肪酸、维生素和矿物质。

适应证 主要有下列几方面。

早产儿 体重<1800g，或胎龄<34周的早产儿，应采用早产儿配方乳。若体重>1800g，或胎龄>32周的早产儿，宜采用早产儿出院后配方乳。

牛乳蛋白过敏 若婴儿为过敏高危儿，应采用部分水解配方乳或深度水解配方乳喂养，以预防牛奶蛋白过敏。轻、中度牛奶蛋白过敏的婴幼儿，应选用深度水解蛋白奶粉，而重度牛奶蛋白过敏婴幼儿，则首选氨基酸配方乳。婴儿>6月龄，对大豆、大米不过敏时，若因口味原因，拒绝水解配方奶时，可选用大豆配方或大米水解配方。

继发性乳糖不耐受 乳糖在乳类（人乳或常规配方乳）中占2%~8%，是半乳糖与葡萄糖形成的双糖，在体内分解需要乳糖酶。因腹泻等消化道感染时，可致继发乳糖不耐受，此时可短期使用无乳糖配方或大豆配方，以保证营养素摄入。

半乳糖血症 一种少见的常染色体隐性遗传性疾病。半乳糖在体内代谢需要多种酶蛋白参与，若半乳糖的代谢酶缺乏或减少，在生后几日即可出现导致典型的半乳糖血症症状，如黄疸、肝大、呕吐、低血糖、抽搐、易激惹、喂养困难、体重不增等。治疗时可采用氨基酸配方乳、酪蛋白水解配方乳或大豆水解配方乳。

苯丙酮尿症（PKU） 一种较常见的氨基酸代谢病，属常染色体隐性遗传。因肝苯丙氨酸羟化酶缺乏或活性减低，体内的苯丙氨酸不能转变为酪氨酸，导致苯丙氨酸及其酮酸蓄积，并从尿中大量排出。临床主要表现为智能低下、惊厥发作、色素减少和尿呈特殊的鼠尿味。PKU患儿，在饮食中应去除苯丙氨酸，如采用无苯丙氨酸配方乳。各国已采用新生儿筛查方法来早期诊断苯丙酮尿症的婴儿，一经确诊，应及时使用无苯丙氨酸奶粉治疗，以避免有关临床症状。

(黎海芪)

yīng'ér shíwù zhuǎnhuàn

婴儿食物转换（transitional food during infancy） 由早期纯乳类食物向成年人固体食物转换。婴儿期顺利食物转换有利于儿童期对食物的接受能力，是幼儿、学龄前儿童营养保证的基础。婴儿食物转换需要较长时间（6月龄~2岁），若食物转换不当，易发生营养不良。

原因 产后6个月的母乳营养价值逐渐下降，纯母乳已不能满足婴儿后期生长需要，同时，婴儿的发育不断成熟，不断具有由依赖纯乳类食物过渡到进食多种食物的能力。例如，消化系统的消化酶逐渐成熟、口腔吞咽咀嚼发育、乳牙开始萌出等，而动作、行为的发育可使婴儿表示各种需求，在需要时可把头转向食物（勺），吃饱后则把头转开等。

时间 世界卫生组织（WHO）主张婴儿6月龄后，方可引入其他食物，但各国并没有严格规定婴儿食物转换的年龄。一般来说，婴儿4~6月龄逐渐引入其他食物，不宜早于3月龄，但也不宜迟于8月龄。因有个体差异，应根据婴儿发育的成熟状况决定。主要依据婴儿生长发育水平与消化能力，如体格生长正常水平（体重达7kg以上），同时，母乳喂养的婴儿，若白天的喂养已定时，或配方喂养的婴儿，日间可摄入800~1000ml，不再需要夜间补充喂养。具体方法可依婴儿胃容量来简单判断，如婴儿平均奶量每次在120ml，不能定时喂养则提示消化能力较弱，尚不可承受其他食物；若婴儿平均奶量每次已达160~180ml，提示消化能力较强，已可接受其他食物。

食物种类 选择转换食物的原则：①易于吸收。②能满足生长需要。③不易产生过敏的食物。④应给婴儿补充铁营养（因4~6月龄的婴儿体内贮存铁消耗已尽）。通常能满足这些条件的食物是植物性食物，首先是强化铁的米粉；其次引入的食物是根块茎蔬菜、水果等半固体食物，即婴儿第一阶段食物。婴儿第一阶段的食物，可补充少量维生素、矿物质营养，并可训练婴儿的味觉。第二阶段食物应在7~8月龄后逐渐引入，此期乳类仍为婴儿营养的主要来源，应每日保证至少800ml。此阶段的转换食物包括动物性食物，如鱼类、蛋类、肉类和豆制品，引入的食物制作，应以当地食物为基础，注重食物的质地、营养密度、卫生和制作多样性。

方法 婴儿能否顺利转换食物，不仅与转换的年龄、选择的食物有关，更重要的是与转换的方法有关。婴儿对不熟悉的新食物，均可出现"抵抗"反应，如吐出新食物，而多次的尝试可让婴儿接受新食物，家长切不可因此"抵抗"反应而终止尝试。因此，在婴儿食物转换过程中，主要帮助婴儿逐渐习惯或熟悉多种食物的味道、硬度，特别是蔬菜类。食物的引入原则是：①由少到多，如有 1 勺→2 勺→多勺的过程，可尝试强化铁米粉，当婴儿很顺利接受强化铁的米粉后，在不影响婴儿总奶量与生长发育情况下，可以谷类食物作为 1~2 餐的主食。②一种到多种，如蔬菜的引入，应每种菜泥（茸）每日尝 2 次，直至 3~4 日婴儿习惯后再换另一种，以刺激味觉的发育，单一食物引入的方法可帮助了解婴儿是否出现食物过敏。引入其他食物仅是补充乳类食物的部分营养成分，不可改变儿童生长速度。一般婴儿在 3~4 月龄后，可每日 6 餐，胃排空时间正常，益于消化系统发育。若婴儿的每日奶量可完成 800~900ml，则可进食谷类食物 1~2 餐，而摄入转换食物的量亦因个体而异。

婴儿的进食能力是儿童的基本生存能力之一，需要得到抚养人或家长的训练。因此，在餐具、食物制作质地以及儿童参与的各种情况，均需符合儿童发育水平。用勺、杯进食可帮助口腔动作协调，学习吞咽，而食物的质地，从泥（茸）状过渡到碎末状，可帮助 7~9 月龄后婴儿学习咀嚼，同时增加食物的能量密度。允许婴儿手抓食物，既可增加进食的兴趣，又有利于眼手动作协调和培养独立能力。若幼儿仍使用奶瓶，食物以粥、汤或细碎状为主，则 2 岁后仍需要成人协助进食（喂），儿童口腔功能的发育明显延迟，并影响营养摄入和语言发育，社会独立能力发展。

进食安排或建议 依婴儿月龄不同安排进食。

0~3 月龄 ①乳类：纯母乳，或部分母乳，或配方乳。②婴儿<3 月龄应按需喂哺，每日可达 8 次，乳量每日 500~750ml。

③3 月龄后可逐渐定时，每日 6~8 次，乳量 600~800ml。此外，每日小便 6~8 次提示液体量充足，不必另加水或其他果汁。

4~6 月龄 ①乳类：部分母乳或配方奶。②定时（3~4 小时）哺乳，每次乳量增加，每日可喂 5~6 次，总量为 800~1000ml，逐渐停夜间哺乳。③强化铁的谷类：开始少量（1 勺），逐渐增加。④水果、蔬菜类：开始引入水果泥 1~2 勺、蔬菜泥（瓜类、根块类、豆荚类）1~2 勺，每日 2~3 次。⑤进食能力训练：5 个月龄左右开始学习用杯喝或用勺。第一阶段食物引入不影响乳量，应先引入菜泥后，再水果泥。每种新的菜泥或水果泥的引入，需 3~5 日，并观察婴儿是否耐受。菜泥中应无盐、油，水果泥不宜加糖或水。

6~7 月龄 ①乳类：部分母乳或配方奶。②每日 4~5 次，每次乳量增加，总量为 900~1000ml。③强化铁的谷类：1/2 餐。④稠粥或面条：1 餐。⑤水果、蔬菜类：每日水果 1/2 个、碎菜 25~50g。⑥肉类；可开始引入少量。⑦蛋黄：可开始引入。⑧进食能力训练：婴儿可坐在适宜的高椅子上与成年人共进餐。可在进食稠粥或面条后饮奶，食物清淡，少盐油糖，有充足乳类蛋白质，不需要增加过多其他动物蛋白质。

8~12 月龄 ①乳类：逐渐以配方奶替代母乳，每日乳类约 4 次，乳量 800~1000ml。②软食（软饭、面食）：2 餐（100~150g）。③水果、蔬菜类：每日水果 50g、碎菜 50~100g；④肉类：25~50g。⑤进食能力训练：学习自己用勺进食，用杯喝奶；与成年人同桌进餐 1~2 次。可让婴儿

手拿"条状"或"指状"水果蔬菜，学习咀嚼；食入肉类量不宜影响乳量；1 岁前不宜喂蜂糖或糖水。

（黎海芪）

yòu'ér wèiyǎng

幼儿喂养（toddler feeding）

根据幼儿期饮食行为的不断发育成熟，提供幼儿（13~36 月龄）最佳主动进食的方法。饮食行为的内容包括喂养行为、进食行为、食物选择和进食氛围。进食过程不仅提供食物，也是学习的机会，不仅影响儿童的生长发育和健康，对儿童社会心理和情感的发育也非常重要。儿童的进食行为随着年龄的增长逐渐由被动进食过渡到主动进食。

幼儿进食特点 ①生长速度减慢：1 岁后儿童生长发育逐渐平稳，幼儿进食相对稳定，较婴儿期旺盛的食欲相对略有下降。②食物转换：从流质、半流质转变为半固体、固体食物，随着食物种类多样化，烹调方法也逐渐向成年人饮食过渡，但此时乳牙尚未出齐，咀嚼、消化、吸收功能尚弱，不宜给予粗硬、油炸食品，食物应选择蒸煮，以汤面、烩饭、饺子、包子等更受幼儿喜爱的形式。③心理行为影响：幼儿进食时也表现出强烈的自我进食欲望，忽略幼儿自主的要求，仍按婴儿的方法抚养，可导致不合作与违拗心理；而应允许幼儿参与进食，满足其自我进食欲望，鼓励但不强迫进食，利于培养独立进食能力。④食欲波动：幼儿能自行调控能量摄入、调节进食的能力，餐间摄入的差别可达 40%，但一日的能量摄入则比较一致，只有 10% 的变化。⑤进食技能发育状况：其与婴儿期的训练有关，若错过训练吞咽、咀嚼

的关键期，长期食物过细，则在幼儿期表现不愿吃固体食物，或"含在嘴中不下咽"。⑥营养结局：指儿童生长发育和健康水平的总和，是由营养素、营养行为和营养气氛三个因素来决定的，而营养气氛包括烹调过程与进食过程。

喂养方法　①强迫喂养：是由养育人负责喂养，从而决定孩子何时进食、怎样进食以及进食量。②自由喂养：完全依赖儿童的个性和食欲进行喂养，放任儿童的进餐行为。③积极喂养：是养育人对孩子的提示和信号做出反应，并加以鼓励和表扬。

膳食安排　膳食中各种营养素和能量的摄入需满足该年龄阶段儿童的生理需要。照料是养育人和家庭对儿童提供健康生长发育所需的食物、卫生保健、刺激和情感支持的行为。使用良好的照料行为的一个重要时刻是在进餐时间，可帮助儿童进食。

进餐次数安排需合理，1~2岁幼儿每日可进食5~6次，即3餐加上、下午点心各1次，临睡前吃一次奶，每日奶量500ml。2~3岁逐渐减为3餐加下午点心，每日奶量250~500ml，每次间隔4小时。频繁进食、夜间进食、过多饮水均会影响小儿的食欲。

积极喂养技术：①用微笑、眼神的接触以及鼓励的话语来对孩子做出积极的反应。②喂养要缓慢和耐心，情绪要良好。③搭配不同的食物，食物的味道和口感要多样化，从而鼓励孩子进食。④当孩子停止进食时，要等待，然后再次给予食物。⑤给予可以用手抓的食物以便孩子能自己吃。⑥若孩子易分心，应尽量减少干扰。⑦孩子吃饭时，家人应专心地和孩子同在一起。

（古桂雄）

xuélíngqián értóng wèiyǎng

学龄前儿童喂养（preschooler feeding）　提供3~5岁儿童的喂养、膳食安排和进食技能培养等。

营养需要　3~5岁的儿童，体格生长速度较婴幼儿平缓，营养需要量按每千克体重相对较前少，同时，此期儿童发生龋齿、缺铁性贫血、寄生虫感染的概率较高，仍需要合理安排3~5岁儿童的生活，供给充足营养，满足生长需要，减少营养性疾病与食物中毒等意外事故发生。此期儿童多在集体托幼机构就餐，一般应安排每日4~5餐，如3餐主食和1~2餐点心。应合理晚餐，家长应再补充适量的乳类食物，避免晨起发生低血糖。

食物组成　3~5岁儿童消化功能成熟，基本的营养需求与膳食结构接近成年人，应与成年人共进主餐。谷类食物应满足能量的需要，动物性食物是优质蛋白质的主要来源，其中乳类食物含有丰富的钙营养，故每日宜摄入谷类食物150~200g，动物性食物约100g，乳类约500ml，使优质蛋白质达总蛋白的1/2以上，3~5岁儿童营养建议见图。

进食问题的预防　学龄前儿童自我控制能力弱，应采取适宜的方法。①进餐时应气氛愉快，有舒适的桌、椅子和餐具。②进餐时，应避免喝较多水、奶、果汁或甜食等，避免影响食欲。③不宜强迫无饥饿或不愿进食时进食。④注意食物色、香、味搭配，增加对新食物的兴趣。⑤每餐至少有1种喜欢的食物供选择。⑥有一定的进餐准备时间，积极鼓励就餐行为。⑦注意食物的安全性，避免易引起窒息的食物，如热狗、小圆形糖果、花生与其他坚果、葡萄干、黄豆、爆米花、花生酱、生胡萝卜、浆果（草莓、葡萄、西红柿等）、口香糖等。⑧允许儿童采用自己适宜的、简单的方式学习进食，容忍儿童进食时出现的各种现象。⑨进食时间应在25分钟内，允许进食不足。⑩与家庭成员共同进餐，若进餐表现良好时，应及时赞扬，有助于儿童理解良好行为。

（黎海芪）

értóng yíngyǎng zhuàngkuàng píngjià

儿童营养状况评价（child nutrition assessment）　从儿童生长状况、临床表现，以及相应的实验室检查等判断儿童的营养状况。

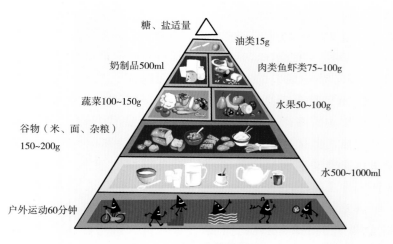

糖、盐适量
油类15g
奶制品500ml
肉类鱼虾类75~100g
蔬菜100~150g
水果50~100g
谷物（米、面、杂粮）150~200g
水500~1000ml
户外运动60分钟

图　3~5岁儿童营养建议

评价方法 ①群体儿童营养状况评价：通过体格生长水平调查，可描述营养状况、发展趋势，了解有关流行强度，调查结果不涉及任何病因，与该地区或国家的经济、文化状况有关，可帮助政府决策时提供数据。②个体儿童营养状况评价：主要了解儿童是否存在营养不良或肥胖，同时需进一步明确是原发或继发、营养状况的发展阶段等问题，以利于采取相应的干预措施。营养不良或肥胖不是单一疾病，而是一种异常的状态，因此，正确认识营养素缺乏或过多，仍需从病史中确定有关的高危因素。

评价内容 从膳食、体格测量和临床表现与病史中获得营养异常和有关高危因素，并采用适当的实验室生化检测。评价营养状况可概括为"ABCD"，即"A"为体格测量（anthropometric measurement），"B"为实验室或生化检查（biochemical or laboratory tests），"C"为临床表现（clinical indicators），"D"为膳食分析（dietary assessment）。营养不良的高危因素，如胎儿期的生长迟缓致低出生体重或小于胎龄儿、早产；长期食物摄入量低于或高于推荐量，喂养方法不当，食物单调；或继发于疾病等。

体格测量 包括增长情况和人体成分测量。儿童定期的体格测量，方法简单、安全，需经随访、比较，动态地反映总体营养状况。例如，体重可代表整体的目前营养状况，体重下降可提示能量为主的营养不足，但不能确定某种具体营养素的缺乏。

实验室检查 不能滥用实验室的资料，如铁营养素缺乏时，可经实验室的判断，而钙的检测却受实验室方法的选择受限。某些营养素缺乏时，又如锌缺乏时，组织中含量可正常，出现生长迟缓需要有较长时间，实验室方法难以获得缺乏的资料。因此，营养评价的关键需要选择适当的、准确的实验室生化检查，以提供较客观的评价结果。不经任何高危因素分析、体格检查、膳食调查，一次性检测的微量元素如钙、铁、铜、锌、镁，是没有临床意义的。

临床表现 可发现与某些营养素不良状态的有关症状、体征，如维生素 A 缺乏致夜盲症，维生素 B1 缺乏致脚气病，维生素 C 缺乏致坏血病，维生素 D 缺乏致骨骼畸形等典型症状。

膳食分析 可从食物结构、膳食习惯中了解营养素摄入情况，以及各种有关的高危因素，可间接评价微量营养素缺乏，为临床检查、生化检查提供线索。营养素的代谢，在体内受到各种的精细调节，可受各种非生物学因素的影响，营养素摄入并不完全与机体营养状况一致。如铁缺乏的原因较多，食物、身体因素可影响铁的生物活性和铁的吸收，故铁的摄入量往往不能代表机体铁营养状况，而通过调整食物结构或强化食物，仅是预防的一部分。

影响因素 虽然临床表现、实验室检测的结果可直接评价营养素缺乏，但营养素缺乏的表现是非特异性的，易被忽略或误诊、漏诊。有的临床表现也有重叠，如铁、维生素 A、维生素 D 缺乏时，都可出现免疫功能异常，临床往往难以界定具体的营养素。此外，一些实验室检测方法及有关许多学术问题尚未解决，尚不能在社区进行。临床评价儿童营养状况的主要信息，应来源于体格测量、膳食分析和营养素不良的高危因素评估。

预防 关键在于按儿童年龄、消化功能发育水平，正确选择食物、安排进食，使儿童达到全面、平衡的膳食。不同的食物含有不同的营养素和其他的有益于健康的物质，没有一种食物可供给所有的人需要的营养素。

（黎海芪）

értóng wèiyǎng wèntí

儿童喂养问题（child feeding disorder）

因进食中的行为问题造成的婴儿或儿童早期喂养困难。喂养障碍涉及状态调节性喂养问题、抚养人与婴儿关系差、婴儿厌食、感觉性厌食及疾病后喂养困难等 5 个喂养问题，表现为婴儿拒食、进食太少、进食太多、有限的食物选择、自我进食延迟、进食行为异常和异常的习惯（如食欲减退、拒食、挑食、异食癖、反刍、呕吐、进食技能发育迟缓等）。25% ~ 45% 的正常婴儿和80% 有发育问题的儿童中，可有喂养障碍。

诊断标准 婴儿或儿童早期出现喂养问题应符合：①持续 1 个月以上致儿童体重不增或下降。②喂养问题不伴胃肠道或其他医学问题。③喂养问题不是精神疾病所致（如反刍）或食物缺乏。④6 岁前发生。

诊断需要观察儿童的行为表现，为建立特殊的治疗计划，需要评估喂养问题的特殊状况，采用评价婴儿气质、医学情况、发育史、喂养史，抚养者的心理状况与过去史、社会经济状况、紧张状况和社会支持系统以及婴儿与主要抚养人关系的多轴系统。

预后 多数早期喂养障碍是暂时的，不需要特别的临床干预。少数儿童可发展为青春期神经性厌食行为或神经性贪食症。

治疗 要解除诱发儿童喂养问题的各种原因，见表。同时，在婴儿和抚养人的接触中，建立信任感是成功的关键。

（黎海芪）

értóng yíngyǎngxìng jíbìng

儿童营养性疾病 （child nutritional disease） 因体内各种营养素过多或过少，或不平衡引起机体营养过剩或营养缺乏以及营养代谢异常的一类疾病。

分类 主要为营养失调症、肥胖症、维生素缺乏症、维生素过多症。营养失调症是指瘦弱、营养不良的现象，若体重低于标准体重的15%以下则称营养不良，严重时，皮下脂肪可完全消失，亦称消耗症。在婴儿期不仅表现为身体瘦弱，也易引起消化不良症或其他疾病，降低机体免疫力和各种生理功能。

病因 通常由于哺乳方法不当、感染疾病、养育不当，均可导致。罕见于营养供给的问题，大部分是继发于各种急性、慢性疾病。此外，偶见于体质的原因。

临床表现 ①生理功能减退：根据不同的营养素缺乏或过多而表现为相应的生理功能失调。②生长发育落后：可表现为体重减轻、发育不良、皮下脂肪减少，使皮肤形成皱纹；或生长发育迟缓、体格矮小、发育延迟等。③免疫功能降低：可导致体内免疫细胞功能的损伤，从而易发生

感染。④智能发育延迟：可障碍大脑功能，从而引起脑功能下降。⑤其他：依据各种不同的营养素缺乏或过多而表现为不同的临床症状和相应的临床体征。

治疗 首先是去除病因，若是营养不足或喂养不当，应纠正其不良育儿方法或生活方式。若是继发于原发疾病，则应治疗基础疾病。其次是补充所缺乏的各种营养素，实施各种措施，促进机体功能康复。

（古桂雄）

értóng dànbáizhì-néngliàng yíngyǎngbùliáng

儿童蛋白质-能量营养不良 （protein-energy malnutrition in children） 食物供应不足或某些疾病因素所引起的、多发生于3岁以下婴幼儿的营养不良。根据以蛋白质缺乏为主或以能量缺乏为主，临床上可分为水肿型、消瘦型，出现不同临床表现，其机制尚不明确。在中国，儿童中蛋白质-能量营养不良（protein-energy malnutrition，PEM）绝大多数以二者并存出现，不易截然分开。随着经济水平的提高，中国儿童中PEM的发生率和严重程度明显下降，但由于自然环境、食物资源和文化背景等因素影响，轻度的或亚临床状态的PEM依然存在，尤其在农村地区。轻度的或亚临床状态的PEM常易被忽视，但对儿童的生长发育、抵抗

感染的能力以及疾病后的康复能力均有影响，因此，仍是影响儿童健康的重要问题。

病因 其发病原因可分为原发性和继发性。

原发性 因食物中蛋白质和能量的摄入量不能满足生理需要，常见于3岁以下婴幼儿，多为喂养不当所致。因母乳不足而采用混合喂养或人工喂养时，对乳类制品的配制错误或乳类摄入量不足而致长期缺乏蛋白质和能量。对于母乳喂养儿，在6个月后未适时或适当地添加辅食也可引起营养不良。无论母乳喂养或人工喂养儿，在婴幼儿期间应以乳类食品为主。因此，以辅食取代乳类的喂养方式是引起轻度或亚临床状态PEM的常见原因。

继发性 由于某些疾病，致使食物的摄入、消化吸收障碍或机体的代谢消耗过多而导致蛋白质和能量缺乏，多见于消化系统疾病或畸形（如唇、腭裂等），以及急慢性传染病等。有时继发性PEM和原发性PEM可互为因果。

在PEM的开始阶段，机体通过生理功能的调节，降低组织器官对蛋白质和能量的需要，并优先供应脑、心、肾等重要器官以适应机体的内环境。此时生长发育受到阻滞，可无其他临床表现。若营养不良不能及时纠正，生理代偿功能不能维持时，则可危及生命。

临床表现与诊断 喂养史对于婴儿的PEM诊断非常重要，对有喂养不当的患儿，应采用询问法，了解患儿的蛋白质和能量等营养素的实际摄入量，并将结果与推荐营养素摄入量进行比较评价，以确定是否存在蛋白质和能量的摄入不足。此外，腹泻、感染性疾病等原发性疾病史有助于

表 喂养问题的处理

喂养问题	处理方法
状态调节	调整刺激，使婴儿在安静、清醒状态进食
母子关系差	家长心理治疗，否则替换抚养者
婴儿厌食	改善婴儿困难型气质，提供特殊指导
感觉食物	婴儿：反复接触、逐渐加量 幼儿：提供可接受的食物、家长接受新食物的榜样作用、不给儿童压力
疾病后	多学科治疗，包括药物、营养支持和行为治疗

PEM 的诊断。

根据 PEM 的不同严重程度，在临床上可表现为消瘦、体重不增、皮下脂肪减少或消失、肌力和肌张力低下、表情淡漠、呆滞或与烦躁交替出现、运动反应迟钝、食欲减退等，常伴有腹泻、贫血、维生素缺乏症等，若有低蛋白血症时，可引起凹性水肿。

根据体格测量的三个指标（体重别年龄、身高别年龄、体重别身高），世界卫生组织（WHO）建议使用 Z 分标准差分类法，将营养不良分为体重低下、生长迟缓和消瘦三种类型。临床诊断 PEM 不能仅根据体格测量的结果，应结合临床表现和实验室检测结果综合判定。

预防　对于原发性 PEM，主要在于宣传、实施正确喂养的知识和方法；对于继发性 PEM 则应通过改进环境卫生，加强预防接种等手段，防止感染性疾病和传染病的发生，对已发生的 PEM 患儿，要早诊断、早治疗，防止其病情发展或加重。

治疗　首先要考虑消除导致 PEM 的原发病因，治疗重点应以纠正热量和蛋白质摄入不足为主，同时兼顾其他营养素的补充。

治疗原发病　导致继发性 PEM 的病因多为感染性疾病，二者可互为因果加重病情，因此，治疗时应认真寻找感染病灶，治疗原发病。此外，对于消化系统疾病或畸形者，应尽快采取措施进行治疗。

纠正营养摄入不足　对于轻度营养不良患儿，因其消化能力尚好，可通过调整饮食的方式补充足够的能量和蛋白质。中、重度营养不良的患儿，其消化功能已经受损，其他组织器官的功能亦低下，因此，在治疗开始时，

应遵循由少增多的原则，根据当前身长查出理想体重，每天给予能量 167～250kJ/kg 和蛋白质 1g/kg，以满足基础代谢的需要。以后视消化功能的情况，逐渐增加能量至 501～625kJ/kg，蛋白质增至 3～4g/kg，待体重接近正常后，再按照推荐量水平。如此高数量的能量和蛋白质，往往不能仅靠食物的形式达到，同时消化器官的功能低下亦不容许过多的食物摄入，可考虑用肠外营养的方式治疗。

维持水电解质平衡　若 PEM 的患儿存在脱水或电解质紊乱时，应给予及时纠正。①细胞内蛋白质分解时，部分钾离子游离出细胞而造成总体钾缺乏，但是此时血钾水平可正常，在治疗中应注意及时补钾。②PEM 时常存在代谢性酸中毒和低蛋白血症，使血清中游离钙增加，在治疗后由于酸中毒和低蛋白血症得以纠正，血清中游离钙迅速减少，若不注意补钙，则可能发生低血钙症，导致全身抽搐或维生素 D 缺乏性手足搐搦症。

补充维生素　PEM 实际是多营养素缺乏的状态，常伴有多种维生素的缺乏。因此，在治疗时应常规给予推荐量的维生素 A、C、D 和 B 族等，其中维生素 A 可在治疗早期一次性给予。如有某种维生素缺乏的表现时，应给予较大剂量进行治疗。

给予蛋白质合成促进剂　在能量和蛋白质补充的前提下，可给予蛋白同化类固醇制剂，如苯丙酸诺龙，以促进体内蛋白质合成和增进食欲。

支持疗法　若病情严重，或呈衰竭状态，可少量、多次输新鲜血或血浆。

（王卫平）

értóng wéishēngsù D quēfáxìng gōulóubìng

儿童维生素 D 缺乏性佝偻病

（vitamin D deficiency rickets in children）　缺乏维生素 D 引起的体内钙、磷代谢异常，导致生长期的骨组织矿化不全，产生以骨骼病变为特征的、多发生于 3 岁以内婴幼儿的全身性慢性营养性疾病。此病不仅影响儿童生长发育，而且与多种疾病有关。天然的维生素 D 为脂溶性，主要有两种类型，其中维生素 D_2 由植物油及酵母中的麦角固醇经紫外线照射转化而成；另一类型维生素 D_3（胆钙化醇、胆骨化醇），由人类及动物皮肤中储存的 7-脱氢胆固醇经日光中紫外线照射后形成，是人类维生素 D 的主要来源。动物肝、乳及蛋黄中含有维生素 D_3，其中鱼肝油中含量最丰富。

维生素 D 经由维生素 D 结合蛋白的受体介导，对肠、肾、骨等靶器官发挥作用。①促进小肠黏膜吸收钙、磷：与肠黏膜细胞的受体结合，促进钙结合蛋白合成，使钙、磷从肠道吸收增加。②促进成骨细胞功能，使血中钙、磷向骨生长部位沉着，形成新骨；同时促进破骨细胞活动，使旧骨中骨盐溶解入血，从而使细胞外液中钙、磷浓度增高。③增加远端肾小管对钙、磷的重吸收。④增加皮肤内 7-脱氢胆固醇的含量。⑤参与多种细胞的增殖、分化和免疫功能的调控过程。

病因　主要有日照不足、摄入不足、生长过快、疾病与药物等因素。

日照不足　维生素 D 缺乏的主要原因。中国幅员辽阔，南北自然条件不同，日照时间长短也不同，北方地区寒冷季节长，日照时间短，此病的发病率明显增

高。日光中紫外线易被尘埃、烟雾、衣服、皮肤色素及普通玻璃所遮挡或吸收。空气污染严重时，均能影响日光紫外线的照射。

摄入不足 人体每日大约需 $10\mu g$ 维生素 D。婴儿每天从乳类、禽蛋黄、肉类等食物中得到的维生素 D 很少，鱼类仅有部分海鱼的肝含量丰富，各类水果和蔬菜中含量也极少，远不能满足正常需要。过多的谷类食物含有大量植酸，可与小肠中的钙、磷结合形成不溶性植酸钙，不易吸收。食物中钙、磷含量不足或比例不适宜，亦可导致此病的发生。人乳中钙、磷比例虽适宜（2∶1），易于吸收，但维生素 D 含量甚少；牛奶含钙、磷虽多，但磷过高，吸收较差，故单纯乳类喂养而未添加维生素 D 的婴儿易患此病。

生长过快 早产儿或双胎及多胎儿体内维生素 D 及钙磷储备不足，仅能满足一段时间需要，出生后生长较快，早期即出现体内维生素 D 不足，易发生此病。

疾病因素 肝胆、肠道等疾病，如先天性胆道闭锁、脂肪泻、慢性腹泻等均可影响维生素 D 及钙磷的吸收；而严重肝肾疾病可影响维生素 D 的羟化，生成量不足而引起此病。

药物影响 长期口服如苯巴比妥钠、苯妥英钠等抗惊厥药物，可激活肝细胞微粒体氧化酶系统的活性，导致对各种类固醇激素分解代谢功能增加，形成无活性代谢产物，随胆汁或尿排出。肝内 25-羟胆钙化醇（25-OH-D$_3$）分解亦增加，从而使 1,25-二羟胆钙化醇 [1,25-(OH)$_2$-D$_3$] 生成减少，造成低钙血症及此病的发生。此外，糖皮质激素可拮抗维生素 D 转运钙的作用。

临床表现 此病多见于 3 个月~3 岁的小儿，临床上主要表现为骨骼改变、肌肉松弛及神经兴奋性改变。年龄不同，临床表现也不同，骨骼改变常在维生素 D 缺乏数月后出现。

初期 多见于 6 个月以内婴儿，主要表现为非特异性，如神经兴奋性增高，如易激惹、睡眠不安、夜间啼哭、与室温无关的多汗、枕秃等。此期常无骨骼病变，X 线检查改变不明显。血生化改变轻微。病期可持续数周至数月，如无适当治疗，可发展为激期。

激期 有明显的夜惊、多汗、烦躁不安等，同时实验室检查表现钙、磷代谢失常和明显的骨骼改变。

骨骼病变的体征 ①头部：早期可见囟门增大，或闭合月龄延迟（超过 18 个月），骨缝变宽，边缘较软，6 个月内可呈现乒乓球样颅骨软化，7~8 个月时可出现方颅。乳牙萌出延迟，牙釉质发育差，易患龋齿，甚至可影响恒牙的钙化。②胸部：见于 1 岁左右婴儿，肋骨骨骺端因骨样组织堆积而膨大，称为"佝偻病串珠"；肋骨软化后，因受膈肌附着点长期牵引，造成肋缘上部内陷，肋缘外翻，形成沟状，称为肋软沟；于第 6~8 肋骨与胸骨柄相连处内陷时，可使胸骨前凸，称为鸡胸。此体征并存并加重时，可造成胸廓畸形，如以剑突为中心内陷，即为漏斗胸。③脊柱：患儿久坐或站立后，因韧带松弛可使脊椎畸形（脊柱后突或侧弯）。④骨盆：严重病例的骨盆亦可变形，前后径往往缩短，日后将成为女性难产的因素之一。⑤四肢：7~8 个月以后的患儿，四肢、骨骺部均显膨大，尤以腕、踝关节

明显，常可见圆而钝和肥厚的球体，称为佝偻病"手镯"及"脚镯"。学走步前后，由于骨质软化，因躯体的重力和张力所致，可出现"O"形腿，会走后下肢往往呈"X"形腿改变。⑥严重的佝偻病儿，偶受外伤，易发生青枝骨折，且可无临床症状。

血生化改变 血钙下降，25-(OH)-D$_3$ 下降，甲状旁腺激素及碱性磷酸酶进一步升高，血磷下降更明显，最后 1,25-(OH)$_2$-D$_3$ 也降低。

X 线表现 可见干骺端增宽，临时钙化带模糊、消失，边缘呈云絮状、毛刷状或杯口状，骨皮质呈疏松状或层状改变，骨小梁稀疏或呈网状，骨骺软骨盘增宽到 2mm 以上。骨龄落后，可有骨干弯曲或青枝骨折。

其他 免疫功能低下，可合并感染及贫血。

后遗症期 多见于 3 岁以后的小儿。临床症状消失，血生化正常，X 线活动性病变消失，仅遗留不同程度的骨骼畸形。

诊断 应依据年龄、病史、临床症状和体征、血生化，以及 X 线检查进行综合分析，判定临床分期。

预防 此病与生活方式密切相关，开展早期综合防治是关键，应做好宣教工作。适当日照是经济、方便、有效的方法，孕妇和婴幼儿应经常进行户外活动。妊娠后期缺乏日照者，应每日补充维生素 D；而正常足月儿生后 1~2 周，应每日开始补充维生素 D；早产儿、低出生体重儿或双胎儿则应在生后立即补充维生素 D。维生素 D 补充量包括日光照射、食物及维生素 D 制剂中的维生素 D 含量。若婴幼儿摄入配方奶充足，夏季户外活动较多，可不必

另外补充维生素 D 制剂。

治疗 此病治疗的目的在于控制病期活动，防止骨骼畸形和复发。因此，早发现、早治疗和综合疗法尤为重要。

一般疗法 加强护理，合理喂养，保持一定的户外活动时间。

药物疗法 维生素 D 制剂选择、剂量大小、疗程长短和使用途径，应根据患儿具体情况而定，强调个体化给药。一般以口服为主，剂量为每日 $50 \sim 100 \mu g$，1 个月后改为预防量，每日 $10 \mu g$。同时，注意钙和微量元素的补充，若婴儿摄入母乳或配方奶充足，可不补钙。

突击疗法 对于不能坚持每日服药的患儿，或合并长期腹泻、急性传染病、迁延性疾病等，可在医师指导下，一次口服较大剂量维生素 D，注射法仅用于口服困难或存在消化道疾病影响吸收的患儿。

矫形疗法 3 岁后的因此病骨畸形者，多为后遗症，不需药物治疗，应采取主动或被动运动的方法矫正骨骼畸形。对鸡胸畸形，宜采取俯卧抬头及俯撑或引体向上的活动，加强胸部扩展。轻度的"O"或"X"形腿时，可按摩相应肌群，"O"形腿应按摩外侧肌群，"X"形腿则按摩内侧肌群。严重的骨骼畸形，若影响生理及体形时，可进行外科矫形手术。

（王卫平）

wéishēngsù D quēfáxìng shǒuzú
chùnuòzhèng
维生素 D 缺乏性手足搐搦症
（tetany of vitamin D deficiency）

维生素 D 缺乏的情况下，甲状旁腺代偿功能不足或其他原因导致血清钙降低，出现以惊厥、手足抽搐或喉痉挛等神经兴奋性增高为主要表现的营养性疾病。又称婴儿手足搐搦症。此病多见于 6 个月以内婴儿，冬春季常见。其中喉痉挛可导致窒息死亡，是儿科的急诊。

病因 发病原因与儿童维生素 D 缺乏性佝偻病相同，但骨骼变化不明显。血清钙离子降低是直接原因，血磷大多正常。若血钙下降时，甲状旁腺激素不能代偿性分泌增加，则低钙血症不能恢复至正常水平。当血清总钙低于 $1.75 \sim 1.88$ mmol/L，或离子钙低于 1.0 mmol/L 时，即可导致神经肌肉兴奋性增高，出现手足抽搐、喉痉挛，甚至全身性惊厥。

临床表现 ①惊厥：为最常见的症状，常突然发生，四肢抽动、两眼凝视、上窜或面肌抽动，持续时间短者数秒，长者可达数分钟，发作次数可数日一次或一日数次，甚至多至一日数十次，间歇期意识清晰，活动如常。一般不发热，若伴感染或发作频繁和时间过久者，体温可升高。②手足抽搐：多见于较大婴儿和幼儿，发作时神志清，突发手足强直、腕部屈曲、手指伸直、拇指内收、足部踝关节伸直，足趾同时向下弯曲。③喉痉挛：多见于婴儿期，由于喉部肌肉及声门突发痉挛而出现呼吸困难和吸气性哮鸣，重者可致窒息、缺氧甚至死亡，应予重视。

诊断 冬末春初，婴儿或早产儿反复发作的无热惊厥，发作后神志清醒，无神经系统体征，结合维生素 D 缺乏病史或佝偻病体征，总血钙低于 $1.75 \sim 1.88$ mmol/L，离子钙低于 1.0 mmol/L，应首先考虑本病，钙剂试验性治疗也有助于诊断。

治疗 ①基本原则：立即控制惊厥，迅速补钙，然后给予维生素 D 治疗。②紧急抢救：保持呼吸道通畅及吸氧，喉痉挛者需立即将舌头拉出口外，必要时行气管插管；无条件时可进行人工呼吸或加压给氧。迅速控制惊厥或喉痉挛，可用 10%水合氯醛保留灌肠，或地西泮肌内注射或静脉给药。③钙剂治疗：可将 5%葡萄糖酸钙（新生儿）或 10%葡萄糖酸钙（较大婴儿）加入 10%～25%葡萄糖液，缓慢静脉注射（10 分钟以上），并监测心脏，以防血钙骤升导致心搏骤停。轻者可仅口服补钙，用 10%氯化钙加入牛奶或糖水服用，每日 3 次，持续 1～2 周。④维生素 D 治疗：症状控制后，可每日口服大剂量维生素 D，并增加日光照射，1 个月后如果情况良好，可改为预防剂量。

（王卫平）

értóng wéishēngsù D guòduōzhèng
儿童维生素 D 过多症（hyper-vitaminosis D in children）

儿童长期大量或一次过多使用维生素 D 制剂时所引起的营养性疾病。食物来源的维生素 D 一般不会引起过量或中毒。中毒剂量有很大的个体差异，且与剂量大小、用药时间长短及给药途径也有密切关系。

病因 对儿童维生素 D 缺乏性佝偻病的分期不明确，一次或多次给予大剂量的维生素 D 治疗佝偻病；投入的预防量过大并长期服用；误将其他疾病诊为佝偻病而长期大剂量使用维生素 D；以及将维生素 D 制剂当成其他药物，长期过量服用均可导致中毒。过量维生素 D 引起持续高血钙症，继而发生钙盐沉积于心、肾、骨等器官及组织，引起广泛钙化，功能受损。

临床表现 多数于用维生素

D 后 1～3 个月发病，因高钙血症引发的相关症状，均为非特异性。初期主要表现为低热、厌食、恶心呕吐、倦怠、烦躁、腹泻或便秘、体重下降等。年长儿会诉头痛。多尿也是常见症状，尿比重低，肾结石、肾钙化甚至肾功能衰竭。部分患儿可出现反复呼吸道感染、烦渴、脱水、酸中毒、血压升高、心动过缓及心脏杂音等。严重者可出现惊厥、易激惹、抑郁、肌张力减低、共济失调及其他脏器严重损害等。

实验室检查可见血钙升高，尿钙定性试验阳性，尿蛋白阳性。血磷和碱性磷酸酶可正常或降低；可伴有水电解质紊乱及氮质血症等肾功能异常。X 线检查表现为长骨干骺端钙化带致密、增宽，骨干皮质增厚；颅骨边缘增厚，呈致密环状带影。重症病例可见心、肾、血管等有钙化影。

诊断　根据长期摄入大剂量维生素 D 病史，结合临床症状、生化改变及 X 线特征性改变等可做出诊断。此病需与甲状旁腺功能亢进症、泌尿系感染、慢性肾功能不全及中毒等相鉴别。

预防　应熟知维生素 D 的药理作用，确切掌握维生素 D 在预防和治疗儿童维生素 D 缺乏性佝偻病时的用法、用量及疗程，慎用突击疗法，排除其他原因引起的佝偻病。向家长宣传维生素 D 过量的危害性。

治疗　确诊后应立即停用维生素 D，限制钙的摄入，促进排出。口服泼尼松可拮抗维生素 D，抑制肠道对钙的吸收作用。口服硫酸钠或依地酸二钠也可减少钙的吸收。重症患儿可用透析治疗。同时注意控制感染，维持水电解质平衡。

（王卫平）

értóng wéishēngsù A quēfázhèng

儿童维生素 A 缺乏症（vitamin A deficiency in children）

儿童体内缺乏维生素 A 所引起的以全身上皮组织角化变性为特征的全身性疾病。各年龄均可发病，以婴幼儿为多。在中国，严重的维生素 A 缺乏症发生率已明显下降，但维生素 A 储存不足所致的亚临床维生素 A 缺乏症发生率仍然较高。

病因　任何可导致维生素 A 摄入不足、吸收减少、消耗增加的因素均可能导致维生素 A 缺乏。

摄入不足　人乳和牛乳是婴儿所需的维生素 A 的主要来源，尤其初乳中含量极高，其他食物如蔬菜、水果、蛋类和动物肝脏等都能供给足够的维生素 A。如果婴儿期食品单调，奶量不足，辅食添加不及时，容易引起亚临床型维生素 A 缺乏。断奶后，长期单用米糕、面糊、稀饭、去脂牛奶等食品喂养，没有及时添加富含蛋白质和脂肪的辅食，则可造成缺乏症。

吸收障碍　消化系统的慢性疾病，如长期腹泻、慢性痢疾、肠结核等可影响维生素 A 的吸收。肝脏是维生素 A 代谢和储存的主要器官，胆汁中的胆酸盐能乳化脂类，促进维生素 A 的吸收，所以患肝胆系统疾病时，易引起维生素 A 缺乏症。

需要量增加　生长发育迅速而肝内储存又少的早产儿较足月儿需要量为多，但其对脂肪消化吸收功能又差，易发生维生素 A 缺乏。各种急、慢性感染性疾病、长期发热、肿瘤等，均可引起机体对维生素 A 的需要量增多，导致相对缺乏。

代谢障碍　锌缺乏时，与维生素 A 结合的前白蛋白及维生素 A 还原酶均降低，使维生素 A 不能利用而被排出体外，也可发生维生素 A 缺乏。甲状腺功能减退和糖尿病影响 β-胡萝卜素转变为视黄醇，导致维生素 A 缺乏而胡萝卜素增多，表现为皮肤黄染而巩膜不黄。蛋白质缺乏影响视黄醇转运蛋白的合成，导致血浆中的浓度降低，从而产生维生素 A 缺乏。

临床表现　该病的临床征象常以眼部症状出现早且显著，表现为暗适应力下降，角膜、结膜干燥，角膜软化，甚至穿孔，故又有夜盲症之称，是导致失明的主要原因。

眼部症状　最初为暗适应时间延长，以后在暗环境下视物不清，出现夜盲。经数周至数月后，泪腺管被脱落的上皮细胞堵塞使眼泪减少，致眼干燥不适，经常眨眼，继而结膜和角膜逐渐失去光泽和弹性，以贴近角膜两旁的结膜出现异常为早，干燥起皱褶，角膜上皮逐渐堆积，形成大小不等的形似泡沫的白斑，称为结膜干燥斑，又称毕脱斑（Bitot's spots）。以后角膜逐渐干燥、混浊、发生白翳而软化，继而形成溃疡，在数日至数周内出现坏死、穿孔、虹膜外脱及角膜瘢痕形成，最终导致失明。视网膜亦有病变，出现眼底干燥，两眼同时得病，也可先后发病，单侧偶见。

皮肤表现　皮肤症状多见于年长儿，表现为皮肤干燥，角化增生、脱屑。角化物充满于毛囊腔内，且突出于表皮，抚摸时有鸡皮疙瘩或粗砂样感觉，四肢伸侧及肩部明显。此外，尚有指甲多纹易折裂，毛发干脆易脱落等。

生长发育迟缓　影响骨骼和牙齿生长发育，体格和精神运动发育轻度落后，常伴有营养不良、贫血和其他营养素缺乏。

亚临床状态 当维生素 A 储备不足时，可无上述典型临床表现，但由于免疫功能下降，容易出现反复的呼吸道和泌尿系的感染。

诊断 根据眼部和皮肤表现，结合维生素 A 摄入不足、吸收障碍史，多可做出诊断。实验室检查，如维生素 A 的相对剂量反应试验、血清视黄醇浓度测定、血浆视黄醇结合蛋白测定和视觉暗适应功能测定，有助于诊断早期可疑病例或亚临床维生素 A 缺乏。

预防 鼓励母乳喂养，及时添加辅助食品，供给富含维生素 A 的食物。婴幼儿每日约需要维生素 A1500~2000IU，儿童则需要 2000~4500IU，患慢性疾病时吸收减少，消耗增多，每日可给予 3000~5000IU。此外，应该有针对性的在维生素 A 缺乏的高发地区给予维生素 A 制剂进行预防，1~4 岁儿童每半年一次口服维生素 A60000μg（20 万 IU），1 岁以内减半，可明显降低呼吸道、消化道感染的发病率和死亡率。

治疗 ①一般治疗：积极治疗原发疾病，调整饮食，提供富含胡萝卜素的深色蔬菜或富含维生素 A 的动物性食物，亦可采用维生素 A 的强化食品，如婴儿配方奶粉。②维生素 A 治疗：应在医生的指导下用药，以防维生素 A 过量而中毒。③眼部病变治疗：干眼病时，双眼可滴消毒的鱼肝油及抗生素眼药水防治继发感染。治疗时动作轻柔，勿压迫眼球，以防角膜穿孔，虹膜、晶体脱出。

（王卫平）

értóng wéishēngsù A guòduōzhèng

儿童维生素 A 过多症（hypervitaminosis A in children） 儿童一次或连续多次摄入维生素 A 过多所引起的以维生素 A 中毒为主

要表现的疾病。

临床表现 ①急性型：婴幼儿一次摄入维生素 A 100 000μg 以上即可能发生急性中毒。症状多在一天内突然发生，表现为恶心、呕吐、嗜睡或过度兴奋、头痛，囟门未闭者可表现囟门隆起等颅压增高的症状。皮肤可红肿、脱皮，以掌跖部最明显，停服维生素 A 后数日内症状好转。②慢性型：连续每日摄入过量维生素 A 数周或数月可致慢性中毒，中毒剂量个体差异大。通常，婴幼儿每日摄入维生素 A 15 000~30 000μg 超过 6 个月即可引起中毒，也有的每日仅服 7500μg，1 个月即发生中毒者。首先表现为食欲减退、体重减轻，继之出现皮肤干燥、瘙痒、脱屑、口角皲裂，毛发干枯、脱发、烦躁不安，骨骼、肌肉疼痛，常伴有局部肿胀、压痛，但无红热，导致活动受限，也可出现颅压增高、肝大、颅骨软化和掌跖脱皮等表现。X 线检查表现为长骨皮质增生，骨膜增厚，尤其是骨干中部。血清维生素 A 浓度升高，偶有血钙增高、肝硬化。

诊断 根据摄入过量维生素 A 史，结合症状、体征，可帮助诊断。血维生素 A 浓度升高以及典型骨骼 X 线改变，即可确诊。

治疗 维生素 A 中毒一旦确诊，应立即停止服用维生素 A 制剂，避免服用富含维生素 A 的食物。急性中毒者临床症状一般在 1~2 周消失，血清维生素 A 浓度升高可维持数月，骨骼病变恢复则需要数月或数年。

（王卫平）

értóng quētiěxìng pínxuè

儿童缺铁性贫血（iron deficiency anemia in children） 儿童体内铁元素缺乏所引起的以血

红蛋白合成减少为主要表现的营养性贫血。以 6~24 月龄的婴幼儿为最常见。缺铁性贫血（iron deficiency anemia，IDA）严重危害儿童健康，是重点防治的儿童常见病之一。

病因 ①先天性不足：早产、多胎、胎儿期失血和母亲孕期严重缺铁导致胎儿期铁的储存量不足。②摄入量不足：为儿童期 IDA 的主要原因。人乳、牛乳、谷物中含铁量较低，如在婴幼儿时期不及时添加含铁较多的食品，容易发生缺铁性贫血。③生长发育因素：儿童时期生长发育迅速，如没有及时添加含铁丰富的食物，容易导致缺铁。④铁吸收障碍：食物搭配不合理可以影响铁的吸收。⑤铁丢失过多：诸如肠息肉症、膈疝、钩虫病等可能造成肠道慢性失血。此外，慢性腹泻、过敏体质（如对牛奶过敏）影响铁的吸收，二者都可能导致体内铁的丢失。

铁是合成血红蛋白的主要原料之一，体内铁缺乏造成血红素生成不足，进而引起红细胞内血红蛋白合成减少，成熟红细胞体积变小，表现为小细胞低色素性贫血，以及血浆中铁含量下降等。

临床表现 缺乏特异性，主要表现为缺铁及贫血（皮肤黏膜苍白及缺氧症候群）的症状。临床症状常为易疲乏、不爱活动，烦躁不安或萎靡不振，精神不集中、严重者出现记忆力减退。年长儿可诉头晕、眼前发黑、耳鸣等；食欲减退，少数有异食癖（如嗜食泥土等），贫血明显时，可自诉心悸、胸闷等；易患各种感染，如反复上呼吸道感染等。

临床体格检查时，可见皮肤黏膜苍白，以唇、口腔黏膜及甲床部位明显、舌乳头萎缩、反甲、匙状甲；腹部触诊，可见肝、脾大，年龄越小、病程越久、贫血越重，肝脾肿大越明显；可伴有心率增快或心脏扩大等，重症病例可出现心力衰竭的体征。

诊断　血常规检验可见血红蛋白降低，比红细胞数减少明显。外周血涂片可见红细胞大小不等，以小细胞为多。网织红细胞数正常或轻度减少。白细胞、血小板一般无改变。平均红细胞体积（MCV）减小，平均红细胞血红蛋白含量（MCH）下降，平均红细胞血红蛋白浓度（MCHC）降低。血液生化学检查是更敏感的诊断指标，常见血清铁蛋白下降、红细胞游离原卟啉上升，以及血清铁、总铁结合力和转铁蛋白饱和度异常。

根据病史尤其是喂养史、临床表现和血常规检验特点，一般可做出初步诊断；进一步做有关铁生化检查有确诊意义。必要时可做骨髓检查，表现为增生活跃，以中、晚幼红细胞增生为主。

预防　①母孕期预防：加强孕期营养，摄入富含铁的食物，若孕母患缺铁性贫血应积极治疗。②提倡母乳喂养：母乳中铁的生物利用度好，建议母乳喂养至少6个月。③做好喂养指导：无论母乳或人工喂养的婴儿，4~6个月后均应及时添加含铁丰富且吸收率高的辅助食品。以鲜牛乳喂养的婴儿必须加热处理以减少牛奶过敏所致肠道失血。④早产儿、低出生体重儿，应于生后1~2个月给予铁剂预防，每日最大补铁量不超过15mg。

治疗　治疗原则是去除病因和补充铁剂。

一般治疗　加强护理，避免感染，合理喂养。

病因治疗　查找导致缺铁的原因，并采取相应措施去除病因。

铁剂治疗　①尽量给予铁剂口服治疗，应每日补充元素铁，餐间服用，每日2~3次。可同时口服维生素C促进铁吸收。应在血红蛋白正常后继续补铁2个月，恢复机体储存铁水平。②注射铁剂，因较易发生不良反应，甚至可发生过敏性休克致死，故应慎用。适应证为：诊断肯定但口服铁剂后无治疗反应者；口服后胃肠反应严重，虽改变剂型、剂量及给药时间仍无改善者；严重胃肠疾病或胃肠手术后不能口服铁剂者。

铁剂治疗3~4天后网织红细胞开始升高，7~10天达高峰，2~3周后降至正常。补铁2周后血红蛋白开始上升，4周后血红蛋白应至少上升至10g/L以上。补铁后，如未出现预期的治疗反应，应考虑诊断是否正确，患儿是否按医嘱服药，是否存在影响铁吸收或导致铁继续丢失的原因，进一步检查或转专科诊治。

（王卫平）

értóng diǎn quēfázhèng

儿童碘缺乏症（iodine deficiency in children）　儿童碘摄入不足，不能满足机体正常碘需要量的营养性疾病。碘为人体必需微量元素，体内含量约为2.5mg，主要存在于甲状腺内，是甲状腺素（又称四碘甲腺原氨酸，tetraiodothyronine，T_4）和三碘甲腺原氨酸（triiodothyronine，T_3）合成的底物。全球约有38%的人口生活在碘缺乏地区，碘缺乏可导致碘缺乏病（iodine deficiency disorder，IDD）。缺碘的主要危害是影响脑发育，导致儿童智力损害和体格发育障碍。

病因　食物和饮水中缺碘是其根本原因，缺碘时，甲状腺激素合成障碍，影响体格生长和脑发育。

临床表现　为以智能障碍为主要特征的精神-神经-甲状腺功能减退综合征，其严重程度取决于缺碘的程度、持续时间以及患病年龄。缺碘时，体内T_4和甲状腺球蛋白合成受到影响，导致甲状腺组织代偿型增生，形成甲状腺肿；缺碘导致T_4合成不足，可引起甲状腺功能减退。胎儿期缺碘可致流产、死胎、早产和先天畸形；新生儿期则表现为甲状腺功能减退；胎儿期和婴儿期严重缺碘可导致克汀病；儿童和青春期则引起甲状腺肿、甲状腺功能减退、智能低下。儿童长期轻度缺碘则可出现亚临床型甲状腺功能减退症（亚临床型克汀病），常伴有体格生长落后。

实验室检查　①血清T_3、T_4、促甲状腺激素（TSH）测定：血清总T_3、T_4或游离T_3、T_4降低，而TSH增高。②尿碘测定：是判断个体或群体碘营养状况的一项简便又有效的方法。尿碘中位数值低于100μg/L意味着碘摄入量不足，50~99μg/L为轻度缺碘，20~49μg/L为中度缺碘，低于20μg/L为重度缺碘。

诊断　亚临床型克汀病的诊断标准有以下几项。

必备条件　①出生、居住于低碘地方性甲状腺肿病流行区。②有智能发育障碍，主要表现轻度智能迟缓。

辅助条件　神经系统障碍的主要表现：①轻度听力障碍（电测听高频或低频异常）。②极轻度语言障碍。③精神运动发育障碍。甲状腺功能障碍的主要表现：①极轻度的体格发育障碍。②极轻度的骨龄发育落后。③甲状腺功能减退（T₃、T₄降低，TSH升高）。

具有上述必备条件，以及辅助条件中神经系统障碍或甲状腺功能减退中任何1项或1项以上，并能排除其他原因如营养不良、锌缺乏、中耳炎影响，便可做出诊断。

预防 IDD是可预防的疾病，食盐加碘是预防IDD最有效的措施。自实施全民食盐加碘干预措施以来，中国已经成为世界上碘营养适宜的国家。中国每日碘推荐摄入量为：4岁以下50μg，4~11岁以下90μg，11~13岁以下120μg，14岁以上150μg。补碘后最常见的并发症是碘性甲状腺功能亢进症，故补碘宜适度。

碘化食盐，即将可溶性碘化物按1:2万~1:5万比例加入食盐，中国碘化盐中碘添加剂为KIO₃。推广碘化食盐可使广大人群、特别是儿童免受缺碘所带来的种种危害。缺碘较重地区，可定期开展碘油强化补碘。

治疗 ①碘剂：主要用于缺碘所引起的弥漫型重度甲状腺肿大且病程短者。复方碘溶液或碘化钾（钠），连服2周为1个疗程，2个疗程之间停药3个月，反复治疗1年。长期大量服用碘剂时，应注意甲状腺功能亢进症的发生，除了过敏以外，一般人均能耐受大剂量的碘。但对缺碘并伴有结节性甲状腺肿的患者进行补碘时，则有发生碘性甲状腺功能亢进症的危险，其临床表现如食欲亢进、体重减轻、肌无力、畏热等均较轻微，突眼不明显，但如果患者原有器质性心脏病，就有一定的危险性。②甲状腺素制剂：见先天性甲状腺功能减退症筛查。

（王卫平）

értóng xīn quēfázhèng
儿童锌缺乏症（zinc deficiency in children）
儿童锌摄入不足，不能满足机体正常锌需要量的营养性疾病。锌为人体必需微量元素，主要存在于骨、牙齿、毛发、皮肤、肝和肌肉中，为100多种酶的关键组成成分，参与DNA、RNA和蛋白质的合成。儿童缺锌的主要表现为食欲减退、生长发育减慢、免疫功能低下、味觉减退和夜盲；青春期缺锌可致性成熟障碍。

病因 主要有摄入不足、吸收障碍、需要量增加与丢失过多。

摄入不足 动物性食物不仅含锌丰富，而且易于吸收，坚果类（核桃、板栗、花生等）含锌丰富，其他植物性食物则含锌少，故素食者容易缺锌。全胃肠道外营养，如未加锌也可致锌缺乏。

吸收障碍 各种原因所致的腹泻皆可妨碍锌的吸收。谷类食物含大量植酸和粗纤维，可与锌结合而妨碍其吸收。牛乳含锌量与母乳相似，为45.9~53.5μmol/L，但牛乳锌的吸收率（39%）远低于母乳（65%），故长期纯牛乳喂养也可致缺锌。肠病性肢端皮炎是常染色体隐性遗传病，因小肠缺乏吸收锌的载体，故可表现为严重缺锌。

需要量增加 生长发育迅速阶段的婴儿，或组织修复过程中，或营养不良恢复期等状态下，机体对锌需要量增多，如未及时补充，可发生锌缺乏。

丢失过多 如反复出血、溶血、大面积灼伤、慢性肾病、长期透析、蛋白尿以及应用金属螯合剂（如青霉胺）等，均可因锌丢失过多而导致锌缺乏。

临床表现 正常人机体含锌2~2.5g，缺锌可影响核酸和蛋白质合成及其他生理功能。

消化功能减退 缺锌影响味蕾细胞更新和唾液磷酸酶的活性，使舌黏膜增生、角化不全，以致味觉敏感度下降，发生食欲减退、厌食和异嗜癖。

生长发育落后 缺锌可妨碍生长激素轴功能及性腺轴的成熟，表现为生长发育迟缓、体格矮小、性发育延迟和性腺功能减退。

免疫功能降低 缺锌可导致T淋巴细胞功能损伤，而容易发生感染。

智能发育延迟 缺锌可使脑DNA和蛋白质合成障碍，脑内谷氨酸的浓度降低，从而引起智能迟缓。

其他 如脱发、皮肤粗糙而干燥、皮炎、地图舌、反复口腔溃疡、伤口愈合延迟、视黄醛结合蛋白减少出现夜盲、贫血等。

诊断 实验室检查主要有以下几项。①空腹血清锌浓度：正常最低值为11.47μmol/L。②餐后血清锌浓度反应试验（PICR）：测空腹血清锌浓度（A0）作为基础水平，然后给予标准饮食（按全天总热量的20%计算，其中蛋白质为10%~15%，脂肪为30%~35%，碳水化合物为50%~60%），2小时后复查血清锌（A2），按公式 PICR = [(A0−A2)/A0]×100% 计算，若PICR>15%提示缺锌。③发锌测定：不同部位的头发和不同的洗涤方法均可影响测定结果，轻度缺锌时发锌浓度降低，严重时头发生长减慢，发锌值反而增高，故发锌不能准确反映近期体内的锌营养状况。

根据缺锌的病史和临床表现，血清锌<11.47μmol/L；PICR>15%；锌剂治疗有显效等，即可诊断。

预防 提倡母乳喂养，坚持平衡膳食。戒绝挑食、偏食、吃零食的习惯，是预防缺锌的主要措施。对可能发生缺锌的情况，如早产儿、人工喂养者、营养不良儿、长期腹泻、大面积烧伤等，均应适当补锌。

元素锌的每日推荐摄入量：6月龄以下为 1.5mg；6 月龄~1 岁以下为 8mg；1 ~ 4 岁以下为 12mg；4~7 岁以下为 13.5mg。

治疗 主要为治疗原发病、饮食治疗与补充锌剂。

针对病因 治疗原发病。

饮食治疗 鼓励多进食富含锌的动物性食物，如肝、鱼、瘦肉、禽蛋、牡蛎等，而初乳含锌丰富。

补充锌剂 常用葡萄糖酸锌，每日剂量为元素锌 0.5 ~ 1.0mg/kg，疗程一般为 2 ~ 3 个月。长期静脉输入高能量者，每日锌用量：早产儿为 0.3mg/kg，足月儿~5 岁为 0.1mg/kg，>5 岁为 2.5~4mg/d。锌剂的毒性较小，但剂量过大也可引起胃部不适、恶心、呕吐、腹泻等消化道症状，甚至脱水和电解质紊乱。锌中毒可干扰铜代谢，引起低铜血症、贫血、中性粒细胞减少、肝细胞中细胞色素氧化酶活力降低等中毒表现。

(王卫平)

értóng féipàngzhèng

儿童肥胖症（child obesity）

儿童体内脂肪堆积过多和（或）分布异常，超过了正常生理需要量并有害于健康的营养性疾病。临床上将肥胖症分为单纯性肥胖和继发性肥胖两类，其中继发性肥胖是指因脑部疾病、内分泌紊乱以及一些少见的遗传性综合征引起的肥胖。此处仅论及单纯性肥胖。肥胖症在欧美等经济发达国家已是一个突出问题，随着生活水平的不断提高，肥胖症在儿童中的发生率明显增多。肥胖症患儿不仅有活动不便、对外界反应能力低下、抵抗各种感染弱和心理自卑等影响，而且是成年后糖尿病、动脉粥样硬化、高血压、冠心病、呼吸通气不良、胆结石等疾病的潜在危险。儿童时期的肥胖症常是成年期肥胖症的开端，及时在儿童时期进行适当的预防和治疗，则可有效地防止肥胖症的发生和发展。

病因 单纯性肥胖症的病因比较复杂，尚未完全明确，能量的摄入过多、消耗过少是导致该病的直接起因，其相关因素如下所述。

遗传因素 人群调查的结果均已证实，肥胖具有家族遗传倾向。父、母双方均为肥胖者，其下一代中 2/3 ~ 4/5 发生肥胖；父、母单一肥胖者，其下一代中约38%和51%发生肥胖。已发现多种基因与人类肥胖、糖尿病和脂类代谢紊乱有关。

精神情绪因素 精神刺激，情绪不稳定等因素，可促使一部分人的迷走神经兴奋，胰岛素分泌增加，食欲亢进而造成肥胖。

个体代谢差异因素 不同的个体，其具有的参与脂类代谢和能量生成的酶（如酯酰辅酶 A 酶、钠-钾-ATP 酶等）的数量和活性不尽相同，促使热量以热生成形式消耗的酶数量或活性过低，或者促使热量以脂肪形式在体内积聚的酶过高，都会影响人体的胖瘦。

饮食习惯 对爱哭闹的婴儿给予奶瓶喂奶作为安慰的方法，过早添加高能量的辅食，甚至误以为"越胖越健康"，而经常给予高能量的零食（如巧克力、奶油和糕点等），均可造成能量摄入过剩导致肥胖。根据肥胖的脂肪细胞的数量和体积，可将肥胖症分为增生性和肥大性两种。脂肪细胞的数量受遗传和幼年时饮食的影响，若小儿时期的超量饮食，可导致脂肪细胞数量增多，可引起难治性肥胖。

体力活动因素 决定摄入能量消耗多少的最重要因素，是防止能量以脂肪形式积聚的有效途径，而活动少比饮食过多更易引起肥胖。实际上，肥胖患儿多数不喜活动，很难断定其因果，鼓励肥胖儿参与活动，必定有助于康复。

临床表现 儿童单纯性肥胖症常起始于幼年，4 岁左右被称为"危险期"。儿童肥胖症发生的年龄越小，其后持续进入成年期肥胖症的危险性越高。肥胖症患儿的食欲一般超过正常儿，或曾有食欲旺盛的时期，以后转为正常。喜食淀粉类和油脂类食品，而不喜食蔬菜是其特点。肥胖症患儿的身体脂肪呈均匀性增多，以乳部、腹部、臀部和肩部为著。男孩由于大腿根部脂肪过多，阴茎和阴囊掩藏在脂肪组织中而显得很小，实际上属正常范围。女孩的外阴部无明显异常，月经初潮可同正常同龄儿。肥胖症患儿的体格发育迅速，在体重明显超过正常值上限时，身高常超过正常同龄儿的平均水平，骨龄也常超过同龄儿的生理骨龄，可伴有性发育正常或略较一般为早。肥胖症患儿的智力发育正常，可表现为活动少，常有性格孤僻倾向。

诊断 临床判断肥胖症的方法主要依据体重的测量结果，体重超过同身高、同性别的同龄儿正常范围平均值±2 个标准差即可诊断。但体重的超值，不仅可反映体内脂肪的过度积聚，也可以是正常的营养状态，如身高偏长或骨骼粗大，需在临床工作中加以鉴别。体质指数（body mass index，BMI）与体脂的相关性密切，世界卫生组织推荐为诊断肥胖症的有效指标。由于不同年龄阶段儿童的 BMI 随性别和性发育程度而变化，因此，在儿童中运用 BMI 判定肥胖症的方法不同于成年人。成年人的 BMI > 30 可诊断为肥胖症，而在儿童中，要将 BMI 与同年龄、性别儿童的正常值进行比较，BMI ≥ 同性别同龄儿的第 95 百分位数（P95）可诊断为肥胖症，大于第 85 百分位数（P85）则为危险范围。各年龄组男女儿童的 BMI 百分位数见表 1、2。

治疗 单纯性肥胖症的治疗关键在于，持之以恒地控制能量摄入和增加能量消耗，各种方法均围绕此进行，而基因治疗、激素治疗等方法，仅处于研究阶段，其效果和不良作用尚有待研究。在儿童肥胖症中，最合理的目标是，预防体重进一步增加而非体重减轻，其具体措施是，调整饮食和增加体育活动，增加一般的活动和游戏要比结构化的锻炼计划要更有效，而儿童期参加体育活动有利于培养爱运动的生活方式和健全的人格。

培养良好生活习惯 改变吃零食、喜好肥腻食品等不良饮食习惯，按照营养平衡的要求，安排日常饮食，此行为需要整个家庭的支持和配合。应限制每日看电视、玩电子游戏等坐姿活动的时间，鼓励体育锻炼。由于此类儿童进行体力锻炼比较困难，可选择易接受的方式，如慢走是比较常用而有效的方式，每天应保持半小时以上时间的慢走。

控制饮食 饮食控制必须在保证维持正常的生长发育前提下进行，仅限于供能营养素，而不是所有的营养素。能量控制的具体方法：一般 5 岁以下儿童，每日应给予 2510～3340kJ，5～10 岁每日应 3340～4180kJ，10～14 岁每日应 4180～5020kJ。能量的来源主要应为碳水化合物，但对低分子糖类（如糖果、蜜饯和蔗糖等）也要限制。部分能量来自蛋白质，蛋白质每日不宜少于 1～2g/kg，甚至可达 3～4g/kg。脂肪则需限制，由于其亦为生长发育所必需，且有使食欲减退的饱腻作用，故限制不宜过苛，以控制

表 1　九市城区 7 岁以下男童的 BMI 百分位数（2005 年，kg/m²）

年龄组	n	平均值	SD	百分位数										
				P3	P5	P10	P15	P25	P50	P75	P85	P90	P95	P97
0～3 天	1554	13.10	1.10	11.15	11.39	11.75	11.95	12.33	13.06	13.83	14.28	14.52	15.00	15.30
1 月龄～	1599	15.77	1.37	13.27	13.60	14.07	14.37	14.86	15.76	16.65	17.12	17.49	18.13	18.52
2 月龄～	1571	17.10	1.46	14.67	14.88	15.33	15.66	16.09	17.06	18.06	18.54	18.93	19.63	20.07
3 月龄～	1566	17.86	1.55	15.02	15.38	15.96	16.28	16.77	17.82	18.88	19.45	19.83	20.50	20.96
4 月龄～	1589	17.96	1.59	15.15	15.45	15.94	16.29	16.86	17.91	18.92	19.62	20.02	20.70	21.18
5 月龄～	1576	18.09	1.60	15.27	15.60	16.13	16.44	17.00	18.02	19.11	19.67	20.12	20.75	21.24
6 月龄～	1604	17.96	1.59	15.23	15.52	16.00	16.36	16.87	17.90	18.92	19.56	19.99	20.73	21.21
8 月龄～	1608	17.72	1.51	15.29	15.52	16.00	16.27	16.65	17.60	18.69	19.23	19.72	20.36	20.83
10 月龄～	1584	17.41	1.45	14.99	15.26	15.63	15.94	16.38	17.30	18.27	18.91	19.28	19.90	20.44
12 月龄～	1591	17.09	1.37	14.77	15.05	15.43	15.74	16.15	17.03	17.91	18.48	18.88	19.52	19.98
15 月龄～	1583	16.65	1.34	14.50	14.70	15.05	15.31	15.73	16.52	17.46	18.01	18.41	18.99	19.50
18 月龄～	1582	16.48	1.31	14.17	14.54	14.84	15.15	15.58	16.41	17.29	17.84	18.20	18.73	19.05
21 月龄～	1582	16.24	1.28	14.00	14.26	14.72	15.02	15.41	16.17	16.99	17.52	17.83	18.43	18.85
2.0 岁～	1581	15.83	1.16	13.80	14.06	14.41	14.65	15.00	15.76	16.53	16.98	17.30	17.86	18.16
2.5 岁～	1551	15.67	1.21	13.66	13.85	14.18	14.45	14.84	15.61	16.39	16.84	17.16	17.69	18.09
3.0 岁～	1585	15.62	1.21	13.61	13.92	14.26	14.46	14.80	15.52	16.28	16.76	17.12	17.78	18.35
3.5 岁～	1588	15.53	1.20	13.65	13.84	14.17	14.39	14.74	15.45	16.20	16.67	17.04	17.68	18.23
4.0 岁～	1588	15.43	1.22	13.44	13.68	14.01	14.24	14.60	15.30	16.14	16.63	16.99	17.57	18.10
4.5 岁～	1593	15.43	1.30	13.40	13.56	13.97	14.23	14.53	15.24	16.04	16.69	17.06	17.73	18.30
5.0 岁～	1592	15.52	1.43	13.31	13.49	13.86	14.10	14.52	15.32	16.34	17.11	17.56	18.25	18.69
5.5 岁～	1605	15.58	1.52	13.31	13.51	13.91	14.14	14.52	15.38	16.43	17.13	17.75	18.38	18.96
6～7 岁	1629	15.58	1.58	13.16	13.46	13.83	14.07	14.46	15.33	16.48	17.21	17.84	18.68	19.18

表2　九市城区 7 岁以下女童的 BMI 百分位数（2005 年，kg/m² ）

年龄组	n	平均值	SD	百分位数										
				P3	P5	P10	P15	P25	P50	P75	P85	P90	P95	P97
0~3 天	1512	13.08	1.19	11.08	11.29	11.65	11.91	12.26	12.98	13.80	14.28	14.64	15.13	15.51
1 月龄~	1573	15.28	1.31	13.06	13.34	13.73	13.99	14.40	15.18	16.02	16.59	16.94	17.44	17.84
2 月龄~	1559	16.43	1.41	13.98	14.33	14.74	15.02	15.45	16.34	17.27	17.90	18.28	18.93	19.35
3 月龄~	1588	17.05	1.48	14.45	14.86	15.28	15.59	16.05	16.92	17.95	18.61	19.08	19.59	20.03
4 月龄~	1581	17.37	1.48	14.83	15.08	15.60	15.92	16.39	17.22	18.29	18.88	19.08	19.88	20.42
5 月龄~	1580	17.47	1.49	14.82	15.12	15.65	16.00	16.46	17.38	18.37	18.94	19.43	20.11	20.54
6 月龄~	1585	17.48	1.48	14.92	15.22	15.64	15.96	16.44	17.37	18.43	19.10	19.50	20.15	20.48
8 月龄~	1622	17.29	1.43	14.79	15.09	15.53	15.92	16.33	17.17	18.15	18.72	19.17	19.81	20.18
10 月龄~	1581	17.00	1.38	14.63	14.93	15.34	15.63	16.04	16.88	17.85	18.44	18.80	19.40	19.70
12 月龄~	1594	16.60	1.32	14.33	14.59	15.03	15.29	15.69	16.51	17.38	17.88	18.25	18.82	19.32
15 月龄~	1579	16.18	1.28	14.00	14.27	14.67	14.93	15.35	16.08	16.95	17.45	17.86	18.44	18.90
18 月龄~	1572	16.02	1.26	13.91	14.10	14.44	14.70	15.14	15.96	16.80	17.24	17.56	18.10	18.59
21 月龄~	1573	15.90	1.29	13.83	14.03	14.36	14.59	15.03	15.79	16.72	17.22	17.53	18.08	18.54
2.0 岁~	1582	15.57	1.25	13.43	13.74	14.12	14.32	14.71	15.48	16.31	16.82	17.13	17.68	18.10
2.5 岁~	1561	15.41	1.20	13.40	13.65	13.97	14.24	14.59	15.30	16.09	16.63	17.02	17.57	17.97
3.0 岁~	1601	15.50	1.22	13.54	13.76	14.07	14.30	14.67	15.40	16.20	16.66	17.04	17.60	17.97
3.5 岁~	1600	15.40	1.21	13.41	13.63	13.96	14.21	14.58	15.28	16.10	16.58	16.89	17.58	18.13
4.0 岁~	1602	15.27	1.25	13.19	13.38	13.75	14.06	14.38	15.19	16.02	16.51	16.91	17.48	17.85
4.5 岁~	1599	15.22	1.31	13.16	13.37	13.68	13.93	14.31	15.04	15.97	16.50	16.91	17.64	18.06
5.0 岁~	1595	15.15	1.42	12.98	13.21	13.50	13.74	14.16	14.97	15.94	16.62	17.01	17.69	18.22
5.5 岁~	1597	15.19	1.45	12.90	13.14	13.48	13.75	14.17	15.04	16.05	16.68	17.12	17.89	18.27
6~7 岁	1623	15.19	1.49	13.03	13.19	13.51	13.77	14.13	14.96	16.05	16.68	17.13	18.15	18.59

为占膳食总能量的 20%~30% 为宜。蔬菜和水果作为膳食的主要成分，应大力提倡，因其不仅可提供各种维生素、矿物质和纤维素，还可满足食欲，免除饥饿的痛苦。饮食的控制要遵循顺序渐进，因人而异的原则，开始只要求制止体重的异常增长，待适应了饮食控制后，可进一步使体重逐渐下降。体重达到仅高于同龄儿正常体重范围的 10% 左右时，说明饮食控制有效，可在现有饮食的基础上不再严格限制食物。

　　体育锻炼　进行适当体力活动、增加能量消耗常是达到治疗目标的关键。多数肥胖症儿童因活动后易发生气短而不爱活动，需说明体育锻炼的治疗意义，并

制定易于坚持、寓乐其中的方案。

　　心理治疗　此类儿童往往有自卑情绪，不爱在公开场合活动，对治疗缺乏信心等心理行为障碍，常影响治疗的总体效果。因此，需要不断鼓励他们，解除他们的心理负担，并提供治疗的知识等。

　　药物治疗　药物疗效并不持久，且有副作用，一般不主张儿童使用药物治疗肥胖症。一些药物具有减低食欲的作用，可用于重度肥胖症作辅助治疗。

（王卫平）

értóng yíngyǎngsù quēfá

儿童营养素缺乏（nutrient deficiency in children）

各种营养素在儿童体内存储不足所引起的营养性疾病。因各种营养素在

体内需要量和代谢方式的不同，判断营养素缺乏的方法不同。按营养素缺乏时机体不同病理生理反应，可将营养素分为两型。

　　I 型营养素：该类营养素在体内有特殊生化功能，缺乏时表现相应的特殊临床症状，主要表现为儿童生长基本正常，组织中含量下降，其包括钙、铜、铁、氟、碘、锰、硒和所有的维生素（表）。如若缺乏持续时间长、严重时可继发生长障碍。在临床上，体格检查可发现 I 型营养素缺乏所致的特殊症状与体征，如碘缺乏的甲状腺肿大、维生素 A 缺乏的眼干燥症、铁缺乏的贫血、维生素 C 缺乏症、维生素 D 缺乏致骨骼畸形等典型症状。但有的临

表　营养素缺乏的临床表现

类别	Ⅰ型营养素缺乏	Ⅱ型营养素缺乏
临床表现	生长基本正常，有相应的特殊临床症状，组织含量下降	生长迟缓，无特殊临床症状与体征，组织中含量正常
营养素	钙、铜、铁、氟、碘、锰、硒和所有的维生素	锌、镁、钾、磷、钠、硫、氮、氧和能量、水、必需氨基酸

床表现也有重叠，如铁、维生素A、维生素D缺乏时都可出现免疫功能异常。此类营养素缺乏时组织中含量下降，实验室检查可明确多数营养素缺乏，如铁、碘、铜、氟、维生素等，而某些营养素在人体内具有精细调节机制，临床实验尚不能检测缺乏的状态，如钙营养素。

Ⅱ型营养素：该类营养素缺乏时的共同表现是生长迟缓，组织中含量正常，无特殊临床症状与体征。此类营养素包括能量、水和锌、氮、钾、磷、硫、镁、必需氨基酸等。以Ⅱ型营养素缺乏为主的临床情况，如能量或蛋白质缺乏，常常同时伴有其他几种营养素缺乏，如锌、磷、硫。此类营养素的缺乏，主要从病史、膳食评估中寻找高危因素，体格发育评价则缺乏确切的临床依据。因此该类营养素缺乏时，组织中含量正常，后期才出现生长迟缓，实验室检查难以获得确切数据，如锌等。

（黎海芪）

értóng shíwù bùliángfǎnyìng

儿童食物不良反应（adverse reaction of food in children）　由食物成分或食品添加剂引起的一切不良反应。大约30%的成年人，在一生中至少有1次以上对食物不良反应经历，食物不良反应可分为毒性反应和非毒性反应两类。任何人只要摄入足够量的被细菌污染和化学污染的食物均会发生毒性反应。非毒性反应则涉及个体的遗传易感性，包括食物过敏和食物不耐受，两者在同一个机体上可有重叠交叉，导致不同程度的食物损伤（图）。

在婴儿新食物的引入过程中，如何指导家长避免或减少食物不良反应的发生，是儿科医生面临的困难问题之一，食物不耐受与食物过敏的区别见表。

（黎海芪）

értóng shíwù guòmǐn

儿童食物过敏（food allergy in children）　由食物蛋白引起的异常或过强的免疫反应。食物蛋白则为食物过敏原。食物过敏分可

为IgE介导的食物过敏与非IgE介导的食物过敏，非IgE介导的食物过敏包括其他免疫球蛋白（如IgG）、免疫复合物或免疫细胞介导的免疫反应。儿童发生食物过敏多于成年人，发生率为12%～19%；经食物激发试验确定，其发生率为0.8%～2.4%。在中国，经食物激发试验确定，1岁以下儿童的食物过敏发生率为3.8%。

病因　胎儿免疫系统Th2细胞占优势，利于胎儿宫内存活。生后婴儿免疫系统，Th2细胞优势免疫的应答逐渐向Th1细胞优势转变。若环境卫生条件改善，可使儿童早期暴露于微生物的机会减少，出生后Th2细胞优势免疫应答逐渐向Th1细胞优势转变过程延缓，儿童体内Th2细胞呈持续优势状态，是儿童早期发生变态反应的基本原因。因此，"卫生假说"认为是Th1细胞、Th2细胞，还有Th17细胞、调节性T细胞参与的免疫反应。此外，"表观遗传学"认为，过敏性疾病的

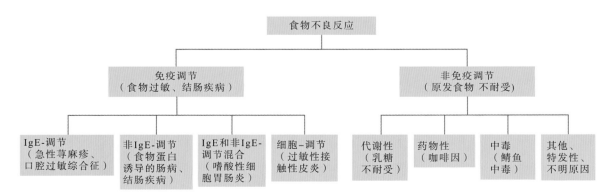

图　食物不良反应类型

发生是环境因素与基因的相互作用的结果。

高危因素涉及遗传、胎儿宫内因素、婴儿肠道屏障功能的成熟状况以及肠道有益菌群水平。例如，过敏性疾病家族史对儿童食物过敏的发生有重要的预示作用。父母一方有过敏病史的儿童，发生过敏性疾病的危险性为37%；父母双方均有过敏史，则危险性增加到62%。胎儿期已决定其生后是否发生过敏性疾病，如哮喘等，而生后生活方式及饮食的改变仅起次要作用。婴儿生后的肠道生理性屏障功能并不成熟，即肠道黏膜细胞间存在间隙，可通过大分子食物抗原或病原微生物。益生菌作为一种肠道共生菌，可通过调节菌群比例，诱导口服耐受等多方面，来预防和治疗食物过敏。

发病机制 每人每年会有1~2吨食物通过胃肠道，其中含大量细菌、食物抗原。但多数人不发生疾病的原因是肠道淋巴组织受肠腔抗原刺激后发生局部的免疫应答反应，产生免疫排除作用；同时，肠腔抗原产生的全身性免疫反应弱，即发生黏膜耐受或口腔免疫耐受。当小肠免疫系统处理抗原能力有限，或接触过多抗原，或不适当的抗原，破坏了肠黏膜的自身稳定，不能形成正常的口腔耐受或口腔耐受功能降低，使易感个体发生食物过敏。食物过敏发病机制尚不完全清楚，涉及遗传、年龄、剂量、生后喂养的时间、抗原结构、肠道黏膜的完整性以及肠道共生微生物的作用。婴儿早期小肠抗原清除和免疫调节功能不全，常产生过敏而不是耐受。同时，不成熟的肠道屏障使异常抗原转移或发生免疫反应，生后早期亦易于破坏耐受。婴儿早期肠道屏障功能和免疫系统未发育成熟，是预防感染或过敏性疾病发生的关键期。

按IgE免疫病理反应，食物过敏分为：①IgE调节的速发型免疫反应，如花生过敏。②T淋巴细胞在非IgE参与的细胞调节中的延迟反应，是食物过敏中的病理生理关键，如食物蛋白诱导的小肠结肠炎。③IgE和细胞调节的混合反应，如特应性皮炎、过敏性嗜酸性胃肠炎。

临床表现 食物过敏的临床表现多种，属非特异性，与免疫反应类型有关，非IgE介导的食物过敏反应多为慢性消化道炎症。

最常见症状常常涉及一个或多个器官，如皮肤、胃肠道、眼等，严重者可致休克甚至死亡。约有140种食物可致敏，最常见的致敏食物有牛奶、鸡蛋，其次为大豆、鱼、虾、大麦、花生、坚果等，而花生、坚果类过敏最严重，持续时间最长。

诊断 其过程是寻找过敏原，食物过敏的诊断仍限于IgE介导的速发型反应，对非IgE介导的迟发型反应仍缺少检测方法。IgE介导的食物过敏的诊断金标准，包括详细收集病史、过敏原皮肤点刺试验（skin prick test，SPT）、开放性食物激发试验或双盲法食物激发试验，婴幼儿可直接采用开放性食物激发试验确诊。此外，食物特异性IgE和SPT不能区别儿童是否获得耐受或持续食物过敏。

预防 主要有三级预防。Ⅰ级预防是针对尚未出现致敏的高危人群，即有过敏性疾病家族史的儿童。Ⅱ级预防是对已致敏尚未发病的儿童，但尚无早期发现致敏高危儿的筛查方法。Ⅲ级预防则是对已发生食物过敏的儿童，采取减少或延缓伤害的各种措施。虽然过敏性疾病家族史是儿童发生食物过敏的高危因素，但在无明确过敏性疾病家族史的儿童中，由于受其他因素影响，发生食物过敏的人数约占食物过敏儿童总人数的1/2。因此，从Ⅰ级预防的角度出发，应在儿童人群中，早期发现致敏高危儿，以利于早期干预，避免或减少过敏原的暴露。采取母乳喂养、低敏性配方奶，减少食物转换时引入固体食物中过敏原的摄入等综合干预措施，可阻断人体的致敏反应-IgE产生，抑制致敏后疾病发生，减少抗原再暴露机会，属

表　食物不耐受与食物过敏的区别

项目	食物不耐受	食物过敏
流行病学	各年龄段人群均可患病	多见于儿童，成年人相对较少
发病特点	延迟性（进食2~24小时后发病）	速发性（进食后2小时内发病）
发病机制	IgG介导，属Ⅲ型变态反应	IgE介导，属Ⅰ型变态反应
常见症状	各组织器官均可受累，各种各样的慢性症状	主要累及皮肤、呼吸道、消化道，多为湿疹等典型过敏症状
食物	常为喜食食物	多为不常吃食物
诊断	起病隐匿，难以发现病因及诊断	易于自我发现病因并诊断
检测方法	IgE常阴性，IgG阳性	IgE及皮肤试验阳性
治疗措施	调整饮食为主	药物及脱敏治疗
预后	忌食后症状多能消除	多为长期过敏

Ⅰ-Ⅱ级预防。但因食物过敏的发病机制不明确，预防的措施与效果不确定。

治疗 唯一有效的措施，仍是严格避免特定食物抗原的摄入。因食物过敏原可通过乳汁，母乳喂养的婴儿发生食物过敏时，应限制乳母食物中可能致婴儿过敏的食物，若效果不明显时，可选用深度水解蛋白配方乳或氨基酸制剂配制的婴儿配方乳（见特殊配方乳），具有治疗和营养作用。牛奶蛋白过敏又无法进行母乳喂养的婴儿（<6月龄），选择深度水解蛋白配方乳或直接用氨基酸制剂配制的婴儿配方乳替代常规牛奶配方，一般牛奶蛋白过敏的食物管理治疗，不主张选用大豆蛋白配方乳。

免疫治疗尚处于实验室研究阶段，而中医药治疗食物过敏具有很好的疗效。严重过敏症状可短期采用药物缓解，若发生过敏性休克时，需立即按常规处理。

预后 食物耐受形成与食物过敏症状的严重程度、食物特异性IgE水平或确诊年龄等因素有关。80%~85%的牛奶、鸡蛋过敏的儿童中，在3岁时已获得耐受。花生、鱼、大豆、坚果等食物，过敏持续较长时间，而多种食物过敏时，不易获得耐受或获得耐受的时间延长。虽然食物过敏的自然发展，多可产生耐受而自愈，但食物过敏是儿童发生最早的过敏性疾病，被认为是"过敏进程"的开始，即食物过敏与呼吸道特应性或变态反应，在一定程度上有密切相关。

（黎海茂）

** értóng shíwù bùnàishòu**

儿童食物不耐受（food intolerance in children） 儿童的免疫系统针对某种或多种食物发生的过度保护性免疫反应，使机体产生特异性的IgG抗体，抗体与过敏原反应产生免疫复合物而引起机体的相关疾病。其是临床上不同于食物过敏的另一种变态反应性疾病。摄入食物或食物添加剂时，发生的异常生理反应，为非免疫介导反应，包括代谢异常（如乳糖酶缺乏）、机体本身的特异反应性、机体对某些食物内含的生物成分（如久置奶酪中含的酪胺、咖啡因等）的易感性增高所致。其发生率为2%~20%。

食物不耐受多为慢性反应，食物摄入后1~1.5小时出现不适，而皮肤、呼吸道、消化道出现症状，可在48小时后，亦可出现全身严重反应。其诊断需根据病因，如乳糖不耐受、果糖吸收不良等，可以采用特殊的氢呼气试验、食物回避试验等方法。食物回避1~2周后，可以进行激发实验。

食物回避实验本身可除去引起不良反应的食物成分，治疗需根据病因，并帮助家长列出安全食谱，保证儿童营养需要。食物不耐受的预后与病因有关，如对牛奶的不良反应，其预后良好。

（黎海茂）

értóng shípǐn ānquán

儿童食品安全（food safety in children） 食品无毒、无害，符合应有的儿童营养要求，对机体健康不造成任何急性、亚急性或者慢性危害。保证儿童食品的安全性，主要是食品生产商的责任，食品的微生物安全性则应由食品生产商、食品制备和提供者共同承担。

食品安全标准 中国食品安全标准内容包括：①食品、食品相关产品中的致病性微生物、农药残留、兽药残留、重金属、污染物质，以及其他危害人体健康物质的限量规定。②食品添加剂的品种、使用范围、用量。③专供婴幼儿和其他特定人群的主辅食品的营养成分要求。④对与食品安全、营养有关的标签、标识、说明书的要求。⑤食品生产经营过程的卫生要求。⑥与食品安全有关的质量要求。⑦食品检验方法与规程。⑧其他需要制定为食品安全标准的内容。

相关物质的限量 由于婴幼儿机体发育尚未成熟，特别易受食品中微生物和化学物质的危害。因此，食品对婴幼儿的安全性可通过临床研究来评价。其中涉及微生物和化学物质的危险性，必须通过实验室检测来鉴定，并且通过法律进行监测管理。

残留物 残留在食物中的各种药品、食品添加剂、杀虫剂和兽用药物。各国对这些物质的最大残留量（maximum remaining limit，MRL）均有相关的规定，MRL必须和每日适宜摄入量（ADI）水平相匹配，必须保证每天摄入的化学物总量在一生中都不会造成健康危害。对婴幼儿而言，因其食物模式简单、单位体重消耗的食物数量较多，根据国际标准，供应婴幼儿的配方奶和谷物制品中的残留物水平应"最大程度减少"；提供给婴幼儿的谷物中，禁止使用一些杀虫剂。

污染物 食物中的环境污染物通常非故意所为，而是难以避免的，如自然产生的污染物，以及在食品的加工过程中产生的，如真菌毒素、二噁英、多氯联苯（PCB）和重金属等。自然产生的污染物主要是各种真菌引起的真菌毒素，多存在于谷物、坚果和果汁中，其物理性质稳定，对肝肾有毒性。现有技术水平不可能完全消除食物和饲料中的真菌毒素，因此，根据食品添加剂和污染物专家联合专家委员会和欧洲食品安全权威定义，每周暂时可耐受的摄入量，见表。

另一常见的食品污染物是硝酸盐，其本身毒性并不强，但它易转变成亚硝酸盐。亚硝酸盐易和食物中的仲胺结合形成致癌的亚硝胺。婴儿若每天摄入硝酸盐>7mg/kg，可以诱导发生高铁血红蛋白血症。家庭制作的蔬菜泥，如萝卜、甜菜、生菜、菠菜等，可以存在潜在的高含量硝酸盐，应现吃现做，不宜贮藏和重新加热。

重金属污染　如甲基汞、镉、铅等，因其半衰期长且有神经毒性和肾毒性，因此，对快速生长发育时期的儿童危害很大。而含卤有机化合物，如二噁英和PCB，能长时间积聚在机体脂肪内，对发育、生殖、免疫和内分泌系统都有不良作用。在食品法典中，已制定重金属和含卤有机化合物含量的最高限量。

传染性食源性疾病　食品在整个生产、加工和贮藏过程中，任何一个环节都可发生微生物的污染，常见的致病菌有沙门菌、分枝杆菌、布鲁菌、弯曲菌、李斯特菌、弓形虫和寄生虫如旋毛虫和棘球绦虫。此外，食源性病毒性疾病，如诺如病毒腹泻和甲型肝炎发病也有上升趋势。其主要和新鲜的食品加工方法有关，或与食品加工者自身受到感染后，生产过程中污染食品等有关。

婴儿食品安全　婴儿配方奶需要有清洁安全的饮用水和烹饪设施，婴儿配方奶粉不是无菌的，即使在严格的卫生条件下生产，低数量的大肠埃希菌检出率（1~3/g）是不可避免的。但针对婴儿配方奶粉的阪崎肠杆菌污染，需高度重视。阪崎肠杆菌可导致败血症、脑膜炎、渐进性坏死性小肠结肠炎，其死亡率高达20%~50%，严重危害婴儿的生命安全。在干燥的配方奶粉中，阪崎肠杆菌不会生长，但在冲调好的奶粉中，温度在>5℃的条件下，容易繁殖，但在温度>60℃下可被杀死。因此，调配婴儿配方奶宜用煮沸的水、在无菌的条件下，适当冷却后进行调配。配方奶调配后应立即喂食，未吃完的残余奶应丢弃。

食物安全水平　对食品中专门使用的化学物的危险评价，是通过在易感物种中进行的易感性试验，其结果设定为"无不良反应剂量（No Observable Adverse Effects Levels，NOAEL）"，并将NOAEL值除以一个安全系数（大多数除以100），以校正物种间和物种内的敏感度变异。安全系数可根据获得资料的速率和质量来制订，并将严重程度或作用的不可逆性考虑在内，然后在此基础上制订每日适宜摄入量（ADI）。对于具有遗传毒性和（或）致癌活性的化学物，其评价指标为暴露界值，根据动物致癌性研究显示的量效反应再对照儿童摄入量，制定二者之间的比值作为暴露界值。

对食品的污染物，其安全水平是每日可耐受摄入量（TDI），对于半衰期长的污染物则制定每周可耐受摄入量，有时是一个暂时可耐受的每周摄入量。某些重要的污染物的毒理学资料见表。

虽然短期摄入超过ADI/TDI的残留物/污染物，不一定立即发生对健康的不良作用，但儿童时期是最脆弱的敏感时期，又处于一个不断生长发育的阶段，这些残留物/污染物可对其长远的健康具有潜在的不良影响。

安全加工、准备和贮藏食品的建议　在家中和其他地方安全制备食品的实用建议如下所述。

制作准备的建议　①制备食品和喂养前洗手。②上完厕所后洗手。

安全加工的建议　①使用安全水或处理水源使其变成安全水。②冲洗和清洁准备制作食品的桌

表　食物中一些相关污染物的毒理学资料

污染物	近期评价	观察对象	相关损害	LOAEL（每日每千克体重）	PTWI（每周每千克体重）
甲基汞	JECFA，2003	人群	神经行为		1.6g
	NRC，2000	儿童	发育		0.7g
铅	JECFA，2000	人群	神经毒性		25g
镉	JECFA，2003	猪	肾毒性		7g
二噁英和类二噁英、多氯联苯	SCF，2000/2001	老鼠	发育，生殖		14pg WHO-TEQ

LOAEL，为最低可观察到的不良作用水平；PTWI，为每周暂时可耐受水平；JECFA，为食品添加剂和污染物（FAO）专家联合委员会；NCR，为国家研究委员会（USA）；SCF，为欧盟食品科学委员会；EFSA，为欧洲食品安全权威；TEQ，为毒性当量

面和用具。③使用清洁用具来制备和盛装食品。④冲洗水果和蔬菜，特别是生吃的水果和蔬菜。⑤将生熟食品分开，且准备的时候用具分开。⑥将新鲜没有经过巴氏消毒的牛奶煮开。⑦食物要煮透，特别是肉、家禽、鸡蛋和海产品（内部温度至少达70℃）。⑧食品准备好后立即食用。⑨食品在食用前保持热的状态（>60℃）。

贮藏食品的建议　①不要将煮好的食物在室温下保存超过2小时。②将没吃完的煮好的食品丢弃或冰箱保存（最好<5℃）。③将所有制作好的食品和易腐坏的食物立即冰箱保存（最好<5℃）。④贮藏生食和熟食使用分开的容器。⑤贮藏食品最好是干货。⑥不要贮藏食品时间太长（即使在冰箱内）。⑦不要食用过期食品。⑧不要在室温下解冻冷冻食品。⑨充分加热贮藏的熟食（>70℃）。

（王卫平）

értóng bǎojiàn guǎnlǐ

儿童保健管理（children's health care management）

儿童保健工作是卫生工作的重要组成部分，属于公共卫生范畴。依据《中华人民共和国母婴保健法》《全国儿童保健工作规范（试行）》等相关法律法规，为规范儿童保健服务，提高儿童健康水平，提出了适用于所有开展儿童保健服务的医疗保健机构的儿童保健服务基本要求。

管理对象　服务对象为0~18岁少年儿童，包括散居儿童、托儿所、幼儿园和学校的儿童，以及流动儿童、留守儿童、慢病儿童和残疾儿童，开展各种保健服务。

管理内容　开展出生缺陷筛查与管理（含新生儿疾病筛查与治疗）、生长发育监测、喂养与营养指导、儿童早期发展促进、心理行为发育评估与指导、免疫接种、常见疾病防治、健康安全保护、健康教育与健康促进和卫生保健管理、保健信息管理等。

定期健康检查和免疫接种　通过儿童生长发育监测和发育筛查，早期发现儿童体格生长和心理行为发育的异常，并采取相应的干预措施。

听力保健　早期发现听力损失，及时进行听觉言语干预及康复，保护和促进儿童的听觉和言语发育，减少儿童听力和言语残疾。其服务对象为0~6岁儿童，其中6、12、24和36月龄为听力筛查的重点。

口腔保健　通过定期对儿童进行口腔健康检查，并对家长进行口腔保健指导，来提高家长和儿童的口腔健康意识，帮助家长掌握正确的口腔卫生保健知识和技能，培养儿童养成良好的口腔卫生习惯，预防儿童龋病等口腔疾病。

视力保健　通过眼保健宣传教育、视力评估和相关眼病的筛查，早期发现影响儿童视觉发育的眼病，及早矫治或及时转诊，以预防儿童可控制性眼病的发生发展，保护和促进儿童视功能的正常发育。

心理保健　按照儿童心理发展的规律和不同年龄阶段的心理行为特征，定期对儿童进行心理行为发育评估，及时掌握不同年龄儿童的心理行为发育水平，营造良好环境，科学促进儿童健康发展。

儿童保健信息统计　掌握辖区内儿童健康及保健工作信息，做好信息的收集、汇总、上报、分析、反馈和交流；建立婴儿及5岁以下儿童死亡和出生缺陷监测系统，开展新生儿死亡评审工作；做好信息统计工作的质量控制，确保资料准确性，为制订干预措施及儿童死亡预警提供科学依据。

健康教育与健康促进　制订健康教育工作计划，开展有针对性的健康教育和健康促进活动。健康教育的主要内容包括营养与喂养、疾病预防、心理卫生、健康安全、良好生活习惯的培养等方面；需通过孕妇学校、育儿学校、健康教育专栏、发放健康教育资料、咨询指导、网络媒体等方式，提高家长科学育儿知识的知晓率和健康行为的正确率；应定期对健康教育效果进行评估，不断改进健康教育方式，提高健康教育质量。

部门和机构职责　各级部门与机构的职责如下所述。

卫生行政部门　各级卫生行政部门是儿童保健工作的主管部门，其主要职责包括：负责制订儿童保健工作方针政策、发展规划、技术规范与标准，并组织实施；根据当地区域卫生规划，建立健全儿童保健服务机构和服务网络，并保证必要的服务条件，包括专业人员、设备和经费；对辖区内儿童保健工作进行管理与监督，建立完善的质量控制和评估机制。

妇幼保健机构　作为辖区妇幼保健的技术指导中心，其主要职责包括：在卫生行政部门领导下，制定并实施辖区儿童保健工作计划；开展儿童保健服务、健康教育与健康促进工作；根据职责分工，对社区卫生服务机构、乡镇卫生院和其他医疗机构的儿童保健工作进行技术指导和业务培训，推广适宜技术；上级妇幼保健机构应承担对下级妇幼保健机构的技术指导、业务培训和工作评价，协助开展儿童保健业务；对托幼机构卫生保健工作进行监督管理和业务指导；根据卫生行政部门的要求，做好儿童保健信息管理工作以及针对辖区内危害儿童健康的主要问题进行调查与科学研究等。

乡（镇）卫生院、社区卫生服务中心　其在妇幼保健方面的主要职责包括：开展与机构职责、功能相应的儿童保健技术服务和健康教育；掌握辖区内儿童健康基本情况，完成辖区内各项儿童保健服务与健康状况数据的收集、上报和反馈；对儿童保健服务、信息收集、相关监测等工作进行质量控制；接受上级妇幼保健机构的技术指导、培训和工作评估。

村卫生室和社区卫生服务站　应在乡镇卫生院或社区卫生服务中心指导下，开展或协助开展儿童保健服务及健康教育工作，收集儿童保健服务与健康状况数据并上报。

其他医疗机构　开展儿童保健服务的其他医疗机构如综合医院、专科医院等，应遵循儿童保健服务规范相关要求，并接受妇幼保健机构的技术指导、服务管理与工作评估。

工作要求　①儿童健康检查人员应经过专业技术培训。②开展儿童健康检查的医疗保健机构需配备儿童体重秤、量床、身高计、软尺、听诊器、手电筒、消毒压舌板、听力和视力筛查工具、儿童生长发育监测图（表）和必要的实验室检查设备等。③检查时注意检测工具和双手的清洁卫生，预防交叉感染；保持适宜的室内温度；检查动作轻柔，注意

医疗安全，避免伤害隐患。④掌握正确的儿童生长发育监测和评价方法，特别是生长发育曲线的描绘和解释，早期发现生长发育偏离或异常情况。有转诊指征的儿童，应向家长说明情况，并及时转诊。⑤针对儿童营养、喂养、心理行为发育、疾病和伤害预防提供科学育儿知识和相关技能指导；及时反馈体检结果，对生长发育偏离或疾病的儿童进行追踪随访。⑥使用统一的健康检查表格，认真逐项填写，确保资料收集的完整性、连续性，并纳入儿童健康档案。

(古桂雄)

értóng niánlíng fēnqī

儿童年龄分期 （age stages in childhood）

根据儿童的解剖、生理、病理在不同年龄期的特点以及环境改变，划分为不同的生长发育阶段。儿童的生长发育是一个连续的过程，具有一定的阶段性。依据不同年龄期的儿童特点，采取不同的保健措施和工作重点，才能有效预防疾病、促进健康。

胎儿期　从精子和卵子结合、新生命的开始，直到出生。此期贯穿于整个妊娠过程，胎儿完全依靠母体生存。胎盘和脐带异常或其他原因引起的胎儿缺氧、各种感染、不良理化因素、孕妇营养不良、吸烟酗酒、心理状态等不利因素，均可导致胎儿生长发育障碍，严重者可导致死胎、流产、早产或先天畸形等后果，给家庭和社会带来沉重负担。因此，加强妊娠期保健和胎儿保健十分重要。

生长发育　其可分为早期、中期和晚期。①早期：从受精卵分化开始至胎龄12周，此期是细胞快速分裂和分化的时期，是机

体重要器官和其他结构形成的时期，此期末胎儿的身体基本形成。②中期：为胎龄13~27周，是胎儿骨骼发育的时期，身长在3个月内约增加整个胎儿身长的1/2以上，是人一生中身长增长最快的阶段。③晚期：是胎龄28周至婴儿出生，此期以肌肉、内脏及皮下脂肪增长为主的体重增长期，胎儿体重约增加2300g，占整个胎儿时期体重增长的2/3，是人一生中体重增加最快的阶段。

营养需求　孕母后3个月的营养对保证胎儿生长非常重要，每日主要营养素需求量，能量为10 500kJ，蛋白质60~70g，钙1.2g，铁18mg，维生素C 80~100mg，维生素A 1800μg，维生素D 15μg。应保证孕母的营养素达到膳食平衡，避免摄入过多，妊娠后期应加强铁、锌、钙和维生素D等重要微量营养元素的补充。孕母营养不足可导致胎儿异常，如碘缺乏对胎儿脑发育的损伤是最严重的后果，可导致流产、死胎、先天异常、甲状腺功能减退、神经运动损伤和新生儿死亡增加。孕母缺锌易导致习惯性流产、子痫、胎儿宫内发育迟缓、畸形和死胎等。贫血可增加母亲死亡率，常常发生胎儿早产和低出生体重儿，缺铁可造成红细胞和胎儿胎盘的氧化损伤，影响胎儿的生长发育。

新生儿期　出生后从脐带结扎至不满28天。出生后不满7天者称早期新生儿。此期是儿童生后生理功能进行调节，并逐步适应外界环境的阶段。由于身体各器官功能发育尚不完善，体温调节功能尚不成熟，对外界环境变化的适应性差，抵抗感染的能力弱，极易患各种疾病，且病情发展快，死亡率高。新生儿期死亡数占婴儿期死亡总数的60%~

70%，出生7天之内的早期新生儿死亡又占新生儿期死亡总数的70%左右。此外，分娩过程中的损伤、感染延续存在，先天性畸形也常在此期表现。新生儿生长发育速度很快，但消化功能差，故保健重点是合理喂养，最好选用母乳喂养。

体格生长 新生儿的体重生长为胎儿宫内体重生长曲线的延续，是婴儿期增长最快的阶段，见儿童体格生长。

系统发育 新生儿娩出时肛温为37.6~37.8℃，在22~24℃室内30分钟后下降2~3℃，出现生理性体温下降。体温调节功能发育不成熟，其皮下脂肪薄、体表面积相对较大，容易散热，生后环境温度过低或过高，均可影响正常的生理功能。出生后因肺呼吸的建立和脐带的结扎，胎儿循环向成年人循环转变，任何原因使肺动脉压力增加（如肺炎），可再出现右向左分流，导致发绀。消化道解剖与功能发育可适应生后纯乳汁的营养摄入，肠道已经具有各种消化酶，可较好消化吸收母乳中的蛋白质、乳糖和脂肪，满足生后迅速生长发育的需要。出生时肠道无菌，细菌经口进入，逐渐形成正常的肠道菌群。肾小球滤过功能低下，蛋白质合成代谢旺盛，尿素排出少，肾浓缩功能差，肾小管排磷功能差，因此，选用蛋白质、矿物质（磷）高的牛乳喂养新生儿，对肾有潜在的损害。

神经心理 新生儿可注视人脸，听觉发育良好，嗅觉、味觉出生时已发育成熟。对疼痛不敏感，易出现泛化反应。触觉较敏感，多抚摸有利于认知和情感发育。大脑皮质兴奋性低，对外界刺激反应易于疲劳，以睡眠状态为主，正常新生儿每天睡眠时间16~20小时。

婴儿期 出生后至1周岁。此期体格生长发育和神经精神发育迅速，同时，对蛋白质和能量需求相对较高，若供给不足，易造成营养不良和发育落后。从母体所获得的免疫力逐渐消失，而自身后天获得的免疫力尚不完善，易患感染性疾病。因此，母乳喂养十分重要，需要有计划地接受疫苗预防接种。

幼儿期 1周岁以后到3周岁。此期所患疾病与婴儿期相似，但消化功能紊乱性疾病减少，而呼吸系统疾病相对增多，急性传染病发病率较高。此外，由于活动范围日益扩大，缺乏自我保护能力，易发生意外伤害。

学龄前期 3周岁以后至6~7岁入小学校前。此期运动发育有较好的平衡能力，语言、思维等能力发育较快。4岁时已掌握生活常用语言，模仿性强，个性心理特征初具雏形。此期的儿童具有较大的可塑性，要注意培养良好的生活习惯和道德品质，为入学做好准备。

学龄期 6~7岁入小学，到青春期开始之前（女孩为12岁、男孩为13岁）。此期体格生长稍有增快趋势，皮下脂肪重新开始堆积，除生殖系统以外的其他器官，发育到此期末已经接近成年人水平，认知能力加强，社会心理进一步发育，学习成为儿童的主导活动，活动形式更具集体性和社会化。此期要注意端正坐、立、行的姿态，安排有规律的生活、学习和锻炼，保证足够的营养和睡眠，防治心理行为等方面的问题。

青春期 第二性征出现到生殖功能基本发育成熟、身高停止增长的时期。女孩一般从11~12岁至17~18岁，男孩从13~14岁至18~20岁，但具有较大的个体差异。此期是童年期向成年期的过渡时期，以性发育为标志。此阶段由于性激素的作用，体格生长明显加速，出现第二次生长突增。各器官、系统功能日臻成熟，但神经内分泌调节不稳定。逻辑思维发育成熟，求知欲强，与社会接触增加，受外界环境影响大，易出现各种心理卫生问题。

（王惠珊）

gèqī értóng bǎojiàn

各期儿童保健（childhood health care） 根据不同年龄儿童生理和心理发育特点，为胎儿期、新生儿期、婴幼儿期、学龄前期、学龄期及青春期儿童提供基本保健服务。基本内容有以下几方面。

健康检查时间：婴儿期至少4次，建议分别在3、6、8和12月龄；3岁及以下儿童每年至少2次，每次间隔6个月，时间在1岁半、2岁、2岁半和3岁；3岁以上儿童每年至少1次。健康检查可根据儿童个体情况，结合预防接种时间或本地区实际情况适当调整检查时间、增加检查次数。健康检查需在预防接种前进行，就诊环境布置应便于儿童先体检、后预防接种，每次健康检查时间不应少于5~10分钟。

健康检查内容：主要有问诊、体格测量、体格检查、心理行为发育监测与实验室及其他辅助检查。①问诊：喂养及饮食史，如喂养方式，食物转换（辅食添加）情况，食物品种、餐次和量，饮食行为及环境，营养素补充剂的添加等情况；生长发育史，包括既往体格生长、心理行为发育情况；生活习惯，如睡眠、排泄、卫生习惯等情况；过敏史，如药物、食物等过敏情况；患病情况，即两次健康检查之间患病情况。②体格测量：包括体重、身长（身高）、头围等。③体格检查：包括一般情况、皮肤、淋巴结、头颈部、五官（如眼、耳、鼻、口腔）、胸部、腹部、外生殖器、脊柱四肢和神经系统的检查。④心理行为发育监测：按照儿童生长发育监测图进行发育监测。⑤实验室及其他辅助检查：如血红蛋白或血常规检查；听力筛查；视力筛查和其他检查，如尿常规、膳食营养分析等项目。

健康评价：①体格生长评价，评价指标包括体重/年龄、身长（身高）/年龄、头围/年龄、体重/身长（身高）和体质指数（BMI）/年龄等，评价儿童的生长水平、匀称度和生长速度。②心理行为发育评价：及时发现发育偏离儿童，进行心理行为发育筛查或转诊。

指导：根据健康检查的评价，指导喂养与营养的育儿知识和技能，开展体格生长和心理行为发育的咨询，提供伤害预防和疾病预防的科普知识。

转诊：在健康检查中，发现任何不能处理的情况均应转诊。

（古桂雄）

xīnshēng'ér bǎojiàn

新生儿保健 （neonatal health care） 针对新生儿生理特点进行的特殊护理、医学监测和健康指导等综合服务。新生儿期是婴儿期的特殊阶段，是从完全依赖母体生活的宫内环境到宫外环境生活的过渡期。初生新生儿需要经历一段时间的调整才能适应宫外环境。此期预防保健的重点是预防出生时的缺氧、窒息、低体温和感染，科学喂养和护理。

保暖 产房室温可维持在

25~28℃，新生儿居室温度宜保持在 20~24℃，湿度保持在 50% 左右。随气温的变化应随时调整环境温度和衣被包裹，避免温度过高过低，影响新生儿代谢和血液循环功能。新生儿不明原因的哭吵不安，应除外室内温度过高、衣服过多、空气不流通所带来的不适。

母乳喂养 足月顺产新生儿应在出生后半小时内开始吸吮母亲乳房，指导母亲正确的哺乳方法以维持良好的乳汁分泌。母乳确实不足或无法进行母乳喂养的婴儿，指导母亲选用配方奶粉喂养；乳母适当补充维生素 K，多吃蔬菜水果，避免新生儿或婴儿发生维生素 K 缺乏性出血性疾病。

早期教育和训练 父母多与新生儿说话，抚摸、摇、抱新生儿，让新生儿多看颜色鲜艳的玩具、听优美的音乐。按摩皮肤有益于循环、呼吸、消化、肢体肌肉的放松和活动，但注意按摩应在新生儿状况稳定时进行。

皮肤护理 应每日洗澡，保持皮肤清洁，特别注意保持脐带残端的清洁和干燥。可一只手轻轻提起脐带的结扎线，另一只手用蘸有 75% 的酒精棉签仔细在脐窝和脐带根部细细擦拭，使脐带不再与脐窝粘连，预防感染。

预防疾病 避免交叉感染，如成年人护理新生儿前洗手，家人患呼吸道疾病接触新生儿时戴口罩；新生儿的用具每日煮沸消毒。按计划免疫程序要求，进行卡介苗和乙肝疫苗接种。

新生儿疾病筛查 对某些可治疗的先天性疾病、遗传性疾病进行筛检，做出早期诊断，进行早期治疗的方法。中国主要进行新生儿苯丙酮尿症筛查、先天性甲状腺功能减退症筛查和新生儿

听力筛查。苯丙酮尿症和先天性甲状腺功能减退症分别属于遗传代谢和内分泌疾病。一般应在新生儿出生后满 72 小时、哺乳 6 次后，足跟针刺收集血滴于滤纸，形成血斑，送检。凡筛查结果阳性者，1 周后重复筛查 1 次；若 2~3 次筛查仍为阳性，应进行相应的实验室检查。疾病确诊后应立即治疗，一般在出生后 3 月龄内开始治疗，定期检测与随访。

新生儿家庭访视 此是降低新生儿发病率和死亡率的重要保健措施。一般新生儿出生 28 天内由社区医生入户访视 2 次，首次访视应在出院 7 天之内进行，高危儿酌情增加家访次数。

（王惠珊）

yīng'ér bǎojiàn

婴儿保健 （infant health care） 针对婴儿生理和心理发展特点进行的健康管理与健康促进服务。其重点是促进儿童早期发展，包括婴儿的营养与喂养、生长监测、疾病预防及心理情感培养等。

营养与喂养 母乳是婴儿过渡到独立摄取营养的天然食品，应鼓励母亲纯母乳哺喂婴儿至 6 个月，在及时、合理添加高质量食物的基础上，母乳喂养可持续到婴儿 24 个月及以后。6 个月后的婴儿喂养见婴儿食物转换。

生长监测 进行定期健康检查。利用生长监测图观察婴儿体格增长情况，及时发现营养问题，分析原因，并及时采取有针对性的措施及时矫治。一般满月至 12 个月健康检查 4 次，平均 3 个月一次；有条件的地方，<6 个月的婴儿可每月监测一次，而 >6 个月的婴儿可每 2 个月监测一次；同时，生后 6 个月或 9 个月时，应检查一次血红蛋白。坚持每日户外活动 1~2 小时，进行空气

浴、日光浴，增强体质，预防儿童维生素 D 缺乏性佝偻病的发生。

疾病预防 提倡母乳喂养。母乳中含丰富的抗体可保护婴儿的肠黏膜，预防肺炎、腹泻的发生。按免疫规划程序按期进行预防接种，完成卡介苗、脊髓灰质炎、白百破、麻疹和乙型肝炎等 7 种疫苗接种。培养婴儿规律的生活习惯，勤换衣裤，用尿布或纸尿裤保护会阴皮肤清洁，避免泌尿系统感染。定期健康检查中发现的缺铁性贫血、心理行为发育偏离、先天性髋关节发育不良、听力异常等问题应及时治疗。

心理情感培养 家庭是儿童心理情感发展关键的微环境，鼓励看护人多与婴儿说话、玩耍，建立良好的亲子依恋关系。经常用带有声、光、色的玩具刺激婴儿对外界的反应，促进婴儿感知发育。经常训练婴儿俯卧抬头、翻身和爬行等动作，不断增强头颈、胸部和四肢肌肉的力量与协调能力。结合婴儿一日生活，训练婴儿由近及远认识生活环境，培养他们的观察力、控制情绪能力和适应社会能力。

（王惠珊）

yòu'ér bǎojiàn

幼儿保健 （toddler health care）

针对幼儿生理和心理发展特点进行的健康管理与健康促进服务。幼儿期 20 颗乳牙逐步萌出齐全，消化能力增强，运动范围扩大，语言发育迅速，使幼儿能主动观察、认知，进行社会交往活动。此期个性的发展是学龄期儿童的基础，培养自信和自我控制能力极为重要。

合理安排膳食 幼儿期需供给营养丰富的食物，保证供给足够的热能和各种营养素，以满足体格生长、神经心理发育及活动

增多的需要。食物应质地稍软、少盐易消化。每天应摄入乳类 350～500ml、鸡蛋 1 个、动物性食物 50g、谷物 100～150g、蔬菜 150～200g、水果 150～200g。每日 5～6 餐，适合幼儿生长需要和消化道功能水平。要注意培养良好的饮食习惯，幼儿的自行进食技能与婴儿期的训练有关，发展独立进食行为，鼓励幼儿自己进食，防止强迫进食，避免过多液体量或零食摄入而影响进食。注意维生素 D 的补充，包括坚持每日户外活动至少 1 小时。

促进心理行为发育 幼儿期是语言、动作和心理行为发展的重要时期，重视亲子关系对幼儿智能发育具有促进作用。重视与儿童的语言交流，通过游戏、讲故事、唱歌等活动帮助幼儿学习语言；通过拿笔画画、叠积木、玩沙子、操作小玩具，促进手眼协调能力，同时发展幼儿的想象和思维的萌芽。2 岁左右能用 2～5 个词组成一句话，说话积极性很高，但常常用词不当，发音也往往不准确，成年人应耐心正面示范。培养幼儿良好的生活习惯、饮食习惯、行为规范、与人交往能力和适应社会的能力，促进幼儿良好个性的形成。

防治疾病 每 6 个月健康检查一次，每年测定血红蛋白及尿常规一次，预防营养不良、缺铁性贫血、单纯性肥胖、龋齿等疾病。传染病在发病早期传染性最强，一旦发现患儿就要早期报告疫情，医护人员及时进行家庭访视，详细询问病史，积极进行治疗。同时指导家长对患儿的各种排泄物随时进行消毒，迅速消灭从患儿体内排出的病原体。按期进行预防接种以加强免疫，1.5～2 岁应进行白百破疫苗强化

接种。3 岁以下幼儿尽量不食瓜子、花生等食物，预防异物吸入引起窒息；不宜让幼儿独自外出或单独留在家中；注意避免幼儿活动环境与设施中的不安全因素，预防意外伤害事故。

（王惠珊）

xuélíngqián értóng bǎojiàn

学龄前儿童保健 （preschooler health care）

针对学龄前儿童生理和心理发展特点进行的健康管理与健康促进服务。学龄前期儿童动作、语言发育相对成熟，想象、思维等能力发展较快，模仿性强，喜欢与伙伴交往。个性心理特征初具雏形，但具有较大的可塑性。此期应注意在家庭和幼儿园日常生活中培养儿童良好的卫生习惯、学习兴趣、自我控制能力和分享与互助等良好行为。

合理膳食 为满足此期儿童生长发育的需要，应供给平衡膳食，保证食物多样化，以增进食欲。膳食结构接近成年人，每日可安排 3 餐主食、2～3 次乳类与营养点心，餐间控制零食。每日摄入优质蛋白质占总蛋白质的 1/2，其中乳类供能占总能量的 1/3（约 105kJ/kg）。培养儿童良好的饮食行为习惯，养成定时进餐、不偏食、不挑食等良好的饮食习惯。

促进思维发展 3 岁以后儿童的思维，所依靠的行动逐渐概括化，解决问题过程中的某些具体行动往往压缩或者省略。5 岁以后出现了抽象逻辑思维的萌芽，表现在分析、综合、比较、概括等思维过程的发展，以及理解能力的发展等方面。为了促进此期儿童的思维发展，成人要有计划地组织他们做各种游戏。

预防疾病 每年 1～2 次体格

检查，了解生长速度；教育儿童注意正确坐、走姿势，预防脊柱畸形；注意儿童弱视、斜视及常见病的防治，每年接受一次视力筛查和眼的全面检查，培养良好的用眼习惯，积极矫正屈光不正和功能训练，防治各种流行性眼病。预防口腔疾病也是此期儿童保健的重点。3 岁儿童应学会自己刷牙，培养每天早晚刷牙的习惯，每次 2~3 分钟，预防龋齿；帮助儿童纠正不良口腔习惯，包括吸吮手指、咬唇或物，预防错颌畸形，每半年或每年检查口腔一次。集体机构儿童应特别注意预防传染性疾病，如肝炎、麻疹、痢疾等。加强安全教育和安全措施，预防儿童外伤、溺水、食物中毒、触电等意外伤害。

入学前准备 从学龄前儿童到小学生是人生中的一个重要转折，可使儿童的生活在许多方面发生变化。家长应帮助初入学儿童做好入学前准备。包括身体健康和运动技能的调整，社会情感技能（合作、尊重、同情、帮助、表达自己的情绪等）、学习技能（学习热情、好奇心、学习习惯和态度等）、语言技能（聆听、表达、词汇量、阅读、书写、对故事的感知等）、常识和认知（字母和发音的联系、空间联系、数的概念等）的培养。

(王惠珊)

xuélíng értóng bǎojiàn

学龄儿童保健 (health care for school-age children)

针对学龄儿童生理和心理发展特点进行的健康管理与健康促进服务。学龄期儿童体重、身长处于稳定增加，已萌出第一恒磨牙，乳齿开始按出牙顺序脱落，肌肉发育速度增快，肌力增强，而淋巴组织发育达顶峰。脑神经细胞继续增大、神经纤维不断增长和突触连接显著增多，求知欲、理解力和学习能力大为增进，第二信号系统活动日益发展，抽象逻辑思维迅速发展，逐步参加社会实践，形成新的个性品质，如责任感、义务感和纪律性等。

培养良好学习习惯 家庭和学校共同为孩子创造良好的学习环境与氛围，培养学习的兴趣和自我管理的能力。

加强营养 膳食中注意荤素搭配，保证优质蛋白的摄入，每天应喝一杯牛奶，多吃富含钙的食品，保证身体快速生长的需要。

定期检查 体格检查每年一次，积极预防风湿性疾病、肾炎等疾病，检查龋齿，及早治疗牙病。注意书写姿势，积极预防近视、斜视和脊柱侧弯、驼背等。

预防意外和创伤 加强安全教育，如房屋倒塌、失火、触电、溺水、食物中毒、煤气中毒等意外事故的防范，并遵守交通安全和游泳安全等规则。要密切关注儿童的心理行为问题。

积极参加体育锻炼 鼓励孩子多户外活动，积极参加体育锻炼，增强体质能力。合理安排作息时间，保证儿童睡眠在 10 小时以上。

重视心理卫生 要给予正确认识，善于尊重、理解和帮助，避免粗暴的教育。多与同伴交流，帮助树立正确的人生观、价值观，培养承受压力、应对挫折的能力，提高是非辨别能力，把握自己的行为，远离恶习。

培养良好的道德品质 主要内容包括爱国主义、集体主义和主人翁精神，勤奋学习，遵守纪律，文明礼貌，诚实谦虚，勇敢活泼，艰苦朴素等。

(古桂雄)

qīngchūnqī értóng bǎojiàn

青春期儿童保健 (adolescent health care)

针对青春期儿童生理和心理发展特点进行的健康管理与健康促进服务。青春期儿童体格生长加速，以身高为代表的形态指标出现第二次生长突增。各组织器官功能日臻成熟，肺活量、运动速度、爆发力、力量、耐力明显增强。内分泌功能活跃，生殖系统功能发育骤然增快并迅速成熟。面对的社会准则和期望也不断改变，个性和自我认同得到重塑，伴有青春期特有的心理行为问题。要积极发现常见的生长发育问题，及早治疗，减免对未来造成长期或永久性的损害。

常规保健管理 包括指导合理营养、均衡膳食与体格锻炼，定期进行体格检查。良好的青春期营养可充分地促进生长发育和预防营养危险、营养不良及肥胖，同时有助于提高运动能力。将个体儿童体格发育指标如身高、体重、体质指数、腰围等与生长发育"标准"比较，从而评定该儿童发育水平或等级。由于不同个体的青春发动时间、生长的高峰速率、性成熟的早晚及遗传因素等都存在个体差异，要考虑青春期前期、中期及后期的发育因素，故青春期生长评价较为复杂。

生长发育偏离筛查 为儿童青少年提供营养监测，及早筛查超重、肥胖，及时防治各种营养性疾病，同时，加强体育锻炼，培养坚强的意志能力。

学校健康服务 重要内容是学校常见病、多发病的基本服务，如防治屈光不正、龋齿、心理行为异常、生长发育迟缓、单纯肥胖症、缺铁性贫血等常见病。同时，包括：①常见病、多发病一般性诊治。②伤害初步处置。

③建立健康档案，定期健康筛查。④为健康缺陷者提供基本的康复服务。⑤为有心理卫生问题、情绪困扰的师生提供咨询和心理支持。⑥环境危险因素监控。⑦转诊。⑧医疗费用管理等。

免疫接种 中国卫生和计划生育委员会已将 7 岁时的麻疹疫苗复种、百白破混合制剂复种、12 岁时的乙肝疫苗复种作为计划免疫程序。

伤害与暴力的预防控制 针对儿童的暴力，如躯体虐待、言语暴力、性暴力和情感忽视等展开预防控制，其需要全社会共同参与，并积极探索适合各地和各个层面的学校特点。

基于公共卫生模式预防措施：①确认产生暴力行为的危险因素，减少儿童少年的暴力行为，以便减少或消除这些因素，并加强阻止青少年冒险实施暴力的保护因素。由于这些危险因素与邻里、社区、学校、团伙及个人有关，应从多个方面减少儿童少年实施暴力行为的危险因素。②积极增加保护性因素，包括培养健康的人格，建立良好的社会关系，树立健康的信念和明确的是非标准。

基于生态模型的预防控制：暴力涉及个人、人与人之间、社会、文化等多层次、多方面的因素，也受到时间维度的影响。社会生态理论模式可帮助认识人际间暴力的影响因素，并依此建立儿童暴力的生态学预防。

心理卫生服务 开展青春期健康教育与咨询指导，普及青春期生理及心理卫生知识，工作重点是向儿童系统传授心理卫生知识和心理保健技能，使其学会面对和承受压力和挑战，增强解决问题和适应社会的能力，提高心理素质。①心理健康教育：通过课堂系统学习、课外讲座及各种活动的开展，传授心理卫生的知识和技能，提高心理素质，预防心理卫生问题的发生。②心理测量和评估：通过心理测验和评估，早期识别、发现、诊断各种心理卫生问题，使问题能够得到及时、适当的处理。③心理行为指导、咨询与干预：通过指导、咨询和干预，帮助儿童乃至家长正确地认识存在的问题，认识自我和环境，克服成长中的障碍，促进心理的健康发展。④转诊服务：对心理卫生问题较重的儿童，心理卫生服务者应及时将其转诊到专门的心理矫治机构进行治疗。在矫治期间，应注重教师和家长的积极支持与配合。⑤家长学校：通过家长学校传播心理卫生知识，加强学校与家庭的联系，为学生的成长提供良好的环境，以便形成合力使学生的问题得到妥善解决。

健康危害行为控制 健康危害行为包括易导致意外伤害和暴力的行为、吸烟、饮酒、违禁药品滥用、缺乏体育锻炼、不良的饮食行为、网络和手机使用成瘾行为、其他性传播疾病和意外妊娠性行为等。在预防控制中，要为青少年提供关爱和支持的环境；改善青少年的认知能力，重视自我效能感和社交技能训练，帮助青少年养成健康的生活方式，通过健康教育课程，提供青少年预防健康危害行为的知识、信息和技能，帮助他们做出正确选择；关注青少年的心理健康状况，以更好地促进青少年的全面发展。

（古桂雄）

xīnshēng'ér shāichá

新生儿筛查（neonatal screening） 在新生儿群体中，用快速、简便、敏感的检验方法，对一些危害儿童生命、导致儿童体格及智能发育障碍的先天性、遗传性疾病进行筛检的系统保健服务。此类筛查可对疾病做出早期诊断，在患儿临床症状出现之前，给予及时治疗，避免患儿机体各器官受到不可逆的损害。

理论基础 1961 年，美国医师在干燥滤纸血片中，采用细菌抑制法对血中苯丙氨酸进行半定量测定，建立了研究方法，开创了新生儿苯丙酮尿症（phenylketonuria，PKU）的筛查。1973 年，在加拿大，采用干滤纸血片，成功测量甲状腺素（T_4），开展筛查先天性甲状腺功能减退症（congenital hypothyroidism，CH）。1975 年，在日本采用干滤纸血片成功测定促甲状腺激素（thyroid stimulating hormone，TSH），用于筛查 CH。由于方法简便、费用低廉及治疗效果好，因此，新生儿疾病筛查在世界各地广泛开展，普及西欧及北美、日本、澳大利亚等国家。由于不同国家的技术水平和发展程度不同，地理位置不同，高发疾病种类差异，故新生儿疾病筛查的病种也不同。

自 20 世纪 80 年代初期，中国开始新生儿疾病筛查。1994 年《中华人民共和国母婴保健法》的颁布，提出"逐步开展新生儿疾病筛查"，使开展新生儿疾病筛查工作有了根本的法律保障。1998 年起，卫生部临床检验中心在全国 16 个省、市、18 个新生儿疾病筛查中心，进行新生儿疾病筛查实验室能力对比检验，进行质量控制，并分别于 2005 年、2007 年、2009 年召开了三届全国新生儿疾病筛查室间质量控制与评价会议。随着新生儿疾病筛查的普及，新的筛查实验室不断增加，至 2009 年，全国已建立了

178 家新生儿疾病筛查中心。中国主要对新生儿血标本筛查 CH 和 PKU 这两种疾病，广西、广东地区增加了葡萄糖-6-磷酸脱氢酶缺乏症（glucose-6-phoshate dehydrogenase deficiency，G-6-PD）的筛查，江苏和上海及山东省增加了先天性肾上腺皮质增生症（congenital adrenal hyperplasia，CAH）的筛查。

随着新生儿疾病筛查工作的不断推进，全国除西藏以外，已有 30 个省（市）、自治区相继开展筛查，已建立了上百家筛查中心，年筛查新生儿已达 290 万人次，上海、北京、浙江等地的新生儿疾病筛查率已达 95%以上，但从总体来看，中国新生儿疾病筛查率仍然较低，2009 年，全国新生儿疾病筛查率为 57.45%，其中东部地区为 87.51%，中部地区为 48.03%，西部地区为 32.27%。1985~2006 年，全国累计筛查 PKU 13 666 750 例，发现患儿 1170 例，发病率 1/11 680；筛查 CH 2 944 022 例，发现患儿 1836 例，发病率 1/1603。全国按地区分析，西部地区 CH 发病率高于东、中部地区，与西部多山区、高原，较易导致碘缺乏等有关，或西部地区筛查覆盖率较小和筛查切值不同所致。PKU 发病率南方低于北方，以广州最低。

中国的新生儿疾病筛查不同于多数西方国家。在欧美国家，新生儿疾病筛查主要是全国遗传学会、儿科学会等学术团体在推动；而中国主要是国家卫生和计划生育委员会和各省市卫生厅、卫生局在主导和推动。大多数欧美国家的新生儿筛查中心只接受新生儿血标本的检测，不承担可疑病例的召回和阳性病例的诊断与治疗、随访、评估等工作，没

有系统的筛查网络系统；而中国的新生儿疾病筛查中心以三级妇幼保健网为基础，与各医疗单位的产科、儿童保健科建立起系统的筛查网络，并承担患者的诊治、随访与评估等，同时也承担新生儿疾病筛查管理工作。从 2000 年开始，卫生部邀请全国新生儿疾病筛查专家，已先后制定了《新生儿疾病筛查管理办法》《全国新生儿疾病筛查工作规划》《新生儿疾病筛查技术规范》，有力地推动与规范了全国新生儿疾病筛查工作。中华预防医学会儿童保健分会新生儿疾病筛查学组分别于 1999 年（贵阳）、2003 年（青岛）、2007 年（杭州）、2009 年（桂林）召开了全国新生儿疾病筛查学术研讨会，为全国新生儿疾病筛查专业人员提供了一个相互交流与学习的平台，促进了该学科学术水平的提高。

基本技术 主要包括以下几方面。

实验检测技术 TSH 可采用时间分辨荧光免疫分析法、酶联免疫吸附测定和酶荧光免疫分析法等检测方法。苯丙氨酸主要采用细菌抑制法、荧光定量法和定量酶法等检测。

新生儿疾病筛查系统 新生儿疾病筛查项目是一个系统工程，涉及政策、法律、法规、伦理、健康教育、卫生行政管理、医疗服务等。中国新生儿疾病筛查由国家卫生和计划生育委员会组织领导，各省、市、自治区卫生厅（局）妇幼处负责实施，组建各级新生儿疾病筛查管理中心，形成筛查网络，开展辖区内所有医疗保健机构中活产新生儿的筛查和管理。中华预防医学会儿童保健学分会、国家新生儿疾病筛查实验室质量控制中心等组织和专家

参与新生儿疾病筛查的专业技术指导和筛查质量的监控，共同组成管理体系。规范化的新生儿疾病筛查流程可保证标本的质量和实验检测的质量，提高新生儿疾病筛查实验结果的准确性和可靠性。

有关事项 ①采血时间及方法：避免新生儿血中异常代谢物尚未达到一定浓度前采血。一般应在婴儿出生后 3 日满 72 小时、哺乳 6 次后采血。采血部位多选择婴儿足跟内、外侧缘，血滴缓慢渗透滤纸至血斑直径应≥8mm。②复筛与确诊：凡筛查结果阳性者，对原血片进行再次筛查，如 2 次实验结果均大于阳性切径的，须进行相应的实验室检查确诊。③质量控制：包括采血时间及方法、滤纸血斑质量、标本的保存与递送、采血卡片的填写、实验方法、试剂、规范的实验操作程序、室内质控与室间质控等。④治疗、随访及评估：疾病确诊后应立即治疗。一般出生后 1 月龄内开始治疗，定期检测与随访。医师应向父母提供咨询，使儿童与家长有较好的依从性，定期评估儿童生长发育和智力发育。

（赵正言）

xiāntiānxìng jiǎzhuàngxiàn gōngnéng jiǎntuìzhèng shāichá

先天性甲状腺功能减退症筛查（congenital hypothyroidism screening） 通过实验室检测新生儿足跟血的促甲状腺激素和甲状腺素，对先天性甲状腺功能减退症进行的初步筛选过程。先天性甲状腺功能减退症（CH）是儿科常见的内分泌疾病之一，简称先天性甲减，其主要临床表现为体格和智能发育障碍。

理论基础 按病因可分为散发性甲状腺功能减退症及地方性

甲状腺功能减退症。前者是由于甲状腺发育不全、异位或甲状腺激素合成及功能障碍所造成的，临床上较常见；后者多出现在地方性甲状腺肿流行区，由发育早期碘缺乏所致，一般占甲状腺肿地区人口的 1%~5%。CH 可通过新生儿筛查获得早期诊断、治疗，其预后良好。CH 国际总体发病率为 1/（3000~4000）。中国自 20 世纪 80 年代开始进行 CH 新生儿筛查，随着 CH 筛查方法的不断改进，灵敏度增加，CH 检出率提高，发病率已有所上升，1991 年为 1/4076，2009 年则为 1/2041，平均发病率为 1/2058，见表。

基本技术 主要包括以下几方面。

标本采集 见新生儿筛查。

筛查指标 ①促甲状腺激素（thyroid stimulating hormone,

TSH）：随着科学的发展，测定 TSH 的方法有了诸多进展，如放射免疫测定（radioimmunoassay, RIA）、酶免疫测定（enzyme immunoassay, EIA）、酶联免疫吸附测定（enzyme-linked immunosorbent assay, ELISA）、酶荧光免疫分析法（enzyme fluorescence immunoassay, EFIA）和时间分辨荧光免疫分析法（time-resolving fluorescence immunoassay, Tr-FIA）等。在 1998 年以前，中国 CH 筛查以 RIA 法为主；1998 年开始，主要采用灵敏度较高的 Tr-FIA 法，少数地区采用 ELISA 和 EFIA，RIA 法已基本不再采用。TSH 浓度的阳性切值，根据各地实验室及试剂盒而定，一般为 9~20mU/L，超过切值者召回复查。造成漏筛的疾病有甲状腺素结合球蛋白（thyroxine-binding

globulin, TBG）缺乏症、中枢性甲减、低甲状腺素血症等。低出生体重儿及极低出生体重儿，由于下丘脑-垂体-甲状腺轴反馈建立延迟，可使 TSH 延迟升高，导致筛查假阴性。②甲状腺素（tetraiodothyronin, T_4）：中国较少使用。与 TSH 筛查方法相比，其筛查敏感性及特异性较低，且测试费用较高、操作复杂，虽然其筛查可及时发现迟发性 TSH 增高的患儿及高甲状腺素血症的患儿，但在初期 T_4 正常的延迟性 TSH 升高患儿中可漏诊。③TSH+T_4：是较为理想的筛查方法，有些国家甚至采用 T_4-TSH-TBG 筛查方法，即在 T_4 为主筛查的基础上，若 $T_4 \leqslant -0.8SD$，加筛 TSH；$T_4 \leqslant -1.6SD$，加筛 TBG，对各种原因导致的 CH 筛查的敏感性和特异性分别达 98% 及 99%，但是成本效益高，绝大多数筛查机构尚未采用。

筛查假阴性 筛查过程中存在筛查方法选择、实验操作过程及出生时的患病、生后的输血、早产、低体重等因素，使筛查存在漏诊的可能性（假阴性）。按照 TSH 筛查方法，漏诊率可达 10%，北美漏诊率为 6%~12%。为了减少漏诊，美国部分地区 CH 筛查设定在 2 个时间段，分别为生后 2~4 天及 2 周。在 2 周时筛查，检出的 CH 患儿占总的 CH 患儿的 10%，基于这一阶段筛查增加的 CH 发病率大概为 1/30 000，主要见于轻度或延迟增高 TSH 的低体重儿或极低体重儿。其中有一些病例可能是甲状腺发育异常或内分泌功能障碍所致。

（赵正言）

běnbǐngtóngniàozhèng shāichá

苯丙酮尿症筛查（phenylketonuria screening） 通过实验室检测新生儿足跟血的苯丙氨酸，对

表 中国 1991~2009 年 CH 筛查情况

年份	CH		
	筛查数	确诊数	发病率
1991	150801	37	1/4076
1992	75836	16	1/4740
1993	121103	18	1/6728
1994	130875	19	1/6888
1995	123494	25	1/4940
1996	173707	31	1/5603
1997	292583	65	1/4501
1998	400653	137	1/2924
1999	477282	189	1/2525
2000	686777	308	1/2229
2001	851855	319	1/2670
2002	949495	474	1/2003
2003	1427596	886	1/1611
2004	1911349	998	1/1915
2005	2511814	1282	1/1959
2006	2944022	1701	1/1730
2008	7375993	3471	1/2123
2009	8512368	4172	1/2041
合计	29117603	14148	1/2058

新生儿苯丙酮尿症进行的初步筛选过程。苯丙酮尿症（phenylketon-uria，PKU）属常染色体隐性遗传性疾病，双亲是杂合子，患儿为纯合子。

理论基础 该病是由于苯丙氨酸羟化酶（phenylalanine hydroxylase，PAH）基因突变，导致 PAH 活性降低或丧失，苯丙氨酸（phenylalanine，Phe）代谢紊乱，使体内 Phe 羟化成酪氨酸的代谢途径发生障碍，引起高苯丙氨酸血症及其有害旁路代谢产物蓄积而致病。蓄积于体内的 Phe 及其有害旁路代谢产物对脑的发育和生理功能有直接的毒性作用，并可抑制其他酶的活性，引起继发性代谢紊乱。苯乳酸的蓄积可抑制多巴胺脱羧酶的活性，从而使血中去甲肾上腺素减少，并抑制谷氨酸脱羧酶的活性，可使 α-氨基丁酸减少，而后者是脑发育所必需的物质。

Phe 及其有害旁路代谢产物还可影响 5-羟色胺的生成，其合成减少影响了脑功能。另外，苯乙酸和苯乳酸从尿中大量排出，使患者尿液具有特殊的鼠尿臭味。高浓度的 Phe 及其异常代谢产物抑制酪氨酸酶，使黑色素合成障碍，皮肤变白、头发发黄。

PKU 是先天性遗传代谢病中发生率相对较高的疾病，也是引起儿童智能发育障碍较为常见的原因之一。PKU 是可早期诊断、早期治疗，并可预防其智能落后的先天性遗传病之一。在不同种族人群中，其发病率各不同，白人发病率较高，黑人和黄种人较低。自 1934 年挪威的弗林（Folling）医师首次报道该病以来，经过世界各国科学家的努力，对 PKU 的研究有了很大的发展，对其发病机制、遗传背景、诊断和治疗方法都有了更深刻的认识。自 1953 年德国比克尔（Bickel）医师首创的低苯丙氨酸饮食治疗和 1961 年美国格思里（Guthrie）医师创建的新生儿筛查方法后，全球已有数以百万计的新生儿接受了 PKU 普查，无数的患儿得到了早期诊断和及时治疗，从而使他们避免或减轻了智能发育障碍。2009 年，在中国共计筛查新生儿 8 559 080 例，确诊 PKU 的患儿 934 例，发病率为 1/9091，其中北方地区发病率明显高于南方地区。

基本技术 PKU 患儿早期外表正常，又缺乏特殊临床症状，医师无法根据临床表现在出生时即做出诊断，但新生儿期患儿的血生化已有明显的变化，因此，在新生儿期可以对该病进行筛查来早期做出诊断。一般出生 3 天后、哺足 6 次奶后，在婴儿足跟部采末梢血，滴于特定滤纸上，阴干后邮寄到实验室。若血 Phe 浓度 >120μmol/L，为可疑 PKU 患者，需召回复查。若 Phe 持续增高，在排除四氢生物蝶呤缺乏症后可确诊为 PKU。

（赵正言）

xiāntiānxìng shènshàngxiàn pízhìzēngshēngzhèng shāichá

先天性肾上腺皮质增生症筛查（congenital adrenal hyperplasia screening）

通过实验室检测新生儿足跟血的 17-羟孕酮，对先天性肾上腺皮质增生症进行的初步筛选过程。先天性肾上腺皮质增生症（congenital adrenal hyperplasia，CAH），是肾上腺皮质激素合成过程中，酶的缺陷所引起的疾病，属常染色体隐性遗传病。

理论基础 CAH 的多数病例肾上腺分泌糖皮质激素、盐皮质激素不足而雄性激素过多，故临床上出现不同程度的肾上腺皮质功能减退，伴有女孩男性化，而男孩则表现性早熟，此外，尚可有低血钠或高血钾等多种症候群。该病以女孩多见，男女之比约为 1∶2。新生儿筛查，主要是新生儿 21-羟化酶缺陷的筛查，其目的是：预防危及生命的肾上腺皮质危象，以及由此导致的脑损伤或死亡；预防女性患儿外生殖器男性化造成性别判断错误；预防过多雄激素造成的以后身材矮小，以及心理、生理发育等障碍，使患儿在临床症状出现之前及早得到诊治。

基本技术 主要包括 CAH 筛查与产前诊断。

CAH 筛查 对每位出生的婴儿在生后 3~5 天，于足跟采血，滴于特制的滤纸片上，通过各种检测方法，如酶联免疫吸附测定（ELISA）、时间分辨荧光免疫分析法（Tr-FIA）等，测定滤纸血片中 17-羟孕酮（17-hydroxyprogesterone，17-OHP）浓度来进行早期诊断。正常婴儿出生后 17-OHP 可 >90nmol/L，12~24 小时后降至正常。17-OHP 水平与出生体重有一定关系，正常足月儿 17-OHP 水平约为 30nmol/L，出生低体重儿（1500~2700g）为 40nmol/L，极低体重儿（<1500g）为 50nmol/L，出生后的新生儿如合并某些心肺疾病时 17-OHP 也会上升。由于上述原因可导致假阳性率和召回率升高。一般筛查时 17-OHP > 500nmol/L 为典型 CAH，150~200nmol/L 可见于各种类型的 CAH 或假阳性。17-OHP 筛查的阳性切割点仍应根据各实验室的方法制定，并通过长期观察、总结经验来加以调整。阳性病例需密切随访，通过测定血浆皮质醇、睾酮、脱氢表雄酮（DHEA）、二十二碳六烯酸（DHA）及 17-OHP 水平等以确诊。

产前诊断 CAH 是常染色体隐性遗传病，每生育一胎即有 1/4 的概率为 CAH 患者。对家族中有该病先症者的父母应进行 21-羟化酶的基因分析。在妊娠 9～11 周时取绒毛膜活检，进行染色体核型分析及 CYP21B 基因分析；妊娠 16～20 周取羊水检测，包括胎儿细胞 DNA 基因分析、羊水激素（孕三醇、17-OHP 等）水平测定等。

（赵正言）

pútáotáng-6-línsuāntuōqīngméi quēfázhèng shāichá

葡萄糖-6-磷酸脱氢酶缺乏症筛查（glucose-6-phosphate dehydrogenase deficiency screening）

通过实验室检测新生儿足跟血的葡萄糖-6-磷酸脱氢酶，对新生儿葡萄糖-6-磷酸脱氢酶缺乏症进行的初步筛选过程。葡萄糖-6-磷酸脱氢酶（G-6-PD）缺乏症是遗传性溶血性疾病。

理论基础 G-6-PD 缺乏症患者遍及世界各地，估计在 4 亿以上。各地区、各民族间发生率有很大差异，高发地区为地中海沿岸国家、东南亚、印度、菲律宾、巴西和古巴等。在中国，此病主要见于长江流域及其以南各省，以四川、广东、广西、云南、福建、海南等省（自治区）为多见，其中以广东省发病率最高，北方地区较为少见，见表。

G-6-PD 基因突变是 G-6-PD 活性降低的根本原因，基因定位于染色体 Xq28 上，呈 X 连锁不完全显性遗传。患者男性多于女性。男性只有一条 X 染色体，G-6-PD 基因缺陷称半合子，酶活性呈显著缺乏；女性两条 X 染色体上的 G-6-PD 基因均缺陷者称为纯合子，酶活性亦呈显著缺乏，但少见；女性只有一条 X 染色体的 G-6-PD 基因有缺陷者，称为杂合子。杂合子女性 G-6-PD 活性取决于缺乏 G-6-PD 的红细胞数量在细胞群中所占的比例，酶活性可接近正常亦可显著缺乏。男性半合子和女性正常人婚配，则女儿均为杂合子，儿子全部正常。女性杂合子与正常男性婚配，儿子将有 50% 概率获得突变基因而表现为 G-6-PD 活性显著缺乏，女儿中则有 50% 概率为杂合子。

基因的突变型已有 122 种以上，中国报告有 17 种。根据世界卫生组织（WHO）对 G-6-PD 生化变异型的鉴定标准，全世界已发现 400 多种酶的变异型。中国变异型有香港型、广东型、客家型、台湾型等。G-6-PD 缺乏症在高发区可引起新生儿高胆红素血症，进行新生儿筛查及产前筛查可早期诊断、早期防治高胆红素血症的发生。

基本技术 主要有新生儿筛查、产前筛查和脐血筛查。

新生儿筛查 G-6-PD 缺乏症可与先天性甲状腺功能减退症和苯丙酮尿症一起进行新生儿疾病筛查，可用同一张干血滤纸片。标本采自生后 3 天的新生儿足跟血，滴于滤纸上，寄送至筛查中心实验室进行荧光斑点法筛查，对可疑缺乏者，召回婴儿进行 G-6-PD 活性确诊试验，确诊后发给 G-6-PD 缺乏症携带卡，指导患儿预防用药和忌食蚕豆。新生儿感染、缺氧、溶血症等可掩盖 G-6-PD 缺乏症的诊断，对高度怀疑者，应在血液指标恢复正常，溶血停止后 2～3 个月再复查 G-6-PD 活性，以免漏诊。

产前筛查和脐血筛查 孕妇产前服用预防溶血的药物，可降低由 G-6-PD 缺乏所致的新生儿高胆红素血症的发生率。其方法是：对产前检查的孕妇及其丈夫进行 G-6-PD 活性测定，凡一方有 G-6-

表 2006～2009 年中国部分省市 G-6-PD 发病率（‰）

省份	2006 年			2007 年			2008 年			2009 年		
	筛查数	确诊数	发病率	筛查数	确诊数	发病率	筛查数	确诊数	发病率	筛查数	确诊数	发病率
上海		未开展		41 386	42	1	174 435	185	1.1	177 159	246	1.4
山东	6731	2	0.3	7292	3	0.4	10 428	4	0.4	154 422	45	0.3
福建	10 955	64	5.8	14 093	113	8	17 928	147	8.2	18 448	173	9.4
广东	377 440	15 600	41.3	475 991	15 713	33	763 803	14 226	18.6	853 542	21986	25.8
湖南	3283	7	2.1	4729	4	0.9	5918	17	2.9	13 426	39	2.9
海南		未开展		20 412	74	3.6	41 946	481	11.5	53 998	775	14.3
云南	7999	9	1.1	5311	24	4.5	3576	17	4.8	7165	31	4.3
新疆	410	0	0.0	420	0	0.0	1039	0	0.0	1264	2	1.6

PD 缺乏者，孕妇从妊娠 36 周起，每晚服苯巴比妥，同时服用叶酸、维生素 E、复合维生素 B 直到分娩。产后对每例新生儿保留脐血进行 G-6-PD 活性测定，最好在出生后 2~3 天内获得实验结果。对 G-6-PD 缺乏的新生儿可早期采用防治高胆红素血症的措施，降低新生儿高胆红素血症的发生率。

(赵正言)

yíchuán dàixièbìng chuànlián zhìpǔ shāichá

遗传代谢病串联质谱筛查

（screening for inherited metabolic diseases with tandem mass spectrometry） 通过实验室串联质谱技术检测新生儿足跟血中多种代谢物质，对新生儿遗传代谢病进行的初步筛选过程。遗传代谢病是遗传性代谢途径的缺陷，引起异常代谢物的蓄积或重要生理活性物质的缺乏，而导致相应临床症状的疾病。

理论基础 涉及氨基酸、有机酸、脂肪酸、尿素循环、碳水化合物、类固醇、金属、维生素等多种物质的代谢异常，可导致多个系统受损。该类疾病种类繁多，已发现 500 余种，是人类疾病中病种最多的一类疾病。虽然每种遗传代谢病发病率低，但总体发病率可达到 1/5000~1/4000。有些遗传性代谢病在新生儿早期，例如，出生后数小时或几天内即发病，部分疾病却可在幼儿期、儿童期、青少年期甚至成年期发病。如果不及早发现，该类疾病对机体可造成不可逆转的严重损害，如智力低下、终身残疾，甚至死亡。

基本技术 主要通过以下几方面论述。

在新生儿遗传代谢病筛查中应用 1990 年，美国杜克大学陈垣崇教授研究团队中的米林顿（Millington）博士，首先提出了利用串联质谱技术（tandem mass spectrometry，MS/MS）进行新生儿疾病筛查，为大规模开展新生儿遗传代谢病筛查提供了有力的证据。这一技术能在 2~3 分钟内对干滤纸血片标本经单次测试，同时进行数十种小分子代谢物分析，检测出包括氨基酸、有机酸、脂肪酸氧化代谢紊乱在内的 30 多种遗传代谢病，也可以用于溶酶体贮积症的诊断，实现了由传统新生儿遗传代谢病筛查的"1 种实验-1 个代谢物-1 种疾病"向"1 种实验-多个代谢物-多种疾病"的转变。MS/MS 检测具有快速、灵敏、高通量和选择性强等特点，在新生儿遗传代谢病筛查的应用中扩展了筛查疾病谱，提高了筛查效率及筛查特异性、敏感性，无疑是自格思里（Guthrie）用细菌抑制实验筛查苯丙酮尿症的 40 多年来在遗传代谢病筛查方面取得的最引人注目的进展，为新生儿遗传代谢病筛查开辟了新的领域。

筛查原理 MS/MS 的基本原理是将两个质谱仪经一个碰撞室串联而成，既用质谱仪做混合物样品的分离器，又用质谱仪作为组分的鉴定器。当在直接进样系统中导入一个混合物样品并经离子源电离时，首先调节第 1 个质谱仪的磁场，经过质量分析器的质量分离，离子按质量数的不同而分开，然后选择需要分析鉴定的离子进入碰撞室，经碰撞活化后，使其进一步裂解，产生的子离子再进入第 2 个质量分析器分离，然后经过不同的扫描记录即可得到串联质谱图谱，进一步将代谢物质谱转换成有意义的临床结果，根据质谱峰的质荷比（m/z）进行定性。质谱峰的强度与它代表的分析物的浓度成正比，通过测定离子峰的强度进行定量，这一过程主要通过计算分析物离子丰度而得，即未知分析物的丰度与其相应的内标物的丰度之比，由内标物的已知浓度计算出分析物的含量。

筛查常见遗传代谢病 应用 MS/MS 筛查常见新生儿遗传代谢病已有 30 余种。美国遗传学会建议筛查的新生儿遗传代谢病为 25 种，推荐筛查的为 29 种。中国上海、浙江、广东筛查的常见新生儿遗传代谢病为 26 种。MS/MS 筛查常见的新生儿遗传代谢病，见表。

(赵正言)

xīnshēng'ér tīnglì shāichá

新生儿听力筛查 （newborn hearing screening，NHS） 应用耳声发射、自动听性脑干反应和声阻抗等电生理学技术，在新生儿自然睡眠或安静的状态下对其听力方面进行的客观、快速和无创的检查。此筛查是常见的出生缺陷筛查之一，国外报道在正常新生儿中双侧听力障碍的发生率为 1‰~3‰，国内为 1.4‰~1.8‰，经 ICU 抢救的新生儿中发生率更高。

理论基础 正常的听力是儿童语言学习的前提，听力障碍儿童的最终语言发育水平，并不是取决于听力障碍的严重程度，而是取决于其被发现和干预的早晚。不管听力损害的程度怎样，若能在 6 个月前发现，通过适当的干预，患儿的语言发育能力可以基本不受影响。新生儿筛查是早期发现听力障碍的有效方法，最终实现使先天性听力障碍儿童聋而不哑。因此，新生儿听力筛查是一项利国利民的大事，对于提高

表　MS/MS 筛查常见的新生儿遗传代谢病

疾病种类	分析物及其比值	可能疾病
氨基酸类	氨基酸	
	苯丙氨酸（苯丙氨酸/酪氨酸）	苯丙酮尿症、生物蝶呤缺乏
	↑蛋氨酸	高胱氨酸尿症
	↑亮氨酸	枫糖尿症
	↑缬氨酸	
	↑酪氨酸	高酪氨酸血症
	↑瓜氨酸	高瓜氨酸血症、高瓜氨酸血症Ⅱ型
	↑精氨酸	高精氨酸血症
	↓瓜氨酸　↑鸟氨酸	鸟氨酸氨甲酰转移酶缺乏症
有机酸类	酰基肉碱	
	↑丙酰基肉碱（丙酰基肉碱/乙酰基肉碱）	甲基丙二酸尿症
	±甲基丙二酰基肉碱	丙酸血症
	↑丙二酰基肉碱	丙二酸血症
	↑丁酰基肉碱、异戊酰基肉碱、辛酰基肉碱、十四烷酰基肉碱、十六烷酰基肉碱、十二烷酰基肉碱	戊二酸血症Ⅱ型
	↑异戊酰基肉碱	异戊酸血症
	↑戊二酰基肉碱	戊二酸血症Ⅰ型
	↑3-羟基异戊酰基肉碱（±甲基巴豆酰基肉碱）	3-甲基巴豆酰辅酶 A 羧化酶缺乏症
	（±己二酰基肉碱）	3-羟基-3 甲基戊二酰辅酶 A 裂解酶缺乏症
	（±丙酰基肉碱）	多种羧化酶缺乏症
	↑甲基巴豆酰基肉碱（±3-羟基异戊酰基肉碱）	β 酮硫解酶缺乏
脂肪酸类	酰基肉碱	
	↓游离肉碱	肉碱吸收障碍
	↓乙酰基肉碱	
	↑游离肉碱，游离肉碱/（十六烷酰基肉碱+十八烷酰基肉碱）	肉碱棕榈酰转移酶缺乏症Ⅰ型
	↑丁酰基肉碱	短链酰基辅酶 A 脱氢酶缺乏症
	↑辛酰基肉碱（辛酰基肉碱/癸酰基肉碱）	
	（±己酰基肉碱、癸烯酰基肉碱）	中链酰基辅酶 A 脱氢酶缺乏症
	↑十四烯酰基肉碱（十四烯酰基肉碱/十六烷酰基肉碱）	
	（±十四烷酰基肉碱、十六烷酰基肉碱，十八烯酰基肉碱）	极长链酰基辅酶 A 脱氢酶缺乏症
	↑十六烷酰基肉碱	肉碱穿透障碍
	十八烷酰基肉碱	肉碱棕榈酰转移酶缺乏症Ⅱ型
	十八烯酰基肉碱	
	↑3-羟基十六烷酰基肉碱	长链羟酰基辅酶 A 脱氢酶缺乏症
	3-羟基十八烷酰基肉碱	三功能蛋白缺乏症
	3-羟基十八烯酰基肉碱	

中国出生人口素质，减少出生缺陷具有重要意义。因此，1999 年中国卫生部、残疾人联合会等十个部委联合下发通知，将新生儿听力筛查纳入妇幼保健的常规检查项目。

根据 1980 年世界卫生组织（WHO）"国际残损、残疾及残障的分类"，耳聋程度分级标准见表 1。

儿童耳聋的预防：①一级预防，避免使用或慎用耳毒性药物；开展耳聋遗传咨询，实行优生优育；加强免疫接种，预防相关的疾病。②二级预防，积极治疗能

表 1 WHO 1980 年耳聋分级标准

听力分级	听力阈值（dBHL）	粗略判断
正常听力	<25	
轻度听力障碍	26～40	听小声讲话有困难
中度听力障碍	41～55	听一般讲话有困难
中重度听力障碍	56～70	听大声讲话亦有困难，影响工作和生活
重度听力障碍	71～90	只能听耳边的大声喊叫，在儿童影响语言发育
极度听力障碍	>91	几乎听不到任何声音，残存听力一般不能利用

致聋的感染性疾患，如细菌性脑炎、巨细胞病毒感染，尤其是慢性中耳炎；妥善处理高危孕妇、高危分娩和高危新生儿；开展婴幼儿听力筛查，早期发现听力障碍，早期干预。高危幼儿，应在3岁前接受听力检测追踪。③三级预防，不失时机地对患儿进行语言培训，尽可能提高其听力和语言沟通能力，这是一项具有抢救性和长远意义的工作。

基本技术 主要包括以下几方面。

筛查方法 所用的筛查方法须客观快速、操作简便、便于标准化、准确性可以接受、有良好的敏感性和特异性、价廉。中国常用的筛查方法为耳声发射和（或）自动（快速）脑干听觉诱发电位。

筛查对象 ①初次筛查对象：所有出生活产新生儿均应进行新生儿听力筛查，时间为48小时至出院前，各级妇幼保健机构应在儿童首次健康体检建卡时核查，未做筛查者应补做听力筛查。②复查、监测对象：初次筛查不通过者应进行复查，复查如仍不能通过者，应进行诊断性测定。具有听力损失高危因素的新生儿，即便通过听力筛查仍应当在3年内每年至少随访1次，在随访过程中怀疑有听力损失时，应当及时到听力障碍机构就诊。

筛查机构 其工作规范与要求，应按中国卫生部《新生儿疾病筛查技术规范》中的规定执行。①筛查机构应当设在有产科或儿科诊疗科目的医疗机构中，配有专职人员及相应设备和设施，由省、自治区、直辖市人民政府卫生行政部门组织考核后指定。②职责，建立各种筛查规章制度，遵守技术操作常规；做好筛查前的宣传教育，遵循知情同意原则，尊重监护人个人意愿选择；对进入筛查程序者，应当向其监护人出具筛查报告并解释筛查结果，负责复筛、转诊及追访；进行新生儿听力筛查基本信息的登记、统计、上报。

诊治机构 ①应当设在具有较强耳鼻咽喉科学和听力技术水平的医疗机构中，至少配备1名新生儿听力障碍诊治高级技术职称医师和2名听力筛查人员，并配置相应的设备和设施，由省、自治区、直辖市人民政府卫生行政部门组织考核后指定。②职责，认真做好新生儿听力障碍的诊断、治疗、追访及咨询等工作；建立各种诊断和治疗的规章制度，遵守技术操作常规；接受转诊，负责对筛查未通过的儿童进行听力学和相应医学诊断，出具《听力诊断报告单》，告知监护人并解释诊断结果；为确诊患儿制订治疗方案并实施或提出可行的指导建议；资料登记和保存，统计归档并上报相关信息。

人员要求 ①筛查人员：具有与医学相关的中专以上学历，接受过省级以上卫生行政部门组织的新生儿听力筛查相关知识和技能培训并取得技术合格证书。②诊治人员：从事听力障碍诊治的人员必须取得执业医师资格，并具有中级以上耳鼻咽喉科临床专业技术职称。

房屋要求 ①筛查机构：应设置1间通风良好、环境噪声≤45dB（A）的专用房间，并配备诊察床。②诊断机构：至少设置2间隔声室（含屏蔽室1间），符合中国国家标准《声学 测听方法 纯音气导和骨导听阈基本测听法》（GB/T 16403-1996）、《声学 测听方法 第2部分：用纯音及窄带测试信号的声场测听》（GB/T 16296-1996），设置诊室和综合用房1间。

设备要求 ①筛查机构应具备筛查型耳声发射仪和（或）自动脑干听觉诱发电位仪，用于新生儿听力筛查，具有计算机并接驳网络，用于数据录入、上传及分析。②诊断机构应具备诊断型脑干听觉诱发电位仪、诊断型耳声发射仪、诊断型声导抗仪（含226Hz和1000Hz探测音），用于评估听力损失的程度、性质及听力康复效果，具备诊断型听力计、声场测试系统，用于行为观察测听、视觉强化测听、游戏测听和言语测听，具有计算机并接驳网络，用于数据管理，如保留结果的原始数据等。

操作步骤及流程 见表2。

（赵正言）

xīnshēng'ér shìlì shāichá

新生儿视力筛查（neonatal vision screening） 利用间接检眼镜、旋转鼓检查等，在新生儿自然睡眠或安静的状态下对其视

表 2 听力筛查步骤及流程

阶段	对象	地点	时间	方法
第一阶段 听力筛查	新生儿	医疗机构	生后 48 小时~出院前	耳声发射和（或）自动听性脑干诱发电位
	初筛未通过者	医院（或妇保院）的产科	出院时	耳声发射和（或）自动听性脑干诱发电位
	①出院时仍未通过者 ②新生儿期漏筛者	妇幼保健院（所）	42 天内	耳声发射和（或）自动听性脑干诱发电位
第二阶段 诊断和干预	复筛未通过者	儿童听力诊断中心	生后 3~6 个月	诊断型听性脑干诱发电位仪、诊断型声导抗仪等
第三阶段 康复阶段	确诊患有听力损害 需康复者	各级医疗保健康复中心	确诊时	听力、言语等能力的训练

力方面进行的客观、快速和无创的检查。此筛查是常见的出生缺陷筛查之一。

理论基础 人类视觉发育的关键期为出生至 3 岁，敏感期为出生至 12 岁。在视觉发育的关键期和敏感期，儿童视觉的形成易受各种因素的干扰和破坏而导致视力发育异常。早产儿视网膜病变（retinopathy of prematurity，ROP）是未成熟或低体重婴儿发生的增殖性视网膜病变，表现为视网膜缺血、新生血管形成和增殖性视网膜病变。其发病机制尚未完全阐明，但一致认为视网膜新生血管在发病机制中起主导作用，而视网膜缺氧则是新生血管形成的关键。随着新生儿科学不断发展，早产儿、低体重儿存活率有了很大提高，ROP 发生率也开始上升，导致盲童不断增多。在儿童眼病中，ROP 致盲率高达 6%~18%。患病率在早产儿中为 15%~30%，妊娠期越短、出生体重越轻，患病率越高。

基本技术 主要包括以下几方面。

筛查对象及时间 美国儿科学会规定，筛查标准为出生胎龄≤28 周和（或）出生体重≤1500g 的早产儿。中国筛查标准建议为体重<2000g，胎龄<32 周；高危因素的早产儿体重<2.2kg，胎龄<34 周。一般首次检查应在出生后 4~6 周或矫正胎龄 32~34 周开始。患儿早期筛查时间建议：Ⅰ期或无病变可隔周复查，直至视网膜生长锯齿缘为止；Ⅱ期病变每周复查；Ⅲ期病变 2~3 日复查，如达病变阈值，72 小时内进行治疗。终止检查条件：视网膜血管化，矫正胎龄 45 周，不曾有阈值前病变，视网膜血管发育到Ⅲ区，以往不曾有Ⅱ区病变。

ROP 筛查方法 多利用间接检眼镜直接行眼底检查，更多敏感的筛查指标还在不断研究之中。视网膜电生理检查，作为筛查视网膜病变的依据，可很好地反映正常视网膜发育，对预防和治疗 ROP 十分重要。此外，在新生儿期，可通过旋转鼓检查来观察新生儿的眼睛变化。将带有条纹的转鼓在距离新生儿眼前 30cm 处，用手使其缓慢转动，观察被检眼的反应。如产生眼球震颤则为阳性，即有视力；若无震颤则为阴性，即无视力。

诊断 1984 年，在国际眼科会议上，ROP 被正式命名，并制定了疾病分类标准及分期。按部位划分为三个区：Ⅰ区，以视神经乳头为中心，半径为 2 倍视神经乳头至黄斑的距离；Ⅱ区，Ⅰ区以外的环形区域，以视神经乳头为中心，以视神经乳头至鼻侧锯齿缘划圆；Ⅲ区，为Ⅱ区以外的其他部位，直至颞侧锯齿缘。按病变进程，划分五期：1 期，视网膜有血管区和无血管区之间出现白色平坦分界线；2 期，白色分界线变宽增高，呈嵴样隆起；3 期，嵴上发生视网膜血管扩张增生，伴纤维组织增生；4 期，发生由纤维增生血管膜造成的牵引性视网膜脱离；5 期，视网膜全脱离，呈漏斗型。此外，还有附加病变、阈值前病变、阈值病变，以及急进型后根部 ROP 等诊断标准。

预防 ROP 与早产、吸氧、高血压、肠外营养、气管插管、输血、多巴胺应用及气管发育不良等因素相关，特别是早产和吸氧。因此，首先要尽可能减少早产儿的出生率；规范早产儿给氧指征、氧疗及呼吸支持方式；对早产儿，应定期随访检查眼底。除 ROP 外，先天性白内障、结膜炎、泪囊炎、先天性上睑下垂等眼部疾病也危及儿童眼部健康。应结合 0~7 岁儿童系统管理的体格检查时间，在眼保健门诊作常规检查（1 岁内 4 次、1~3 岁半年 1 次、3 岁后一年 1 次）。

ROP 治疗 第1、2期为观察期，在此期间，绝大多数早产儿视网膜病变会自动退化；第3期是最佳治疗时期（这段时间很短，约1个月左右，称之为时间窗），如在此时期用激光治疗（仅需1~2次），成功率可高达90%；第4、5期视网膜已发生脱离，只能用手术方法治疗。

（赵正言）

értóng jíbìng zōnghé guǎnlǐ

儿童疾病综合管理 （integrated management of childhood illness，IMCI）

针对5岁以下儿童的常见病、多发病，如肺炎、腹泻、发热、营养不良等采取综合对策和管理。由世界卫生组织和联合国儿童基金会联合其他许多机构共同制定，并根据疾病症状的不同程度，采用分类管理的适宜技术。其目的是降低儿童的发病率和死亡率，改善营养状况，提高健康水平。

全球的发展中国家中，每年有一千多万5岁以下儿童死亡，其中死于肺炎、腹泻、营养不良、麻疹和疟疾的儿童占70%以上。基层医疗卫生机构的诊疗条件有限，许多患儿的病史、症状和体征等疾病表现众多而异。IMCI则根据患儿的病史、症状和体征，进行评估和分类，并采用相应的管理。采用此方法，可首先评估患儿是否存在危重症，和需要紧急转诊。同时将患儿的健康作为一个整体进行管理，不仅针对主诉进行疾病的分类，而且对于儿童常见的疾病进行询问，并关注儿童营养、计划免疫、喂养等其他问题。此技术容易被基层医务人员掌握和使用，能够最大限度地避免儿童死亡，极大地整合医疗资源，对儿童健康能起到很好的促进作用，是一种适宜技术。

此综合管理的规程，包括如何对初诊和复诊的患儿进行评估、分类和治疗，可解决就诊患儿的大部分问题，但未涉及心脏、肾、肝等脏器的慢性疾病或罕见疾病的管理，也未涉及意外损伤等急诊的管理。

制定背景 单病种的管理，对于降低儿童常见病的发病率存在明显的不足，如许多患儿可同时患有几种疾病，而不是单种疾病，基层医务人员却不知道如何将有关诊疗规程进行综合，也不知道应该首先处理哪些临床问题，以致延误对患儿的救治，此外，也可发生误诊和漏诊。若每个病种的管理需要编写培训教材和健康教育材料，需要进行师资和人员培训、督导等，则会花费过多的人力、物力和财力。为此，世界卫生组织和联合国儿童基金会共同制定了IMCI规程，以取代以前的单病种管理规程。根据诊断疾病所具有的敏感性和特异性，经过精心挑选有限的临床体征，便于临床中综合管理。在中国农村，尤其是边远和贫困地区，急性呼吸道感染、腹泻、营养不良仍是儿童的常见病，特别是肺炎，仍是5岁以下儿童的第一位死因。中国卫生部于1999年开始引入IMCI，经过教材改编、试点、实施等过程，已在全国绝大多数省（市）、自治区的乡（镇）卫生院和村卫生室推广实施；2008年将IMCI纳入《面向农村和城市社区推广适宜技术十年百项计划》，开始在全国范围内推广应用。

管理意义 IMCI 包含儿童营养、计划免疫、常见疾病的防治和健康促进的内容，可有效地促进儿童生长发育、降低5岁以下儿童的死亡率、减少儿童常见疾病的发生率、降低疾病的严重程度，以及减少因疾病导致残疾的发生率。综合考虑的多个体征，仅仅是分类，而不是诊断。通过IMCI的培训和实施，提高农村地区儿童医疗保健服务水平，提高基层医务人员对疾病的管理能力，规范基层医务人员的临床服务，将疾病治疗和预防有效地结合，提高基层医务人员的业务技能，推动了医疗卫生体制改革，改善了基层医疗机构的卫生服务条件，促进了合理用药。同时，提高儿童家长的科学育儿水平，促进社会对儿童健康的关注。实施IMCI后，新生儿死亡率、婴儿死亡率和5岁以下儿童死亡率都有不同程度的明显下降，如项目地区的5岁以下儿童死亡率从2003年的17.12‰下降到2007年的11.46‰；婴儿死亡率从14.42‰下降到9.27‰；新生儿死亡率从11.89‰下降到6.85‰。IMCI规程将儿童常见病根据严重程度进行分类、处理，使乡村医生明确自己的职能，合理就诊和及时转诊，缓解了大医院的压力，并减少了医疗费用。实施IMCI规程，有效地促进了合理用药，使滥用抗生素、输液和激素的情况大大减少。IMCI规程强调与家长的有效交流，对倾听、表扬、指导、检查等有关交流技巧都进行了培训，使医生能与家长进行有效的交流与沟通，有利于建立良好的医患关系。

病例管理规程 通过一系列的图表，描述了所要完成的步骤，所需要的基本信息，包括评估患儿、分类疾病、治疗患儿、指导家长和复诊管理。①评估患儿：是问病史和进行体格检查。②分类疾病：是确定患儿的病症及其严重程度，并进行归类，为确定治疗方案提供依据。例如，分类为"极严重的发热性疾病"的患儿，可能患有脑膜炎、严重的痢疾或败血症等，推荐基层卫生单位的治疗方案均适用此类疾病。③治疗患儿：是在门诊立即给予所需的基本药物或其他治疗，以及教会家长给予各种适宜的治疗和护理。④指导家长：是对患儿的喂养和复诊进行指导。对任何来就诊的患儿，首先与家长进行有效的交流，评估一般危险症状，决定是否需要转诊，然后对咳嗽、腹泻、发热、耳部疾患等症状进行评估和分类，都需要记录一般情况、量体温和测体重，根据患儿体重和年龄进行营养状况的评价，询问计划免疫情况、其他健康问题等；根据疾病分类确定治疗方案，并决定是否需要转诊或住院，或给予转诊前的治疗和安排患儿转诊；不需要转诊的患儿，根据情况在门诊给予口服补液、口服抗生素等治疗和预防接种；教会家长如何在家中使用抗生素等药品；对家长进行喂养咨询指导，并告知复诊的时间；当患儿复诊时，重新评估患儿并给予相应的治疗。

管理内容 其包括危重症、咳嗽、腹泻、发热、耳痛等疾病。管理儿童的年龄范围为出生后7天~5岁，可分为7天~2个月和2个月~5岁两个年龄段，每个年龄段使用的评估图表有所不同，但都需要对患儿进行评估、分类、治疗和对家长进行指导。分类表对于疾病的严重程度采用不同的颜色表示，同时推荐相应的治疗措施。例如，红色表示危重症状，一般需要紧急转诊；黄色表示需要住院或门诊药物治疗；绿色表示病情较轻，通常不需要药物治疗，仅进行家庭护理即可。IMCI可解决来基层卫生站患儿中所遇到的大部分问题，并非全部问题。

（王惠珊）

huànbìng xiǎoyīng'ér guǎnlǐ
患病小婴儿管理（management of the sick young infants）

评估生后1天~2个月婴儿的一般危险症状，对咳嗽、腹泻、发热、耳部疾患等症状进行评估和分类。在患病时的管理步骤，均包括评估、分类、治疗、咨询母亲、复诊。在管理中，应考虑到小婴儿的特殊性，如严重的细菌感染可以导致迅速死亡；一般的危险体征仅仅表现为活动减少、发热或低体温等。此外，小婴儿的胸壁较软，轻微的胸凹陷是正常的。

一般危险症状的评估、分类和处理 若患儿具有以下任何一项危险体征，可能为严重的细菌感染或极重症，应给予首剂肌注抗生素后立刻紧急转诊。危险体征为惊厥、呼吸增快（每分钟≥60次）、严重胸凹陷、鼻翼扇动、呻吟或囟门突起（在安静时观察），以及耳部脓性分泌物、脐部发红波及周围皮肤、发热或低体温、皮肤脓疱达到5个或很严重、嗜睡或昏迷，或活动比正常减少。若患儿脐部发红或有脓性分泌物，或皮肤脓疱少于5个且不严重，分类为局部细菌感染，给予适宜的口服抗生素，并指导家庭护理方法及复诊情况和时间。

局部感染和黄疸的评估、分类及治疗 若患儿脐部发红波及周围皮肤，或有脓性分泌物，分类为严重脐部感染，给予首剂适宜的肌注抗生素后，立刻紧急转诊。若患儿仅脐部发红，分类为局部脐部感染，给予适宜的口服抗生素，指导家中治疗感染方法及复诊情况和时间。对1个月内

的早产儿或有黄疸的小婴儿避免使用复方磺胺甲噁唑，但可给予阿莫西林。若患儿手和足均有黄疸，分类为严重黄疸，应当紧急转诊。

腹泻的评估 对小婴儿来说，迁延性腹泻只有一种分类，因为任何在出生时就有腹泻的小婴儿均需要转诊，若小婴儿有血便则为重症疾病，要紧急转送医院。给小婴儿提供额外液体和继续喂养的最好方法是母乳喂养，并且增加母乳喂养次数，延长每次喂乳时间。

喂养问题或低体重的评估 纯母乳喂养能给小婴儿最好的营养，可使小婴儿得到最好的保护。不论是否有任何纯母乳喂养困难或不理想的问题，均应该指导母亲尽可能对小婴儿进行母乳喂养，使小婴儿有良好的生存开端。首先确定小婴儿有无喂养问题，如小婴儿的喂养方式和喂养的次数，同时要确定小婴儿的年龄的体重。若有任何母乳喂养问题或低年龄别体重，则要对小婴儿的母乳喂养进行评估。

母乳喂养的评估 主要通过以下方面进行评估。

评估指征 小婴儿不需紧急转诊时，若伴有任何喂养困难，或母乳喂养24小时少于8次，或喂其他食物或饮料，或为低体重，均需评估小婴儿的母乳喂养。

评估方法 ①询问小婴儿在1小时前是否喂过母乳，若无喂过，则请母亲给小婴儿喂母乳，并观察喂乳过程4分钟以上；若已喂过，请母亲等候婴儿想吃乳时，观察喂乳过程。②向母亲示范讲解如何正确抱小婴儿。正确的方法是小婴儿的头和躯干挺直，面向乳房，并使小婴儿的鼻子与乳头相对，身体贴紧母亲的身体，

母亲支撑小婴儿的整个身体而不仅仅是颈部和肩部。③观察小婴儿的含接乳头情况，其评估可分完全不含接乳头、含接乳头不好和含接乳头好。含接乳头好的4个体征：a. 下巴触及乳房（或很近）；b. 嘴张大；c. 下嘴唇向前伸出；d. 口上乳晕较口下乳晕露出来的多。④观察小婴儿吸吮是否有力，其评估可分完全不吸吮、吸吮无效和吸吮有效。正常时是慢而深的吸吮，有时可有停顿，若鼻塞影响喂养，则可清理鼻道分泌物。⑤观察有无口腔溃疡或白斑，如鹅口疮等。

指导母亲 ①指导在家中护理小婴儿：所有患病的小婴儿在家庭护理的基本步骤，a. 食物或液体；b. 确保小婴儿在任何时候都要保暖；c. 指导母亲何时复诊和何时立刻复诊。②指导喂养问题：指导母亲应积极喂养；如何喂养婴儿方法。③立刻复诊的体征：如果小婴儿有以下任何体征，都要立刻复诊，a. 母乳喂养或喝水差；b. 病情加重；c. 发热；d. 呼吸增快；e. 呼吸困难；f. 血便等。

（王惠珊）

2 gèyuè zhì 5 suì huànbìng értóng guǎnlǐ

2个月至5岁患病儿童管理

（management of the sick children aged 2 months to 5 years）

评估2个月至5岁患病儿童的一般危险症状，对咳嗽、腹泻、发热、耳部疾患等症状进行评估和分类，并量体温和测体重，评估营养状况，询问计划免疫情况和其他的健康问题。

一般危险症状的评估、分类和处理 首先检查患儿是否有一般危险症状，包括询问：①不能喝水或吃奶。②严重呕吐。③惊厥，观察神志，如嗜睡或昏迷。若有任何一项症状，则表示患有重症疾病，应立即完成有关评估，不能延误，并立刻转诊。

主要症状评估 对咳嗽、腹泻、发热、耳部疾患等症状进行评估。

咳嗽或呼吸困难 若有咳嗽或呼吸困难的患儿，需要评估以下情况：①询问咳嗽或呼吸困难的天数。②观察体征，a. 呼吸次数，若2~12月龄的婴儿呼吸次数≥50次/min、1~5岁患儿呼吸次数≥40次/min，为呼吸增快，提示患有肺炎；b. 下胸壁凹陷，表明有重度肺炎；c. 喉喘鸣，表明有重度肺炎。

咳嗽或呼吸困难的患儿，具有任何一项一般危险症状，或有胸凹陷，或安静时有喉喘鸣，分类为重度肺炎或极重症，需要立刻紧急转诊。仅有呼吸增快，分类为肺炎，治疗原则为给予5天适宜的抗生素，给予适宜的制剂减轻咽痛和缓解咳嗽，告知家长需立刻复诊的情况，2天后复诊。若患儿无肺炎或无其他极重症的体征，分类为咳嗽或感冒，治疗原则为给予适宜的制剂减轻咽痛和缓解咳嗽。若有化脓性扁桃体炎，给予适宜的抗生素，告知家长需立刻复诊的情况，若病情未好转，5天后复诊；若咳嗽超过2周，需转诊。

腹泻 即大便稀或水样便，同时大便次数每日3次及以上，可分为：①急性腹泻，腹泻时间<14天。②迁延性腹泻，腹泻时间≥14天。③痢疾，即粪便中带血或脓。

对所有腹泻患儿需要评估脱水的情况，具有以下任何两项体征，表示有严重脱水：①嗜睡或昏迷。②眼窝凹陷。③不能喝水或喝水差。④皮肤恢复原状非常缓慢。严重脱水的患儿需要静脉补液。

具有以下任何两项体征，则表示轻度脱水：①烦躁和易激惹。②眼窝凹陷。③喝水很急，烦渴。④皮肤恢复原状缓慢。轻度脱水的患儿需要口服补液。

评估无脱水的腹泻患儿，可在家中根据情况进行口服补液，包括：①额外补充液体。②继续喂养。③何时复诊。迁延性腹泻患儿需要给予特殊的饮食，同时也要给予多种维生素和微量元素，而痢疾患儿需要用抗生素治疗5天。

发热 根据病史，或感觉发烫，或体温37.5℃或以上。需要评估以下内容：①发热持续时间。②麻疹病史。③颈项强直。④囟门突起。⑤流鼻涕。⑥扁桃体肿大、充血。⑦全身麻疹样皮疹和咳嗽、流鼻涕、红眼。⑧若患儿现患麻疹或在最近3个月内患过麻疹，则要评估有无口腔溃疡、眼睛脓性分泌物和角膜混浊等麻疹并发症的体征。

若患儿有一般危险症状，或颈项强直，或囟门突起，分类为严重的发热性疾病，需要立刻紧急转诊。若发热少于5天或扁桃体红肿，或有脓点，分类为发热或急性扁桃体炎，应给予适宜的抗生素治疗；若现患麻疹应给予维生素A治疗；若发热持续不退，2天后复诊；若治疗2天后发热持续不退，转诊。若患儿发热持续5天或以上，分类为持续发热，需要转诊。

耳部疾病 若患儿耳后有压痛和肿胀，分类为乳突炎，应立刻紧急转诊。若患儿耳部有脓性分泌物<14天，或有耳痛，分类为急性耳部感染，给予5天适宜

的抗生素，和对乙酰氨基酚止痛；若耳部有流脓，用棉签或纸芯干燥耳道，并指导家长何种情况下需要立刻复诊，无特殊情况则5天后复诊。若患儿耳部有脓性分泌物且>14天，分类为慢性耳部感染，应用棉签或纸芯干燥耳道，并指导家长何种情况下需要立刻复诊，无特殊情况则5天后复诊。

评估营养和免疫情况 ①评估营养不良：患儿年龄的体重低于中位数减2个标准差，分类为低体重，应根据食物推荐评估患儿的喂养并给予家长喂养指导，若有喂养问题，5天后复诊；指导家长何种情况下需要立刻复诊；无特殊情况，则30天后就低体重复诊。②评估贫血：若患儿手掌苍白或血红蛋白<110g/L，分类为贫血，应根据食物推荐评估患儿的喂养并给予家长喂养指导，若有喂养问题，5天后复诊；同时给予铁剂，14天后复诊；若治疗2周贫血加重，或治疗4周贫血无改善，应转诊。若患儿手掌严重苍白或血红蛋白<70g/L，分类为严重贫血，应立刻紧急转诊。③评估免疫接种和维生素A、D补充情况：将免疫接种记录与推荐的程序表进行比较，以判断儿童是否接受了按年龄应接种的所有推荐疫苗，并指导家长最近小儿应接种的疫苗和时间。询问患儿是否每天补充维生素A和维生素D。

患儿治疗 ①给予适宜的抗生素：抗生素的应用范围为极重症、肺炎、在霍乱流行区的重度脱水、痢疾、极严重的发热性疾病、重度麻疹并发症、乳突炎、急性耳部感染。应使用的抗生素为治疗有效、容易服用和价格便宜；尽可能选择能够治疗患儿所有疾病的一种抗生素；正确使用抗生素的剂量和间隔时间，大多数的患儿应使用抗生素5天。②退热剂：有退热和减轻疼痛的功能，对高热（38.5℃以上）或耳痛可给予退热止痛剂，每6小时一次，直至热退或耳痛消失。③维生素A：应确保患儿服用了整个胶囊液，但在短期内重复给予维生素A，要提防中毒的危险。④铁剂：贫血的患儿需要补充铁剂，应每天一剂，连服14天。⑤多种维生素和微量元素：对迁延性腹泻或低体重的患儿需要补充复合维生素B和微量元素锌。

指导母亲 ①指导患病儿童继续喂养和增加液体。②指导在家口服药物或治疗局部感染。③指导解决喂养困难。④指导何时立刻复诊，如任何患儿出现不能喝水或喂母乳、病情加重或出现发热；若咳嗽或感冒的患儿出现呼吸增快或呼吸困难；若腹泻的患儿出现脓血便或喝水差等均应立刻复诊。

（王惠珊）

gāowēi'ér guǎnlǐ

高危儿管理（management of high-risk infants） 在母亲妊娠期及分娩期、新生儿期和婴幼儿期，对生长发育和机体功能有各种危险因素的特殊群体的评估与分类管理。高危儿包括早产、低出生体重、宫内缺氧、窒息、感染、营养不良、低血糖、颅内出血、高胆红素血症等各种原因引起大脑损伤，从而引起远期智力低下和脑性瘫痪等后遗症的新生儿和婴幼儿。

高危儿分类 2008年将高危儿分成四类。①早产儿。②有特殊健康问题或依赖技术维持的新生儿，如呼吸机维持、营养支持等。③有家庭特殊情况所致婴儿高危状态，如较低的文化教育背景、缺乏社会支持、婚姻不稳定及很少做产前检查等母亲因素。④母亲曾经有婴儿早期死亡史。

根据高危因素所产生危害的种类和严重程度，可分为三大类。①健康的高危儿：即在胎儿期、新生儿期和婴幼儿期存在高危因素，但生长发育正常，经监测随访未发现异常表现或疾病。②发育临界儿：高危因素主要影响脑的结构和功能的发育，在临床上出现神经系统发育障碍的表现，有导致脑性瘫痪、智力低下、癫痫、视听障碍、行为异常等的风险。③其他高危儿：包括妊娠期感染致胎儿和新生儿感染；先天性心血管畸形；早产和宫内发育不良导致出生后生活能力低下；因营养不良、佝偻病、贫血以及原发性免疫缺陷或后天获得性免疫功能低下，容易反复发生呼吸道和消化道感染的患儿；有出生缺陷的患儿。

管理分级 根据高危儿的状态实行分级管理，可分为：①出生时已有明确的脑损伤病史如缺氧缺血性脑病、颅内出血、高胆红素脑病等，或者有明确的疾病如先天性心脏病、人类免疫缺陷病毒感染、TORCH感染（T为弓形虫，O为其他病原体包括梅毒螺旋体等，R为风疹病毒，C为巨细胞病毒，H为单纯疱疹病毒）等，需要进行早期医学干预和随访。②疾病征象尚未表现出来的高危儿，如早产儿、低出生体重儿、中重度窒息儿，缺乏早期教育等，此类高危儿需要进行医学监测，早期发现疾病，早期干预。③存在高危因素的健康高危儿，通过医学监测没有发现病损，可按照正常儿童保健方法实施保健。

管理策略 以控制发生高危

儿的危险因素，减少高危儿的发生，提高儿童健康素质为目的。应采取预防为主，防治结合的原则，早期发现、早期诊断、早期干预，开展综合性防治，促进高危儿健康成长。通过儿科与产科、保健科共同协作，不断探索与完善。将妊娠期保健、产时保健、新生儿保健、产后保健、儿童保健、社区保健、疾病专科门诊等有机地结合起来，密切联系儿童保健-心理行为及小儿神经康复等多种学科、专业，把智能监测纳入儿童系统管理常规，实现全方位的、连续系统的和规范的高危儿管理模式。

一般人群的管理策略 主要包括孕产期保健、新生儿保健和定期儿童保健。

孕产期保健 做好婚前咨询，预防出生缺陷、先天性疾病、遗传代谢性疾病的发生；建立孕产期保健手册，提供孕前保健。定期产前检查，预防早产、胎儿宫内发育不良，及时正确治疗妊娠合并症。做好妊娠期感染性疾病的筛查和治疗，预防胎儿先天性感染，对母婴传播性疾病应及时进行阻断治疗；实行住院分娩，预防和减少产伤、窒息的发生。

妊娠期保健除每次常规的问诊、产科检查及辅助检查之外，根据妊娠不同阶段的危险因素、合并症、并发症以及胎儿发育等情况，确定各阶段保健要点。筛查妊娠期危险因素，发现高危孕妇，进行专案管理。对有合并症、并发症的孕妇及时诊治。①孕早期：包括讲解妊娠期检查的内容和意义，给予健康生活方式、心理、卫生、避免致畸因素的指导，告知出生缺陷的产前筛查及产前诊断的意义和最佳时间等。②孕中期：筛查严重胎儿畸形，对需

要做产前诊断的孕妇，应及时转到具有产前诊断资质的医疗保健机构进行检查，保健指导包括提供营养、心理及卫生指导，告知产前筛查及产前诊断的重要性等。③孕晚期：包括孕妇自我监测胎动，纠正贫血，提供营养、分娩前心理准备、临产先兆症状的指导、提倡住院分娩和自然分娩，并对产后婴儿喂养及新生儿护理等方面进行指导。④分娩期：应加强对孕产妇与胎儿的全产程监护，如进行胎位、胎先露、胎心率、骨盆检查，了解宫缩、宫口开大及胎先露下降情况；积极预防和处理分娩期并发症，加强对高危产妇的监护，必要时转诊或会诊；积极预防产褥感染；预防新生儿窒息和产伤。

新生儿保健 做好新生儿疾病筛查，如新生儿遗传代谢性疾病筛查、听力筛查和神经行为筛查。提高新生儿疾病的诊疗水平，如早产儿的医疗和护理、新生儿窒息的急救、新生儿缺氧缺血性脑病、颅内出血、高胆红素血症等的治疗。新生儿出院后，做好新生儿访视工作，社区医院和医疗保健单位应常规进行3～4次家庭访视，了解新生儿出生、喂养等情况；观察精神状态、吸吮、哭声、肤色、脐部、臀部及四肢活动等；听心肺，测量体温、体重和身长；提供新生儿喂养、护理及计划免疫等保健指导，以及高危儿家庭监测指导。发现问题及时处理，必要时指导家长到医院就诊或检查。

定期儿童保健 社区卫生服务中心、妇幼保健院或医院应定期对婴幼儿进行健康检查。检查内容除生长发育的测量和评价、全身系统检查以及常见病防治外，还应进行科学养育、喂养、早期

教育和高危儿的筛查。

高危儿的管理策略 有医学管理、高危儿监测和异常高危儿的早期干预。

医学管理 从新生儿期开始，制定有针对性、连贯性的随访方案，给予相关的生长促进、干预手段，促进高危儿体格发育、智能发育、心理行为发育等多方面的发展。建立、健全分级转诊、转院制度，利用网络及其他方式提供分级管理服务，尤其是对康复患儿，应采取医疗机构、社区以及家庭相结合的方式，可减轻社会、家庭的负担，有效提高治疗效果。

若有血液、内分泌、免疫等系统异常，要及时介绍其到相关的专科诊治；在进行干预的同时，定期在高危儿门诊随访，以达到横向、纵向的整体管理。

高危儿监测 ①设立高危儿保健中心，在一定的医疗保健服务半径内选择1～2个有条件的医院、妇幼保健院的儿科或儿童保健科，设立高危儿保健中心，开展高危儿的医疗保健服务，承担服务半径内的高危儿医疗保健（包括早期诊断、早期医学干预和评估）和技术培训。开设高危儿专科门诊，门诊以围生新生儿科医师、儿童保健医师为主，并最好包括营养师、神经康复师、社会工作者及护理人员等的多学科人员合作，又称多学科专科门诊。②高危儿门诊随访，一般可由专业医护人员上门随访，或出院后数日内返回出生医院接受新生儿保健，监测黄疸情况，对婴儿返家后的睡眠、喂养、大小便、脐带及其他异常情况进行相关检查和指导。同时，对原有疾病进行家中管理指导，建立管理随访卡定期随访，前半年每个月一次，

无异常后可每 2 个月一次,包括已转入其他专科治疗的患儿,随访评估将一直持续到儿童早期。

异常高危儿的早期干预 积极进行规范化的医学干预,定期评估。对已经发生的残障如脑性瘫痪、智能落后、癫痫等进行康复治疗,争取减轻残障程度,防止并发症,提高患儿生活质量。

随访 由于家长对高危儿的危害性认识不足,对早期干预的意义和重要性等相关知识缺乏了解,因此,建立高危儿的监测网是保证高危儿能得到有效随访的重要保障。

高危儿监测网 一般由家庭-社区和基层医疗保健机构的儿童保健门诊-小儿神经专科或高危儿保健中心三级组成。各级各司其职,分工合作,发现问题逐级转诊,以达到早发现、早诊断、早治疗的目的。

家庭 高危儿出院前,医护人员应用简单、明确、通俗的语言指导家长,让家长了解并学会家庭监测方法,在家庭中对自己的孩子进行监护,以便尽早发现高危儿的异常表现。

社区医院和基层医疗保健机构 儿童保健门诊定期做高危儿健康检查和高危儿筛查,对筛查出的异常高危儿,转诊至上一级医疗保健机构进行诊断和治疗。开展高危儿健康教育,指导家庭早期教育和训练的方法,并对高危儿进行随访。

小儿神经专科或高危儿保健中心 对婴儿发育障碍、脑损伤进行早期诊断和早期医学干预,对异常高危儿的诊断和治疗,组织技术交流,开展高危儿的科研和技术培训。

随访内容 包括体格发育监测、神经运动发育监测、营养监测以及高危儿家长监测。

体格发育监测 早产儿从纠正胎龄 40 周开始,每月测量身高、体重、头围、前囟等体格发育指标,并通过生长发育图直观表现,做出生长发育和营养状况的评估。

神经运动发育监测 有条件的医院应该在新生儿出生后第 3、7、14 和 28 天进行新生儿行为神经测定。早产儿在纠正胎龄 40 周开始进行第一次新生儿行为神经测定评估。随后每个月可选择做 52 项检查或丹佛儿童发展筛选测验等,根据不同个体情况可选择在 3、6 个月,1、2 岁时做格塞尔(Gesell)发育量表或贝利(Bayley)婴儿发展量表检查,以了解并评估发育情况、伤残情况及康复效果等,以便早期干预、早期治疗,减轻脑损伤程度。

营养监测 应每天记录高危儿饮食情况,包括饮食次数、饮食品种及数量,并进行营养状况评估,根据高危儿生长发育、患病情况,有针对性地对辅食添加进行指导,这种措施对于早产儿和小于胎龄儿尤其必要。指导喂养使适应神经康复中大量的能量消耗。

高危儿家长监测 定期对高危儿家长进行监测,并对家长进行心理调查,对高危儿作气质测定。对于高危儿家长心理上的不安、焦虑及过于保护等情绪,应通过心理咨询及指导,从而改善亲子关系和高危儿预后。

对于高危儿的不同高危因素,应进行系统检查,包括功能检查和形态学检查,如磁共振成像、计算机断层扫描、脑电图、脑干诱发电位、心电图、肺功能或心功能检测等有针对性的检查。早产儿,特别是极低出生体重儿,往往有呼吸、神经、免疫或血液等系统疾患,过渡期需要相关专科的不断干预,降低疾病的严重程度,以减少再次入院率和病死率。有高危过敏史、糖尿病、高血压病或不良生育史以及遗传疾病家族史者,也应对高危儿进行早期随访监测、早期干预,以达到优育的效果。

(毛 萌)

chūshēngquēxiàn

出生缺陷(birth defects) 胚胎或胎儿在发育过程中发生的形态结构、功能代谢、精神、行为等方面的异常。又称先天异常、先天缺陷。出生缺陷是全球性的公共卫生问题,是死胎、早期流产、围产儿死亡、婴儿死亡和儿童残障的主要原因。其涉及内容广泛,疾病种类繁多,包括先天畸形、先天性代谢疾病、染色体异常、先天性宫内感染所致的异常,以及先天发育残疾如盲、聋、智力障碍等。其中,先天畸形专指以形态结构异常为主要特征的出生缺陷,占出生缺陷总数的 60%~70%,是最为常见的出生缺陷,通常是被当作出生缺陷的同义词。

先天畸形有多种分类方法。①单发畸形和多发畸形:单发畸形指主要影响单一器官或单一组织的出生缺陷,约占先天畸形的 60%。多发畸形通常指同一个个体发生两种或两种以上不同系统、器官或组织的缺陷。②体表畸形和内脏畸形:体表畸形指发生在婴儿体表的畸形,通过临床观察即可诊断,如脊柱裂、唇裂等;可单发,也可多发,这部分畸形是出生缺陷监测的主要种类。内脏畸形指发生在内脏某个器官或组织的畸形,如先天性心脏病、食管闭锁等,一些内脏缺陷儿出生时不容易被诊断，常需要借助一定的检查手段才能发现。在一些儿科技术力量薄弱、产前诊断水平低下或尸体解剖率不高的地区，常被误诊或漏诊。

病因 出生缺陷的发生不仅与遗传有关，与环境、行为等因素也有密切联系，并表现出明显的种族和地理差别。2006年美国发布的《全球出生缺陷报告》提出了出生缺陷的病因比例，遗传因素约占40%，环境因素占5%~10%，原因不明或两者相互作用的约占50%。遗传和环境因素相互作用是出生缺陷的主要病因，得到了越来越高的认同度，但大多数出生缺陷的病因仍不明了。

遗传因素 主要指遗传物质即染色体和基因的异常，常见的有染色体异常、单基因遗传和多基因遗传等种类。①染色体异常：包括染色体数目或结构发生异常，称染色体畸变。常染色体数目异常较常见，常表现为某对常染色体多出一条额外的染色体，称三体。如唐氏综合征（21三体综合征）、18三体综合征和13三体综合征。染色体结构异常是染色体的某一片断缺失、重复、倒位或易位，可引起多种畸形。②基因突变：是指受一对同源染色体致病基因影响而发生的疾病，可按孟德尔遗传定律遗传后代，分为常染色体显性遗传、常染色体隐性遗传、X连锁显性遗传、X连锁隐性遗传、Y连锁遗传和线粒体遗传。基因突变导致某种酶缺失，引起代谢抑制、代谢中间产物累积而出现临床表现，如苯丙酮尿症。③多基因遗传病：不是由一对基因决定，而是由多个微效基因共同产生累加效应，且受环境因素影响的遗传病，其遗传方式并不符合孟德尔遗传规律。这类疾病主要包括大多数的先天畸形，如无脑畸形、脊柱裂、唇裂、腭裂、马蹄内翻足、先天性心脏病等。遗传因素在某种畸形发生中作用的大小常用遗传度衡量。遗传度越高，遗传因素在该畸形的发生中作用就越大。遗传度为80%表示遗传因素在该畸形发生中占主导；遗传度为20%表明遗传因素的作用小，而环境因素的作用可能是主要的。

环境因素 影响胚胎发育的环境因素有三个：①母体周围的外环境。②母体自身的内环境，包括营养、代谢、疾病等。③胚胎所处的微环境，包括胎膜、胎盘、羊水等。致畸因子可直接或间接影响这些环境而作用于胚胎。环境因素引起的出生缺陷通常不具有遗传性。

生物性致畸因素 妊娠后前3个月是胎儿的器官形成期，孕早期感染的某些病原微生物对胎儿具有较高的致畸率。风疹病毒感染可导致胎儿发生白内障、心脏畸形、小头、小眼、先天性耳聋等。巨细胞病毒、单纯疱疹病毒、水痘病毒、弓形虫，以及梅毒螺旋体等也都有一定致畸作用。

物理性致畸因素 X射线、放射性核素、高温等是比较明确的致畸因子。其他如低温、微波等致畸作用尚有待证实。

化学性致畸因素 确认的有多环芳香碳氢化合物、亚硝基化合物、烷基和苯类化合物、敌枯双、龙葵碱，以及铅、砷、汞重金属等。

致畸药物 多数抗癌、抗惊厥类药物，包括甲氨蝶呤、白消安、巯嘌呤、环磷酰胺、苯妥英钠、丙戊酸钠、三甲双酮等，可对胎儿产生致畸作用。抗生素类如四环素、链霉素、庆大霉素等都有致畸作用，在妊娠期应尽量避免使用。性激素可致胎儿生殖系统畸形，如黄体酮可致女胎男性化，孕早期应避免长期使用。异维A酸有明确的致畸作用，妊娠期应绝对禁用。此外维生素A衍生物类药物也应慎用。

其他致畸因素 孕妇叶酸缺乏可能导致胎儿神经管缺陷和酒精的致畸性已得到普遍认可。妊娠期缺氧，营养素缺乏如碘缺乏、维生素缺乏，或维生素过量、吸烟等导致胎儿的畸形也有报道。宫腔内机械性压迫及损伤双角子宫、子宫肌瘤、羊水过少、羊膜带等能造成先天发育异常，如畸形足，斜颈，指（趾）或上下肢缺如，面、胸、腹壁裂等。受压变形的部位生后有可能逐渐恢复，但损伤严重者终身致残或死亡。

原因不明或环境和遗传因素两者作用 新的常染色体显性突变或染色体微缺失等常见的原因。未来随着出生缺陷的原因不断被发现或确认，这类出生缺陷原因的比例因有明确归类将可能逐渐减少。

发病机制 胚胎不同发育时期对致畸因子的敏感性不同。卵子受精后第1~2周为非致畸敏感期，此期为细胞分裂增殖时期。受致畸因子作用后出现两种状况：一是仅少量细胞被致畸因素影响，其他细胞正常分裂增生，代偿力强，胚卵正常发育，不发生畸形；另外一种情况是致畸因子作用强，胚卵受损死亡而自然流产，故又称最大毒性期。受精后第3~8周是胚胎发育的关键时期，此期胚胎细胞分裂繁殖旺盛，分化明显，形态复杂多样，对致畸因子的影响最为敏感，如在此期受到干扰容易发生器官形态的异常。从受精第9周开始直至胎儿出生，初步形成的各器官进行组织和功能的分化，体积迅速增大，功能逐步完善，如在此期受到干扰，容易发生器官的功能障碍，出现组织和功能水平的异常，虽不是致畸的敏感期，仍能引起少数器官发生畸形，如外生殖器官和神经系统的异常。了解畸形发生的敏感期，有助于畸形的诊断、处理和预防。

诊断 出生缺陷的临床表现多种多样，同一出生缺陷在不同个体间的表现也不同。严重缺陷易被发现和诊断，微小畸形或内脏畸形有可能被漏诊。采用正确的筛查和诊断流程、诊断方法有助于减少漏诊率，提高诊断的准确性。

高危因素的筛查 高危因素指一些能使出生缺陷发生概率增高的因素。高危因素可从以下几个方面筛查：①家族史，询问其父母家族中有无遗传病史、近亲结婚史，有无先天性畸形或智力障碍等疾病。②环境致畸因素，询问其父母是否长期接触有害或有毒物质，如居住环境是否污染严重，饮水缺乏（过多）部分微量元素；有无长期接触射线、有毒金属（如铅、汞、铬）或其他化学毒物。③妊娠史，询问曾经有无异常妊娠，如自然流产、异位妊娠、死胎死产、新生儿死亡、先天畸形或有遗传病的胎儿。④本次妊娠，询问母亲在妊娠前3个月是否发热（体温>38℃），有无风疹病毒、巨细胞病毒、弓形虫感染；询问孕早期用药情况及有无农药、射线、化学物质接触情况；是否有饮酒及吸烟等不良嗜好等。

临床观察与体检 发现先天畸形可疑病例、进行诊断的主要手段。新生儿出生后，应对其进行全面、系统的观察和体格检查。临床观察包括对新生儿的精神、面色、呼吸、四肢运动、饮食和大小便的细致观察；体格检查应从头到足、从前至后、从左至右逐个器官进行详细检查，避免漏掉一些微小畸形。

特殊检查方法 根据临床症状、体征和病史，选择灵敏度、准确性高、无损伤的检查方法。①超声波技术：B型超声检查对胎儿及新生儿严重先天畸形有较好的诊断效果，尤其对神经管缺陷的诊断准确性较高，且有助于肝、胆、脾、肾等脏器先天畸形的诊断。能发现的畸形主要有无脑畸形、脊柱裂、脑膨出、小头畸形、脑积水、肢体缺如或短缩、腹裂、脐膨出和连体双胎等。B型超声对畸形的产前诊断具有不可替代的作用，彩色多普勒对诊断先天性心脏病有着重要的作用。②X线检查：包括X线摄影和造影检查。X线摄影有助于对头部的脑积水、小头畸形、单脑室，胸部的膈疝、部分严重的先天性心脏病、胸廓和脊柱畸形，腹部的肠道、肝、肾、脊柱、四肢骨及关节等畸形的诊断。此外，疑有消化道梗阻畸形可行钡剂或碘油造影，呼吸道畸形可采用碘油造影。产前进行X线检查应谨慎。③尸体解剖和病理切片检查：对死胎死产和死亡新生儿进行病理解剖或对标本进行切片观察，有助于先天畸形，特别是内脏畸形的诊断。④染色体检查：染色体形态检查及分带技术有助于染色体异常的诊断和鉴别诊断，如唐氏综合征、18三体综合征等，准确性可高达99%以上。检测材料可通过羊膜腔穿刺术、脐血穿刺术和绒毛膜取样术采

取，外周血也可以作为检测材料。⑤血液生化学及免疫学：检测孕妇血清中甲胎蛋白、人绒毛膜促性腺素、雌三醇的浓度，有助于判断胎儿患唐氏综合征或18三体综合征的风险。某些糖、脂肪、氨基酸的检测，有助于遗传代谢性疾病的诊断；病毒学及血清免疫学检查，有助于宫内感染所致的出生缺陷的诊断。⑥基因检测：利用分子生物学技术，如DNA分子杂交、限制性内切酶、聚合酶链反应技术等，有助于基因突变导致某种酶或结构蛋白的缺失引起的遗传性代谢性疾病的诊断。

具有高危因素暴露史的高危孕妇应加强妊娠期检查，如怀疑有发生出生缺陷的可能性，应选择适当时机和适当的产前诊断方法，早期确诊可减少家庭的痛苦和社会负担。

监测 出生缺陷监测在某一国家（或地区）选择代表性的医院或人群，对其中发生的出生缺陷进行长期、持续的动态观察，将监测期的出生缺陷发生率与事先设置的标准（基线率）进行比较、评估，及时获得出生缺陷发生的动态变化信息，分析其消长原因。通过监测可以及时发现致畸因素，提出干预措施，以预防及减少出生缺陷的发生。

监测方法 主要有两种，即以医院为基础和以人群为基础的监测。①以医院为基础的监测：简称医院监测，是以医院为监测现场，住院出生的新生儿为监测对象。其诊断水平较高，实施相对容易，但受住院分娩率、医院选择、监测期限较短等因素的影响，监测结果只能部分反映监测地区的出生缺陷发生水平。②以人群为基础的监测：简称人群监

测，是以某地区作为监测现场，该地域范围内所有出生的新生儿为监测对象。人群监测需要较大的人力、物力和财力，对监测人员的技术要求高，但能够比较准确地反映监测地区的出生缺陷发生水平。人群监测和医院监测最根本的区别在于监测现场的差异，即由此界定的出生缺陷发生率的分母不同。

监测网络 ①国际出生缺陷监测和研究情报交换所（International Clearinghouse for Birth Defects Surveillance and Research，ICBDSR）：ICBDSR 的主要任务是通过全球性的发生率监测和病因学研究来预防出生缺陷，减轻其不良后果；提倡把出生缺陷的监测、研究和预防结合起来，在成员间开展信息交换、合作研究、技术咨询和培训，用来及时发现致畸因素，采取措施。ICBDSR 通过季度报告和年度报告公布监测结果，这些数据在发生率比较、卫生政策、流行病学、防治效果评价等领域得到了广泛应用。自 1974 年以来，ICBDSR 在出生缺陷预警、多发畸形监测、病因学研究、防治效果评价等方面做出了很大贡献。丙戊酸钠（抗癫痫药物）、异维 A 酸（治疗痤疮用）

的致畸性都是由监测成员最初发现，随后被证实的。②中国出生缺陷监测网络（Chinese Birth Defects Monitoring Network，CBDMN）：其前身是 1985 年建立的四川省出生缺陷监测系统，1987 年成为 ICBDSR 的正式成员。2006 年，调整后的全国以医院为基础的出生缺陷监测系统覆盖 31 个省（直辖市、自治区），共有 787 所医院，监测对象为在县及县级以上医院内住院分娩的孕满 28 周的围产儿，包括活产、死胎死产、7 天内死亡的围产儿和计划内引产的围产儿。而以人群为基础的出生缺陷监测系统在全国 30 个省、自治区、直辖市（西藏除外）选取的 64 个区、县的全部街道（乡镇）开展。监测对象为居住在监测地区的妇女所分娩的孕满 28 周（如孕周不清楚，可参考出生体重达 1000g 及其以上）的新生儿，包括活产、死胎和死产。出生缺陷的最大诊断期限为出生后 42 天，在此期间首次确诊的出生缺陷均需报告。国家级出生缺陷监测的主要任务是了解我国主要出生缺陷的发生情况和长期趋势，为病因学研究和卫生决策服务。1994 年颁布的《中华人民共和国母婴保健法》第二十三条规定："医疗

保健机构和从事家庭接生的人员按照国务院卫生行政部门的规定，出具统一制发的新生儿出生医学证明；有产妇和婴儿死亡及新生儿出生缺陷情况的，应当向卫生行政部门报告"。2001 年颁布的《中华人民共和国母婴保健法实施办法》第三十九条规定："国家建立孕产妇死亡、婴儿死亡和新生儿出生缺陷监测、报告制度"。2007 年，国家级出生缺陷医院监测和人群监测被国家统计局的列入法定数据报告范围。

主要出生缺陷 中国出生缺陷监测网络-医院为基础的出生缺陷监测结果显示，1996~2011 年，中国发生率前 5 位的出生缺陷是总唇裂、神经管缺陷、多指/趾、脑积水和先天性心脏病。1996~2011 年期间前 5 位缺陷发生率及发生顺位变化情况见表。

先天性心脏病：胚胎发育期间发生的心脏及大血管的解剖结构异常，或出生后应自动关闭的通道未能闭合（在胎儿属正常）。1996~2011 年，中国先天性心脏病的总发生率呈上升趋势；城镇高于乡村（图1）。

多指（趾）：以手或足有一个或多个额外的指/趾样赘生物为特征的先天性畸形。多指（趾）可

表　中国主要出生缺陷发生率（1/万）及顺位变化情况

顺位	1996 年	2000 年	2005 年	2007 年	2008 年	2009 年	2010 年	2011 年
1	总唇裂 （14.50）	总唇裂 （14.07）	先天性心脏病 （23.96）	先天性心脏病 （25.09）	先天性心脏病 （24.45）	先天性心脏病 （28.82）	先天性心脏病 （32.74）	先天性心脏病 （40.92）
2	神经管缺陷 （13.60）	多指/趾 （12.45）	多指/趾 （14.66）	多指/趾 （16.32）	多指/趾 （14.28）	多指/趾 （15.91）	多指/趾 （16.39）	多指/趾 （16.73）
3	多指/趾 （9.20）	神经管缺陷 （11.96）	总唇裂 （13.73）	总唇裂 （13.16）	总唇裂 （13.69）	总唇裂 （13.17）	总唇裂 （12.78）	总唇裂 （11.42）
4	脑积水 （6.50）	先天性心脏病 （11.40）	神经管缺陷 （8.84）	神经管缺陷 （7.20）	神经管缺陷 （7.18）	神经管缺陷 （6.48）	脑积水 （6.02）	脑积水 （5.47）
5	先天性心脏病 （6.20）	脑积水 （7.10）	脑积水 （7.52）	脑积水 （6.78）	脑积水 （6.17）	脑积水 （6.00）	神经管缺陷 （5.74）	马蹄内翻 （5.17）

发生在单侧或双侧，以单侧者居多，右侧多于左侧。可单发，也可是某些综合征（如 13 三体综合征）的特征之一。1996～2011 年，中国城乡多指（趾）发生率呈上升趋势，城镇高于乡村，男性高于女性（图 2）。

总唇裂：单纯唇裂和唇裂合并腭裂的总称。唇裂是以上唇在正中线外侧裂开为特征的先天性畸形；可单侧或双侧发生，以单侧多见（80%～85%），且 2/3 发生在左侧，约 80% 为单发畸形；根据上唇裂隙程度可分为 3 度：①Ⅰ，红唇裂。②Ⅱ，红唇裂，皮肤部分裂，没达鼻底。③Ⅲ，红唇裂，皮肤全裂，直达鼻底。腭裂以切牙孔后的硬腭和软腭处存在裂隙为主要特征；可单侧或双侧发生；根据分裂程度分为：①Ⅰ，腭垂裂或软腭裂。②Ⅱ，软腭全裂，硬腭部分裂开，但没有达牙槽骨（牙槽突）。③Ⅲ，软腭、硬腭全裂，直达牙槽骨。1996～2011 年中国总唇裂年度发生率呈波动态势，城镇总唇裂有下降趋势（图 3）。

神经管缺陷（neural tube defects，NTD）：一组严重的中枢神经系统畸形，包括无脑畸形（或类似畸形）、脊柱裂和脑膨出三类。根据神经组织是否被皮肤覆盖的情况，分为开放性（90%）和闭合性神经管缺陷（10%）。普通人群生育神经管缺陷儿的风险为 0.1%～0.3%，已生过一胎神经管缺陷者再次妊娠的发病风险为 4%～5%，生过两胎缺陷者再发风险约为 10%。神经管缺陷病因复杂，其确切病因不明，遗传和多种环境因素与其发生有关。孕妇叶酸缺乏是导致胎儿神经管缺陷的重要因素之一。育龄妇女在孕前 3 个月至孕后的头 3 个月每天

增补 0.4mg 叶酸，可以预防 50%～70% 的神经管缺陷发生。对于生育过神经管缺陷的高危人群则需要在妊娠期每天增补 4mg 的叶酸，以减少再发风险。中国是神经管缺陷高发地区，女性发生

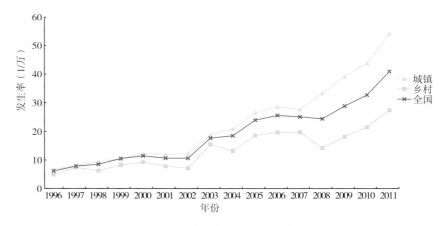

图 1　1996～2011 年中国先天性心脏病发生率变化趋势

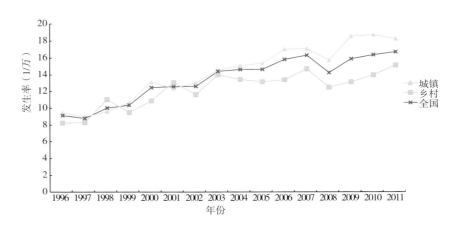

图 2　1996～2011 年中国多指（趾）发生率趋势

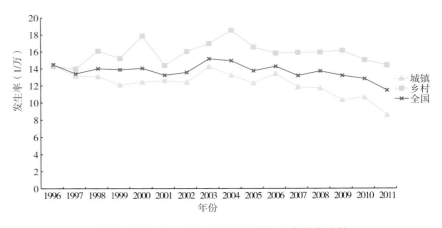

图 3　1996～2011 年中国总唇裂发生率变化趋势

率高于男性，乡村高于城镇，北方高于南方。1996~2011 年中国城乡的神经管缺陷发生率均呈下降趋势（图 4）；以无脑畸形发生率的下降幅度最大（图 5）。

先天性脑积水：以脑室系统扩大伴脑脊液增多为特征的先天性畸形，不伴原发性脑萎缩，可分为梗阻性脑积水和交通性脑积水，或二者兼而有之（混合型）。中国乡村先天性脑积水的发生率高于城镇。1996~2011 年，乡村先天性脑积水的发生率呈下降趋势（图 6）。

预防 针对出生缺陷的预防和控制，世界卫生组织（WHO）提出了三级干预的概念，以防止出生缺陷的发生和严重缺陷的出生，对出生后的缺陷进行及时和积极的治疗和康复，能显著提高患儿的生存质量。三级干预是一个系统而全面的出生缺陷预防和控制体系。

出生缺陷病因学的预防 为一级预防措施，主要包括针对公众、医务人员、决策制定者、媒体和其他相关人员开展出生缺陷防治的健康教育和健康促进，普及基本常识；推广孕前保健，提高孕前保健覆盖率；推广增补小剂量叶酸，预防神经管缺陷的发生，同时继续纠正碘缺乏和铁缺乏；控制妇女生殖系统感染和慢性疾病；建议戒烟戒酒，改正不良生活行为和习惯，提倡健康的生活方式；通过采用家族史和对携带者筛查的方法开展孕前筛查；对患有遗传病或有先天畸形史的本人或家族成员进行孕前遗传咨询等。

产前早期诊断 以减少严重出生缺陷儿出生，或进行宫内治疗、促进胎儿生长发育为目标的二级预防措施，主要包括产前筛查、产前诊断和宫内治疗等。对孕早期疑有暴露高危因素的孕妇，进行必要的产前检查和诊断，一旦确诊，及时处理，减少出生缺陷儿的出生。常用产前诊断方法有绒毛膜取样术、羊膜腔穿刺术、

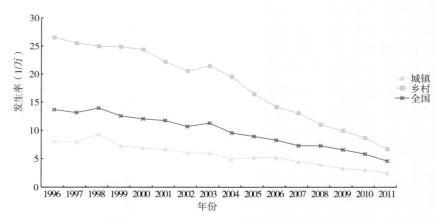

图 4　1996~2011 年中国神经管缺陷发生率变化趋势

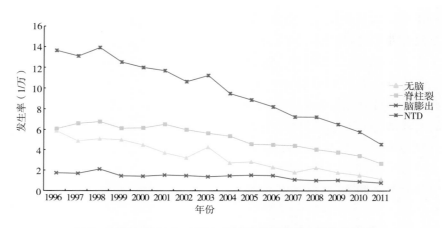

图 5　1996~2011 年中国 3 种神经管缺陷发生率变化趋势

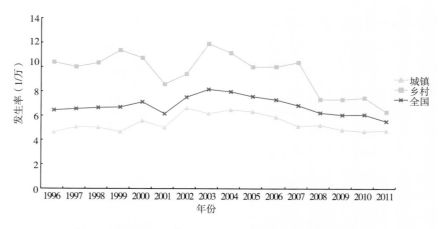

图 6　1996~2011 年中国先天性脑积水发生率变化趋势

脐血穿刺术、超声检查等。

出生后早诊断和早治疗 提高患儿生存质量，减少致残率为目标的三级预防措施，主要有新生儿筛查、听力筛查、内外科康复治疗等。新生儿疾病筛查作为一项重要的公共卫生干预措施，已被许多国家采纳，主要对苯丙酮尿症和先天性甲状腺功能减退症两种疾病进行筛查，发达国家筛查率达 90% 以上。及时筛查出苯丙酮尿症患儿，并进行替代治疗，已取得较好的干预效果。新生儿听力筛查及干预，已取得较好的成效，如推广 1-3-6 的干预方案，即出生后 1 个月内应接受筛查，3 个月接受诊断，6 个月接受治疗和干预。轻型的听力障碍可得到矫正，进入普通学校学习；而重型听力障碍可减轻，聋而不哑。

其他措施 WHO 建议对生后 3 个月内的婴儿进行简单的髋外展检查、超声检查或 X 线检查，以便筛查出先天性髋关节脱位，及时给予处理。对单发的先天畸形如唇裂、腭裂、食管闭锁、肛门闭锁、马蹄内翻足等，适时进行手术治疗，并加强功能康复，可取得较好的效果。

(毛 萌)

tèshū értóng guǎnlǐ

特殊儿童管理 （exceptional child management）

针对具有生理和心理发展的某一方面或多个方面明显地偏离普通儿童发展的儿童提供特别的保健服务。此类儿童是指有特别的学习或适应困难，并需接受特殊教育才能发展的儿童。

特殊儿童分类 随着特殊教育的发展，根据特殊儿童当前的表现可分为智力障碍、听觉障碍（聋、重听）、视觉障碍（盲、低视力）、学习障碍、言语和语言障碍、情绪和行为障碍、肢体障碍、病弱、孤独症、多重障碍、天才和轻微违法和犯罪。根据所需要的教育和服务，又可分为发展性障碍、身体功能障碍和天才儿童三大类。

发展性障碍儿童 在心理发展上存在某些显著障碍的儿童，包括智力障碍儿童、学习障碍儿童、言语和语言障碍儿童、情绪和行为障碍儿童、孤独症儿童等。

智力障碍儿童 在发育期间智力发育显著地落后于同龄儿童的平均水平，同时在适应行为方面存在明显缺陷的儿童。根据 2011 年中国《残疾人残疾分类和分级》，智力残疾分级见表1。智力障碍儿童的鉴别一般采用以下两条标准：①按 0～6 岁和 7 岁及以上两个年龄段的发育商、智商和适应行为分级。0～6 岁儿童发育商小于 72 的直接按发育商分级，发育商在 72～75 的按适应行为分级；7 岁及以上按智商、适应行为分级，当两者的分值不在同一级时，按适应行为分级。见表2。

学习障碍儿童 学习障碍是一组异质性障碍的统称，指的是因注意、记忆、知觉、推理、感觉运动协调等基本心理过程中存在一种或多种障碍，从而导致在获得和运用听、说、读、写、推理或数学运算能力方面出现明显的困难。一般分为学业性学习障碍和发展性学习障碍两大类，学业性学习障碍包括阅读障碍、书写障碍、计算困难等；发展性学习障碍包括注意障碍、知觉障碍、记忆障碍、思维障碍、语言障碍等。

言语和语言障碍儿童 此类儿童的语言理解或语言表达能力与同龄普通儿童相比，有明显的异常或发展迟缓现象，因而导致

表1 智力残疾分级 （儿童）

级别	智力发育水平		社会适应能力 适应行为（AB）
	发育商（DQ） 0～6 岁	智商（IQ） 7 岁及以上	
一级	≤25	<20	极重度
二级	26～39	20～34	重度
三级	40～54	35～49	中度
四级	55～75	50～69	轻度

表2 智力残疾儿童行为分级

级别	分级因素
极重度	不能与人交流、不能自理、不能参与任何活动、身体移动能力很差；需要环境提供全面的支持，全部生活由他人照料
重度	与人交往能力差、生活方面很难达到自理、运动能力发展较差；需要环境提供广泛的支持，大部分生活由他人照料
中度	能以简单的方式与人交流、生活能部分自理、能做简单的家务劳动、能参与一些简单的社会活动；需要环境提供有限的支持，部分生活由他人照料
轻度	能生活自理、能承担一般的家务劳动或工作、对周围环境有较好的辨别能力、能与人交流和交往、能比较正常地参与社会活动；需要环境提供间歇的支持，一般情况下生活不需要由他人照料

交流困难。中国学者一般采用两种分类方法：①言语障碍和语言障碍合并，统称为言语障碍（或交往障碍），而后再分为构音障碍、声音障碍、口吃和语言障碍四大类。②把言语障碍和语言障碍分开，前者再分为构音障碍、声音障碍、口吃三大类；后者分为失语症和语言发育迟缓两大类。

情绪和行为障碍儿童 儿童或青少年持续性的表现外向性的攻击、反抗、冲动、多动等行为，内向性的退缩、畏惧、焦虑、忧郁等行为，或其他精神疾病等问题，以致造成个人在生活、学业、人际关系和工作等方面的显著困难，而需提供特殊教育与相关服务者。包括多动障碍、品行障碍、情绪障碍、特发于童年与青少年期的其他行为与情绪问题和精神障碍等。

孤独症儿童 孤独症也称自闭症，是一类起病于 3 岁前，以社会交往障碍、沟通障碍和局限性、刻板性、重复性行为为主要特征的心理发育障碍，是广泛性发育障碍中最有代表性的疾病。国际上将儿童孤独症、阿斯佩格综合征（Asperger syndrome）和非典型孤独症统称为孤独谱系障碍。儿童孤独症症状复杂，但主要包括 3 个核心症状：①社会交往障碍。②交流障碍。③兴趣狭窄和刻板重复的行为方式。

身体功能障碍儿童 在感觉或身体的其他功能存在显著障碍，包括视觉障碍儿童、听觉障碍儿童、肢体障碍儿童和病弱儿童等。

视觉障碍（盲、低视力）儿童 先天或后天原因导致双眼的视野缩小，或造成部分或全部功能丧失，经治疗或矫正后视觉功能仍不能达到正常水平的儿童。根据 2011 年中国《残疾人残疾分类和分级》，按视力和视野状态分级，其中盲为视力残疾一级和二级，低视力为视力残疾三级和四级。视力残疾均指双眼而言，若双眼视力不同，则以视力较好的一眼为准。如仅有单眼为视力残疾，而另一眼的视力达到或优于 0.3，则不属于视力残疾范畴。视野以注视点为中心，视野半径小于 10 度者，不论其视力如何均属于盲。视力残疾分级见表 3。

表 3 视力残疾分级

级别	视力、视野
一级	无光感 ~ < 0.02；或视野半径<5 度
二级	0.02 ~ < 0.05；或视野半径<10 度
三级	0.05~<0.1
四级	0.1~<0.3

听觉障碍（聋、重听）儿童 先天或后天原因，导致双耳不同程度的听力损失，因而听不到或听不清周围的环境声音及言语声的儿童。根据 2011 年中国《残疾人残疾分类和分级》，按平均听力损失，及听觉系统的结构、功能、活动和参与，环境和支持等因素分级（不配戴助听放大装置）。听力残疾分级见表 4。

肢体障碍儿童 因为肢体残缺、畸形或麻痹而在身体运动方面有不同程度的功能丧失或功能障碍的儿童。根据 2011 年中国的《残疾人残疾分类和分级》，从人体运动系统有几处残疾、致残部位高低及功能障碍程度三个方面进行综合考虑，按人体运动功能丧失、活动受限、参与局限的程度分级（不配戴假肢、矫形器及其他辅助器具）。

肢体部位说明：①全上肢，包括肩关节、肩胛骨。②上臂，肘关节和肩关节之间，不包括肩关节，含肘关节。③前臂，肘关节和腕关节之间，不包括肘关节，含腕关节。④全下肢，包括髋关节、半骨盆。⑤大腿，髋关节和膝关节之间，不包括髋关节，含膝关节。⑥小腿：膝关节和踝关节之间，不包括膝关节，含踝关节。⑦手指全缺失，掌指关节。⑧足趾全缺失，跖趾关节。

肢体残疾一级：不能独立实现日常生活活动，并具备下列状况之一者。①四肢瘫，四肢运动功能重度丧失。②截瘫，双下肢运动功能完全丧失。③偏瘫，一侧肢体运动功能完全丧失。④单全上肢和双小腿缺失。⑤单全下肢和双前臂缺失。⑥双上臂和单大腿（或单小腿）缺失。⑦双全上肢或双全下肢缺失。⑧四肢在手指掌指关节（含）和足趾跖趾关节（含）以上不同部位缺失。

表 4 听力残疾分级

级别	平均听力损失（dB）	分级因素
一级	>90（较好耳）	听觉系统的结构和功能极重度损伤，不能依靠听觉进行言语交流，在理解、交流等活动上极重度受限，在参与社会生活方面存在极严重障碍
二级	81~90（较好耳）	听觉系统的结构和功能重度损伤，在理解和交流等活动上重度受限，在参与社会生活方面存在严重障碍
三级	61~80（较好耳）	听觉系统的结构和功能中重度损伤，在理解和交流等活动上中度受限，在参与社会生活方面存在中度障碍
四级	41~60（较好耳）	听觉系统的结构和功能中度损伤，在理解和交流等活动上轻度受限，在参与社会生活方面存在轻度障碍

⑨双上肢功能极重度障碍或三肢功能重度障碍。

肢体残疾二级：基本上不能独立实现日常生活活动，并具备下列状况之一者。①偏瘫或截瘫，残肢保留少许功能（不能独立行走）。②双上臂或双前臂缺失。③双大腿缺失。④单全上肢和单大腿缺失。⑤单全下肢和单上臂缺失。⑥三肢在手指掌指关节（含）和足踝跗关节（含）以上不同部位缺失（一级中的情况除外）。⑦二肢功能重度障碍或三肢功能中度障碍。

肢体残疾三级：能部分独立实现日常生活活动，并具备下列状况之一者。①小腿缺失。②单前臂及其以上缺失。③单大腿及其以上缺失。④双手拇指或双手拇指以外其他手指全缺失。⑤二肢在手指掌指关节（含）和足踝跗关节（含）以上不同部位缺失（二级中的情况除外）。⑥一肢功能重度障碍或二肢功能中度障碍。

肢体残疾四级：基本上能独立实现日常生活活动，并具备下列状况之一者。①单小腿缺失。②双下肢不等长，差距≥50mm。③脊柱强（僵）直。④脊柱畸形，后凸>70°或侧凸>45°。⑤单手拇指以外其他四指全缺失。⑥单手拇指全缺失。⑦单足踝跗关节以上缺失。⑧双足趾完全缺失或失去功能。⑨侏儒症（身高≤1300mm的成年人）。⑩一肢功能中度障碍或两肢功能轻度障碍。⑪类似上述的其他肢体功能障碍。

多重障碍儿童　同时存在视力残疾、听力残疾、言语残疾、智力残疾、精神残疾中的两种或两种以上残疾的儿童。多重残疾分级按所属残疾中残疾程度最重类别的分级确定其残疾等级。

天才儿童　又称超常儿童，智力高度发展或具有某方面特殊才能，在智能发展的正态分布中处于水平最高的一端，是特殊儿童中唯一的一类具有优异智力和才能的儿童。对于天才儿童的鉴别，中国一般采取认知（智力）、创造力、学习能力、特殊能力、个性特征五项指标。按照各方面的非凡才能分为：①一般能力优异。②学习能力倾向优异。③创造力优异。④艺术才能优异。⑤领导能力优异。⑥特殊技能优异。

评估　目的是为教育实践提供指导。

一般评估　若按评估内容分类，所收集的资料可分为：①生理、病理方面，如体格检查、染色体检查等。②心理方面，如各种感觉能力（包括视觉、听觉、触觉和动觉能力等）、运动能力（包括大动作技能、精细动作技能和动作协调能力等）、言语能力、智力、学业技能（包括拼音、阅读理解、书面表达、数学运算等）、人际交往技能、劳动技能、情绪情感、个性、适应行为等。③教育和环境方面，如家庭和学校的基本情况、父母的教养方式、教师的教学能力、社区环境及资源等。

收集资料的方法多种多样：①定量方法，有各种测验，包括众多的智力量表、适应行为量表、问题行为量表、语言能力测验、成就测验和感觉动作统合测验等。②实验室检查法。③定性方法，有观察法、访谈法和儿童成长记录袋法等。在评估的过程中，一般以测验法为主，其他方法为辅，多种方法结合。此外，动态评估法，是在行为表现发生改变中，了解能力发展的潜能。

特征性评估　针对学习障碍、孤独症、言语和语言障碍、情绪和行为障碍及视觉障碍儿童，有特征性评估。

学习障碍　①筛查：在初次接诊时进行，主要工具是教师用学习障碍儿童筛查量表。②心理测评：包括此类儿童的发育特性和环境状况，兼顾能力、性格及家庭、学校社区资源情况，进行综合判断、分类、神经心理测验，并与精神发育迟滞、孤独症、选择性缄默症、品行障碍、注意缺陷多动障碍和癫痫等症相鉴别。

孤独症　评估量表可分为筛查量表和诊断量表。常用的筛查量表，包括孤独症行为量表和克兰西（Clancy）孤独症行为量表，适用于儿保门诊、幼儿园、学校等对儿童进行快速筛查，若筛查结果异常时，应及时将儿童转诊到专业机构进一步确诊。常用诊断量表是儿童孤独症评定量表。此外，国外广泛使用的诊断量表有孤独症诊断观察量表和孤独症诊断访谈量表修订版。

言语和语言障碍　语言功能评估可包括：①心理测量法和描述法。②综合分析、诊断儿童语言发展水平。③确定语言功能异常的类别。

情绪和行为障碍　评估包括：①生理评估。②智力评估。③成就评估。④情绪行为评估。⑤社会适应性评估。⑥个性、自尊和自我调节能力评估。⑦家长访谈及行为观察。此外，可根据儿童的需要，增加家庭养育环境、教养方式、兴趣倾向等评估，但诊断的主要根据是临床特点、起病形式、病程和患儿的情绪体验。

视觉障碍　主要是功能性视力的评估，主要表现在交流、空间定向和移动、日常生活活动、持续的近距离任务四个方面。若不能表现出"适合年龄水平"的视觉能力时，提示其视觉发育受到阻碍。在婴幼儿中，要注意其他功能的发育情况，如听觉、触觉、嗅觉、运动能力及智力发育等情况，有利于综合性评估，促进全面发展。

早期预防 主要包括以下几方面。

三级预防 早期干预最根本的措施。①初级预防：消除病因，预防疾病的发生。例如，禁止近亲结婚，加强妊娠期保健与优生、产前保健、婚前检查、遗传咨询、产前筛查（包括超声、母血生化指标及羊水细胞染色体检查等）。对诊断出的异常胎儿应尽早终止妊娠，减少染色体异常和先天性疾病患儿的出生，特别是已经有相关遗传病史儿童的家庭，在生育第二胎之前需对患儿（必要时需对其父母）同时进行各种检查，尤其是染色体检查以明确病因，防止再次孕育患病的儿童，出生后则应加强儿童伤害和其他致残因素的预防。②二级预防：早期发现疾病，尽可能在症状尚未明显之前做出诊断，并予早期干预。主要干预措施为新生儿先天性代谢病筛查、新生儿听力筛查、高危新生儿随访、出生缺陷监测、发育监测等。③三级预防：对已有损伤的患儿采取综合治疗措施，如早期父母的养育咨询指导、康复训练等，干预得越早，坚持的时间越长，效果就越好。康复训练是一个长期的过程，应伴随整个发育期，改善预后。

干预模式及方法 主要是综合干预，即综合性的、系统的干预方法。通过临床专业人员、特殊教育专业人员、心理学专业人员、教师、家长等共同参与干预，以某种或几种训练方法为主，辅以其他一种或几种训练方法，以解决特殊儿童认知、情绪、行为等方面问题。采取的综合干预策略主要包括场所中心的综合干预策略、儿童中心的综合干预策略、项目中心的综合干预策略与多维综合干预策略等。干预方法主要包括：①卫生立法和政府投入。②学校、社区、医院和家庭的儿童卫生服务网络建立，完善公共设施。③相关康复训练，如肢体康复、语言康复、听力康复、视觉康复等。④相应心理支持和心理治疗。⑤家庭辅导。⑥学校教育和特殊教育。⑦药物治疗等。

特征性干预和康复 针对情绪和行为障碍、孤独症、视觉障碍和听觉障碍儿童的特征性干预和康复。

情绪和行为障碍 在干预中，有关情绪和行为障碍的药物治疗，有确切的疗效，已有新型的抗焦虑和抗抑郁药物开始用于临床治疗。选择性 5-羟色胺再摄入抑制剂，如氟西汀、帕罗西汀、舍曲林等，三环类抗抑郁剂或苯二氮䓬类等抗焦虑药。

孤独症 尚无一种方法可确切治愈孤独症。世界各国已建立了许多的孤独症特殊教育和训练课程体系，主要包括：①以人际关系为基础的疗法。②以技巧发展为基础的干预疗法。③基于生理学的干预疗法。④综合疗法。各种方法均各有其优、缺点，各种方法又有互相融合的趋势。对于孤独症核心的语言和交流障碍缺乏有效药物，但合理运用某些药物，可显著改善孤独症儿童的训练和教育效果。例如，利培酮，是美国食品和药物管理局批准的第一个孤独症用药，可显著减少孤独症儿童的兴奋、多动、暴躁、睡眠障碍等。

视觉障碍 康复内容包括视功能训练、助视器的使用、改善环境以及特殊教育。

听觉障碍 听力筛查、诊断、干预是一个完整的听力康复系统工程。早期干预的流程：①干预前评估，新生儿应在 1 个月之内接受听力筛查，生后 3 个月内得到确诊，若确诊者，应同时进行听力学、医学评价和发育评估。②声放大助听和医学干预，根据听力障碍的类型、程度和部位，采用相应的治疗方法，包括耳道内耵聍取出、分泌性中耳炎的处理等；对永久性听力损害者，应在 6 个月龄内配戴助听器，若符合人工耳蜗植入适应证的儿童，应及早进行人工耳蜗植入。③听觉语言康复，根据语音听力图和儿童语言发育进程，制定适合不同听力状况和语言发育水平的个体化干预方案，推行以家庭为中心的语言康复，训练内容包括听觉、语音和语言训练。④定期随访，包括定期调试助听器、更换耳模、指导助听器的使用及保养，定期听力、语言和认知发育状况的评估，并根据评估结果及时修正干预计划。

学校教育 特殊儿童受教育形式可为一般特殊教育学校、普通学校等机构附设的特殊教育班、普通学校的普通班中随班就读等，大多数残疾儿童可在普通学校的普通班随班就读。特殊教育发展的格局是"以大量的特教班和随班就读为主体、以一定数量的特殊教育学校为骨干"，已经基本形成了以教育部门为主，民政部门、卫生部门、残联部门和社会力量作补充的特殊教育办学渠道，已形成学前教育、基础教育、中等教育、高等教育的残疾人教育体系。教育体系常规程序包括：①制定个别教育计划。②进行个别指导计划。③在普通学校建立特殊教育班级。④科学系统的教育训练。⑤中期效果评估等。

(毛 萌)

ruòshì értóng guǎnlǐ

弱势儿童管理（disadvantaged children management）

为享受不到正常儿童生活和亲情缺失的儿童提供的特别保健服务。弱势儿童主要包括流动儿童、留守儿童、流浪儿童及慢病儿童。

流动儿童管理 流动儿童是指随父母务工而外出居住，或在父母务工所在地出生但户口不在居住地的18岁以下儿童。由于地区和城乡的差异，生活习惯和生活方式的不同，常导致流动儿童基础保健水平低、生长发育水平低，且常见病的患病率高；同时，流动儿童的心理压力更为明显、严重和持久。由于家庭生活水平低，尤其在繁华的都市环境中，易遭到"他人"的嘲笑或贬低，易产生自卑、失衡、逆反等多种心理。流动儿童的保健服务主要有以下几方面。

切实保障流动儿童的平等受教育权利 严格执行相关法律和政策，如《中国儿童发展纲要》《流动儿童少年就学暂行办法》等，以及各地方政府发布的相关条例和实施办法，确保流动儿童的入学就读权，努力为他们提供一个公平的生存、受保护的环境，良好的学习氛围，消除歧视，尽快实现与常住儿童平等的健康权、医疗保健权、安全保障权等。

提供必要的心理支持 由于幼时生活环境差异，流动儿童常被视为"呆板""不合群""不懂交流"等。其实，流动儿童的优点也非常明显，如朴素、宽厚、诚恳、踏实、吃苦耐劳等。在相同的成长环境里，共同生活一段时间后，流动儿童的很多良好身体素质和心理素质，都会不断"赶"上生长。学校应加强宣教，各界人士应关心和帮助流动儿童，并提供必要的心理辅导和行为支持，共同成长。

强化儿童保健的均等服务 在各期儿童保健服务工作中，3岁以下流动儿童系统保健管理率和7岁以下流动儿童保健覆盖率均较低。街道居委会和社区卫生服务站应对流动儿童进行全面登记建册，主动提供各项保健服务，完善计划免疫程序，提供定期的体格检查、生长发育评价、五官保健等服务。在幼儿园和学校应方便流动儿童入园、入校，建立健康档案，逐步完善营养干预、环境教育、安全教育、青春期教育以及必要的心理辅导。此外，应加强常见病防治，尤其是各种传染性疾病的防治。

关心各年龄段儿童的特殊需求 流动的婴幼儿需母亲哺乳、科学养育。3～7岁儿童需给予学龄前教育和义务教育，而青春期的儿童则需继续高中学习和职业教育、就业等问题。坚持以政府为主导，对不同年龄的流动儿童实施保护和关爱服务长效机制，动员学校、社区构建关爱网络，落实管护与人文关怀至关重要。

留守儿童管理 留守儿童是指父母双方或一方外出务工连续达6个月以上的18岁以下乡村儿童，但不包括那些就地外出劳动者的子女、城市的单职工子女、单亲和离异家庭子女。在农村，留守儿童通常是隔代抚养、亲友抚养、单亲抚养、自己单独居住。留守儿童面临亲情缺失、生活抚育、教育监护、安全保护等问题；留守儿童自幼与父母分离，导致亲子情感断裂，特别容易出现情绪和行为问题，与抚养人的关系差、常出现个性、行为以及人格异常发生。留守儿童的保健服务主要有以下几方面。

完善医疗保健服务 在农村，可通过各级组织机构了解留守儿童的基本情况，鼓励和帮助留守儿童的抚养人及时带儿童接受常规保健，改善留守儿童的医疗保健服务，并定期指导和督查。

关注学前教育的发展 对于留守儿童的成长发展，应进一步加大托幼机构建设，加强对其规范管理，使更多的留守流动幼儿接受学前教育。

关注留守儿童的需求和困境 对于留守儿童，特别是无人监管的留守儿童，建立长效帮扶和管护机制，对成长中出现的问题及时给予教育指导。重点应关注6岁以下的留守儿童，鼓励父母和留守子女的亲情联系。

关注留守儿童的管理 采取家庭、学校、社区卫生服务等服务，将留守儿童抚养人、监护者组织起来，加强宣教，促使其建立关爱意识，填补其家庭监护的空白。

加强家庭和社区干预 家庭是促进儿童发育、保障起点公平的重要场所，而家庭教育是一切教育的起点和基石。要关心留守儿童的早期发展，以社区、村为基础建立亲子园，实施相关项目，提供家庭教育指导和儿童早期综合发展服务；有针对性地开展心理健康服务；通过各种渠道，让留守儿童多与家长直接沟通。

流浪儿童管理 流浪儿童是指年龄在18岁以下，脱离家庭或离开监护人流落社会连续超过24小时，失去基本生存保障而陷入困境的未成年人。流浪儿童的正常生存发展过程被阻断，其基本生活、人身安全、卫生医疗、计划免疫、义务教育等失去保障，主要靠捡垃圾、乞讨、做廉价小工、卖艺卖花等方式维持生活。食宿不讲卫生，愚昧，尝尽饥饿、疾病、迫害等侵害。流浪儿童心理畸变，形成一定程度的反社会人格，其心理表现诸如惊恐不安、猜疑多虑、撒谎欺骗、冷酷粗暴、争狠斗勇、亡命称霸等。流浪儿童为谋生常盗窃、打架斗殴、毁坏财物，或实施其他违法犯罪行为，对社会稳定产生极其不良的影响。流浪儿童的保健服务主要有以下几方面。

基本生活救助机制 根据中国《国家贫困地区儿童发展规划（2014～2020年）》完善儿童福利制度，救助中心对流浪儿童提供免费生活物品、住宿和医疗服务，并尽快联系其自然监护人，护送其回家或由家人领回。确保他们享有和正常孩子一样平等地享有生存、发展和参与等的权利，防止其边缘化。通过营造设施完善、功能齐备、管理科学的救助保护机构，为流浪儿童创造了适宜的生活和学习环境，有利于流浪儿童尽快摆脱流浪生活，回归社会主流。

心理干预 使用认知疗法，不仅能改变他们早前错误的认知，而且能够使他们出现更多的亲社会行为，如懂得感恩、乐于沟通等。同时，逐渐由自卑变得自信，并能够正视自我，最终达到自我悦纳和自我认同。此外，可根据流浪儿童的具体情况配合以其他的心理疗法，如音乐、绘画、游戏、运动疗法等。

社会干预 此涉及家庭干预、学校干预以及社会各个部门的协调合作。①家庭干预：要使流浪儿童感受到家庭的温馨与幸福，

自觉地放弃流浪生活，追求新的家庭生活。家庭干预包括原生态家庭的干预治疗和"类家庭"的干预治疗两大方面。原生态家庭治疗的方法向原生态家庭提供在家服务和多元干预策略，对家长进行教育扶持，并帮助发现和解决家庭衍生的潜在的危机，同时向家长传授教育子女的技巧，从而预防青少年流浪或再次流浪。"类家庭"治疗主要是流浪儿童救助机构针对短时期内难以回归原生家庭的流浪儿童设置的集家庭与教育功能为一体的治疗模式。②学校干预：学校要承担起教书育人的责任，尤其是要对"边缘生"（双差生、厌学生、弃学生等）倾注更多的关注与爱护，加强对学生的心理健康辅导，对有心理和行为偏差的学生要及时进行干预和矫治。③综合干预：需要多个部门协调与合作，社会应建立一个以流浪儿童救助机构基地和社区为平台、社会治安部门为保障、外展的社会工作为补充的救助干预网络体系。

实施各种适宜的教育 根据流浪儿童特点，进行分层次、分年级教育。可通过与学校共建的方式，利用教育资源，使其与正常生活的儿童一起学习、活动，以激起流浪儿童对学校、主流社会的向往。教育内容包括文化知识、思想品德、心理矫正、职业技能等方面，使他们拥有一技之长，能够自谋生路，逐步变为自食其力的劳动者。

加强法制建设，强化综合治理 根据有关流浪儿童的法律法规，依法维护和保障流浪儿童的基本生活权益，切实保护儿童的合法权益。需多个部门的协调，可通过全国性的信息系统建立一个流浪儿童的监督和监控体系，

使全社会共同参与流浪儿童的救助保护。

慢病儿童管理 慢病儿童是指病情反复、长期迁延不愈或有预后不佳疾病的儿童。此类因年龄不同、病程长短、疾病严重程度及预后不同，出现各种发育行为和心理问题。因环境变更、疾病痛苦、治疗疼痛等，不同年龄的儿童会出现不同状况。例如，婴儿期表现强烈，出现剧烈哭闹、焦虑，看见医护人员紧张、恐惧，出现陌生人焦虑；幼儿期较长时间与母亲分离，出现分离性焦虑症，表现为伤心、痛苦，拒绝分离，特别是在无陪护人病房的儿童；学龄期及青少年儿童开始关注疾病和治疗结果，担心学业落后于同伴，担忧疾病带来的后遗症和治疗的副作用，继而产生烦躁、淡漠、恐惧、自卑感等，出现明显压抑情绪。慢病儿童常出现拒食、不睡觉、依赖、霸道、失眠、不合群、社会功能水平下降等症状，甚至出现不能控制排尿、活动能力丧失、过分依恋等倒退行为；同时，出现认知能力降低，表现在提取记忆能力、比较能力、预期最近发生事件能力均降低。长期患病儿童可因疾病改变个性，表现为内向、不稳定、紧张、恐惧及暴躁等；常出现特殊心理行为问题，如条件反射性呕吐、特异治疗过程相关焦虑，因抑郁反应产生的身体功能部分丧失，甚至因严重抑郁障碍而走向绝境。艾滋病、肿瘤患儿多数出现焦虑、抑郁情绪，个别会采取自杀。部分青少年患者因心理扭曲，则采取另类的行为方式报复社会，如吸毒、酗酒、抢劫、通过发生不正当的性行为或血液污染传染给他人等反社会行为。慢病儿童的保健服务主要有以下

几方面。

医疗机构层面的干预 ①具体措施包括将医院变成温馨的"家庭"。②患儿医疗护理计划设计多团队的合作，提高疾病导致心理状态的认知。

医务人员的干预 ①医疗护理人员应了解医疗措施对患儿生长发育的影响，建立良好的医患关系，与患儿交流并期望获得合作，评估患儿及家长对疾病的了解程度，降低焦虑和抑郁；充分考虑患儿的接受能力，使用患儿容易理解的语言，更多的解释各种症状、检查和治疗。②投入更多精力照顾患儿，监测儿童行为，给予孩子更多的关爱。③帮助患儿积极应对疾病。不同年龄的儿童对疾病的理解和认识不同，可根据患儿的认知水平和接受程度，适宜的把疾病真实情况告诉孩子；认真回答孩子提出的有关疾病的问题，既不哄骗也不吓唬孩子；经常与患儿沟通，倾听其想法，鼓励孩子表达内心的感受；对于孩子表现出的哭闹、烦躁、担忧、紧张、甚至恐惧，表示理解和接受；在身体状况允许的情况下，鼓励患儿正常的学习、参加活动，以及伙伴间的交往；鼓励患儿更加独立，不因患病而过分保护、溺爱孩子。

家庭和患儿互动的干预 ①保持良好的心态，积极配合治疗计划：首先接受孩子患病的现实，然后积极想办法治疗。家长要对患儿的治疗充满信心，相信孩子的病情会好转，保持乐观的态度。②学习有关疾病的知识，了解患儿病情：通过咨询、看书等渠道学习疾病的知识，了解更多困扰自己的医学问题。另外，可以和与患儿相同疾病的父母交流，学习他们的经验和相互支持。

③鼓励患儿及家属表达期望、过去的经历和心里的想法，促进患儿与同伴保持电话、电子邮件等联系，培养兴趣爱好。在治疗允许的条件下，坚持适宜的学习活动，和游戏、体育活动。④保持正常的家庭生活：孩子患病或多或少会影响正常的家庭生活，家长应努力恢复和维持原有的家庭秩序，保持家庭的稳定。父亲或母亲可更多照顾患儿。⑤寻求社会支持和帮助：积极配合医生，与医务人员建立相互信任的关系。同时，得到亲朋好友的理解和帮助，向其倾诉内心的感受，释放和减轻自身的压力；向班主任老师报告孩子的病情，以取得学校老师的理解和帮助；减少社会的歧视和偏见，让患儿及其家庭感受到社会的温暖。

(古桂雄)

értóng bǎojiàn cuòshī

儿童保健措施（child care measures）

儿童工作者为儿童提供生存-保护-发展的适宜技术和方法。中国社会经济发展不平衡，各地卫生状况、人群健康水平差异较大，面对的社会问题也不尽相同，故儿童保健措施呈现多层次、多水平，多维度的相互交织、相互协同的发展。

保健依据 按照儿童保健服务的工作重点，国家卫生与计划生育委员会颁布了全国儿童保健工作规范，新生儿访视、儿童健康检查、儿童喂养与营养指导、儿童营养性疾病管理、儿童眼及视力保健、儿童耳及听力保健、儿童口腔保健和儿童心理保健共九个方面的基本措施。为了实现《中国妇女发展纲要》《中国儿童发展纲要》降低孕产妇死亡率和消除新生儿破伤风的目标，规范了新法接生技术等。

按照儿童保健适宜技术的发展，世界卫生组织颁发了儿童疾病综合管理策略、全球婴幼儿喂养策略、全球免疫与疫苗策略，以及儿童人类免疫缺陷病毒管理的基本框架，丰富儿童保健的新技术。

按照法规和卫生标准，《中国儿童发展纲要》《学校卫生工作条例》《计划生育服务管理条例》《中华人民共和国母婴保健法实施办法》《母婴保健医学技术鉴定管理办法》《新生儿疾病筛查管理办法》《妇幼卫生机构分级分类标准》《母婴保健专项技术服务基本标准》《中小学健康教育规范》《学生心理健康教育指南》等，均确定了儿童保健的服务措施。

按照部门、机构的职责，可划分卫生行政部门、妇幼保健机构、乡（镇）卫生院、社区卫生服务中心、村卫生室、社区卫生服务站和其他医疗机构的所实施的儿童保健措施，各级基层卫生组织均包括筛查、监测、干预及转诊工作的保健技术。

保健方法 儿童工作者为儿童提供生存-保护-发展的适宜工作内容。随着科学技术的迅猛发展，儿童保健的措施与适宜技术已呈现跨学科、跨部门的立体型多维发展不断丰富系列化的保健指导和系统性的保健服务。

按照儿童的生理特点，又可分胎儿期、新生儿期、婴儿期、幼儿期、学龄前期、学龄期及青春期的基本保健措施，均包括一级预防、二级预防和三级预防的保健服务。

按照儿童保健服务的基本内容，则包括出生缺陷筛查与管理（含新生儿疾病筛查与治疗）、生长发育监测、喂养与营养指导、儿童早期发展促进、心理行为发育评估与指导、免疫接种、常见疾病防治、健康安全保护、健康教育与健康促进等内容。

按照儿童的生活环境，可分为社区儿童和托幼机构的儿童保健，均包括养育、营养、计划免疫、儿童心理卫生、定期健康检查、体格锻炼、儿童伤害预防等保健措施。

按照不同的经济发展，可分为发达地区和贫困地区的儿童保健措施。

按照儿童保健实施的场所不同，可分为社区儿童保健门诊和医院儿童保健门诊，均包括生长发育（健康检查）门诊，营养咨询门诊，发育训练门诊，儿童心理行为咨询门诊，儿童康复门诊，眼保健门诊，耳保健门诊，口腔保健门诊，健康教育门诊措施，涵盖工作规范和技术规范。

按照儿童保健亚学科的发展，可分为发育儿科学、预防儿科学、社会儿科学、环境儿科学和临床儿科学的保健措施，均包含正常儿童、高危儿童、体弱儿童、特殊儿童的保健服务。在疾病诊断治疗中，又确定低出生体重儿、中重度营养不良、单纯性肥胖、中重度贫血、活动期佝偻病、先心病等儿童保健专案管理。

（古桂雄）

tuōyòu jīgòu értóng bǎojiàn

托幼机构儿童保健（health care of kindergarten children） 在托儿所、幼儿园等集居机构中，开展的养育、教育和卫生保健工作。其主要任务是，贯彻预防为主的工作方针，为集体儿童创造良好的生活环境，预防控制传染病，降低常见病的发病率，保障儿童的身心健康。其重要意义在于：①充分利用托幼机构在保健和育儿方面的技术优势，促进儿童身心全面发展。②解除家长后顾之忧，使之能全力以赴投入工作。③通过集体生活培养儿童生活自理能力，树立集体观念，为今后的学校生活打下基础。

保健工作的发展 为了加强托儿所和幼儿园的工作，20世纪70年代末，中华全国妇女联合会、中华全国总工会、教育部及卫生部等部门联合规定，由卫生部门负责托儿所的业务领导和幼儿园的卫生保健业务指导工作，并制定了《三岁前小儿教养大纲（草案）》《城市托儿所工作条例（试行草案）》《托儿所幼儿园卫生保健制度》等，对托幼机构开展儿童保健工作提出了具体的要求。1994年卫生部与国家教委又联合颁发了《托儿所幼儿园卫生保健管理办法》，对托幼机构工作人员体检、入托体检及托幼机构的管理进一步做出了明确的规定，加强对托幼机构的卫生保健管理。随着工作的不断深入及各项制度的完善，2003年卫生部、教育部联合修订了《托儿所幼儿园卫生保健管理办法》和《托儿所幼儿园卫生保健工作规范》，前者已于2010年11月1日在全国正式实施，为新形势下全面促进和提高中国集体儿童保健工作提供了依据和保障。

保健内容 包括健康检查、膳食管理、体格锻炼、卫生消毒、常见病与传染病控制等内容。

一日生活制度 根据不同年龄儿童的生理、心理特点，建立科学、合理的一日生活制度，培养儿童良好的卫生习惯。应结合本地区的地理位置、季节变化和本托幼机构的实际情况，制订合理的生活制度。卫生保健人员应参与作息时间的安排，参与儿童睡眠、进餐、大小便、活动、游戏等各个生活环节保育要求的制订，合理安排各个生活环节的时间、顺序和次数，注意动静结合、组织集体活动与自由活动结合、室内活动与室外活动结合，不同形式的活动交替进行。每日要有充足的户外活动时间，如每日不少于2小时，寄宿制儿童每日不少于3小时，寒冷、炎热季节可酌情调整。儿童进餐时间宜为20~30分钟，餐后安静活动或散步时间10~15分钟。午睡时间应根据季节，每日为2~2.5小时为宜。每日巡视时，注意观察生活作息制度的执行情况，发现问题及时予以纠正，以保证儿童在托幼机构内生活的规律性和稳定性。

膳食管理 应为儿童提供合理的营养膳食，其食堂必须取得《餐饮服务许可证》，并执行《中华人民共和国食品安全法》等相关法律法规的有关规定，提供符合国家规定的生活饮用水，有符合卫生要求的饮用水设施，保证儿童按需饮水。进餐环境应卫生、整洁、舒适，餐前做好充分准备，按时进餐，培养儿童良好的饮食行为和卫生习惯。根据儿童生理需求，参考膳食营养素参考摄入量（DRI）制订膳食计划和带量的食谱，1~2周更换一次。食物品种要多样化且合理搭配，在主副食的选料、洗涤、切配、烹调的过程中，方法应科学合理，减少营养素的损失，符合营养膳食的要求，烹调食物应注意色、香、味、形，符合儿童口味。每季度或每月应进行一次膳食调查和营养评估，热量和蛋白质的平均摄入量，在全日制中应达到DRI的80%以上，寄宿制则应达到DRI的90%以上，而维生素A、B_1、B_2、C及矿物质钙、铁、锌等应达到DRI的80%以上。在总热量的百分比中，蛋白质应占12%~15%，脂肪为30%~35%，碳水化合物为50%~60%。总热量分配于早、中、晚餐中，分别占30%、40%和30%。

体格锻炼 制订与儿童生理特点相适应的体格锻炼计划，开展游戏及体育活动，并保证儿童户外活动时间，增进儿童身心健康。每日有组织地开展各种形式的体格锻炼，保证儿童适宜的运动量和运动强度，提高儿童身体素质。要保证儿童室内外运动场地的清洁、卫生、安全，做好场地布置和运动器械的准备。卫生保健人员应参与体格锻炼计划的制订，指导保教人员利用日光、空气、水和器械进行有计划的锻炼。保教人员需做好运动前的准备工作，见体格锻炼。保教人员应全面了解儿童健康，患病儿童可停止锻炼，病愈恢复期要根据身体状况予以调整。体弱儿的锻炼进程，应较健康儿缓慢、时间缩短，并要仔细地观察。

儿童健康检查 ①儿童入园（所）健康检查：入托幼机构前应经医疗卫生机构进行健康检查，合格后方可入园（所），若患疾病时可"暂缓入园"，并及时确诊治疗。入园（所）时，应查验"儿童入园（所）健康检查表""儿童保健手册""预防接种证"等资料，对于未按规定接种的儿童，要督促监护人带儿童到规定的接种单位补种。②定期健康检查：包括测量身高、体重，检查口腔、皮肤、心肺、肝脾、脊柱、四肢等，检测血红蛋白，测查视力、听力。1~2岁儿童每半年体检一次，3岁以上儿童每年体检一次。3岁以上儿童，应每半年测量一次身高、体重，每年应进行一次口腔、视力检查和听力筛查，以

及血红蛋白的检测。若儿童离开园（所）3个月以上，需按照入园体检项目重新健康检查。③晨、午检及全日健康观察：内容包括询问儿童在家有无异常情况，观察精神状况、有无发热和皮肤异常，检查有无携带不安全物品等，发现问题及时处理。应对儿童进行全日健康观察，包括饮食、睡眠、大小便、精神状况、情绪、行为等，并做好观察及处理记录，每日深入班级巡视2次，发现患病、疑似传染病的儿童，应尽快隔离，并与家长联系，及时转诊到医院，并追访诊治结果。

工作人员健康检查 ①上岗前健康检查：必须经县级以上人民政府卫生行政部门指定的医疗卫生机构，按照《托儿所幼儿园卫生保健管理办法》规定的项目开展健康检查，取得"托幼机构工作人员健康合格证"方可上岗，精神病患者或有精神病史者，不得在托幼机构工作。②定期健康检查：在岗工作人员必须按照规定的项目每年进行一次健康检查，患有精神病者，应立即调离托幼机构。凡有发热、腹泻等症状，患有流感、活动性肺结核、痢疾、伤寒、甲型病毒性肝炎、戊型病毒性肝炎、淋病、梅毒、滴虫性阴道炎、化脓性或者渗出性皮肤病等疾病者，须离岗治疗。

卫生消毒 严格执行卫生消毒制度，提供整洁、安全、舒适的环境。①环境卫生：应建立室内外环境的清扫和检查制度，每周全面检查一次并记录。室内应有防蚊、蝇、鼠、虫及防暑和防寒设备，采取湿式清扫方式清洁地面，保持室内空气清新、阳光充足。厕所应清洁通风、无异味，每日定时打扫，保持地面干燥，便器每次使用后及时清洗干净。

卫生洁具各班专用专放，并有标记。抹布用后应及时清洗干净、晾晒、干燥后存放，而拖布清洗后应晾晒或拧干后存放。枕席、凉席每日用温水擦拭，被褥每月曝晒1~2次，床上用品每月清洗1~2次。保持玩具、图书表面的清洁卫生，玩具清洗每周至少进行1次，图书翻晒每2周一次。②个人卫生：要求每人每日一巾一杯专用，每人一床一被，日常生活用品专人专用，保持清洁。培养儿童良好的卫生习惯，饭前便后应用肥皂、流动水洗手，早晚洗脸、刷牙，饭后漱口，做到勤洗头洗澡换衣、勤剪指（趾）甲，保持服装整洁。工作人员应保持仪表整洁，注意个人卫生，饭前、便后和护理儿童前，要用肥皂、流动水洗手；同时，上班时不戴戒指，不在园内吸烟。③预防性消毒：活动室、卧室应经常开窗通风，保持室内空气清新，每日至少开窗通风2次，每次至少10~15分钟，而在不适宜开窗通风时，每日应采取其他方法对室内空气消毒2次。儿童餐饮具在每餐使用后，应在食堂或清洗消毒间集中清洗、消毒、保洁，餐桌在每餐使用前应消毒。水杯每日清洗消毒，尤其是喝豆浆、牛奶等易附着于杯壁的饮品后，更应及时清洗消毒。反复使用的餐巾每次使用后均要消毒，擦手毛巾每日消毒一次。门把手、水龙头、床围栏等儿童易触摸的各种物体表面，每日要消毒一次。抹布每次使用后消毒，坐便器每次用后及时冲洗，接触皮肤的部位要消毒。

传染病控制 协助落实国家免疫规划和传染病管理制度，预防传染病在托幼机构内发生流行。督促家长按免疫程序和要求完成

儿童免疫接种，配合疾病预防控制机构做好儿童的强化免疫和应急接种工作。应建立传染病管理制度，若发现传染病疫情或疑似病例，立即按《中华人民共和国传染病防治法》规定的程序报告；若发现疑似传染病例，应及时设立临时隔离室，对患儿采取有效的隔离控制措施。临时隔离的室内环境、物品应便于实施随时性消毒与终末消毒，并控制传染病在园（所）内暴发和续发。配合当地疾病预防控制机构对病原体污染（或可疑污染）的物品和环境实施随时性消毒与终末消毒，对发生传染病的班级按要求进行医学观察，同时应与其他班相对隔离，不准办理入托和转园手续。发生传染病期间，应加强晨、午检和全日观察，采取必要的预防措施，保护易感儿童。同时，加强对家长的宣传工作，在传染病流行期间不要带儿童到公共场所。患病儿童隔离期满后，凭医疗卫生机构出具的痊愈证明方可返回园（所），若来自疫区或有传染病接触史的儿童，应在检疫期后方可入园（所）。

常见病管理 加强日常保育护理工作，对体弱儿进行专案管理，配合妇幼保健机构定期开展儿童眼、耳、口腔保健，开展儿童心理卫生保健。开展健康教育、普及卫生知识，提供合理平衡膳食，加强体格锻炼。定期开展儿童眼、耳、口腔保健，发现屈光不正、听力障碍、龋齿等问题应进行登记管理，并协助家长及时给予矫治。对营养不良、贫血以及超重或肥胖等营养性疾病进行登记和管理，中度以上营养不良、肥胖或贫血者应进行专案管理，并协助家长及时给予治疗和复诊。先心病、哮喘、癫痫等儿童进行

登记时，应加强日常健康观察和保育护理工作。如发现有心理行为问题的儿童应及时采取有力措施给予防治。

伤害预防 应以儿童安全为前提，建立卫生安全管理制度，落实各项卫生安全防护工作，实施预防儿童伤害事故的各项措施。房屋、场地、家具、玩教具、生活设施等应符合国家相关安全标准和规定，应建立重大自然灾害、食物中毒、火灾、暴力等突发事件的应急预案，若发生重大伤害时，应采取有效措施，并及时向上级有关部门报告。加强对工作人员、儿童及家长的安全教育和突发事件应急处理能力的培训，普及安全知识。保教人员应做好儿童安全的各项工作，消除安全隐患，预防软组织损伤、骨折、烧（烫）伤、中毒等伤害事故的发生。

健康教育 应根据不同季节、疾病流行等情况制订全年健康教育工作计划，对儿童及其家长开展多种形式的健康教育活动，并组织实施。其内容包括膳食营养、心理卫生、疾病预防、儿童安全以及良好行为习惯的培养等，可采用举办健康教育课堂、发放健康教育资料、制作宣传专栏、咨询指导、家长开放日等活动形式。园内应设有固定的健康教育专栏，每1~2个月更换一次，每季度应开展一次健康讲座，每半年举办一次家长讲座等。每班要有健康教育图书，并组织儿童开展健康教育活动，做好健康教育记录，定期评估相关知识知晓率、良好生活卫生习惯养成、儿童健康状况等健康教育效果。

卫生保健信息管理 应常规记录卫生保健工作，其内容应包括出勤、晨午检及全日健康观察、

膳食管理、卫生消毒、营养性疾病、常见病、传染病、伤害事故和健康教育等记录。健康档案应包括托幼机构工作人员健康合格证、儿童入园（所）健康检查表、儿童健康检查表或手册、儿童转园（所）健康证明。定期对儿童体格发育、膳食营养、常见病和传染病等进行统计分析，掌握儿童健康状况。

（王惠珊）

tuōyòu jīgòu értóng bǎojiàn píngjià

托幼机构儿童保健评价

（health evaluation of kindergarten children） 了解托幼机构内儿童生存、发展现状及存在的问题，获得儿童生命健康信息，为制定托幼机构儿童卫生发展规划和疾病防治提供依据，对儿童保健服务质量、干预效果进行的评价。

评价内容 参考《托儿所幼儿园卫生保健管理办法》，根据托幼机构儿童保健的基本工作内容，从行政管理、硬件设施、保健设施、生活制度、膳食营养、体格锻炼、健康检查、传染病控制、常见病预防管理、伤害预防、健康教育和卫生保健资料管理等方面进行评价。

行政管理 托幼机构法定代表人或者负责人是本机构卫生保健工作的第一责任人，应按照管理办法的要求，配备卫生保健人员、炊事人员，各类人员上岗前均应经过专业培训并取得上岗证或相应的证书，并定期接受相关培训。要有各种卫生保健工作制度和年度工作计划，并定期检查各项制度落实，各项工作记录应完整，有各类人员职责管理制度。

硬件设施 托幼机构选址、房屋建筑、基本设备及环境布置要安全、卫生、合理，符合环保

要求，生活用房和辅助用房齐全。室内安装防蚊、灭蝇等防灭有害昆虫的设施，活动室、寝室面积符合要求，光线明亮，有温控设施，并采取相应防护。每班卫生间应设有儿童蹲式便器或沟槽4个（或位），小便槽4位，盥洗室有流动水洗手装置，每班水龙头不少于5个，并按要求设置。食堂设有独立的食品库房和食品粗加工间、烹制、备餐、洗消等加工操作场所，布局合理，定期清扫，有各类食品和清洗污物的专用水池，有食物留样专用冰箱，并有专人负责保管，做好登记，有消除苍蝇、老鼠、蟑螂和其他有害昆虫的设施和措施。按照管理办法的要求设立卫生室或保健室，其面积不少于12m²，并配备有卫生保健设备和消毒装置。

保健质量 有关生活制度、膳食营养、体格锻炼、健康检查、传染病控制、常见病预防管理、伤害预防、健康教育和卫生保健资料管理等方面的评价，见托幼机构儿童保健。通过托幼机构儿童保健评价，有效规范托幼机构内儿童保健工作，加强卫生保健工作开展，培养儿童良好生活习惯、提供平衡膳食和有效体格锻炼，减少疾病发生，加强安全防范措施，开展多种形式的儿童心理和早期教育，以全面促进儿童身心健康发展。

评价方法 依据评价人员的不同，可分为外部评估和内部自评。外部评估主要为促进和考核托幼机构卫生保健工作而开展的工作评价，内部自评是本托幼机构为促进自身工作发展而定期开展的工作评估。依据评估手段，可以分为现场调查、问卷考核和资料审阅等方法。依据评估指标，可以采取定量和定性结合的

方法，如工作人员知识技能水平的定量考核、卫生保健设置的定性方法等。

（王惠珊）

shèqū értóng bǎojiàn
社区儿童保健（community child health care） 以社区为基础，以全科医生为骨干，向社区儿童提供连续、综合和协调的基本儿童保健服务。其属于基层保健，是中国三级卫生保健网的网底，包括国家基本公共卫生服务中所提供的各种服务，如新生儿家庭访视、新生儿满月健康管理、婴幼儿健康管理、常见营养性疾病（低体重、消瘦、生长迟缓、中重度贫血）管理、预防接种等各种综合内容。保健的连续性，是以行政区划分不留空隙，包括常住儿童和流动儿童，对0~6岁儿童分为散居和集体保健管理，其服务内容包括健康保护和健康促进的各个方面。保健的协调性，立足于国家基本公共卫生服务，根据儿童健康需求和医疗机构服务能力，利用现有资源最大限度地促进儿童健康。其有力促进《中华人民共和国母婴保健法》和《中国儿童发展纲要》的落实，提高儿童健康水平。

发展与现状 以强化乡村领导的社会职责和为民服务的公德、传播群众性卫生知识、动员群众自身防病和参与社区卫生保健的"河北定县模式"，是中国自20世纪30年代即开始探索的社区初级卫生保健模式。当时已确定建立卫生信息系统、强调综合性医疗卫生保健服务和反复进行在职培训三个要点。1949年后，中国根据自身特点，发展以农村赤脚医生为主体、合作医疗为网底的初级卫生保健网络，在迅速改善儿童健康中，作出了巨大贡献。

1961年，卫生部提出城乡儿童保健工作试点的建议，采取高、中、初级医务人员相结合的方式，医疗、预防和培训并举，坚持预防为先、轻病早治的原则，总结建立了具有中国特色的基层卫生保健模式。随着经济迅速发展，各地陆续建立、健全农村县、乡、村，和城市、区、街道的三级基层儿童保健网络。1986年卫生部颁布《城乡儿童保健工作要求》，极大地促进了社区儿童工作的开展。进入21世纪以来，全国儿童保健工作规范、儿童免费体检、扩大免疫规划等政策的实施，城乡儿童保健服务均等化得到了充分体现。在加强设施投入和人员培训的措施下，社区儿童保健服务能力不断提高，儿童保健的管理率和管理水平得到明显发展，儿童保健服务网络不断完善，服务内容不断扩展。

保健原则 ①社区参与原则：社区参与儿童保健，解决本辖区儿童健康问题，每个家庭是社区促进儿童发展的重要分子，应主动参与保健服务。②公平原则：针对整个社区儿童的健康，使每个儿童都享有保健的权利，充分体现"人人享有卫生保健"的社会公平性。社区儿童保健人员有责任对家长进行宣传教育，定期通知和督促家长带孩子接受保健，保障每个儿童都能得到各项保健服务。③促进健康原则：其工作内容是以保护和促进儿童健康为根本，而不是追求疾病的治疗。儿童健康包括身心两方面，涵盖体格正常生长、合理营养和喂养、行为发育、疾病预防等内容，所提供的是新生儿保健、生长监测、预防接种、常见营养性疾病管理和高危儿管理等综合性儿童保健服务。④符合成本效

益原则：国家基本公共卫生服务中如0~6岁儿童体检等内容，均由国家提供免费服务，在开展社区儿童保健工作时，应围绕这一基本儿童保健服务的内容，推广适宜技术和开展健康教育，尽量减少无效或低效的成本投入，在有限的卫生资源条件下，尽量少花钱多办事，为更多的儿童提供更好的服务。

内容和方法 满足社区儿童健康的需求，解决社区儿童健康问题，应针对整个社区儿童群体提供儿童保健服务，包括散居儿童保健服务和托幼机构儿童保健服务，为0~6岁儿童建立健康管理档案，为集体管理儿童提供定期保健服务。

通过监测了解社区儿童的主要健康问题 社区儿童保健在解决个体儿童健康问题的同时，解决社区的公共卫生问题。儿童生长发育监测是了解儿童营养和健康水平、及时发现健康问题的有效方法，通过定期监测和评价，可了解儿童营养状况水平，各种营养性疾病的发病强度，从而确定社区中影响儿童健康的主要问题，寻找和实施有效的干预措施。通过健康教育，提高社区居民对儿童健康的认识，使家长能够定期带孩子享受各种健康保健，才能有效地预防传染病，及时发现生长发育偏差并及时进行干预。儿童保健的意识只有在社区居民中深入人心，才能从根本上保障儿童权利，从行为上落实各项儿童保健服务内容。社区开展的健康教育形式可多种多样，以居民喜闻乐见为原则，群体宣传和个体宣传相结合，考虑健康教育的最终目的是行为改变。

通过防治常见病促进社区儿童健康水平 社区应建立所有儿童的免疫接种档案，并做好疫苗的运送、储备、接种等工作。通过实施儿童疾病综合管理，早期治疗和预防肺炎、腹泻、营养不良、肥胖、缺铁性贫血等儿童常见病。此外，开展儿童心理行为咨询和指导，可更好地保护和促进儿童身心健康，指导家长通过日常生活和游戏对儿童进行早期发展促进，使儿童拥有良好的生命开端。有条件的社区，可进一步开展五官保健，预防龋齿、近视、斜视、弱视和听力障碍。常见病的预防和治疗，可有效地减少儿童疾病的发生，全面提高社区儿童的健康水平。

散居和托幼机构儿童保健管理 社区儿童保健服务的对象分为社区散居儿童和托幼机构的集体儿童，散居儿童以婴幼儿为主，集体儿童以学龄前儿童为主。散居儿童管理内容包括新生儿家庭访视、新生儿满月健康管理、婴幼儿健康管理、计划免疫、高危儿和体弱儿管理。

管理与监督 通过三级妇幼保健网络来开展儿童保健工作，城市社区卫生服务中心或农村乡镇卫生院的儿童保健医生及村卫生室的村医生是儿童保健服务的主要提供者，县级以上妇幼保健机构是儿童保健业务的指导部门，各级卫生行政部门是儿童保健工作的管理部门。

服务条件 开展儿童健康管理的乡镇卫生院、社区卫生服务中心应当具备所需的基本设备和条件。从事儿童健康管理工作的人员（含乡村医生）应取得相应的执业资格，并接受过儿童保健专业技术培训，按照国家有关儿童保健工作规范的要求进行儿童健康管理。

服务内容 社区儿童保健管理应按照2009年以来卫生部颁发的《全国儿童保健工作规范（试行）》《国家基本公共卫生服务规范》，以及《社区卫生服务技术规范》的要求执行，集体儿童保健管理应按照卫生部和教育部2010年共同颁布的《托儿所幼儿园卫生保健管理办法》和《托幼机构卫生保健工作规范》的要求执行。儿童保健服务落实在社区卫生服务机构，由社区儿童保健医生对儿童提供保健服务。服务中应加强宣传，告知服务内容，提高服务质量，使更多的儿童和家长愿意接受服务。儿童健康管理服务在时间上应与预防接种程序时间相结合。每次服务后及时记录相关信息，纳入儿童健康档案。乡镇卫生院、社区卫生服务中心应通过妇幼卫生网络掌握辖区中的适龄儿童数，必要时可通过妇幼卫生网络外的途径收集、核对儿童数。

各级服务职责 乡（镇）卫生院、社区卫生服务中心开展与机构职责、功能相适应的儿童保健健康教育和技术服务，掌握辖区内儿童健康基本情况，完成辖区内各项儿童保健服务与健康状况数据的收集、上报和反馈，对村卫生室、社区卫生服务站的儿童保健服务、信息收集、相关监测等工作进行指导和质量控制，接受妇幼保健机构的技术指导、培训和工作评估。村卫生室和社区卫生服务站在乡（镇）卫生院或社区卫生服务中心的指导下，开展或协助开展儿童保健健康教育和服务，收集、上报儿童保健服务与健康状况数据。妇幼保健机构是社区专业公共卫生机构和妇幼保健技术指导中心，在卫生行政部门领导下，制定并实施社区儿童保健工作计划，负责对社区卫生服务机构、乡（镇）卫生院和其他医疗机构的儿童保健工作进行技术指导和业务培训，推广儿童保健适宜技术。按照《托儿所幼儿园卫生保健管理办法》的要求，对辖区托幼机构的卫生保健工作进行业务管理、技术指导、人员培训和考核评估。

服务监督管理　《中华人民共和国母婴保健法》规定，妇幼卫生工作由卫生行政部门负责组织实施，财政、公安、民政、教育、劳动保障和计划生育等行政部门配合，儿童保健监督工作由卫生行政部门负责。儿童保健的监督通过检查、评估、绩效考核、奖励、惩罚等方式进行，对机构管理、人员资质、硬件设施、设备、服务内容和质量等方面进行监督。

（王惠珊）

értóng zǎoqī fāzhǎn
儿童早期发展（early childhood development，ECD）
自胎儿时期开始，一直延续到生后 6 岁，给予一个适宜的成长环境，包括家庭拥有良好的营养状况、生活质量及生活经验，从而促进小儿脑神经发育、心理行为和智力情感的健康发展。针对出生至 6 岁，尤以 0~3 岁婴幼儿的身心发育特点，创造适宜的环境，开展科学性、综合性的干预活动，包括营养、卫生、教育、环境和保护等方面，促进体格、心理、认知、情感和社会适应性达到健康完美状态。儿童早期发展不等同于早期教育，不仅关注儿童的学习，而且重视家庭、社会对儿童早期整体生长发育的促进过程。儿童早期发展是根据教育生物学的理论和方法，即以医学手段为"先导"，以教育及干预手段为"跟进"，系统整合医学、营养学、教育学、心理学、社会科学的知识和技术，以家庭为基础，以父母家庭为中心，全面促进儿童早期身心的发展。

理论基础　神经解剖与生理学研究表明，0~3 岁是儿童大脑发育最快、可塑性最强的时期。此期大脑的结构和功能逐步完善，3 岁时其成熟度已接近成年人的 70%~80%，为儿童早期发展奠定了物质、结构和功能基础。同时，生命科学和社会科学的进步，尤其是脑科学的发展，有更多、更早、更有效地促进儿童早期发展的理论和方法。随着人们越来越重视人类本身再生产的质量，社会和家庭对早期儿童发展的需求不断增加，服务此种需求的质量也在不断提高，二者相互促进，有力促进儿童早期发展的实施。

干预措施　儿童早期发展是一个整体性观念，儿童的卫生保健、营养支持、智力开发、生活环境、父母科学育儿的能力、父母对孩子的情感关爱等都会影响到儿童的早期发展。因此，要为儿童生命周期的每一个阶段（包括胎儿期、婴儿期、幼儿期和学龄前期、学龄早期），制定保障和促进综合措施，从而为儿童的健康成长提供丰富、良好的环境。

健康教育　应充分认识到父母育儿知识、行为的关键作用，通过开设孕妇学校、家长学校，定期举办养育知识讲座，体检时给予特色个别指导，同时辅以发放宣传和画页、大众传播等多渠道，分别在不同时期对儿童家长进行健康宣教，更新父母健康理念，提高父母的育儿技能，改变父母的育儿行为，达到改善和促进儿童发育水平的目的。利用《社区儿童早期发展》活动，遵循"以母亲为中心"的原则，实现儿童-家长-专业人员相结合的方法，向儿童母亲传授适宜的育儿知识和技能，不仅掌握与婴儿沟通、对孩子认知刺激、教育孩子的正确方法，并且将其应用到实际的育儿行动中，极大地改善了母亲的育儿行为。

定期监测　通过定期的生长发育监测、营养评估、生活环境和亲子状况评估，及时发现儿童早期发展过程中的问题及影响因素，有针对性地给予指导，使儿童在生命早期获得适当、有效的刺激，获得最佳发育水平。早期发展活动对正常儿童的智能发育有着积极的影响，较好的早期发展环境不仅有利于儿童认知能力的发展，而且对儿童的社会情绪、个性行为的发育有积极作用。因此，应使儿童尽早接触事物、认识事物，了解劳动技能，增强自信心，发挥儿童的主观能动性，加强儿童的社会适应能力，减少儿童心理健康问题的发生。

高危儿管理　随着医学的进步，早产、低出生体重、宫内缺氧、窒息、颅内出血等高危儿的存活率已经有了明显的提高，但其发生神经系统后遗症的风险却明显增加。因此，针对高危儿进行早期筛查、早期干预，改善高危儿的预后，提高生活质量，将是一个重要并且迫切需要解决的课题（见高危儿管理）。

发展策略　随着对儿童早期发展工程认识的逐步深入，中国政府开始逐步重视儿童早期综合发展，纷纷出台相关政策。例如，《关于幼儿教育改革与发展的指导意见》，明确提出了要"全面提高 0~3 岁儿童家长及看护人员的科学育儿能力"的发展目标；《中国儿童发展纲要（2011~

2020 年）》，以促进儿童发展为主题。政府在政策环境上的支持为实施中国儿童早期综合发展研究提供了重要的机遇。

专业队伍建设 儿童早期发展是一个综合性、前瞻性的活动，涵盖有关胎儿生长发育、胎儿期成人病、母乳喂养、食物转换、睡眠行为、家庭环境、人格培养等许多新的理念和技术。因此，需要加强基层保健人员的培训，更新知识和技术水平，增强服务意识，更重要的是培养具有儿童营养、心理、教育等方面技能的专业人员，规范儿童早期发展服务流程，提高早期发展的服务质量，确保儿童早期发展服务的连续性和持续性。

以项目带动发展 中国政府已集合儿童生长发育、心理、营养等方面的理念和观点，分别在城市和农村地区组织开展儿童早期发展项目，寻求和探索适合中国国情的儿童早期综合发展服务模式。通过项目的实施，儿童早期发展工作的实质和内涵逐步明朗化，制定出行之有效的儿童早期发展大纲，同时，促进各地专家对儿童早期营养、体格、感知觉、运动、语言、社会交往、个性发展等多方位的研究。以项目为契机，又不断转化为常规工作，如开设孕妇俱乐部、家长学校、儿童早期发育门诊、高危儿监测门诊，规范儿童保健门诊的各年龄的体检内容等。

开展多学科研究 在儿童早期发展的各个研究领域中，关注的焦点主要集中于儿童营养、心理行为、游戏、亲子依恋等方面，同时，广大家长不断接受众多的科学知识，提高依从性，促进科学的喂养行为、睡眠行为、排泄行为，从生活环境中提高儿童认知、情绪、自我意识的发展，积极开展高危儿的干预和管理等。

（王惠珊）

értóng tǐgé duànliàn

儿童体格锻炼（child physical exercise）

利用自然因素如日光、空气、水等，进行各种运动，增强儿童体质的方法。运动主要包括体操、游戏和舞蹈等，以增强体质，减少疾病，使机体与不断变化着的外界环境保持协调。通过锻炼能增强儿童心血管系统、消化系统、内分泌系统和骨骼肌肉系统的功能，使儿童体格和神经系统得到发展，各种动作更加灵敏、协调，有利于提高机体对周围环境的适应能力和抵抗能力，从而促进儿童的正常生长发育。经过长期的体格锻炼，有利于提高大脑综合分析能力，可培养儿童开朗、热情、勇敢、坚强的意志和优良的性格，提高儿童心理素质。

基本原则 体格锻炼对身体各器官的作用是一个复杂和综合的生理过程，对身心发育的促进作用受锻炼方式、锻炼强度及儿童的身体状况、耐受力等因素的影响。因此，在体育锻炼中要遵循以下基本原则：①坚持不懈、持之以恒。②循序渐进。③结合年龄，注意个体差异。④制定合理的生活制度，使儿童伙食安排达到营养摄入标准。⑤要有准备和整理活动。

注意事项 ①锻炼前准备：全面了解儿童健康状况，根据儿童的年龄特点选择适宜的锻炼方法和运动量；保证活动场地清洁、卫生、安全；活动前应检查儿童的衣裤、鞋子、鞋带，适当减少衣服，并排空大、小便；做好充分的运动前活动，防止儿童关节韧带损伤。②加强观察：锻炼活动中，儿童不宜穿着过多。随时提醒帮助儿童擦汗，及时穿脱衣服。密切注意儿童在户外活动时的安全，看护人的视线不能离开儿童；了解儿童对锻炼的反应，包括精神状态、面色、唇色等，若有不良反应则立即停止锻炼，并及时采取措施。③锻炼后的整理、放松活动：此是消除疲劳、促进体力恢复的一种良好方法。常用整理放松活动的方法有放松地走并做些放松的体操；做些娱乐性强的游戏、舞蹈等，转移锻炼时的紧张情绪。

常见项目与方法 充分利用自然因素进行体格锻炼，对儿童来说是行之有效的好方法。身体基本动作和体育游戏活动对增强儿童体质将起到积极作用。

利用空气锻炼 利用空气温度与人体皮肤表面之间的差异对机体形成刺激。寒、冷空气可促进机体的新陈代谢，气温越低，作用时间越长，刺激强度则越大。气温大致可分三个级别：温暖（20～27℃）、凉爽（14～19℃）、寒冷（14℃以下）。

利用水锻炼 利用水和身体表面的温差锻炼身体，可增强体温的调节能力，此方法比其他自然因素更易控制强度，便于照顾个体特点，一年四季均可进行。健康儿童对低于20℃的水温可引起冷的感觉，20～32℃为凉，32～40℃为温，40℃以上则为热。

利用日光锻炼 利用日光锻炼可在日常户外活动中进行，夏天可在树阴下进行。组织日光浴锻炼，使身体的大部分裸露在阳光下。一般宜在上午10时左右，气温在24～26℃中实施。1岁以上的儿童可皮肤直接接触阳光，开始可日照10分钟，每隔2天增加5分钟，年长儿可渐增加到30分钟，胸、背两侧交替进行。

身体基本动作锻炼 基本动作，即儿童的最基本的身体运动的技能，包括走步、跑步、跳跃、投掷、攀登、钻、爬等动作。①走步是人类日常生活中最基本的身体活动能力，是儿童需要学会的基本动作，同时，它也是锻炼幼儿身体的良好手段之一。②跑步是幼儿日常生活中最基本的活动技能，也是锻炼幼儿身体的重要手段。跑步时，几乎全身各部位的肌肉都要参与活动，而且，跑步的种类也很多，强度变化也较大。③跳跃动作具有很强的实用价值，是幼儿需要学会的基本动作，同时，也是锻炼幼儿身体的有效手段，可以增强腿部的肌肉力量，发展弹跳能力、爆发力以及身体的灵敏性、协调能力，提高耐力素质，而且对幼儿视觉运动能力的发展也具有积极的促进作用。④投掷活动可以增强上肢、腰、背等部位的肌肉力量，锻炼上肢部位的各个关节，提高其柔韧性，促进动作的准确性、协调性以及视觉运动能力的发展，具有较高的锻炼价值。⑤攀登活动能增强幼儿四肢的肌肉力量，尤其是手的握力和手臂的肌肉力量，发展幼儿的平衡能力、灵敏性、协调能力等身体素质，培养幼儿勇敢、沉着、顽强、谨慎的心理品质以及自信心和独立性。⑥钻的活动能增强幼儿腿部和腰背部的肌肉力量，发展幼儿身体动作的灵敏性、柔韧性、平衡能力等身体素质。⑦爬的动作是日常生活中较实用的身体活动技能，也是锻炼儿童身体的良好手段。爬能增强幼儿四肢肌肉的力量以及背肌力量、腹肌的力量，提高儿童动作的灵敏性和协调能力，发展耐力素质。⑧散步

也是幼儿喜欢的一种活动，散步时间的长短可视儿童的体力为准，一般来回在 30 分钟以内。

体育游戏活动 以各种身体动作的练习为基础内容，以游戏活动为基本形式，一般具有一定的情节、规则、娱乐和竞赛性。体育活动包括各种体操（婴儿被动体操、婴儿主动体操、竹竿操、健美操等）、小篮球、小足球，以及利用体育器械进行的各种活动。徒手体操是根据人体各部位的特点，由举、振、屈与伸、转、绕与绕环、蹲、跳跃等一系列徒手动作所组成的动作练习；器械体操是借助一定的器械所做的体操动作，又可分为轻器械操（如哑铃操、红旗操、棍棒操等）和辅助器械操（如椅子操、垫子操、皮筋操等）。运动器械有滑梯、平衡木、攀登架、脚踏车、手推车、摇马、皮球和各种自制的体育活动器材等。

效果评价 客观评价儿童体质的方法是体质测试。2000 年中国国家体育总局对 3～6 岁幼儿进行了首次全国性体质监测评估指标，其中部分的测试结果可作为幼儿体格锻炼效果的评估指标，包括：①形态指标，如身高、坐高、体重、胸围、皮褶厚度（如上臂围、肩胛下、腹部等部位）等；②机能指标，如安静心率等；③素质指标，如立定跳远、网球掷远、10 米折返跑、双脚连续跳、坐位体前屈、走平衡木等。

（王惠珊）

értóng jiànkāng jiàoyù

儿童健康教育（children health education） 针对儿童开展的、以健康为内容的宣传教育活动。此活动涉及生理、心理、营养等多个方面，内容包括卫生习惯、身心保健、疾病预防等。儿童保

健中的健康教育是通过各种形式的、丰富多彩的活动鼓励、帮助和指导儿童拥有健康的行为，从而促进儿童的身心健康，减少疾病的发生。其目的是向儿童本人及有关人员（家长、亲朋、托幼机构和学校教工、社会成员等）进行卫生教育，使其多做有利于儿童健康的事，改变不利于儿童健康的行为。

教育内容 包括优生、优育、优教，通过不同时期的健康宣教，促进儿童的全面发展。

优生 妊娠期健康教育，包括提供妊娠期营养、心理保健及围产期保健等的宣传指导，指导孕妇及家庭成员做好产前检查，为胎儿的健康成长提供条件。

优育 根据不同年龄阶段儿童的生理和心理发育特点，给予家长及学龄儿童科学的宣传指导。新生儿期应积极宣传母乳喂养、加强护理及保暖、预防感染等的重要性及有关知识，并指导如何具体实施。婴儿期宣传母乳喂养及合理辅食添加的正确知识，预防接种的好处，传授婴儿护理的技能，如佝偻病、贫血、腹泻、肺炎等常见病的防治；通过定期健康体检，监测婴儿生长发育，及时发现问题，对家长进行指导，实施面对面的健康教育；同时还要强调婴儿不同时期的心理特点，提倡重视早期教养，培养良好的饮食习惯等。幼儿期要宣传意外伤害及传染病预防的知识，积极进行儿童心理行为发育监测，以求早期发现与预防。学龄前期要注重饮食习惯、作息习惯、卫生习惯、体格锻炼等的宣传教育，培养良好的卫生和生活习惯，预防龋齿、肥胖及营养不良等疾病。因此，要使儿童接受适当的健康教育，参与力所能及的健康活动，

以学到更多的健康知识，改善行为态度，形成有利于自身和他人的健康行为。对开始接受正规教育的学龄期儿童应进行包括生理、心理卫生保健教育、营养教育、安全教育、体格锻炼教育、疾病预防、急救等健康教育，指导家长通过正确的方法引导儿童形成良好的学习和生活习惯。青春期生理、生殖健康及心理卫生教育是中学阶段重要的健康教育内容，进行生殖健康和性教育，不仅有利于此期儿童了解自身青春期生理心理变化，而且有利于未来的恋爱、婚姻、社会责任等观念的正确形成。

优教 按不同年龄期的发育特点，进行动作、感知、言语、思维及社会适应等各项技能的教育，尤其重视培养独立思考、独立生活的能力和良好的平等教育，并传播防治不良行为的知识，可适时开展相应的性教育。通过健康宣教，使儿童智力发育正常、情感反应适度、同伴关系和谐、行为正常、情感依恋安全。

教育材料 口头宣讲资料（如宣传队、宣传车）制作快、简明，但覆盖面相对较小。标语、传单、通告、小册子等文字资料制作时间较短、传播广泛。宣传画、墙报、横幅、幻灯片、卫生画廊、卫生黑板报等形象资料，图文并茂、形象醒目、比较直观、效果最好。多媒体资料可结合现代科技传媒，覆盖面广，信息全面、直观，印象令人深刻，但制作时间较长。卫生科普活动、卫生知识竞赛、巡回画展等综合性教育资料，虽然制作时间长，需要资源多样，但非常受儿童和家长的欢迎。

教育方式 家庭内健康教育是培养儿童良好生活习惯和人格

发展的重要手段，在日常生活中，可通过成人的言行对年幼儿童进行潜移默化的教育指导，也可通过家庭的讨论形式对儿童进行健康宣教。学校和幼儿园开展直接针对儿童及家长的健康教育活动，是其最主要方式，主要有课程和活动两种形式，可通过儿歌、游戏、角色扮演等向不同年龄儿童进行健康传播，可组织家长参加座谈会或讨论会、交流活动、示教和实践、家庭访问等活动，达到交流学习的目的。在医疗保健机构中，包括面对面咨询指导、孕妇学校、家长学校、各种小讲座、育儿知识竞赛、家庭访问、电话咨询等。社会健康教育活动，则多利用报纸、杂志、画册、电视、广播、网络传媒等各种途径进行广泛的健康教育。

（王惠珊）

értóng tīnglì bǎojiàn

儿童听力保健 （hearing health care for children）

根据儿童耳及听觉功能的生长发育特点，早期发现听力损失，及时进行的听觉言语干预及康复。此是儿童保健工作规范中所要求的基本保健服务之一。其中，听力障碍的筛查是新生儿疾病筛查和防治的重点工作内容。据 2008 年第二次全国残疾人抽样调查显示，0～6 岁儿童的听力残疾现患率为 0.14%。

理论基础 听觉是儿童感知世界的重要方式，听力损失会严重影响其语言发育，甚至影响情感和智力的正常发育。由于儿童对外界的感官刺激没有明确的判断和表述能力，不能有效地建立听的行为反应，进行和完成准确的主观听力测试非常困难，因此，当儿童患耳部疾病影响听力（特别是单耳听力障碍）时，容易漏诊，并延误最佳治疗时机。为了

保护和促进儿童正常的听力发育，应早期识别其障碍，早期为患病儿童验配助听器，并进行听觉言语训练等康复干预，可提高此类儿童的社会交往、教育和就业等方面的能力。

听力筛查 筛查对象主要是 0～6 岁儿童，重点为 3 岁以前的婴幼儿，尤其是具有听力高危因素的婴幼儿。其高危因素包括有听力障碍家族史，近亲结婚史，风疹病毒、巨细胞病毒、梅毒或弓形虫引起的宫内感染，出生体重低于 1500g，出生窒息，机械通气时间 5 天以上，睡眠过分安静、不怕吵闹或语言水平落后，有脑膜炎、麻疹、腮腺炎等传染病史或反复发作的中耳炎，曾用过耳毒性药物等。

电生理测听筛查法 ①耳声发射：是将产生于耳蜗的声，经中耳结构再穿过鼓膜，由外耳道得到记录。耳声发射与内耳功能有关，任何因素损害耳蜗功能，均可引起耳声发射减弱或消失。耳声发射法是一项无创伤性的测查方法，操作简单、快速，常用于临床的新生儿听力筛查。听力筛查仪可选用频率为 500～4000Hz 的电子发声仪，或者标定过频率、易于操作的发声物品，其筛查的环境需安静，噪声应低于 45dB。②脑干听觉诱发电位：是通过头皮上的电极记录儿童对声音刺激所产生的电位活动，分析脑干的功能，了解儿童听觉传导通路有无损伤及损伤的程度。此操作繁琐，但可测查听力是否受损，可反映听力受损的程度。在临床上，可用于新生儿听力筛查，但多用于听力异常儿童的诊断性测查。

行为测听筛查法 主要观察儿童的听性反射，如新生儿的听性反射，多表现为惊跳反射、听

睑反射、觉醒反射、皱眉动作等。而4个月以上婴幼儿听见声音后，眼睛或头会转向声源；3岁以上儿童则可按指令回答，如听见声音后请举同侧手示意等。

听力康复 通过先进的电声仪器（助听器、电子耳蜗）的补偿，配合各类干预训练，使患儿在听觉、言语、心理等方面得到改善，尽可能充分地回归主流社会。若错过关键期，听力损失、语言障碍会直接阻碍患病儿童的认知能力、思维能力和记忆能力发展。康复服务的主要形式有：①机构康复，如康复医院或康复中心提供的康复服务。②社区家庭康复，立足于社区和家庭，主要由基层康复人员或家长利用各种资源提供的康复服务。③信息康复，即康复资源中心利用多媒体、计算机网络等信息传播技术，将康复医学知识和技术等信息发送到社区和家庭。

儿童期常见耳病的防治 常见耳病的早发现、早诊断、早治疗，有利于减少儿童听力残疾的发生。常见的耳病有耵聍栓塞、化脓性中耳炎和分泌性中耳炎等。

耵聍栓塞 耵聍俗称耳屎。儿童游泳或洗头、洗澡时，耳朵里进水后，可把积存在耳道里的耵聍泡软胀大后堵塞耳道，引起听力下降。出现这种情况，应该及时到医院检查，用专业的方法把泡软的耳屎取出。家长不可自己贸然动手去掏耵聍，因儿童的耳道窄，工具易划破外耳道而引发炎症，或是损伤耳内鼓膜等。应带儿童定期请医生检查、清理耳道，预防耵聍栓塞。

化脓性中耳炎 化脓性细菌入侵所致。急性上呼吸道感染、增殖体炎、变态反应和鼻咽部堵塞过久，引起咽鼓管发炎和阻塞，细菌乘虚而入所致。常见症状为发热、耳痛、耳鸣、听力障碍。若急性炎症消退2~3个月后，仍继续流脓，则提示病变已进入慢性。此外，婴幼儿咽鼓管具有短、平、宽的解剖特点，若母亲哺乳时位置不当或婴儿漾奶，乳汁会顺着咽鼓管流入中耳，乳汁为细菌繁殖提供良好的场所，易引发中耳炎。因此，在哺乳时，应抬高婴儿头部，喂完后要抱起孩子轻拍后背，不要立即平卧，以免呛奶后，乳汁在咽部，经咽鼓管进入中耳，引发中耳炎。

分泌性中耳炎 以传导性聋及鼓室积液为主要特征的中耳渗出性炎性疾病，是小儿常见的引起听力下降的原因之一。分泌性中耳炎由于症状不明显，儿童大多无自觉症状，如果不注意观察，可耽误治疗，最终导致听力损伤。在日常生活中，应留意儿童对声音的反应，如果反应迟缓、注意力不集中，又有感冒病史，要及时到医院检查。

（王惠珊）

értóng yǎnbǎojiàn

儿童眼保健（ocular health care for children）

根据儿童眼及视觉功能的生长发育特点，定期进行眼部检查和视力筛查。此保健可普及眼保健知识，及时有效地预防、早期发现并矫治眼病和视力异常，保护并促进儿童视觉功能的正常发育，以期达到视觉功能完善。

理论基础 视觉功能是一个不断发育的过程，可受多种内、外因素的影响。儿童期是视觉功能发育的关键时期，一旦错过此关键期，各种内、外因素的异常可引起的视觉功能障碍，并无法逆转。儿童期的眼部疾病，不仅可影响儿童眼的正常发育，导致生理和心理上的创伤，并可造成不可弥补的损失。儿童眼保健是一项群众性工作，主要以广泛开展眼的初级保健为基础。

保健内容 儿童眼保健是一项群众性工作，主要以广泛开展眼的初级保健为基础。

宣传普及眼保健知识 宣传用眼卫生，教育儿童掌握视力保护的具体方法。内容包括：①从小培养良好的用眼卫生习惯，采用正确的看书写字姿势。眼与书本之间距离保持30~35cm，书与桌面应呈30°~40°；看书、画画的环境光线不宜过暗或过强，一次连续看书或画画的时间不宜超过半小时；傍晚时，避免近距离用眼；不在震荡、晃动的状态下阅读。②看电视时应相距屏幕大于其对角线5~7倍的距离，每半小时休息5~10分钟，连续看电视时间不宜超过半小时。③合理补充营养，有规律地生活，经常到户外活动。

建立定期视力检查制度 对4岁以上儿童，每年应至少进行一次视力检查，可使用国际标准视力表或标准对数视力表。视力表距眼5m，高度应为受检儿童的眼与视力表上1.0（对数视力表为5.0）的视标行同一水平。检查时，遮盖一眼，但勿压迫眼球，分别检查两眼。先由最大视标开始，每行选择最外侧的一个视标依次向下。当儿童辨认发生困难时，开始检查上一行全部视标。记录能辨认出半数及半数以上视标的行是儿童的最佳视力。视力异常筛查标准：4岁时单眼裸眼视力≤0.6，5~6岁时为≤0.8。当单眼视力异常，或双眼裸眼视力相差2行或2行以上时，应进一步检查、确诊和治疗。

早期发现、积极防治各种眼

病 应注意观察新生儿的双眼大小、外形、位置、运动等情况，观察注视反应等。婴儿期应观察眼的结构或功能有无异常，如多泪、多分泌物及视功能低下等，特别是当单眼功能异常时，可采取简单的遮盖试验法，即遮挡一眼，观察另一眼的注视与反应情况，双眼比较来判定是否异常。幼儿期后，可采用临床实用的检查法，对有可疑问题者，应进行视力、视觉行为、屈光、眼位和眼位运动检查，同时，观察有无其他器质性病变。对儿童的玩具和毛巾，要经常清洗、消毒，不用脏手揉眼睛。若发现各种眼病，应及时治疗，同时，积极防治各种流行性眼病；确保儿童安全的生活环境，防止眼外伤。弱视、斜视、眼外伤是儿童的眼部常见疾病。

弱视 不仅影响患儿双眼单视功能，更影响其双眼融合及立体视功能。其眼部无明显器质性病变，但远视力（包括矫正视力）却≤0.8。按程度可分为轻度弱视（视力为 0.8～0.6）、中度弱视（视力为 0.5～0.2）和重度弱视（视力≤0.1）。其临床表现，包括视力低常、眼位异常、注视异常及异常对应、拥挤现象（分读困难）和眼球震颤等，可通过询问病史、视力检查、眼部检查、屈光检查、眼位检查和注视性质检查等进行诊断。其多发生在视觉尚未发育成熟的婴幼儿，治疗效果和预后与年龄有密切关系，即年龄越小疗效越好，当视力恢复到>0.8 时为基本治愈。在早期发现的基础上，应到专业机构进行积极治疗。此病易复发，需要随访 3 年，若视力保持正常，则为痊愈。

斜视 眼位不正的现象，即两眼不能同时注视一个目标、眼球处于分离的状态。生后数周内的婴儿，因缺乏双眼单视能力可有暂时性斜视，6 个月时一般不再有斜视。早期发现斜视后，应及时进行检查、诊断和治疗，以免影响儿童视功能的发育。

眼外伤 此是主要的致盲原因之一，给个人、家庭和社会造成沉重的负担。儿童成长的各个时期都存在着各种各样的致伤危险，因此，要积极预防眼外伤的发生。

（王惠珊）

értóng kǒuqiāng bǎojiàn

儿童口腔保健（oral health care for children）

根据儿童牙齿与骨骼发育特点，定期进行口腔护理与检查。此项保健可帮助儿童从小养成良好的口腔卫生习惯、完成口腔护理，同时可早期发现和治疗儿童的口腔疾病，促进口腔健康。

理论基础 乳牙的发育经过生长期、钙化期、萌出期三个阶段。婴儿出生时无牙，仅有牙胚，牙胚虽已骨化，但被覆盖在牙龈之下。乳牙萌出见儿童牙齿发育。牙齿生长与骨骼有一定关系，是骨成熟的一个粗指标。在牙齿生长过程中，乳牙萌出和脱落及恒牙的萌出均按一定的时间和次序，过早或过晚均有问题。

婴幼儿期是乳牙萌出、恒牙硬组织形成和矿化的时期，也是饮食习惯形成和语言学习的关键时期。此期的口腔问题可能导致不良的饮食和咀嚼习惯养成，造成营养不平衡而影响生长发育。前牙早期缺失会造成不良的发音方式，影响发音的清晰度。不良的喂养习惯也容易导致婴幼儿龋（奶瓶龋或喂养龋）的发生。学龄前儿童患龋率和患龋程度逐渐升高，同时还易出现牙龈炎。如果乳牙牙根出现严重病变，可能影响其下方恒牙胚的发育，使恒牙不能正常萌出或恒牙长出即是坏牙。学龄期儿童经历乳牙到恒牙的替换，颅颌面和牙齿发育逐渐成熟，这时期的口腔保健直接关系到稳定的恒牙咬合关系建立和恒牙列的健康。口腔的慢性疾病会限制摄入食物的种类，发炎和疼痛会影响儿童日常的学习和生活。此时期也是儿童牙外伤的高发年龄，牙齿折断较为常见。牙齿缺失或者错颌畸形可能会影响儿童的自信心和社会交往，进而影响心理发育。

保健内容 儿童口腔保健是一个长期、持续的过程，需要父母、保育人员及学校老师的帮助、监督和医疗保健机构的定期检查。

一级预防保健 婴幼儿期应提倡母乳喂养，形成正确的喂养方法，避免婴幼儿颌面部发育受到不良影响，同时，及时添加食物，培养婴儿的咀嚼能力，刺激牙齿萌出。在哺乳后和婴儿入睡前，可用清洁纱布裹住手指，轻柔擦洗口腔组织和牙龈。第一颗乳牙萌出后，可用细毛小牙刷帮助刷牙，预防奶瓶龋。合理平衡膳食，限制糖类的摄入，同时，及时纠正其吮指、吐舌和咬唇等口腔不良习惯。3 岁以上儿童，可开始培养良好的口腔卫生习惯，学会正确的刷牙方法，可开始使用少量（黄豆大小）的低浓度含氟牙膏，有利于防龋，家长应给予监督和示范作用。多吃富含纤维的水果蔬菜，增加口腔自洁作用，发挥咀嚼运动所形成的生理刺激，增进牙周和牙体组织的抵抗力。幼儿园和学校可开展口腔健康教育，提高口腔自我保健意识，养成良好的口腔卫生习惯和饮食习惯，如限制碳酸饮料和甜食的摄入，纠正咬笔杆、单侧咀嚼等不良口腔习惯。体育活动和游戏时，应注重安全措施，尽量减少恒牙和颌面部外伤的风险。

二级和三级预防保健　应定期进行口腔健康检查，口腔疾病应早期发现、早期诊断、早期治疗。若发现龋齿、牙列不齐、错颌畸形等问题，应及时转口腔科治疗矫正。窝沟封闭具有很好的防龋效果，该方法使用无害高分子材料注入到牙齿表面的窝沟内，固化后可以保护牙釉质不受细菌及其代谢产物的侵蚀，常被用于预防第一和第二恒磨牙发生窝沟龋。若牙周已产生病变，应及时通过专业性治疗控制病变的发展，恢复和重建其功能，并通过定期随访和口腔健康维护来维持治疗效果，预防复发。

(王惠珊)

értóng jìhuà miǎnyì

儿童计划免疫（planned immunization for children）
根据免疫学原理和儿童免疫特点以及传染病疫情监测情况，按照科学的免疫程序有计划地使用疫苗对儿童进行预防接种。此为提高儿童的免疫抗病能力，达到控制乃至最终消灭相应传染病的目的。

内容　2007年卫生部发布了《扩大国家免疫规划实施方案》，按照"突出重点、分类指导、注重实效、分步实施"的原则，进一步将甲肝疫苗、流脑疫苗、乙脑疫苗及麻腮风疫苗纳入国家免疫规划，对适龄儿童进行常规接种；在重点地区对重点人群进行出血热疫苗接种；发生炭疽、钩端螺旋体病疫情或发生洪涝灾害可能导致钩端螺旋体病暴发流行时，对重点人群进行炭疽疫苗和钩体疫苗应急接种。接种上述疫苗可预防乙型肝炎、结核病、脊髓灰质炎、百日咳、白喉、破伤风、麻疹、甲型肝炎、流行性脑脊髓膜炎、流行性乙型脑炎、风疹、流行性腮腺炎、流行性出血热、炭疽和钩端螺旋体病等15种传染病。由于实施儿童计划免疫工作，过去严重危害儿童健康和生存的百日咳、白喉、麻疹及脊髓灰质炎等计划免疫针对的传染病得到有效控制。2000年，经世界卫生组织（WHO）确认，中国已达到无脊髓灰质炎区的要求。

程序　计划免疫包括基础免疫和加强免疫。基础免疫是指人体初次、全程足量的预防接种某种疫苗。基础免疫后人体获得的免疫力随时间延长会逐渐减弱。加强免疫则是在该免疫力减弱过程中再次接种相同疫苗，使机体免疫力很快增强并使其持续时间延长。接种疫苗的先后顺序及其要求称为免疫程序，也称为免疫计划。只有严格按照免疫程序实施预防接种，才能使接种疫苗的人群获得和维持高水平的免疫力，有效地控制相应传染病的流行，并减少疫苗接种的副作用。按照中国免疫程序，所有儿童都必须全程接种纳入国家免疫规划的所有疫苗。

根据WHO的扩大免疫计划规划，中国每年4月25日为"全国儿童预防接种宣传日"，并制定了《全国计划免疫工作条例》，将普及儿童计划免疫纳入国家卫生计划，儿童计划免疫程序见表。

注意事项　严格按照计划免疫程序的规定，正确掌握每种疫苗预防接种的方法、剂量、次数及间隔时间等，重视不同疫苗之间的联合免疫方案。同时要正确掌握禁忌证，每种预防接种制剂都有适用接种对象，也有一定的禁忌证，一般禁忌证包括罹患急性传染病、发热，或严重的慢性疾病，如心脏病、肝病、肾病、活动性结核病、化脓性皮肤病、免疫缺陷病或过敏体质（如反复发作的支气管哮喘、荨麻疹、血小板减少性紫癜等），有癫痫或惊厥史等。特殊禁忌证指适用于某种疫苗使用的禁忌证，应严格掌握。

(毛　萌)

yìmiáo

疫苗（vaccine）
具有抗原性，接种于机体可产生特异自动免疫力，可抵御传染病的发生和流行的制剂。疫苗一般是通过将引起各种传染病的病毒或细菌灭活，或经多次传代以降低其毒力后制备而成。灭活或减毒后的病毒或细菌的侵袭力大大降低，而仍保持原致病病毒或细菌的抗原特性，经接种到人体后一般不会引起疾病，却可刺激机体免疫系统产生对相应致病病毒或细菌的免疫力，提高对感染的抵抗力，从而发挥预防传染病的作用。

分类　按疫苗生物性质可分为五类。①灭活疫苗：用物理或化学方法将细菌、病毒的培养物灭活而制成，有安全、易保存、可多种疫苗联合使用的特点。免疫效果持续时间短，需多次接种。常用疫苗有百日咳疫苗、乙型脑炎病毒灭活疫苗、流感疫苗、甲肝疫苗等。②减毒活疫苗：用人工定向变异或从自然界筛选获得毒力高度减弱的病原微生物而制成，其微生物已丧失致病力，但仍保留一定的剩余毒力、免疫原性和繁殖能力，接种人体后使机体产生一种亚临床感染而获得免疫力；有效果可靠、持续时间长、接种剂量较小、不良反应少的特点。常用疫苗有脊髓灰质炎疫苗、

表 中国儿童计划免疫程序

类别	接种时间	应接种的疫苗	接种方式	预防的疾病
基础免疫	出生时	卡介苗	皮内注射	结核病
		乙肝疫苗第一次	肌内注射	乙型肝炎
	1 月龄	乙肝疫苗第二次	肌内注射	乙型肝炎
	2 月龄	脊髓灰质炎三价混合疫苗第一次	口服	脊髓灰质炎
	3 月龄	脊髓灰质炎三价混合疫苗第二次	口服	脊髓灰质炎
		百白破混合制剂第一次	肌内注射	百日咳、白喉和破伤风
	4 月龄	脊髓灰质炎三价混合疫苗第三次	口服	脊髓灰质炎
		百白破混合制剂第二次	肌内注射	百日咳、白喉和破伤风
	5 月龄	百白破混合制剂第三次	肌内注射	百日咳、白喉和破伤风
	6 月龄	乙肝疫苗第三次	肌内注射	乙型肝炎
	8 月龄	麻疹疫苗	皮下注射	麻疹
加强免疫	1.5~2 岁	百白破混合制剂复种	肌内注射	百日咳、白喉和破伤风
	4 岁	脊髓灰质炎三价混合疫苗复种	口服	脊髓灰质炎
	7 岁	麻疹疫苗复种	皮下注射	麻疹
		百白破混合制剂复种	肌内注射	百日咳、白喉和破伤风
	12 岁	乙肝疫苗复种	肌内注射	乙型肝炎

麻疹疫苗、水痘疫苗、卡介苗等。③类毒素疫苗：细菌在液体培养条件下，产生外毒素，毒素经脱毒提纯等工艺而制成，使其失去毒性而仍保留其免疫原性，如白喉类毒素疫苗、破伤风类毒素疫苗。④组分疫苗（亚单位疫苗）：用生物化学方法将细菌或病毒培养物中的有害成分去除而制成，保留其有效的免疫原成分所制成，如流脑疫苗、肺炎疫苗、流感嗜血杆菌b结合疫苗、流感疫苗等。⑤基因工程疫苗：利用现代基因工程技术将有效的特异性抗原基因插入易于增殖的载体，表达有效特异性抗原而制成，主要使用的是乙肝疫苗。

预防接种反应及处理 疫苗对人体来说是外来刺激，因此在接种后可引起不同程度的局部反应和（或）全身反应。①局部反应：一般在接种疫苗后24小时左右出现局部红、肿、热、痛等现象。红肿直径在2.5cm以下为弱反应，2.6~5cm为中等强度反应，大于5cm为强反应。有时可出现局部淋巴结肿痛，此时应对肿痛淋巴结进行热敷。局部反应一般可自行消退。②全身反应：主要表现为发热，接种疫苗后8~24小时体温在37.1~37.5℃为弱反应，37.6~38.5℃为中等度反应，高于38.5℃为强反应。中等度以上反应很少。此外，可有恶心、呕吐、腹痛、腹泻等症状，一般无须特殊处理。全身反应严重者可予对症支持治疗，如使用退热药物等。③异常反应：一般少见，主要是晕厥及过敏反应等。晕厥多发生在空腹、精神过度紧张时接受接种者，此时应立即平卧，保持安静，可予饮入适量的温开水或糖水，一般不需要使用药物，在短时间内即可恢复正常。出现过敏反应时要积极处理，严重者可皮下注射肾上腺素，经处理后在3~5分钟内仍不见好转者，应立即送附近医院进行抢救治疗。

(毛 萌)

yīlèi yìmiáo

一类疫苗（vaccines of class Ⅰ） 政府免费向公民提供的规定疫苗。包括卡介苗、脊髓灰质炎灭活疫苗或减毒活疫苗、百白破混合疫苗、麻疹疫苗（包括麻风疫苗、麻腮疫苗、麻风腮疫苗）、乙肝疫苗、乙脑疫苗、流脑A群和A+C多糖疫苗和甲肝减毒活疫苗等。

接种卡介苗、百白破混合疫苗、麻疹疫苗及脊髓灰质炎疫苗，以预防结核病、百日咳、白喉、破伤风、麻疹和脊髓灰质炎。2016年，在国家免疫规划疫苗儿童免疫程序及说明中指出：儿童年（月）龄达到相应疫苗的起始接种年（月）龄时，应尽早接种，建议在下述推荐的年龄之前完成国家免疫规划疫苗相应剂次的接种：①乙肝疫苗第1剂：出生后24小时内完成。②卡介苗：<3月龄完成。③乙肝疫苗第3剂、脊灰疫苗第3剂、百白破疫苗第3剂、麻风疫苗、乙脑减毒活疫苗第1剂或乙脑灭活疫苗第

2 剂：<12 月龄完成。④A 群流脑多糖疫苗第 2 剂：<18 月龄完成。⑤麻腮风疫苗、甲肝减毒活疫苗或甲肝灭活疫苗第 1 剂、百白破疫苗第 4 剂：<24 月龄完成。⑥乙脑减毒活疫苗第 2 剂或乙脑灭活疫苗第 3 剂、甲肝灭活疫苗第 2 剂：<3 周岁完成。⑦A 群 C 群流脑多糖疫苗第 1 剂：<4 周岁完成。⑧脊灰疫苗第 4 剂：<5 周岁完成。⑨白破疫苗、A 群 C 群流脑多糖疫苗第 2 剂、乙脑灭活疫苗第 4 剂：<7 周岁完成。

（古桂雄）

kǎjièmiáo

卡介苗（bacillus Calmette-Guerin vaccine，BCG）

以减毒的活性牛型结核杆菌为菌株，可用于预防结核菌感染的疫苗。1907 年法国医学家卡尔梅特（Calmette）和兽医学家介朗（Guerin）根据改变培养条件可减弱致病菌毒性而不影响其免疫力的理论，将从牛乳中分离的 1 株毒性很强的牛型结核杆菌，历时 13 年，经移植、培养至 230 余代，成为对豚鼠、马、猴、牛、黑猩猩等都不具有毒力但又能产生特异性细胞免疫的活结核杆菌。因此，将此疫苗命名为卡介苗。

卡介苗是将有毒力的牛型结核分枝杆菌在甘油－胆汁－马铃薯培养基上长期培养传代得到的减毒菌株，用于预防结核菌感染。疫苗接种后，可使儿童对结核病产生一定的抵抗力，接种的对象主要是新生婴幼儿。新生儿出生 24 小时以后即可接种，最迟应在 1 周岁前完成接种。接种卡介苗有皮上划痕和皮内注射两种方法。皮内接种者 2~3 周后局部出现红肿硬结，约为 10mm×10mm，硬结中间逐渐形成白色小脓疱，自行穿破后形成溃疡，6~8 周后结素试验呈现适度阳性，8~12 周后溃疡结痂脱落并留下一个永久性的圆形瘢痕。出现腋下淋巴结肿大者不可切开引流。

禁忌证：①早产、难产、伴有明显的先天性畸形的新生儿。②发热、腹泻等急性传染病的患儿。③心、肺、肾等慢性疾病、严重皮肤疾病和过敏性皮肤病、神经系统疾病的患者。④对预防接种有过敏反应者。⑤对疑有先天性免疫缺陷者。

接种方法：冻干皮内注射用卡介苗 0.1ml 上臂三角肌外侧皮内注射，出生 24 小时后接种 1 剂次即可。疫苗严禁皮下或肌内注射，与其他疫苗同时注射时不应同侧注射。

（毛 萌）

jǐsuǐ huīzhìyán yìmiáo

脊髓灰质炎疫苗（poliovirus vaccine，PV）

采用脊髓灰质炎 Ⅰ、Ⅱ和Ⅲ型减毒株分别接种于人二倍体细胞后培养制成，用于预防脊髓灰质炎的三价疫苗糖丸。俗称脊灰糖丸。此多为减毒活疫苗。该疫苗口服免疫后，可刺激机体产生抗脊髓灰质炎病毒的免疫力。

脊髓灰质炎又叫小儿麻痹症，是由于脊髓灰质炎病毒感染后而引起的严重传染性疾病。该病毒主要影响 5 岁以下的儿童，侵袭受感染者神经系统。部分儿童患病后可以自行痊愈，但另一些儿童患病后会出现下肢肌肉萎缩、畸形，结果引起终身残疾，甚至危及生命。脊髓灰质炎发生后无特异性的有效治疗药物。第一个成功的脊髓灰质炎疫苗出现在 1953 年。脊髓灰质炎疫苗剂型有糖丸、液体、糖浆和胶囊 4 种剂型。常见的有糖丸和液体疫苗，但以糖丸疫苗应用最为广泛。每剂疫苗中都含有脊髓灰质炎疫苗Ⅰ型、Ⅱ型、Ⅲ型减毒活病毒抗原。多次规范服用脊髓灰质炎疫苗，可使儿童终身免疫。三次口服疫苗后保护率可达 90% 以上，血清中三型脊髓灰质炎病毒抗体阳性率可达 95% 以上。此疫苗安全、有效，服用后一般无不良反应，极个别可出现发热、呕吐、皮疹或轻度腹泻等反应，持续时间很短，往往很快自愈。

禁忌证：①有免疫缺陷症的儿童禁止服用，在接受免疫抑制剂治疗期间禁止服用。②对牛乳及牛乳制品过敏者禁服糖丸剂型疫苗，可服液体疫苗。③发热、腹泻及患急性传染病期间和妊娠期间。

接种方法：一般用剂量为 1g 的口服糖丸剂型，于婴儿第 2、3、4 月龄时各服 1 丸，4 岁时再服 1 丸，在有资质的疫苗接种人员的监督下，可直接含服或以凉开水溶化后服用。

（毛 萌）

bǎi-bái-pò hùnhé yìmiáo

百白破混合疫苗（pertussis diphtheria tetanus mixed vaccine）

由百日咳疫苗与精制白喉和破伤风类毒素按适量比例混合配制而成的疫苗。此疫苗可分全细胞吸附和无细胞吸附两种，是预防百日咳、白喉、破伤风疾病的有效措施。

百日咳、白喉及破伤风都是容易对儿童健康造成危害的疾病。百白破疫苗接种的一般反应主要来自百日咳所含的菌体成分。接种未吸附疫苗 12~24 小时，局部可有红肿、疼痛及发痒，个别人注射后注射侧腋下淋巴结肿大；接种含有吸附剂的疫苗，注射局部可形成硬结或无菌性脓肿。注射后偶见皮疹及血管神经性水肿。

全身反应主要是出现低热或中等程度发热，尤其是接种未吸附疫苗更为常见，但接种后 48 小时即可恢复正常。在发热的同时，还可伴有倦怠、嗜睡、烦躁不安等短暂症状。此疫苗接种后的异常反应，主要与疫苗中的百日咳成分有关。极个别可发生过敏反应，或惊厥、抽搐、尖声哭叫等神经系统并发症。

禁忌证：①患有中枢神经系统疾病，如脑病、癫痫等或有既往病史者。②属于过敏体质者。③发热、急性疾病和慢性疾病的急性发作期应缓种。④此品为儿童免疫制剂，成人禁用。⑤第一次或第二次接种后出现严重反应（如休克、高热、惊厥、尖叫及抽搐等），应停止以后针次的接种。

接种方法：吸附百白破混合制剂 0.5ml 臀部外上 1/4 或上臂三角肌，肌内注射，儿童 3 月龄、4 月龄及 5 月龄时各接种 1 剂次，18~24 月龄及 7 岁时各复种一次。疫苗使用时必须充分摇匀，制品不能冻结，应备有 1：1000 肾上腺素，供偶有发生休克时急救用。注射局部出现的硬结一般可逐渐吸收，第二次注射时应更换另一侧部位。

白破疫苗是由白喉类毒素原液及破伤风类毒素原液加入氢氧化铝佐剂制备而成，一般于儿童 6 周岁时接种 1 剂次，用于经吸附百白破联合疫苗全程免疫后儿童的白喉、破伤风加强免疫。接种方法同百白破疫苗。

（毛 萌）

mázhěn yìmiáo

麻疹疫苗 （measles vaccine）

系用麻疹病毒减毒株接种鸡胚细胞、经培养收获病毒液后冻干制成，用于预防麻疹感染的疫苗。麻疹是由麻疹病毒引起的急性全身发疹性呼吸道传染病，传染性很强，好发年龄为 15 岁，麻疹易感者与麻疹患者密切接触，其发病率可高达 95% 以上。婴幼儿患病后死亡原因多是由于疾病并发症，如喉炎、脑炎、支气管肺炎、心肌炎等。麻疹曾是威胁儿童健康的主要疾病之一。1965 年中国自制麻疹减毒活疫苗的广泛使用使麻疹发病率和病死率显著降低。

麻疹疫苗注射 1 周后开始产生抗体，1 个月达高峰，阳转率在 95% 以上。注射后局部一般反应轻微，可出现在注射部位短时间的烧灼感及刺痛。少数人在 6~10 天时可发热，一般不超过 2 天，偶有散在皮疹。若注射过丙种球蛋白，接种本疫苗应至少间隔 6 周以上，接种麻疹疫苗至少 2 周后方可注射丙种球蛋白。

禁忌证：①对青霉素和鸡蛋有过敏史或类过敏反应者。②伴有发热的呼吸道疾病、活动性结核、血液病、恶病质和恶性肿瘤等。③原发性和继发性免疫缺陷病患者或接受免疫抑制剂治疗者。④个人或家族有惊厥史和脑外伤史。

接种方法：冻干麻疹活疫苗按瓶签所示，加灭菌注射用水待完全溶解后使用，于上臂外侧三角肌附着处皮肤用 75% 乙醇消毒，待干后皮下注射 0.2ml。

（毛 萌）

yǐgān yìmiáo

乙肝疫苗 （hepatitis B vaccine）

从乙型肝炎病毒携带者血浆中分离乙肝表面抗原（HBsAg），并将其经处理后制备而成，用于预防乙型肝炎病毒感染的疫苗。

中国生产和使用的乙型肝炎病毒表面抗原氢氧化铝佐剂疫苗，分为重组（酵母）乙肝疫苗和重组（中国地鼠卵巢细胞，CHO）乙肝疫苗，均为单人份液体疫苗。人类是乙型肝炎病毒的唯一宿主，肝硬化、肝癌等严重疾病多由慢性乙型肝炎病毒感染发展而来。安全、有效、足量的乙型肝炎疫苗接种，对控制乙型肝炎病毒的传播起到决定性的作用。人体接种疫苗后，通过主动免疫方式产生抗体，使人体获得对乙肝的免疫力。接种乙肝疫苗后，人体乙肝表面抗体（HBsAb）转阳率在 95% 以上，有效保护期在 5 年以上，抗体滴度越高，免疫力越强，免疫保护持续时间也越长。全程接种后 1~2 个月，应复查"乙肝标志物"。接种此疫苗很少有不良反应，少数人可出现接种部位红肿、硬结、疼痛，手臂酸痛或发热、恶心、呕吐、乏力、皮疹等与接种一般疫苗大致相仿的轻微反应，多在 1~3 天内自愈。

禁忌证：①有发热、患有肝炎、急性感染或其他急慢性严重疾病者。②有血清病、支气管哮喘、荨麻疹及对青霉素、磺胺等一些药物过敏者。③低体重、早产、剖宫产等非正常出生的新生儿，暂时不宜接种。

接种方法：重组（酵母）乙肝疫苗 1 支（5μg/支），新生儿为大腿前部外侧肌肉内，儿童和成年人为上臂三角肌中部肌肉内注射，于出生时（即出生后 24 小时内）、1 月龄、6 月龄各接种 1 剂次。

（毛 萌）

èrlèi yìmiáo

二类疫苗 （vaccines of class Ⅱ）

公民自费并且自愿接种的疫苗。其包括水痘减毒活疫苗、流感疫苗、流感嗜血杆菌 b 结合疫苗、麻腮风疫苗、风疹疫苗、腮腺炎疫苗、甲肝灭活疫苗、轮状病毒疫苗、流脑 A+C 结合疫苗、肺炎疫苗等。

麻腮风三联疫苗：用于预防麻疹、流行性腮腺炎及风疹，接种方法是将此疫苗 0.5ml 上臂外侧三角肌下缘附着点皮下注射。8 月龄婴儿接种 1 剂次麻风疫苗，若麻风疫苗不足时，可使用麻疹疫苗；18～24 月龄接种 1 剂次麻腮风疫苗，若麻腮风疫苗不足时，可使用麻腮疫苗或麻疹疫苗替代。注射后一般无局部反应，少数人可出现一过性发热反应、轻度皮疹或伴耳后及枕后淋巴结肿大，一般不超过 2 天，可自行消退。

甲肝疫苗：主要有甲肝灭活疫苗和减毒活疫苗两大类，灭活疫苗较减毒活疫苗具有更好的稳定性，用于预防甲型肝炎病毒感染。疫苗采用上臂外侧三角肌肌内注射，不可静脉注射。甲肝减毒活疫苗接种 1 剂次，于 18 月龄接种；灭活疫苗接种 2 剂次，于 18 月龄和 24～30 月龄各接种 1 剂次。接种疫苗后，少数可出现局部疼痛、红肿，也可出现全身性反应，包括头痛、疲劳、发热、恶心和食欲减退。一般 72 小时内自行缓解。偶有皮疹出现，不需特殊处理，必要时可对症治疗。

流行性出血热疫苗：可分为Ⅰ型和Ⅱ型疫苗，分别由野鼠型和家鼠型出血热病毒经处理后获得，用于预防流行性出血热病毒感染。疫苗采用上臂外侧三角肌肌内注射。Ⅰ型疫苗接种 4 剂次，受种者在接种第 1 剂次后 7 天和 21 天时分别接种 1 剂次，6 个月时加强接种 1 剂次；Ⅱ型疫苗接种 3 剂次，受种者在接种第 1 剂次后 28 天时接种第 2 剂次，1 年时加强接种第 3 剂次，疫苗接种后一般无不良反应。

炭疽疫苗：用炭疽杆菌培养物的无细胞蛋白提取物制成的预防炭疽的疫苗，用于炭疽职业接触者的预防接种。有划痕法和皮下注射法两种接种方法，在发生炭疽疫情时接种 1 剂次，病例或病畜的直接接触者和患者不能接种。一般局部有轻微红肿，划痕处可有轻度浸润，24～30 小时达高峰，以后可自行消退。

钩端螺旋体疫苗：由钩端螺旋体流行菌型的菌株经处理后制备而成，用于预防钩端螺旋体病。疫苗接种采用上臂外侧三角肌附着处皮下注射，受种者接种 2 剂次，接种第 1 剂次后 7～10 天接种第 2 剂次，应在流行季节前完成接种。个别受种者可有短暂发热，在注射部位出现疼痛、触痛和红肿，多于 2～3 天内自行消失。

（毛 萌）

huánjìng wūrǎn yǔ értóng jiànkāng

环境污染与儿童健康（environmental pollution and children's health）

随着工业发展、全球气候变化等多种因素的影响，与环境污染密切相关的疾病的发生率呈现显著上升的趋势。妊娠期或者出生后早期接触到环境有害物质，会导致儿童的发育进程受到影响，导致结构性或者功能性障碍，这些症状表现可重可轻，有的是在接触到环境有害物质后立即出现，有的则是有延迟效应；有的可能是暂时的，但也有的可能是永久性的损伤。威胁儿童健康的几大疾病中，哮喘、癌症、低出生体重、神经发育障碍，以及出生缺陷等均与环境污染有关。2002 年，发表在美国《环境卫生展望》（*Environ Health Perspect*）上的研究表明，100% 的铅中毒、30% 的哮喘、5% 的癌症、10% 的神经行为发育障碍儿童的发病与环境污染有直接关系，而这些疾病，每年将使美国的财政负担增加 550 亿美金。在中国，随着工业化进程的不断加快，环境污染对儿童健康的影响已与发达国家相类似。

儿童对环境毒素的易感性 儿童出生前以及出生后，基因对生长发育发挥着重要的作用。但是，在基因转译成蛋白质的过程中，环境有害物质的侵袭可导致这一精密的分子过程受到影响，从而导致疾病的发生。儿童对环境有害物质的易感性较成年人明显增高，其原因：①伴随着胎儿或者婴幼儿快速生长，其身体的一些分子及细胞增殖过程也处于高速阶段，这一阶段如果受到环境有害物质的干扰影响，就会产生不可逆的身体结构缺陷或功能损害，如出生缺陷或者生长发育迟缓等。②儿童在饮食、行为以及生理/代谢功能方面与成年人明显不同，从而决定了其更容易受到环境有害物质的侵袭。③身体内部排毒功能尚未发育完善。④由于技术条件的限制，尚不能检测出围产期影响神经发育、免疫以及生殖系统的环境有害物质。

环境有害物质对儿童的毒性作用 发育中的胎儿以及儿童对环境有害物质非常易感，但是各种有害物质对胎儿及儿童的影响通常都有关键期。容易通过胎盘屏障的环境有害物质，可对胎儿产生非常显著的影响，例如，沙利度胺（又称反应停）可显著影响胎儿四肢发育，酒精可影响其大脑发育，而己烯雌酚则会对生殖系统产生影响。出生以后，铅暴露可显著影响婴幼儿的大脑发育，进而影响其智商水平。有害物质对胎儿影响的关键期相对比较明确，其关键期的范围也相对比较窄。而对儿童时期影响的关键期，其界定尚比较局限，主要是由于出生后的环境越来越复杂，对其研究的难度也不断增加，故此领域的数据比较缺乏。

干扰生长和发育进程　发育是在基因调控下，人类从受精卵演变到具有生殖能力的成人，是一个非常复杂与精细的过程。在这一过程中，若受到环境有害物质的侵袭，可导致不可逆的结构和（或）功能的异常。其结构/功能异常的发生部位与严重程度均取决于有害物质在机体内的作用机制、聚集于靶组织有害物质的量以及靶组织的发育状况等。

出生缺陷　已经明确一些引起出生缺陷的危险因素，如母亲孕期吸烟酗酒、叶酸缺乏及某些药品的使用，但总的来说，这些因素在出生缺陷发生中的作用只是一小部分。事实上，大多数的出生缺陷原因尚未知。新生儿出生缺陷和（或）染色体异常的发生率出现上升趋势，其与环境污染有密切关系。

神经系统　成年人大脑是由大约 10^{11} 个神经元和 10^{14} 个突触联结所组成的复杂网络，其代谢率非常高，需要消耗人氧气吸入量的 1/5，其消耗的能量均来自于葡萄糖。大脑各部位发育的速度各不相同，有些脑区的发育进程较快，例如，间脑在出生时发育最快，而小脑却在 7 个月时发育最快。2 岁时，神经元全部形成，但突触的形成、修剪直到 5 岁时才结束，髓鞘在儿童时期、青春期中均在不断地形成。神经系统不同部位的发育易感期：①孕早期，神经管闭合的关键时期。②妊娠期至婴儿期，神经元增生、迁移，突触产生，髓鞘形成及细胞凋亡的关键期。③青春期，大脑重塑关键期。

发育中的大脑对神经毒性物质的易感性取决于个体暴露的方式，以及暴露时个体的发育状况。血脑屏障直到婴儿 6 个月时才发育完善，其仅能保护大脑免于部分环境毒素的危害，如脂溶性有害物质，易通过血脑屏障。发育的易感期暴露于神经毒性物质，可导致发育进程遭受一系列的连锁干扰效应，其危害性非常大，而易感期之后，其暴露所产生的影响可减小，甚至无明显影响。例如，4 岁以前，用放射性疗法（简称放疗）治疗大脑肿瘤，可影响神经元增生与形成，引起认知明显障碍；若在 4~7 岁时进行放疗，则只会引起一定的认知功能缺陷；而在 7 岁之后的放疗，则对认知功能产生微小的影响。

除此之外，环境神经毒性物质与精神分裂症、阅读障碍、癫痫、孤独症、发育迟缓、注意缺陷多动障碍、学习困难以及成年人神经系统疾病的发生均有相关。

免疫系统　已知或可疑的免疫抑制剂有紫外线（抑制自然杀伤细胞的活性，引起成年人接触性过敏症）、高剂量的电离辐射以及 2,3,7,8-四氯二苯并-对-二噁英（TCDD）等。围产期暴露于相对低剂量的毒性物质如二噁英或类二噁英的有机氯化物、芳香烃类、特定的杀虫剂、重金属等以及人工合成的一些免疫抑制剂等，可引起免疫系统的发育障碍，从而导致持续性免疫抑制。这些毒性物质可干扰造血干细胞增殖、分化及迁移，出生后，可干扰淋巴细胞的克隆增殖、细胞与细胞的交互作用，以及免疫系统的成熟。含易感基因的啮齿类动物，在围产期暴露于免疫抑制剂，会增加发生超敏反应及自身免疫性疾病的风险。成人期暴露于食用油中的污染物或色氨酸补充剂，均可引起自身免疫结缔组织病。

呼吸系统　妊娠第 4 周时，胎儿肺部开始发育，直到孕后期，肺泡才开始生成，新生儿的肺泡数量只有成年人的 20%。表皮生长素、转化生长因子、视黄酸等因子，可控制着呼吸道的生长发育、分支及肺泡形成等，而这一过程，直到 18~20 岁才结束。发育中的呼吸系统，易受到环境毒性物质的侵袭，其主要原因：①出生时，肺部具有解毒作用的酶系统仍未发育完全。②出生后到青春期后期，肺部的生长发育，仍在不断进行中，此时暴露于空气中传播的毒性物质，如花粉等，易诱发呼吸系统疾病。若围产期暴露于二手烟的环境，可引起肺功能缺陷及哮喘的发生，而某些基因多态性的个体则更易患哮喘。若婴儿联合暴露于产毒的黑葡萄穗霉和二手烟，则易患特发性肺含铁血黄素沉着症，因黑葡萄穗霉孢子是可吸收的，并可缓慢释放毒素，可引起毛细血管脆性增加、抑制免疫功能，其毒素可抑制快速生长的肺部蛋白质合成。

生殖系统　环境毒素导致的生殖系统发育异常主要表现在三方面。①精子生成异常：男性暴露于具有生殖毒性的环境毒物，可引起精子 DNA 的破坏，此精子与卵子结合后，发育的胚胎可出现早期死亡或者出生缺陷。若围产期暴露于雄激素受体的拮抗剂，如利谷隆、二氯二苯三氯乙烷、腐霉利等，即使是很小剂量，也可引起肛门与生殖器间距离缩短，中等剂量可引起尿道下裂、生殖系统组织发育不全等，而高剂量可引起隐睾与附睾发育不全。此外，在未成熟期，更易受睾丸毒素如邻苯二甲酸酯盐、杀虫剂及1,2-二溴-3-氯丙烷的影响。②卵巢发育异常：如新生的雌鼠暴露于雄激素类物质，可引起青春发育延迟、卵巢周期不规律、卵巢生发细胞减少及卵巢过早停止排卵。③青春发育异常：若暴露于某些神经毒素，如重金属、有机溶剂或杀虫剂等，可使青春发育提前或推迟。

儿童接触、吸收及代谢环境毒素的特点　主要与特殊的饮食行为和儿童自身的生理特征有关。

特殊的饮食行为　食用大量受污染的鱼或其他食物的母亲，其母乳喂养是婴儿接触多氯联苯（PCB）及其他脂溶性污染物的一个潜在重要途径。婴幼儿有舔身体表面的特点，平均每小时可有10次手－口接触。孩子坐在地板上或是草地/土地上玩耍或吃零食，可通过皮肤接触、消化道或呼吸道的途径，吸收空气粉尘、地毯或土地中的毒性物质。1岁的婴儿，每天每单位体重所消耗的自来水、蔬菜总量、柑橘类水果的总量是成年人的2倍，所消耗的梨、苹果及总乳制品是成年人的10~20倍。而3~5岁时，消耗的自来水、蔬菜总量、柑橘类水果总量是成年人的2~3倍，消

耗的梨、苹果及总乳制品却是成年人的7~8倍。儿童每日每千克体重所摄入的空气、水及食物量与成年人的比值见表，表明暴露于水果、蔬菜上残余农药及乳制品的脂溶性有机溶剂的机会，在儿童中大大增加。

儿童的生理特征　在围产期或出生后的发育中，儿童某些生理学特征可加剧环境污染物所引起的不良后果。例如，婴儿每单位体重的体表面积是成年人的2倍，机体代谢率明显较成年人更高，每日每单位体重所摄入的空气量是成年人的3倍，其决定了在同样的环境中，儿童比成年人更易吸收环境毒素。同时，儿童的血脑屏障未完善，某些小分子量的亲脂物质，如游离胆红素，更易通过胎儿或者新生儿的血脑屏障，从而损伤脑功能。毒性物质吸收后，在肝、肾及其他的组织中，可通过代谢过程进行不同程度的解毒，而新生儿以及小年龄儿童的解毒系统尚未发育成熟。新生儿可代谢这些外源性物质，但是其清除率却很低。出生后，肝脏酶系统的发育是不同步的。

例如，甘氨酸酰基转移酶，其与药物及其他外源性物质的解毒代谢密切相关，在出生时，其含量很低，18个月时才达到成年人水平。孕妇暴露于空气污染物后，其婴儿的脐带血中，多环芳烃结合物会明显高于母血，均提示胎儿的解毒能力不足。

（江帆）

értóng qiānzhòngdú

儿童铅中毒（lead poisoning in children）

环境中的铅可通过母体胎盘进入胎儿，也可经食物和呼吸途径直接进入儿童体内，对儿童神经系统、胃肠道、血液、骨骼肌、心血管、肾脏等多器官脏器产生急性或慢性毒性影响，严重时可发生脑病甚至导致死亡的现象。铅是最早被研究的环境污染物。随着研究的深入铅对儿童健康伤害越来越多地被人们所认识，因此在发达国家以及一些发展中国家包括中国等，都做出了非常重要的政策举措，以控制铅对儿童的损伤。美国疾病预防控制中心（CDC）公布的2014年美国儿童血铅监测网12个月数据显示，5岁以下儿童血铅 ≥ $100\mu g/L$ 的新发病例在 4.7% ~ 12.8% 不等。而在中国，2005年发表在《中华流行病学杂志》上的中国15城市0~6岁城市儿童血铅水平 ≥ $100\mu g/L$ 的在 10.45%。

铅的来源　铅污染的来源主要聚焦于工业污染、含铅汽油以及室内含铅油漆。①工业污染：铅的最主要用途是制造蓄电池，占全世界总消耗量的40%。此外，许多铅开采、金属制造业和电子垃圾回收等工业都是引起环境铅污染的重要行业。②含铅汽油：既往是儿童铅中毒的重要来源，在美国、加拿大以及英国等一些发达国家，自1995年开始陆续停

表　儿童每日每千克体重摄入空气、水及食物量与成年人的比值

物质	<1岁	3~5岁
总水量	2.1	2.4
空气（静息状态下的吸入量）	3.4	2.8
蔬菜总量	1.8	1.9
柑橘类水果	2.2	3.0
苹果	14.2	8.4
香蕉	6.0	2.1
黄桃	9.5	3.1
梨	20.7	2.3
豌豆	3.5	2.4
番茄	1.7	2.3
总肉量	1.7	2.3
总乳制品	20.3	6.8

资料来源：美国环境保护总署（1997年）

止使用含铅汽油。中国自 1997 年起，北京、上海等城市先后开始推广使用无铅汽油，到 2000 年在全国范围内完全停止生产和使用含铅汽油。政府措施的实施，在很大程度上降低了儿童血铅水平。③室内含铅油漆：20 世纪 70 年代之前，油漆是美国儿童铅中毒的主要来源。1978 年后，在美国全面禁止含铅油漆，使得由于含铅油漆引发的儿童铅中毒事件明显下降。

铅的吸收及毒性 儿童处于生长发育的高速增长期，各个器官均易受到铅的伤害。在成年人，进入身体的铅 10%～15% 被吸收，而在儿童以及孕妇中，则高达 50% 以上。其主要原因是，铅吸收进入体内的肠道中，位点与钙相同，饮食中的钙对铅的吸收有非常大的抑制作用，而儿童及孕妇是缺钙的高发人群，低钙本身可激发身体增加钙的吸收，同时，铅以及其他微量元素的吸收均增加。妊娠或哺乳期的母亲，原先沉积在骨骼中的铅，在此时期可出现活动，尤其是低钙的母亲，铅的吸收可明显增加。此外，缺铁时，十二指肠吸收铅的量亦可增加。铅对儿童机体的各个系统均可造成损害，但其影响有较大的隐蔽性，不同血铅水平对儿童机体的影响见表 1。

诊断 儿童高铅血症和铅中毒要依据儿童静脉血铅水平进行诊断，末梢血的血铅检测仅能作为铅中毒的筛查，不能作为治疗依据。根据 2006 年中国卫生部发布的《儿童高铅血症和铅中毒分级和处理原则（试行）》，儿童铅中毒的诊断分级见表 2。诊断时，需要强调的是，连续 2 次静脉血检测结果，才能作为诊断分级依据。

预防 儿童高铅血症和铅中毒是完全可以预防的，通过环境干预、开展健康教育、有重点的筛查和监测，达到预防和早发现、早干预的目的。

健康教育 开展广泛的健康教育，对预防儿童高铅血症和铅中毒十分重要，主要有知识介绍、行为指导以及营养干预。

知识介绍 应当向群众讲解儿童铅中毒的原因、铅对儿童健康的危害、血铅高了怎么办等问题，使群众了解儿童铅中毒的一般知识。

行为指导 儿童的不良卫生习惯和不当行为，可促进铅进入体内，通过对家长和儿童的指导，切断铅自环境进入儿童体内的通道。①教育儿童养成勤洗手的好习惯，特别是饭前洗手十分重要。②注意儿童个人卫生，勤剪指甲。指甲缝是特别容易藏匿铅尘的部位。③经常清洗儿童的玩具和用品。④家中进行清洁工作时，要用湿拖把拖地，避免尘土飞扬；经常用干净的湿抹布清洁儿童能触及部位的灰尘。儿童食品及餐具应加罩防尘。⑤不要让儿童玩裸露的泥土，不要带儿童到铅作业工厂附近散步、玩耍。⑥直接从事铅作业的家庭成员下班前必须更换工作服和洗澡。不应将工作服和儿童衣服一起洗涤。不应在铅作业场所（或工间）为孩子哺乳。⑦以煤作为燃料的家庭应多开窗通风。孕妇和儿童应尽量避免被动吸烟。⑧选购儿童餐具应避免彩色图案和伪劣产品。应避免儿童食用皮蛋和老式爆米花机所爆食品等含铅较高的食品。⑨使用自来水管道中的冷水烧开水，或者烹饪或蒸煮食品，而不要用热水管道的水制作食品；不能用长时间滞留在管道中的自来水为儿童调制奶粉或烹饪。

营养干预 儿童患营养不良，特别是体内缺乏钙、铁、锌等元素，可使铅的吸收率提高和易感性增强。因此，在日常生活中，

表 1 不同血铅水平对儿童健康的影响

血铅水平（μg/L）	健康影响
>1250	急性脑损伤、死亡
>800	脑损伤、肾毒性
>600	腹痛
>200	贫血、外周神经损伤、减少神经传导速度
>150	锌原卟啉增高、维生素 D 活性下降
>100	生长迟缓
<100	智能以及听力受损，δ-氨基乙酰丙酸脱水酶（ALAD）基因及嘧啶 5'-核苷酸酶受抑制

资料来自：美国毒物及疾病注册中心（1999 年）

表 2 儿童铅中毒分级

分级	连续 2 次静脉血铅水平（μg/L）
高铅血症	100～199
轻度铅中毒	200～249
中度铅中毒	250～449
重度铅中毒	≥450

应确保儿童膳食平衡及各种营养素的供给，教育儿童养成良好的饮食习惯。儿童应定时进食，避免食用过分油腻的食品。应经常食用含钙充足的乳制品和豆制品，含铁、锌丰富的动物肝脏、血、肉类、蛋类、海产品，富含维生素C的新鲜蔬菜、水果等。

筛查与监测 儿童铅中毒的发展是一个缓慢的过程，早期并无典型的临床表现。通过筛查，早期发现高铅血症儿童，及时进行干预，以降低铅对儿童机体的毒性作用。同时通过筛查资料分析，以评价环境铅污染状况，进行定期监测。在中国，儿童血铅水平总体上呈下降趋势，因此无须进行大规模铅中毒筛查。但对于存在或怀疑有工业性铅污染地区，可考虑进行儿童铅中毒的筛查。对生活或居住在高危地区的6岁以下儿童及其他高危人群，应进行定期监测，其包括：①居住在冶炼厂、蓄电池厂和其他铅作业工厂附近的。②父母或同住者从事铅作业劳动的。③同胞或伙伴已被明确诊断为儿童铅中毒的。

治疗 儿童高铅血症及铅中毒的处理应在有条件的医疗卫生机构中进行。

治疗原则 ①脱离铅污染源：排查和脱离铅污染源是处理儿童高铅血症和铅中毒的根本办法，儿童脱离铅污染源后血铅水平可显著下降。②进行卫生指导：通过开展儿童铅中毒防治知识的健康教育与卫生指导，使广大群众知晓铅对健康的危害，避免和减少儿童接触铅污染源。③实施营养干预：高铅血症和铅中毒可影响机体对铁、锌、钙等元素的吸收，当这些元素缺乏时，机体对铅毒性作用的易感性增强。因此，

对高铅血症和铅中毒的儿童应及时进行营养干预，补充蛋白质、维生素和微量元素，纠正营养不良和铁、钙、锌的缺乏。

驱铅治疗 仅用于血铅水平在中度及以上的铅中毒，同时应注意：①使用口服驱铅药物前，应确保脱离污染源，否则会导致消化道内铅的吸收增加。②缺铁患儿，应先补充铁剂后再行驱铅治疗，因缺铁会影响驱铅治疗的效果。

中度铅中毒 此用于驱铅试验阳性者。驱铅试验的具体方法：试验前嘱患儿排空膀胱，按 $500\sim700mg/m^2$ 体表面积的剂量肌内注射依地酸钙钠，加2%利多卡因2ml以减少肌内注射时的疼痛。用经无铅处理的器皿连续收集8小时尿液，测定8小时尿量（L）和尿铅浓度（$\mu g/L$），计算每毫克依地酸钙钠的排铅量比值I的公式：I=［尿量（L）×尿铅浓度（$\mu g/L$）］/依地酸钙钠（mg）。I≥0.6，驱铅试验为阳性；I<0.6，驱铅试验为阴性。进行该项试验时，应注意：①集尿器皿应事先进行无铅处理，以确保尿铅测定结果准确。②8小时中应尽可能多饮水，以保证有足够的尿量，并收集8小时内的所有尿液。

治疗首选二巯丁二酸。剂量为每次 $350mg/m^2$ 体表面积，每日3次口服，连续5天，继而改为每日2次给药，每次药量不变，连续14天。对无法完全脱离铅污染环境的儿童，则可采用的治疗用量为 $1000mg/m^2$ 体表面积，静脉或肌内注射。停药4~6周后复查血铅，≥250$\mu g/L$，可在1个月内重复上述治疗；如<250$\mu g/L$，则按高铅血症或轻度铅中毒处理。

重度铅中毒 选择二巯丁二酸治疗，方法同前。依地酸钙钠

用量为 $1000\sim1500mg/m^2$ 体表面积，静脉或肌内注射，5天为一疗程。疗程结束后每2~4周复查一次血铅，如≥450$\mu g/L$，可重复上述治疗方案；如连续2次复查血铅<450$\mu g/L$，且≥250$\mu g/L$，按中度铅中毒处理。血铅水平≥700$\mu g/L$，应立即复查静脉血铅，确认后立即在有能力治疗的医院住院治疗。根据患儿病史，经口摄入的要排除消化道内大量铅污染物残留，必要时给予灌肠、洗胃等办法。采用二巯丁二酸和依地酸钙钠联合治疗。联合治疗应先用二巯丁二酸治疗4小时，当患儿出现排尿后，方可使用依地酸钙钠，否则易导致脑细胞内铅含量过高，出现铅中毒性脑病。治疗期间应检测肝肾功能、水电解质等指标。联合治疗结束后复查血铅，若≥700$\mu g/L$，可立即重复联合治疗方案；如果≥450$\mu g/L$，按重度铅中毒治疗。连续驱铅治疗3个疗程后，应检测血中铁、锌、钙等微量元素水平，及时予以补充，并严密观察治疗效果。

（江　帆）

értóng shēnzhòngdú

儿童砷中毒（arsenic poisoning in children） 过量砷进入儿童体内影响其胃肠道、神经系统、皮肤以及其他器官系统病变的现象。砷主要用于杀虫剂、木材处理过程及颜料、烟火制造、药物、军事、半导体制造等，自然存在于岩石、石油、水、空气、植物和动物中，其生物毒性非常厉害，几乎对地球上所有的动物都具有毒性，最常见的是无机砷酸盐，包括三氧化二砷与五氧化二砷，其极易溶于水并生成酸性化合物。

砷的来源 对于儿童来说，

饮用水、食物和土壤是主要的潜在的砷暴露来源。

饮用水中的砷　许多南亚、东南亚国家或地区属于高砷水地理环境，如越南、柬埔寨和中国的部分地区。三氧化二砷与五氧化二砷能够被人体吸收，并在血液中运输，主要由肾排泄。尿液中无机砷的测量可避免来自海产品中有机砷的干扰，因此，能够较好地反映近期砷暴露。在暴露于含砷的饮用水的人群中，儿童尿液中排出的砷比成年人高，表明儿童每日每千克体重的水摄入量较高。血液中砷的半衰期仅1小时，受最近的砷暴露影响很大，而头发和指甲中的砷水平，易受污染的影响。

食物和土壤中的砷　食物是砷暴露的最主要来源，而食物中砷含量较高的有海产品、大米、蘑菇以及家禽类食物。海产品中如鱼贝类食物砷含量较高，但是主要以有机砷（砷甜菜碱）形式存在，其对人体的危害性要远低于无机砷。而海草中含有砷则是危害性较大的无机砷。年幼的儿童由于还有手口行为，因此也有机会通过摄入少量的泥土而砷暴露。

空气中的砷　矿物燃料、垃圾燃烧、采矿、熔炼、纸浆和纸的生产、玻璃和水泥制造的过程，是空气中砷的主要来源。

砷的毒性作用　主要表现在其致癌性，50%～70%可吸收的无机砷，在体内迅速转化成亚砷酸盐，后者快速地作用于组织，并可抑制许多功能酶类。砷可通过抑制DNA修复，导致DNA甲基化、氧化应激，抑制端粒酶、反转录酶基因的转录，导致染色体异常。甲基化和去甲基化的三价砷剂具有非常强的细胞毒性、基因毒性和酶抑制作用。砷化合物可导致人类皮肤、肺、膀胱和肾癌，慢性暴露于含砷水平低于$50\mu g/L$的饮用水，则增加患膀胱癌和肺癌的风险。若暴露于无机砷水平相对高的饮用水，或含砷的药物环境中，患癌症、皮肤色素沉着/角化病、周围神经病、心血管疾病、贫血和糖尿病的风险增加。无机砷可穿过人体胎盘，随着饮水或者空气中的砷水平增加，自然流产、出生缺陷和（或）死产风险增加，而出生前暴露于高剂量无机砷，可导致神经管出生缺陷、生长迟缓和死胎。环境无机砷含量上限建议值，见表。

诊断　砷的主要代谢途径是通过尿液排出体外，诊断砷中毒主要检测尿液的含量。砷在血液中的半衰期非常短，故不推荐进行血砷的检查，而头发以及指甲的砷检测也不推荐。尿液检测体内砷负荷的方法，在成年人是收集一次尿液，校正肌酐后得出相应值，在儿童中推荐收集8～24小时的尿液。此外，无机砷与有机砷的毒性差异很大，非常有必要给予鉴别。其鉴别方法比较简便，即在尿液收集前的2～5天，记录儿童所有的食入海鲜，以帮助判断尿液中的砷来源。

预防　砷暴露预防的最主要途径是对水质中砷的监控，世界卫生组织推荐的水中砷含量的上限为$10\mu g/L$。在高度怀疑有水中砷超标的区域，可使用一些净化装置，常用的煮沸以及过滤水的装置基本无法去除水中的砷，而饮用瓶装水则比较安全。

治疗　若儿童明确诊断为砷中毒，则需使用螯合剂进行治疗。常用的螯合剂有二巯丙醇、青霉胺以及二巯丁二酸。螯合剂治疗砷中毒，需要在有专业资质的医师指导下进行。

（江帆）

értóng gǒngzhòngdú

儿童汞中毒（mercury poisoning in children）

过量汞进入儿童体内影响其呼吸系统、神经系统、消化系统、泌尿系统以及其他器官系统病变的现象。汞在人类历史上的使用记录已超过3000年，主要是应用于医学和工业领域。自然界的汞存在的形式主要为：中汞元素、无机汞以及有机汞。中汞元素银色，无味，温度计中的汞即是中汞元素。无机汞是由汞与无碳的物质结合在一起形成的，最常见的是汞盐。有机汞则是汞和碳连接在一起，最常见的则是甲基汞。

汞的来源　主要有以下几个方面。

自然来源　汞是一种天然物质，地壳运动、火山爆发、地震、森林火灾等都可将汞以蒸气的形式释出，排放到大气。

环境污染　汞是燃煤火力发电厂的副产物。煤炭燃烧时，可排出大量汞，排放到空气中，然

表　环境无机砷含量上限建立值

暴露	建议上限	建议机构
空气	$1.5\times10^{-3}\mu g/m^3$	世界卫生组织
饮用水	$10\mu g/L$	世界卫生组织 美国环境保护总署
总的经口摄入量	$0.3\mu g/(kg\cdot d)$	美国毒物和疾病登记处 美国环境保护总署

后再度飘落到地球表面；同时，汞可经大气循环，降雨过程进入河道水体。水中含有甲基化辅酶的细菌，可转化为毒性极强的甲基汞。河流、湖泊中的甲基汞被水生植物链富集，浓度升高。甲基汞经食物链的富集，处于食物链高端的鱼类，如金枪鱼、鲨鱼等体内，其含汞量相对较高。甲基汞因亲脂，脂肪部分含量最高，如鱼腹底部、鱼脑等部位的脂肪部分，汞含量可高达肌肉的数十倍以上。汞在采矿业中广泛应用，如将金子与杂质从矿石中区分开来。汞被广泛应用于产品的制作，如电灯泡、电池、油漆、鞣革等。但是含汞的产品却未被很好的回收。含汞的废旧产品在环境中任意丢弃，无疑大大增加了环境的污染。

生活中汞的来源　某些药物和疫苗的制剂中含有汞。例如，某些中药含有汞；硫柳汞是疫苗防腐剂，而外用红药水（红汞）、牛皮癣药膏和某些消毒剂均含硫柳汞。补牙材料中，含汞合金作为补牙材料已经使用多年，可释放出少量汞。某些化妆品中含有大量的汞，有些甚至超标数千倍。

儿童接触汞的途径：①吸入汞蒸气。②误食被汞污染的食物（尤其是鱼类）。③经皮肤吸收。④儿童将含汞物品放入嘴里，如含汞的电池以及咬断的体温表等。⑤疫苗。⑥补牙等。

临床表现　汞是易于蓄积的重金属，长期低剂量暴露可导致中毒，而金属汞在消化道不易被吸收，可从肠道排出。

急性汞中毒　短期内吸入高浓度汞蒸气（$1 \sim 3mg/m^3$）后，数小时即可出现急性汞中毒症状。表现为急性气管炎和细支气管炎，甚至是间质性肺炎，很快出现咳嗽、发绀、呼吸困难等症状，可伴有发热、寒战、胸痛、头痛、视力障碍、全身乏力等；肺部可听到湿啰音，白细胞计数增加，X线胸片可见一叶或两肺下部大片云雾状阴影，轻度可逐步缓解；重者可致肺水肿、呼吸衰竭而死亡。口服无机汞盐对胃肠道黏膜有强烈的刺激作用，可出现剧烈恶心、呕吐、上腹痛，$2 \sim 3$ 天后出现腹泻，排出黏液便或脓血便等。严重者可导致胃肠道穿孔。汞中毒性肾炎一般在中毒后 $4 \sim 10$ 天出现，重者 $1 \sim 2$ 天即可发生，出现腰痛、少尿、管型尿和蛋白尿，可因急性肾功能衰竭而致死。此外，还有口腔、咽喉灼痛，可出现黏膜坏死，严重者有喉头水肿等。

慢性汞中毒　长期低浓度吸入汞蒸气可引起慢性中毒，其症状隐匿，可出现肢痛病和意向性震颤的综合征。①肢痛病：又叫红皮病，多为元素汞或无机汞慢性暴露所致，表现为四肢皮肤发红、脱皮，主要发生于婴幼儿，其症状很复杂。此外，与过敏症有关。②意向性震颤：常见体征是动作不协调，精细运动不协调，主要表现为双手意向性震颤。此外，可有神经精神症状，如轻度乏力、头痛、健忘、记忆力减退、兴奋性增高、情绪不稳、失眠等神经衰弱综合征，可有肌肉震颤，以眼睑、舌、手指细微震颤为主，亦可有口腔炎等。慢性汞中毒时，可发生特征性的人格变化，如嗜睡、害羞退缩、压抑、沮丧和易激惹等。

有机汞中毒时，神经衰弱综合征是最早出现的症状，可有肌肉震颤，可发展为全身性运动失调、步态不稳、吞咽及言语障碍，继而手指、腕、臂和下肢动作困难，向心性视野缩小。重症者可出现心律失常、心悸、心前区痛、Q-T 间期延长等表现，部分重症患者可出现严重或者完全瘫痪。

诊断　主要依据接触史、临床表现、实验室检查。急慢性汞暴露史是诊断的关键，仅依据实验室的阴性结果，不能完全排除汞中毒。实验室检查机体汞负荷的主要指标如下。

无机汞检测　可通过测定尿液中汞的水平进行评估，尤其是24 小时尿。24 小时尿汞水平 > $10\mu g/L$，即可认为有汞的过量暴露；而神经系统毒性症状，在24 小时尿汞水平>$100\mu g/L$ 时才会表现。尿汞的检测无法评估慢性汞中毒以及汞中毒的严重程度。

有机汞检测　有机汞化合物主要存在于红细胞中，可用全血汞测定进行评估。美国 $1999 \sim 2000$ 年进行的人群调查显示，$1 \sim 5$ 岁儿童中，血汞的几何均数为 $0.34\mu g/L$，而 $16 \sim 49$ 岁女性中则为 $1.02\mu g/L$。在非暴露人群中，血汞水平很少>$1.5\mu g/L$。若血汞水平 $\geq 5\mu g/L$，可出现毒性症状。甲基汞可存在于生长的头发中，人群中发汞的水平常 < $1\mu g/L$。无论是测定全血，还是发汞，均需严格的无汞采集环境和严格的污染控制程序，通常在正规的实验室才能进行。

治疗与预后　①远离汞污染源，祛除残存含汞污染物：消化道食入后，致急性中毒者，应立即灌肠洗胃，将未吸收的毒物洗出。已防腐蚀性的消化道穿孔，可用牛奶、蛋清保护胃黏膜，亦可加活性炭吸附，并给予适当的支持疗法。②驱汞治疗：二巯丁二酸、二巯丙磺钠、二巯丙醇等螯合剂进行驱汞治疗。

（江　帆）

értóng fúzhòngdú

儿童氟中毒 （fluorosis in children）

过量氟进入儿童体内导致其牙齿、骨骼、神经系统、泌尿系统等受累的现象。氟属于卤族元素，为地球上最活泼的非金属元素之一，具有极强的氧化性，几乎与所有的元素均可形成相应的氟化物，自然界中主要以易溶于水的无机氟化物的形式存在。氟中毒常以地方病的形式出现，因地质中含氟量高，影响了饮用水及食物，最终导致氟中毒。此外，氟是人体必需微量元素，缺乏时可导致儿童龋齿发病率显著增加，因此，在低氟地区可采用加氟牙膏，预防儿童龋齿。但由于氟的安全范围很狭窄，大多数地区日常饮水和食物中氟的含量十分丰富，很多地方甚至超标，极易导致氟中毒。

氟的来源 主要有以下几个方面。

水和饮料 人体中约60%以上的氟来自饮水，若生活饮用水含氟量>1.0mg/L，则含氟量超标，而氟量越高，毒性越大，水含氟量与其毒性的关系见表。水果味饮料、碳酸型饮料和瓶装饮用水均可不同程度地含氟，其中未经去离子化方法处理的矿泉水，其含氟量可高达1.8~5.8mg/L。因此，饮水氟、饮料氟是儿童主要的摄氟来源。

空气 主要以氟化氢的形式存在，易从呼吸道吸收。空气含氟量的中国国家标准是0.007mg/m³；在非污染地区的空气中，氟含量<0.01μg/m³，故吸入极少。而在工业污染区的周围，空气含氟量可达0.039~0.5mg/m³；生活燃煤的污染区，空气中含氟量高达0.028mg/m³。工业污染区和生活燃煤污染区，是儿童主要的摄氟来源。

食物 几乎所有食物均含有氟化物，含氟量较高的有鱼类、各种海中软体动物等。此外，用煤火烘干食物，其含氟量亦较高。

含氟牙科制品 市售的牙科制品，如含氟牙膏、漱口水、口腔防龋制剂和含氟凝胶等，按中国国家标准的规定，其含氟量为400~1500mg/kg。儿童在刷牙或漱口过程中，因吞咽功能发育不成熟，或使用方式不当，容易出现将含氟牙膏吞入体内。

氟的毒性 世界卫生组织等国际组织将氟列入"人体可能必需，但有潜在毒性的微量元素"，其生物学作用包括小剂量氟的生理作用和过量氟的毒理作用。适量氟能促进骨骼和牙齿的钙化，并具有明显的防龋作用。摄入过量的氟，则极易通过各种组织的细胞壁与原生质结合，破坏原生质的结构和功能，阻碍DNA合成，使蛋白质合成受阻，使多种组织器官出现病理改变，包括牙齿、骨骼、神经、肌肉、泌尿、内分泌和酶系统。

临床表现 氟中毒是全身性、慢性中毒疾病，如氟骨症、氟斑牙发病与摄氟量成正相关，儿童氟中毒的临床表现以牙齿和骨骼改变为主。中国卫生行业标准

《人群总摄氟量》（WS/T 87-2016）中规定，8~16岁（包括16周岁）儿童每人每日总氟摄入量≤2.4mg。

牙齿发育形成期间，由于机体摄氟过多而引起牙釉质表面失去正常光泽，出现白垩、着色或缺损样表现，即为氟斑牙，其主要发生于生长发育期的恒牙，最早出现于切牙，其次尖牙，各齿均可受累，损害不可逆。乳牙不发生氟斑牙，除非母体摄氟量过高，可出现轻度白垩型氟斑牙。

高氟使骨和骨旁组织中毒形成氟骨症，是地方性氟中毒最重要的临床表现，多侵犯成年人，尤其是青壮年。氟骨症发病缓慢，随年龄增长，患病率增加，病情加重，而儿童型氟骨症较少见。氟骨症可分为硬化型、疏松型、软化型和混合型，而儿童的氟骨症以硬化型为主。氟骨症患者一般无明显自觉症状，并逐渐发展为全身骨骼变形，以下肢改变（如X形腿、O形腿）较为典型。

诊断 主要依据氟暴露史以及临床表现进行诊断。暴露史主要依据儿童居住环境中氟暴露的高危因素判定，尤其需要有环境中氟的监测数据。临床表现主要依据对氟斑牙以及氟骨症进行判定。氟斑牙需要与牙釉质钙化不

表 水含氟量与其毒性的关系

水含氟量（mg/L）	作用及毒性表现
1	预防龋齿
2	氟斑牙
5	引起骨硬化症
8	10%骨硬化症
20~80	氟骨症（伴有残疾）
50	甲状腺病变
100	生长发育迟缓
125	肾脏病变或异常
2500~5000	死亡

良症、四环素着色牙以及牙釉质折裂、磨损以及其他原因引起的牙釉质发育不全进行鉴别。氟骨症需要与强直性脊柱炎、类风湿关节炎、脆性骨质硬化症、骨软化症以及骨关节病进行鉴别，年幼儿童还需要与维生素 D 缺乏性佝偻病后遗症进行鉴别。

预防 ①帮助儿童正确使用含氟牙膏：儿童第一颗乳牙萌出就应该进行牙齿清洁，但是 2 岁以下儿童不建议使用含氟牙膏，2～6 岁儿童在成人监管下用花生粒大小的含氟牙膏刷牙，鼓励其刷牙后吐出牙膏，6 岁以后儿童基本可以理解并避免刷牙时吞咽牙膏。②降低氟的水污染：改换水源是防治饮水型地方性氟中毒的主要措施，如使用低氟水源、引用低氟地面水或收集降水等。若更换水源有困难，可采用饮水理化除氟的方法，如活性氧化铝吸附法、混凝沉淀法、电渗析、骨碳吸附法等除氟技术，降低氟的摄入。③减少氟的空气污染：在燃煤型的地区中，其预防原则是控制室内空气和粮食的污染，如改造落后的燃煤方式，加强排烟措施，不用或少用高氟燃煤，最大限度地减轻室内空气污染。改变烘干粮食的方法，如改造直接明火烘烤法，采用管道间接烘干、自然条件烘干等，避免烟气直接接触食物区。④改变生活习惯：在饮茶的地区，对群众进行健康教育，不饮或少饮含氟量高的劣质砖茶，研制低氟砖茶，以降低砖茶中的氟含量。

治疗 尚无特效治疗方法，治疗原则主要以减少氟的摄入和吸收、促进氟的排泄、拮抗氟的毒性、增强机体抵抗力及适当的对症处理为主。

合理饮食 改善饮食结构，增加蛋白质、钙和维生素的摄入。

药物治疗 可服用钙剂和维生素 D、维生素 C，以调整钙、磷代谢，减少氟的吸收，促进氟的排泄。对有神经损伤的可给予 B 族维生素、腺苷三磷酸、辅酶 A 等，以改善神经细胞的正常代谢，减少氟的毒性。此外，可服用氢氧化铝凝胶、蛇纹石、四硼酸钠等，以减少氟吸收，增加氟排泄，但儿童较少使用。

对于氟斑牙，轻症者无须处理，着色而无明显缺损的患牙，可用漂白脱色法脱色，或牙釉质黏合剂光敏固化修复。重度有缺损的患牙，可用复合树脂直接贴面，或甲冠修复方法等处理。

（江 帆）

értóng shānghài

儿童伤害（child damage）

儿童受到非故意的突发事故或是故意的暴力袭击、虐待等，导致身体或心理受到的伤害。世界卫生组织在 2011 年的报告中指出，儿童伤害已上升为儿童健康的第一杀手，每年有 83 万多儿童死于意外伤害。儿童伤害中，男童多于女童。

常见类型及原因 儿童认知能力差，身体弱小，好奇心重，注意力分散，对危险不知规避，抵抗伤害能力差，使儿童易受到伤害，且受到伤害的后果较成年人更为严重。

发生场所 其发生的场所无所不在，可发生在天灾人祸发生的各种地点，也可发生在被认为安全的地方，而"最安全"的地方却常是易受到伤害频率最高的地方。60%左右的儿童伤害发生在家庭，可发生窒息、溺水、触电、跌落、误服药物中毒或食物中毒等。不同的场所发生的伤害种类也不同。城市以车祸为多，农村以溺水为多。在中国南方，儿童伤害的前三位为溺水、窒息和车祸，而在北方则为窒息、中毒和车祸。上学途中易遭遇车祸；在野外玩耍时，因采集野果易导致中毒，或遭遇毒蛇、昆虫咬伤，或发生溺水、跌落伤等。

年龄因素 年龄越小，伤害可越严重。1 岁以下的婴儿易发生窒息，1～4 岁时易发生溺水，而 5～14 岁时易发生车祸等。

家庭、幼儿园、学校因素 主要为心理伤害，既包括心理虐待，如辱骂、体罚、冷漠和忽视，也包括溺爱等。心理虐待也包括观看暴力、色情影视和不良恐怖、黄色书刊等。富裕的家庭，儿童因溺爱而致脆弱，易遭受各种心理伤害；贫困的家庭，儿童因父母外出打工、物质贫困等，易遭受各种身体伤害、情感伤害等。和谐的家庭，儿童所受的伤害较少；不和谐的家庭，儿童则易受到各种各样的伤害。

突发事件 意外伤害包括物理、化学物质和生物物质导致的伤害、窒息、触电、中毒、溺水、暴力，或意外事故导致的创伤、跌落伤、烫伤、烧伤、宠物咬伤，以及毒蛇、昆虫或其他动物所致的咬伤、螫伤等。

性伤害 恶徒利用儿童年幼无知，采取利诱或暴力对儿童进行性侵害，导致其身体、心理的损害，其主要发生在女童，也包括部分男童。

抢救与治疗 伤害发生后应在现场初步处理之后，迅速稳妥地送往最近医院，接受专业的治疗和抢救。

抢救 儿童受到意外伤害后应立即在第一时间在现场抢救，如溺水、窒息或触电时，应立即清理口鼻分泌物，清理呼吸道，然后进行现场心肺复苏，给予人工呼吸和胸外心脏按压。若毒药中毒者，应立即催吐，或清水立即冲洗皮肤、眼部等接触毒物的部位。若发生跌落伤或其他创伤应立即止血，摆适当体位；而毒蛇咬伤应使用止血带束紧肢体或压迫动脉，尽量减少或终止毒素进入血液。若发现儿童性伤害之后，应立即对受伤害儿童进行心理安抚，并保留好性伤害的证据，立即送医院鉴定和进行相关处理。第一时间的现场抢救，在许多伤害中是最重要和最有意义的。

止血术　儿童受到创伤时可导致出血，大量出血导致多个脏器损害，严重者可危及生命。此时应在现场立即止血，最有效的止血是压迫止血，包括以下几种方法。

手压止血法　手指按压出血点的近心端动脉，中断血流，可达到止血目的。此方法是临时措施，止住出血后，应更换其他止血方法。

加压包扎止血法　将消毒纱布、棉垫、急救包填塞压迫伤口，用绷带或三角巾包紧。

止血带止血法　此法适用于四肢大动脉出血者。若采用加压包扎不能有效止血时，可采用此法，最好采用橡皮止血带或其他有弹性的带子来束缚患肢创口的近心端。上肢止血时，应束在上臂上1/3处，不要束在上臂中、下部；下肢止血时，应束在股中、下1/3交界处。使用止血带要注意松紧适度，以不能触摸到肢体远端动脉搏动为度，不要扎缚太紧，以避免皮肤或神经的损害。束扎止血带应标明使用止血带的部位和具体时间，时间不宜太长，通常以1小时为宜，最长不得超过3小时。束缚时间太久可导致肢体远端组织坏死。若肢体创伤严重，需要截肢时，则不受此时间限制。患儿送达医院后，在具备有效止血措施时，可在仔细观察下解除止血带。

绞紧止血法　当没有橡皮止血带时，可用三角巾或其他带型物打成活结扎缚在止血部位，用小棒插入带的外侧，将带绞紧，并将小棒插入活结圈内固定以达到加压止血的目的。

心肺复苏术　发生溺水、窒息或触电等伤害时，可出现呼吸骤停和心搏骤停，经过积极抢救治疗，成功率可高达50%。呼吸骤停与心搏骤停可互为因果，儿童心搏骤停常继发于呼吸骤停。心肺复苏术的操作步骤与方法如下所述。

清理、通畅呼吸道　清理鼻咽部分泌物或呕吐物。患儿呼吸停止时舌向后坠，应移动下颌，牵拉舌头向外，离开喉部，勿使舌根堵塞气道。可用抬颈法保持气道通畅，令患儿仰卧，抢救者手放头前额部，使头适度后仰（注意头部不能过度后仰，否则易压迫气管），另一手支持下颌角向上推抬。若颈部受伤者可用托下颌法，抢救者双手将下颌轻轻托起。此两种方法目的是保持气道通畅。

人工呼吸　当判断患儿无自主呼吸时应立即行人工呼吸术。判断有无自主呼吸，抢救者用耳朵贴近口鼻，并观察胸腹有无起伏。当无自主呼吸或患儿口唇青紫，仅有微弱呼吸时，立即实施人工呼吸。①口对口呼吸：为最有效的人工呼吸。患儿仰卧，抢救者口完全覆盖患儿口鼻，捏住鼻部，口对患儿口，向患儿吹入气体。有效的口对口呼吸可感觉到气道通畅，看到患儿胸部随吹气抬起，持续进行直至患儿恢复自主呼吸，口唇青紫消失，面颊及口唇变得红润。若口对口呼吸失败应立即送医院进一步抢救。②橡皮囊复苏器人工呼吸：可用复苏器面罩或气管插管后，按压橡皮囊进行人工呼吸。使用复苏器人工呼吸可通入高浓度氧气，并可减少操作者的工作强度。若持续治疗无效，在医院可置放口咽通气道或气管插管。③人工呼吸机：当需要进一步抢救时可使用人工呼吸机。

胸外心脏按压术　心搏骤停时，患儿心音消失，无脉搏，血压测不出，皮肤黏膜苍白青紫，骤停10秒钟后可出现瞳孔散大。确认心搏骤停后应在现场立即行胸外心脏按压术。在7~8岁儿童，施救者手掌根部放在胸骨正中，下缘距胸骨与肋骨交界处一指宽距离，另一手掌重叠在前一手背上，手掌长轴与患儿正中线垂直，每次心脏按压下压4~5cm；在婴儿，用两三根手指代替手掌垂直下压1.3~2.5cm；在新生儿，用双拇指并列于胸骨下1/3部位下压1.25~2cm。胸外按压频率为每分钟100次，在新生儿为每分钟120次。

人工呼吸与胸外心脏按压同时进行时，人工呼吸频率与心脏按压频率保持在1∶5。成功的心脏按压术可发现患儿口唇转红，青紫消失，心音和脉搏恢复。在初步实施心肺复苏术后，无论心肺复苏是否成功，应将患儿立即送往就近医院进一步抢救。

预防　儿童是一生中生命最活跃，生命力最强，健康问题最少的阶段，但儿童认知差，好奇心强，缺乏自觉的防护心理和防范意识。其预防主要是加强宣传教育和加强对儿童的监护力度两个方面。预防教育主要分为家庭教育、儿童教育、学校幼儿园教师的教育。

家庭教育 应对家庭成员包括儿童父母及监护人进行宣传教育，建立和谐家庭，避免家庭暴力，加强对儿童的监护力度。家长在教育儿童时，应意见一致，避免对儿童的迁就和溺爱，对儿童应关心爱护。保管好家中药品，对水、火、电的设施进行安全检查，勿使儿童玩水、玩火、玩电。保管好塑料袋，以避免引起儿童窒息。在驾车外出时，应教育儿童系好安全带，以避免车祸。

学校及幼儿园教师的教育 加强责任心，加强对儿童的监护，防范各种儿童伤害的发生，加强对幼儿园或学校各种设施的安全检查。应设立预防儿童伤害发生的教育课程，并经常进行预防伤害的各种演练。

儿童教育 对儿童的安全教育要有耐心，反复进行。教育的重点是避免玩火、玩水和避免触摸电器；进行交通安全教育，遵守交通规则，如过马路走人行横道线，不要闯红灯，并学会躲避车辆等；在野外玩耍不要乱采摘野果，不认识的东西不要食用；不要爬树，也不要攀登危险的地方，不要擅自走到离监护人过远的地方等。

（毛 萌）

értóng nìshuǐ

儿童溺水（drowning in children）
儿童被水淹没面部，出现窒息、呼吸和心搏骤停的状态。溺水后经抢救存活 24 小时以上称为溺水，而经抢救后未存活称为溺死。

常见原因 ①儿童在江、海、河、湖及水池玩耍不慎跌入水中。②儿童游泳时不明水情、体力不支、肌肉痉挛、被水草及水中杂物缠绕等。③交通事故或意外跌入水中。④冬季儿童因冰面破损跌入冰水中。

病理生理 溺水后，大量水、杂物及泥沙进入儿童呼吸道及胃内，导致呼吸阻塞，或刺激喉部致喉痉挛引起窒息。由于肺泡表面活性物质功能的降低或丧失，导致气体交换障碍、严重低氧血症，可以引起全身多脏器受损，严重者 3～4 分钟可导致死亡。因水质的差异对机体的影响亦有差异。

淡水溺水 最常见。溺水后，大量水分进入肺内及胃内，进入肺内的水分迅速引起肺水肿。进入体内的水分可大量进入血循环，引起血容量急速扩张，导致血液稀释，引起低血钠、低血氯及低血钙，血浆蛋白浓度降低等。低渗透压可导致红细胞溶血，使血钾升高，心肌细胞功能抑制，引起心收缩力下降、心律失常，甚至引起心力衰竭。若水分进入细胞，可引起组织、器官水肿。

海水溺水 相对较少。溺水后，因海水含有高浓度的氯化钠，组织间液及血液中的水分大量进入肺内，引起循环血容量下降及肺水肿；可以导致血液浓缩，伴血中钠、钾、氯离子的浓度升高，引起细胞内水外溢，最终引起心力衰竭、血压下降、昏迷，直至死亡。

继发损伤 由于水温较低，抢救时体表水分蒸发常会出现体温降低。水中的致病微生物可引起继发感染，有毒物质可致毒物中毒等机体损害。溺水后，经呼吸、循环建立，呼吸、心跳得以恢复，但可继发肺水肿、脑损伤、水电解质紊乱、酸碱失衡、感染、低体温及其他组织器官等损害，

若未能得到及时有效的纠正，仍可出现继发性呼吸循环衰竭，危及患儿生命，并可遗留脑损伤等后遗症。

临床表现 溺水后水分大量进入肺内及胃内，引起多种组织器官损伤。①低体温：皮肤冰凉，核心温度下降至 35℃ 以下。②窒息、肺水肿、低氧血症：可见面色苍白、发绀，呼吸浅快、不规则，面部水肿，眼球结膜充血，咳出血性泡沫痰，肺部可闻及啰音。③心血管系统损害：心功能下降，表现为脉搏微弱，血压下降，心律失常，心动过缓、过速，心室颤动，甚至心搏停止。④中枢神经系统损害：因缺氧致脑缺氧、脑水肿，可表现为烦躁、谵妄、抽搐，不同程度的昏迷，视觉障碍，瞳孔固定、放大，四肢肌张力改变。⑤急性胃扩张：表现为上腹部膨隆。⑥肾损害：少尿、无尿。⑦其他表现：可合并有肢体、脊柱、颅脑、内脏损伤及相应的损害表现。

实验室检查 ①胸部 X 线检查：肺水肿、肺炎、肺不张。②血气分析：氧分压降低、二氧化碳分压升高、pH 值降低。③血生化检测：淡水溺水血钠、氯、钙降低，血钾升高，血浆蛋白降低；海水溺水时血钠、氯、钾升高。④肾功能检测：肌酐、尿素氮升高。

治疗 主要分现场急救与医院内治疗。

现场急救 患儿溺水后多已出现呼吸障碍或呼吸、心搏骤停，此时应以建立呼吸及恢复心跳为重点，可立即清理口鼻、咽部的泥沙及杂物，将舌拉出口外以保持呼吸道通畅。同时进行口对口人工呼吸及体外心脏按压，持续至呼吸心跳恢复为止，然后在保

暖条件下转至医院作进一步抢救。具体急救方法见儿童伤害。

医院内治疗 包括以下几个方面。

监护 现场抢救后患儿均应住院治疗，严密进行监护，即使轻症患儿宜应监护6~12小时。

提高氧分压 若自主呼吸未建立、呼吸障碍、昏迷患儿应立即进行气管内插管，吸出肺内潴留水分，并立即采用呼吸机辅助呼吸，以尽快提高氧分压，并根据血气分析结果调整吸入氧浓度及压力。

心跳复苏 经体外心脏按压、心跳仍未恢复者应开胸直接心脏按压，静脉注射肾上腺素，2~3分钟可重复使用，2~3次无效后可改持续静脉滴入，心跳恢复后减量维持。若心室颤动可采用电除颤。

复温 若体温降至32℃以下时，代谢将降低，进一步体温降低可继发呼吸循环衰竭而危及生命，并留下脑损伤后遗症。故应采用有效措施迅速提高核心温度，包括吸入加温至40~44℃的热温氧气，提高静脉滴入液体温度至36~40℃，温热液洗胃，亦可采用血液透析、体外循环等。

保护脑组织 由于溺水时间长短不同，窒息及低氧血症严重程度不同，循环功能恢复时间不同，脑组织受损程度可有较大差异。缺氧、缺血在3~5分钟内恢复，对改善脑组织代谢及保护脑细胞功能、减少损伤程度具有重要作用。快速心肺成功复苏是其关键，大剂量维生素C、E可减轻脑损伤。溺水早期血糖升高及无氧代谢可致脑细胞内乳酸增高并加重脑损伤，抢救时尤其是早期予以无糖含钠液较为安全。

一般疗法 纠正水电解质失衡，纠正酸中毒，保护肝、肾功能，预防感染，提供足够的热卡，加强护理及监测。

给予糖皮质激素 适当给予有利于肺水肿治疗，肺泡表面活性物质对治疗急性呼吸窘迫综合征及改善肺功能有一定作用。

(毛萌)

értóng zhìxī

儿童窒息（asphyxia in children）

儿童呼吸抑制而引起低氧血症及混合性酸中毒。此是儿童最为常见的严重疾病之一，也是引起儿童神经系统后遗症的重要原因。其中新生儿窒息是新生儿发生率较高的疾病之一，也是导致新生儿死亡的主要疾病之一。

病因 ①胎儿时期，母亲患严重疾病，如妊娠高血压综合征、胆汁淤积综合征、前置胎盘、胎盘早剥、胎盘功能不足、脐带原因、胎儿发育异常等，可致宫内缺氧而引起窒息；分娩过程中异常，如产程异常、产力异常、助产不当可引起出生窒息。②新生儿及小婴儿乳汁反流入肺内或呕吐时奶汁吸入。③气管异物在婴儿窒息中是重要原因。④肺炎分泌物阻塞呼吸道，喉痉挛等。⑤意外伤害，如溺水、外伤。⑥被褥闷室，多发生在2~4月龄婴儿，夜间睡眠时被褥盖住口鼻。

病理生理 主要有以下几个方面。

低氧血症及代谢性酸中毒 窒息后肺内气体交换障碍引起低氧血症，随之引起代谢性酸中毒，导致呼吸改变，如呼吸浅快、节律不齐、发绀、呼吸暂停；缺氧性酸中毒致心脏供血不足，收缩功能减弱，可致心输出量减少，血压降低，心率增快，继之减慢而心搏停止。其他组织器官损害，如脑损害引起抽搐、昏迷，肾损害引起尿少、氮质血症，消化系统损伤致胃肠道淤血、出血。

二氧化碳潴留及呼吸性酸中毒 窒息时气体交换受阻致体内二氧化碳潴留及呼吸性酸中毒，引起心输出量下降，心率过缓及心律不齐。二氧化碳增高，最初兴奋呼吸中枢，引起呼吸加深，继之抑制呼吸中枢致呼吸停止。增高的二氧化碳及酸中毒还可引起毛细血管扩张，通透性增加，而引起组织器官淤血、水肿。

能量代谢障碍 供氧不足导致葡萄糖无氧代谢增加，使细胞能量供给减少，影响细胞功能，尤其是以葡萄糖为能量供给的脑细胞的受损更为突出。无氧代谢生成大量乳酸又加重酸中毒。

窒息缺血再灌注 窒息后由于缺氧缺血，当重新供血后发生缺血再灌注，引起细胞内钙超载、氧自由基增加、兴奋性氨基酸增多、细胞酸中毒等，导致细胞的结构及功能受到损害。此种损害以对缺氧最敏感的脑组织最明显，同时受损害的还有心脏、肾、肺等。

临床表现 ①发绀或皮肤苍白，多汗及皮肤冰凉，意识改变，初始可有烦躁，继之昏迷。②呼吸改变：开始可有短暂的喘息样呼吸，随窒息程度而加重，呼吸逐渐变为浅、慢、不规则，直至呼吸完全停止。③循环系统改变：初始可有心率增快，短暂血压正常或升高，以后窒息加重及时间延长，可出现心率变慢，心音变弱，心律不齐，心室颤动，脉搏变弱，直至心搏停止，大动脉（如颈动脉、股动脉等）搏动消失。④神经系统损害：开始表现为烦躁，随之出现昏迷、抽搐，随呼吸及心跳停止，昏迷加深；

瞳孔放大，固定；肌张力消失，表现为全身松软，反射消失。新生儿可至缺氧缺血性脑病、颅内出血等。⑤其他系统损害：泌尿系统损害可表现为尿失禁、无尿，肾功能不全；消化系统损害表现为腹胀、肠鸣音消失、消化道出血、肝功能损害；血液系统损害至血小板减少、弥散性血管内凝血；代谢改变可出现低血糖、低血钠、低血钙等。

复苏 应分秒必争，尽快建立呼吸及循环，保证心、脑等重要器官的血流灌注及氧的供应，尽快纠正低氧血症及酸中毒是窒息复苏的成功关键，对减少并发症及远期后遗症具有重要作用。复苏过程中应由训练有素、技能熟练的医护人员进行，在复苏成功后应转至有条件的医院及医疗单元进行进一步的治疗及观察。

方案 窒息复苏应以 ABCDE 方案进行。A：清理呼吸道，保证呼吸道通畅。B：建立呼吸，保证供氧。C：建立正常循环，保证供氧。D：药物治疗。E：评价。其中，A、B、C 最为重要。A 是根本，B 是关键，而 D 则应贯穿窒息复苏过程的始终。

步骤及方法 以通畅呼吸道、建立呼吸、保证供氧，建立循环为主。

通畅呼吸道 新生儿窒息时，应在出现第一次呼吸前清理干净口、咽、鼻及气管内的羊水、黏液及胎粪；对异物吸入者，应尽快掏出口中异物，如异物已进入气管则可采用用力叩击肩胛区，或使用手指在腹部脐上冲击性压迫，或倒提拍背等驱出异物；医院内则可采用纤维支气管镜取出异物，乃至进行紧急气管切开手术。

建立呼吸，保证供氧 清理呼吸道后，经触觉刺激仍不能恢复呼吸者，应立即进行人工呼吸。改善缺氧状态，是复苏的关键及基本措施。若有心搏停止，应与心脏按压同时进行。口对口人工呼吸、复苏器人工呼吸或气管内插管人工呼吸，见儿童伤害。

建立循环 当呼吸通畅，呼吸建立以后，复苏仍不理想，心率仍慢，心跳仍弱，应作如下处理：①胸外心脏按压，见儿童伤害。②胸内心脏按压：当胸外心脏按压 10 分钟无效时，应开胸后直接用手按压心脏。

药物治疗 在进行人工呼吸及人工循环的同时或 1~2 分钟后即可使用药物治疗。

肾上腺素：在心跳停止、心脏按压后心率仍缓慢，可以通过静脉注射或气管内滴入肾上腺素治疗。

碳酸氢钠：在进行有效的通气后仍有酸中毒，可使用碳酸氢钠，稀释成等张液后静脉快速滴入（新生儿应缓慢，在 5~10 分钟以上），以后用量应根据 pH 值及血气分析确定。

血管活性药物：循环不良时用多巴胺及多巴酚丁胺。多巴胺小剂量可扩张小血管，尤其对肾血管扩张明显；中剂量轻微血管肌肉收缩，增加心搏出量；大剂量可使血管收缩，有升高血压作用。多巴酚丁胺可增加心搏出量，但不影响心率及周围血管收缩扩张，可从小剂量开始，逐步增加剂量。

循环血容量不足，可用 5%白蛋白、生理盐水、血浆等补充血容量。

其他药物：窒息后导致脑组织缺氧、缺血引起脑水肿，可使用甘露醇。静脉滴注葡萄糖以维持血糖正常。及时使用维持血清电解质的药物。

复苏后监护 仍需要继续监测体温、呼吸、心率、血压及窒息后多器官损伤，如出现严重的并发症，应及时转入重症监护室治疗。

预防 宣传教育是最有效的途径，并起着重要作用，能减少或消除引起儿童窒息的危险因素。在儿童日常生活中，避免可导致儿童窒息原因，加强对儿童的监护，如防止异物呼吸道吸入、胃食管反流，防止儿童意外发生；对儿童活动场所应有足够的安全措施。同时，应提高公众、托幼机构、教师对儿童窒息的认识，加强现场复苏技能的培训，以尽量减少窒息对儿童的危害。

（毛 萌）

értóng zhòngdú

儿童中毒（poisoning in children） 儿童误食、误吸或以其他方式接触的毒性物质进入体内，引发的器官和组织功能紊乱或器质性损害，产生一系列症状、体征，甚至导致死亡。儿童认知能力差，而好奇心又重，自我预防能力差，常易误服、误吸或误接触有毒物质引起中毒。

分类 ①急性中毒：短时间内大量毒物进入体内，如一氧化碳、农药或其他有毒药物、毒蛇咬伤等。其发病急而症状重，延误治疗可危及生命。②慢性中毒：毒物逐渐积聚体内，较长时间才出现中毒症状和体征者。

临床表现 因毒性物质种类不同而有不同的临床表现。

农药中毒 农药主要有有机磷农药、有机氯农药、有机氮农药、百草枯等。

有机磷农药中毒 多数属于高毒性农药，如对硫磷、甲拌磷、内吸磷、敌敌畏、乐果、敌百虫等。有机磷农药中毒可通过误服或自杀服用，由消化道进入体内；或在喷洒农药后的场地玩耍，由呼吸道吸入体内；或接触农药，由皮肤吸收进入体内。有机磷农药中毒主要是抑制了胆碱酯酶的活性，吸收入人体后，出现呼吸困难、心率减慢、视物模糊，尔后有头晕、烦躁、出汗、肌张力降低等症状，吸入大量农药可在数分钟内致死。

有机氯农药中毒　过量接触、误服或经呼吸道吸入过量的六氯化苯（六六六）、氯苯、氯乙烷、甲六粉、螟六粉、敌六粉等有机氯农药，可引起中枢神经系统及肝肾损害，如头痛、头晕、视物模糊、恶心呕吐，甚至肌肉震颤、抽搐、昏迷等症状。

有机氮农药中毒　有机氮农药多为杀虫、杀螨剂，可抑制单胺氧化酶活性，通过皮肤、呼吸道或消化道进入体内，吸收排泄均较迅速。中毒后可出现头晕、头痛、恶心呕吐、呼吸困难及尿频尿急，严重者抽搐、昏迷。

百草枯中毒　百草枯为杀灭杂草的除莠剂，对人、畜都有非常强的毒性作用。主要为误服或自杀口服引起的中毒，也可经皮肤或呼吸吸入中毒致死，对心、肺、胃肠、肝、肾可造成损害。中毒后迅速吸收，主要蓄积在肺和肌肉，排泄缓慢，病变主要集中在肺部，称为百草枯肺。

食物中毒　主要有细菌性与非细菌性食物中毒。

细菌性食物中毒　多发生在夏秋季节，食用被细菌污染的食物引起中毒。常见病原菌有沙门菌、大肠埃希菌、副溶血性弧菌、葡萄球菌及肉毒杆菌等。中毒后可出现恶心、呕吐、腹泻等消化道症状。

毒蕈中毒　毒蕈即毒蘑菇，误服可引起中毒。毒蕈含有：①胃肠毒素，可引起胃肠炎症。②神经毒素，毒蕈碱可引起副交感神经兴奋及胃肠道症状；蟾蜍毒可致明显色彩幻视、精神分裂和呼吸衰竭。③溶血毒素，可造成红细胞大量破坏，而引起溶血及肝脾肿大。④毒肽，可致肝、肾、心、脑等器官损害，毒素可直接作用于干细胞而致细胞迅速坏死。

亚硝酸盐中毒　叶菜类蔬菜（如菠菜、青菜、白菜、韭菜、厚皮菜等）含较多的硝酸盐，腌制时间过长或煮熟后存放时间长，硝酸盐可还原为亚硝酸盐，食用后引起中毒；或不良商贩在食物中加入过量亚硝酸盐，也可导致中毒。主要表现为肠源性青紫，导致缺氧，可有明显的神经系统症状。

发芽马铃薯中毒　马铃薯发芽或者变成绿色时，其毒素量增加，食用后可对胃肠道有较强刺激作用，并能破坏红细胞。食用后可有腹痛、恶心、呕吐及腹泻至脱水甚至引起休克。部分中毒者可有头晕、头痛、心悸，甚至出现黄疸、抽搐、昏迷，引起呼吸衰竭及循环衰竭死亡。

木薯和果仁中毒　木薯和果仁含有氰苷，水解后释放氢氰酸。氢氰酸毒性极强，可抑制细胞呼吸氧化酶造成细胞内窒息，导致呼吸中枢麻痹而致死。

扁豆中毒　扁豆又称四季豆或者菜豆角，含皂苷和植物凝集素，前者对消化道黏膜有刺激作用，可破坏红细胞；后者有凝血作用。食用未经烹调熟透的扁豆引起中毒，主要表现为恶心、呕吐、腹痛、腹泻，亦可头痛、头晕、心悸、胸闷，严重者可引起

脱水酸中毒，但一般能在24小时内恢复。

鱼胆中毒　生食鱼胆后，可损害肾及肝，亦可损害心和脑，可出现恶心、呕吐、腹痛、腹泻等症状，2~3天出现肝大、肝功能损害，3~6天出现少尿、水肿；尿液检查可见尿蛋白阳性，并可有红细胞及颗粒管型；可出现抽搐、昏迷、心律失常、休克等。其发病快，中毒症状重，不及时治疗病死率较高。

河豚中毒　河豚种类繁多，洗涤和烹调不当后食用，可引起严重中毒。有毒成分为河豚毒素，可引起恶心、呕吐、腹泻、腹痛，进而出现口、唇、舌尖、肢体麻木，呼吸困难，昏迷，严重者呼吸、循环衰竭，可致死亡。

鼠药中毒　鼠药包括有机氟类灭鼠药，如氟乙酰胺、氟乙酸钠，有机氮灭鼠药如毒鼠强等。误服时可致发热、恶心、呕吐、腹痛，进而出现抽搐、昏迷，并可伴有心、肝、脑等多脏器损害。

重金属中毒　多种重金属如铅、汞等都可引起中毒，见儿童铅中毒、儿童汞中毒。

砷中毒　砷化合物中以三氧化二砷毒性为大，含砷的杀虫剂或者鼠药污染瓜果蔬菜后被食用或直接误服含砷药物引起中毒。口服一定量砷化合物可引起急性中毒，出现恶心、呕吐、腹痛、腹泻、吞咽困难，很快发展为脱水酸中毒，呼吸困难、抽搐、昏迷，迅速死亡。见儿童砷中毒。

药物中毒　最常见的药物中毒为镇静剂和抗惊厥药物中毒，此类药物包括氯丙嗪、异丙嗪类药物，巴比妥类药物（如苯巴比妥），水合氯醛，苯二氮䓬类药物等。镇静剂和解痉剂大量服用可致嗜睡、神志模糊、言语不清，

甚至昏迷，亦可出现抽搐、肌肉震颤，同时可致心、肝、肾损害；也可致呼吸困难、呼吸衰竭、血压下降甚至休克。重者导致死亡。

一氧化碳中毒　一氧化碳又称煤气，经呼吸道进入人体后，通过肺泡进入血液。一氧化碳与血红蛋白有极高的亲和力，形成碳氧血红蛋白使血红蛋白失去携氧能力，导致组织缺氧。轻度一氧化碳中毒出现头痛、头晕、恶心、呕吐、四肢乏力，呼吸新鲜空气后症状可消失。中度中毒可有多汗、烦躁、步态不稳、嗜睡、虚脱，甚至昏迷，皮肤黏膜可呈樱桃红色，以两颊、前胸、大腿内侧为著，一般呼吸新鲜空气数小时可清醒。重度中毒者迅速昏迷，反射消失，瞳孔散大，血压下降，呼吸中枢麻痹致死亡。

毒蛇咬伤　毒蛇种类繁多，常见有眼镜蛇、金环蛇、银环蛇、竹叶青、蝮蛇等。毒蛇咬伤后，毒腺内的毒液进入人体。毒蛇毒素分为血液循环毒素及神经毒素两类。①血液循环毒素：表现为毒蛇咬伤部位肿胀，皮肤变乌，出现水疱、血疱，流血不止，患儿剧痛。毒素进入人体，可致全身出血并发生溶血，导致贫血、少尿、无尿、心律不齐、血压下降、呼吸急促、青紫、循环衰竭，可迅速导致死亡。②神经毒素：可使咬伤局部麻木，出现嗜睡、乏力、四肢瘫痪、呼吸困难、瞳孔散大、大小便失禁、发热、抽搐、昏迷，以致呼吸麻痹死亡。

诊断　儿童中毒以急性中毒居多，且发生快，进展迅速，要求医师能迅速做出判断。发现儿童中毒时，患儿家长或监护人员应携带有关食物、农药或其他药物、毒蕈至医院，毒蛇咬伤者将毒蛇打死携带至医院，并尽可能详细地提供有关中毒细节，协助诊断。应详细的询问病史，以确定毒物的种类、数量、中毒时间及中毒途径，迅速做出诊断，判断严重程度，进行抢救治疗。情况不明时，尽可能搜寻残留药物，翻检患儿衣袋及药瓶等，并收集口鼻及其他分泌物、呕吐物及排泄物供检验用。应详细全面查体，观察患儿，估计受损器官系统的受损程度，并立即给予相应处理。

治疗　包括以下三个方面。

尽快脱离毒物，减少或者终止毒性物质的吸收　①接触性中毒损害者先行将接触部位进行冲洗。例如，眼球可翻开眼睑清水冲洗，然后点入妥布霉素眼药水等预防感染；皮肤接触毒物应撤离现场，脱去衣服清水冲洗；毒蛇咬伤或误注射有毒药物应在运送途中使用止血带减少吸收。②吸入性中毒应立刻撤离中毒现场，使呼吸道通畅，或可给予吸氧。③口服中毒患儿在中毒现场即应催吐，可用勺柄或小棒压舌根刺激咽部使患儿呕吐；在医院可行洗胃。农药中毒等即使中毒时间较长仍应坚持洗胃，亦可导入泻药促使毒性药物排泄。④解毒剂的使用，根据中毒性物质的使用相应的低毒高效解毒药物，如有机磷农药中毒使用解磷定，砷中毒使用二巯丁二酸钠或二巯丙醇。⑤进入医院后，应采用强有力措施促进毒物排泄，可以使用静脉输注液体、利尿剂等，并可使用血液透析及换血或血浆置换等措施。

对症治疗　应积极进行对症治疗，针对惊厥、昏迷、呼吸衰竭、循环衰竭、脑水肿、肝功能损害或肾功能损害、心力衰竭给予相应的积极治疗，并应静脉滴注液体维持水与电解质平衡，并维持酸碱平衡。

护理　对中毒儿童的护理亦很重要。应处于通风安静清洁环境，及时擦去口鼻分泌物保持呼吸道通畅。患儿可以进食后应给予易消化有营养食物，促进患儿逐渐恢复。

预防　①加强安全教育和监护：应加强对家长及儿童监护人的安全教育，对儿童也应进行安全教育，给予健康的心理和意识品质教育，不能盲目模仿影视人物，并对儿童实行有效监护。学龄前儿童应有专人看护，创造良好安全舒适的环境。幼儿园及小学教师外出游玩时避免儿童采摘野果，并避免毒蛇及昆虫袭击。②加强管理：基层医务人员及相应责任人，应加强对农药、灭鼠、灭虫、除草剂及剧毒药品的管理和宣传，向家长讲解中毒的危害及预防中毒的知识。对毒性药物进行妥善保管，避免儿童接触。剧毒物资的贩卖和运输应有制度，保管应有库房，物资有数量，有标签，有登记，有专人进行有效负责任的管理，定期检查，发现问题及时处理。一些无味剧毒物应添加异味物质以使儿童嫌恶而不会误服。并应加强市场管理，对农药、鼠药及剧毒药严加管理。

（毛萌）

értóng diēluòshāng

儿童跌落伤（child fall injury）

由于重力原因，儿童突然跌倒或坠落所致的伤害。跌落伤位居儿童意外伤害的前3位，是威胁儿童健康的严重问题。男童跌落伤的致死率是女童的2倍；2~7岁儿童是跌落伤发生与死亡的高峰期。

发病机制　高度是儿童跌落伤程度的决定因素，不同跌落高度所造成的跌落伤的损伤类型和严重程度差别较大。

治疗 家长具有应对这一类紧急情况的基本技能是在孩子发生意外受伤时最重要的第一时间提供救助的关键。

简单救助 在医护人员到达前，家长对孩子应采取的简单救助措施，可避免进一步的恶化。在专业医护人员到达后，立即做出判断，根据患儿情况采取进一步的医疗急救。

急救处理 幼儿从高处跌落后，家长切莫慌张，不可随意移动患儿，特别是头背部，避免脊柱扭动，以防止更严重的损伤如截瘫的发生。头部和脊柱的损伤（尤其是颈部受伤），可造成终生瘫痪甚至死亡，应立即联系急救中心将患儿送到医院。若已昏迷，应为其保暖并及时寻求医疗救护。

软组织损伤：如遇此情况，最简易的治疗方法是冷敷。应将其受伤部位浸入冷水中或用冰块冷敷约15分钟。冷敷时不要让冰块直接碰到皮肤，可在冰块和皮肤中间垫一块布。如有必要，可在15分钟之后再敷一次。冷敷的目的在于使皮肤毛血管收缩，缓解疼痛、清瘀消肿。此时，若进行按揉推拿，可加重组织水肿、出血，促使血肿扩散增大，故应禁忌。

外出血：如果遇到外伤出血时，可在出血部位用干净的纱布加压止血。

骨折：是跌落伤的常见伴发损伤，可分为开放性骨折和闭合性骨折。开放性骨折时，断骨端可刺破皮肤，有明显的伤口，此时易继发细菌感染。无论何种类型的骨折，最重要的处理是受伤处的固定，以免在移动过程中加重损伤。在急救现场可利用各种材料，如树枝、木棍、竹竿等硬物作为夹板。固定时，最好用衣物将夹板与皮肤隔开，避免损伤皮肤。四肢骨折，应固定断骨上、下方两个关节，可将受伤的上肢绑在胸部，或受伤的下肢同健肢一并绑起来。

预防 ①宣传教育：针对儿童的跌落伤，制定相应的法规，同时，通过多种途径，促进儿童安全设施落实的宣传，提高人们对儿童跌落伤危害的认识。经常教育儿童不要独自站在桌、椅等高处，对具有事故倾向的儿童应给予重点医学教育和社会教育。②安全设施：在儿童常去的公共游戏场所，应铺设革质地面或橡胶地面防滑，防跌伤。建筑物尤其是公共建筑，应符合安全标准的设施。家庭窗户应安装窗栏，楼梯的高度和坡度应适合儿童生长发育的特点，在洗手间铺设防滑瓷砖。检查住房周围有无水沟、下水道等危险因素，尤其是防护盖打开后要及时还原，采取有效防护措施。清除地上电线、绳索等障碍物。③安全保护：儿童应在老师或家长的指导下开展各种体育运动，并佩带适当的防护用品。

(毛 萌)

értóng shāotàngshāng

儿童烧烫伤 (child empyrosis)

儿童机体直接接触高温物体或受到强的热辐射所发生的损伤。此是儿童期常见的意外伤害之一，尤其多见于5岁以下的儿童。烧烫伤的程度因温度的高低、作用时间的长短而不同。烧伤达全身表面积的1/3以上时，则可有生命危险。正确认识和估计烧伤面积，是判断伤情和治疗的重要依据之一。

烧伤面积的估计 以成年人烧伤面积计算的"九分法"为基础，制定出12岁以上儿童身体各部位所占体表面积的比例估算法，头颈部占9%，双上肢各占9%，躯干及会阴部占3×9%，臀部及双下肢占5×9%+1。由于儿童不断生长发育，身体各部位体表面所占的百分比，随着年龄增长而变动，在估计烧伤面积时应予以注意。12岁以下儿童头颈为9%+（12-年龄）%；双上肢各占9%；躯干及会阴部占3×9%；双下肢为46%-（12-年龄）%。

烧伤深度的估计 一般采用三度四分法。

Ⅰ度烧伤：仅伤及表皮，局部皮肤发红，有轻度肿胀和疼痛。一般2~3天后红斑消失，出现脱屑，不留瘢痕，有时可有轻度色素沉着。

浅Ⅱ度烧伤：伤及全层表皮和真皮浅层。皮温高，渗出多，肿胀明显。由于末梢神经受刺激而疼痛剧烈、感觉过敏。3~4天结成薄层棕黄色干痂。若无感染，10~14天愈合，愈合后有色素沉着，但无瘢痕。

深Ⅱ度烧伤：伤及真皮深层，如无感染等并发症，3~4周可愈合；愈合后留有瘢痕。若继发感染，可转变成Ⅲ度。

Ⅲ度烧伤：伤及皮肤全层，甚至可达皮下、肌肉、骨骼等。除较小面积能自行愈合外，一般都需经皮肤移植方能愈合，愈合后留有瘢痕或畸形。

急救处理 主要致伤因素是热的损伤作用，因此，受伤早期最有效、最简单的减轻损伤程度的方法，是降低局部组织温度。热液、开水烫伤时，应立即脱去浸湿的衣服，否则衣服上的热将继续作用于创面使之加深。若无法马上脱下衣服，可用剪刀将衣服剪开取下。创面上盖有湿热的衣物亦不利于热的散发。可持续用冷水冲洗创面15~30分钟。

一般的小面积轻度烧伤：没起水疱时，立即用冷水冲或浸泡，一般时间在15~30分钟，可用干纱布轻轻外敷，切勿揉搓，以免破皮。已起疱尤其是皮肤已破，切不可用水冲，不可把疱弄破，有衣物粘连不可撕拉，可剪去伤口周围的衣物，及时以冰袋降温。

大面积烧伤和重度烧伤：不可用水冲，保持创面清洁完整，用清洁的床单或衬衫盖住伤口，立即送往医院作首次处理。

对于化学品如强酸、强碱引起的灼伤，首先要用毛巾或软布擦去皮肤表面残留的化学品，再按化学品的不同性质进行不同的处理。强酸烧伤用弱碱液体如茶水冲洗，强碱烧伤用弱酸液体如食用醋冲洗。如果一时不知道化学品的性质，就直接用大量的清水冲洗。将化学药物冲洗干净，再送医院治疗。

伤口表面不可涂抹酱油、牙膏、外用药膏、红药水、紫药水等，应到医院处理。

预防 ①不要单独把儿童放在家里，如果家长不得已必须外出时，请尽量安排他人在家照看儿童。②家长因事外出时，不要在家里留下任何火种，并检查各类电源的安全性。③暖瓶要放在儿童够不到的地方。④吃饭时不要将刚从锅里盛出来的热汤放在儿童能够到的地方。⑤家长不在的时候，不要在火上烧开水和熬汤。⑥家庭使用电炉、电取暖器时，要安装防护罩。⑦使用电热毯取暖时，热后要关掉开关，以防家里失火。⑧教育儿童不要去动电插头，手不要触及簧片，以免触电烧伤。

（毛　萌）

értóng hūshì yǔ nüèdài

儿童忽视与虐待（child neglect and abuse）　父母、监护人或其他年长者对儿童施以躯体暴力和性暴力，造成儿童躯体与情感的伤害，甚至导致死亡，或对儿童的日常照顾、情感需求、生活监护、医疗和教育的忽视现象。此是一个严重的国际性的公共卫生问题，既可导致儿童躯体伤害、疼痛和伤残，也可引起心理精神障碍、生长发育落后等问题，因此，越来越多地受到各国政府部门、非政府组织及公众的关注。

研究与现状　1962年美国的儿科医师肯普（Kempe）提出"虐待儿童综合征"。该综合征是指受虐儿童出现的临床症状、体征。从此，对虐待儿童的研究也日渐增多。2001年世界卫生组织（WHO）召开的防止虐待与忽视儿童会议，制定了虐待与忽视的定义、范畴及诊断、处理方法。2002年WHO和人民卫生出版社出版的《世界暴力与卫生报告》一书中指出："在2000年，约有57 000名儿童被杀害，其中0~4岁幼儿的危险性最高。更多的儿童遭受非致死性的暴力和忽视。"2004年，全球被杀儿童的统计数字显示，婴儿和幼儿的危险性最高，0~4岁组是5~14岁组的2倍多。5岁以下儿童被杀率最高的地区是非洲，男孩为17.9/10万，女孩为12.7/10万；最低的地区是发达国家，如欧洲、地中海东部、西太平洋地区。

2004年联合国儿童基金会宣布，艾滋病、战争、虐待、生存条件欠佳以及失学已成为世界儿童所面临的五大威胁。联合国儿童基金会还警告说，虐待儿童以及非法雇佣儿童是未来世界儿童权益保障的另外一大挑战。虐待

儿童已成为一个全球性的问题，而且以不同形式出现，且与文化、历史、传统等有一定的关系。

分类及标准　根据WHO的分类，将儿童虐待分为身体虐待、性虐待、精神虐待及各种形式的忽视。四种类型中，各国在性虐待上有比较统一的认识，其他三种虐待形式尚没有确切、统一的标准。其中，躯体虐待的定义差异与文化传统关系最为密切；精神虐待的界定困难，主要原因是没有可观察的具体表现、细节回忆困难以及难以通过实验手段检测等；忽视也缺乏明确的界定和判别标准。另一种观点认为，儿童忽视与虐待之间存在动机、影响因素和作用机制等方面明显不同，应将儿童虐待分为虐待和忽视两类。

躯体虐待　任何可导致非意外性质躯体损伤的行为，如殴打、咬、火烧、冻、投毒、割伤或针刺等，无原则严酷体罚，即使无外伤发生也归于此。身体的损伤是躯体虐待的最好的见证，轻则皮肤瘢痕或局部软组织肿胀，重则有内脏出血（颅内、胸腔、腹腔）、多处骨折，并伴有严重的后遗症等。躯体虐待可用受伤部位来描述，如皮肤和表面组织的损伤、头部损伤、内部器官的损伤、骨骼的损伤等。最常见的致死性躯体虐待是头部损伤，其次是腹内损伤。

性虐待　在未成熟儿童或青春期少年未认识到此种行为，或是在无任何选择、被迫的情况下，被成年人或年龄大于孩子的人引诱或强迫进行的性行为，施虐者为满足性需要而进行的性剥夺和性利用，也称儿童性侵犯。性虐待包括性虐待者只是向儿童暴露自己的生殖器而没有任何身体接

触的性虐待，以及迫使儿童与其发生身体接触的性虐待。这种身体接触包括抚摸儿童，触摸和玩弄儿童外阴部，或施虐者迫使儿童触摸施虐者的性器官以达到性挑逗的目的，严重的性虐待是性虐待者试图或强迫与儿童发生性交行为。施虐者最常见的是儿童的家庭成员和熟人，其中最常见的类型是继父对女儿的性虐待，最不常见的施虐者类型是陌生人。儿童往往因为担心受到嘲笑或歧视，失去未虐待自己的家人和朋友，害怕报复不承认受虐事实，往往只在虐待程度严重时才得以发现。

情感虐待　对儿童长期、持续、反复和不适当的情感反应，使儿童的经验与表达产生消极影响，使儿童的神经、精神的发育，如智力、记忆力、理解力及注意力受到伤害或压抑。任何对儿童隐蔽或明显的忽视或不重视所产生的后果导致其行为异常者均为情感虐待。儿童的情感比较敏感，而且对应激的接受力或承受力较小，因此，遭受情感虐待的儿童易造成较严重的损害。情感虐待是一个较为隐蔽的问题，但从心理学的角度来讲它是所有虐待形式的基本因素。

情感虐待包括施虐者限制孩子的行动、自由，使用诋毁、嘲讽、威胁和恐吓、歧视、排斥性语言，以及其他类型的非躯体的敌视等。传达给儿童消极的信息和意思，如是没用的、有缺点的、不可爱的、没人想要的、危险的等，或是为孩子设定过分美好的或无法企及的目标，给孩子巨大压力。情感或心理虐待的严重程度首先要看施虐者是否是故意的，其次要看施虐者的虐待行为是否对儿童造成伤害。情感虐待不仅

来自父母，而且亦可由家庭其他成员或亲戚、邻居、保育员以及拘留所、弱智中心、幼儿园、医院等场所的人员所为，亦可由有权力的人士甚至负责儿童福利的有关人员所致。由孩子自己的父母所致的情感虐待后果更为严重。

忽视　父母或监护人在具备完全能力的情况下，在儿童的健康、教育、心理发育、营养、庇护和安全的生活条件等方面未能提供应有的帮助。忽视为儿童虐待中最常见的形式，从导致忽视的因素层面可分为六类。①身体忽视：忽略了对孩子身体的照护（如衣着、食物、住所、环境、卫生等），可发生在儿童出生前（如孕妇酗酒、吸烟、吸毒等）。②情感忽视：没有给予儿童应有的爱，忽略了对儿童心理、精神、感情的关心和交流，缺少对儿童情感需求的满足。③医疗忽视：忽略或拖延儿童对医疗和卫生保健需求的满足。④教育忽视：没有尽可能为儿童提供各种接受教育的机会，从而忽略了儿童智力开发和知识、技能学习。⑤安全忽视：疏忽孩子生长和生活环境存在的安全隐患，使儿童有可能发生健康和生命危险。⑥社会忽视：社会发展限制或管理部门对儿童权益的保护关注不足，造成社会生活环境中的一些不良现象，可对儿童健康造成损害。例如，离婚、

单亲家庭、未婚妈妈、环境污染；不健康的音像作品及儿童读物；假冒劣质儿童食品和用品；应试教育给儿童带来的巨大压力；贫困对儿童教育和医疗保健的机会影响等。

此外，非器质性生长发育障碍被认为是忽视的一种特殊形式，对儿童可造成严重的影响，即婴儿出生后需要适当营养和情感刺激，被忽视后导致生长发育受到障碍，不仅包括躯体生长发育障碍，也包括心理发育障碍。非器质性的生长发育障碍是由许多因素参与的复杂问题，其中包括环境、压力、家庭、喂养、医疗、接触或父母能力缺陷等。

(毛 萌)

zāihài yǔ értóng

灾害与儿童 (disasters and children)

儿童缺少自我保护的意识和能力，在灾害中较成年人更容易受到伤害。世界卫生组织及泛美卫生组织（WHO/PAHO）将灾难定义为会造成人员伤亡、财产损失及环境破坏的突发意外事件。灾害分为自然灾害和人为灾害（表）。评价灾害的严重程度一般用粗死亡率表示，即每天10000个居民中的死亡人数。灾害救援组织有很多，例如，WHO在灾害中负责制定生命救援政策及提供技术建议；联合国世界粮食计划署协调粮食的供应；联合国

表　灾害的分类

类别		灾害
自然灾害		台风、洪灾、山崩和泥石流、海啸、冰雹、旱灾、火灾、地震、瘟疫
人为灾害	科技/工业灾害	有害物质泄漏、意外爆炸、桥梁、公路坍塌、车祸、停电停气
	恐怖事件	爆炸、排放有害生化物质及放射性物质、枪击、暴动、纵火
	复杂性紧急事件	冲突和战争、屠杀

儿童基金会致力于保护儿童的权益、保证儿童基本需要并为儿童提供最大的发展机会；联合国难民事务高级专员署为难民提供食物、其他所需及保护难民合法权利；军队也在灾害救援中发挥人员搜救、资源运送等重大作用。另外，许多非政府救援组织，致力于提供水或食物等专项救助。

灾害对儿童的伤害与灾害的类型、发生时间和灾害中儿童所处位置有关。例如，在爆炸事件中，邻近爆炸物的儿童受伤严重，而远离爆炸物的儿童可毫发无伤。伤害分为身体伤害及心理伤害。

身体伤害 由于儿童缺乏自我保护意识且体内器官相对靠近，更容易在地震、爆炸等灾害中出现严重头部伤以及多器官损伤；其免疫功能不成熟，更易罹患传染病；学校里人员密集，也易传播传染病；有毒气体通常比氧气重、沉于氧气下方，身高低于成年人的儿童更易受到有毒气体的伤害；皮肤薄嫩、呼吸心率快、对毒物的清除能力差，常吸收更多的有毒物质，且这些物质在体内的作用更广泛而持久；儿童的细胞分裂快、细胞分化差，电离辐射对儿童的伤害更大。但儿童组织器官韧性较强，生活力和修复力亦强，面对灾害性创伤，儿童有康复的巨大潜能。因此，发生灾害性意外时，不要轻易放弃抢救儿童的努力。

各类灾害的初期创伤 交通事故中最多见、最典型的是撞击伤，受伤部位发生率较高的是头部和下肢，其次为体表和上肢；重伤的发生率较高，多为多发伤、复合伤；休克、昏迷等早期并发症的发生率高，病情凶险；创伤的性质以挫伤、撕裂伤、辗压伤和闭合性骨折最为多见。火灾可

致烧伤，一旦发生较大面积的烧伤，死亡率与致残率较高；但火灾最大的危害并不是对人体的直接烧伤，而是火灾产生的烟雾所引起的损害，因为烟雾中含有大量一氧化碳以及氢化物等有害物质，吸入后伤员可因窒息或肺部损伤而死亡；另外，火灾中的呼吸道的烧伤也是造成伤员死亡常见原因。地震伤中死亡率最高的是头面部伤和颅脑损伤；骨折一般是多发性的；腹部伤易造成内脏大出血而致死亡；也可因口鼻被沙土掩埋窒息致死。溺水时大量水、藻类、泥沙阻塞呼吸道引起窒息；也可能因寒冷、惊恐造成喉头痉挛、窒息。

初期过后的创伤 初期过后，导致死亡的重要原因是腹泻和脱水、麻疹、疟疾、呼吸道感染和营养不良。由于灾区水源缺乏、卫生条件差，导致儿童腹泻病增加，卫生部门应做好准备。口服补液盐经济适用，可运用于脱水儿童。搞好个人卫生和环境卫生，提供足够的清洁用水，减少腹泻病的发生。拥挤的居住环境加上营养不良可导致麻疹流行，麻疹疫苗是唯一被建议在灾后使用的疫苗。维生素 A 能增加免疫力，减少麻疹和腹泻等疾病的发生，改善视力，受灾地区可开展儿童大剂量维生素 A 服用。

灾后传染病流行 儿童是灾后传染病发生和流行的高危人群，大部分传染病的流行都是从儿童中开始。冬春季节常见麻疹、流行性脑膜炎、流行性感冒、百日咳、轮状病毒感染性腹泻、水痘、流行性腮腺炎等疾病；夏秋季节常见痢疾、流行性乙型脑炎、病毒性肝炎、手足口病等肠道病毒感染、沙门菌感染、伤寒、致病性大肠埃希菌肠炎、霍乱等；

地方性传染病有疟疾、流行性出血热、钩端螺旋体病、血吸虫病等；疫源地传染病，如鼠疫等。加强灾后对儿童人群的疾病监测，及时隔离和治疗。呼吸道感染主要通过呼吸道飞沫传播，也可以通过密切接触而感染，上呼吸道感染是儿童最常患的疾病。应安置有儿童的家庭居住在空气相对流通、上风之处；居住场所要经常通风换气，保持室内空气新鲜；不带儿童去人多拥挤、空气不流通的地方；注意防寒保暖，根据天气变化随时增减衣服；不要和正患呼吸道疾病的小儿一起玩耍。

灾后营养问题 灾后婴幼儿喂养会遇到很多困难，使婴幼儿的营养不能得到保证，导致急性和慢性营养不良，增加儿童的发病率和死亡率，影响儿童的生长发育，增加灾害对儿童健康的远期后果。灾后影响婴幼儿喂养的因素：①母亲与婴儿分离，婴幼儿喂养不能正常进行，特别是母乳喂养。②饮水和营养的补充不足，灾后应激状态中，由于饮水和营养的补充不足等原因，母亲的乳汁分泌可能减少或中断。③婴幼儿食品可能未被列入紧急供应或捐赠计划。

母乳喂养是婴儿最理想、最安全的喂养方式，灾后坚持母乳喂养，不仅能够给婴儿提供充足的营养，而且母乳中含有的免疫物质能够预防婴儿患病，因此，尽可能为母亲提供母乳喂养的场所，优先向母乳喂养的母亲提供水、食物、生活用品和卫生设施，支持母乳喂养。在无法母乳喂养的情况下，进行人工喂养，首选婴儿配方奶粉。在无配方奶粉的情况下，可采用牛奶、羊奶或奶粉，以及合理添加辅食。对其他

年龄段儿童应提供合适的食品，保证儿童得到足够的食物和用餐频率。

创伤处理 在灾害发生的初期，创伤是导致死亡的原因。

处理原则 创伤急救必须遵循救命第一、救伤第二的原则，尽量做到边复苏边评估，抢救先于诊断和治疗，优先处理致命性损伤。

急救处理步骤 ①快速初级评估：伤情判断、初期评价。②稳定生命体征：紧急复苏、急救处理。急救处理的次序是，维持呼吸道通畅及保护颈椎；维持呼吸及换气功能；维持循环及控制出血；评估神志状况；裸露伤患进行全面评估和处理并防止失温。③再详细评估：二期评估、再次检诊。④初步治疗及确定治疗。在医疗救援队伍中要配备儿科医护人员，配置儿科适用的设备和药品；在转运伤病人员时，首先考虑儿童，并在转运中提供儿科的专业支持。

骨折急救 灾害性创伤常可导致骨折。骨折的现场急救最关键的是制动，利用支撑物制止身体某部分活动，支撑物包括夹板、石膏、牵引、绷带、支具等，必要时健侧肢体或躯干也可作为支撑物。肢体骨折制动范围应包括骨折上、下两个关节。若现场固定器材不足，可将患侧上肢固定于胸壁上，患侧下肢与健侧下肢绑扎在一起。疑有脊柱骨折，不可随意将患儿抱起或抬起，应先将患儿固定在板上，至少固定4道，方可转运。疑有颈椎损伤，用颈托固定，平移患儿在硬板上，用沙袋分别置于头两侧。疑有连枷胸，应用布类折叠、沙袋或小

枕头等压在伤处，再用绷带或宽胶布固定在胸廓上。疑有开发性气胸，立即用消毒敷料或干净布类堵塞，封闭伤口。

损伤控制性手术 20世纪末发展起来的创伤救治理念。手术分阶段、分步骤进行，同时积极复苏和支持，而不是一次性完成确定性手术，从而改变了片面追求一次性手术的彻底性而忽视创伤生理极限的观念。

心理伤害 重大灾害不但威胁儿童的生命和健康，还会造成儿童心理的严重伤害。

儿童表现 ①担心和恐惧：对周围的人和事物，对其安全表示担心和恐惧，表现为担心自己的家人、朋友，甚至家中饲养的动物；担心灾害会再次发生，害怕将会与家人分离；担心自己和家人的安全。②行为的变化：即行为退行或社会退缩行为。a. 比实际年龄更为幼稚，如吸吮手指、咬指甲、尿床等。b. 过度依恋，表现得害怕离开亲人，拒绝其他人接触等。c. 害怕与灾害有关的情境或场景，如黑暗、下雨、打雷、刮风、闪电等。d. 难以入睡、做噩梦，神情呆滞，沉默寡言，情绪低落，缺乏情感表达，冷漠，兴趣淡泊，自闭。e. 经常抱怨头痛、胃痛或其他身体方面的不适，并伴有轻微的非实质性幻想、幻视、幻听。f. 攻击行为、不服从、易激惹、易怒、情绪变化反复无常。g. 课堂上精力不集中、打瞌睡、学习成绩下降。h. 出现抽烟、喝酒、药物依赖和偷盗行为。

灾后心理救助 持久的精神压力或痛苦会对儿童的健康和发育产生伤害，促进康复的三个心理基础是归属感、安全感和自信

心。具体的心理救助措施：①尽快安置儿童远离灾害现场以及可能继续发生危险的场所，与受伤的幸存者分开，避免进一步的刺激。②关爱儿童，尽快让儿童回到稳定的、有亲人陪伴的家庭中。③为无人陪伴的儿童安排临时收养点，每个儿童都要有专人看护，鼓励临时收养家庭，尽快寻找散失的父母和亲人。④将临时住所安排在原社区内，而不是在远离原住地的地方。⑤创造一个稳定的生活环境，满足食物、水、医疗和衣物等物质需求。⑥尽早让儿童回归正常的生活，学校应该尽快复课。⑦为儿童发育的各个阶段创造相应的条件和机会，重新感受生活的乐趣。⑧根据年龄和理解能力，用简单和直接的方式，适当地告诉儿童发生了什么和为什么发生，特别是对大龄儿童；通过交流和沟通，理解儿童所有的情绪反应和表达，帮助儿童从不幸经历的感受中摆脱出来，并安排对失去的亲人和同学表示哀悼的时间和机会。⑨成年人要控制自己的感受和情绪，尽量不要在儿童面前表现出恐惧、焦虑、失望等情绪，而要通过自己的行为让儿童感到安全和保障。⑩帮助儿童树立对未来的信念，让儿童感受到人们的努力，困境在变化和不断改善，从而使他们看到希望。

救助的关键是要恢复和重建一个良好的家庭和社区环境，提供充分的关爱、照顾和保护，这对帮助儿童逐渐摆脱灾害的可怕阴影，重新形成安全感、稳定感、归属感，促进身心康复和生长发育都极其重要。

（毛 萌）

索　引

条目标题汉字笔画索引

说　明

一、本索引供读者按条目标题的汉字笔画查检条目。

二、条目标题按第一字的笔画由少到多的顺序排列，按画数和起笔笔形横（一）、竖（丨）、撇（丿）、点（丶）、折（乛，包括丁乚乙等）的顺序排列。笔画数和起笔笔形相同的字，按字形结构排列，先左右形字，再上下形字，后整体字。第一字相同的，依次按后面各字的笔画数和起笔笔形顺序排列。

三、以拉丁字母、希腊字母和阿拉伯数字、罗马数字开头的条目标题，依次排在汉字条目标题的后面。

条 目 外 文 标 题 索 引

内 容 索 引

说 明

一、本索引是本卷条目和条目内容的主题分析索引。索引款目按汉语拼音字母顺序并辅以汉字笔画、起笔笔形顺序排列。同音时，按汉字笔画由少到多的顺序排列，笔画数相同的按起笔笔形横（一）、竖（丨）、撇（丿）、点（丶）、折（乛，包括丁乚乙等）的顺序排列。第一字相同时，按第二字，余类推。索引标目中夹有拉丁字母、希腊字母、阿拉伯数字和罗马数字的，依次排在相应的汉字索引款目之后。标点符号不作为排序单元。

二、设有条目的款目用黑体字，未设条目的款目用宋体字。

三、不同概念（含人物）具有同一标目名称时，分别设置索引款目；未设条目的同名索引标目后括注简单说明或所属类别，以利检索。

四、索引标目之后的阿拉伯数字是标目内容所在的页码，数字之后的小写拉丁字母表示索引内容所在的版面区域。本书正文的版面区域划分如右图。

a	c	e
b	d	f

R

本卷主要编辑、出版人员

执行总编　谢　阳

编　　审　郭亦超

责任编辑　王　霞

索引编辑　张　安

名词术语编辑　孙文欣

汉语拼音编辑　王　颖

外文编辑　顾良军

参见编辑　吴翠姣

绘　　图　北京心合文化有限公司

责任校对　李爱平

责任印制　陈　楠

装帧设计　雅昌设计中心·北京